Essentials of Pain Medicine
疼痛医学精要

注　意

　　该领域的理论知识和临床实践在不断变化。随着新的研究与经验不断扩充我们的知识结构，在实践、治疗和用药方面做出适当的改动是必要或适宜的。建议读者检查相关操作的最新信息，或检查每一药物生产厂家所提供的最新产品信息，以确定药物的推荐剂量、服用方法、服用时间以及相关禁忌证。治疗医师根据对患者的了解和相关经验，确立诊断，确定每一位患者的服药剂量和最佳治疗方法，并采取适当的安全预防措施，是其职责所在。不论是出版商还是著作者，对于在本出版物使用过程中引起的或与本出版物相关的任何个人或财产的损伤和（或）损失，均不承担任何责任。

出版者

Essentials of
Pain Medicine
疼痛医学精要

（第 3 版）

原著主编　Honorio T. Benzon
　　　　　Srinivasa N. Raja
　　　　　Spencer S. Liu
　　　　　Scott M. Fishman
　　　　　Steven P. Cohen

主　　译　于生元　王家双　程志祥

副 主 译　刘若卓　林　建　李伟彦　万　琪

北京大学医学出版社

TENGTONG YIXUE JINGYAO（DI 3 BAN）

图书在版编目（CIP）数据

疼痛医学精要（第3版）/（美）本森（Benzon）等原著；于生元，王家双，程志祥主译. —北京：北京大学医学出版社，2017.1
书名原文：Essentials of Pain Medicine（Third Edition）
ISBN 978-7-5659-1387-7

Ⅰ. ①疼… Ⅱ. ①本… ②于… ③王… ④程… Ⅲ. ①疼痛—诊疗
Ⅳ. ①R441. 1

中国版本图书馆 CIP 数据核字（2016）第 099028 号

北京市版权局著作权合同登记号：图字：01-2015-4097

ELSEVIER

Elsevier（Singapore）Pte Ltd.
3 Killiney Road，#08-01 Winsland House I，Singapore 239519
Tel：（65）6349-0200；Fax：（65）6733-1817

Notice

疼痛医学精要（第 3 版）

主　　译：于生元　王家双　程志祥
出版发行：北京大学医学出版社
地　　址：（100191）北京市海淀区学院路 38 号　北京大学医学部院内
电　　话：发行部 010-82802230；图书邮购 010-82802495
网　　址：http://www. pumpress. com. cn
E - mail：booksale@bjmu. edu. cn
印　　刷：中煤（北京）印务有限公司
经　　销：新华书店
策划编辑：王智敏
责任编辑：畅晓燕　陈　奋　张李娜　　责任校对：金彤文　　责任印制：李　啸
开　　本：889mm×1194mm　1/16　　印张：40.75　　字数：1338 千字
版　　次：2017 年 1 月第 1 版　2017 年 1 月第 1 次印刷
书　　号：ISBN 978-7-5659-1387-7
定　　价：225.00 元

版权所有，违者必究
（凡属质量问题请与本社发行部联系退换）

译者名单

一、主译

于生元　解放军总医院
王家双　暨南大学医学院附属广州红十字会医院
程志祥　南京医科大学第二附属医院

二、副主译

刘若卓　解放军总医院
林　建　南京鼓楼医院
李伟彦　南京军区南京总医院
万　琪　江苏省人民医院

三、审校专家（按姓名汉语拼音排序）

鲍红光　南京市第一医院
曹汉忠　南通市肿瘤医院
程志祥　南京医科大学第二附属医院
高永静　南通大学航海医学研究所
蒋礼阳　中国科学院苏州医工所
金　毅　南京军区南京总医院
李昌熙　苏北人民医院
林　建　南京鼓楼医院
刘若卓　解放军总医院
潘寅兵　江苏省人民医院
沈晓凤　南京医科大学附属妇产医院
孙岩军　东南大学附属中大医院
唐宗湘　南京中医药大学医学与生命科学学院
屠伟峰　广州军区广州总医院
万　琪　江苏省人民医院
王家双　暨南大学医学院附属广州红十字会医院
肖建斌　广东省中医院
熊东林　深圳市南山人民医院
徐广银　苏州大学神经科学研究所
薛祥云　盐城市第一人民医院
于生元　解放军总医院

张克忠　江苏省人民医院
张雪丰　暨南大学医学院附属广州红十字会医院
Bihua Bie　Cleveland Clinic
Gang Li　Comprehensive Spine & Sports Center, Campbell, California
Haijun Zhang　University of Texas at Houston
Hamilton Shay　Albert Einstein College of Medicine
Jiang Wu　University of Washington at Seattle
Jijun Xu　Cleveland Clinic
Weidong Xu　Cleveland Clinic
Wenbao Wang　Oklahoma Private Practice
Xi Chen　University of Washington at Seattle
Xiang Qian　Stanford University
Xiaobing Yu　University of California, San Francisco
Zhonghui Guan　University of California, San Francisco
Zhuo Sun　Medical College of Georgia, Georgia Regents University

四、译者（按姓名汉语拼音排序）

曹德利	南通大学航海医学研究所	汤达承	暨南大学医学院附属广州红十字会医院
陈 建	江苏省人民医院	唐 敏	北京大学
陈 敏	郑州大学第一附属医院	唐闻晶	解放军总医院
陈 茜	广州市妇女儿童医疗中心	陶高见	南京鼓楼医院
陈惠裕	南京医科大学第二附属医院	屠伟峰	广州军区广州总医院
陈立平	徐州医科大学附属医院	万东君	兰州军区解放军总医院
陈秋萍	南通大学附属医院	王 丹	沈阳军区总医院
陈小红	南通市肿瘤医院	王 宁	南京脑科医院
成信之	苏北人民医院	王大寿	贵州省骨科医院
耿祝生	连云港市第一人民医院	魏 星	暨南大学医学院附属广州红十字会医院
顾海波	浙江大学医学院附属第四医院	吴秋韵	暨南大学医学院附属广州红十字会医院
洪庆雄	广东省中医院	吴小波	南通大学航海医学研究所
侯 磊	解放军总医院	武 茜	江苏省人民医院
胡 建	南京溧水人民医院	席志鹏	江苏省中西医结合医院
胡学铭	徐州医科大学附属医院	夏江燕	东南大学附属中大医院
黄 琳	江苏省人民医院	肖 颖	苏州大学神经科学研究所
黄穗翔	暨南大学医学院附属广州红十字会医院	肖建斌	广东省中医院
姜保春	南通大学航海医学研究所	谢 茜	南京鼓楼医院
蒋思明	江苏省人民医院	谢 林	江苏省中西医结合医院
康 然	江苏省中西医结合医院	谢 伟	解放军总医院
李 飞	南京医科大学药学院	熊东林	深圳市南山人民医院
李 婕	江苏省肿瘤医院	徐亚杰	南京市第一医院
李彩娟	南京医科大学附属妇产医院	许 恒	徐州医科大学附属医院
李昌熙	苏北人民医院	闫 栋	深圳市南山人民医院
李春林	解放军总医院	杨 扬	江苏省肿瘤医院
李海燕	第二军医大学附属长海医院	殷 琴	徐州医科大学附属医院
李伟彦	南京军区南京总医院	袁 婷	南京医科大学第二附属医院
林泓怡	南京鼓楼医院	袁晓琳	南京中医药大学基础医学院
刘 昕	苏北人民医院	张 然	中国科学院上海神经所
刘文涛	南京医科大学基础医学院	张弘弘	苏州大学附属第二医院
刘晓明	上海交通大学医学院附属新华医院	张劲军	中山大学附属第一医院
卢吉灿	广州市第十二人民医院	张明洁	解放军总医院
陆 颖	南通大学公共卫生学院	张绍杰	广东省武警总队医院
陆丽娟	南京鼓楼医院	张晓飞	解放军107医院
陆咨儒	江苏省中西医结合医院	张新昌	苏北人民医院
缪秀华	张家港市第一人民医院	张兴文	解放军总医院
聂瑶瑶	南京医科大学第二附属医院	张雪丰	暨南大学医学院附属广州红十字会医院
潘寅兵	江苏省人民医院	张志军	南通大学医学院
朴云学	苏北人民医院	章壮云	南京溧水人民医院
申 文	徐州医科大学附属医院	赵 峰	江苏省中医院

赵林霞　南通大学航海医学研究所　　　　　朱　婷　江苏大学医学院
周　昊　东南大学附属中大医院　　　　　　朱　翔　南通大学附属医院
周爱骏　南京医科大学第二附属医院　　　　朱建国　南京医科大学第二附属医院
周晓凯　江苏省人民医院　　　　　　　　　左小华　淮安市第二人民医院

五、致谢人员（参与本书的文字校对、核对、汇总等工作）（按姓名汉语拼音排序）

毕　磊　南京医科大学第二附属医院　　　　王静静　南京医科大学第二附属医院
车　莹　南京医科大学第二附属医院　　　　夏　波　南京医科大学第二附属医院
李靓雯　南京医科大学附属南京儿童医院　　徐　培　南京医科大学第二附属医院
刘凯缘　南京医科大学　　　　　　　　　　张　涵　南京医科大学附属南京儿童医院
罗　娟　南京医科大学第二附属医院　　　　张　洁　南京医科大学附属南京儿童医院
吕嘉伦　南京医科大学　　　　　　　　　　张传杰　南京医科大学
马凯丽　南京医科大学第二附属医院　　　　章文佳　南京医科大学第二附属医院
聂凤琪　南京医科大学第二附属医院　　　　周　晓　南京医科大学第二附属医院
沈启阳　南京医科大学附属南京儿童医院

主译简介

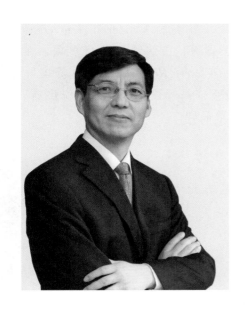

于生元 现任解放军总医院神经内科主任医师、教授、博士生导师。1993年博士毕业于解放军军医进修学院（即解放军总医院），并在解放军总医院神经内科工作至今。其中于1994—1995年在日本弘前大学医学部第二内科学习。一直从事神经内科临床工作，主要研究领域为头痛的基础及临床研究。已培养博士后5人、博士研究生13名，硕士研究生30名。社会任职有国际头痛学会（IHS）理事、国际头痛学会中国分会主席、中华医学会疼痛学分会主任委员、中国医师协会神经内科医师分会副会长、中华医学会疼痛学分会头面痛学组组长、中华医学会医疗事故鉴定专家组成员、《中国疼痛医学杂志》副主编、*J Headache Pain* 和 *J Alzheimer's Dis* 等杂志编委。

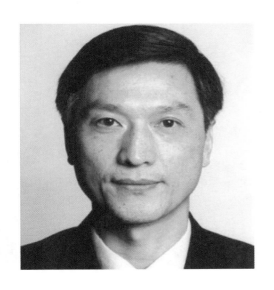

王家双 二级教授，"广州十大名医"，中华医学会疼痛学分会（第四、五届）副主任委员，广东省委、广州市委干部保健专家，广州市政协（第九、十届）委员，暨南大学医学院附属广州红十字会医院疼痛科主任医师。"疼痛热线网（www. pain-sos.com）"主持人。

1978年毕业于安徽医学院医疗系，1985年南京医学院硕士研究生毕业后在南京鼓楼医院工作，侧重于慢性疼痛诊疗，主攻"顽固性疱疹后神经痛和椎间盘突出疼痛临床诊疗和研究"。1995年初受邀来广州市红十字会医院工作，2013年承担国家"十二·五计划"、科技部国家科技支撑项目子课题（编号：2013BAI04B04）——疱疹后神经痛临床示范诊疗，目前启动国内20多家三甲医院疼痛科临床多中心研究。2004年组建疼痛科。2015年，作为"疱疹后神经痛中国多学科专家共识召集人"参与组织、完成国内第一个疼痛科专病共识的编写和发表，是国内资深的顽固性神经病理性疼痛临床诊疗和研究专家。

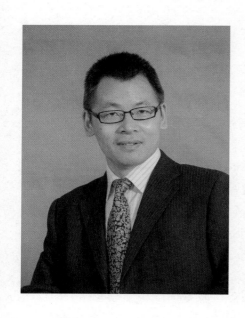

程志祥　副教授，副主任医师，医学博士，留美博士后，硕士研究生导师，"六大人才高峰"培养对象（C类）。现任南京医科大学第二附属医院疼痛科主任，江苏省医学会疼痛学分会委员兼学术秘书，江苏省中西医结合学会疼痛学分会委员。在南京医科大学完成学士、硕士和博士学位。2011.1—2013.1在美国Vanderbilt University从事博士后研究。目前承担国家级、省级、市级科研项目多项，在*Journal of Clinical Oncology*、*Clinical Cancer Research*、*Pain*等国际顶级杂志上发表论文数篇。创建金陵疼痛高峰论坛、程大夫说疼痛、中国疼痛医师联盟、金陵疼痛研究院等品牌。

译者前言

疼痛是影响人类健康最重要的临床问题之一，已被列为继体温、脉搏、血压、呼吸之后的人体第五大生命体征。据世界卫生组织报告，慢性疼痛是最常见也是疾病负担最重的疾患。根据欧美等发达国家资料统计，大约30%的成年人患有慢性疼痛。我国疼痛医学临床和科研人员在韩济生院士为代表的老一代专家的带领下，励精图治、不断进取，在疼痛的基础研究、临床诊疗等方面取得了令人瞩目的成就。在中华医学会疼痛学分会的倡导及有力推进下，自原卫生部于2007年发布227号文件要求二级以上医院设立疼痛科以来，我国疼痛医学获得了极快的发展，人才队伍不断壮大。但面对大量的顽固性疼痛疾病和患者缓解疼痛的期望，疼痛医学仍面临诸多挑战。2015年11月，国际疼痛研究协会（International Association for the Study of Pain，IASP）主席、德国海德堡大学Rolf-Detlef Treede教授，在上海对我国疼痛医学的进步给予了充分的肯定与高度评价，并特别强调疼痛临床规范化诊疗的重要性。

疼痛医学作为一门新兴的学科，内容涵盖疼痛的流行病学调查、病因及机制研究、诊断及鉴别诊断、预防、治疗、保健、康复等，还需开展疼痛的专业教育和科普知识宣教等。为了促进中国疼痛医学事业发展以及进一步规范疼痛科的临床诊疗，我们组织了北京、广州和江苏三地疼痛专家团队以及部分海外疼痛专家，共同翻译了这部《疼痛医学精要》（第3版）。

本书体现了一百多年美国疼痛医学的发展和变迁过程。原著由疼痛医学领域的著名专家编写。第3版根据近年来的最新进展对前面两版进行了更新，为方便读者，每个章节均增加了要点。本书从基础到临床，从临床评估和诊断到规范治疗，从诊疗思路到治疗方法，从药物治疗到介入及有创治疗，从具体治疗到综合管理，多层次全方位对疼痛医学进行了阐述，是广大疼痛工作者不可多得的参考书。它不仅适合疼痛医学的初学者，对具有一定临床经验的中、高级临床医师也能提供参考。

本书译者中有专门从事疼痛基础研究的专家学者，也有从事疼痛临床诊疗的疼痛科、麻醉科和神经内科等学科临床医师，并邀请长期在海外工作的疼痛医学专家进行审校，力求使翻译"信、达、雅"。本书翻译过程中得到南京医科大学第二附属医院疼痛科和国家科技支撑计划项目"慢性痛及其相关疾病初步流调和干预示范研究"（No. 2013BAI04B04）课题组的大力支持与帮助。在此对参与翻译、审校与编辑的各位同仁表示衷心感谢。

本书内容涉及范围广，译者来自多个学科，因而对许多专业术语的理解与表达存在偏差。加上我们的水平有限，在翻译中一定存在不少的错误与不足，期盼读者不吝指教。

2015-12-08

审校专家前言

大约在两年前的这个时节，我的老朋友南京医科大学第二附属医院的程志祥主任让我推荐一本精简实用的疼痛学教科书给国内的同行。我马上想到的就是这本《疼痛医学精要》。这是一本由美国多个教学医院的众多疼痛学领域专家共同完成的疼痛学教科书，精简实用的风格使这本书在美国非常受欢迎。程主任很快就得到了北京于生元和广州王家双两位主任的大力支持，并很快敲定了翻译人员名单。不到一年翻译初稿就基本完成了。程主任希望我能找美国华裔疼痛专家帮助审校译稿。我马上着手联系华裔疼痛学者，但是心里却不太有底，因为我知道大家的工作都很忙，而且审校工作基本就是志愿者行为，没有什么实质性的荣誉，有几位甚至从未谋面。让我感动的是这些活跃在美国各地的华裔疼痛学者们很快就给我回信说愿意为祖国的疼痛事业做一点事情。

他们从繁忙的日常临床和研究日程中抽出时间，严格认真地对全部译稿进行了审校。我想他们都在尽自己的一份力。由于大部分审校者侨居美国已久，如有不妥之处还有待读者予以补正，以便在再版时提高。

今天正好是美国感恩节，在这里非常感谢能有机会和国内的疼痛同行一起来做这件非常有意义的事情。也感谢美国华裔疼痛学者们的无私奉献。他们是加州大学旧金山分校的 Xiaobing Yu 和 Zhonghui Guan，硅谷脊柱疼痛的 Gang Li，斯坦福的 Xiang Qian，纽约阿尔伯特爱因斯坦大学的 Hamilton Shay，西雅图华盛顿大学的 Jiang Wu 和 Xi Chen，德克萨斯大学休斯顿的 Haijun Zhang，俄克拉荷马的 Wenbao Wang，佐治亚医学院的 Zhuo Sun，以及克利夫兰的 Bihua Bie 和 Weidong Xu。因为有你们，心存感恩。

Jiji Xu MD. PhD
2015 感恩节于克利夫兰

原著前言

本书第 3 版日臻完善。作为编者，我们将其更名为《疼痛医学精要》以凸显它的使命：疼痛论述及管理。与这一目标相一致，我们删除了有关区域麻醉的一些章节，包括局部麻醉、脊椎麻醉、硬膜外麻醉、腰-硬联合麻醉以及骶管麻醉；还删除了有关椎管内神经阻滞和周围神经阻滞并发症或有争议的一些章节，我们只是觉得区域麻醉的教材已详尽体现了这部分内容。由于意识到疼痛医学从业者在从事外周神经阻滞操作，我们对这些章节进行了更新。然而，疼痛医学范围已较以前版本有所扩展。因此，我们增补了有关精神障碍诊断与统计手册和疼痛管理、术后慢性疼痛、关节注射和超声引导下介入性疼痛操作等相关章节。

所有章节进行了修订和更新，并在每一章节后面增加了要点。鉴于疼痛及其管理的复杂性，我们增加了 Steven P. Cohen 博士作为主编，增加了 Robert W. Hurl-ey、Samer Narouze、Khalid M. Malik 和 Kenneth D. Can-dido 四位博士作为副主编。他们都是疼痛医学相关领域的专家。我们欢迎他们，并感谢他们所做的贡献。

《疼痛医学精要》第 3 版的主编和副主编团队有着一百多年的临床经验，并见证了疼痛管理方面取得的巨大进步。一旦依赖的药物疗效不佳或有大量副作用，我们便会应用那些有效且副作用小的药物。接下来的几年将会实现受体特异性药物的应用。介入手术实现了从盲法操作到透视引导下技术的进步。如今，疼痛医学界对超声应用产生了强烈的兴趣。对疼痛患者来讲，希望是持续的，未来是光明的。

我们要分别感谢我们最亲的人以及帮助我们塑造职业生涯的人们。总体来讲，我们感谢所有与本书出版相关的人，尤其是 Pamela Hetherington。没有他们的帮助，本书就不会取得成功。

原著主编和副主编

原著者名单

EDITORS

HONORIO T. BENZON, MD
Professor of Anesthesiology
Senior Associate Chair for Academic Affairs
Northwestern University Feinberg School of Medicine
Chicago, Illinois

SRINIVASA N. RAJA, MD
Professor of Anesthesiology, Critical Care Medicine,
    and Neurology
Director of Pain Research
Division of Pain Medicine
Johns Hopkins University School of Medicine
Baltimore, Maryland

SPENCER S. LIU, MD
Clinical Professor of Anesthesiology
Attending Anesthesiologist
Director of Acute Pain Service
Hospital for Special Surgery
Weill Cornell Medical College
New York, New York

SCOTT M. FISHMAN, MD
Professor of Anesthesiology and Pain Medicine
Chief, Division of Pain Medicine
Vice Chair, Department of Anesthesiology
    and Pain Medicine
University of California Davis School of Medicine
Sacramento, California

STEVEN P. COHEN, MD
Associate Professor of Anesthesiology
    and Critical Care Medicine
Director of Medical Education,
    Pain Management Division
Johns Hopkins School of Medicine
Baltimore, Maryland
Professor of Anesthesiology
    and Director of Pain Research
Walter Reed Army Medical Center
Uniformed Services University
    of the Health Sciences
Bethesda, Maryland

ASSOCIATE EDITORS

ROBERT W. HURLEY, MD, PHD
Associate Professor
Departments of Anesthesiology, Psychiatry,
    and Neurology
Director, University of Florida Pain and Spine Center
Chief of Pain Medicine
University of Florida
Gainesville, Florida

SAMER NAROUZE, MD, MSC, DABPM, FIPP
Clinical Professor of Anesthesiology
    and Pain Medicine
Ohio University College of Osteopathic Medicine
Chairman, Center for Pain Medicine
Summa Western Reserve Hospital
Cuyahoga Falls, Ohio

KHALID M. MALIK, MD, FRCS
Assistant Professor of Anesthesiology
Northwestern University Feinberg School of Medicine
Chicago, Illinois

KENNETH D. CANDIDO, MD
Chairman and Professor
Department of Anesthesiology
Advocate Illinois Masonic Medical Center
Chicago, Illinois

CONTRIBUTORS

Laura L. Adams, PhD
Department of Mental Health/Division of
Psychology
Central Texas Veterans Affairs Health Care
System
Austin, Texas

Meredith C.B. Adams, MD
Clinical Assistant Professor of Anesthesiology
Associate Program Director
Pain Medicine Fellowship Program
University of Florida College of Medicine
Gainesville, Florida

Abbas Al-Qamari, MD
Department of Anesthesiology
Northwestern University
Feinberg School of Medicine
Chicago, Illinois

Michael L. Ault, MD, FCCP, FCCM
Assistant Professor
Associate Chief
Section of Critical Care Medicine
Department of Anesthesiology
Northwestern University Feinberg School
of Medicine
Attending Physician
Northwestern Memorial Hospital
Consulting Physician
Rehabilitation Institute of Chicago
Chicago, Illinois

Rajpreet Bal, MD
Anesthesiologist
Pain Management Physician
New York–Presbyterian Hospital
New York, New York

Karsten Bartels, MD
Fellow in Pain Medicine
Department of Anesthesiology and Critical
Care Medicine
Johns Hopkins University School of Medicine
Baltimore, Maryland

Jeanette Bauchat, MD
Assistant Professor
Department of Anesthesiology
Northwestern University Feinberg School
of Medicine
Chicago, Illinois

Honorio T. Benzon, MD
Professor of Anesthesiology
Senior Associate Chair for Academic Affairs
Northwestern University Feinberg School
of Medicine
Chicago, Illinois

Hubert A. Benzon, MD
Children's Hospital Boston
Instructor of Anesthesia
Harvard Medical School
Boston, Massachusetts

Charles B. Berde, MD, PhD
Chief, Division of Pain Medicine
Professor of Pediatrics
Children's Hospital Boston
Boston, Massachusetts

Patrick K. Birmingham, MD, FAAP
Associate Professor of Anesthesiology
Northwestern University Feinberg School
of Medicine
Director
Pain Management Services
Attending Physician
Children's Memorial Medical Center
Chicago, Illinois

Ronald James Botelho, MD
Santa Rosa Memorial Hospital
Santa Rosa, California

Jessica Boyette-Davis, PhD
Department of Pain Medicine
The University of Texas MD
Anderson Cancer Center
Houston, Texas

Chad M. Brummett, MD
Clinical Lecturer, Department of
Anesthesiology
Back and Pain Center, University of
Michigan Health System
Ann Arbor, Michigan

Allen W. Burton, MD
Associate Professor
Section Chief of Pain Management
Department of Anesthesiology
The University of Texas MD Anderson
Cancer Center
Houston, Texas

Asokumar Buvanendran, MD
Director
Orthopedic Anesthesia
Rush University Medical Center
Professor
Department of Anesthesiology
Rush Medical College
Chicago, Illinois

Alejandra Camacho-Soto, MD
Graduate, University of Pittsburgh School of
Medicine
House Officer
Rehabilitation Institute of Chicago
Chicago, Illinois

Kenneth D. Candido, MD
Chairman and Professor
Department of Anesthesiology
Advocate Illinois Masonic Medical Center
Chicago, Illinois

James Celestin, MD
Post-Doctoral Fellow in Pain Medicine
Brigham and Women's Hospital
and Harvard Medical School
Boston, Massachusetts

Kiran Chekka, MD
Assistant Professor of Anesthesiology
Northwestern University Feinberg School
of Medicine
Chicago, Illinois

Brian A. Chung, MD
Assistant Professor of Anesthesiology
Northwestern University Feinberg School
of Medicine
Chicago, Illinois

Michael R. Clark, MD, MPH
Associate Professor and Director
Chronic Pain Treatment Programs
Department of Psychiatry and Behavioral
Sciences
Johns Hopkins Medical Institutions
Baltimore, Maryland

Daniel J. Clauw, MD
Professor of Medicine
Division of Rheumatology
Director, Chronic Pain
    and Fatigue Research Center
Director, Michigan Institute
    for Clinical and Health Research
Associate Dean, Clinical and Translational
    Research
University of Michigan Medical School
Ann Arbor, Michigan

Steven P. Cohen, MD
Associate Professor of Anesthesiology
    and Critical Care Medicine
Director of Medical Education,
    Pain Management Division
Johns Hopkins School of Medicine
Baltimore, Maryland
Professor of Anesthesiology and Director
    of Pain Research
Walter Reed Army Medical Center
Uniformed Services University
    of the Health Sciences
Bethesda, Maryland

Christopher M. Criscuolo, MD
Associate Professor of Anesthesiology
    and Orthopaedic Surgery
Director, Division of Pain Medicine
Department of Anesthesiology
University of Nebraska College
    of Medicine
Omaha, Nebraska

Matthew T. Crooks, MD
Pain Management Specialist
Anesthesiology and Critical Care
Pain Center of Arizona
Peoria, Arizona

Emily Davoodi, MD, PharmD
Department of Anesthesiology
University of Florida
Gainesville, Florida

Miles Day, MD
Pain Fellowship Program Director
Anesthesiologist
Physician of Interventional Pain
    Management
Texas Tech University Health Sciences
    Center
Lubbock, Texas

Oscar A. deLeon-Casasola, MD
Director, Pain Fellowship Program
Vice Chair for Clinical Affairs
Department of Anesthesiology
University at Buffalo School of Medicine
Chief, Pain Medicine
Roswell Park Cancer Institute
Buffalo, New York

Sudhir Diwan, MD, DABIPP
Executive Director
The Spine and Pain Institute of New York
Staten Island University Hospital
New York, New York

Patrick M. Dougherty, PhD
Professor, Department of Pain Medicine
Division of Anesthesiology and Critical Care
The University of Texas MD Anderson
    Cancer Center
Houston, Texas

Beth Dove, BA
Owner at Dove Medical Communications,
    LLC
Medical Writer and Communications Specialist
    at Lifetree Clinical Research
Salt Lake City, Utah

Robert H. Dworkin, PhD
Professor of Anesthesiology, Neurology,
    Oncology, and Psychiatry
Professor, Center for Human Experimental
    Therapeutics
Department of Anesthesiology
University of Rochester Medical Center
Rochester, New York

Robert R. Edwards, PhD
Clinical Psychologist
Associate Professor
Department of Anesthesiology, Perioperative,
    and Pain Medicine
Brigham and Women's Hospital
Harvard Medical School
Boston, Massachusetts

Neil Ellis, MD
Department of Anesthesiology
University of Florida
Gainesville, Florida

F. Kayser Enneking, MD
Professor and Chair, Department
    of Anesthesiology
Professor, Department of Orthopaedics
    and Rehabilitation
Assistant Dean for Clinical Affairs, University
    of Florida College of Medicine
Gainesville, Florida

Michael Erdek, MD
Assistant Professor of Anesthesiology
    and Critical Care Medicine/Oncology
Physician at Facial Paralysis and Pain
    Treatment Center
Johns Hopkins University School
    of Medicine
Baltimore, Maryland

Danielle Factor, BSc, MBBS, MRCS, FRCA
Department of Anesthesiology
Guy's and St. Thomas's NHS Foundation Trust
London, United Kingdom

F. Michael Ferrante, MD
Director, University of California,
    Los Angeles Pain Management Center
Professor of Clinical Anesthesiology
    and Medicine
David Geffen School of Medicine at
    University of California, Los Angeles
Santa Monica, California

Scott M. Fishman, MD
Professor of Anesthesiology and Pain
    Medicine
Chief, Division of Pain Medicine
Vice Chair, Department of Anesthesiology
    and Pain Medicine
University of California Davis School
    of Medicine
Sacramento, California

Steven A. Galati, MD
The Johns Hopkins University
Baltimore, Maryland

Sugantha Ganapathy, MD
Professor of Anesthesiology
University of Western Ontario
London, Ontario, Canada

Harold J. Gelfand, MD
Fellow, Department of Anesthesiology
    and Critical Care Medicine
The Johns Hopkins University
Baltimore, Maryland

Aaron M. Gilson, MS, MSSW, PhD
Research Program Manager
Pain and Policy Studies Group
University of Wisconsin Carbone Cancer
    Center
University of Wisconsin School of Medicine
    and Public Health
Madison, Wisconsin

Michael Gofeld, MD
Assistant Professor of Anesthesiology
Clinical Director, University of Washington
    Center for Pain Relief
University of Washington Medical Center
Seattle, Washington

Heidi V. Goldstein, MD
Anesthesiologist
Department of Anesthesiology
University of Florida
Gainesville, Florida

Karina Gritsenko, MD
Assistant Professor
Regional Anesthesia and Pain Medicine
Montefiore Medical Center
Department of Anesthesiology
Bronx, New York

Anthony Guarino, MD
Professor
Washington University School of Medicine
Director, Pain Management Services
Barnes–Jewish West County Hospital
Saint Louis, Missouri

Haroon Hameed, MD
Interventional Pain Fellow
Johns Hopkins University
Baltimore, Maryland

Richard E. Harris, PhD
Research Assistant Professor
Department of Internal Medicine
Chronic Pain and Fatigue Research Center
University of Michigan
Ann Arbor, Michigan

Jennifer A. Haythornthwaite, PhD
Professor
Department of Psychiatry and Behavioral
 Sciences
Johns Hopkins University School of Medicine
Baltimore, Maryland

Jason L. Hennes, MD
Department of Anesthesiology
Advocate Lutheran General Hospital
Park Ridge, Illinois

Mark Holtsman, Pharm.D.
Co-Director, Inpatient Pain Service
Pain Management Pharmacist
Department of Pharmacy
Clinical Professor
Anesthesiology and Pain Medicine
UC Davis Medical Center

Michelle R. Hoot, PhD
Senior Scientist
Department of Pharmacology and
 Neuroscience
Torrey Pines Institute for Molecular Studies
Port Saint Lucie, Florida

Eric S. Hsu, MD
Associate Clinical Professor
Department of Anesthesiology
Professor of Clinical Anesthesiology and
 Medicine
Ronald Reagan University of California, Los
 Angeles Medical Center
University of California, Los Angeles Medical
 Center and Orthopaedic Hospital
Stewart and Lynda Resnick Neuropsychiatric
 Hospital at University of California,
 Los Angeles
Santa Monica, California

Julie H.Y. Huang, MD, MBA
Associate Professor of Neurosurgery
Vice Chair and Chief, Cerebrovascular
 Neurosurgery
Johns Hopkins Bayview Medical Center
Baltimore, Maryland

Marc Alan Huntoon, MD
Professor of Anesthesiology
College of Medicine
Mayo Medical School
Consultant in Anesthesiology Pain Medicine
Mayo Clinic
Rochester, Minnesota

Robert W. Hurley, MD, PhD
Associate Professor
Departments of Anesthesiology, Psychiatry,
 and Neurology
Director, University of Florida Pain
 and Spine Center
Chief of Pain Medicine
University of Florida
Gainesville, Florida

Brian M. Ilfeld, MD, MS
Staff Anesthesiologist
Chair for Clinical Research, Division
 of Regional Anesthesia
University of California, San Diego
 Thornton Hospital
La Jolla, California
University of California, San Diego Hillcrest
 Medical Center
University of California, San Diego School
 of Medicine
San Diego, California

Rasha S. Jabri, MD
Chief, Section of Pain Medicine
Tawam Hospital in affiliation with Johns
 Hopkins
Abu Dhabi, United Arab Emirates
Adjunct Assistant Professor of Anesthesiology
Northwestern University Feinberg School of
 Medicine
Chicago, Illinois
Adjunct Assistant Professor of Anesthesiology
Johns Hopkins Hospital
Baltimore, Maryland

Jonathan D. Jerman, MD
Staff Anesthesiologist
University of Florida College of Medicine
Gainesville, Florida

Rafael Justiz, MD
Director, Pain Management
Saint Anthony's Hospital
Oklahoma City, Oklahoma

Ben Kong, MD
Hartford Anesthesiology Associates
Instructor, University of Connecticut School
 of Medicine
Hartford, Connecticut

Robert M. Levy, MD, PhD
Professor of Neurosurgery
Northwestern University Feinberg School of
 Medicine
Chicago, Illinois

John C. Liu, MD
Associate Professor of Neurosurgery
Northwestern University Feinberg School
 of Medicine
Chicago, Illinois

Spencer S. Liu, MD
Clinical Professor of Anesthesiology
Attending Anesthesiologist
Director of Acute Pain Service
Hospital for Special Surgery
Weill Cornell Medical College
New York, New York

Gagan Mahajan, MD
Associate Professor
Director, Fellowship in Pain Medicine
Department of Anesthesiology and Pain
 Medicine
University of California, Davis

Khalid M. Malik, MD, FRCS
Assistant Professor of Anesthesiology
Northwestern University Feinberg School
 of Medicine
Chicago, Illinois

Edward R. Mariano, MD, MAS
Associate Professor of Anesthesia
Chief of Anesthesiology and Perioperative
 Care Services
Palo Alto Health Care System
Palo Alto, California

James J. Mathews, MD
Professor of Clinical Medicine
Northwestern University Feinberg School
 of Medicine
Senior Attending Staff
Northwestern Memorial Hospital
Chicago, Illinois

Danesh Mazloomdoost, MD
Medical Director
Pain Management Medicine
Lexington, Kentucky

**Colin J.L. McCartney, MD, MBChB, FRCA,
FCARCSI, FRCPC**
Staff Anesthetist
Director of Research and Education
Regional Anesthesia and Acute Pain
Sunnybrook Health Sciences Centre
Toronto, Ontario, Canada

Terrence McNamara, DO, MD
Department of Anesthesiology
Division of Pain Management
Monadnock Community Hospital
Peterborough, New Hampshire

Michael M. Minieka, MD
Assistant Professor of Clinical Neurology
Department of Neurology
Northwestern University Feinberg School
of Medicine
Attending Neurologist
Northwestern Memorial Hospital
Chicago, Illinois

William M. Mitchell, MD
Assistant Clinical Professor
Division of Hematology/Oncology
University of California San Diego School
of Medicine
Medical Director
Doris A. Howell Palliative Care Service
Moores Cancer Center
University of California San Diego Medical
Center
San Diego, California

Robert E. Molloy, MD
Assistant Professor of Anesthesiology
Northwestern University Feinberg School
of Medicine
Chicago, Illinois

John D. Moore, MD
Former Fellow, Pain Medicine
Department of Anesthesiology
Northwestern University Feinberg School
of Medicine
Northwestern Memorial Hospital
Chicago, Illinois

Kenji Muro, MD
Neurosurgeon
Department of Neurological Surgery
Northwestern University Feinberg School
of Medicine
Chicago, Illinois

Jamie D. Murphy, MD
Assistant Professor
Director of Obstetric Anesthesiology
Department of Anesthesia and Critical Care
Medicine
Johns Hopkins University
Baltimore, Maryland

Antoun Nader, MD
Associate Professor of Anesthesiology
Chief, Section of Regional Anesthesia and
Acute Pain Medicine
Northwestern University Feinberg School
of Medicine
Chicago, Illinois

Allan Nanney, MD
Resident, Department of Neurological
Surgery
Northwestern University Feinberg School
of Medicine
Chicago, Illinois

Samer Narouze, MD, MSc, DABPM, FIPP
Clinical Professor of Anesthesiology
and Pain Medicine
Ohio University College of Osteopathic
Medicine
Clinical Professor of Neurological
Surgery
Ohio State University
Associate Professor of Surgery
Northeastern Ohio Universities Colleges
of Medicine and Pharmacy
Chairman, Center for Pain Medicine
Summa Western Reserve Hospital
Cuyahoga Falls, Ohio

Takashi Nishida, MD
Assistant Professor of Clinical Neurology
Department of Neurology
Northwestern University Feinberg School
of Medicine
Chicago, Illinois

Judith A. Paice, PhD, RN
Director, Cancer Pain Program
Division of Hematology/Oncology
Research Professor of Medicine
Northwestern University Feinberg School
of Medicine
Robert H. Lurie Comprehensive Cancer
Center of Northwestern University
Chicago, Illinois

Marco R. Perez-Toro, MD
University of Texas MD Anderson
Cancer Center
Houston, Texas

Anahi Perlas, MD, FRCPC
Director
Regional Anesthesia Clinical Program
Assistant Professor
Department of Anesthesia
University of Toronto
Toronto Western Hospital, University Health
Network
Toronto, Ontario, Canada

Jason E. Pope, MD
Napa Pain Institute
Napa, California
Assistant Professor
Vanderbilt University Medical Center
Nashville, Tennessee

Heidi Prather, DO
Assistant Professor
Chief, Section of Physical Medicine and
Rehabilitation
Department of Orthopaedic Surgery
Washington University School of Medicine
Saint Louis, Missouri

Joel M. Press, MD
Associate Professor
Department of Physical Medicine and
Rehabilitation
Northwestern University Feinberg School
of Medicine
Chicago, Illinois

Rohit Rahangdale, MD
Assistant Professor of Anesthesiology
Northwestern University Feinberg School
of Medicine
Chicago, Illinois

Srinivasa N. Raja, MD
Professor of Anesthesiology, Critical Care
Medicine, and Neurology
Director of Pain Research
Division of Pain Medicine
Johns Hopkins University School of Medicine
Baltimore, Maryland

Shubha V.Y. Raju, MBBS, MHS
Bangor, Maine

James P. Rathmell, MD
Chief, Division of Pain Medicine
Massachusetts General Hospital
Associate Professor of Anesthesiology
Harvard Medical School
Boston, Massachusetts

Ben A. Rich, JD, PhD
Professor of Bioethics
University of California Davis School
of Medicine
Alumni Association Endowed Chair of
Bioethics
University of California Davis Health System
Sacramento, California

W. Evan Rivers, DO
Northwestern University Feinberg School
of Medicine
Chicago, Illinois

Meghan Rodes, MD
Fellow, Pain Medicine
Northwestern University Feinberg School
of Medicine
Chicago, Illinois

Joshua M. Rosenow, MD, FACS
Neurosurgeon, Restorative Neurosurgery
Occipital Nerve Stimulation
Northwestern Medical Faculty Foundation
Northwestern Memorial Hospital
Chicago, Illinois

Lucas Rosiere, MD
Resident, Department of Emergency Medicine
Northwestern University Feinberg School
of Medicine
Chicago, Illinois

Jack M. Rozental, MD, PhD, MBA
Vice Chair, The Ken and Ruth Davee
Department of Neurology
Northwestern University Feinberg School
of Medicine
Chief, Neurology Service
Jesse Brown Veterans Affairs Medical Center
Chicago, Illinois

Eric J. Russell, MD
Professor and Chairman
Department of Radiology
Professor of Neurosurgery and
Otolaryngology
Northwestern University Feinberg School
of Medicine
Chicago, Illinois

Francis V. Salinas, MD
Staff Anesthesiologist and Deputy Chief
of Anesthesia
Section Head of Orthopedic Anesthesia
Virginia Mason Medical Center Department
of Anesthesiology
Seattle, Washington

Kenneth E. Schmader, MD
Associate Professor of Medicine
The Center for the Study of Aging and
Human Development
Duke University Medical Center
Vice Chief, Division of Geriatrics
Geriatric Research, Education, and Clinical
Center
Durham Veterans Affairs Medical Center
Durham, North Carolina

Mehul P. Sekhadia, MD, DO
Assistant Professor of Anesthesiology
Northwestern University Feinberg School
of Medicine
Chicago, Illinois

Ravi Shah, MD
Attending Physician, Department
of Anesthesiology
Instructor, Rush Medical School
Rush University Medical Center
Chicago, Illinois

Hariharan Shankar, MD
Associate Professor of Anesthesiology
Medical College of Wisconsin
Milwaukee, Wisconsin

Samir Sheth, MD
Assistant Professor
Department of Anesthesiology and Pain
Medicine
University of California, Davis
Sacramento, California

B. Todd Sitzman, MD, MPH
Director, The Center for Pain Medicine
Wesley Medical Center
Hattiesburg, Mississippi

**Howard S. Smith, MD, FACP, FAAPM,
FACNP**
Director of Pain Management
Department of Anesthesiology
Albany Medical College
Albany, New York

Gwendolyn Sowa, MD, PhD
Assistant Professor, Department of Physical
Medicine and Rehabilitation
Co-Director, Ferguson Laboratory for
Orthopaedic Research
Director, Departments of Orthopaedic
Surgery and Bioengineering
University of Pittsburgh
Pittsburgh, Pennsylvania

Eric M. Spitzer, MD
Clinical Instructor
Northwestern University Feinberg School
of Medicine
Fellow in Neuroradiology
Northwestern Memorial Hospital
Chicago, Illinois

Steven P. Stanos, DO
Assistant Professor, Department of Physical
Medicine and Rehabilitation
Northwestern University Feinberg School
of Medicine
Medical Director, Chronic Pain Care Center
Rehabilitation Institute of Chicago
Chicago, Illinois

Santhanam Suresh, MD, FAAP
Vice Chairman and Director of Research
Children's Memorial Hospital
Professor of Anesthesiology and Pediatrics
Northwestern University Feinberg School of
Medicine
Chicago, Illinois

Luminita Tureanu, MD
Assistant Professor in Anesthesiology
Northwestern University Feinberg School
of Medicine
Chicago, Illinois

Murugusundaram Veeramani, MD
Clinical Instructor
Northwestern University Feinberg School
of Medicine
Fellow in Neuroradiology
Northwestern Memorial Hospital
Chicago, Illinois

Charles F. von Gunten, MD, PhD, FACP
Medical Director
Center for Palliative Studies
San Diego Hospice and Palliative Care
Editor-in-Chief, *Journal of Palliative Medicine*
Associate Clinical Professor of Medicine
University of California, San Diego School of
Medicine
San Diego, California

David R. Walega, MD
Assistant Professor of Anesthesiology
Program Director
Multidisciplinary Pain Medicine Fellowship
Practice Director
Anesthesiology Pain Medicine Center
Northwestern University Feinberg School
of Medicine
Chicago, Illinois

Matthew T. Walker, MD
Chief, Neuroradiology
Associate Professor
Northwestern University Feinberg School
of Medicine
Chicago, Illinois

Ajay D. Wasan, MD, MSc
Instructor in Pain Medicine
Department of Anesthesiology, Perioperative,
and Pain Medicine
Department of Psychiatry
Brigham and Women's Hospital
Harvard Medical School
Boston, Massachusetts

Lynn R. Webster, MD, FACPM, FASAM
Medical Director and Founder
Lifetree Clinical Research and Pain Clinic
Director-At-Large
American Academy of Pain Medicine
Salt Lake City, Utah

Stephen T. Wegener, PhD, ABPP
Associate Professor and Director
Division of Rehabilitation Psychology and
Neuropsychology
The Johns Hopkins University School of
Medicine
Associate Professor of Health Policy and
Management
Johns Hopkins Bloomberg School
of Public Health
Baltimore, Maryland

Debra K. Weiner, MD
Staff Physician
Veterans Affairs Pittsburgh Geriatric Research
　Education and Clinical Center
Professor of Medicine
Anesthesiology and Psychiatry
Program Director
Geriatric Medicine Fellowship
University of Pittsburgh
Pittsburgh, Pennsylvania

Bryan S. Williams, MD, MPH
Department of Anesthesiology
Rush University Medical Center
Rush Oak Park Hospital
Chicago, Illinois

Kayode Williams, MD, MBA, FFARCSI
Assistant Professor of Anesthesiology and
　Critical Care Medicine
The Johns Hopkins University School of
　Medicine
Baltimore, Maryland

Barth L. Wilsey MD
Clinical Professor of Anesthesiology
　and Pain Medicine
Sacramento VA Medical Center Pain Clinic
Mather, CA

Jessica Wolfman, PhD
Senior Fellow
Division of Rehabilitation Psychology
　and Neuropsychology
Department of Physical Medicine
　and Rehabilitation
Johns Hopkins University
Baltimore, Maryland

Cynthia A. Wong, MD
Professor and Vice-Chair
Department of Anesthesiology
Northwestern University Feinberg School
　of Medicine
Chicago, Illinois

Christopher L. Wu, MD
Associate Professor of Anesthesiology
Department of Anesthesiology and Critical
　Care Medicine
Johns Hopkins Medical Institutions
Baltimore, Maryland

Jacques T. Ya Deau, MD, PhD
Assistant Attending Anesthesiologist
Clinical Assistant Professor of
　Anesthesiology
Hospital for Special Surgery
New York, New York

目　录

第一部分

基本概念

1 躯体感觉和疼痛加工的解剖和生理

Srinivasa N. Raja ◉ Michelle R. Hoot ◉ Patrick M. Dougherty

张明洁 译　于生元 刘若卓 审　Bihua Bie 校

疼痛是组织损伤的生理反应，对机体有极为重要的保护作用。临床上通过对先天性痛觉缺失的患者和麻风病患者的观察，明确证实痛觉缺失会导致反复的损伤和残疾。然而，当组织并未受到损伤时出现疼痛，或组织损伤已痊愈后疼痛持续存在，疼痛就成为一种疾病。这种慢性疼痛可以导致失能，严重影响个人生活质量，给家庭和社会带来沉重的经济负担。国际疼痛研究协会（International Association for the Study of Pain）定义疼痛为"一种与组织损伤或潜在的组织损伤相关的不愉快的主观感觉和情感体验"[1]。这个定义表明疼痛不仅仅是一种感觉，而且与情感和认知相关。这个定义同时也表明疼痛和组织损伤并无必然联系。因此，理解机体感受伤害性及非伤害性刺激的解剖学基础和生理学机制是认识急慢性疼痛的产生机制，以及药物治疗作用靶点必不可少的背景知识。

躯体感觉，伤害性感受和疼痛

躯体感觉是指物理刺激激活了神经基质所致触觉、压觉和痛觉等知觉的生理过程。伤害性感受是通过潜在的或确切存在的组织损伤激活神经通路的生理过程。在实验环境下，可以依据动物的回避和逃避行为，或特定传入纤维被激活来认定一个刺激是具有伤害性的。临床上，伤害性感受的程度是通过组织损伤的明确证据来推断的。疼痛，相对于伤害性感受，是一种意识体验。刺激诱导传入神经通路的激活对于痛觉的产生有十分重要的作用，而其他因素如组织和（或）神经损伤后躯体感觉加工的改变和心理因素也会影响疼痛

的总体感知。疼痛，特别是慢性疼痛的经历常常导致不良的身体及心理体验，如身体机能丧失、社会隔绝、家庭窘迫、信心丧失和精神失落等。本章简要概述了躯体对感觉刺激，特别是伤害性刺激产生反应的神经通路的解剖学基础和生理学机制，重点阐述损伤后系统的可塑性。这部分知识是疼痛患者评估和后续治疗的依据。

对外周刺激的感受依次包含四个过程：① 转导；②传递；③调制；④感知（图 1-1）。转导发生在初级传入神经元的外周终端，在这里不同形式的能量（如机械、热、化学或冷）转化为电活动（动作电位）。传递是由刺激引发的电活动在神经系统中传导的过程。传递系统有三个主要元件。背根神经节的外周感觉神经元是传递系统的第一级元件。这些神经元可将外周末梢转导的脉冲传递至脊髓，其中枢端末梢在脊髓背角与次级神经元形成突触联系。脊髓神经元是传递网络的第二级元件。这些细胞的投射纤维终止于丘脑、多个脑干和间脑结构。最后脑干的神经元和间脑构成了传递网络的第三级元件，其投射纤维传至多个皮质区。调制为疼痛传递通路的神经活性可能被改变的过程。调制的主要部位发生在脊髓后角。多种神经递质系统参与这个水平的痛觉调制（见第 2 章）。多数情况下，对痛觉信息的调制可致伤害性刺激疼痛传导通路效能降低，例如应激所致的镇痛。然而，在某些情况下，调制也会导致疼痛信号的增强。感知是疼痛信号通路的最后阶段，躯体感觉传导通路的神经元活动通过此阶段产生疼痛的主观感受。一般认为这个过程由初级和次级躯体感觉和边缘皮质协调激活产生。

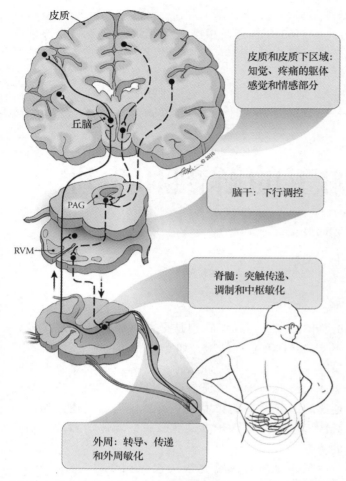

皮质

丘脑

皮质和皮质下区域：
知觉、疼痛的躯体
感觉和情感部分

脑干：下行调控

PAG

RVM

脊髓：突触传递、
调制和中枢敏化

外周：转导、传递
和外周敏化

图1-1　疼痛信号机制的原理图，包括转导、传递、调制和疼痛的感知，以及上行传入和下行调控通路

外周机制

总的来说，躯体感觉开始于初级传入纤维的激活。这些纤维是周围神经系统的一部分，其胞体位于背根神经节。初级传入纤维最初是基于它们激活后的传导速度和皮肤刺激来分类。所给刺激强度的信息由一组初级传入纤维的神经脉冲的频率编码，刺激强度和脉冲的数量呈普通的单一关系。根据传导速度分类，皮肤有三组初级传入纤维，可由给定的皮肤刺激激活[2-3]。传导最快的纤维是直径最大的有髓 Aβ 纤维。Aβ 纤维通常不传递痛觉，而是传递轻触觉、压觉和毛发运动。伤害性神经元的轴突主要为无髓鞘的 C 纤维或者细的有髓 Aδ 纤维。伤害性感受器有对强热、冷、机械和化学刺激反应的能力。Aδ 和 C 纤维伤害性感受器的功能并不相同。C 纤维（0.3～3.0 μm）传导速度小于 2 m/s，为主要的（>75%）周围神经传入纤维。

人类的 C 纤维记录表明，C 纤维的活化与持续的烧灼感相关。对比而言，Aδ 纤维传导速度更快（5～20 m/s），产生锐痛、剧痛和针刺痛。两种类型传入纤维被联合激活，如被强烈、短暂的热刺激激活，会导致双重的疼痛感[4]：Aδ 纤维传递快速出现的第一疼痛感觉——刺痛，而 C 纤维介导缓慢出现的第二疼痛感觉——烧灼样痛。Aδ 纤维和 C 纤维伤害性感受器同时编码和传递强度、部位和伤害刺激持续时间等信息至中枢神经系统。

伤害性传入纤维可以进一步依据细胞表面分子（如受体、糖-螯合物）的表达、储存释放的分子（如肽类）、包含的酶而分成不同的亚型。虽然没有一个细胞标志物对外周靶组织有完全的特异性，但是被特定标志物标记的背根神经节细胞阳性百分比确实在多个靶组织中有显著不同。如几乎所有的内脏传入纤维是肽能的，但是皮肤传入纤维中大约仅有一半是肽能的[5]，而肌肉的传入纤维仅有一小部分是非肽能的（由结合加纳籽提取物[6]的植物凝集素 IB4 识别）[7-8]。类似的，肽能和非肽能传入的中枢投射区也不同，肽能的纤维主要投射至板层 I 和板层 II 的外侧，而结合 IB4（非肽能）的纤维主要投射至板层 II 的内侧（如 Silverman and Kruger[6]，不同观点如 Woodbury 等[9]）。大多数肽能神经元表达酪氨酸激酶受体 A（trk A），提示其生存依赖于神经生长因子（NGF）[10]。而大多数 IB4 阳性的背根神经节细胞不表达 trk A[11]（不同观点如 Kashiba 等[12]），但是表达一种 GDNF 家族受体（GDNFRα1-4）和酪氨酸激酶受体 Ret[13-14]。肽能和非肽能神经元表达的受体及其介导的信号途径也有显著差异，因此显示出对特定刺激不同的敏感性。如 P2X$_3$ 受体（其可通过 ATP 介导伤害性感受器兴奋）主要表达于 IB4 阳性的神经元[15]，而辣椒素受体 1（VR1/TRPV1）（介导对热、辣椒素和氢离子的反应）仅在小鼠少数 IB4 阳性细胞表达[16]。因此，IB4 阳性神经元比 IB4 阴性神经元对以上刺激更不敏感[17-18]。各种肽类和受体在疼痛传导中的作用将在第 2 章具体讨论。

脊髓机制

躯体表面信息的感觉加工的第一级突触位于脊髓后角或脊髓脑干结合部的背柱核[19]。面部躯体感觉的初级整合则位于三叉神经脊束核（痛觉或温度觉）或脑桥三叉神经感觉主核。伤害性感受和非伤害性感受纤维将感觉信息传递至它们的初级目标，但正常情况下背柱核和三叉神经感觉主核仅选择性地接受与轻触觉有关的粗的有髓 Aβ 纤维来源的传入信息，而脊髓后角和三叉神经脊束核则接受 Aδ 和 C 痛觉纤维的传入信息。这种躯体感觉处理模式的差别是依据感觉定量测定进行神经病变定位诊断的基础。

伤害性初级传入纤维以一种高度有序的方式止于同侧的脊髓后角[20-21]。Rexed[22]首次发现猫的脊髓后角在解剖上有一系列的分层（图 1-2）。无髓鞘 C 纤维止于外层（板层 I 和 II 的外侧），而细的有髓 Aδ 纤维止于板层 I 和板层 III～V，粗的有髓纤维 Aβ 则止于脊髓后角的板层 III～V。

脊髓和脊髓三叉神经核的伤害性感受二级投射神经元分为两种主要类型：广动力范围神经元（wide-dynamic-range neurons，WDR）和伤害特异性神经元（nociceptive-specific，NS）[19]。WDR 主要集中于脊髓后角的深层（III～V 层）。它们接受低阈值 Aβ 纤维和痛觉 Aδ 和 C 纤维的信息传入，因此可以同时被非伤害性和伤害性刺激所激活。但是 WDR 细胞对刺激的反应是分级的，伤害性刺激比非伤害性刺激可以诱发更为剧烈的反应。猴的脊髓 WDR 投射神经元的平均自发除极频率大约为 11 Hz，其对软骆驼毛刷所致的非伤害性刺激的平均反应频率为 25 Hz，而对小动脉夹夹皮肤所致的伤害性机械刺激的平均反应频率为 50 Hz

（图 1-3）。

与 WDR 神经元相比，NS 投射神经元在生理条件下只对伤害性刺激有反应。大多数 NS 神经元位于脊髓后角的外层（I 层及 II 层的外侧）。这些细胞与 WDR 细胞相比，自发放电活性更低，平均为 3～5 Hz。NS 细胞对于伤害性刺激的除极频率和 WDR 细胞相当，平均约为 50 Hz（图 1-4）。

WDR 和 NS 二级神经元细胞的轴突在胞体所在水平附近越过中线在对侧脊髓的前外侧索集合上行，到达脑干和间脑（图 1-5）。WDR 细胞的传导速度通常比 NS 细胞快（大约为 30 cm/s 和 12 cm/s）。NS 细胞的轴突大多起源于脊髓后角的 I 层，WDR 细胞大多起源于 III～V 层，它们在前外侧索走行的位置也稍有不同。在脊髓的前外侧索，NS 细胞轴突位于背侧内侧区，而 WDR 细胞更集中于腹外侧区。

脊髓调节

伤害性刺激传入在脊髓水平调节的概念是 Melzack 和 Wall 在闸门学说中提出的[23]。这个理论指出低阈值 Aβ 纤维伴随的传入信息可抑制 WDR 细胞对伤害性刺

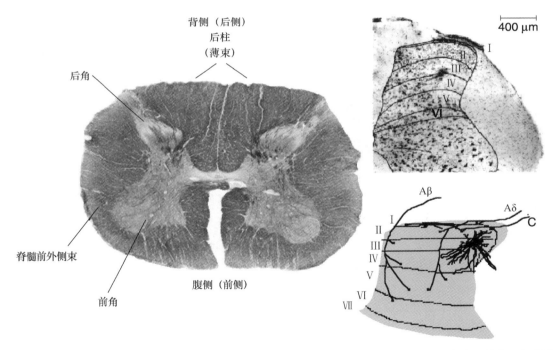

图 1-2　脊髓后角的组织学切面和示意图。左侧图为人类腰髓的组织学切面，标记显示重要脊髓躯体感觉结构之间的关系。右上图为大鼠的脊髓组织学切面。外侧的粗线显示脊髓灰质的边界，内部粗线显示 Rexed 的板层边界。这些边界由每个区域的组织学特征界定，由后角边缘右侧的数字识别。右下图阐明非人类的灵长类脊髓后角的初级传入形式。粗的有髓 Aβ 纤维自背根的背部发出，穿过后角中部并终止于板层 III～V。传递伤害性信息的细的有髓 Aδ 纤维和 C 纤维自背根的前侧发出，穿过后角侧方，大部分终止于后角表层（I 和 II）。嵌插在板层 I 和 II～IV 的细胞为表层和深层的脊髓丘脑束神经元的代表

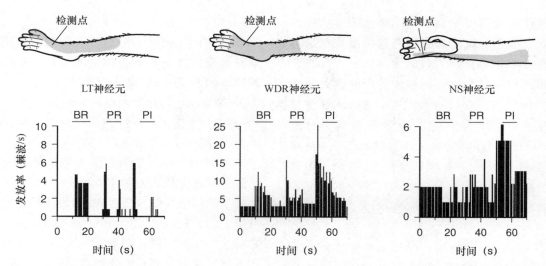

图 1-3 直方图显示低阈值（low threshold，LT）、广动力范围（WDR）和伤害特异性（NS）的初级脊髓丘脑束神经元的反应。这些细胞的反应由一系列的不同等级强度机械刺激在每个细胞的感受野的多个位点诱发。每种刺激实施的时间和位置由直方图顶部的线和标签表明。毛刷刺激由软骆驼毛刷实施（图中 BR），大动脉夹用来制造无害压力（图中 PR），小动脉夹用来制造伤害性夹痛（图中 PI）。中图 WDR 细胞显示可由刺激强度来分级。右图 NS 神经元显示除最强烈的刺激外，其他刺激无显著反应。左图 LT 神经元仅对非伤害的毛刺刺激有反应（对动脉夹夹上和取下的过程有短暂的反应，由于在这个过程中有触觉刺激）。后肢图显示每个神经元反应区（阴影部）及每个机械刺激实施的皮肤位点（点）

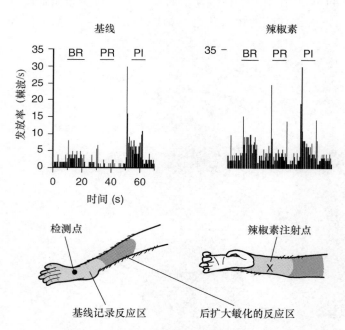

图 1-4 直方图显示广动力范围脊髓丘脑束神经元的背景活动，以及对皮内注射辣椒素产生敏化之前和之后的对后肢机械性刺激的反应。左图显示对机械刺激反应的基线，右图显示注射辣椒素后对机械刺激的反应。腿部图的圆点显示机械刺激作用的位点，X 点显示辣椒素注射的位点。浅灰色区域代表基线记录的反应区域，深灰色区域代表辣椒素注射后扩大的反应区域

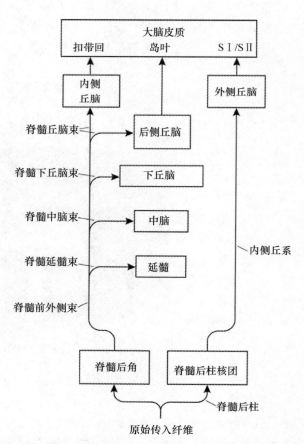

图 1-5 中枢伤害性通路的总示意图。每个框代表伤害性刺激处理和（或）应答的独立的解剖位置。线表示每个解剖位置之间的相互联系

激的反应。这个理论可以解释经皮电刺激为什么可以缓解疼痛。进一步的研究表明脊髓内的神经元可以释放过量的神经递质，其在伤害性刺激的调节中发挥重要作用。与此同时，从脑干不同部位传入至脊髓后角的信息可以调节周围神经的信息传入和固有神经元信息的传出[24-25]。位于脊髓层面局部细胞网络的调节和下行调节系统可以增强或抑制脊髓神经元疼痛信号的传出。脊髓兴奋系统和抑制系统的相互作用决定了何种信息可以传递至更高级的中枢神经系统（CNS）。

中枢敏化是在某种特殊情况下观察到的一种特殊类型的脊髓调节[26]。在这种现象中伤害性系统的传递能力发生变化，即神经可塑性改变。足够强度和时间的伤害性刺激如手术切口可导致神经可塑性的形成，这种刺激的疼痛信号神经元的编码可能得到放大。中枢神经系统可塑性的一个典型例子是 wind-up 现象，以 0.5～1 Hz 的频率重复刺激 C 纤维可导致连续刺激所致去极化的进行性增强[27]。除了以上刺激所致的去极化增强外，致敏的脊髓神经元感受野扩大，自发除极率增高。WDR 神经元比 NS 神经元更易敏化。但敏化的 NS 神经元常获得新的对非伤害性刺激的反应，因而被重新归类为 WDR 神经元。中枢敏化的神经化学基础将在第 2 章中讨论。更好地理解中枢敏化的药理学机制和其他类型的神经可塑性将对新的镇痛药物的研发具有重大意义。

脊髓水平之上的感觉传导调节机制

脊髓水平以上涉及躯体感觉通路的结构包括脑干、间脑和皮质。有两条躯体感觉传递通路传入脑干和间脑[28]。第一条通路，许多在脊髓前外象限的脊髓投射神经元的轴突和轴突侧支与上行纤维分离并终止于脑干和中脑的部分核团。目标位点包括脑干上影响心血管和呼吸功能的自主神经调控位点和中脑的多个与躯体感觉的上行传入和下行调节相关的脑区。剩余的纤维继续通过脑干和中脑终止于间脑结构，包括下丘脑和丘脑的后部、侧部和中央区（图 1-5）。

第二个躯体感觉传入通路传递至脑干，包括通过脊髓后柱上行在背柱核与次级神经元形成突触连接的初级传入神经纤维。背柱核传入由位于中间的传递下肢突触的薄束核和位于侧方的传递上肢突触的楔束核的纤维组成。躯干主要由这两个核团区代表。与此相对，面部感觉的传入由脑干第五脑神经起始部的三叉神经感觉主核加工。背柱核的第二级神经元轴突穿过

中线，构成了脑干对侧的内侧丘系。这些纤维穿过脑干和中脑，并接受三叉神经功能相关纤维，继续提供第二条躯体感觉传入通路至间脑，终止于丘脑腹后外侧（ventral posterior lateral，VPL）核（躯体传入）和腹后内侧（ventral posterior medial，VPM）核（面部传入）（图 1-5）。

躯体感觉，包括来自丘脑 VPL 和 VPM 区躯体感觉相关的神经元第三级纤维和脑干中脑神经元相关的第三级或更高级纤维。这些纤维可进一步传递至大脑皮质[29-30]。其中一些投射为高度特异的，如接收从后柱-内侧丘系纤维传入的 VPL 区的核心细胞投射至 SⅠ和 SⅡ的皮质区；接收从前外侧系统传入的外侧丘脑后部区的神经元投射至 SⅡ和皮质的后-岛区；而丘脑内侧核最后投射至扣带回前部。类似的，中脑臂旁核的躯体感觉中继神经元特异投射至新皮质的杏仁核。另一方面，第三级纤维其他至皮质的投射是很弥散的，如接收从脊髓网状束的躯体感觉传入的脑干网状激活系统细胞传出至广泛的新皮质。

除伤害性感受加工和调制的周围和脊髓机制以外，还有数个皮质区与急慢性疼痛状态相关。这些脑区包括初级、次级躯体感觉皮质、岛叶、前扣带回皮质、前额叶和丘脑的数个核团。在急性和慢性疼痛状态时这些脑区在影像学研究中始终显示活化，被统称为"疼痛矩阵（pain matrix）"。而且大多数药理学诱发的镇痛显示也影响了这些脑区。"疼痛矩阵"进一步被分类：一类为外侧通路，此通路编码疼痛知觉的感觉识别方面；另一类为内侧通路，编码疼痛知觉的情感因素。与疼痛情感传递相关的大脑结构需要编码疼痛引起的不快和厌恶情绪，这对自我保护有重要意义。一个案例研究显示，数名单侧岛叶皮质缺血损伤的患者显示出疼痛示意不能，对其全身多处疼痛刺激后缺乏情感反应或产生不恰当的情感反应，而且这些患者无法学习对疼痛刺激的恰当的逃避或保护反应[31]。另一个皮质结构对疼痛作用的例子是镇痛的安慰剂效应。先前的研究显示安慰剂效应至少部分由内源性阿片系统活化所介导，疼痛矩阵中的结构有大量高表达的 μ-阿片受体[32-33]。最近的研究利用 PET 和 μ-阿片受体放射性示踪剂[11][11C]卡芬太尼，显示安慰剂介导了内源性阿片系统的活化，此阿片系统主要位于脑内疼痛矩阵结构，如前扣带回、前额叶皮质、岛叶、内侧丘脑、杏仁核和中脑导水管周围灰质[34-35]。

伤害性感受在脊髓上水平的调制机制

许多研究表明躯体感觉信号的可塑性和调制发生

在脑干、中脑和间脑水平。例如，背柱核神经元的可塑性反应已经在大鼠和猴子中通过辣椒素皮内注射得到证实。同样，随着急性炎症的发展和随后的神经传入阻滞，丘脑的神经元出现自发放电形式，表现为剧烈增加的爆发式放电。脑干中缝背核的上行调制也同样影响丘脑神经元的信号传递。

伤害性感受的脊髓上水平的下行调制已经在现象学上得到确定，既可以抑制也可以易化脊髓后角的初级传入神经元。下行调制对于急性疼痛的衰减很重要，而下行易化已被证实与慢性疼痛状态的建立和维持相关。有许多不同的位点和通路参与痛觉的下行调制。其中大多数的解剖学结构都同时具有抑制和易化的作用，因而突显出此现象的复杂性。最有特点的通路为中脑导水管周围灰质（periaqueductal gray，PAG）和延髓头端腹内侧区（rostral ventromedial medulla，RVM）通路[36-37]。PAG 和 RVM 区接受多种皮质和边缘系统（如前扣带回、杏仁核和前额叶）而来的下行纤维。这些脑区参与处理疼痛的情感因素，其活动性增加可导致易化或抑制疼痛效应，并且有赖于 PAG 和 RVM 区。PAG 区几乎没有直接投射到脊髓的纤维，但是有投射至 RVM 区的纤维，而 RVM 可发送抑制性和兴奋性脉冲到脊髓后角表面和深层的伤害性纤维和 WDR 神经元。

激活不同类型的 RVM 神经元（"ON" 和 "OFF" 细胞）可以在脊髓后角产生易化和抑制效果[38]。这些截然不同的细胞类型有明显的功能上的不同。OFF 细胞除伤害传入外皆表现为强直活化，可被镇痛药（如吗啡）激活。相反，ON 细胞在伤害性传入过程中更活跃，可被吗啡抑制[38-40]。所以大家普遍认为 OFF 细胞是下行抑制的必要结构。

尽管有证据认为 ON 细胞在下行易化中的作用存在争议，一些研究显示 RVM 区的 ON 细胞活化诱发痛觉过敏。例如，胆囊收缩素（cholecystokinin，CCK）直接注射至 RVM 区可诱导机械和热痛觉过敏，且直接注射 CCK 可优先激活 ON 细胞[41-42]。更进一步，在慢性疼痛模型中，ON 细胞是活化的，OFF 细胞是抑制的[43-44]。通过 ON 细胞活化的下行易化作用被认为是通过上调脊髓的强啡肽来诱导痛觉超敏，且与初级传入神经元的兴奋性神经递质释放增加相关[45]。ON 细胞活化和随后脊髓的级联放大的易化效应也与慢性阿片暴露所致的阿片诱发的痛觉过敏相关[46-47]。

近期研究表明除神经元的功能改变外，小胶质细胞和星形胶质细胞也有可能在中枢敏化过程中起重要作用。其他有助于神经病理性疼痛状态发生的中枢神经可塑性改变包括脊髓或撕裂损伤、粗纤维传入抑制缺失、初级传入纤维的中枢连接的重组和兴奋性下行调节机制所致的传入神经阻滞。中枢和一定程度的外周敏化所导致的触诱发痛（allodynia，非伤害性刺激诱发的疼痛反应）和痛觉过敏（hyperalgesia，普通伤害性刺激的痛觉感受加强）在神经病理性疼痛中很常见。

要点

- 伤害性刺激诱发疼痛的过程分为四个阶段：转导、传递、调制和感知。
- 周围的伤害性感受器对强热、冷、机械或化学刺激起反应，并编码伤害性刺激的强度、位置和持续时间。
- 后角解剖上由板层组成。无髓鞘的 C 纤维终止于 Rexed 板层 I 和 II，粗的有髓纤维终止于板层 III～V。
- 次级伤害性感受脊髓和脊髓三叉投射神经元有两种类型：广动力范围（WDR）神经元和伤害特异性（NS）神经元。WDR 细胞同时接收 Aβ 纤维和伤害性（C 和 Aδ）纤维传入。
- 躯体感觉系统包含两个主要信号通路。前外侧系统是初级痛觉信号通路。脊髓后柱-内侧丘系系统主要为无害刺激的高速、独立的信号通路。
- 部分皮质区，也就是"疼痛矩阵"，与急性和慢性疼痛状态相关。这些区域包括初级和次级躯体感受皮质、岛叶、前扣带回、前额叶、杏仁核和丘脑的数个核团。
- 伤害性感受脊髓上水平的下行调制可对脊髓后角神经元活化产生抑制和易化的双重效果。下行调节可能对急性疼痛的衰减有重要作用。而下行易化活动与慢性疼痛状态的确立和维持相关。
- 上行和下行信号系统的任何水平或者所有水平发生紊乱均会导致慢性疼痛的产生。

参考文献

参考文献请参见本书所附光盘。

2 躯体感觉和疼痛的神经化学传导

Patrick M. Dougherty ◉ Srinivasa N. Raja ◉ Jessica Boyette-Davis

王丹 译 于生元 刘若卓 审 Bihua Bie 校

临床医生在躯体感觉和疼痛的神经化学传导机制方面需掌握两点：一、皮肤伤害性感受器对伤害相关疼痛刺激的信号转导；二、中枢神经系统对疼痛信号转导的调控。

疼痛神经化学转导

皮肤组织损伤后能导致多种化学物质的释放，它们能直接激活伤害性感受器或增加伤害性感受器的兴奋性。图

2-1中关于这些介质的图形摘要显示这些介质数量很多。就这一点来说，它们常常被简单地归结为"炎症汤"。

炎症汤。主要成分包括以下几种。

缓激肽：一种有效的血管扩张肽，通过两种G蛋白偶联受体（B1、B2受体）在炎性疼痛和痛觉过敏中起重要作用。B1、B2受体在组织损伤后表达增高（见 Cray[1] 和 Couture et al.[2] 综述）。组织损伤后，激肽原释放缓激肽，通过激活有髓及无髓的伤害感受器产生急性痛[3]。缓激肽通过活化磷脂酶C（phospholipase C，PLC）和

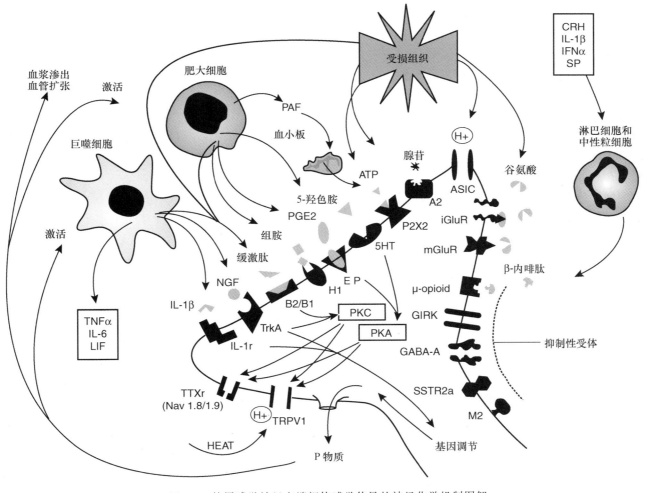

图 2-1 外周感觉神经末端躯体感觉传导的神经化学机制图解

蛋白激酶 C（protein kinase C，PKC），诱导产生花生四烯酸类物质和一氧化氮，调控 TRPV1（VR1）通道，从而激活伤害性感受器并产生短暂的热痛觉过敏（见下文）。

低 pH：炎症组织的低 pH（过量游离 H^+）也参与炎症所致的疼痛和痛觉过敏。低 pH 通过打开背根神经节神经元特异性酸敏感离子通道（DRASIC/ASIC-3，见 Waldemann[4] 综述）选择性活化或致敏机械刺激痛觉感受器。质子激活的伤害性感受器没有快速耐受或适应，反而会与炎症介质产生协同兴奋效应[5,6]。

5-羟色胺：由肥大细胞脱颗粒释放的血小板活化因子作用于血小板释放产生，通过直接激活伤害性感受器参与疼痛反应[7]。在人类，其直接作用于泡状基底产生疼痛[8]，并且可以增强缓激肽引起的疼痛及伤害性感受器的激活。

组胺：P 物质及降钙素基因相关肽（CGRP）作用于肥大细胞产生组胺。这些神经肽类物质来自活化的伤害性感受器，并产生一系列的反应，包括血管扩张和水肿。外源性组胺作用于皮肤产生痒而不是疼痛[9]。尽管如此，组胺兴奋多模式的内脏伤害性感受器，并增强其对缓激肽和热的反应[10]。

类花生四烯酸类物质是花生四烯酸的一大类四烯代谢产物，包括前列腺素、血栓素和白三烯。类花生酸类物质可直接活化关节的传入神经，并增加关节、皮肤及内脏的传入神经对天然刺激或其他内源性化学物质的敏感性（综述见 Cunha and Ferreira[11] 和 Schaible et al[12]）。前列腺素由结构酶 COX1 和诱导酶 COX2 合成[13]，降低伤害性感受器上河豚毒素不敏感钠通道的激活阈值，升高细胞内 cAMP 水平，从而增加感觉神经元兴奋性。白三烯是脂质氧化酶的代谢产物，由巨噬细胞和肥大细胞分泌，其作用于 G 蛋白偶联受体并趋化产生细胞因子的炎症细胞，敏化初级传入纤维，从而参与了痛觉过敏，并降低机械刺激阈值。

一氧化氮（NO）：由受损传入纤维释放，与可溶性鸟苷酸环化酶（sGC）作用可使周围神经元敏感性增高，经由 G 蛋白偶联受体或非 G 蛋白偶联受体信号途径增强疼痛和炎症反应[15]。向人皮肤内注射 NO 可产生急性疼痛[16]，在神经病理痛的动物模型内注射 NO 合成酶抑制剂 L-NAME 可降低对机械刺激的敏感性[17]。

腺苷和其磷酸化物质（AMP、ADP、ATP）在受损组织和炎症组织的细胞外间隙增高（综述见 Hamilton and McNahon[18] 和 Ralevic and Burnstock[19]）。像 5-羟色胺一样，在人体，腺苷直接活化伤害性感受器导致疼痛。ATP 也能引起疼痛，并能活化健康人皮肤的

C 纤维伤害性感受器，但不能使 C 纤维对机械刺激或热刺激敏感。目前认为 ATP 活化健康皮肤内的伤害性神经元是经由嘌呤受体 $P2X_3$ 和异聚体 $P2X_2/P2X_3$ 介导[20]（讨论如下）。

细胞因子 [如白细胞介素-1β（IL-1β）、肿瘤坏死因子 α（TNFα）、白细胞介素-6（IL-6）]：由巨噬细胞、星形胶质细胞、施万细胞等分泌，调节细胞炎性反应（综述见 Cunha and Ferreira[11]），也促进痛觉信号转导。当受到温度和机械刺激时，IL-6 和 TNFα 均可以使伤害性感受器传入纤维对热和机械刺激兴奋或易感，IL-6 与其可溶性受体结合可使伤害性感受器对热敏感。临床研究显示疼痛关节腔内润滑液的 TNFα 水平升高，而且抗 TNFα 抗体治疗可以改善风湿性关节痛等临床症状[21]。进一步研究发现施万细胞上表达一些细胞因子的受体，如 TNF、IFN、IL-1 和 IL-6。这些受体激活后触发了一系列的下游反应，包括下调髓磷脂合成、增加神经生长因子受体表达、去分化和增殖。活化的施万细胞合成和释放促炎性细胞因子，影响周围的施万细胞，形成一个正性反馈通路，从而维持疼痛持续存在。

另外，趋化因子（Chemokine）在持续性疼痛的发展中起重要作用。例如，神经损伤可以上调单核细胞趋化蛋白 1（MCP1）与其受体 CCR2 在初级传入神经纤维和背根神经节（dorsal root ganglion，DRG）细胞的表达。向正常动物内注射 MCP1 可产生触诱发痛[22]。另外，CCR2 受体基因敲除小鼠其神经病理性痛的易感性降低[23]。

兴奋性氨基酸受体参与了伤害性感觉调控。研究表明兴奋性氨基酸受体在背根神经节和初级传入神经纤维的突触前末梢表达（见 Carlton[24]）。外周注射谷氨酸可以结合到 2 种无髓鞘纤维轴索上的离子通道——离子型谷氨酸受体（ionotropic glutamate receptors，iGlu）和 G 蛋白偶联代谢型（G-protein-coupled metabotropic，mGlu）1 型和 5 型受体（mGluR1，mGluR5），从而活化伤害性感受器。DRG 上 mGluR5 阳性的神经元也是表达香草酸受体 1（vanilloid receptor，VR1）的伤害性神经元[25]。

神经生长因子（NGF）可能通过直接或间接机制参与炎性疼痛。炎性递质，如细胞因子，可以促进炎性组织中神经生长因子的产生（见 McMahon[26]）。反之，神经生长因子可以促进肥大细胞释放组胺和 5-羟色胺，后两者可使初级传入神经纤维敏感性增加。另外，神经生长因子本身可直接致敏伤害性感受器，改变 Aδ 纤维的分布，并使其中大部分纤维具备传导伤害性刺激的特性[27]。神经生长因子直接作用于初级传入

纤维的外周末端可引起热痛敏感[28]。神经生长因子与炎性诱导的伤害性感受器特性改变密切相关，如使持续性反应活性的概率增高、增加最大放电频率、改变 DRG 神经元的动作电位。神经生长因子引起痛觉过敏可能是通过其作用于 TTXr 钠离子通道 Nav1.8，使 VR1 受体增效实现[28]。

蛋白酶中像凝血酶、胰蛋白酶、类胰蛋白酶，虽然不属于传统意义上的"炎症汤"，但它们与蛋白酶活化受体（proteinase-activated receptors，PAR）的反应[29]，使得它们作为疼痛和炎症的介质越来越受到关注。PAR 有四种亚型，其中 PAR1、PAR2 与炎症和疼痛关系密切。两种受体均分布在周围神经的末端。凝血酶活化 PAR1，促进释放组胺、P 物质、CGRP 和细胞因子。胰蛋白酶、类胰蛋白酶活化 PAR2 受体，产生一系列炎性反应，包括前列腺素和缓激肽释放，后两者可进一步使无髓神经纤维敏感性增高。以上这些反应均增加了对机械和温度刺激的敏感性。

基质金属蛋白酶（matrix metalloproteinases，MMP）是一大类内源性肽类酶。最近有研究发现它们参与疼痛的发生机制。MMP-2，也许还有 MMP-9，参与糖尿病神经病变。MMP 可作为巨噬细胞的趋化因子并将细胞因子 TNFα 活化。外周神经损伤诱导小胶质细胞释放 MMP，至少有一种 MMP，MMP-3，在 DRG 细胞表达上调[30]。MMP-3 抑制剂米诺环素可以治疗化疗药物引起的痛觉过敏。进一步研究发现，应用其他 MMP 抑制剂可以减少 MMP 介导的髓鞘碱性蛋白降解，降低巨噬细胞浸润，从而降低机械刺激敏感性[31]。目前，MMP 参与疼痛的机制还未完全清楚。

外周抗痛觉过敏机制。和前面介绍的递质相比，炎性或受伤组织释放多种介质抑制痛觉信号的传导。

阿片也是炎症汤的成分之一（见 Machelska and Stein[32]综述）。外周传入神经纤维末端含有阿片受体，但其受体数量在炎症时才上调。来源于炎症组织的 IL-1β 和促肾上腺皮质激素释放激素（corticotropin-releasing hormone，CRH）可引起炎症细胞如巨噬细胞、单核细胞、淋巴细胞上调组织内源性阿片的量。外周内源性阿片也可能被内皮因子-1（endothelin-1，ET-1）活化，ET-1 是一种强效血管活性因子，在组织损伤后由内皮细胞合成释放[33]。奇怪的是，ET-1 可作用于 ET_A 受体引发疼痛，作用于 ET_B 受体镇痛。ET-1 活化角质形成细胞上的 ET_B 受体促进 β-内啡肽释放，后者作用于外周组织中的 μ- 和 κ-受体，产生的信号进一步作用于 G 蛋白偶联的内向整合钾离子通道，最终产生镇痛作用。

乙酰胆碱：从受损的非神经组织中释放，通过作用于烟酸或毒蕈碱受体调节疼痛。烟酸受体激动剂可以轻度活化 C-型痛觉感受器，产生热敏感，但对机械刺激无反应。相反，毒蕈碱受体激动剂使 C 型痛觉感受器对热及机械刺激的敏感性下降[34]。M2 受体敲除的小鼠对伤害性刺激的反应增强（综述见 Wess[35]），提示乙酰胆碱作用于 M2 受体，对疼痛产生强抑制作用。

γ-氨基丁酸（gamma amino butyric acid，GABA）在疼痛的传递中可能有类似乙酰胆碱的双峰作用。GABA_A 受体存在于无髓初级传入纤维中，可被低剂量蝇蕈醇活化以降低疼痛，高剂量则强化疼痛[36]。GABA_A 受体也存在于 DRG 神经元胞体及其位于脊髓背角的中枢端末梢。GABA 受体阻滞剂直接作用于某种神经病理痛动物模型的 DRG 细胞时，可降低痛觉过敏[37]。

生长抑素（somatostatin，SST）：是胃肠道内常见的肽类物质，也可能为一种抗疼痛物质。分布于大鼠无毛皮肤上的无髓传入纤维中，有 10％ 表达 SSTR2α 受体[38]。在足底注入 SST 受体激动剂奥曲肽，可以降低注射甲醛引起的二期反应。另外，奥曲肽可以降低 C 纤维对热刺激的反应，减轻缓激肽引起的痛觉反应。奥曲肽还可以减少胆囊收缩素的释放，而后者可以引起疼痛。SST 激动剂的外周作用可能由其对外周神经纤维的直接作用或由其抗炎性反应介导。

外周二级信号通路。炎症与化学介质释放有关。这些化学介质可直接活化伤害性感受器产生疼痛（如上面所讨论的），也可以对感觉神经元产生持久的作用，如对 DRG 细胞基因的早期转录后改变和持久的转录依赖性改变（见 Kidd and Urban[39] 和 Woolf and Costigan[40]）。早期转录后改变包括周围神经末端的转导分子的磷酸化（如 VR1 受体）和电压门控离子通道（如钠通道）的磷酸化（外周敏化）。一个典型例子为炎症介质介导的 TRPV1（也称为 VR1）磷酸化。TRPV 受体表达于可被辣椒素、热和质子活化的初级传入神经纤维上。炎性介质，像缓激肽和 NGF，可以降低 DRG 神经元内 TRPV1 介导的热激电流的阈值，升高对辣椒素反应的 DRG 细胞的比例[41-42]。这些改变可由磷脂酶 C（phospholipase C，PLC）依赖的磷酸化、蛋白激酶 C（PKC）介导的磷酸化、蛋白激酶 A（PKA）介导的磷酸化[43-44]和水解膜磷脂 PIP_2 引起[28]。PKC 和 PKA 还可通过调节 TTXr 钠离子通道电流引起短暂的热敏感[45-46]。另外，多种转录因子的活化，像 cAMP 反应元件结合蛋白（cAMP responsive element-binding protein，CREB）[47]、有丝分裂原激活蛋白激酶（mitogen-activated protein kinases，MAPK）、细胞外的信号转导激酶（extracellular signal-regulated kinases，ERK）、c-Jun 氨基末端激酶（c-Jun amino-terminal kinases，JNK）及 P38 活化酶[48-50]，在初级神经纤维炎性反应后，可以对 TRPV1 产生更持续的影响。

疼痛传导的神经化学

前面的章节已经提到，脊髓的侧索和后索为疼痛传导通路，虽然其组成神经元的解剖和生理存在差异，但是躯体感觉神经的化学传导是类似的。在三个解剖部位即感觉传入终端、局部通路终端和下行（或上升）调节通路终端，都含有三类神经递质，包括兴奋性神经递质、抑制性神经递质和神经肽（图 2-2）。

兴奋性神经递质。 谷氨酸和天冬氨酸是在躯体感觉神经元突触发现的主要兴奋性氨基酸。从初级神经末梢到脊神经[51]再到丘脑等[52]的兴奋信号传递依赖于谷氨酸和天冬氨酸的四种类型受体，它们包括 N-甲基天冬氨酸（NMDA）[53]、红藻氨酸、α-氨基羟甲基恶唑丙酸（AMPA）受体及代谢性受体[54]。后三种常称为非 NMDA 受体[53]。AMPA 和红藻氨酸受体调控钠离子通道，从而调控各种模式和强度刺激引起的大部分快速突触传入信号。NMDA 受体只能被强力或延长的躯体感觉刺激募集，高强度和（或）长时程的躯体感觉刺激可以通过减轻镁离子的阻滞，从而开放 NMDA 受体的二价阳离子通道。NMDA 持续活化使背角神经元致敏化，包括增加感受野、降低激活阈值和延长去极化。多种因素影响 NMDA 受体相关敏化作用。例如，缓激肽可促进脊髓星形细胞和神经细胞释放谷氨酸增多[55]。谷氨酸活化 NMDA 受体，增强中枢致敏化。

除了神经细胞可以释放谷氨酸，胶质细胞活化也可以释放谷氨酸。在某些特定的疼痛情况，像化学治疗导致的疼痛，胶质细胞谷氨酸转运体 GLAST 和 GLT-1 下调，使脊髓谷氨酸再吸收下降，导致溢出的谷氨酸作用于突触外的谷氨酸受体[56]。

代谢型谷氨酸受体（mGluR）是一组 G 蛋白相关受体，参与细胞长时程变化。当活化时，Ⅰ类 mGluR 与 $G_{q/11}$ 结合，使磷脂酶 C 释放磷酸肌醇，磷酸肌醇又进一步导致胞质钙释放及蛋白激酶 C 活化。Ⅱ 和Ⅲ类代谢型受体通过 G_i/G_o 负性调节腺苷酸环化酶，降低

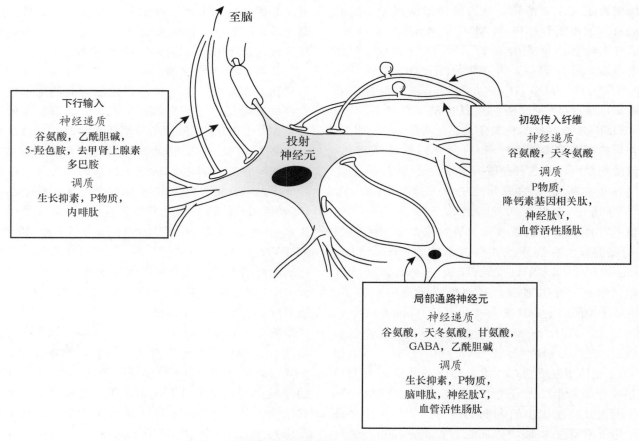

图 2-2　脊髓背角躯体感觉传导的神经化学机制图解

细胞内 cAMP 和蛋白激酶 A。由于其信号转导机制的复杂性，激活 mGluR 可以调节多种细胞激酶、受体、离子通道和转录因子，因而对躯体感觉和痛觉传递的作用也复杂多变。尽管如此，一般来说，Ⅰ 类 mGluR 和 NMDA 受体协同增强细胞兴奋和促进疼痛信号转导，而 Ⅱ 和 Ⅲ 类 mGluR 对痛觉传递常表现为抑制作用。

三磷酸腺苷（adenosine triphosphate，ATP）也调节躯体感觉传导。ATP 的初级受体是 P2X 家族受体，P2X 受体由 7 个亚单位组成，有 6 种同源和至少 4 种异源形式[57]。这些受体分布在初级传入纤维的脊髓中枢末端，与背角板层 Ⅱ 和 Ⅴ 的神经元联系，作用是增加谷氨酸分泌。P2 家族的受体、P2X 和 G 蛋白偶联受体 P2Y，在神经胶质细胞介导的疼痛易感性方面发挥独特作用。ATP 与小胶质细胞上的 P2 受体结合可以改变这些细胞的表型及增加 P2 和细胞因子受体的表达。活化的小胶质细胞可以通过分泌细胞因子、NGF 和 NO 等炎性介质维持疼痛和炎症[58]。缺少 P2X4 或 P2X7 受体的疼痛模型小鼠对温度和机械刺激敏感性降低。

抑制性神经递质。 甘氨酸和 γ-氨基丁酸（GABA）是躯体感觉系统主要的抑制性神经递质。甘氨酸是脊髓水平主要的抑制性递质，GABA 是更高水平的神经递质。甘氨酸有两个受体位点，一个是士的宁敏感的氯离子通道，另一个是位于 NMDA 谷氨酸受体上的士的宁不敏感的调节位点。GABA 存在于脊髓板层 Ⅰ、Ⅱ 和 Ⅲ 的局部神经元通路。目前已经明确的有三种 GABA 受体，GABA_A 受体为氯离子通道，可被苯巴比妥类、苯二氮䓬类和乙醇调节。选择性 GABA_A 受体激动剂包括蝇蕈醇，而选择性受体抑制剂包括 gabazine。皮内注射辣椒素产生触诱发痛的机制可能是由 GABA_A 受体介导的，该受体调节粗有髓纤维和 C 纤维伤害性感受器之间的联系[59]。另外，脊髓和丘脑选择性丢失抑制性中间神经元可产生某些神经病理痛[60]。GABA_B 受体和钾离子通道以及 G 蛋白关联复合体均相关。巴氯酚是一种选择性的 GABA_B 受体激动剂，法克罗芬是选择性受体抑制剂。最近发现 GABA_C 受体与钾离子通道关联，Cis-4-aminocrotonic acid（CACA）是其选择性受体激动剂，目前还未发现选择性受体抑制剂。GABA_C 受体在躯体感觉调节中未起作用。

去甲肾上腺素是另一大类抑制性神经递质，在脑干下行投射到脊髓背角中起重要作用[61-62]。其在脊髓背角的抑制作用是双重的，可以直接兴奋 GABA 能的抑制性神经元及抑制兴奋性中间神经元[63]。肾上腺能受体包括两大类，α 和 β 受体，每种都有不同的亚型。α2 肾上腺素受体存在于脊髓背角，可以抑制感觉的传导。但是值得注意的是，在神经系统损伤后，去甲肾上腺素的作用发生颠倒，从抑制、止痛作用转变为促进和（或）保持慢性疼痛状态的作用。

5-羟色胺主要从脑干的中缝核参与脊髓后角的下行抑制[61,64]。其受体包括 5-HT1、2、3 在内的多种受体类型，每种主要的类型还包括多种亚型。由于目前对于哪种受体亚型参与镇痛尚存在争议，5-HT 已不再是临床主要镇痛靶点，其主要原因是有些受体亚型参与疼痛传导，而有些起抑制作用。如果有选择性更强的方法来分清不同受体亚型的药理学作用，5-HT 有望重新成为临床疼痛治疗的有效靶点。

5-HT 和去甲肾上腺素可以抑制疼痛已得到大量文献的充分证实，这些文献显示很多抗抑郁药可以调节这两种递质，包括度洛西汀和阿米替林，在人类和动物模型均有抑制疼痛的作用。目前认为 α1 肾上腺素受体和 5-HT2 受体的激活参与了镇痛作用机制[65]，导致痛觉的下行抑制。

腺苷是脊髓水平的重要抑制性递质[66]。至少有 A1、A2 两种腺苷受体。腺苷作用于腺苷受体可通过调节 G 蛋白使靶细胞内 cAMP 浓度改变。在不同情况下，腺苷可升高或降低 cAMP。腺苷参与了部分去甲肾上腺素从脑干到脊髓的镇痛作用，特别是神经病理痛。

乙酰胆碱（Ach）是另一种在脊髓背角水平抑制疼痛的神经递质。刺激迷走神经可以抑制疼痛传导[67]，这一过程可能由 Ach 介导。α2 肾上腺素能受体激动剂可乐定的镇痛作用可能是由 Ach 介导。乙酰胆碱参与镇痛是因其作用于毒蕈碱受体而非烟碱受体。

神经肽类。 除了上面提到的兴奋性和抑制性氨基酸[68-69]，还有许多已知的肽类物质参与躯体感觉的信号转导。虽然有些神经肽是兴奋性，有些是抑制性，但其作用特点与经典神经递质完全不同，因此我们把它们归为单独一类。与神经递质的快速启动和快速终止不同，一旦释放神经肽的作用逐渐启动，持续时间较长。

P 物质和神经激肽 A 在躯体感觉系统中为兴奋性神经肽类。受体包括神经激肽 1 和 2，均引起可能由磷酸肌醇介导的细胞内钙离子水平升高。P 物质和神经激肽 A 可能存在于脊髓背角和丘脑的中间神经元，在初级传入纤维尤为富集。在脊髓水平，只有在一定强度的伤害性刺激使 C 纤维产生持续放电时，这些肽类才被释放，尽管一些小的 Aδ 纤维也含有 P 物质。与神经递质的突触传递不同，这些肽类通过背角传递，作用于距释放部位较远的多个突触。有假设提出不同的刺激（例如机械与热刺激）导致不同的神经肽类释放，然而这种假设并未获得证实。P 物质和（或）神经激肽 A 活化神经激肽 1 和（或）2 受体是敏化的关键步骤，增强皮肤损伤后的痛觉过敏。还有观点认为神经激肽受体在神经敏化中的作用是由于其易化兴奋性氨基酸递质的突触作用。

CGRP 像 P 物质一样，主要在存在于小的无髓初级传入纤维，在 DRG 细胞和脊髓结构的表层也有表达。兴奋性神经肽 Y 可增加 CGRP 和 P 物质的合成和释放。脊髓释放的 CGRP 可兴奋 WDR 神经元，且应用其受体阻滞剂 CGRP8-37 可反转这种作用。一些研究者鞘内注射 CGRP 可致其对机械刺激敏感性升高。需要指出的是另一些研究者并不能复制这一现象。有趣的是，脑干内释放的 CGRP 产生的作用与脊髓和外周的相反。PAG 内释放的 CGRP 具有镇痛作用。

胆囊收缩素（CCK）是参与消化常见的肽类激素，其也参与疼痛的维持。一些研究者认为其维持疼痛效应是通过对来自 RVM 区的伤害感受输出信号的下行易化作用产生的[70]，另一些人认为 CCK 阻断了 PAG 区内源性阿片的下行镇痛效果[71]。同时应用 CCK 受体抑制剂和传统外源性阿片肽的结果是强化镇痛，甚至逆转阿片耐受。当前对 CCK 的作用机制及其拮抗剂的镇痛作用还需要进一步研究。

生长抑素、脑啡肽和强啡肽可能都是脊髓水平的抑制性神经递质。它们存在于脊髓背角的中间神经元及脑干向脊髓背角投射的神经纤维中。内啡肽是另一类抑制性神经肽类。阿片肽类的受体包括 mu、delta 和 kappa 这几种亚型，存在于躯体感觉系统的各级水平，这些受体与细胞内 cAMP 和钾的水平调节相关。μ-阿片受体和 a_2-肾上腺素能受体的协同作用在临床应用上有重要意义。

大麻素在周围和中枢神经系统均有表达，作用是抑制疼痛。中枢神经系统的 CB1 受体可作为药物干预的靶点。CB1 受体激动剂 Sativex 可以有效抑制神经病理痛，但是有镇静的副作用。CT3 可降低 CNS 的生物利用度，所以副作用较少，但同时能有效镇痛。

过氧化物酶体增殖物激活受体。和以上讨论的位于细胞表面的受体不同，过氧化物酶体增殖物激活受体（peroxisome proliferator-activated receptors, PPAR）为一类核受体，为转录因子。PPAR 在抑制炎症中起重要作用，其激动剂可抑制疼痛的发展。基于这些研究，PPAR 可以作为一种抑制疼痛的新方式。将 PPAR 激动剂作为止痛药物还应克服一些副作用，像肥胖和液体潴留[72]。PPAR，例如 PPARγ，存在于大脑和脊髓。虽然目前还不清楚损伤后这些受体怎样活化。一旦活化，PPAR 可调节 P 物质、CGRP 和细胞因子，因而可以抑制炎症和疼痛。

中枢信号传导和第二信使系统。多种离子的移动、细胞酶的活化和代谢产物在 CNS 的生物电信号传导中是必不可少的。这些因子的变化可以大大降低或增强信号传导，最终影响躯体感觉。离子运动依赖组成离子通道的蛋白质，而这些蛋白质具有第二信使酶的功能。离子通道可被一些药物阻滞，而许多这类药物是潜在的镇痛药。离子通道和第二信使存在于所有神经元素，因此这些物质的效用并非特异作用于疼痛通路。这些药物的副作用常常限制其临床作用。CNS 的疼痛信号传导主要包括四种离子通道：钠离子、钙离子、钾离子和氯离子通道。

钠离子通道在神经系统的信号传导中起关键作用，这些离子通道的开放导致神经细胞膜去极化。脊髓背角的钠离子流至少由 3 种河豚毒素敏感通道介导。局麻药利多卡因和布比卡因就是通过阻滞钠离子通道，阻止钠离子跨膜运动发挥作用的。人类于 20 世纪 90 年代[73-75]开始在术后广泛应用局麻药，并且于院外开始鞘内持续注射局麻药来治疗癌痛及慢性良性疼痛[76-77]。副作用很常见[76-79]，包括迟发性尿潴留、感觉异常、轻瘫/步态异常、体位性低血压、呼吸缓慢和呼吸困难。最近有关钠离子通道亚型的研究发现了一些新的镇痛方式。Nav1.7 和 Nav1.8 通道在中枢和周围神经系统均有表达，在外周伤害感受器的动作电位产生中可能起着关键作用。临床上，Nav1.7 通道缺失或无功能的患者先天对疼痛不敏感，而该通道过度兴奋则与慢性痛有关。缺失 Nav1.8 通道的小鼠对疼痛反应性降低。动物中应用 Nav1.8 选择性阻滞剂 A-803467 可以缓解神经病理痛和炎性疼痛。

钾离子是神经动作电位的第二个主要阳离子。主要有四类钾离子通道，电压门控钾通道和内向整流钾通道在疼痛中起重要作用[80]。电压门控钾离子通道开放产生外向的正向电流，如在动作电位的复极期。阻断这些离子通道可使动作电位延长，如持续阻断该通道，细胞不能复极则将不能再产生动作电位。内向整流的钾离子通道形成和调节细胞静息电位。最近的研究显示钾离子通道可以作为治疗疼痛的潜在靶点。NO 可以活化 ATP 敏感钾离子通道［K(ATP)］，从而维持神经病理痛，尽管目前确切的机制尚不明确。在动物模型中应用钾离子通道阻滞剂瑞替加滨可以缓解手术所致的神经病理痛。

钙离子不直接参与动作电位产生，但是在突触去极化释放递质时至关重要[81]。在背角神经元中至少确定了 L-、N-、T-和 P-四种钙离子通道。L 型受体阻滞剂有多种[81]，而 N 型可被圆锥毒素阻滞[82]。P 型在浦肯野纤维比较普遍，对漏斗网蜘蛛（*Agelenopsis aperta*）的毒素敏感[81]。T 型通道可调节神经兴奋性和起搏活动[83]，可被 ω-芋螺毒素阻滞。动物中发现 N-、L- 和 P-型钙离子通道阻断剂可对抗疼痛[82-86]，人类中 L- 和 N-型钙通道阻断剂可对抗疼痛[87]。

氯离子在信号传导中也起到重要作用，目前确认的氯离子通道有三大类[88]。第一类为配体门控氯离子通道，包括 GABA$_A$ 和甘氨酸受体，它们在脊髓背角很普遍。第二大类在脊髓水平也非常常见，为电压门控氯离子通道。最后一类可被环磷酸腺苷活化，可能只包括囊性纤维化跨膜调节器。氯离子通道开放使神经元超极化。易化这一超极化过程是许多抑制剂的作用机制。不管怎样，初级传入神经终端的 GABA$_A$ 受体门控氯通道，使氯离子外流，而不是内流，最终使神经元去极化。氯离子通道抑制剂荷包牡丹碱和士的宁并不能减轻疼痛而是产生实验性疼痛，表现为阿片难治的疼痛[60,89-90]。这些抑制剂可加剧神经组织压迫损伤[91]。

第二信使在疼痛敏感性的作用已经有一些实验来验证。皮内注射甲醛和神经损伤可引起膜蛋白激酶 C 升高[92-93]。脊髓内注射佛波醇酯活化蛋白激酶 C 可增加对行为学的反应和增加灵长类脊丘束神经元的活性。相反，蛋白激酶 C 的阻滞剂降低神经损伤[92]，脚掌内注射甲醛[93]、脊髓内注射 N-甲基天冬氨酸和皮内注射辣椒素引起的疼痛反应。相似的，抑制磷脂酶 C[94] 和磷脂酶 A[95]（蛋白激酶 C 的辅助因子释放必需的物质）可以分别降低皮内注射甲醛和酵母多糖产生的痛觉过敏。进一步的实验发现，蛋白激酶 C 缺失的动物对神经损伤的疼痛不敏感[96]，而蛋白激酶 A 缺失的动物对甲醛注射和辣椒素引起的疼痛不敏感[97]。

基于大量的研究，许多第二信使可作为临床治疗的靶点。目前，多种疼痛治疗药物能通过作用于与 G 蛋白偶联的各表面受体，从而间接影响第二信使系统。

与 G$_S$（与 βγα S 相关的受体）偶联的受体包括 β$_1$ 肾上腺素能受体、多巴胺能 1 型受体和腺苷 2 型受体。活化 G$_{Sq,12}$（βγα q,12）的受体包括 5-HT 2C 受体、α$_1$-肾上腺素能受体、组胺受体、血栓素 A$_2$ 受体、代谢型谷氨酸受体及毒蕈碱 1、3、5 受体。Gi-（βγα）偶联受体包括腺苷 1、5-HT 1B、GABA B 型、毒蕈碱 2 及 μ-、δ-、κ-阿片受体[98]。与 G$_S$ 和 G$_{q,12}$ 偶联的神经递质受体通常增加疼痛传递，而与 G$_i$ 偶联的受体抑制疼痛传递[98-101]。

总结

神经系统中，许多相互关联的因素与疼痛相关。在周围神经系统，缓激肽、细胞因子、第二信使之间可相互易化促进疼痛传递。在脊髓水平，许多因子相互作用可以将急性痛转变成慢性痛。这些改变可以发生在基因水平调控、受体表达、胶质细胞活化和中枢敏化。通过调节参与疼痛的化学递质，能不同程度地缓解疼痛。毋庸置疑，未来的研究将深化对疼痛神经化学机制的理解，并创造更多缓解疼痛的方法。

要点

- 兴奋性氨基酸谷氨酸和天冬氨酸是躯体感觉系统中关键性的兴奋性神经递质。
- 四种兴奋性氨基酸受体是 NMDA、AMPA、kainite 和促代谢型受体。
- GABA 和甘氨酸是关键的抑制性神经递质。
- P 物质是躯体感觉系统中关键的兴奋性神经递质。
- 脑啡肽和生长抑素是躯体感觉系统中关键的抑制性神经肽。

参考文献

参考文献请参见本书所附光盘。

3　分类：疼痛的定义和慢性疼痛综合征

Kiran Chekka ☯ Honorio T. Benzon ☯ Rasha S. Jabri

谢伟 译　于生元 刘若卓 审　Bihua Bie 校

急性痛——组织受损激活伤害感受器所引起的疼痛。通常，急性痛随着受损组织的修复会自然消失。

痛觉缺失——对引起疼痛的常见刺激丧失疼痛感知。

麻醉——全部感官功能的缺失。

痛性感觉缺失——在感觉缺失区出现的疼痛。

腕管综合征——由于正中神经在腕管受到卡压，致手部疼痛，发作时间通常在晚上。疼痛的性质为针刺痛、蜇刺样痛、烧灼痛或者酸痛。可能有第 1～3 手指指尖的感觉减退，Tinel 征阳性，罕见有鱼际肌的萎缩。神经传导研究显示通过腕管的神经传导延迟。该综合征是由于走行在腕骨和屈肌韧带之间的正中神经受压所致（环腕韧带）。

中枢性疼痛——中枢神经系统的原发病灶或功能障碍所致的局部疼痛，通常表现为对温度和刺激感受异常。

慢性疼痛——疼痛持续的时间超过组织最初受损的时长。疼痛传导路径保持活跃，症状通常比相关病理所提示的要严重。

复杂区域疼痛综合征（complex regional pain syndrome，CRPS）——描述局部损伤后各种各样的疼痛，远端多有异常发现，在程度和时间两方面超过预期的临床表现，经常对运动功能造成重大损害，并且随着时间的推移症状逐步进展。该综合征之前称为反射交感神经萎缩症（reflex sympathetic dystrophy，RSD）。

CRPS Ⅰ型（RSD）

1. Ⅰ型是一种继发于伤害性事件的综合征。
2. 自发性疼痛或痛觉超敏/痛觉过敏的发生不局限于单个周围神经的分布区域，并且与刺激事件不成比例。
3. 刺激事件后在疼痛区域已有如下迹象：水肿，皮肤血流量异常，或异常促汗活动。
4. 该诊断需排除其他可能引起疼痛和功能障碍的情况。

CRPS Ⅱ型（灼痛）

1. Ⅱ型是神经损伤后形成的一种综合征。产生自发痛或痛觉超敏/痛觉过敏，并且不局限于神经损害的区域。
2. 刺激事件后在疼痛区域已有如下迹象：水肿，皮肤血流量异常，或异常促汗活动。
3. 该诊断需排除其他可能引起疼痛和功能障碍的情况。

慢性疼痛——疼痛持续时间超过某种急性病的病程或某种损害后愈合所需的合理时间，或与引起持续疼痛或疼痛不断复发（间隔数月或数年）的慢性病理过程相关。一些研究人员将持续时间超过 6 个月的疼痛定义为慢性疼痛。

综合疼痛中心——该中心致力于多学科和多种形式相结合的方式，全方位研究慢性疼痛综合征。

肘管综合征——尺神经在纤维骨性隧道处受到卡压，该纤维骨性隧道位于鹰嘴和肱骨内上髁之间的滑车沟内。肌筋膜覆盖纤维骨性隧道的凹槽，导致神经受到卡压。在尺神经分布区有疼痛、麻木和感觉异常，有时还有无力和萎缩。肘部的 Tinel 征阳性。测量神经传导速度显示尺神经通过肘部时传导速度是减慢的。手部固有肌肉可以显示失神经的迹象。可能需要手术解除神经卡压或移开尺神经。

传入神经阻滞性疼痛——因中枢神经感官输入功能丧失所致的疼痛，见于外周神经损害，例如臂丛撕裂或者中枢神经系统的病理改变。

残疾——失去以标准或正常方式执行特定任务的能力。

感觉迟钝——一种异常激发的令人不愉快的感觉，无论是自发或者诱发。

纤维肌痛——弥散的骨骼肌酸痛伴有多个可预测的压痛点。18 个压痛点中至少有 11 个触诊时疼痛：

- 枕部：双侧枕骨下肌肉附着处。
- 低颈段：双侧 C5～C7 平面横突间的前部。
- 斜方肌：双侧肌上缘的中点。
- 冈上肌：双侧肩胛骨内侧缘上方的起点。
- 第二肋：双侧第二肋软骨的连接处上缘的侧面。
- 外上髁：双侧距上髁远端 2 cm 处。
- 臀部：双侧臀部外上象限褶皱肌肉的前面。

- 大转子：双侧转子突出的后部。
- 膝盖：双侧邻近关节线的中间脂肪垫。

痛觉过敏（hyperalgesia）——对正常的疼痛刺激反应过度。

感觉过敏——对刺激的敏感性增加；除外特殊感觉。

痛觉过敏（hyperpathia）——一种疼痛综合征，以对刺激的反应增加为特征，特别是重复刺激，同时阈值也增加。

痛觉减退——对有害刺激的敏感度减低。

感觉迟钝——对刺激的敏感度减弱，除外特殊感觉。

肱骨外上髁炎（网球肘）——由于腕部伸肌肌腱拉伤或部分撕裂致肘外上髁处疼痛。疼痛可放射到侧前臂或上臂。抓握、手腕旋后以及重复背屈时肘部疼痛。查体显示在上髁远端大约 5 cm 处腕伸肌肌腱压痛。

定向模式疼痛中心——为一组慢性疼痛疾病提供一种特殊的治疗方式。例如，一个介入中心可以进行神经阻断，同时为背痛、颈部痛、复杂区域疼痛综合征及其他综合征提供治疗手段。

多学科的疼痛管理——来自多学科的专家（物理治疗、心理学、康复医学、麻醉学以及其他学科）为一组慢性疼痛患者（通常大约 10 个患者）提供治疗。由于需要对成组患者进行耗时的多学科评估和治疗，此类管理中心通常较大。

神经性疼痛——一根神经或多根神经分布区的疼痛。

神经炎——一根或多根神经的炎症（除非炎症存在，否则不能使用）。

神经源性疼痛——由周围神经系统或中枢神经系统的原发病变、功能障碍以及暂时的扰动引起的疼痛。

神经性疼痛——由周围神经系统或中枢神经系统的原发病变或功能障碍引起的疼痛。

中枢神经性疼痛——中枢神经系统损害导致的疼痛，这些包括丘脑疼痛综合征、卒中后疼痛和后脊髓束损伤痛。

周围神经性疼痛——中枢神经系统的病灶或功能障碍导致的疼痛。例如带状疱疹后神经痛（postherpetic neuralgia，PHN）、痛性糖尿病性神经病变（painful diabetic neuropathy，PDN）和复杂区域疼痛综合征（CRPS）。

神经病——一种神经功能障碍或神经病理变化。这可能涉及一根神经（单神经病）、多根神经（多发单神经病），也可能是双侧的或对称的（多发性神经病）。

伤害感受性疼痛——伤害感受性传入纤维的激活引起的疼痛。这种类型的疼痛符合疼痛传输的标准，

也就是说，传到脊髓、丘脑，直至大脑皮质。

躯体痛——感觉纤维传导的疼痛，这种疼痛通常定位明确，程度剧烈。

内脏痛——交感神经纤维传导的疼痛，这种疼痛是离散和不易定位的。

伤害感受器——对有害刺激或者因时间延长而变得有害的刺激尤其敏感的受体。

有害刺激——一种对身体组织有切实或潜在的破坏性的刺激。

疼痛——一种与实际的或潜在的组织损伤或描述的损伤相关的不愉快的感觉和情绪体验。

心源性疼痛

- 错觉或幻觉性疼痛：心源性疼痛，患者把它归因于一个特定的妄想。
- 癔病、转换或疑病症：在缺乏器质性病因、妄想原因或者紧张机制的情况下，将疼痛归因于患者的思维过程、情绪状态或者个性。
- 抑郁相关性疼痛：疼痛出现在抑郁过程之中，并非出现在抑郁之前，并且除外其他原因。

疼痛的阈值——受试者能分辨的最小疼痛程度。

痛觉耐受程度——受试者准备忍受疼痛的最大程度。

感觉异常——自发的或者诱发的异常感觉（注意：感觉异常是一种异常感觉，它并非不愉快，虽然感觉迟钝是一种不愉快的异常感觉。感觉迟钝并不包括所有异常的感觉，而仅仅包括那些不愉快的异常感觉）。

周围神经病变——广泛的或者局灶的周围神经病变引起肢体持续的或间断的烧灼痛、酸痛或者刺痛。

幻肢痛——行外科手术截肢或部分截肢后导致的疼痛。

梨状肌综合征——各种原因所致的臀部或大腿后部的疼痛，包括：梨状肌肌筋膜损害，或者骶髂关节的功能障碍，或者坐骨大孔内梨状肌压迫坐骨神经或其他神经引起的腿脚后部、腹股沟和会阴疼痛，也可能是这些原因的共同作用。

开胸后疼痛综合征——开胸手术后瘢痕周围残留的疼痛，此种疼痛持续至少 2 个月。在手术切口的分布区有酸痛的感觉。沿着手术切口处可能有感觉丧失和压痛。可能存在一个触发点，于该点注射之后可引起神经瘤。

神经根痛——肢体或躯干的疼痛被认为是脊神经或其根部的痛觉感受性传入纤维的异位激活或其他神经性机制引起。疼痛的性质通常是刺痛，并沿着窄带分布。病因学原因包括影响脊神经和后根神经节的解剖病变，包括疝气、椎间盘突出症和椎管狭窄。

神经根病——由于脊神经或其根部的轴索的传导阻滞导致感觉和（或）运动功能的客观丧失。症状包括受累神经分布区的麻木和无力。神经系统检查和诊断测试证实神经异常（注意：神经根疼痛与神经根病并不等同。前者是异位冲动引起的一种症状。后者与传导阻滞引起的客观神经信号相关。两个状态可以共存，并且可能是由相同的病变引起）。

雷诺病——由寒冷或情绪刺激引起的四肢动脉血管收缩，进而导致偶发的刺痛、烧灼痛。

雷诺现象——发病与雷诺病相似，但是与其他一个或多个疾病过程相关。系统性或血管性疾病例如胶原病、动脉硬化闭塞性疾病、神经损伤和职业性创伤都可能导致雷诺现象。

牵涉痛——身体某个部位感受到疼痛，而该部位并非疼痛真正起源的部位。

躯体——源于希腊单词"身体"。尽管躯体感觉输入是指来自身体的所有组织包括皮肤、内脏、肌肉和关节的感觉信号输入，但是它通常表示除内脏之外的身体组织感觉信号输入。

残肢痛——截肢部位的疼痛。

受难——一种严重危难状态，其与某种威胁完整个人的事件相关，它与疼痛可能相关或不相关。

茎突过程综合征（鹰综合征）——在钙化的茎突韧带部位因外伤引起的疼痛。

定向综合征疼痛中心——一个专门为特定慢性疼痛综合征患者提供全面详尽照顾的中心。例如纤维肌痛诊所和背部疼痛中心。

胸廓出口综合征——颈根部、头部和肩膀部位的疼痛。由于臂丛神经受到压迫（如增生肌肉的压迫、先天条带的压迫、创伤后纤维的压迫、狭窄肋骨或条带的压迫、或者畸形第一胸肋的压迫），疼痛沿手臂向手部蔓延。

参考文献

参考文献请参见本书所附光盘。

第二部分

临床评估与诊断性检查

4 疼痛患者的体格检查

Kiran Chekka ◉ John D. Moore ◉ Honorio T. Benzon

张晓飞 译 于生元 刘若卓 审 Wenbao Wang 校

疼痛患者的体格检查是最重要的诊断方法，其重要性仅次于疼痛病史。体格检查的目的包括进一步培养患者的信任感，深入了解疼痛对患者所造成的功能影响的程度，最终确定疼痛发生的潜在机制和其他神经系统的紊乱。为了使可能复杂的体格检查变得简单明了，应该建立一套易重复、有效且针对某一具体部位的系统化模板。全面的体格检查是鉴别解剖性和生理性疼痛非常重要的诊断手段。疼痛的体格检查是一个全面性神经评估，包括四个主要方面：感觉、运动、反射和共济运动。

感觉和感觉检查

感觉检查的一个主要目的是明确每个患者具体的疼痛所涉及的纤维、神经元的类型或神经束。典型的疼痛首先始于周围疼痛感受器的激活。根据疼痛感受器所感知的刺激类型的不同可分为三类：对挤压和针刺起反应的机械伤害性感受器，对 45 ℃ 以上温度起反应的热伤害性感受器，以及对机械、热和化学有害刺激有相同反应的多觉型伤害性感受器。一旦疼痛感受器被激活，随后产生的神经冲动就通过 Aδ 和 C 纤维传到中枢神经系统（central nervous system，CNS）。Aδ 纤维负责传导"快痛"或快速感知疼痛，而 C 纤维负责传导"慢"痛。快痛通过细有髓 Aδ 纤维以 $2 \sim 30 \ m/s$ 的速度传导，典型表现为尖锐、闪电样的疼痛。慢痛通过更细的无髓 C 纤维以不到 $2 \ m/s$ 的速度传导，表现为迟钝、定位不清的烧灼样疼痛。患者对症状的描述有助于明确被激活的疼痛纤维的类型。例如，一个表现为钝痛且疼痛部位弥散的主诉可能更多地提示为 C 纤维的

激活。

为了建立一个通用性更好的症状记录模板，建议使用标准术语来描述感觉的变化。感觉过敏是指所产生的感觉超出所受刺激应该引起的反应。感觉过敏可进一步分为痛觉过敏和痛觉超敏。痛觉过敏是指对轻的有害刺激产生剧烈的疼痛反应，例如针刺。痛觉超敏是一种由非伤害性刺激引发的疼痛（例如触摸、接触皮肤的织物）。痛觉超敏作为一个体征，可以在对许多神经性疼痛患者进行体格检查时发现，其分布往往为非皮节区性分布，应予以记录[1]。

如果初期大致的感觉检查提示存在功能缺陷，就需要检查对侧作为对照（如果可能）来更深一步地验证该受累区域。C 纤维是通过疼痛刺激（针刺）和温和的热刺激来检测。Aδ 纤维是通过针刺和冷刺激来检测。

即使在最严重的疼痛病理状态下，患者仍可表现为轻度和局灶性的感觉缺失，且感觉束完整。分离性感觉障碍是指患者同一部位的痛温觉存在，而精细触觉和本体感觉缺失的状态。患者描述当针刺某一部位时会有尖锐的感觉，而精细触觉和本体感觉缺失。这一症状组合（或者，反之——本体感觉和精细触觉存在而痛温觉缺失）可见于脊髓纤维节段性损害。脊髓中各个神经束的走行可以解释上述症状。例如，传导本体感觉和轻触觉的神经束走行于后索，而脊髓丘脑束（传导痛温觉）和运动神经束走行于前外侧束。脊髓空洞可引起进行性脊髓病，表现为高位颈髓中央综合征：斗篷或披肩样分布的感觉缺失，并有颈部、肩部和手臂肌肉的萎缩。

Aβ 纤维可通过轻触觉、振动觉和关节位置觉来检测。振动觉通过 128 Hz 的音叉来检测，当结合关节位

置觉检查时则意义更大。单纯振动觉的减退是粗纤维（Aβ）神经病变早期的一种表现，如同时合并位置觉的减退则提示后索疾病或周围神经病变。体表图形觉以及识别手掌或小腿上所划数字功能的缺失均提示患者后索损害。单纯关节位置觉的感知障碍提示顶叶功能障碍或周围神经损害[1-2]。

解剖学上，损害可分为中枢性（脑和脊髓）、脊神经根（皮节区）和周围神经损害[3]。将每个患者的感觉缺失与经典的皮节区图和已知的外周皮神经图（图4-1和图4-2）仔细比对，可使医师找出明确损害的潜在病因。皮节区分布是最精确的并且远端变异性最小（在手指处）。通过与已建立的图表进行比较，可首先区分出中枢和周围神经损害，随后即使没有昂贵和有创的化验和影像检查，仍可准确定位出受损的解剖部位（表4-1）。

尽管感觉定量检查（quantitative sensory testing，QST）还没被完全验证和接受，但它对病情复杂患者的检查有帮助。目前QST主要用于调查研究。QST是在计算机指导下精确测定感觉刺激，然后全面客观地记录反应（例如，当患者感到疼痛时，他/她会按下按钮，）计算机会记录下患者达到疼痛阈值时的刺激强度）。尽管设备昂贵且检测耗时，但QST可以提高评估者间的信度，同时可较容易地建立重复性好且有比较性的检测。

运动检查

识别运动功能缺失，然后与已知的运动神经走行分布图相比对，这有助于确定损害部位。运动的检查始于视诊。详细的观察能够发现肌肉肥大、萎缩、肌束震颤以及其他病理状态。肌肉肥大提示肌肉过度使用，而肌萎缩和肌束震颤可发生在运动神经元病变时。视诊后，触诊有助于识别疼痛产生的位点，尤其是肌筋膜板机点的确定。肌张力即当患者放松时，在关节预期的运动范围内操纵其关节运动的阻力感觉，可以分为肌张力减低和增高。肌张力减低是指在被动运动时肌肉的抵抗力较正常预期减低的状态，是由于中枢性或外周性的病变引起α或γ运动单位活性减弱所致。

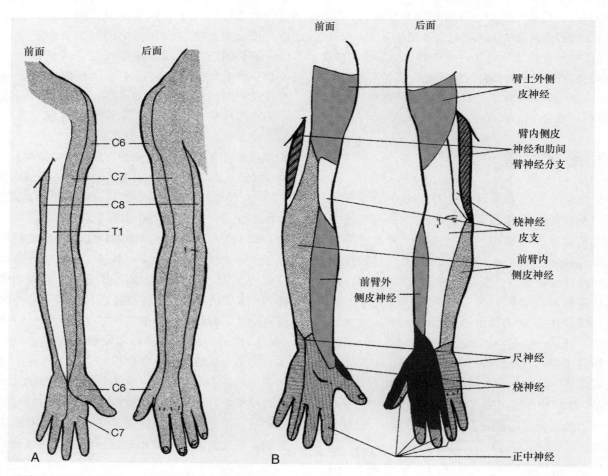

图 4-1 **A.** 颈神经根的皮肤分布。**B.** 上肢周围神经的皮肤分布。(*Redrawn from Wedel DJ：Nerve blocks. In：Miller RD，editor：Anesthesia，ed 4. New York：Churchill Livingstone，1994，p 1537.*)

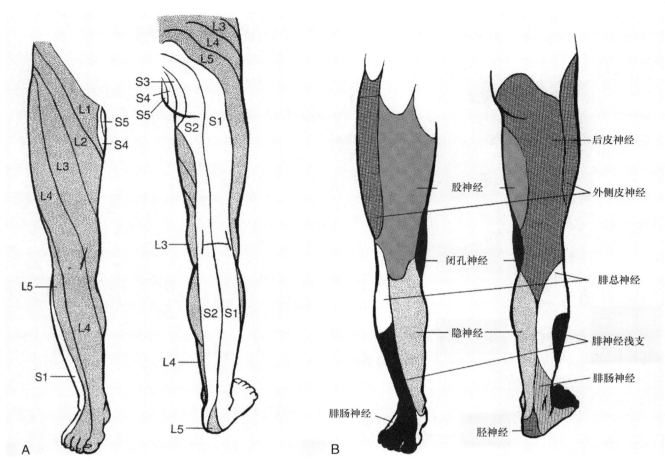

图 4-2 **A.** 腰骶部神经的皮区分布。**B.** 下肢周围神经的皮区分布。(*Redrawn from Wedel DJ：Nerve blocks. In：Miller RD，editor：Anesthesia，ed 4. New York：Churchill Livingstone，1994，p 1547.*)

表 4-1　感觉神经支配的体表分布

皮节	体表标记
C4	肩部
C5	肘关节外侧面
C6	拇指
C7	中指
C8	小指
T1	肘关节内侧面
T2	腋窝
T3~T11	相应的肋间隙
T4	乳头连线
T10	脐
T12	腹股沟韧带中线处
L1	T12 和 L2 的中间
L2	大腿正中的前面
L3	股骨内侧髁
L4	内踝
L5	足背
S1	足跟外侧
S2	腘窝中线处
S3	坐骨结节
S4~S5	肛周区

肌张力低下可见于多发性神经病、肌病和某些脊髓损害。肌张力增高是指在关节被动运动时抵抗力超过正常预期的状态，可分为痉挛状态和强直。痉挛状态是指关节活动时张力呈速度依赖性的增加。痉挛状态可见于脊髓反射弧兴奋或是网状脊髓束、红核脊髓束下行抑制功能缺失。痉挛状态常见于脑、脊髓损伤、卒中和多发性硬化。肌强直即全身肌肉紧张度增高，是锥体外系疾病的特征性表现，由黑质纹状体系受损引起。最后进行孤立的徒手肌肉力量的检查，分为 0~5

表 4-2　肌力分级标准

肌力	描述
0 级	无活动
1 级	轻微运动，无关节活动
2 级	不能抵抗重力的全活动度
3 级	可抵抗重力的全活动度
4 级	可抵抗重力的全活动度，且部分抗阻力
5 级（正常）	可抵抗重力的全活动度且完全抗阻力

级（5 级正常肌力）。表 4-2 描述了肌力分级的标准。这项检查需患者用力配合，患者感到疼痛时可能无法充分用力。

如果怀疑肌无力可能由"放弃"所引起，则要记录下来，因为经典的评分系统可能会高估肌无力的程度。即使更微小的缺失也能通过比较双侧肌群来鉴别。即使双侧肌力均为 5/5 级，优势侧肢体的相对力弱仍提示病理状态。例如，右利手的患者右手握力（相对左手）减弱提示右侧根性疾病或腕管综合征。肌无力近端重于远端提示存在肌病。相对于近端的肌无力，远端肌无力更重时提示多发性神经病变。单神经支配的肌无力提示周围神经损害或神经根病（如果一个神经根提供支配该肌肉的所有运动神经）[1,4]。

反射和共济运动

深反射（肌牵张反射）如同感觉和运动检查一样在损伤的解剖定位中有重要的指导价值。与运动和感觉检查类似，不同的脊髓水平存在不同的反射。最常见的反射检查见表 4-3。深反射 0～4 级的分级标准见表 4-4。反射减弱时可采用分散注意力的方法，例如晏德拉西克（Jendrassik）手法（两手相互勾住同时用力外拉）可以较好地区分是真正的反射减弱还是人为干扰所造成。检查时未检测的肌肉自主收缩易化了不活跃的反射，并能够提供一个更准确的反射评估。阵挛，作为一种 4 级反射，特点是对突然持续性的肌肉牵拉产生节律性、单相肌肉收缩。阵挛并不一定是异常体征，但提示可能存在上运动神经元病变。跖反射（快速锐器刺激脚底外侧引出）应记录姆趾向上（Babinski征）或向下活动情况。存在锥体束损害的患者，当用一个钥匙沿其足底外侧缘滑行时可出现姆趾向上，余趾呈扇形展开的 Babinski 阳性反应。目前我们了解到 Babinski 征可见于许多上运动神经元疾病，也常见于12～18 个月大的正常儿童。在手部如果弹刮第三或第四手指远端时出现拇指和示指屈曲，提示引出 Hoffman 征，可见于上运动神经元损害。最后，当通过感觉、运动和反射异常检查联合确认后，损伤定位的可信度就非常高了[1,5]。

共济运动和步态试验是检查小脑功能和平衡状态的一个敏感指标。小脑功能可通过传统的指鼻试验和跟-膝-胫试验来检测。平衡状态可以通过观察平常步态、足尖行走、足跟行走和串联步态（由脚跟顺着脚尖着地走直线）来检测[6]。Romberg 征可以进一步检测平衡（患者两脚并拢站立同时闭眼）。Romberg 征阳性即患者闭眼站立时失去平衡左右摇摆，提示感觉、前庭功能或本体感觉轻度受损。

表 4-3　常见反射的神经根水平检测

神经根水平	反射
S1～S2	跟腱反射
L3～L4	膝反射
C5～C6	肱二头肌反射
C7～C8	肱三头肌反射

表 4-4　深反射的分级

分级	描述
0 级	反射消失
1+	反射减弱
2+	正常反射
3+	反射增强，轻度亢进
4+	反射亢进伴阵挛

疼痛定向检查模板

使用定向检查模板的目的是形成一种标准化、一致性的检查流程。模板可以提高检查的一致性和重复性，这样有助于多个医师在一段时间内更好地追踪患者。标准的模板应包括视诊、触诊、叩诊、关节活动度、运动及感觉检查、反射，如果有必要还要加做局部诱发试验。表 4-5 列举了一个模板。具体使用某一部位的模板时，应说明疼痛是否与之符合（包括疼痛的常见部位、性质和强度，或不符合患者的常见主诉）。

检查首先从视诊开始，描述受累的部位，注意观察其对称性和体表标记。皮肤感染、皮疹、手术或外伤瘢痕、出汗的改变、皮肤色素改变以及毛发的异常生长都需要记录（尤其是考虑介入治疗时）。皮下改变如

表 4-5　直接的疼痛检查模板

查体	观察
视诊	体表标记，对称性，温度
触诊	总体的感觉变化，肿块，肌筋膜板机点，搏动
叩诊	Tinel 征，骨折
运动神经支配的范围	描述运动受限的程度及原因，肌力根据检查分为 0～5 级
感觉反射	皮区分布的变化，检查、描述受累纤维的分级（0～4 级）
诱发试验	描述适当区域整合和非整合的疼痛

水肿、肌肉萎缩、肥大和肿块同样需要记录和进一步评估。另外除了视觉观察外，如考虑存在交感神经介导性疼痛，还需进行皮温检测。

视诊观察到的损害，需要通过触诊进一步辨别。淋巴结、非连续性的触发点和脂肪瘤表面上看极其类似，但结合触诊可以区分每种病变。特定部位的触痛提示该实体是疼痛的激发体。例如，大转子的触痛提示存在转子滑囊炎。患者对触诊的反应取决于患者对触压的耐受程度。伴有触痛、感觉异常、感觉过敏或其他感觉障碍的患者往往无法耐受触诊。触诊应该在患者能承受的前提下，系统、全面且力度一致地从疼痛最轻到最重的部位逐一检查。这样有助于将正常组织与疼痛部位区别开来。触诊是为了鉴别皮下肿块、水肿和肌肉挛缩，评估脉搏以及确定疼痛的触发点。值得注意的是，除非患者的疼痛是双侧的，否则大多需要同时触及对侧的部位以作为对照。

与触诊相似，患者对叩诊的反应同样依赖于患者对触压的耐受程度。叩击骨质结构诱发疼痛提示存在骨裂、脓肿或感染。叩击棘突经常用来确定椎体骨折是真正的疼痛产生处还是只是偶然发现。叩击感觉神经诱发疼痛或 Tinel 征阳性，提示存在神经卡压或神经瘤。腕管综合征的腕部检查和枕神经痛的头皮检查常常出现 Tinel 征。

关节活动度（range of motion，ROM）检查受患者配合程度以及报告的限制。运动范围的大小取决于患者的身体部位或关节。例如，肩关节的活动包括屈曲、伸展、外展、内收以及内旋和外旋。关节活动度范围的描述应包括患者所能做的最大活动范围及活动受限的原因。每个关节通常都有公认的正常活动范围。关节、结缔组织或韧带松弛能引起过度的关节活动度，而疼痛以及结构异常（狭窄和关节炎）则限制关节的活动度。

深入地认识、了解检查部位对于整合其感觉、运动及反射的检查结果极其重要，便于对损伤的定位及定性做出有意义的结论。

全身的神经系统查体结合重点部位的模板化查体所提供的信息可诊断绝大多数的疼痛病症，并排除罕见病诊断。所有局部定向的疼痛检查均针对诱发疼痛的潜在结构逐步形成了特定的疼痛激发试验。这些局部检查具有特异性和敏感性高的特点，能提高检查的效率。既然每个部位的检查手法都是独特的，那么详细了解每个部位的解剖结构和功能是很有必要的[7]。

总体情况

体格检查应从患者进入诊室的那一刻就开始。针对患者举止、合作、交流和步态的观察能够使医生了解患者的精神、情绪和身体状态。早期在不被注意的环境下的观察（例如候诊室），为医生评估疼痛行为和步态异常提供了一个初步印象。在采集病史时，培养一种信任的相互关系并对患者精神状态有基本的了解是很关键的，这些有助于确定需要对患者进行何种详细程度的精神状态检查[8]。通过病史询问确定患者主诉的性质，这可以使体格检查有效地指向病变部位。

一般评估应包括基本的生命体征。生命体征是患者健康状态的客观体现，而且可以用于排除治疗的相对禁忌证（发热、未经控制的高血压）。

精神状态检查

基于询问病史时对患者的观察，可以对患者精神状态做出评估，并作为一般健康状况的指标记录下来。基本的精神检查内容见表 4-6。一般精神状态的描述包括患者的意识水平、警觉状态、对人物地点和时间的定向力，及对检查者的行为举止[9]。有精神状况恶化的征象时，应该结合患者的病史，或着手查找潜在的病变。检查者尤其应警惕那些未经确诊的抑郁症体征，抑郁症通常和慢性疼痛有密切的联系。

步态

总体上说，步态分为两个主要时相，即摆动时相和支撑时相，进一步又可细分为多种不同成分。虽然有许多针对正常和病理性步态及其特征的描述，但针对疼痛的指向性体格检查，只要能够描述是正常的、疼痛保护性的或者不正常的步态就足够了。疼痛保护性步态的特点是患者会避免使疼痛的肢体或邻近关节负重。非疼痛保护性的异常步态种类很多，包括躯体平衡性的、

表 4-6　简明精神状态检查

对人物、地点和时间的定向力

对物体的命名能力（如钢笔、手表）

1 min 和 5 min 的短时记忆力；重复三个物体的名称

计算力，连续的 100 减 7；若患者拒绝，让他们逆序拼写单词 "world"

认知功能缺陷、失语的体征

神经性的和肌肉骨骼性的疾病所导致的步态异常。步态的分析应该观察躯体倾斜、骨盆的运动和倾斜、运动的变化趋势。由于大多数步态异常并非某种疾病所特有，因此需要进一步的检查以探求病因[6]。

身体不同部位的检查

根据部位、神经支配和功能，疼痛的体格检查大致分为面部、颈部、胸部和腰骶部的检查。显然，这样宽泛的定义，会导致重叠部位出现，因此体格检查应该针对患者的症状和体征来进行。

面部

面部的指向性检查主要是基于对脑神经的检查。表 4-7 提供了详细的检查策略。面部检查应从观察皮肤体表标志开始，诸如感染、疱疹性病变、排汗改变和瘢痕（外伤后或带状疱疹后）的表现。口腔视诊是有必要的，因为口内病变常常引起面部远隔区域的放射性疼痛。观察面部的对称性也是至关重要的，面部不对称的表现应该去探究原因。面部触诊对于辨别包块、感觉变化和鼻窦区压痛非常重要。叩诊能够确认鼻窦压痛和末梢神经功能紊乱。最常见的面部叩诊试验是Chvostek 试验（低钙击面试验）（叩击下颌角会出现咬肌痉挛，表明有低血钙）。面部最主要的关节是颞下颌

关节，其在关节活动度检查时可能会出现脱位、僵硬或者病理性骨擦音。对于继发于牵涉痛的头痛患者，面部检查是有必要的（眶上神经痛、窦性头痛或者继发于颞下颌关节综合征的头痛）[5,10]。

颈部、胸部和上肢

颈部的指向性检查包括上胸部、头部、肩部和上肢的检查，因为疼痛会向这些区域放射。视诊应着重观察躯体对称性、肌肉情况和静息状态头部、肩部和上肢的体位。许多不同疾病导致的颈部非中立位都可以加重颈部疼痛。必要时，上肢检查应包括排汗改变和皮温变化。颈部和躯干部的触诊能够发现肌肉痉挛、肌筋膜的触痛点、肿大的淋巴结、枕神经卡压以及提示小关节病变的脊柱后部疼痛。上肢的触诊应该检查大体上的感觉异常变化和两侧脉搏是否对称。

正常的颈椎活动范围是：前屈，范围 0°～60°；后伸，范围 0°～25°；左右侧屈，范围 0°～25°；左右旋转，范围 0°～80°。任何导致运动活动度受限的原因都应该记录下来。局限于一个皮节分布区的疼痛通常提示有脊髓或神经根损害。根据患者所描述的肢体疼痛放射到趾端（指端）的情况，能够确认哪个神经根受累[5,10]。根据颈部运动、感觉和反射检查情况，来选择颈部的其他检查项目，把这些整合起来是最佳的检查方式。表 4-8 列出了对 C4～T1 神经根的恰当的检查[1]。

表 4-7　脑神经检查：脑神经功能和检查方法概要

脑神经	功能	检查方法
Ⅰ. 嗅神经	嗅觉	用咖啡、薄荷等靠近每侧的鼻孔，如果有单侧嗅觉功能障碍要考虑额叶底部肿瘤
Ⅱ. 视神经	视觉	评估视神经盘、视觉灵敏度；让被检者说出在中央和外周视觉象限的手指个数；直接和间接对光反射；注意 Marcus-Gunn 瞳孔（瞳孔异常扩大）
Ⅲ、Ⅳ、Ⅵ. 动眼、滑车和展神经	眼外肌	瞳孔大小；八个主要方向追踪物体；注意复视（病变侧最明显）；瞳孔调节反射；注意 Horner 瞳孔（瞳孔缩小、上睑下垂、额部皮肤无汗）
Ⅴ. 三叉神经：运动和感觉	面部感觉、咬肌	用棉签或细针刺激三叉神经的三个分支；注意观察前额双侧的神经分布（周围性损害前额不受累，中枢损害前额受累）；注意萎缩、下颌向病变侧偏斜
Ⅶ. 面神经	面部表情肌	额纹、紧闭眼、微笑、抿唇、鼓腮；角膜反射
Ⅷ. 前庭蜗神经（听觉）	听觉、平衡觉	使用音叉进行两侧比较；Rinne（音叉）试验：气导与骨导对比试验；Weber 试验检查感音性耳聋
Ⅸ. 舌咽神经	上抬软腭；舌后三分之一味觉；舌后部、咽部、中耳和硬脑膜的感觉	软腭上抬则无损伤；检查咽反射
Ⅹ. 迷走神经	咽、喉部肌肉	检查声带麻痹、声音嘶哑或者鼻音
Ⅺ. 副神经	喉部肌肉、胸锁乳突肌、斜方肌	耸肩，胸锁乳突肌肌力
Ⅻ. 舌下神经	舌内肌	伸舌；舌偏向病变侧

表 4-8 颈部神经根检查

神经根水平	神经	受检肌肉	体位	运动	感觉	反射
C4	肩胛背神经	肩胛提肌	坐位	耸肩	肩部	无
C5	肌皮神经（C5~6）	肱二头肌	前臂完全旋后，屈肘 90°	为抵抗阻力，患者试图进一步屈曲	前臂外侧、第 1 和 2 指	肱二头肌反射
C6	桡神经（C5~6）	桡侧长、短伸腕肌	屈肘 45°，伸腕	为对抗阻力，保持伸展	中指	肱桡肌反射
C7	桡神经（C6~8）	肱三头肌	肩部轻微外展，肘微曲	为对抗阻力，前臂伸展	中指	肱三头肌反射
C8	骨间前神经（正中神经）（C7~8）	指深屈肌		中指屈曲	第 4 和 5 指尺侧，前臂内侧	无
T1	尺神经，深支（C8~T1）	骨间背侧肌	患者所有手指的伸展	检查者把患者手指并拢，嘱患者去对抗	上臂内侧	无

激发试验

牵引试验能够评价颈部牵引对缓解患者疼痛的效果。轻微抬起患者的头部，使颈椎减压。这个动作可以增加椎间孔的宽度，减轻椎间孔狭窄造成的压迫。反之，颈椎压缩试验给予头部向下的压力，使颈椎压缩、椎间孔缩窄。椎间孔挤压试验是通过轻轻地给颈椎施加轴向负荷，同时伸展颈部并转头，如果同侧神经根症状被引出，试验为阳性。症状加重提示存在椎间孔狭窄。屏气试验对于颈椎疾病的鉴别也是很有帮助的。这项检查会使鞘内压力增加，痛感变强提示疼痛可能由椎间盘或者肿瘤组织的压迫产生。

肩袖损伤可以引起肩部的疼痛。垂臂试验能够帮助鉴别肩袖撕裂的存在与否。在这个试验中，肩袖功能异常的患者无法保持手臂的外展位。其他的试验包括肩部活动范围试验以及通过对抗阻力的棒球投掷动作去激发疼痛的试验。全层的肩袖撕裂可以通过以下三个阳性体征来准确诊断：肩关节外展 60°~120°时出现疼痛；垂臂征阳性；外旋障碍[11]。肱二头肌长头紧张试验可以检查肱骨结间沟内肱二头肌肌腱的情况。在检查中，患者屈肘。检查者抓住患者的腕关节和肘关节并外旋，同时嘱患者对抗此检查。二头肌肌腱区域出现疼痛则证明二头肌肌腱的不稳定性。有肱骨外上髁炎的患者可在网球肘试验中表现为阳性。试验中，检查者固定患者前臂外侧同时嘱患者伸腕，检查者屈曲患者腕关节同时嘱患者做抵抗。存在外上髁炎时，患者会感受到外上髁区域的压痛。

在肘关节处刺激尺骨鹰嘴和肱骨内上髁之间的尺神经沟可以引起尺神经支配区域的疼痛和麻木，即为尺神经 Tinel 征阳性。正中神经 Tinel 征阳性可在刺激腕管时被引出，提示存在腕管综合征。同样的，Phalen 征，患者曲腕并将两手背面相靠 1 min 时出现手指疼痛、感觉异常，也可以提示正中神经在腕管水平的损伤。

胸部

胸椎病变可引起胸腹部和背部的疼痛。胸部的检查应该着重观察胸部的皮肤改变，是否有疱疹、瘀斑或者肿块。胸椎、胸廓和胸骨作为一个功能的集合体，把负荷和扭转力传递到腰骶椎。由于负荷被分摊并且胸椎的活动度不大，如果没有外伤、手术、先天性缺陷存在的话，临床症状明显的胸部退行性改变并不多见。检查发现存在脊柱后凸和脊柱侧凸，提示可能存在神经压迫和胸内脏器压迫。胸部触诊应该主要集中在排除肋骨和脊柱的骨折。腹部的触诊可以鉴别疼痛来源于表浅部位还是深层部位。腹部的深触诊可以发现和腹主动脉瘤搏动一致的搏动性肿块，它可以表现为下胸背部轻微疼痛。另外，感觉检查可以按照神经支配的皮节区来进行。这尤其适用于检查带状疱疹后神经痛和开胸手术后损伤引发的疼痛。没有专门针对胸部的活动度、运动或反射的检查。

腰骶部

腰骶部是疼痛主诉发生最多的部位，这个区域有最多的能引起疼痛的结构。和其他部位的检查一样，腰骶部的检查也从视诊开始。对患者的步态和静息时的体位进行整体上的视诊，可以发现不对称的表现（包括骨盆的倾斜、歪斜）以及脊柱弯曲的程度。除了非常肥胖的患者以外，多数腰椎侧凸、后凸和过度前凸都可以通过视诊和触诊来评估。视诊发现外科手术后的瘢痕是很重要的，因为皮肤表面的瘢痕可以改变适用的介入治疗方式。下肢的检查包括出汗情况和体温改变[5]。

腰椎的触诊检查应从识别骨性标志开始，尤其是髂嵴。髂嵴间的连线可以大致相当于L4～L5水平。确认这个标志并把它当作一个参考点，以此来定位下一步观察的结构。腰椎区引起疼痛的常见骨性结构包括腰椎小关节、骶髂关节和尾骨。软组织触诊对于评估椎旁肌张力、压痛点部位和是否存在肿块（诸如脂肪瘤）非常重要。髂嵴触痛可以提示臀神经卡压[12]。

正常腰椎的活动度：屈曲0°～90°；后伸0°～30°；两侧侧屈0°～25°；两侧旋转0°～60°[5]。第43章会综述腰椎活动度减少和疼痛的可能原因。总体上说，屈曲时疼痛提示可能存在椎间盘损伤，而背伸时疼痛提示可能存在小关节病变或者肌筋膜病变。

和颈部检查一样，采用明确的肌肉、感觉和反射检查结果来定位腰骶部病变的可信度极高。表4-9给出了L2～S1完整的感觉、运动和反射检查。除了特定的神经根试验外，还包括两个补充性的试验：用足跟行走，检查L4～L5功能；用足尖行走，检查S1～S2功能。

多种针对腰部的激发试验将在第43章讲述。大多数试验都是针对椎间盘病变和神经根、小关节、骶髂关节、臀部和梨状肌的。最常用的神经根刺激试验是直腿抬高试验，当疼痛向膝关节远端放射提示神经根性病变。这项试验通过对神经施加牵拉而引发了腰神经根症状，这些症状因踝关节背屈而加重。坐位直腿抬高试验与直腿抬高试验类似，不同的是前者为坐位接受检查，后者是卧位接受检查。小关节病变可以通过给小关节施加负荷（侧屈、外旋、外展）引发疼痛的方法来诊断。Patrick Faber试验、Gaenslen试验、Yeoman试验、后路剪切试验都是针对骶髂关节病变的试验[12]。如果患者出现3个或以上试验阳性，就应该考虑骶髂关节存在病变。Gillet试验很难区分正常和异常的骶髂关节反应（见第47章骶髂关节综合征）。梨状肌综合征的检查包括Pace征、Laseque征和Freiberg征（在第47章梨状肌综合征有详细的讲述）。椎管内病变的检查包括针对脑膜刺激的Kernig试验、Valsalva试验和针对鞘内病变的Milgram试验。在Kernig试验中，患者仰卧并使下巴靠向前胸。阳性体征为患者主诉脊柱痛。Milgram试验要求患者仰卧并将一条腿抬离检查台几英寸。如果患者不能保持此姿势30s，提示患者有椎管内病变[1,13]。

激发试验，由其本身特性所决定的，需要患者的坦诚合作和努力。如果缺少患者的参与、疼痛行为，或为了继发性获益（因患病而获得其他权益或利益），试验的可靠性就会大打折扣。Hoover试验和Waddell征可以帮助识别诈病的患者。Hoover试验通过检查两腿的麻痹情况判断是否存在患者诈病。在此试验中，患者平卧，检查者抬起患者的一条腿，同时另一只手放在患者另一条平放腿的足跟下面。患者会有向下按压平放腿的趋势（这种向下的努力可被检查者放于其足跟处的手所感知），如果没有这种运动趋势，提示患者诈病[12]。虽然尚有争议，Waddell征仍然可以作为衡量患者疼痛行为的手段，而且可以提示疼痛为非器质性。有5种可能的Waddell征，出现3种或者以上的阳性征提示患者的疼痛为非器质性。这5种征象包括压痛、仿真试验、分神试验、支配区域混乱、过度反

表4-9 腰部神经根检查

神经根水平	神经	受检肌肉	部位	运动	感觉	反射
L2	股神经（L2～L4）	腰大肌、髂肌	髋、膝关节屈曲90°	大腿和髋关节屈曲90°	大腿上部的前部	膝反射
L3	股神经（L2～L4）	股四头肌	仰卧位，屈髋、屈膝90°	抗阻力伸膝	大腿下部的前部	膝反射
L4	腓深神经（L4～L5）	胫前肌	踝关节背屈、小腿前部的足跟行走	保持张力抵抗阻力	膝部	膝反射*
L5	腓深神经外侧支	拇长伸肌	踇趾背伸	保持背伸	第一、二脚趾之间皮肤	腿内侧肌群反射
	腓浅神经	腓骨长短肌	足部外翻	保持外翻抵抗阻力	足背部	
S1	坐骨神经（L5～S2）	腘绳肌	俯卧位，膝部屈曲、足尖行走	保持屈曲抵抗阻力	足底（除了内侧面）	跟腱反射

* 膝反射主要由L4支配

应。压痛是指表浅的刺激，最常见的是轻微皮肤捏压就引起了深部的或者广泛的非相应皮节支配区的压痛。仿真试验指在头部施加轻微轴向压力时或者肩部和骨盆在同一平面旋转时出现腰部疼痛。分神试验是指在做激发试验时，分别采用明显的和不明显的非标准手法，对试验结果进行重复比较；最常用的是坐位和卧位的直腿抬高试验比较。如果两者结果相矛盾，考虑分神试验阳性。支配区域混乱主要是指运动异常（也包括感觉异常），不遵循解剖学分布。可以表现为非相应皮节支配区的感觉变化，如手套样或袜套样分布或者整个肢体无力。最后，即便患者之间存在文化背景差异，过度反应也会体现在夸张的言语和面部表情、不合常理的动作和体位、对检查不恰当的反应。这些检查只能够提示患者的疼痛可能是非器质性或者非解剖性的，但如果是在患者配合的情况下得出这些结果，那么这些检查就能够对结果提供支持[5,12]。

结论

体格检查的重要性仅次于患者的疼痛病史。为了进一步培养患者的信任，要针对询问病史过程中患者的主诉做一些补充性的体格检查，通过检查得到相应信息，据此可以支持或者反对对症状所做出的解释。通常情况下，一个简单但彻底的体格检查就能够避免那些花费巨大的影像学检查和痛苦的侵入性检查。为了得到对患者症状更深层次的理解，体格检查必须建立在解剖学和生理学的基础之上。针对患者的病状进行简单的全面评估之后，相关的疼痛检查应该集中在受累区域，采用模板和标准化的图表，并始终以一种结构化的方式来进行。有可靠的体格检查所见和恰当的激发试验，医生可以有相当的信心对患者做出诊断。总之，对一位疼痛患者做出正确的诊断，符合上述这些标准的体格检查的作用是无可替代的。

参考文献

参考文献请参见本书所附光盘。

5 疼痛评估

Robert R. Edwards ● Charles B. Berde

张兴文 译 于生元 刘若卓 审 Wenbao Wang 校

概述

　　疼痛，是一种内在的、主观的感受，不能由其他人直接观察到或采用生理学或生物学的标志来进行测定。因此，疼痛的评估主要依靠自述评估（在多数情况下是唯一的方法）。尽管疼痛或其他观念的自述评估容易产生一些偏倚，人类疼痛研究领域的专家学者已经对自述评估方法学的检验和改进投入了大量的努力。本章目的在于提供这些研究的概要性回顾，批判性地评价各种疼痛评估工具，从而帮助临床医生和研究者选择最佳的疼痛评估方法，以适用于他们的临床应用或研究。

疼痛检测方法的挑战

　　疼痛的评估需要有效的、可靠的并可以沟通（采用语言、手势等）的检测工具。但是，即使符合这些基本要求，仍存在着很多其他的挑战。例如，疼痛检测的具体时间窗怎么设定？疼痛自身的特性使然，大多数疼痛状态是相当多变的，有时不能清楚地定量当前或近期疼痛的分级强度。许多分级量表询问当前的或过去数周内的疼痛情况，但是也有量表询问更长时间前的疼痛情况，这会产生更多的记忆偏倚[1]。另外，疼痛是一种多维的感觉，包括感觉和相关的情感成分（需要独立地进行评价）[2]。总体上说，以下所描述的多数疼痛自述评估工具主要用于进行相对短的或近期的疼痛强度分级（例如，上周）。

自述评估疼痛检测量表的类型

　　多种疼痛评估量表可以用于评价急性和慢性疼痛的强度。多种不同类型的量表被广泛用于研究和临床，并且其有效性已得到证实。三个最常用的疼痛体验（通常指疼痛程度）定量评估方法是词语等级量表、数字等级量表和视觉模拟评分。

词语等级量表

　　词语等级量表（verbal rating scales，VRS）通常由一系列形容词（或短语）所组成，顺序从最轻的程度（或不适）到最严重的程度（或不适）。一个好的VRS量表应该涵盖尽可能大的疼痛体验范围（如，从"无痛"到"最严重程度的疼痛"）。让患者自己选择最符合他们疼痛水平的形容词或短语。有几十个VRS量表已经得到验证和应用；表5-1是最常用的VRS量表[5]。

　　通常，根据每个形容词或短语的分级给它们赋值（例如，表5-1例子中的0～4分），计算得出VRS量表的评分。VRS量表的优势包括简洁、易于应用和得出分数、表面效度好（如能够直接地、恰当地检测出他们想要检测的目标，如疼痛程度）。另外，由于易于理解，VRS的依从率要优于其他量表，尤其是对于一些特殊人群，如老年人[6]。在一些研究中VRS已经显示出良好的可靠性（如较短一段时期内的一致性）。VRS的有效性也已经被反复地得到确认，VRS量表的评分和其他疼痛强度及疼痛行为的自述检测方法结果呈正相关[7]。

　　尽管VRS本身有着诸多的优势，VRS也有一些缺点，基于此，部分研究者并不愿意推荐这些量表。第一，检测量表的评分被假定为与形容词之间的疼痛强度间距一致。也就是说，疼痛从"无"到"轻度"之间和从"中度"到"严重"之间的定量关系是相等的。这种假设缺乏检测，通常可能是不准确的。VRS量表本身的这种特性使它难以解释和分析VRS所得出的数据。第二，为了恰当地使用VRS量表，患者必须熟悉量表中所采用的所有词语，必须能够找到一个准确描述他或她疼痛状态的词语。以往的一些关于疼痛评估文献的综述显示，相较于用于疼痛治疗效果的评估，VRS更多地用于既往疼痛状况的评估。

数字等级量表

　　数字等级量表（numerical rating scales，NRS）通常由一系列数字来代表所有可能的疼痛程度。通常患者用 0～10、0～20 或 0～100 来评定他们的疼痛程度。0 代表"无痛"，而 10、20 或 100 则代表疼痛的另一个极端（如，"能够想像的最严重的疼痛""不能再疼的疼痛""最严重的疼痛"），如图 5-1 所示。像词语等级量表一样，NRS 的有效性也已经得到了证实。NRS 同其他检测方法呈正相关，对疼痛治疗效果的敏感性较好[3,9]。NRS 可以口头进行或采用表格的形式进行，简单易懂，容易实施和得出分数。NRS 的主要缺点是，在统计学上，它不能得出定性的比例[10]。也就是说，在量表上数量相等的间隔（如 1 和 3 之间的差异与 7 和 9 之间的差异）可能并不能代表相等的疼痛强度变化。多数 NRS 疼痛检测的另一个局限是，当改变量表最严重疼痛端的表述时，受试者对相同疼痛的评分会发生变化。例如，男性和女性对"最严重的疼痛"的描述是不同的，这一点可以显著地影响那些关于疼痛反应的性别差异的研究。

视觉模拟评分

视觉模拟评分（visual analog scales，VAS）由一条直线组成，通常 10 cm 长，直线两端均做文字标记，和 NRS 类似（例如，最左侧为"无痛"，最右侧为"能够想像的最严重的疼痛"）。患者在直线上标出和患者疼痛程度分级相对应的点。这条线可以呈水平的或垂直的，首选水平直线（图 5-2）。最近的版本包括进行 VAS 检测的器械，它在一个画着水平的 VAS 的尺子上加一个滑动的标记[12]，这样在尺子的背面可以很容易地读出标记位置的疼痛评分，每一个放置的位置都对应有分值。VAS 是经常被推荐作为评估疼痛程度的方法。大量的研究证实了 VAS 的有效性，VAS 对于疼痛治疗效果评估的敏感性好。尽管 VAS 和 VRS、NRS 相比，在分级评分方面敏感性差异很小，但是大多数研究还是显示 VAS 明显地优于 VRS 或 NRS。另外，VAS 评分和疼痛行为相关，VAS 评分确实显示了按比例评分的特性。

表 5-1　疼痛程度评估的 VRS 量表

无	0
轻度	1
中度	2
严重	3
极重	4

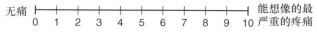

图 5-1　用于疼痛强度评估的数字等级量表（NRS）样本

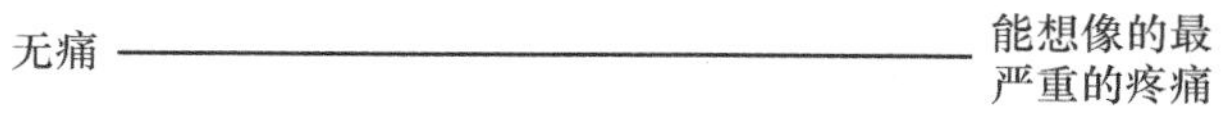

无痛 —————————————— 能想像的最严重的疼痛

图 5-2　疼痛强度评估的 VAS 模版

VAS 确实也有一些局限性。对于存在感知运动障碍的患者，实施 VAS 检测存在困难，这种情况在慢性疼痛状态的患者中非常常见。另外，VAS 常采用一个尺子来得出评分（评分通过尺子上的 cm 或 mm 刻度得出），这使得分更加耗时，并可能增加额外的偏倚或错误。最后，相对其他的评分量表，在认知功能缺陷和年长的受试者中，采用 VAS 会产生较高的未完成率。

Mcgill 疼痛调查表

Mcgill 疼痛调查表（Mcgill pain questionnaire，MPQ）[13]和它的缩简版（简明 MPQ）[14]是应用最广泛的疼痛检测方法之一。总体上说，MPQ 被认为是一种多维的疼痛性质检测工具；但是，它还产生了几个疼痛体验维数的数字指数。研究者们[15]提出了三个维度的疼痛体验：感觉-差异性、情感-可激发性和认知-可评估性。MPQ 的创设就是为了评估疼痛的这些方面。它由 20 套语言描述符所组成，根据程度从最低到最高的顺序排列。这些描述符分别评估感觉（10 套）、情感（5套）、认知（1 套）和各种疼痛的其他维度（4 套）。患者选取描述他们疼痛的词语，这些被选择的词语再转换成疼痛的等级评定指数，根据患者指定的所有词语的分级值，计算出合计值和所选择的词语总数。另外，MPQ 包含疼痛强度评估的 VRS［如疼痛强度现状（present pain intensity，PPI）］，强度顺序从"轻度"到"极度痛苦"。

更常应用的缩简版 MPQ 由 15 个代表性的词语组成，包括原版 MPQ 中的感觉分类（11 项）和情感分类（4 项）。每一项描述都分成 0（"无"）到 3（"严重"）四个强度级别。PPI 连同 VAS 一起也包含在量表内（图 5-3）。缩简版和原版密切相关，可以区别不同的疼痛状态，在老年人中更易实施。

疼痛缓解的评估

对缓解疼痛的治疗措施的研究通常包括对治疗前后的疼痛程度和治疗后疼痛缓解情况的评估。对疼痛缓解程度的评估常采用 VAS、VRS 进行分级评估（如"无缓解""轻度缓解""中度缓解""完全缓解"），或

	无	轻度	中度	严重
跳痛（throbbing）	0）_____	1）_____	2）_____	3）_____
闪电样疼痛（shooting）	0）_____	1）_____	2）_____	3）_____
刺痛（stabbing）	0）_____	1）_____	2）_____	3）_____
锐痛（sharp）	0）_____	1）_____	2）_____	3）_____
绞痛（cramping）	0）_____	1）_____	2）_____	3）_____
咬痛（gnawing）	0）_____	1）_____	2）_____	3）_____
烧灼痛（hot-burning）	0）_____	1）_____	2）_____	3）_____
酸痛（aching）	0）_____	1）_____	2）_____	3）_____
坠胀痛（heavy）	0）_____	1）_____	2）_____	3）_____
触痛（tender）	0）_____	1）_____	2）_____	3）_____
爆炸样痛（splitting）	0）_____	1）_____	2）_____	3）_____
疲惫耗竭感（tiring-exhausting）	0）_____	1）_____	2）_____	3）_____
病恹样（sickening）	0）_____	1）_____	2）_____	3）_____
恐惧感（fearful）	0）_____	1）_____	2）_____	3）_____
罪恶感（punishing-cruel）	0）_____	1）_____	2）_____	3）_____

用以下两个表格评估你的疼痛程度。在这条线上做标记，标出你的疼痛程度落在"无痛"和"最严重的疼痛"之间的哪个点上，然后在第二个表上勾选合适的数字。

无痛 ├───────────────────────────────────┤ 能够想像的最严重的疼痛

勾选如下最符合您疼痛现状的选项

0　无痛（No pain）

1　轻度疼痛（Mild）

2　难受（Discomforting）

3　痛苦不安（Distressing）

4　极其痛苦（Excruciating）

图 5-3　缩简版 MPQ（Reprinted from Melzack R：The Short Form McGill Pain Questionnaire，Pain 30：191-197，1987.）

采用 NRS 评估疼痛缓解的百分比。尽管在概念上颇具吸引力，疼痛缓解检测的有效性也已经被证实，但它同时存在着诸多问题。例如，当对连续疼痛分级评分（例如，治疗前和治疗后比较）进行分析显示疼痛强度增高时，不少人却报告疼痛中度或完全缓解。一项研究显示，尽管疼痛早期的平均疼痛分级增加 28%，但是进行 VAS 检测时，大约 90% 的患者报告疼痛一定程度上缓解[16]。这一现象（如，明显的过度报告缓解程度）可能部分归因于对过去疼痛强度的回忆偏差，评估分级高于以往的实际分级[1]。

临床试验中的多维评估

尽管有关止痛药物试验效果评估建议的全面勘查超过了本章节的范畴，目前已围绕临床试验的疼痛方法、检测和评估的初步行动（IMMPACT）项目发表了一系列文章。有兴趣的读者可以查阅 IMMPACT 项目的相关文献（如，Dworkin 等人所著文章[17]）。总之，参与这一项目的一组专家已经总结了一些用于疼痛程度、躯体功能、情绪功能和其他疼痛相关预后领域的检测方法，并对疼痛治疗临床试验预后检测方法的选择进行了推荐。

其他相关事项

不同的疼痛类型：针对神经病理性疼痛的自述报告检测方法已经吸引了大量研究者们的兴趣。实际上，MPQ 就是在这种背景下产生的，近年来数个用于区别病理性疼痛和伤害性疼痛的筛选工具的可靠性已经得到了证实[18]。依赖于患者自我报告临床症状的疼痛 DETECT 评估系统，它的设计是为了检测伴腰背疼痛患者的病理性疼痛，经数千位患者参与的大规模研究证实了评估系统的有效性，据报道评估系统识别病理性背痛患者的敏感性和特异性均较好。其他调查表，如神经病理性症状和体征的 Leeds 评估（LANSS）量表和神经病理性疼痛调查问卷（NPQ）也被研究作为神经病理性疼痛存在的指征。虽然在这个领域一些可靠性研究的结果良好，但是几个持续存在的问题始终困扰着研究者。首先，神经病理性疼痛的定义表明患者必须存在神经系统的损伤或功能紊乱，这在慢性疼痛的患者常常很难得到确认，这就导致诊断"金标准"存在问题，因而调查表的诊断准确性也难以检测。其次，多项研究强烈提示经典"神经病理性"的支持症状（如闪电样痛、麻木、刺痛等）明显受患者其他特征的影响，如情绪苦恼[19]，提示在神经病理性疼痛自述报告的形成中，广泛众多的因素均可能参与其中。

疼痛日记：在疼痛治疗试验中为减少记忆偏倚（这种记忆偏倚会影响总体回顾性疼痛分级的可靠性），疼痛日记逐渐成为评估疼痛相关症状的标准[20-21]。参与者通常被要求每天一次或多次完成疼痛和相关症状的检测，一般持续 1~2 周。因为疼痛报告可能每天都会有很大变化，和疼痛的回顾性检测相比，叠加的疼痛分级（平均值）被证实[22]能更可靠和敏感地反映治疗效果[23]。大体上，近期的研究热衷于电子日记；和用纸、笔记录的日记相比，电子日记（如采用 PDA、手机或类似的设备记录的日记）被一再证明在患者的依从性和满意度方面具有优势。电子日记的数个特征能够增强它的可靠性，包括：自动生成日记的日期和时间，自动拒绝错误数据。

行为学观察

尽管从定义上来说疼痛是一种个人的和主观的体验，但是对于其他人来说它的外在表现通常是明显的。处于疼痛中的人可以通过发音、面部表情、姿势和动作来表达他们的不适。这些言语的和非言语的行为被命名为疼痛行为，这些行为作为疼痛行为模式的一个重要成分而出现。研究者们已经建立了为数众多的疼痛行为编码系统，但这些系统很多只针对于特定的疼痛状况。例如，骨关节炎（OA）疼痛行为编码系统[24]评估骨关节炎患者在执行规定动作任务时的体位、活动和特异的疼痛行为（如保护性、摩擦性、屈曲性行为）。疼痛的行为评估有助于确认患者的躯体功能状态（例如执行动作的数量）、分析加重疼痛表现的因素（例如受到其他人的关怀），或评估不能用语言表达的个体的疼。这一领域的一篇文献综述指出尽管疼痛行为和疼痛自述报告中度相关，但这些检测方法并不能相互替换[25]。有趣的是，和急性疼痛相比，慢性疼痛的患者疼痛报告和疼痛行为的一致性要低，不出所料，当同时记录行为观察和语言报告时一致性较高。

近期许多行为观察研究关注于疼痛反应的面部表情[26]。时至今日，为了以一种相对客观的方法来评估疼痛相关的面部表情，研究者们已经建立起了一些观测系统。早期研究采用面部动作编码系统来刻画成人对一系列疼痛诱导试验做出反应时的面部表情。研究发现许多面部表情因素（如，提上唇、张口、闭眼）和疼痛分级相关，相同的动作和疼痛之间保持着一致性，这样的例子很多，这些是存在潜在的"疼痛表情"集概念的支持证据。的确，已经发现在中年成人、老年人、儿童、新生儿中[26]其面部表情和疼痛之间存在显著的相关性。这些疼痛相关面部表情的共通性提示，当不能利用语言进行交流时它可能成为关键的评估工具，例如在非常小的幼儿或存在语言交流障碍的人群中。

实验性的疼痛评估

在可控的状态下施行标准的伤害性刺激已经成为疼痛领域的一个重要分支学科[27]。通常有数种伤害性刺激模式用于诱发疼痛（如热、机械性、电、化学、缺血性刺激）；能够检测的代表性参数包括疼痛阈值、疼痛耐受力，及采用 NRS、VAS、VRS 评估的阈上伤害性刺激分级。实验性疼痛评估的临床相关性是逐步建立起来的；定量感觉测定可以用来对患者的慢性疼痛状态[28]进行分类，从而明确慢性疼痛的发生机制[29]，并前瞻性地预测术后疼痛[30]。

心理生理评估

在评估急性和慢性疼痛时，心理生理检测数据会起到很多重要的作用。首先，它们是执行生物反馈或相关过程（这些过程中，在一定程度的随意控制下，患者被引导产生生理过程）的必备条件。其次，心理生理检测可以有助于阐明一些通过自述报告不易检测的疼痛伴随症状（例如，觉醒状态、伤害性刺激相关信息的中枢处理过程）。应该注意如下的检测方法均不能被看成是疼痛的"客观"检测手段，这些检测从定义上就依赖于自述报告，对于一些类型的患者这些检测均不能替代疼痛体验分级。

在骨骼肌疼痛综合征（如腰背痛或紧张性头痛）的患者中，表面肌电图（surface electromyography，EMG）常用于记录局部肌张力的水平，这些患者的肌张力增高被认为是由于疼痛所致[31-32]。在一些研究中，脑电图（EEG）被用来评估脑部对伤害性刺激的反应。尽管脑电图的空间分辨率相当有限，但它的时间分辨率非常好；目前几项脑电图检测的研究已经表明，慢性疼痛患者和健康对照相比，前者对标准化伤害性刺激的皮质反应增强[33]。进行疼痛实验研究时，通常要同时进行心率和血压检测。但静息状态下的血压和疼痛反应呈负相关[34]，心血管反应和疼痛反应之间没有恒定不变的关联。总体上，心理生理检测可以提供关于疼痛反应的独有信息，但这些检测并不能替代患者的疼痛体验。

功能神经影像

在过去的 10～15 年间，疼痛处理过程的人类脑部影像检查已经吸引了相当多研究者的关注[35]。功能神经影像检查方法，如功能磁共振（functional magnetic resonance imaging，fMRI）和正电子发射断层摄影术（positron emission tomography，PET），可以提供非侵袭性的方法来检测脑部（近来，也进行脊髓检测）的疼痛处理过程。大多数这些研究是基于脑部对急性疼痛刺激反应的检测（常以健康受试者为实验对象）；在疼痛发作前和间歇期分别检测脑部活动，两个时期的差异被认为是疼痛相关的脑部神经生理学过程的标识。进行功能神经影像学检查，费用较高，且必须具备复杂的、昂贵的设备，因此，它近期不可能成为临床常规评估的一部分。尽管如此，这些脑部影像学研究已经迅速地加深我们对疼痛相关信息的中枢神经系统处理过程的理解，在数个疼痛评估的关键领域，功能神经影像检测方法大有前途。这些包括：改进基于发生机制的疼痛综合征的分类；评估存在交流或认知障碍的患者的疼痛处理过程的异常；研究止痛药物的药物代谢动力学和药效学特性；识别中枢神经系统中可以作为止痛药物治疗靶点的疼痛处理功能异常区；最后，革新临床前药物研制。最后的这个应用是目前研究的热点，许多专家已经建议，当（在健康受试者中）研究各种公认的止痛药物对疼痛相关脑区激活的效果时，把功能神经影像作为临床前研究的基本工具[35]。

特殊群体

儿童

对于医疗专家而言，儿童的疼痛评估显然存在着很多挑战。许多家长可能会（不正确地）认为儿童提供的自身疼痛信息不可靠。事实上，许多专门用于儿童的疼痛评估工具已经建立起来，有效性已得到验证。另外，已经发现，影响成人疼痛相类似的因素（例如组织损害的存在和程度、情绪状态、外界的反应等）同样与儿童的疼痛相关[36-37]。

已经有十多个针对婴儿的行为疼痛分级量表。虽然经常很难证实这些量表的有效性，但是许多量表已

经显示了始终如一的可靠性。例如，其中一个较常应用的检测工具是新生儿婴儿疼痛量表（neonatal infant pain scale，NIPS）[38]，这个量表编有 6 个级别的疼痛相关行为及强度：面部表情、哭泣、呼吸、手臂活动、腿部活动、觉醒状态。年龄较大的儿童可以更容易地自述感受和情绪体验，研究者指出对他们直接提问（如，"今天你的疼痛怎么样了？"），尽管临床上是有帮助的，但是它尤其容易产生偏倚和带有质问的性质。研究者们已经制订了针对儿童不同年龄段的标准化的疼痛评估量表，一些是针对特定人群的。例如，其中的 FACES 量表和 Oucher 量表[39]，这种量表不需要语言，可以用于幼儿（详见第 34 章，儿科术后疼痛）。疼痛温度计已经被广泛应用，它由一个垂直的 NRS 重叠在 VAS 之上组成，形状类似于温度计，而对于 6 岁以上的儿童检测疼痛采用标准 VAS 是有效和可靠的[40]。

老年人

过去数十年中，关于老年人群疼痛的研究正在稳步增多。在中年人中已经被证实了有效性的多数疼痛评估工具，也已经在老年人中得到了检测。总体来说，这些研究表明年龄增高会引起 VAS 检测的不能完成或不能正确得分的比率增高，而 VRS 或 NRS 则不存在这个问题。纵观以往的研究，在认知功能正常的老年受试者中，VAS 检测的失败率为 7%～30%，而在存在认知功能损害的受试者中这个比率则大幅增加（高达 73%）[6]。偏好研究提示，一般而言，在老年人中，VAS 被认为是最少被推荐的检测方法，而推荐使用 VRS 的文献是最多的。另外，研究还提示 MPQ（完整版），由于复杂和检测的时间需求长，不适用于老年人。尽管研究并不支持老年人在 MPQ 检测中的犯错率会较高这种论点，几项研究已经显示老年人 MPQ 检测会报告较低的疼痛（例如，选择较少的语言），即便是当 NRS 或 VRS 分级检测中不存在不一致时[41-42]。这些发现可能提示 MPQ 评估疼痛的观念因年龄群体的不同而存在差异，在老年受试者中应用这种评估工具要格外小心。

总体上，在认知功能正常和认知受损的老年受试者中，近期的研究表明 VRS 检测的"失败"率最低，而 VAS 产生的"失败"率最高。因此，推荐在研究老年人的疼痛时，至少要用 VRS 进行疼痛程度评估。而且，一些研究建议，当评估伴认知功能损害的个体时，应用疼痛行为标志更为恰当，因为这些患者进行标准自述检测时很容易发生低估自己的疼痛强度，但是疼痛行为标志不受影响[43-44]。

疼痛检测的偏倚

多数情况下，患者疼痛相关症状的正式和非正式的临床判断有可能促成诊断和治疗计划的实施。疼痛的不准确评估会导致许多不良的后果；低估疼痛可以导致不正确的治疗、不必要的病痛和延误康复，而对于疼痛的过高评估可以导致过度治疗和潜在的不利的医源性后果。一些研究已经对患者的疼痛自述和医疗服务人员对患者疼痛评估之间是否存在一致性进行了检验。大体上，这一类研究的结果提示当医学专业人员在尝试给患者的疼痛水平进行评估时，需要考虑许多事情。总体上，医疗服务人员不是患者疼痛症状的最佳评价者。一项研究显示[45]，对于术后疼痛的评估，护士和患者本人符合率（如 kappa 值）为 0.01～0.12，这提示两者的疼痛分级评估之间无显著相关性。另一项针对肿瘤患者和其医疗服务机构之间的研究显示，患者的 VAS 疼痛分级评分和护士、住院医师或肿瘤科工作人员所做的患者疼痛分级评分之间无显著相关性[46]。另外，关于专家对患者疼痛预后判断的可靠性的证据也很少。例如，在腰背部疼痛的患者中进行的一项纵向研究表明，在医疗服务机构对患者康复可能性的评估和实际的康复结果之间无相关性[47]。

另外，医疗服务机构倾向于整体上对疼痛相关症状的低估和治疗不足（见 Tait 等人[48]近期的综述）。这些情况也反映在医疗服务人员配备、相关设备设施和疼痛诊疗条件中。大多数考查医疗服务人员和患者对疼痛分级一致性的研究均以护士作为受试者。一项研究发现 43% 的护士在治疗过程中低估灼伤患者的疼痛体验，同时还高估止痛药物对疼痛的缓解程度[49]。这种体系内的状况好像是与某些医疗机构人员、患者和情境因素相关。易受伤害的患者群体尤其更易受到不充分的疼痛治疗，包括那些认知功能缺陷的患者（如 Alzheimer 病患者）。医疗服务人员的特点，如他们所接受的培训和具备的经验，也会影响对疼痛误判的程度。事实上，经验的增多更有可能使医疗服务人员低估疼痛的严重性[48]。这个发现可能会激发悲观情绪，接触的疼痛患者越多，共情反应越少（如越发低估患者的疼痛）。另一方面，同样也有乐观的理由，一些研究提示对于执业时间较长的医师来说，恰当的训练和教育可以纠正这种低估偏倚[48]。

总结和推荐

虽然疼痛是一种个人的和主观的体验，但是仍有大量有效的和可靠的检测工具可以利用。任何疼痛的研究应该包括至少一种自述报告检测，而同时应用多种疼痛检测或者是多维检测方法（如简版 MPQ，它包含有语言描述和 VAS）通常是有益的。一篇关于大量的癌性疼痛文献综述表明，单项的 VAS、VRS 和 NRS 均显示良好的有效性和可靠性，结论是在这些检测措施中，没有一项是始终优秀的。无论如何，我们可以建议，在老年或认知功能受限的受试者中，和 VAS 相比，采用 VRS 或 NRS 显然更为恰当。疼痛缓解的检测应该采用连续的分级检测（例如从治疗前到治疗后的变化），而不是采用回顾性的记录。为减少因回忆而产生的记忆偏倚和获得更为精确的每天的疼痛症状变化，疼痛日记可能是特别有效的方式。行为学观察、疼痛试验评估和心理生理评估都是有用的，均是对疼痛反应潜在信息的辅助检测，但是没有一项能够替代疼痛体验的自述报告。但婴儿是例外，对他们采用行为或面部反应编码是目前对疼痛评估的金标准。对于稍年长的儿童，可能会应用绘图评分如 FACES 量表或 Oucher 量表；而在 6 岁或以上的儿童，VAS 可能是最佳选择。最后，大量研究表明医疗服务人员，无论多么专业，均不能可靠地判断患者的疼痛状态。他们的估计都是不准确的，存在低估疼痛强度的系统误差。

疼痛的评估对于临床医生和研究者而言均是极为重要的。自述报告是评估疼痛的最直接方式，有许多种自述报告检测方法可供选择。本章中，我们试图给那些对疼痛治疗或研究感兴趣的人们提供一些必要信息，基于这些信息进行疼痛评估方法的选择。当选择这些检测方法时，应该对这些方法有尽可能全面的了解，熟知这些方法的特点、优点和局限性。

要点

- 疼痛是一种主观的、个人的、内在的体验。
- 对于疼痛，目前没有"客观的"检测方法，许多疼痛自评工具的有效性和可靠性已经得到了证实。
- 针对特定人群可以应用专门的疼痛评估方法（例如儿童）。
- 以生理心理学、行为和功能神经影像为基础的评估方法不能替代受检者的疼痛体验自述。
- 在估计他人的疼痛时，存在偏倚是常见的，医疗服务人员有低估患者的疼痛和对疼痛患者治疗不足的倾向。

参考文献

参考文献请参见本书所附光盘。

6 心理评估与测试

Laura L. Adams ❂ Jennifer A. Haythornthwaite ❂ Stephen T. Wegener

陈敏 译 于生元 刘若卓 审 Wenbao Wang 校

慢性疼痛是一种多方面的、主观的体验，是心理、生理和环境因素之间复杂相互作用的结果。大量的研究证实，认知、情感和社会因素在慢性疼痛的发生和迁延中起着作用[1]。因此，慢性疼痛全面的评估包括心理的评估。本章提供了慢性疼痛心理评估的关键组成部分——临床访谈的概述，包括行为观察和标准化的测试指导。

临床访谈

尽管可以进行结构化的临床访谈，但大多数医师倾向于选择对疼痛患者进行半结构化的访谈。临床访谈涉及个人的认知、诊疗、受教育水平、社交、工作及精神病史等多个方面。访谈包括精神状态的评估，以明确受访者的认知功能是否健全，能否参与评估及将来的治疗。如果患者有认知障碍，则应进一步行认知功能检查或转诊进行全面的神经心理评估。如有可能，医师可从他人或者家庭成员那里获得信息。作为临床访谈的一部分，心理医生应收集有关患者的疼痛病史和疼痛体验的相关信息。

由于疼痛体验带有主观色彩，且规范化的标准评估措施相对不足，因此，临床访谈已成为慢性疼痛患者心理评估的基础。一些患有慢性疼痛的个体可能不愿意参加心理评估，因为他们觉得患上精神疾病是不光彩的事，或者担心疼痛被认为是心理因素引起的。转诊医师或其他人员可以告知患者心理评估是疼痛综合管理的常规，以此来减少他们的顾虑。心理评估者可以在访谈开始时先关注患者的疼痛体验，以此来取得患者的信任。一旦获得患者的信任，接下来进行认知、社会和心理方面的访谈就相对容易了。在慢性疼痛的评估中，评估认知-情感因素很重要。焦虑和抑郁症状在慢性疼痛患者中很常见[2]，认知也与疼痛密切相关，它可能致使患者对加重疼痛和痛苦更不耐受[3]。访谈的一个重要目的是识别任何可能加重疼痛或使治疗复杂化的精神状态，如精神错乱、药物依赖或人格障碍。最后，对患者疼痛行为的观察可以提供有关患者的疼痛体验、应对和疼痛相关的失能等方面的重要信息。在访谈中，评估者应当注意记录受访者在访谈过程中的疼痛行为表现，如能否坚持完成访谈、口头抱怨和发出的声音（如嘟囔和呻吟）、面部表情（如扮鬼脸、面部肌肉抽动）、身体姿势（如变换位置时斜撑，以一种扭曲的方式移动）。

标准化测试

心理医师对一个疼痛患者的全面评估中，一个重要的部分是应用标准化测试，它可以提供相对于正常人群的个体功能数据。本章提供了关键的评估内容及慢性痛患者常用的心理评估工具（疼痛评估在本书的其他章节中还有涉及）。医师通常会为一个特定的患者选择关键评估内容，并选择一种工具去评估。

疼痛相关的失能和行为

可以借助一些公认的问卷来评估一个人的感觉障碍。简易疼痛量表（Brief Pain Inventory，BPI）最初是用来评估疼痛严重程度，以及癌症患者疼痛相关的干预效果的一个量表，后来也被应用到非癌性疼痛的评估[4]，包括各种复杂的疼痛[5]、骨关节炎[6]和神经病理性疼痛[7]。这个量表应用最广泛的版本是采用11分数字评分量表（0＝没有干扰，10＝完全干扰），从七个方面去评估疼痛造成的干扰：日常活动、情绪、行走能力、正常工作（包括外出工作或家务劳动）、人际关系、享受生活和睡眠[7]。评估的时间窗可以是"过去的1周"[4]至"过去的24 h"[7]。在多种慢性疼痛的治疗中，BPI已经被用来判定止痛药物的疗效，其可以敏感地体现治疗变化。与BPI原理相似的疼痛残疾指数（Pain Disability Index，PDI）可以作为BPI的备选[8]。PDI包括了七个问题，评估疼痛引起的失能范畴：家庭、娱乐、社会活动、工作、性生活、自理能力、生命支持活动，每项评分分为11等级（从0＝无残疾到10＝完全残疾），最后总分相加。PDI评分也可用于疼痛治疗评估[9]。

疾病影响程度量表（Sickness Impact Profile, SIP）是一个基于行为学的量表，包含 136 个是非题，通过 12 项功能来测定心理和生理障碍，包括睡眠和休息、饮食、工作、持家、娱乐、行走、情感不定性、健身和运动、社交、警觉性行为、情感行为和交流。SIP 被广泛应用于慢性疼痛患者评价，具有可靠的心理测量特性[10]。然而，一些临床医生认为 SIP 的长度及其复杂的计分方法限制了它的应用。从部分 SIP 条目发展而来的 Roland-Morris 失能问卷只有 24 个问题，更有针对性地应用于慢性下腰痛的患者。这个问卷已成为背痛文献中标准的结局测量工具之一[11-12]。尽管这个问卷最初是用来评估下腰痛患者的功能，但是一些研究者已经把这个相对简短的量表用在多种其他疾患的患者身上。随后的分析发现 SIP 中有 20 项对下腰痛患者的治疗变化最敏感，而 Roland-Morris 失能问卷只包含了 7 项[13-14]。其他常用的量表包括慢性失能指数（Chronic Disability Index, CDI），它是一个回答是或否的量表，涵盖了 9 项背痛患者最难以完成的日常活动，如行走、睡眠、穿鞋袜等。还有 Oswestry 下腰痛失能问卷，是一个简洁的量表，采用百分比计分的方法，反映疼痛导致患者活动受到限制的程度，分数对治疗反应敏感[16]。

负面情绪

疼痛患者的失能程度与躯体障碍程度之间没有很强的关联性[17]。生物–心理–社会的疼痛模型显示，这种差异与生理、社会因素和背景因素有关，并且这些因素与躯体因素的交互作用可以影响到个体的疼痛体验和失能程度。因此评估负性情绪（如抑郁、焦虑和负性认知）是疼痛评估的必要部分。

目前有几种广泛应用的标准化评估方法。Beck 抑郁量表（Beck Depression Inventory, BDI）是一种由多项选择题组成的量表，被测试者从抑郁症状学的 21 个方面的描述中做出选择，如悲伤、体力水平、注意力、负罪感、自杀意念等。BDI 简洁、易于评分和解释，但可能高估了慢性疼痛患者的抑郁程度，因为它包括许多躯体和自主神经症状内容。

流行病学研究中心抑郁量表（The Center for Epidemiological Studies Depression Scale, CES-D）[19]，最初是为人群流行病学研究而制订的。受试者需要报告过去 1 周内他们体验到的 20 个症状的发作频率，每一项按 4 分制计算。和 BDI 一样，CES-D 简洁，有良好的心理学特性。但是类似于 BDI，它亦可能高估疼痛人群中抑郁的患病率和严重程度，因而备受诟病。对比分析显示，CES-D 敏感度较高[20]，而 BDI 特异度较高。另一个被广泛应用的量表为 Zung 抑郁量表，它可能更适于医院人群，适于阅读水平低的人群和访谈中应用[21]。

焦虑是一种负面的情绪体验，可以加剧疼痛体验并影响恢复。Beck 焦虑量表（Beck Anxiety Inventory, BAI）被用于评估焦虑及鉴别抑郁[22]。这个量表有 21 项，每一项均描述了焦虑的常见症状，要求受试者评估过去 1 周的每一个症状的困扰程度，并按严重程度从 0 到 3 分进行打分。疼痛焦虑症状量表（Pain Anxiety Symptoms Scale, PASS）[23]是一个为评估疼痛患者特有的焦虑而设计的量表，是一个 6 分制的量表，要求受试者对他们体验到的焦虑的几个方面（包括躯体的、认知的、恐惧、逃避关心等）进行评分。

疼痛相关的认知

在罹患慢性疼痛的个体中，与负性情绪密切相关的是负性认知——对当前状态的感受和思考的习惯性适应不良，可以导致负性情绪和行为的级联反应。在疼痛患者中，负性认知的表现包括过度关注疼痛的倾向、对剧痛的恐惧性预测，或者认为任何程度的疼痛都意味着组织损伤或再损伤，患者都期望不惜一切代价地去避免。数据显示对疼痛和再损伤的强烈预感或有关疼痛体验的负性思维（常被称为小题大做[24]），可以导致恐惧相关的躲避行为。这些恐惧心理可以形成恶性循环，导致持续的躲避行为和功能限制[25-27]。

有一些工具可以用来测定各种关于疼痛的信念、态度和期望。改良的疼痛态度调查表[28]包括 57 项，每一项使用一种 5 分制的 Likert 表评分，用来评估 7 个疼痛特异的态度，不仅包括对疼痛控制、失能、危害的感知，而且包括与疼痛药物治疗相关的观念、情绪在疼痛体验中的作用，以及期望他人更多关注他们的疼痛。疼痛观念和感知问卷表[29]有 16 项，选择疼痛相关观念的三个方面：对疼痛和疼痛持续的未来预期、疼痛的性质和症状学、围绕疼痛的自责。疼痛灾难化量表[30]是评估疼痛相关的关注度和夸大疼痛性刺激的个人倾向。伤害恐惧程度是描述个体对疼痛和躯体运动导致再损伤的过度恐惧的术语，伤害恐惧可以导致行为躲避，促进和维持疼痛相关的失能[31]。伤害恐惧程度 Tampa 量表[32]有 17 项，用来评估与感知疼痛相关的对躯体活动的过度担心。同样，躲避疼痛观念问卷[33]包括 16 项，用来评估被试者对于来自日常体育活动和工作活动的危害风险的观念。

心理控制源是指个人能力影响生活结局的观念。用于慢性疼痛中时，心理控制源是指患者相信他们可以影响或减轻自身疼痛的心理程度。疼痛心理控制源量表[34]改编自健康控制源量表，对预测疼痛治疗效果可能有效[35]。

应对

应对是指应用各种策略和技术努力解决各种压力源，包括疼痛。在慢性疼痛患者中[2]，一些疼痛特定的应对策略会导致不良预后，通过心理干预可以改进这些策略。而另外一些疼痛应对策略则是可取的。应对策略问卷[36]是一个有 50 个项目的测量工具，用于评估患者在体验疼痛时使用各种认知和行为应对策略的强度，这些策略包括分散注意力、对疼痛感觉的再解释、个人陈述应对、忽略疼痛、祈祷或希望、增加活动、寻求应对疼痛的措施。慢性疼痛应对问卷[28]是一个有 65 个项目的量表，它关注的应对行为策略包括守护、休息、寻求帮助、放松、坚持任务、锻炼、寻求社会支持、自我管理和药物使用。

精神病理学

当临床医生需要对可能影响疼痛患者功能的精神性疾病或个性特点进行更广泛的评估时，还有几项评估工具可以使用。明尼苏达多相人格问卷（Minnesota Multiphasic Personality Inventory，MMPI）和它的修订版 MMPI-2 是测量精神病理学和人格特点的应用最广、研究最充分的工具[37]。MMPI-2 是一个包含 567 项是非题的测量工具，产生 3 个核心有效性量表和 10 个临床量表。效度量表判断患者的反应方式和动机。10 个临床量表主要评估以下几方面，如躯体症状的关注、抑郁、防御策略、叛逆和反社会倾向、疑心、担心、焦虑和异常思维。除了原始的临床量表，MMPI-2 还包括许多子量表，可测量更特异的症状、品质和行为，包括愤怒、家庭问题、社会疏远、成瘾倾向和消极治疗的指标。随着更多精确的疼痛量表的发展，MMPI-2 由于其冗长、躯体症状相关的项目繁多和对慢性疼痛人群预测效能缺乏，其评估疼痛的实用性遭到质疑[38]。但是也有些研究者认为 MMPI-2 在疼痛评估中具有持续相关性，对精神病特征与个性特质的鉴别有重要价值。大量的研究证实，MMPI-2 可以鉴别精神病特征和个性特质共存的情况，二者的共存常使疼痛的治疗[38]和因疼痛而产生的躯体情感失能情况复杂化[39]。

下面介绍另外两个应用广泛的精神病理学的评估工具。米隆临床多轴问卷-Ⅲ[40]包括 175 个回答为是或否的项目，产生 14 项人格障碍量表（如逃避型、依赖型、被动攻击型和表演型）和 10 个临床症状量表（如焦虑、躯体形式障碍、情感障碍和药物滥用）。虽然这个量表最初是为精神病患者群设计的，现在这个量表已经被用来评估疼痛人群的精神病理学水平[41-42]，以及背部手术的预后[43]。修订的 90 项症状量表（Symptom Checklist-90-Revised，SCL-90-R）[44]是相对简洁的评价慢性疼痛患者精神病理学的工具。SCL-90-R 有 90 个项目，它评估 9 个不同类型的精神异常，产生了 3 个通用的痛苦评估量表。尽管它相对简短，减少了因过度关注症状而引起患者抵触的可能，因而很受欢迎，但是该量表现在还没有显示对治疗效果的预测效能。

物质滥用

慢性疼痛个体中乙醇（酒精）的滥用和依赖率很高[45]。全面的内科和精神学评估应该包括物质使用和滥用的筛选。两个应用广泛的测量工具包括 CAGE[46] 和 AUDIT[47]。应用最广泛的 CAGE，通常以口头提问的方式实施，由四个筛选问题组成：①你有没有试图减少酒精或药物使用？②当有人谈论你饮酒或使用药物时你会不会生气？③当你喝酒或应用药物时，你有没有为你做的事情感到内疚？④早上你需不需要一杯酒来提神？两项或两项以上答案为是则提示物质滥用。

多维工具

当临床医生无需或者无法去使用上述一连串的评估工具，多维评估工具可以被用来评估疼痛和与之相关的情感和行为。这类工具中应用和研究最广泛的工具之一是多维疼痛问卷（Multidimensional Pain Inventory，MPI）[48]。这个有 56 项的工具可用来评估疼痛的心理、认知和行为方面，包括疼痛的严重性和干预；活动水平，包括家务和工作；家庭关系和社会活动；来自配偶或同事的疼痛相关的支持；对生活的控制感；负面情感。MPI 在评估疼痛多个方面的能力、相对简洁性、对疗效的敏感性等方面很有价值。另外，MPI 提供了人们应对方式的整体分类，将其描述为"应对功能失调""人际关系紧张"或"适应的应对者"。但是关于这些应对分类的有效性、实用性和确切性的研究结果并不一致[49-50]。

另外一个在疼痛患者和其他医疗群体中广泛使用的多维评估工具是米隆行为健康问卷（Millon Behavioral Health Inventory，MBHI）[51]和它的修订版米隆行为医学诊断量表（Millon Behavioral Medicine Diagnostic，MBMD）[51]。MBHI 有 150 项，评估多个相关的领域，包括应对风格（如内省的、抑制的、自信的、合作的）和心因性因素（如最近的压力、发病前的悲观情绪、躯体性焦虑）。部分研究[52]表明其中的一些子量表对预测治疗效果有效[43,53-54]。较 MBHI 稍长，MBMD 有 165 个是非选择题，可评估多个领域，包括不良生活习惯（像抽烟、运动少、饮酒和药物使用）、精神病迹象（像焦虑、抑郁）、应对风格、压力调节（如对未来的悲观、社会孤独、疼痛过敏）和治疗的预测指标（如依从性、应用过量和药物滥用）。尽管这个量表的有效性还有待于进一步验证，但是已经有一些研究支持这个量表在疼痛患者中预测治疗反应的有效性[55]。

健康改善量表-Ⅱ（The Battery for Health Improvement，BHI-Ⅱ）[56]是为了评估疼痛患者相关的生理心理社会因素而设计的，旨在规范患者的躯体恢复和慢性疼痛治疗措施。BHI-Ⅱ量表有 217 项，提供了几个功能领域的信息，包括躯体症状（如躯体的、疼痛的和功能的主诉）、情感功能（如抑郁、焦虑和敌意）、个性和行为问题（如物质滥用和慢性适应不良）及心理社会事件（如家庭破裂、暴力史和对医生不满）。简明健康改善量表-Ⅱ[56]是一个相对简短的量表，包括 63 个项目，关注疼痛相关的生理和情感症状，为医院和社区人群提供相关的信息。

专题

疼痛介入手术术前评估

疼痛介入性治疗，包括外科植入脊髓刺激器（spinal cord stimulators，SCS）在慢性或难治性疼痛中应用逐渐增多。但是，疼痛介入治疗专家已经发现尽管有适应证，仍有相当一部分患者没有从这类治疗中获益，引发了大家对心理因素影响预后的思考[57]。

国际疼痛研究协会（IASP）欧洲联盟提出了一个关于神经调节治疗的共识性文件，确定了 SCS 植入的心理社会排除标准：①严重精神疾病（现患精神病、重度抑郁或疑病症和躯体化障碍）；②依从性差和（或）对治疗认识不足；③缺乏适当的社会支持；④药物和酒精滥用；⑤觅药行为。用于评估的其他危险因素包括对疼痛治疗不切实际的期望、认知缺陷导致理解能力下降或无法管理植入器械、自杀或杀人倾向、严重睡眠障碍、人格障碍和疼痛相关的诉讼[58]。然而，上述标准的任何一项都不能作为排除 SCS 手术的长久标准，为了使发生并发症的风险最小化，获益可能最大化，指南

建议了一些需要进一步评估和干预的方面。因此，介入前心理评估已经逐渐成为计划实施 SCS 和相关手术治疗的一部分。事实上，许多第三方支付者要求进行 SCS 术前的心理评估。这些评估措施有几个目标，包括：①筛查严重的精神病和认知障碍；②评估治疗期望和术后护理及康复的能力；③及时处理可能妨碍最佳结果的心理因素；④向患者宣教手术干预的过程以及他们应该如何配合以取得最佳疗效；⑤识别个体利于康复的心理优势。值得一提的是，对于手术患者的选择，不管是躯体的还是心理的评估标准都是不精确的，并且心理评估的预测效能相对复杂。有关这些手术的细致的讨论在此不作叙述[59-61]。

鸦片类药物滥用

鸦片类药物是治疗重度疼痛的重要工具；然而，这类药物可能会引起患者和医生对药物滥用的担忧。精确的鸦片类药物滥用程度难以估计，但是根据部分研究统计处方药物滥用率为 3.2%～18.9%[62]，符合大众人群药物成瘾率的估计。当医师因担心药物成瘾而不愿意为患者开具鸦片类止痛药时，可能导致对疼痛的治疗不充分[63]。而疼痛控制不良反过来可能导致患者的觅药行为。这种行为被称为假性药物成瘾，因为它不是真正的鸦片滥用标志，仅反映了疼痛缓解不充分。然而，鸦片类药物治疗与成瘾的风险共存，如何找到一个合适的剂量使成瘾风险降到最低同时可以充分控制疼痛是医师面临的一个挑战。如果可疑的成瘾行为出现，如超剂量使用止痛药物或者需要增加服药次数，医师必须评估这些行为的根源是疼痛治疗不充分还是药物滥用，这两种情况常常不是那么容易区分[64]。

目前可以用来评估药物成瘾是否存在的工具包括患者访谈、问卷调查、实验室检查；但是这些评估过程不是很精确，还需要结合临床判断。有助于评估的自我报告措施尚处于早期发展阶段，这些措施包括止痛药物问卷[65]、疼痛患者筛选和鸦片制剂评估-修订版[66]。尽管有研究已经证明这些工具有望识别鸦片制剂不正规的用法[67-68]，但是它们还没有发展成为评估鸦片滥用可靠的预测工具[69]。

夸大症状和诈病

对于临床医生来说，怀疑患者的一些疼痛主诉和行为超出了他躯体疾病应有的表现，这种情况并不少见。当临床医师怀疑患者存在症状夸大时，要考虑这是否由一系列与自身心理状态或环境应激有关的原因

导致。尽管没有一个能够完全确定症状夸大或诈病的评估工具，但是目前有多种策略可提供帮助，包括行为观察和标准化的测试。这些包括：①体检所见与患者陈述不一致；②过度受损表现；③缺乏特异体征；④非器质性的体检发现；⑤来自心理学测试的证据。一些研究者提醒临床医师应注意，行为不一致不一定都是夸大症状，因为疼痛患者可以表现出某些行为不一致[70]。

一些心理测试包括有效的 MMPI-2 临床量表[71]和某些认知测试[72-74]，有助于鉴别夸大症状或诈病的患者。

结论

给慢性疼痛患者制订合理的治疗计划之前，进行全面的、多学科的评估是必要的。对于在制订治疗计划时所需要考虑的心理、行为、社会因素，必须进行评估。心理评估包括临床访谈和可靠实用的量表测试。有效的心理评估应当为患者和卫生保健人员提供一套具体的实施方案以及具体的解释说明。

要点

- 疼痛和失能的心理评估通常包括心理测试和访谈。
- 评估的关键领域包括疼痛相关的失能、负性情绪、疼痛相关的认知、应对对策、精神病理学和物质滥用。多维工具使评估某些特定领域如社会因素等成为可能。
- 当考虑介入性疼痛治疗方式时，明智的做法是首先做一些专业的心理咨询，包括评估、教育，必要时进行心理干预。
- 作为长期鸦片类药物治疗的一部分，心理评估可以为患者和医师提供有关药物成瘾的有用信息。

参考文献

参考文献请参见本书所附光盘。

7 精神障碍诊断与统计手册和疼痛管理

Jason L. Hennes ⊛ Meghan Rodes

万东君 译　于生元 刘若卓 审　Wenbao Wang 校

前言

躯体形式障碍是一组有明显功能紊乱的症状，不能完全用躯体疾病、药物影响或其他精神疾患所解释。与做作性障碍或诈病相比，躯体化障碍的症状不是出自患者本人意愿的。本章内容包括躯体化障碍、未分化的躯体形式障碍、转化障碍、疼痛障碍、做作性障碍、诈病和疑病。此外附带精神性性交困难和阴道痉挛的内容，尽管其不属于躯体形式障碍，但在精神障碍诊断与统计手册（DSM-Ⅳ）中，这两种精神障碍类疾病均有疼痛的表现。

躯体化障碍

痛苦不堪的躯体体验在日常生活中会经常出现，这些症状主要包括疼痛、疲乏、恶心、平衡失调、肌张力失常、呼吸困难和感觉异常。对于大多数人来说，这些不适都很短暂，只有一少部分人的症状持续存在，严重时影响工作和生活，担心存在躯体疾病，从而就医。躯体化是指患者能感受和表述躯体的不适症状，但却找不到合理的病理依据来解释这些症状[1]。Kellner 指出，60%～80%的普通人群在特定的时期都曾经历1种或多种躯体化症状[2]。当患者主诉与客观检查结果不匹配时，医生在考虑躯体化障碍之前，要想到抑郁状态。鉴别诊断也应该包括未发现的器质性疾病、焦虑、药物滥用、认知功能障碍和精神错乱。那些坚持寻找病因的患者，可能承受侵入性检查、不必要的手术风险，这些不必要的检查费用会进一步耗费有限的医疗资源。

躯体化障碍，曾命名为癔症和 Briquet 综合征，其基本特点为反复出现、表现多样的躯体不适症状，甚至导致功能受损（诊断标准见表 7-1）[3]。躯体症状一般出现在 30 岁之前，迁延数年（见标准 A）[3]。症状必须包括至少 4 个不同解剖部位的疼痛、至少 2 个胃肠道症状、1 个性功能症状，还有 1 个神经系统症状（见标准 B）[3]。临床症状不能完全用躯体疾病或药物影响来解释，主诉本身或伴随功能障碍超出了基于客观检查结果的预想（标准 C）[3]。必须澄清的是症状不是主观编造或诈病（标准 D）[3]。诊断之前需了解患者的现病史、既往史、个人史、家族史、社会史、用药史，完成必要的实验室化验和影像检查。患者的躯体化症状庞杂、冗乱，为了在有限的时间内了解病情，Othmer 等设计了一个简明扼要的 7 组症状筛查表（表 7-2）[4]。如存在 2 组以上的症状，则躯体化障碍可能性高；若存在 3 组症状则能鉴别出 91% 的躯体化障碍患者，其敏感度为 87%，特异度为 95%。相对于躯体疾病，躯体化障碍有 3 个主要的特征：有多系统的症状、缺乏客观征象、实验室检查结果无异常。尽管如此，也必须筛查并排除器质性疾病。

躯体化障碍的其他特点还包括，患者描述病史往往采用夸张的言辞和方式，经常缺乏具体的内容，前后表述不一致，可以通过多个医生进行评估。这些患者常常伴有情绪障碍，例如抑郁、突出的焦虑、反社会行为、自杀倾向和人际问题。

躯体化障碍患者中，女性多于男性，女性患病率为 0.2%～2%，男性患病率小于 0.2%[3]。在女性患者的一级亲属中，有 10%～20% 的患病率，而男性亲属的酗酒率和反社会倾向增加[5]。躯体化倾向还与儿童期创伤有关[6-7]。此外，女性躯体化症状患者有 75% 的概率罹患另一种精神疾病（诸如情感或焦虑障碍、酒精依赖或药物滥用）[8]。躯体化障碍的病程呈慢性化、波动性，几乎不能完全自愈。

表 7-1 躯体化障碍的诊断标准[3]

标准 A	多种躯体不适症状出现在 30 岁之前，持续数年，多方寻求治疗，有明显的社交、工作能力损害，或者其他重要领域的功能障碍
标准 B	症状必须满足下列标准：
	1. 4 个疼痛症状：至少有 4 个不同部位的相关疼痛史（如头部、腹部、背部、关节、肢体远端、胸部、直肠，或月经期、性交期、排尿时）
	2. 2 个消化道症状：至少有 2 个除疼痛之外的消化道症状史（如恶心、腹胀、非妊娠期呕吐、腹泻，或对几种食物的不能耐受）
	3. 1 个性功能症状：至少 1 个除疼痛之外的性功能症状史（如性冷淡、勃起障碍、月经紊乱、经血过多、整个孕期的呕吐）
	4. 1 个假神经症状：至少 1 个症状或功能缺损提示神经系统的疾病，不局限于疼痛（转化症状如协调或平衡障碍、瘫痪、局部无力、吞咽困难、失音、尿潴留、幻觉、触觉或痛觉缺失、复视、失明、失聪、抽搐；分离性症状如遗忘；意识丧失）
标准 C	满足条件 1 或 2
	1. 充分地了解病情之后，标准 B 中的每一个症状均不能用躯体疾病解释，没有直接的药物滥用证据
	2. 患者的主诉或社会工作能力的损害远不能用病史、体征、实验室检查所能解释
标准 D	症状不是主观臆造或诈病

表 7-2 躯体化障碍的筛查试验[4]

助记词	症状	系统
躯体化（Somatization）	气短（S）	呼吸系统
症状（Disorder）	痛经（D）	女性生殖系统
困扰（Besets）	性器官烧灼感（B）	性心理
女性（Ladies）	喉部梗阻（吞咽困难）（L）	假性神经症状
和（And）	遗忘（A）	假性神经症状
苦恼（Vexes）	呕吐（V）	胃肠道
医生（Physicians）	肢端痛（P）	骨骼肌肉

未分化的躯体形式障碍

未分化的躯体形式障碍是一类持续存在的躯体化表现，尚不能满足躯体化障碍的诊断条件。其基本特征是 1 个或多个症状持续至少 6 个月。经常出现的症状包括慢性疲乏、食欲缺乏、胃肠道或泌尿系统症状，不能用躯体疾病解释（表 7-3）[3]。症状不是伪装出来的，亦排除诈病。频繁出现的难以解释的躯体症状在社会底层年轻女性中多见。如果症状持续时间少于 6 个月，如无特殊情况，也可诊断躯体形式障碍。

表 7-3 未分化躯体形式障碍的诊断标准[3]

标准 A	一个或多个躯体症状（如乏力、食欲缺乏、胃肠道或泌尿系统症状）
标准 B	满足条件 1 或 2
	1. 必要检查后，症状不能用躯体疾病或药物直接作用（如药物滥用）解释。
	2. 即便有躯体疾病，但病史、体征和实验室检查不能完全解释躯体症状或社会工作能力损害。
标准 C	症状导致明显的痛苦体验，以及社会、工作或其他重要领域能力的损害
标准 D	症状持续 6 个月以上
标准 E	临床表现难以归类到其他精神障碍（如躯体化障碍、性功能障碍、情感障碍、焦虑障碍、睡眠障碍、精神疾病）
标准 F	排除故意做作性障碍或诈病

转化障碍

转化障碍的基本特征为自主运动或感觉障碍，酷似神经系统或其他系统躯体疾病（见标准 A，表 7-4）[3]。运动障碍的表现包括协调或平衡障碍、瘫痪、失音、吞咽困难和尿潴留。感觉障碍的症状包括触觉或痛觉缺失、复视、失明、失聪和幻觉。症状也包括癫痫发作或抽搐。症状发作与心理因素有关（标准 B）[3]，表现不合情理，与患者的受教育水平相关。典型的转化症状与解剖和生理机制不相符，而与个体的先占观念有关。例如，"瘫痪"时不能做特定的动作或移动身体，但拮抗肌肌力正常，肌肤色泽正常，反射存在。肌电图、视觉和听觉诱发反应、眼底检查、肺功能试验、吞钡实验等均正常。只有通过完善的检查，排除其他病因以及神经系统或其他躯体疾病后，才可以诊断为转化障碍。转化障碍的诊断可能需要数年才能明确，这就要求对疾病进行反复的评估。神经系统的疾病亦不妨碍转化障碍的诊断，1/3 有转化障碍症状的患者合并神经系统疾患。如神经系统的损害不能完全用器质性疾病解释，转化障碍的诊断可以确立。此外，患者的症状必须排除故意伪装（标准 C）[3]。如果症状能用躯体疾病、神经系统疾病、药物作用或作为一个文化上认可的行为表现（标准 D），或者症状局限于疼痛或性功能障碍，仅为躯体化障碍表现，或者能用其他的精神疾病解释（标准 F）[3]，则转化障碍的诊断不能确立。转化障碍的症状必须足以导致患者情感痛苦，社会或工作能力受损，寻求医疗关注（标准 E）[3]。

转化障碍一般在 10～35 岁之间发病，流行病学的数据显示转化障碍在普通人群的患病率为 11/100 000～500/100 000[3]。在儿童中，发病的性别概率均等，在成年人群中，女性是男性的 2～5 倍。临床表现为急性起病、病程短、易反复。特别是在女性患者中，症状更易出现于身体左侧。呈现转化症状的女性最终进展为躯体化障碍。在男性患者中，转化障碍往往伴随反社会个性特征。据报道，转化障碍易出现在乡村人群、社会底层个体、医学和心理知识匮乏的个体。预后好的因素包括急性起病、发病时有压力表现、发病至治疗的间隔短、高智商。瘫痪、失音和失明预示好的预后，而震颤和抽搐则反之。

疼痛障碍

疼痛障碍在 DSM-Ⅳ中是新增加的内容，在之前的版本中未曾单独列出。以往的版本包含"精神性疼痛障碍"和"躯体形式疼痛障碍"。疼痛障碍的基本特征是疼痛为症状的核心表现，严重程度足以引起临床重视。诊断标准在表 7-5 中列出。心理因素在疼痛的发生和维持中起到作用，对此进行评估具有一定难度。ICD-9 编码中疼痛亚型有两个：心理相关性疼痛（307.80），伴有器质性疾病的心理相关性疼痛（307.89）。值得注意的是，在表述中采用"相关性"这个词，是因为经常很难确定疼痛、心理因素、躯体疾病的发生次序[9]。疼痛障碍的第三个亚型是伴随躯体疾病的疼痛障碍，该亚型并非是心因性疼痛，主要用于鉴别诊断，强调疼痛障碍的本质，当心理因素在疼痛的发生中扮演重要角色时，疼痛显得不是很"真实"[9]。该亚型在轴Ⅲ诊断中列出，编码基于器质性疾病或疼痛的部位。

在临床疼痛管理实践中，大量的疼痛病例需符合疼痛障碍的诊断标准。这类病例可能存在功能损害，影响工作、上学，不能满足家庭需要，可能面临药物依赖或滥用、睡眠障碍、抑郁、焦虑、社会隔绝和自杀倾向。需注意的是，DSM-Ⅳ诊断手册指出，心理问题（如抑郁和焦虑）可能与疼痛障碍并存，也可能是疼痛障碍引发。

表 7-4　转化障碍的诊断标准[3]

标准 A	1 个或多个症状影响自主运动或感觉功能，酷似神经系统或其他系统躯体疾病
标准 B	症状的发生或恶化有明确的心理诱因
标准 C	排除故意装病或诈病
标准 D	必要的检查之后，症状仍不能完全用躯体疾病或药物直接作用（如药物滥用）解释，或作为一个文化上认可的行为。
标准 E	症状导致明显的痛苦体验，或者社会、工作或其他重要领域功能的损害
标准 F	症状不局限于疼痛或性功能障碍，不仅出现于躯体化障碍，不宜归类到其他精神障碍

表7-5　疼痛障碍的诊断标准[3]

标准 A	疼痛导致明显的痛苦体验和社会、工作以及其他领域的功能损害
标准 B	心理因素在疼痛的诱发、加重、恶化或持续中起到重要作用
标准 C	排除故意装病
标准 D	疼痛非情绪、焦虑和精神因素引起，不符合性功能障碍标准

做作性障碍

做作性障碍和诈病的共同点是人为产生的生理或/和心理的症状（标准 A）[3]。在做作性障碍中，其动机是获得患者角色的心理需要（标准 B），缺乏外在的动机（经济利益获得、逃避工作义务、获得鸦片类药物等）（标准 C）[3]。患者常常抱怨客观不存在的症状，杜撰客观征兆（如使皮肤发热形成红斑，服用心理障碍药物暗示精神疾病），夸大先前疾病的症状。提示做作性障碍的病史内容包括：多次住院或就医、具有医学术语知识、模糊和无法证实的病史、青年时期的慢性疾病、人际关系的紧张、住院后探视者少、合并人格障碍、药物滥用等。精神心理治疗没有效果。做作性障碍经常需要的是"症状控制"而非治愈。由于患者不会承认心理上的角色需求，最好避免当面指出。可能的话，提供一些治疗，并给患者"面子"[10]。

诈病

诈病是在外在动机影响下，故意装出躯体或（和）心理方面的症状，这些外在动机包括经济利益、逃避法律责任、逃兵役，以及民事责任。提示诈病的线索包括医学-法律背景因素、主诉症状与客观检查之间存在明显矛盾、诊断评估的不配合、反社会个性特征表现等。在慢性疼痛患者中，诈病的患病率估计在 25％～50％[11]。诈病很难诊断，有一个估计显示保险业因此累计花费约1500 亿美元[12]。诈病分为 3 个亚型[13]。在单纯型，患者编造根本不存在的症状，部分诈病患者夸大存在的症状，并试图将症状归结于不相关的事件。例如，患者可能因家庭维修弄伤了手，但会试图归结于 1 周后的机动车事故。此外，在有些诈病案例中，父母编造自己孩子的疾病以获得外在的利益。"诈病代理"这个词就提示这种情况[13]。

成功鉴别诈病比较困难。一些人主张寻找体格检查和 Waddell 征（表 7-6）之间的差异进行鉴别。然而

表 7-6　Waddell 征

分类	征象
压痛	浅表部位：轻压导致疼痛，为阳性 非解剖学分布：在广泛区域内出现深部压痛，为阳性
装病	轴向负重：从上往下按压头顶，出现后背疼，为阳性 旋转动作：检查者抓住患者手臂和臀部，在同一平面上做被动旋转，疼痛为阳性
注意力分散	通常情况下直腿抬高时疼痛，但当绷直的腿与臀部呈 90°做巴宾斯基征检查时则不会疼痛
局部障碍	运动无力：同一神经根支配的多肌肉并非均无力 感觉：袜套式感觉缺失
过度反应	情绪过度表露

Waddell 征预测性较差，不能鉴别器质性和非器质性疼痛[14-15]。其他甄别诈病的措施包括：对于那些自称不能工作的患者，检查其鞋子的磨损程度，手部皮肤的皮茧厚度；对于自称无力易跌倒的患者，观察是否合并相应的损伤[16]。对于缺乏客观指标的诈病患者，明尼苏达多相人格问卷（第 2 版）及 90 项症状量表（修订版）等心理测试有助于检出病史中夸大和不一致的成分[17]。

疑病

疑病的诊断要点是患者有害怕恐惧的先占观念，基于对自身一个或多个症状和体征有错误的认识，坚持认为有严重疾病（标准 A）[3]。现在的诊断标准（见表 7-7）指出先占观念持续 6 个月以上，不能归结于其他精神障碍。患者正常的关节运动觉、肌紧张、排便可能被认为是病理状态，依照主诉的部位和性质，患者可能被转诊到疼痛专科医生去诊断"明显的"疼痛。Escobar 等估计在基层卫生单位，疑病的患病率约为3％，那么在疼痛人群中其患病率至少不低于此[18]。尽管辅助检查结果都呈阴性，但是患者的恐惧仍然持续存在。一些人已经意识到出现这类情况的真相在于对其过度关注，但是另一些人仍缺乏这样的认识。这类人可以认为它们缺乏洞察力。

尽管各年龄段均可发病，但疑病常于青年期发病。一些患者在儿童期曾有严重的疾病史，一些患者曾经历了家庭成员的疾病痛苦折磨。患者到处求医，做了很多有创性检查，工作、家庭和社会生活为此受到影响。像所有的躯体形式障碍一样，躯体疾病需要排除。

表 7-7　疑病的诊断标准[3]

标准 A	带有恐惧的先占观念，或因对躯体症状的错误认识而认为有严重疾病
标准 B	医学检查和医生保证均不能改变患者坚持认为有病的想法
标准 C	标准 A 的观念不是妄想（妄想障碍，躯体型），不局限于某些表现（如躯体变形障碍）
标准 D	先占观念导致明显的痛苦体验或社会、工作以及其他重要领域功能的损害
标准 E	症状持续 6 个月以上
标准 F	先占观念不能用一般焦虑障碍、强迫障碍、疼痛障碍、重度抑郁、分离性焦虑或其他躯体化障碍解释。

此外，其他的精神障碍（广泛性焦虑、重度抑郁、强迫观念）需要筛查。疑病的治疗比较困难。教育、认知疗法、行为疗法可以缓解病情。经常的医学检查和良性治疗是有益的。选择性五羟色胺再摄取抑制剂（selective serotonin reuptake inhibitors，SSRI）也可能有一定作用[10]。

性交疼痛（非器质性）

性交疼痛在疼痛科医生很少遇到，附在此处是为了章节叙述的完整性。诊断标准见表 7-8。需要指出的是性交时伴有疼痛，这并不足以诊断性交痛，必须伴随明显的痛苦体验和人际沟通困难。约有 15％的女性和 5％的男性患有性交疼痛[10]。年轻女性、性态度消极、受性侵史的人更易患此病，这些因素限制了患者去发展有意义的性关系。治疗的过程经常是漫长的，重点在于心理咨询[3]。

表 7-8　性交疼痛的诊断标准[3]

标准 A	在性交过程中男性、女性的任一方存在反复持续的生殖器疼痛
标准 B	困扰导致明显的痛苦和人际关系困难
标准 C	疼痛不是因为缺乏润滑导致阴道痉挛引起的，不是另外的轴Ⅰ障碍（除外性功能障碍）引起，不是药物的直接作用，排除器质性病变

表 7-9　阴道痉挛的诊断标准[3]

标准 A	反复、持续的阴道外 1/3 肌肉痉挛，干扰性交
标准 B	困扰导致明显的痛苦和人际关系困难
标准 C	症状不能由轴Ⅰ障碍（如躯体化障碍）解释，不能归因于躯体疾病

阴道痉挛（非器质性）

与性交疼痛有相似的标准，阴道痉挛是指性交时反复、持续出现包绕阴道外 1/3 部的会阴部肌肉收缩（见表 7-9）。轻度的肌肉收缩导致僵硬和不适，严重时影响插入。阴道痉挛可以是先天的，也可以是获得性的，继发于性创伤或器质性疾病。治疗包括骨盆锻炼、插入训练，以及针对情绪障碍的治疗[10]。

要点

- 躯体形式障碍是躯体症状不能用躯体疾病、神经系统疾病、药物作用以及某种文化认可的行为解释。
- 躯体化障碍，症状多样、30 岁之前发病、迁延数年，具有多部位疼痛及胃肠道、性功能和假神经系统症状。
- 未分化躯体形式障碍包括 1 个或多个主诉，持续 6 个月以上，但不够躯体化障碍的诊断标准。
- 转化障碍最显著的标志是自主运动障碍或感觉功能缺失，与心理应激有关。
- 大量有慢性疼痛的患者可能满足疼痛障碍的诊断。
- 躯体形式障碍的生理和心理症状不是故意编造，不是做作性障碍（患者有获得患者角色的动机），不是诈病（外在的获益动机）。
- 做作性障碍很难治愈，症状控制是最好的选择。

参考文献

参考文献请参见本书所附光盘。

8 疼痛的神经生理检查

Takashi Nishida ⊛ Michael M. Minieka

侯磊 译 于生元 刘若卓 审 Wenbao Wang 校

恰当地应用电生理检查对评估患者的疼痛十分有用。了解每项检查的适应证和局限性，对于准确的诊断和后续的治疗是绝对有必要的。

电生理检查是中枢和周围神经系统受累的一个非常敏感的指标，但它并不能直接提示导致其受累的原因。例如，电生理检查可以诊断神经根病，但它不能明确神经根病是否是由骨赘、椎间盘脱出或糖尿病引起。本章介绍了常规的电生理检查，如肌电图（electromyography，EMG）和短潜伏期体感诱发电位（short-latency somatosensory-evoked potential，SSEP），以及较新的技术，包括定量感觉测试（quantitative sensory testing，QST）、激光诱发电位（laser-evoked potential，LEPS）和接触热诱发电位（contact heat-evoked potential，CHEP）。侵入性检查如微小神经照相术，这里将不做讨论。

交感神经系统在疼痛产生中的作用是十分复杂并且存有争议的；但是，自主神经功能的检查对疼痛主诉的评估也是很重要的，因为它可以客观地评价小神经纤维受累，或对交感神经阻滞干预术提供依据。最常被转诊到自主神经实验室的患者就是那些患有痛性周围神经病变的患者，如糖尿病多发神经病变，及所谓的复杂性区域疼痛综合征/反射性交感神经营养不良（complex regional pain syndrome/reflex sympathetic dystrophy，CRPS/RSD）。基于准确性、可重复性和易操作性，在泌汗功能检查方面，这里仅对交感神经皮肤反应（sympathetic skin response，SSR）和定量泌汗轴突反射试验（quantitative sudomotor axon reflex test，QSART）进行讨论。其他有关自主神经的定量检测，例如检测肾上腺功能（Valsalva试验、直立倾斜试验）和检测心迷走功能（深呼吸时心率变异性），不在本章节讨论范围之内。尽管存在争议，对伤害反射［如眨眼反射、咬肌抑制反射（masseter inhibitory reflex，MIR）和屈肌反射］在评估神经性疼痛的作用方面也将做简要的讨论。

肌电图（EMG）

严格来说，肌电图仅是指针刺电极插入肌肉的检查。然而，肌电图经常被用来包括针电极肌电图检查和神经传导检查。神经传导检查通常被称为 NCV，其中 "V" 代表速度，尽管神经传导检查并不仅仅检测传导速度。为清楚起见，我们使用 EMG/NCV 来表示针电极肌电图检查和神经传导检查[1-2]。

EMG/NCV 在评价周围神经系统功能时极为有用。确实，在肌电图实验室中最常见的三种疾病——周围神经疾病、腕管综合征和腰骶神经根病——均会引起疼痛。EMG/NCV 可以明确病变的解剖部位（前角细胞、神经根、神经丛、神经、神经肌肉接头处或肌肉）、受累神经元或神经纤维的类型（运动、感觉或自主神经）、病理改变的性质（脱髓鞘或轴突变性）、发病经过（急性、亚急性或慢性），以及病变的严重程度[1-2]。

通过超强电刺激末梢神经，记录其运动神经复合肌肉动作电位（compound muscle action potential，CMAP）、感觉神经动作电位（sensory nerve action potential，SNAP）、动作电位的波幅，以及从刺激到出现反应的时间也会被记录。潜伏期是指从开始刺激到出现反应的间隔时间，单位为 ms。传导速度等于同一神经近端和远端两个不同刺激点的距离（mm）除以两点间潜伏期差（ms）。以此计算出的传导速度，单位为米/秒（m/s），表示两个刺激点之间最快的神经纤维传导速度。需要注意的是，如果病变局限在小神经纤维，例如 Aδ 和 C 神经纤维，肌电图检查结果可能是正常的[1-2]。

CMAP 的波幅是基线至负向波峰的幅度，单位为毫伏；SNAP 的波幅是第一个正向波峰至负向波峰的幅度，单位为微伏。大多数实验室都对主要的运动和感觉神经设定了自己的参考值，各实验室间会有细微的差别。温度下降会延长远端潜伏期，降低传导速度，并增大 CMAP 和 SNAP 的波幅。年龄也对 NCV 有影响，直到 4 岁 NCV 才能达到成人标准；而到 60 岁以

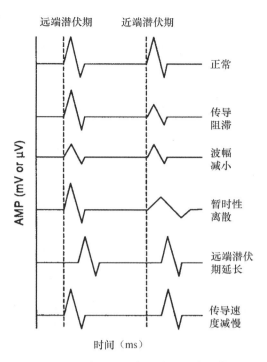

图 8-1　NCV 检查的正常和病理性表现模式图

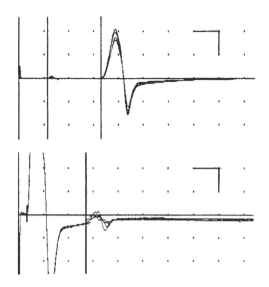

图 8-2　刺激胫神经的 H 反射（上）；时间标 10 ms，波幅标 5 mV。刺激正中神经的 F 反射（下）；时间标 10 ms，波幅标 1 mV

后，会按照每 10 年 1～2 m/s 的速度下降。对 CMAP 和 SNAP 的波形进行分析有助于鉴别正常与异常的神经功能（图 8-1）。当同一神经的远端和近端被刺激时，动作电位的波幅应该是相似的。当一个运动神经近端刺激的反应波幅度较之远端刺激下降了 20%～50%，说明这两个刺激点之间存在异常而致传导阻滞。目前许多实验室通过计算机描记动作电位，并计算出动作电位曲线下的面积。面积减少超过 20%～40% 就表明存在传导阻滞。从近端到远端的刺激反应波幅显著下降，而曲线下的面积没有减少，并且时限显著延长（>15%），这表明动作电位组成部分相对去同步化，从而导致暂时离散。这是由于每根神经纤维的传导速度不同所致，也表明近端和远端的刺激部位之间存在神经病理改变[1-2]。

H 反射相当于肌肉牵张反射的电生理效应。以极限下强度刺激感觉神经，运动神经元的反射被激活，则记录到一个刺激后的运动反应，即为 H 反射。在成人中，H 反射最易通过刺激胫神经在比目鱼肌上描记获得，而刺激正中神经从桡侧腕屈肌描记次之。胫神经的 H 反射检测有助于定位 S1 神经根病。F 波是指经超强电刺激运动神经后，肌肉的一种迟发反应。F 波表示的是刺激沿着运动神经回返放电的反应。因此，F 波有助于检测运动神经的近端部分（图 8-2）。但是，刺激并获得 F 波的方法以及对异常模式的判定尚没有达成共识。重复神经电刺激（repetitive nerve stimulation，RNS）检查主要用于评估神经肌肉接头处病变，例如重症肌无力。它们通

常不用于评估疼痛，因此将不做进一步讨论。对于肌肉的电活动可以使用一次性针电极来测量。针电极检查要按照严格的步骤进行：检查者观察针电极插入肌肉时的电活动（插入电位），维持在肌肉松弛状态时的电活动（自发活动），以及不同程度的肌肉随意收缩时的电活动。从视听两方面来评估电活动。特定的电活动有特定的波形和声音。由于通过肌电图机观察受试者情况，因此针电极肌电图检查的结果取决于检查者的经验[1-2]。

插入电活动，也被称为损伤电位，是由针电极的插入致肌肉纤维的机械损伤引起。插入电活动增多包括非持续性纤颤电位和正锐波。肌肉在静息状态时应该是没有电活动的。静息状态的肌肉出现自发性电动通常提示病理改变。各种自发性电活动的类型和意义归纳在表 8-1 中，一些实例显示于图 8-3。当肌肉收缩时，会观察到运动单位动作电位（motor unit action potential，MUAP）。MUAP 是一个运动单位内肌纤维动作电位总和。随着肌肉随意收缩的增强，单个运动单位的电活动更频繁，同时更多的运动单位被募集。"发放率"用于描述维持在最低的肌肉随意收缩时单个 MUAP 的发放率（通常<10 Hz）。募集频率被定义为当第二个 MUAP 被募集时的第一个 MUAP 频率（通常<15 Hz）。在神经病变时会出现 MUAP 减少（高募集频率）。但是，在肌病或神经肌肉接头病变时，MUAP 会增多（低募集频率）。当肌肉用力收缩时，会看见一个由互相重叠的运动单位的动作电位组成的干扰相。MUAP 的分析指标有波幅、持续时间、相数和稳定性方面。针电极的种类、运动单位相应区域内针的位置、年龄、温度、受检肌肉均会影响 MUAP 的形

表 8-1   肌肉静息时的电位

自发性活动	发放模式	频率	波形	波幅	时限	意义
复合重复放电	规律，突然发放和终止	5～100 Hz	多相或锯齿状，MFAP	100 μV～1 mV		神经性（慢性），肌源性（营养不良）
痉挛性放电	渐升渐降	(1) ＜150 Hz (2) 4～15 Hz	MUAP			(1) 缺血性，↑Na (2) ↓Ca，↓Mg，↑K
终板噪声	密集，平稳，"海螺"声音	＞150 Hz	单相（负波），MEPP	10～20 μV	0.5～1 ms	正常
终板棘波	不规律，短暂，"油锅有水噼啪作响声"	50～100 Hz	双相（负-正）MFAP	100～300 μV	2～4 ms	在去神经支配的肌肉中减少，在神经移植术后的肌肉中增多
束颤电位	自发性，不定时，"纸板敲击声"	0.1～10 Hz	MUAP	＞1 mV	＞5 ms	正常，神经源性（运动神经病），肌源性
纤颤电位	规律，"钟表滴答声""铁皮屋顶上水滴声"	1～50 Hz	双相（负-正）MFAP	＜1 mV	＜5 ms	神经源性，NMJ 缺陷，肌病
肌颤搐放电	半规律，"部队行军声"	(1) 2～60 Hz 简短地 (2) 1～5 Hz 持续地	MUAP			四肢（截肢、辐射），面部（MS、脑干肿瘤、Bell 麻痹）
肌强直放电	逐渐增大和衰减，"飞机俯冲声"	20～80 Hz	(1) 双相（负-正） (2) 正向 MFAP	＜1 mV ＜1 mV	(1) ＜5 ms (2) 5～20 ms	肌源性（肌强直综合征），↑K，软骨营养障碍性肌强直
神经性肌强直放电	突然发放和终止，"砰"的声响	150～300 Hz	MUAP			艾萨克综合征，僵人综合征，强直
正锐波	规律	1～50 Hz	双相（负-正）MFAP	＜1 mV	10～100 ms	与纤颤相同
牵张神经放电	不规律	30～100 Hz	MUAP		＜200 ms	

MFAP，肌肉纤维动作电位；MUAP，运动单位动作电位；MEPP，微终板电位；NMJ，神经肌肉接头

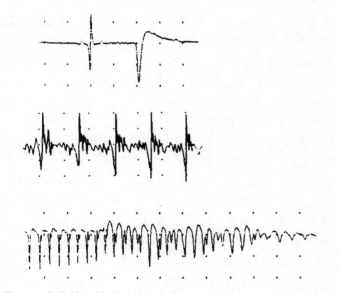

图 8-3   自发性电活动。纤颤电位和正向波（上）；复杂重复放电（中）；时间标 10 ms，波幅标 100 μV。肌强直放电（下）；时间标 20 ms；波幅标 200 μV

态。大而持续时间长的多相电位提示失神经或神经移植术后。小而持续时间短的多相电位可在肌病中出现。神经病变和肌病的 EMG 表现总结在表 8-2[1-2]。

当进行 EMG/NCV 检查时，检查者需谨记如下几个问题。

定位诊断：病变部位在哪里？

EMG/NCV 有助于对造成疼痛的病变进行定位诊断。例如，足部烧灼感可由弥漫性周围神经病（如糖尿病）、术后神经丛损伤或由于椎管狭窄引起的腰骶神经根病所致。上述疾病都有各自不同的表现，并可以通过 EMG/NCV 进行定位，从而明确诊断。通常情况下，神经传导的改变，不论是远端潜伏期延长，还是传导速度减低，都提示在刺激部位和记录部位之间存在病变。波幅异常减小可以发生在运动或感觉神经元远端的任何部位。对代表不同神经和神经根的肌肉进行针刺检测可以进一步确定病变的部位。

表 8-2　EMG 在神经源性和肌源性疾病中的表现

EMG	正常	神经源性 （轴突的）	NMJ 缺陷	肌源性
插入电位	N	↑	↑	↑
自发性电位	—	+	+	+
MUAP 波幅	0.1～5 mV	↑	↓	↓
时限	3～15 ms	↑	↓	↓
波相	<5	↑	↑	↑
稳定性	N	N	多变	N
募集	N	↑	↑	↓

MUAP，运动单位动作电位；NMJ，神经肌肉接头；N，正常

以烧灼样足为例，让我们看看不同病因的 EMG/NCV 的表现。在神经根病中，运动传导速度是正常的，而如果神经根病变中存在轴索变性，CMAP 波幅将会减少。SNAP 将是正常的，因为病灶位于背根神经节近端。（必须注意的是大多数神经根病都发生在椎管内。背根神经节在椎间孔内，位于大多数根性病变的远端。背根神经节是一个双极神经元，一支突起延伸至肢体远端，另一支延伸至脊髓近端。）肌电图的异常最先出现于相应的椎旁肌，因为它们靠近损伤部位。接下来由近到远出现在受损神经根所支配的特定肌肉群中。在神经丛病变中，如果轴突受损，CMAP 和 SNAP 的波幅均会减少，而 NCV 通常是正常的，除非刺激位点接近病变处；此时椎旁肌的肌电图往往是正常的，因为这些肌肉由后支支配，而神经丛是由前支分支构成的。运动和感觉神经 NCV 都出现异常是周围神经病变的特征。针电极肌电图的结果取决于运动神经受累的严重程度，除非神经病变很严重，否则通常都是正常的。基于 EMG/NCV 的定位诊断归纳于表 8-3。

病理生理学：病变是轴突的还是脱髓鞘的？

根据 EMG/NCV 的表现，这种鉴别变得相对容易。如果损伤发生在细胞体或轴突，会导致轴突变性。如果损伤发生在髓鞘，就会导致脱髓鞘。在大多数周围神经病中，脱髓鞘和轴突损伤都会发生，但是，描述主要病变特征，对明确病因和评估病变的程度十分重要。脱髓鞘神经病变可进一步分为节段性（获得性）、均一性（遗传性）。对于前者，单条有髓纤维的不均一的缓慢脱髓鞘导致传导阻滞和暂时离散。对于后者，因为所有有髓纤维均一地受累，所以潜伏期延长和传导速度减慢为主要表现。表 8-4 总结了脱髓鞘和轴突病变的 EMG/NCV 特征。

神经纤维类型：通过特异性表现判断受损的是运动、感觉还是自主神经？

NCV 分别检测运动和感觉神经功能。许多周围神经病变都会影响运动和感觉神经。在远端感觉或运动神经病变中，肌电图的波幅和传导速度均为异常。在背根神经节或前角细胞受累时，NCV 检查显示 SNAP 或 CMAP 的波幅变小，而速度通常是正常的。常规的 EMG/NCV 检查并不能检测自主神经系统的完整性。自主神经检测将另作讨论。

分布：局灶的，多灶的，或弥漫性的？

通过明确病变的分布，可以将神经病变进一步分为单神经病、多灶性神经病和多发性神经病。局灶病变例如腕管综合征，异常仅限于正中神经的远侧段。如果相同的神经在两侧肢体受损程度不对称，或者同侧

表 8-3　基于 EMG 和 NCV 检查的定位诊断

病变	运动神经传导	感觉神经传导	RNS	EMG
背根神经节（感觉神经病变）	N	N，↓波幅	N	N
前角细胞（运动神经病变）	N，↓波幅	N	N/Abn	Abn
根（神经根病变）	N，↓波幅	N	N	Abn
丛（神经丛病变）	N，↓波幅	N，↓波幅	N	Abn
神经（神经病变）	Abn	Abn	N	Abn
NMJ 缺陷	N，↓波幅	N	Abn	Abn
肌肉（肌病）	N，↓波幅	N	N/Abn	Abn

RNS，重复神经刺激；NMJ，神经肌肉接头；N，正常；Abn，异常

表 8-4　脱髓鞘病和轴突病变的 NCV 及 EMG 特征

	NCV	EMG
脱髓鞘病	1. 潜伏期延长，＞正常的13％ 2. NCV 减慢，＜正常的 70％ 3. 传导阻滞 4. 暂时性离散	1. 正常的插入电位，没有自发性电位 2. 募集减少，伴有传导阻滞 3. MUAP 形态正常
轴突病变	1. 潜伏期正常 2. NCV 减慢，＞正常的70％ 3. CMAP/SNAP 波幅减小	1. 插入电位及自发性电位增多 2. 募集减少 3. 波幅变大，时限延长，多相，伴有神经再生 4. 卫星电位

CMAP，复合肌肉动作电位；SNAP，感觉神经动作电位；MUAP，运动单位动作电位

肢体的某一神经受损程度超过了其他神经，即提示为多灶性神经病变。在典型的多发性神经病中，四肢的运动和感觉神经会受累程度均一、对称；然而在较轻的病例中，下肢末梢感觉神经的异常会更显著。

病程：损伤有多长时间？

在轴突损伤后，远端神经会发生沃勒变性。在最初的 2～3 天，损伤远端的运动神经传导是正常的。然后，CMAP 的波幅会逐渐下降，在 7 天左右达到最低点。损伤 5～6 天时，远端的 SNAP 波幅不受影响，但到 10～11 天，波幅会降到最低点。轴突运动神经损伤后，肌电图的表现会慢慢发生改变。最初，插入电活动增加。在神经损伤的 2～3 周内，正锐波和纤颤电位可能不会出现，这取决于损伤部位和被检肌肉之间的距离。异常的自发电活动在 3～6 个月内会逐渐消失。因此，在神经损伤后的 2～3 周内，或损伤后的 3～6

表 8-5　轴突损伤后 NCV 和 EMG 表现的时间顺序

	NCV	EMG
0～1 周	↓波幅，近端	↓募集
1～2 周	↓波幅，近端及远端	↓募集 ↑插入电位
2～3 周	↓波幅，近端及远端	↓募集 ↑纤颤电位
1～3 月	↑波幅	↓纤颤电位 ↓波幅，↑时限，↑相
3～6 月	↑波幅	↑募集 ↑波幅，↑时限，↑相

个月后，针电极检测可能是正常的。神经损伤的 3～6 个月后，由于去神经或神经部分再生，可出现大波幅、长时程多相 MUAP。表 8-5 总结了在轴突损伤后，EMG/NCV 的不同时间段表现。

严重程度和预后：病情轻重？

如果及时地做 EMG/NCV 检查，可以明确病变的严重程度。同一神经的病灶侧与健侧的波幅差就提示了病变的严重程度和预后。如果在病变 3 周内受累肌肉的自发电活动稀少，提示肌肉功能的恢复会很好。除了神经失用症，MUAP 的募集率降低说明病变十分严重。一般来说，轴突损伤相比于脱髓鞘病预后更差。

定量感觉测试

定量感觉测试（QST）可定量检测大、小纤维功能障碍。对皮肤施加不同强度的刺激，并询问患者感受到此种刺激所需的时间。一份共识报告定义了"感官觉察阈值"为"在 50％ 的时间内可检测到的最小刺激。"通过增大或减小预定水平的刺激强度，"出现"和"消失"的阈值得以确定。常检测的感觉类型有振动觉和温度觉（包括热觉、冷觉、热痛觉和冷痛觉）（图 8-4）。振动觉阈值体现的是大的有髓纤维的功能，而热觉、热痛觉以及冷痛觉的阈值反映的是无髓 C 纤维的功能。冷觉阈值测量的是小的有髓 Aδ 纤维的功能[3]。

QST 不仅能检测周围神经纤维的功能，而且也能检测中枢神经通路的功能。振动觉是通过后索传导，温度觉是通过脊髓丘脑束传导。其正常值取决于检测的方法、感觉类型和部位。感官觉察阈值随着年龄的增长而增长，因此，检测结果应与年龄相匹配的参考值进行比较。QST 可以用来检测在 NCV 检查中可能遗

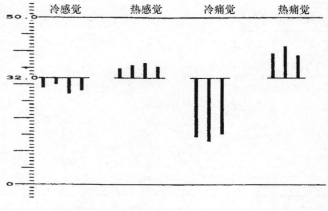

图 8-4　正常人温度觉 QST 检测实例。纵坐标：温度，单位为摄氏度；实心条代表每项实验

漏的微小的感觉功能变化。温度觉阈值（感觉减退或感觉过敏）和痛觉阈值（痛觉减退或痛觉过敏）的升高或降低已经在许多痛性神经病中报道。温度觉异常的感觉过敏主要以复杂区域疼痛综合征为特征。热痛觉过敏常见于红斑性肢痛症和 ABC（angry backfiring C-nociceptor，ABC）综合征。冷感觉减退、冷痛觉过敏和肢体寒冷是 CCC 综合征的特征，而热觉减退和痛觉过敏（痛觉缺失）是疱疹后神经痛的典型表现[3]。

　　QST 有助于及早发现病变，亦可用于监测疾病的进展和治疗效果。但 QST 并不客观，它依赖于患者的配合。QST 不能对病变进行定位，它的检测有赖于整条感觉通路的完整[3]。

短潜伏期体感诱发电位

　　传统的感觉 NCV 检测评估的是背根神经节远端的病变，而 SSEP 是对整条感觉传导通路进行定量检测。通常情况下，通过反复刺激混合神经，例如腕关节的正中神经或踝关节的胫神经，然后记录其感觉传导通路上的反应。这些反应会被平均以提高信号的信噪比。因为其反应波幅较小，故对皮区或皮神经（如桡神经或腓肠神经）刺激的价值有限，需要亚极量强度和长时间的刺激才能引出一个最佳的反应[4-5]。

　　该类刺激的传导径路是：通过Ⅰa和Ⅱ型感觉纤维传入，经过背根神经节（Ⅰ级神经元）、后索、薄束核和楔束核（Ⅱ级神经元）、对侧内侧丘系、丘脑腹后外侧核（Ⅲ级神经元），到达感觉皮质。在临床上，伴随

伤害性刺激产生的触压觉和关节位置觉在外周和中枢神经系统均是通过同一传导径路上传，但每一个成分（每一种感觉）都可以通过它特有的极性和潜伏期的平均峰值而被鉴别出来。刺激正中神经后有助于定位的固定电位包括：EP（Erb 点）、N13（颈髓的后索）、P14（内侧丘系下部）、N18（丘脑）和 N20（感觉皮质）；刺激胫神经后的固定电位包括 PF（腘窝）、LP（腰电位）、P31（尾内侧丘系）、N34（丘脑）和 P37（感觉皮质）（图 8-5）。了解这些峰值的来源有助于病灶的定位诊断。年龄、温度、肢体长度、药物、注意力水平以及睡眠，可能会影响潜伏期及波幅。因此，每个实验室都有其自己的标准值。约在 8 岁时达到成人的标准。SSEP 异常包括任何固有波形的消失和波峰间期的延长。例如，N18、N20 缺失，或 P14～N20 间期延长都提示病变位于延髓和感觉皮质之间。表 8-6 总结了一些典型的 SSEP 表现和相应的定位。绝对潜伏期是一个不太可靠的

表 8-6　基于 SSEP 的定位诊断

SSEP	异常表现	病变
正中神经	1. 缺乏 EP	正中神经-臂丛
	P14	臂丛以上
	N20	延髓以上
	2. EP-P14	臂丛-延髓
	P14-N20 延长	延髓-感觉皮质
胫神经	1. 缺乏 LP	胫神经-马尾
	P37	腰段脊髓以上
	2. LP-P37 延长	脊髓-感觉皮质

EP，Erb 电位；LP，腰段诱发电位

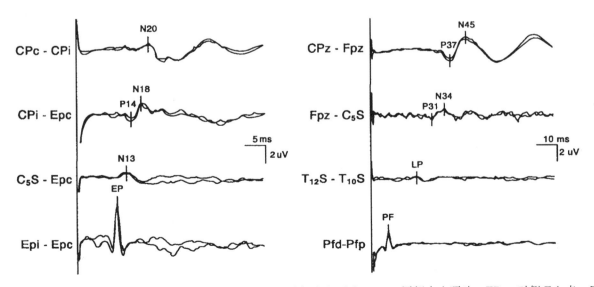

图 8-5　正常的正中神经（左）和胫神经（右）的 SSEP。 CPc，对侧中央顶叶；CPi，同侧中央顶叶；EPc，对侧 Erb 点；EPi，同侧 Erb 点；CS，颈椎；CPz，中央顶叶正中线；Fpz，额极正中线；TS，胸椎；Pfd，腘窝远端；Pfp，腘窝近端；EP，Erb 点电位；LP，腰椎电位；PF，腘窝

指标，因为它随肢体的长度而变化。一些人认为两侧波幅比小于一半可能是异常的。将 SSEP 应用于疼痛患者，仅限于协助明确在周围或中枢感觉传导径路中是否存在结构性或压迫性病变[4-5]。

激光诱发电位和接触热诱发电位

CO₂ 激光刺激器可以用来产生疼痛相关的脑部电位。激光刺激能迅速产生热辐射，并激活 Aδ 和 C 伤害感受器。每 6～10s 发出 20～40 次激光。在刺激手背皮肤后 220～340 ms 间的晚成分，由 Aδ 纤维介导；在 800～1000 ms 间的超晚成分由 C 纤维介导。二者均在顶点（Cz）达到最大振幅（10～50 μV）。LEP 给神经病理性痛患者的痛温觉传导通路提供了一个客观评估的手段。在累及脊髓丘脑束的神经病理性痛，如小纤维神经病的病变中，SSEP 通常是正常的，而 LEP 是异常的。但由于 LEP 的技术难以掌握且易致皮肤灼伤和色素沉着，故在大多数实验室均未开展。最近，CHEP 的出现弥补了 LEP 的不足。它能够利用天然热辐射，以 50 ℃/s 的速度升温。利用 CHEP 所获得的潜伏期与波幅均能与 LEP 的结果相媲美，且该项技术易于操作又无副作用，相信在未来一定会成为评估伤害性刺激传导功能异常的标准化方法[5-6]。

交感神经皮肤反应

皮肤电反应的首次报道是在 1890 年。从那时起，根据不同的刺激和记录方法引入了各种术语 [例如，皮肤电活动、交感神经皮肤反应、外周自主表面电位、心理电反射，以及交感性电流反应（SGR）]。获得交感神经皮肤反应（sympathetic skin response, SSR）的标准方法是将记录电极放在手掌和跖面，因为这些位置可以产生更高的振幅；将刺激电极放在对侧肢体的正中神经或胫神经处，以每分钟少于 1 次的频率给予刺激，刺激强度要足以引起轻度疼痛；最少应记录 5～10 次的反应。在正常个体，60%～100% 的时间可以获得 SSR。SSR 通常是三相波，第一个是小的负向波，接着是大的正向波，随后是长的负向波（图 8-6）；波形也可以是单相或双相的，其第一个波为正或负向波。需测量正负波峰间的最大波幅和平均潜伏期。波幅和潜伏期可通过减少刺激频率、增加刺激强度和（或）改变刺激的部位或模式以降低。皮温下降、注意力降低、药物（特别是抗胆碱能药）、年龄和生活习惯均会减弱反应程度。手部的正常振幅大于 1 mV，而足

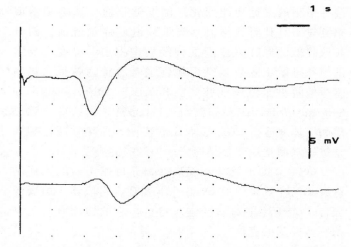

图 8-6 同时记录电刺激手掌（上）和脚底（下）后的正常交感神经皮肤反应（SSR）

部的大于 0.2 mV。手掌的平均潜伏期是 1.4 s±0.1 s，跖部为 1.9 s±0.1 s。SSR 的检测结果也会因汗腺活动所致表皮电阻变化而改变。感觉传入取决于刺激类型（如电击、噪声、视觉刺激、深呼吸）；电刺激后，感觉通过大的有髓纤维传入，而传出经由交感神经传导径路。后者起自下丘脑后部，发出小的无髓纤维由脊髓下降到中间外侧细胞柱（T1 至 L2）和椎旁神经节，然后到汗腺。因此，电刺激后，因神经病变而受损的大的有髓纤维会出现异常的 SSR。

波幅下降或反应消失常提示交感神经反射弧异常，且病变可能是中枢的或外周的，亦可能是神经节前的或节后的。某些研究人员认为两侧波幅差异超过 50% 是异常的。在糖尿病、尿毒症、淀粉样蛋白沉积病中，SSR 的结果与自主神经系统的症状密切相关。一般来说，轴突病变的 SSR 都是异常的。例外的是伴有显著的自主神经受损表现的脱髓鞘病变，如吉兰-巴雷综合征。一些研究发现 SSR 在 CRPS/RSD 的患者中是异常的，而一些研究没有。在交感神经阻滞或交感神经切除术后，SSR 的波幅会即刻消失或减小。SSR 在压迫性神经病变和神经根病中通常是正常的。由磁刺激颈部诱发的 SSR 会绕过传入支，直接刺激节后纤维。该方法更客观，因此波幅和潜伏期的结果更一致。

定量泌汗轴突反射试验和安静时出汗量测试

这是一个灵敏的、可重复的、定量的用于测试泌汗功能的方法。一个多层的可塑的"汗细胞"被紧紧地固定在皮肤上。外层填充有乙酰胆碱溶液，内层通

过一个测量湿度变化（发汗测定器）的仪器来不断填充氮气。对其直接施加直流电，然后在刺激前、刺激间和刺激后连续测量内层中的水含量。该试验的基础是，外层下汗腺的轴突末端可以由乙酰胆碱激活；继而冲动向心性传导至分叉点，然后至内层下的轴突末端远端，在那里乙酰胆碱被释放，从而引发出汗反应。使用"轴突反射"这一名词并不恰当，因为只有节后交感神经催汗轴突被认为参与了这一过程。刺激诱发后有 1～2 min 的潜伏期，而后当持续刺激时，出汗量会迅速增多。然后刺激停止，出汗量会在 5 min 内恢复到刺激前的基线水平（图 8-7）。曲线下面积表示的是出汗量，单位为微升/平方厘米（$\mu L/cm^2$），其正常值根据检查的场所、性别以及受试者的年龄而有所变化。四肢远端、男性、年轻患者往往出汗较多。测试反应较小或缺失表示存在神经节后障碍。检查结果正常并不能排除神经节后累及。过度、持续地出汗也认为是不正常的。对比两侧肢体，如果两侧不对称超过 25%，也认为是不正常的[7]。

RSO 检查基本上类似于 QSART：将一个胶囊的腔室附着在皮肤上，并且连续记录 5 min 水蒸发的速度。RSO 表明汗腺被交感神经自发地激活[7]。

患有疼痛的糖尿病神经病变的患者，RSO 检查发现出汗增多，并且 QSART 表现出潜伏期短、过度、持续性出汗模式，这是交感神经过度兴奋的迹象。出汗试验异常与 CRPS/RSD 相关的疼痛密切相关，其具体病理生理机制尚不明确；可能由于泌汗轴突的失神经过敏，导致发放阈降低，或发放频率增加，从而激活汗腺分泌。近日，美国食品和药物管理局（FDA）批

准了 Q-Sweat 设备在该领域的应用。该装置采用干空气代替氮气来测量水含量[7]。

伤害反射

瞬目反射是通过电刺激三叉神经眶上支完成。从眼轮匝肌得到同侧 R1 电位（10～13 ms）和双侧 R2 电位（30～41 ms）。咬肌抑制反射是在紧咬牙齿、双侧咬肌充分紧张时，刺激颏神经来获得。此时正在描记的肌电活动被两个静止期中断，前一个具有 10～15 ms 的潜伏期，后一个则为 40～50 ms。据报道，上述三叉神经反射在三叉神经痛中是正常的；但在由神经病、多发性硬化、桥小脑角肿瘤所引起的面部疼痛中是异常的，尽管它的传入路径至少部分是由非伤害性纤维介导的。屈曲反射或躲避反射是由神经或皮肤的疼痛刺激所获得。通过刺激腓肠神经完成的股二头肌短头反射——RⅢ反射（80～90 ms），被发现在评估疼痛药物疗效方面有帮助[6,8]。

要点

- 电生理检查是中枢和周围神经系统受累的非常敏感的指标，但不能提示潜在疾病。
- EMG/NCV 检查可以鉴别病变的解剖部位、受累神经元或神经纤维的类型、病理改变的性质，及病变的严重程度。
- 在 QST 检测中，冷阈值可以检测 Aδ 纤维的功能，而热阈值、热痛阈值和冷痛阈值可以反映 C 纤维的功能。
- SSEP 对由Ⅰa 型和Ⅱ型感觉传入纤维介导的整条感觉传导通路进行定量测量。
- LEP 和 CHEP 可以检测 Aδ 纤维和 C 纤维的功能。CHEP 有望成为一个标准的神经生理检测方法。
- SSR 和 QSART 的作用有限，但有助于评估糖尿病性痛性神经病或 CRPS/RSD 患者的疼痛。
- 伤害性反射的电生理检测对于辅助诊断意义不大。

参考文献

参考文献请参见本书所附光盘。

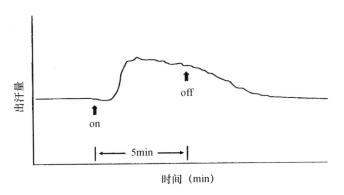

图 8-7 一个正常的定量泌汗轴突反射试验。On，off，刺激开始和结束

9 脊椎的解剖学、影像学及产生痛觉的退行性疾病相关病理学

Matthew T. Walker ❂ Eric M. Spitzer ❂ Murugusundaram Veeramani ❂ Eric J. Russell

唐闻晶 朱建国 译　于生元 刘若卓 审　Wenbao Wang 校

解剖学

骨性脊柱

脊柱是由 7 块颈椎、12 块胸椎、5 块腰椎及 5 块融合的骶椎组成。脊柱的终末节段为尾椎，数目不恒定，多为 4 块。除第 1、2 颈椎（C1、C2）和骶尾椎的形态特殊外，其余每块椎骨的形态大致相同。

第一颈椎（C1）通常作为骨性标志，其由一个前弓、一个后弓和两个成对的侧块组成（图 9-1A）。两侧块上与枕骨髁相关节，下与第二颈椎（C2）椎体相关节（图 9-1B）。C1 没有椎体，又称寰椎，与相邻的 C2 间无椎间盘相连。第二颈椎（C2）又称枢椎，该椎体有向上的指状突起，称为"齿状突"，具有特征性，并和 C1 椎体前弓相关节，使头部可以做旋转运动（图 9-1B）。椎体钩是第 3～7 颈椎（C3～C7）所特有的，是椎体上面侧缘向上的突起，与上位椎体相关节（图 9-2）[1]。

典型的颈椎、胸椎和腰椎由一个位于前部的椎体，成对椎弓根、关节柱和椎弓板，以及一个位于背侧正中的棘突所构成（图 9-3）。椎弓根将椎体与后部结构连接起来。关节柱由峡部和上、下关节突构成。从第 3 颈椎（C3）至第 5 腰椎（L5）由上、下关节突在后部将相邻椎骨连接起来。下位椎骨上关节突是关节突关节的下面，上位椎骨的下关节突是关节突关节的上面。而 C1 与 C2 椎骨的上关节突和 C1 椎骨的下关节突都特称为关节面，因为它们并没有其他椎骨那样从骨表面伸出的真正突起而形成关节突。两侧椎弓板向背侧延伸在中线融合，形成棘突。棘突排列在椎骨背侧，成为后方韧带结构的附着点。椎弓根、关节柱和椎板形成闭合的椎管，以保护椎管中的内容物，尤其是脊髓和神经根。横突大小不等，从颈椎至腰椎逐渐变长。中部颈椎有横突孔，其内有椎动脉及其他内容物通过。在胸椎和腰椎，横突为肌肉附着点，以稳定和保护脊柱和其内容物。

关节

从颅底至腰骶交界处，有六种类型的滑膜关节，包括寰枕关节、寰枢关节、钩椎关节、肋椎关节、肋横突关节、关节突关节[2]。寰枕关节是由两侧突起的枕骨髁与第 1 颈椎侧块的上关节凹构成（图 9-1B）。寰枢关节由寰椎侧块的下关节面与枢椎的上关节面构成（图 9-1B）。齿突腹侧与寰椎前弓后面的关节面以及齿突背侧与寰椎横韧带构成寰枢正中关节，为一个滑膜关节。钩椎关节（又称 Luschka 关节）仅为 C2 以下的颈椎具有。椎体钩是第 3～7 颈椎椎体上面侧缘的突起，与上位椎体相关节，从而形成了颈 2～3 至颈 6～7 钩椎关节（图 9-2）。Luschka 关节同时具有软骨和滑膜结构特点，若发生退变，可导致椎间孔狭窄甚至中央椎管狭窄[1,3]。肋椎关节、肋横突关节是由胸椎的椎体肋凹（横突关节面）与肋骨构成（图 9-4）。

关节突关节在脊柱中最常见，是由相邻椎骨的上、下关节突构成的关节。关节突的关节面覆盖软骨，能使脊柱做弯曲运动，并对剪切力提供一定的保护作用。该类关节由滑膜和疏松的关节囊包裹形成密闭腔隙[4]。在颈椎，有一厚纤维囊在侧面包绕关节突关节，并在其下方形成突出的滑囊隐窝。在腰椎，厚纤维囊沿着关节突关节的后缘包裹，下部滑囊隐窝一般位于关节囊尾侧，是关节腔入路的常用部位[5-6]。详细的关节突关节的神经分布和支配超出了本章节的讨论范畴。一般来说，关节突关节接受成对的（译者按：上下两个节段）脊神经背根内侧支支配[7-8]，故治疗关节突关节相关疾病时需对两个脊神经背根内侧支进行去神经术。因此，了解不同关节突关节的走行对于相关介入治疗非常重要。在矢状位上，颈椎的关节突关节斜向后下

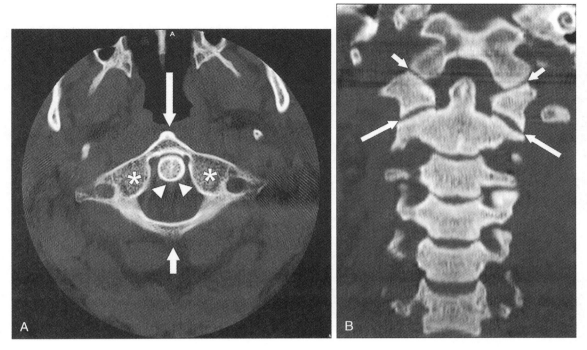

图 9-1　**A.** CT 轴位显示寰椎前弓（长箭头）、后弓（短箭头）和成对的两侧块（星形标记）。齿状突顶端（三角形）与寰椎前弓相关节。**B.** 颈椎 CT 冠状位重建示两侧枕骨髁与寰椎侧块上关节面构成的枕关节（小箭头），寰椎侧块下关节面与枢椎上关节面构成寰枢关节（长箭头）

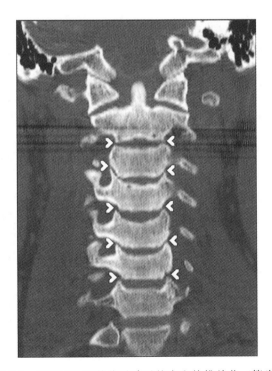

图 9-2　颈椎 CT 冠状位重建示钩突和钩椎关节（箭头）

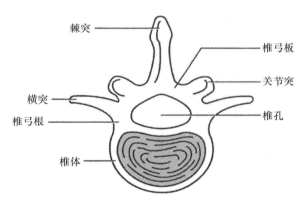

图 9-3　椎骨的典型形态轴位示意图

冠状面，形成一个半月形结构（图 9-5C），故可在透视引导下，从小角度倾斜的矢状位进入关节腔[9]。

横突孔、椎间孔和神经根

　　横突孔又称椎骨孔，仅出现在第 1～7 颈椎。当后方神经突起与前方退化肋骨融合，形成了横突孔[10-11]。横突孔内走行椎动脉、椎静脉丛、交感神经链和脂肪组织。横突孔多呈圆形或卵圆形，其大小常常反映穿过的椎动脉的粗细[12]。椎动脉常从第 6 颈椎水平横突孔进入，但也可从高到第 3 颈椎横突孔进入。在矢状位上，在腹侧的椎动脉距离邻位出椎间孔的神经根仅

方与横截面形成仰角（图 9-5A）。胸椎关节突关节的走向限制了在冠状位经皮穿刺进入关节腔（图 9-5B）。在腰椎，关节突关节后缘朝向斜矢状面而其前缘朝向斜

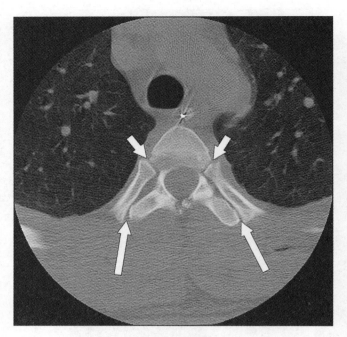

图 9-4　中段胸椎 CT 轴位像示肋横突关节（长箭头）和肋椎关节（短箭头）

数毫米（图 9-6）。

在颈椎，椎间孔呈斜前外侧方向走行，由椎弓根、椎体钩、椎体和上关节突围成。颈神经根位于椎间孔的下后侧（图 9-6）。硬膜外静脉丛的分支小静脉与脊髓静脉的分支椎外静脉丛，共同从椎间孔穿出（图 9-7）[13]。颈神经干有八对，第一对颈神经干从颅底和第 1 颈椎之间穿出。因此，颈神经根比位于其下方的颈椎序数高 1 个节段。例如，从第 3～4 颈椎间孔穿出的为第 4 颈神经根。

胸椎椎间孔呈较水平走行，由椎弓根、椎体、椎间盘和上关节突围成。与颈神经根相比，胸神经根更靠近上关节突。小静脉在椎间孔内走行情况与颈段类似。胸神经根从同名椎骨下方穿出椎间孔，例如，第 8～9 胸椎水平，第 8 胸神经根穿出。

与胸椎类似，腰椎椎间孔亦由椎弓根、椎体、椎间盘和上关节突围成。腰神经根与水平面呈 45°向后下方走行，贴同序数椎弓根中后部下方穿出椎间孔（图 9-8）。腰神经根计数与胸神经根相同，即腰神经根从对应序数椎间孔下方穿出，例如，第 4～5 腰椎间孔穿出第 4 腰神经根。

贯穿整个脊髓的传出神经根都是由位于腹侧较小的运动支和位于背侧较大的感觉支组成。背根神经节（dorsal root ganglion，DRG）大小为 5～15 mm[14]，位于椎间孔，以腰、骶段最容易显示。DRG 由腰动脉分支小动脉供血，由有孔的毛细血管内皮细胞组成。DRG 解剖结构在常规对比增强后可以清晰显示（图 9-8 和图 9-9）[15]。

当在胸腰段经椎间孔或神经节周围介入治疗时，需特别注意避免对腰膨大处动脉（Adamkiewicz 动脉）造成损伤而导致并发症。该动脉由椎间孔进入椎管，主要供应下 2/3 段脊髓的血供。正常情况下，此动脉从第 9 胸椎到第 1 腰椎的左侧进入椎间孔，但也可以第 5 胸椎到第 4 腰椎的任何一侧进入椎间孔。该动脉通常走行于椎间孔腹侧的内上方（图 9-10）[16]。

椎间盘

椎间盘位于上下椎体之间，椎间盘高度占脊柱高度的 20%～35%。颈椎、腰椎椎间盘较厚，其前部厚于后部，这有助于形成颈椎、腰椎前凸弯曲。椎间盘主要作用是缓冲外力对脊柱的纵向压力，也可增加脊柱一定的运动幅度。椎间盘由三部分构成：髓核、纤维环和软骨终板[17-18]。髓核含有 II 型胶原蛋白、透明质酸和葡聚糖胺，这些成分使椎间盘具有很好的抗压能力，当含水时 MRI 成像上会出现特征性的信号。纤维环是由外层致密纤维带和内层纤维软骨构成。纤维环外层纤维又称 Sharpey 纤维，这些纤维插入椎体的环状骨突内。软骨终板为透明软骨，与椎体终板紧密相贴。椎间盘是通过软骨终板的小滋养管血管供血[19-20]。

韧带

脊柱韧带提供稳定性，允许做前屈、后伸和旋转运动。脊柱主要有五种韧带：前纵韧带（anterior longitudinal ligament，ALL）、后纵韧带（posterior longitudinal ligament，PLL）、黄韧带、棘间韧带和棘上韧带。ALL、PLL 分别走行于椎体前、后缘（图 9-11）[21]。ALL 附着于椎体和椎间盘，PLL 主要附着于椎间盘纤维环，但与椎体后缘结合较疏松。黄韧带走行于椎管内，连结相邻椎弓板间的韧带，并参与了椎管后部的构成。棘间韧带走行于相邻棘突之间，而棘上韧带走行于各棘突尖之上。

此外，还有一些特殊的韧带位于颅颈交界区，包括寰枕韧带、齿突尖韧带、覆膜、横韧带和交叉韧带[22]。这些韧带在颅颈交界区可提供稳定性和灵活性。本章不再详述上述韧带。

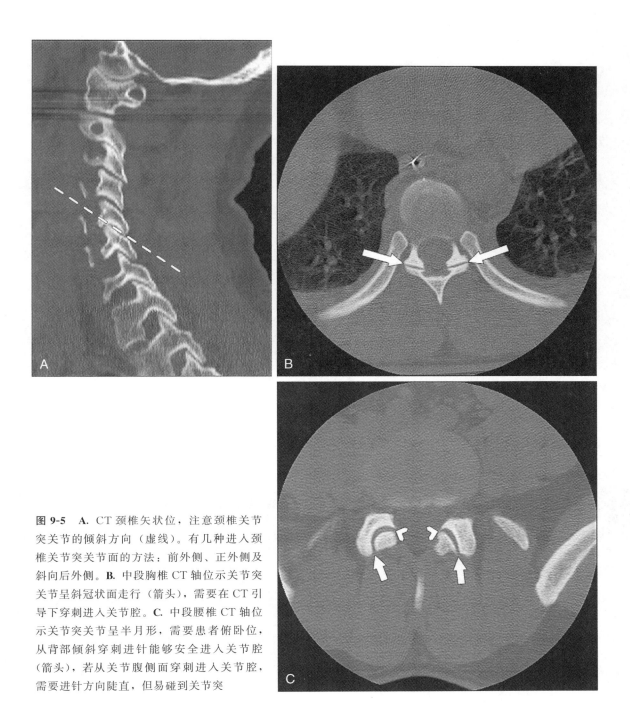

图 9-5　**A.** CT 颈椎矢状位，注意颈椎关节突关节的倾斜方向（虚线）。有几种进入颈椎关节突关节面的方法：前外侧、正外侧及斜向后外侧。**B.** 中段胸椎 CT 轴位示关节突关节呈斜冠状面走行（箭头），需要在 CT 引导下穿刺进入关节腔。**C.** 中段腰椎 CT 轴位示关节突关节呈半月形，需要患者俯卧位，从背部倾斜穿刺进针能够安全进入关节腔（箭头），若从关节腹侧面穿刺进入关节腔，需要进针方向陡直，但易碰到关节突

影像概述

常规 X 线检查（X 线）

传统的 X 线平片反映了 X 线束穿过人体不同密度的组织结构后的衰减程度。例如，骨皮质密度高，X 线完全衰减；心脏是软组织，X 线部分衰减；肺内主要是空气，X 线只很小部分衰减。常规 X 线平片具有快捷、价廉、易操作和良好的空间分辨率特点。脊柱 X 线平片可获取很多重要信息，包括脊柱排列方式、骨结构及钙化。通过脊柱的负重直立位和过伸、过屈动态 X 线平片，可反映脊柱急性或慢性的稳定性和不稳定性。这是目前获得压力相关成像方式的唯一方法。椎体椎间孔狭窄或椎体滑脱可以采用斜位摄片来诊断。脊柱骨折、关节脱位也通过平片诊断，但灵敏度不高。

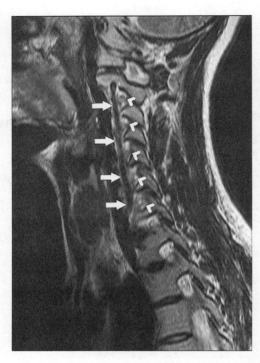

图 9-6 旁矢状位示横突孔，椎动脉呈线样流空的低信号（箭头），紧贴出椎间孔的脊神经根（"︿"示）腹侧

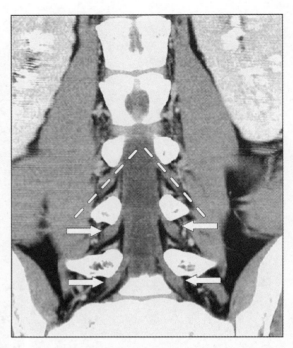

图 9-8 CT 对比增强后冠状位重建示，腰神经根走行方向（虚线），与椎管、椎间孔的位置关系。增强后背侧神经节（箭头）清晰显示

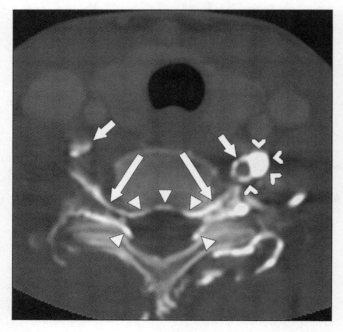

图 9-7 下颈椎 CT 轴位像。颈部 CT 增强后，显示静脉系统，在硬膜外间隙（"▲"示）和椎静脉丛（"︿"示）间有静脉出椎间孔（长箭头）相连。椎动脉（短箭头）位于横突孔外，呈低密度，椎静脉位于椎动脉左侧

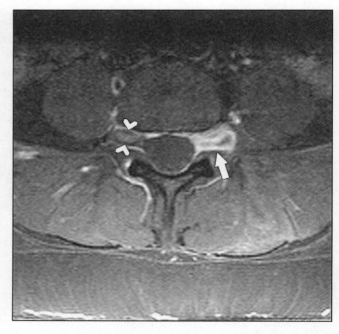

图 9-9 压脂 T1WI 增强 MRI 轴位像。左侧椎间孔见一椭圆形环周强化病灶（箭头），为突出的椎间盘。右侧椎间孔见一正常强化的背侧神经节（"︿"示）

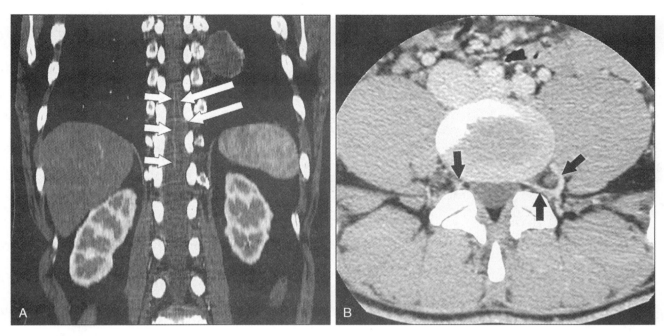

图 9-10 A. 冠状位 CT 增强动脉期示，脊髓内高密度线状结构是脊髓前动脉（短箭头），Adamkiewicz 动脉（长箭头）从胸 10～11 椎间孔进入髓内。B. 腰椎轴位增强 CT 扫描像示椎间孔内、外侧走行的静脉结构（箭头）

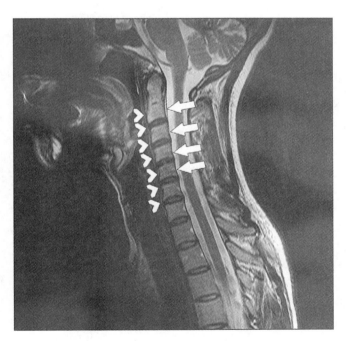

图 9-11 颈椎矢状位 T2WI 示，与椎体腹侧和椎间盘平行的线状低信号为 ALL（"∧"示）。与椎间盘背侧平行的线样低信号为 PLL（箭头）

虽然传统 X 线平片对于软组织的分辨率不如计算机断层成像（CT）高，但对于椎间盘的退行性改变也是可以分辨的，如椎间盘变性（真空征）和椎间盘突出。

标准正侧位片（如颈椎张口位显示齿状突）是诊断的最基本评估方式（图 9-12A～C，图 9-13A 和 B，图 9-14A～C）。颈、腰椎正斜位片，可评估小关节、关节突、椎间孔病变（图 9-12D 和 E，图 9-14D 和 E）。当脊椎前移或脊椎滑脱时，过伸、过屈位可以显示运动异常。过伸、过屈位可通过透视直接实时观察。

平片可以检测全身系统性疾病的相关变化，如强直性脊柱炎、弥漫性骨质硬化或骨破坏（图 9-15）。此外，X 线平片在诊断脊柱侧突、后突畸形具有整体观价值，其他检查手段无法替代。

常规 X 线摄片是评估正常脊柱或外伤性脊柱病变最简单、最经济和最有效的方法。侧位片，可用三条纵向曲线来评估脊柱序列是否正常（图 9-16）。前、后脊柱线沿着前、后纵韧带走行。椎板线沿着椎板深面黄韧带走行。正位片，通过棘突的尖端做垂直线作为评估脊柱是否侧弯的标准（图 9-17）。垂直线与椎弓根距离是否对称用来评估脊柱有无旋转。

X 线平片容易显示内固定失败，如折断。由于射线束硬化伪影影响图像质量，CT 诊断内固定折断比较困难。

脊髓造影术和脊髓造影术后 CT 扫描

脊髓造影术是通过在脊髓蛛网膜下腔注射非离子型碘对比剂来评估椎管内病变的放射技术。对比剂可以显示脊髓和神经根，在常规 X 片上表现为高密度对比

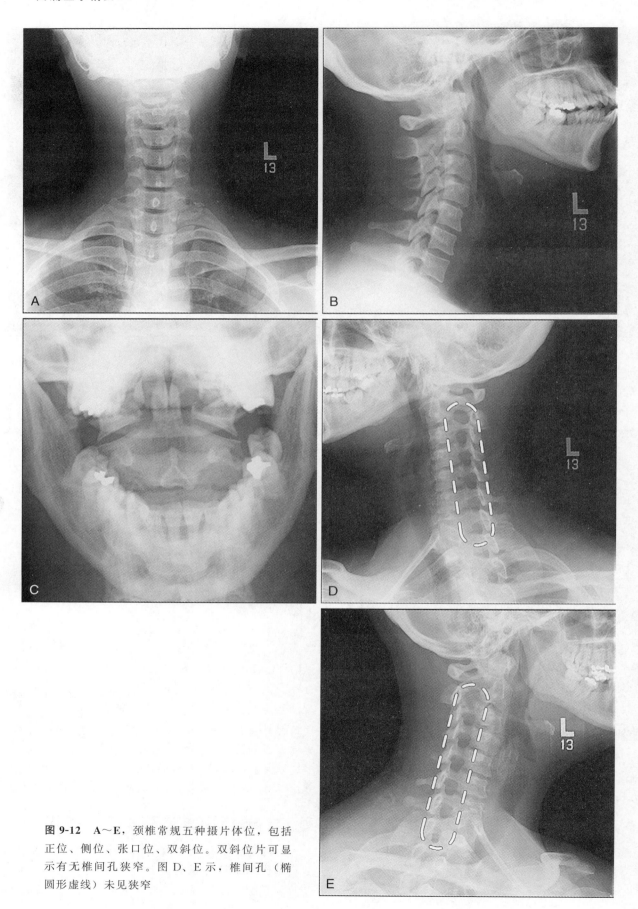

图 9-12　A～E，颈椎常规五种摄片体位，包括
正位、侧位、张口位、双斜位。双斜位片可显
示有无椎间孔狭窄。图 D、E 示，椎间孔（椭
圆形虚线）未见狭窄

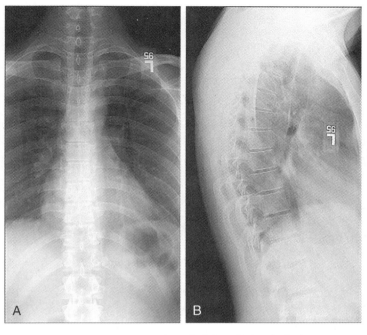

图 9-13　A、B 示，标准的胸椎正位片、侧位片

剂充盈缺损。将碘对比剂注入到硬膜外腔，若出现硬膜外压痕，通常代表椎间盘异常、黄韧带肥厚或关节突肥大等退行性改变。脊髓造影术亦可诊断椎管狭窄、神经根压迫、神经根肥厚和蛛网膜炎（图 9-18）。脊髓造影术后应行造影后 CT 扫描，以便更好了解椎管内容物及其周围结构的解剖关系。

脊髓造影术是有创性检查技术，其使用率下降，逐渐被具有高空间分辨率和对比度分辨率的 CT 和 MRI 所替代。脊髓造影术并发症与腰椎穿刺（lumbar puncture，LP）和药物注射直接相关，包括体位性头痛、对比剂相关性癫痫和感染等。腰椎穿刺术最常见并发症是体位性头痛[23]，如果头痛保守治疗无效，可行硬膜外血液注射修补术治疗[24]。对比剂相关性癫痫的发生比较罕见，但癫痫发作阈值可被某些药物包括许多抗抑郁药所降低[25]。一般情况下，进行脊髓造影术的患者，需进行癫痫发作阈值的药物筛选试验。若患者行 CT 或 MRI 检查具有禁忌证时，脊髓造影术成为解决问题的主要检查手段。

计算机断层扫描（CT）

CT 作为一种 X 线检查技术，与平片相比，其对 X 线的衰减更加敏感。CT 对骨性解剖结构可良好地显示，并具有较高的空间分辨率。最新一代的 CT 扫描仪采用滑环技术（螺旋采集）、多排探测器系统和高速旋转，并可多方位重建最佳脊柱图像。剂量减少软件可大大减少患者辐射剂量，如通过实时调整管电流（mA），根据不同患者的不同扫描层厚改变相应管电流的大小。由于螺旋扫描可以获得重叠的数据，因此，可进行多平面重建（MPR）和容积再现（VR）。

与传统 X 线不同，CT 成像的原理建立在不同组织对 X 线吸收量不同的基础上，它不仅可以区分骨与软组织，也可以区分不同密度的骨性结构和软组织结构。CT 可以识别不同密度的韧带、椎间盘和脑脊液（CSF），对于诊断椎间盘突出症和韧带损伤有更高的价值（图 9-19）。另外 CT 可显现细微的骨质硬化和骨质破坏。根据组织结构的不同，应用窗口技术，可清楚显示 CT 图像。通过静脉注射碘对比剂可显示血管结构，如硬膜外静脉丛或邻近的动脉。

一些外科植入金属器材，如脊柱钢板、椎弓根螺钉、椎板线（钩）、椎间盘或椎体固定器材，会产生伪影，严重影响 CT 图像质量的诊断价值。在这些情况下，常规 X 线平片和脊髓造影可能是最好的诊断成像方式。虽然 CT 从 4 排发展到 16 排甚至更多排，图像质量有所提高，但 CT 的辐射量数倍于 X 线平片。因此，在敏感人群，如儿童、孕妇和青少年，需要进行相应的辐射防护。

磁共振成像（MRI）

磁共振成像是利用梯度场和射频脉冲来检测人体组

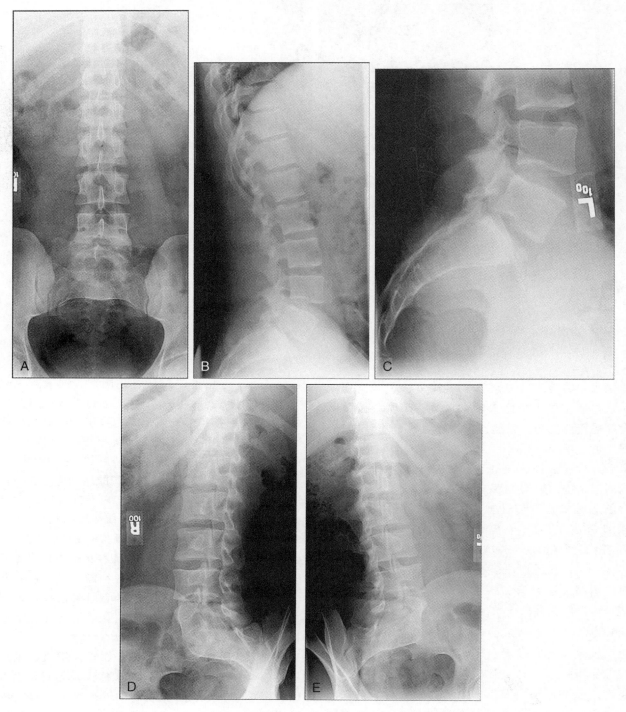

图 9-14　A～E，腰椎常规五种摄片体位：正位、侧位、腰骶段侧位和双斜位

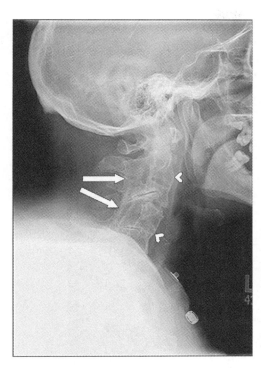

图 9-15　颈椎侧位片示强直性脊柱炎，包括小关节强直（箭头）和椎体融合（"**⋏**"示）

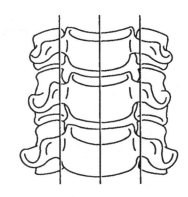

图 9-17　颈椎正位图，显示正常排列的棘突

织内普遍存在的氢原子（氢质子）的位置和种类。磁共振成像无电离辐射损伤，但也有风险，包括心脏起搏器、金属植入物和对胎儿未知或无法量化的风险[26-30]。磁共振成像具有软组织分辨率高和多方位直接成像的优点，是诊断脊柱疾病常用、有效的检查方法。它对不同的软组织结构具有良好的分辨率，如骨髓、肌肉、韧带、椎间盘和神经根。MRI 可清楚显示硬膜外、髓外硬膜内和髓内病变。MRI 评价骨髓病变有优势，如骨髓水肿、骨髓破坏（如转移性疾病）。但 MRI 在识别骨皮质、骨硬化病变、骨赘上不如 CT 敏感。

　　常规 MRI 扫描序列包括矢状位和轴位的 T1 和 T2 加权成像。T1 加权可显示良好的解剖结构。一般来说，T1 高信号代表脂肪（如骨髓脂肪、皮下脂肪），而低信号代表液体（如脑脊液、骨髓水肿和正常髓核）（图 9-20A）。T2 加权像上脂肪组织没有 T1 上亮，但液体呈高信号（图 9-20B）。软组织如肌肉、脊髓在 T1 加权和 T2 加权呈中等信号。STIR（短时反转恢复序列）是一种脂肪抑制序列，T2 加权序列对微量液体的显示非常敏感（图 9-20C）。这些序列对于检测外伤后水肿、恶性肿瘤和感染非常有用[31]。梯度回波序列（GRE）T2 加权像对出血、钙化敏感，并在脊柱创伤中评估脊髓非常有用（图 9-20D）[32-33]。如果评估脊柱侧弯，可以选择冠状位 T1 或 T2 加权像，以便更好地评估弯曲程度（图 9-20E）。

　　在颈椎，薄层轴位二维或三维 GRE-T2WI 用于进一步地评估中央管和椎间孔狭窄。由于受到磁敏感伪影的影响，骨赘所致的狭窄程度在 GRE-T2WI 可被夸大。腰椎可选择使用轴位质子密度加权像和 T2 加权像。颈椎 GRE-T2WI 轴位像、胸椎和腰椎自旋回波 T2WI 轴位像类似于"脊髓造影"的效果，即高信号脑脊液包绕硬膜囊内中等信号脊髓和神经根（图 9-21）。

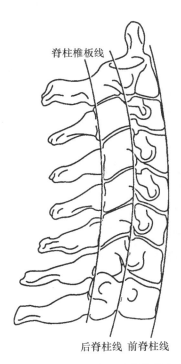

脊柱椎板线

后脊柱线　前脊柱线

图 9-16　颈椎侧位图，显示前、后脊柱线和脊柱椎板线

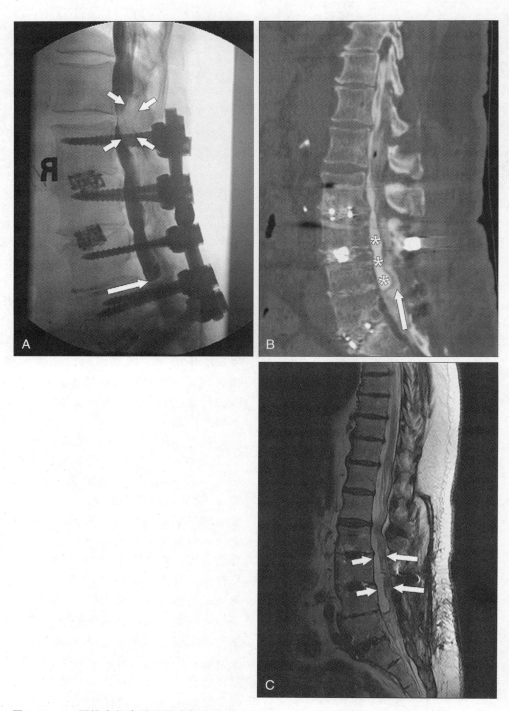

图 9-18　**A**. 腰椎常规脊髓造影术侧位片，患者行 L2～S1 椎弓根内固定术。L1～L2 水平见对比剂充盈缺损，提示黄韧带增厚（短箭头）；L4～L5 水平见蛛网膜下腔条块状对比剂充盈缺损，提示蛛网膜炎（长箭头）。**B**. CT 矢状面重建示，蛛网膜下腔腹侧高密度对比剂聚集（星号）和背侧稍低密度对比剂聚集（箭头），该征象提示蛛网膜炎。**C**. MRI 矢状位 T2WI 示，硬膜囊背侧神经根（长箭头）和条块状脑脊液分隔（短箭头）

（待续）

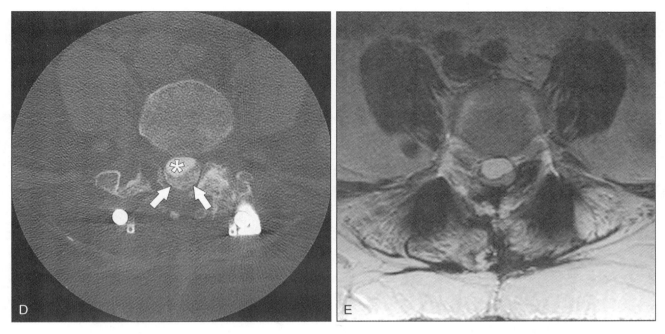

图 9-18 续　**D.** CT 脊髓造影轴位像示，脊神经根（箭头）向周边位移、聚集，对比剂向腹侧聚集（星号）。**E.** MRI-T2WI 轴位像显示影像征象与 CT 一致

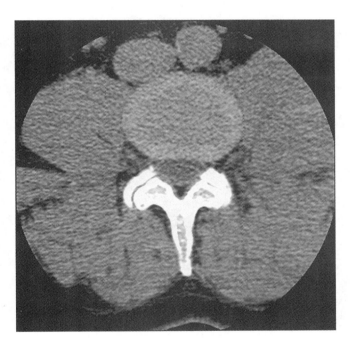

图 9-19　CT 图像显示骨和软组织的密度差异。脂肪呈低密度，CSF 较黄韧带密度低，椎间盘与肌肉密度相似，骨皮质呈致密高密度

矢状位和轴位 T1WI 钆对比剂增强前、增强后图像，可用于评价感染、多发性硬化、髓内肿瘤、转移性疾病和术后瘢痕等病变。若加上脂肪抑制技术可以更好地显示病理性强化的脊髓区域。联合对比增强和

脂肪抑制技术可提高疾病诊断的敏感性，如骨髓炎、椎间盘炎、硬膜外脓肿或肿瘤、脑膜炎、脑膜恶性肿瘤和神经根周围瘢痕（图 9-22）。

　　磁共振检查有一些相对禁忌证，部分患者不能进行该项检查。最常见的是幽闭恐惧症患者，通常需要轻中度的镇静，偶尔需要麻醉科协助。另外可选择开放式磁共振扫描仪替代，但磁场强度低，代价是图像分辨率差、信号噪声比小和选择扫描序列少[34]。磁共振检查绝对禁忌证是由于高磁场强度所致，如心脏起搏、金属异物和特殊的金属外科植入物不能行 MRI 检查。磁场会干扰心脏起搏器的工作，可能导致后者停止工作或者程序被重新设置。金属异物或外科植入物，如脑动脉瘤夹和心脏人工瓣膜，在磁场的作用下会发生移位而导致严重的后果。因此，检查前需要明确哪些植入物在磁场中是安全的[35]。另外，金属植入物会产生严重的伪影和扭曲图像质量，而导致检查无诊断意义。

椎间盘退行性疾病

概述

　　椎间盘源性疼痛是指由椎间盘本身引起的腰痛。椎间盘退行性疾病是一个病理过程，不仅与年龄有关，还有一些不确定的病因会引起急性或慢性腰痛[36-37]。X 线平片椎间盘退行性疾病常见的征象包括：

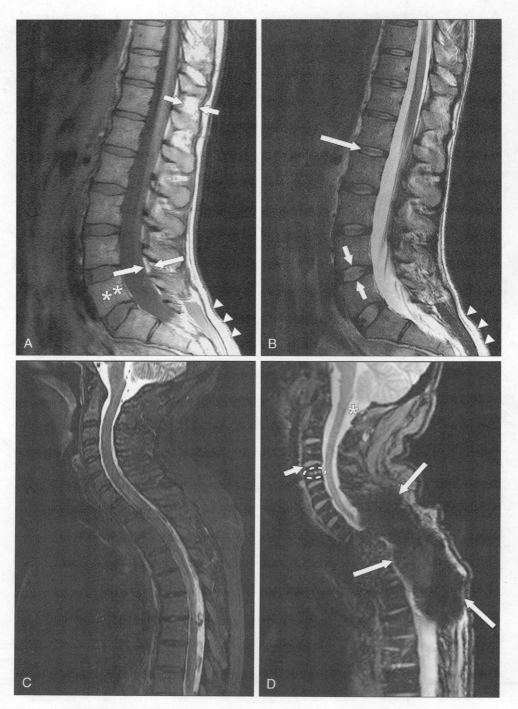

图 9-20 **A**. 腰椎矢状位 T1 加权像示，脂肪呈高信号，如皮下脂肪（"▲"示）、棘突间脂肪（短箭头）、硬膜外腔脂肪（长箭头）和骨髓内脂肪（星号）。椎间盘信号较椎体骨髓信号低。脑脊液较其他组织信号低，除了骨皮质。**B**. 矢状位 T2 加权像示，脑脊液呈高信号（白色），脂肪呈高信号（"▲"示），但无 T1WI 像上亮。正常椎间盘因含水成分较多呈高信号（短箭头）。在许多椎间盘髓核内见水平走行的低信号，属正常表现，如 L1~L2（长箭头）。**C**. STIR 序列是一种 T2 加权加上脂肪抑制技术的序列，脑脊液呈高信号，脂肪呈低信号。该序列显示椎体或软组织水肿敏感，呈高信号。**D**. GRE 序列是一种快速 T2 加权序列，该序列容易受磁场不均匀性影响，如血液、钙和金属。该图像显示椎间盘（短箭头）、脑脊液（星号）、椎体静脉丛（虚线椭圆）呈高信号，骨、筋膜呈低信号。C7~T5 背侧可见低信号金属外科植入物伪影（长箭头）

（待续）

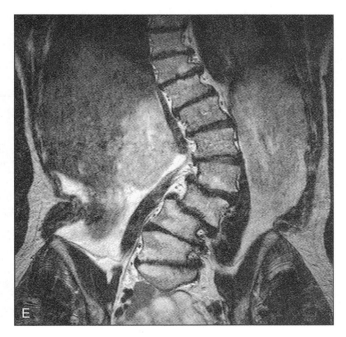

图 9-20 续　E. 冠状位 T2 加权像，评估脊柱侧弯畸形程度

椎间隙狭窄、椎间盘真空征、终板硬化和骨赘形成（图 9-23A）[38-39]。CT 扫描较 X 线能更早显示椎间盘变性过程（图 9-23B）。MRI 具有软组织分辨力高和多方位直接成像的优势，是评估椎间盘退行性病变的首选方法，很多研究致力于探索 MRI 表现与潜在症状严重

程度的相关性。另一方面，椎间盘造影激发试验可将临床症状和 MRI 表现的相关性联系起来。尽管椎间盘退行性疾病不同的影像征象将被分别讨论，但椎间盘退行性疾病的影像表现常常会重叠出现。

椎间盘变性

在 T1 加权像中，富含水分和不含水分的椎间盘差别不明显，因此，椎间盘呈均匀等信号（图 9-24A）。富含水分的椎间盘在 T2 加权像上呈明亮高信号（图 9-24B）[40]。在 T2 加权像上显示低信号纤维环环绕着中央高信号髓核。在 T2 加权像上富含水分的椎间盘呈高信号，会随着年龄增长而减低，但应当比骨髓信号高。椎间盘退行性变会导致椎间盘加速失水的病理过程，这造成椎间盘信号显著减低，甚至椎间盘信号消失（图 9-23B～D）。椎间盘变性可在椎间盘内出现气体聚集（氮气），这种征象在平片、CT 和 MRI 上均可见[41]。在 T1 和 T2 加权像上"椎间盘真空征"是由于质子缺失而呈典型低信号。椎间盘真空征偶尔充满液体，在 T2 加权像上呈高信号。

患者的椎间盘高度应与该患者其他椎间隙水平相比较。椎间盘高度根据与正常水平相比下降的比例，可分为正常、轻度、中度和重度减低。一项研究将年轻男性椎间盘高度和中年男性进行比较，发现年轻健

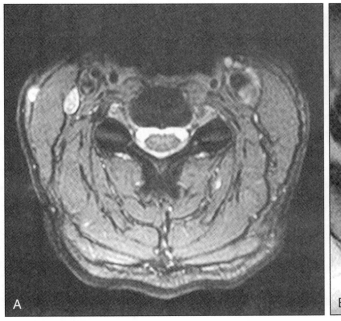

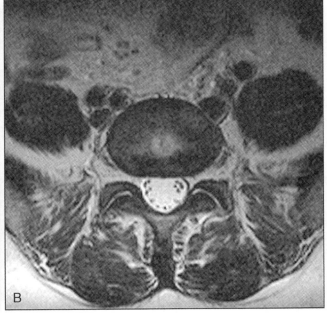

图 9-21　A. 颈椎 T2 加权 GRE 序列类似"脊髓造影"效果，该序列受搏动伪影小，而受磁敏感伪影大，后者会高估骨赘所引起的椎间孔或椎管狭窄程度。**B.** 腰椎 T2 加权 GRE 序列受脑脊液搏动影响显著，通过常规或快速自旋回波 T2WI 可实现"脊髓造影"效果

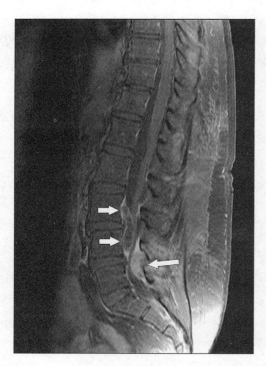

图 9-22　矢状位脂肪抑制增强 T1WI 示，腹侧（短箭头）和背侧（长箭头）硬膜外脓肿

康男性椎间盘高度比中年男性要低[42]。因此，椎间盘高度大小不能作为椎间盘退行性变的指标。椎间盘高度的减少主要意义是反映相应椎间孔狭窄和潜在神经根压迫。

椎间盘纤维环撕裂、破裂

1992 年 April 和 Bogduk 报道了纤维环内中线后方的高信号区域，该区域与中央高信号髓核分界清楚，这与下腰痛患者椎间盘造影阳性结果相一致[43]。在 T2 加权像上，椎间盘后侧或后外侧的线性高信号代表纤维环的纵向同心裂隙，该裂隙从髓核延伸至纤维环外 1/3[44]。在 T1 加权增强后图像可见上述的高信号区域，这与炎症因子（肉芽组织）形成有关。纤维环变性可分为三种类型，包括同心裂隙、横向撕裂和纵向撕裂[45]。同心裂隙是由于纤维环内黏液物质的沉积导致胶原蛋白纤维分层[45-46]。在 T2 加权像上裂隙呈高信号，并与椎间盘后缘相平行（图 9-25）。横向撕裂在 T2 上呈小片状高信号，位于 Sharpey 纤维和椎体隆起的交界处[45-46]。同心裂隙和横向撕裂说明椎间盘变性，但不一定出现临床症状。纵向撕裂是纤维环全层的中断，表示纤维环的破裂（图 9-26）[46]。纤维环外侧和后侧 1/3 及后纵韧带（PLL）处有丰富的痛觉神经末梢，因此，这种破裂是椎间盘源性腰痛的根本原因[47]。这种特性解释了纵向撕裂可产生疼痛，而同心裂隙和横向撕裂不引起疼痛。

软骨下骨髓改变

椎体终板退行性变被称为 Modic 改变，根据 T1 和 T2 加权像上的信号特点可分为三种类型[48]。Ⅰ型是指椎体终板在 T1WI 呈低信号，T2WI 呈高信号（图 9-27 A 和 B），说明纤维血管化骨髓变性。Ⅰ型 Modic 改变，一般强化不明显（图 9-27C）。

Ⅱ型改变是指在 T1WI 呈高信号，T2WI 呈稍高或等信号，说明脂肪替代骨髓（图 9-28）。Ⅲ型改变是指在 T1WI、T2WI 均呈低信号，说明软骨下骨质硬化（图 9-29）。

有研究表明，软骨下骨髓改变是椎体终板发生的一种化学炎性反应，它是由于椎间盘退行性变产生的有毒物质的扩散反应[49-50]。因此，Modic 改变可作为椎间盘源性下腰痛的次要征象。虽然 Braithwaite 等发现，软骨下骨髓改变特异性高，但敏感性低，这限制了 Modic 改变在诊断下腰痛患者原因中的价值[51]。另一研究者发现 Modic 改变与椎间盘造影激发试验之间无明显相关性[52]。

椎间盘突出

概述

为了规范化正常和病理情况下腰椎的报告，北美脊柱学会（NASS）、美国神经放射学会（ASNR）和美国脊柱放射学会（ASSR）联合制订了通用的术语，来统一描述椎间盘病变的病理过程[53]。

MRI 对软组织分辨率高，可作为评价椎间盘突出的首选影像学检查方法。考虑到 CT 在显示骨质异常方面的优势，以及某些患者无法接受 MRI 检查，CT 可作为次要的检查方法。当患者有 MRI 检查禁忌证，同时 CT 平扫检查不能明确诊断临床疾病时，可以选择使用 CT 脊髓造影。

椎间盘轮廓

椎间盘突出表现为椎间盘局限性地突出于正常椎间隙轮廓之外。当椎间盘向四周弥漫性对称性膨出超过椎体边缘的 $50\%\sim100\%$ 时，被称为"环形膨出"，这不被认为是椎间盘突出。椎间盘局部突出是指椎间盘突出于椎体终板但不超过椎间盘轮廓的 50%，若范围小于 25% 称"局灶性"，若范围为 $25\%\sim50\%$ 时称"广基

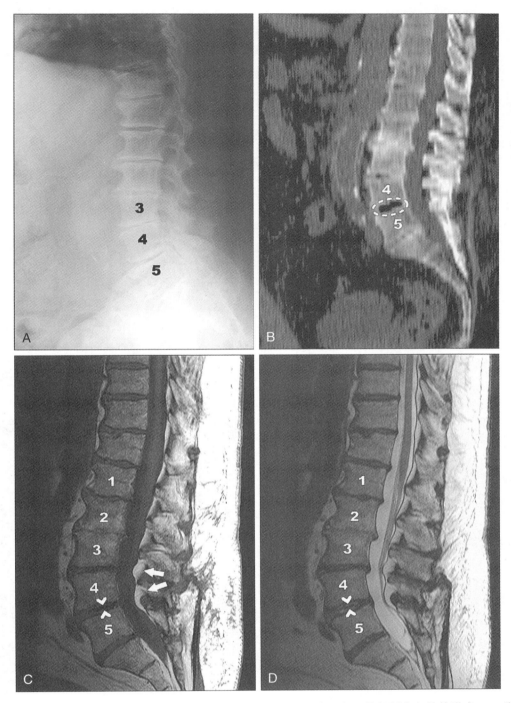

图 9-23 　**A.** X 线平片示，椎间盘退行性变的表现包括：椎间隙变窄、椎间盘真空征、终板硬化和骨赘形成。**B.** 腹部 CT 平扫矢状位重建，显示 X 线平片相同的表现，L4～L5 椎间盘真空征（虚线椭圆）。**C.** 与 A、B 同一个患者，矢状位 T1WI 示典型的椎间盘退行性改变，L4～L5 椎间盘真空征呈低信号（"∧"示）。L3～L4 和 L4～L5 背侧硬膜外间隙（小箭头）较宽，为硬膜外激素注射较易部位。**D.** T2WI 示，弥漫性椎间盘变性，L2～L3 椎间隙消失。除 L5～S1 椎间盘，余椎间盘均向腹侧蛛网膜下腔膨出。L4～L5 椎间盘真空征呈线性低信号（"∧"示），比 CT 图像上显示的小

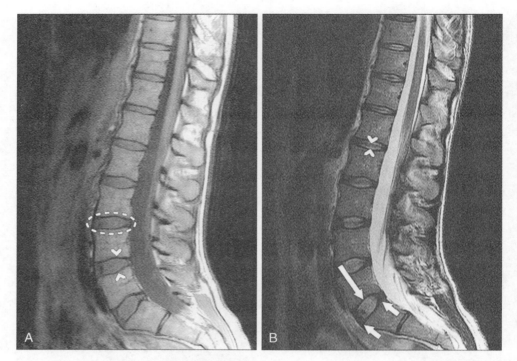

图 9-24　A. T1WI示，正常的椎间盘呈均匀等信号（虚线椭圆），椎间盘上下缘的低信号（"^"示）表示相邻椎体骨皮质。B. T2WI示，椎间盘纤维环呈低信号（短箭头），富含水分的髓核呈高信号（长箭头），而中央水平走行的髓核内裂呈低信号属正常表现（"^"示），不应误认为椎间盘变性

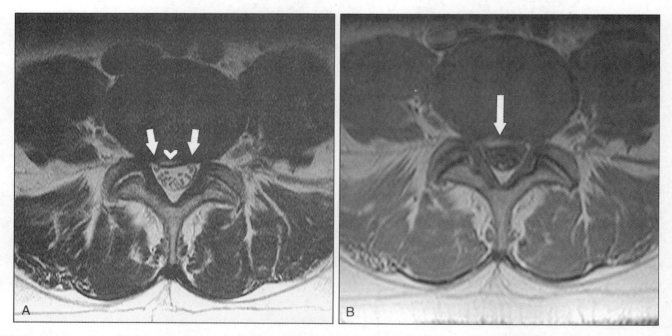

图 9-25　A. L4～L5 水平轴位 T2WI 示，中央偏右突起（短箭头）压迫腹侧硬膜囊，以及与背侧椎间盘后缘平行的线形高信号（"^"示），它表示黏液物质沉积于同心裂隙或撕裂中。B. 增强后 T1WI 示，不同类型的纤维环撕裂均可见强化（长箭头），这种强化说明存在着修复过程，如肉芽组织形成

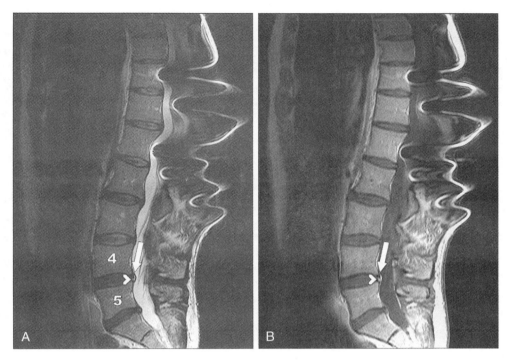

图 9-26 **A** 和 **B**，L4～L5 水平，显示背侧同心环状裂隙和撕裂（箭头）和纵向撕裂（"⌃"示），T1 矢状位增强后可见这些撕裂强化

性"。若局灶性的椎间盘突出突入相邻椎体的终板，被称为 Schmorl 结节（图 9-30）。

　　根据椎间盘突出的形状和椎间盘超出椎体终板边缘的关系，用"突出"和"脱出"这两个术语来描述椎间盘。椎间盘突出是指一个局限性椎间盘病变，其突出部顶点到椎间盘基底部的距离小于椎间盘基线的宽度（图 9-31A）。椎间盘脱出是指最远点到基线的距离超过基底线的宽度（图 9-31B）。椎间盘游离或完全脱出是指椎间盘髓核完全与椎间盘分离。用来描述椎间盘突出的术语与患者产生的症状和最佳治疗方法无一致性。

　　矢状位可很好评估椎间盘在向上或向下的方向上移位。椎间盘向后脱出易被后纵韧带阻挡而向下移位，偶尔也可以向上移位。椎间盘脱出在轴位像上呈突出表现，但在矢状位上呈移位的脱出而容易被识别。外科医生可以通过测量突出的间盘与上下椎体终板后缘的距离，来描述移位的程度。由于后纵韧带附着于椎体终板后部中线处，故移位的部分常位于偏离中央一侧。

椎间盘突出位置

　　使用解剖学标志来描述椎间盘突出的位置，可提供准确、一致的分类。通过特殊的解剖学标志，可画出不同的矢状线及旁矢状线，在轴位椎间盘水平图像上可被分为四个"区域"。术语"中央区域"是指位于椎间盘后正中、关节突内侧之间的区域。如果椎间盘偏向一侧可以采用左右旁正中区来描述。"关节下区域"是指位于关节突内侧面与同侧椎弓根内侧面之间区域。"椎间孔区域"是指位于椎弓根内侧和外侧的旁矢状线之间区域。"椎间孔外侧区域"是指椎弓根外侧旁矢状线之外区域。

　　需要注意，"侧隐窝"区域是指位于椎弓根内侧缘、椎间盘下方及椎体上终板的区域，是关节下区域的一部分而非全部（图 9-32）。严格来说，椎间盘突出是直接向后突出而并非突出到侧隐窝，当椎间盘向上或向下活动时才到达侧隐窝。例如，L3～L4 椎间盘向后突出可进入 L4 侧隐窝，并累及位于 L4 椎弓根下方的 L4 神经根。

　　在矢状位图像上，椎间盘突出的位置在上下方向上可根据解剖学标志分为不同的水平。椎弓根上水平指从高于椎弓根到上位椎体终板处的区域。椎弓根水平是指位于上、下椎弓根边缘之间的区域。椎弓根下水平是指低于椎弓根水平到下位椎体终板的区域。

　　根据腰椎间盘突出的位置，它可压迫邻近的神经根。在颈椎，中央或旁中央椎间盘突出会影响下位节

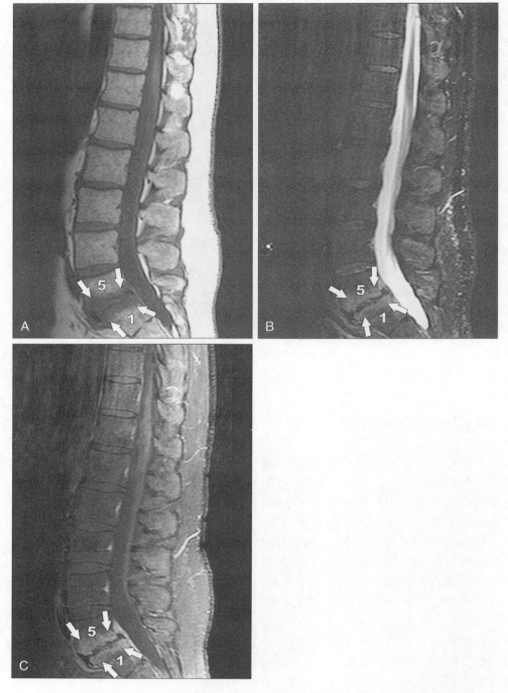

图 9-27 矢状位 T1WI（**A**）、STIR（**B**）、压脂 T1WI 增强（**C**）示，L5～S1 水平可见典型 Modic I 型软骨下骨髓改变（箭头）。上述信号改变和增强方式与早期骨髓炎表现相似

段神经根而不是同水平的神经根。例如，C3～C4 椎间盘向右旁中央突出，最可能压迫下位节段 C5 右侧神经根。椎间孔型椎间盘异常多影响同一水平的传出神经根。例如，C3～C4 右侧椎间孔型椎间盘突出可能压迫 C4 右侧神经根。在胸椎和腰椎，神经根的编号不同（传出神经根与上一水平椎体编号一致）。例如，T3～T4 或 L3～L4 椎间盘向右旁中央突出可能分别压迫下位节段右侧 T4 神经根或 L4 右侧神经根。T3～T4 或 L3～L4 右侧椎间孔型椎间盘突出可能压迫右侧 T3 或 L4 出口神经根。

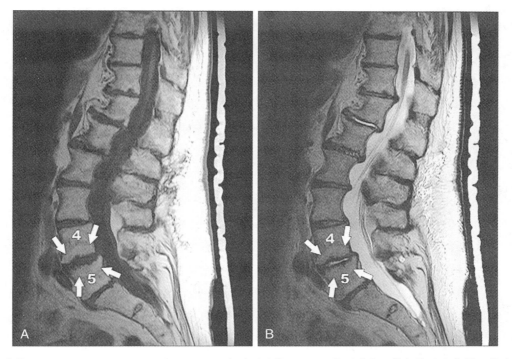

图 9-28　矢状位 T1WI（**A**）、T2WI（**B**）示，L4～L5 水平可见典型 Modic Ⅱ 型改变，终板均呈高信号（箭头），说明局灶性脂肪代替骨髓

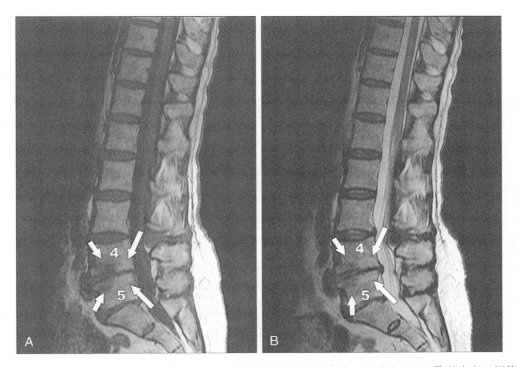

图 9-29　矢状位 T1WI（**A**）、T2WI（**B**）示，L4～L5 水平沿终板腹侧长度约 1/2 可见 Modic Ⅲ 型改变（短箭头），另沿终板背侧长度约 1/2 可见 Modic Ⅱ 型改变（长箭头）

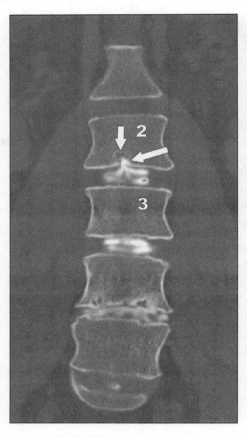

图 9-30 L2～L5 椎间盘造影术后 CT 冠状位重建示，L2 椎体下终板见许莫氏（Schmorl）结节，周围见硬化边缘（短箭头）。L2～L3 椎间盘造影（长箭头）可见许莫氏结节对比增强（椎间盘突出症）

神经压迫的程度可以根据椎间盘突出引起的脊髓、神经根或神经节的圆形或椭圆形的正常形态改变进行分级。轻度压迫是指保存了 75%～99% 的正常形态，中度及重度压迫分别指保存了 50%～74% 和小于 50% 正常形态。

关节突关节

概述

关节突关节是引起下腰痛的另外一种潜在原因。由于引起下腰痛的原因很多，从临床上或影像上很难把关节突关节作为患者疼痛的主要原因。关节突关节综合征是一个有争议的诊断，是指与解剖学相关的小关节退变引起的局限性疼痛或牵涉痛[55-56]。

影像学

关节突关节病变包括：关节突增生肥大并骨赘形成、软骨下硬化、骨髓水肿、关节间隙狭窄或增宽、关节积液和关节周围软组织水肿[57]。骨赘和软骨下硬化在 T1 和 T2 加权像均呈低信号。骨髓和关节周围软组织水肿在 T1 加权像呈低信号，在 T2 加权像呈高信号（图 9-33A 和 B）。脂肪抑制 T2 加权像对于发现骨髓和软组织水肿尤其敏感。关节间隙可以变窄，当小关节不稳定或发生异常运动时，关节间隙可以增宽。

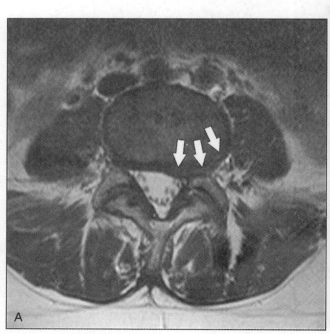

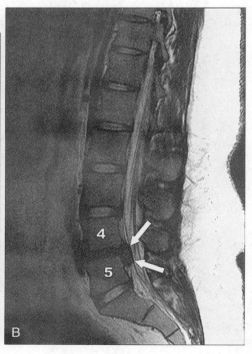

图 9-31 **A.** MRI 轴位 T2WI 示，椎间盘向左外侧椎间孔处广泛突出（箭头），在形态学上与椎间盘突出一致。**B.** MRI 旁矢状位 T2WI 示，L4～L5 椎间盘脱出（箭头），椎间盘内容物挤压后纵韧带向背侧移位 6 mm

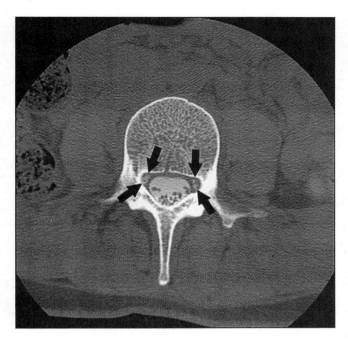

图 9-32　中段腰椎脊髓造影后 CT 轴位图像示，侧隐窝（箭头）位于两侧椎弓根内侧缘的内侧，内含传出神经根。传出神经根鞘呈白色对比增强

关节间隙中存在少量的滑液，但在增宽的关节间隙内常可见积液（图 9-33C）。小关节病变是由于骨、小关节异常而引起继发性疼痛，并能引起神经根在侧隐窝处或在出椎间孔处受压。CT 扫描可以明确诊断小关节突骨性关节炎，但对骨髓水肿和关节周围水肿识别有限。在颈椎，CT 很容易识别细小的骨质硬化和骨赘，但 MRI 对这些变化有时很难识别，有时反而会过度评估，尤其在 GRE 序列。平片可以识别关节面退化，包括骨质增生肥厚和硬化，但敏感性较差。

椎管内小关节囊肿

概述

椎管内小关节囊肿起源于小关节，是包裹着液性成分、边界光滑的圆形结构。小关节炎性改变和脊柱不稳定性是造成小关节组织突出并伴随囊肿形成的原因[58-59]。囊肿壁最内层可含有滑膜上皮细胞（滑膜囊肿）或者包裹黏液样物质的纤维壁（腱鞘囊肿）[60]。在影像学上，两种类型的囊肿表现相同。滑膜囊肿和腱鞘囊肿的治疗（减压）和预后大致相同，在临床上区分它们无明显意义。据推测，腱鞘囊肿代表了已经变性并且与关节突不相连的滑膜囊肿[61]。为了简单起见，下面的讨论将把所有的关节面囊肿看作滑膜囊肿。

滑膜囊肿多靠近相邻的退变的小关节。它们常出现在小关节的背侧面，突出到软组织但不压迫任何神经结构。这些囊肿也可以出现在腹侧面，突出到椎间孔、侧隐窝或椎管外侧。根据不同的位置，滑膜囊肿可以压迫发出的神经根（椎间孔）或下行的神经根（侧隐窝或椎管外侧）。由于滑膜囊肿常与能感受疼痛的滑膜相连，因此可导致疼痛。

影像学

在 CT 扫描上，单纯性滑膜囊肿与脑脊液呈等密度，位于退变的小关节附近，囊壁偶见钙化（图 9-34A 和 B）[62]。当囊肿中含有蛋白类物质或血液，与邻近的肌肉或韧带呈等密度。CT 也可以清楚显示关节囊旁的气体，若气体显影，常提示为滑膜囊肿。脊髓造影术可以清楚地显示椎管内蛛网膜下腔，这有利于更好地显示椎管内或椎间孔滑膜囊肿占位效应或狭窄程度。

典型滑膜囊肿 MRI 表现呈长 T1 和长 T2，与脑脊液信号一致（图 9-34C 和 D）[63]。若滑膜囊肿含有蛋白成分或出血，在 T1WI 呈高信号。当囊肿急性出血时，可以引起体积迅速增大，导致疼痛和神经根病变。滑膜囊肿的囊壁常由坚韧的纤维成分组成，其囊壁可部分或完全钙化。钙化的程度可对经皮减压的潜在成功率进行预测。滑膜囊肿周边强化很常见，不应误认为是一个侵袭性特征（图 9-34E）。

小关节旁囊肿需要与椎间盘突出的碎片进行鉴别诊断。正确诊断的关键是识别病变位于小关节附近，并且伴有相应的小关节退变。另外，MRI 短期内随访能够显示椎间盘碎片变化，但滑膜囊肿无明显变化。治疗方案包括保守治疗、经皮减压术或手术切除，所有治疗方法均有明显的效果[64-65]。

椎管狭窄

概述

CT 能有效地评估由脊柱骨质异常引起的椎管狭窄，并能显示椎间盘膨出或突出。CT 脊髓造影术是有创检查，需行腰椎穿刺，但有利于清楚显示神经根和硬膜囊轮廓，尤其当伴有椎间盘异常和黄韧带肥厚时。

MRI 是一种非侵入性技术评估椎管和椎间孔的方法，在颈椎使用轴位 GRE T2 加权像，胸椎及腰椎使

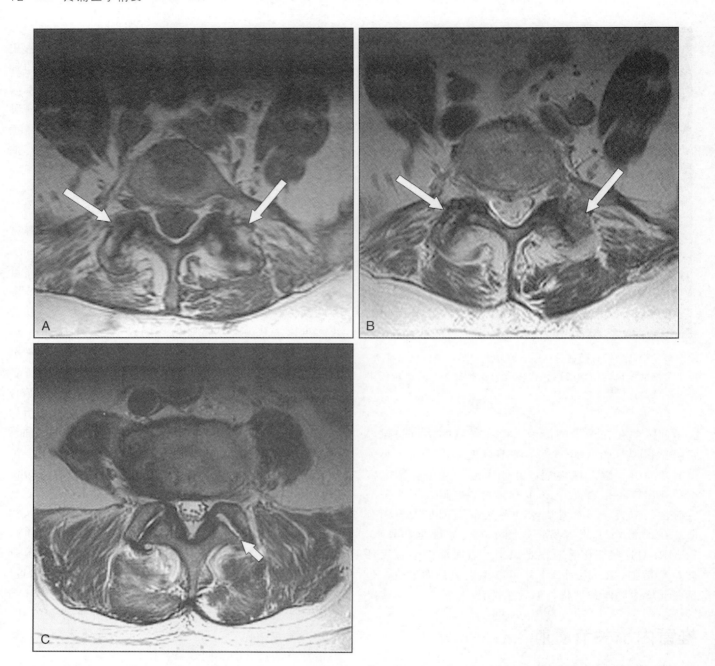

图 9-33 MRI 轴位 T1WI（**A**）和 T2WI（**B**）示，L5～S1 水平关节突关节退变（箭头），包括关节间隙变窄、骨质增生和软骨下硬化。**C.** 轴位 T2WI 显示典型的小关节间隙积液（箭头）

用常规或快速自旋回波 T2 加权像，其椎管中流动的脑脊液不会产生明显伪影。如果存在外科手术金属植入物，常规 T2 加权像能够减少磁敏感伪影。在某些情况下，轴位 T1 加权序列也有帮助。

椎管狭窄分级

尽管有很多种方法可以对椎管狭窄进行分级，但目前没有一种单独可靠的技术来预测患者症状和外科手术预后效果。同样，腰椎管狭窄严重程度分级的可靠性也遭遇了挑战[66]。因此，如果对于椎管狭窄分级意见不统一，这就很难去解释有关治疗有效性检查的研究。

Renfrew 进行的一项大型脊柱影像实践分级方案中，在前后位上比较同一患者的椎管狭窄和相邻正常椎管大小[67]。考虑到椎管狭窄可能为先天发育性，因此，对固有椎管直径也进行了评估。

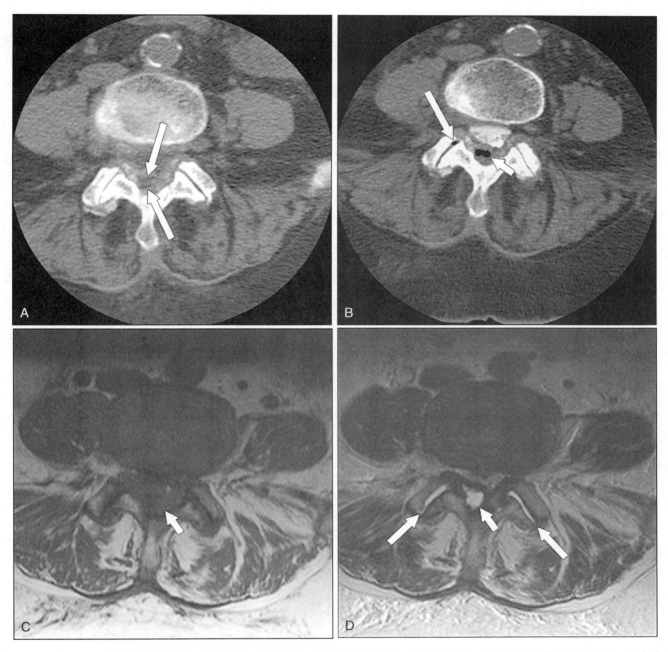

图 9-34 **A** 和 **B**，CT 图像示滑膜囊肿，轴位平扫 CT 图像 A 显示小关节退变，以右侧为著，同时可见韧带增厚和钙化。右侧椎板内侧、黄韧带区域可见低密度的滑膜囊肿（箭头）。患者行脊髓造影术后，行经皮滑膜囊肿穿刺抽吸和类固醇激素注射。术后轴位 CT 图像 B 显示部分钙化囊肿的占位效应。注意囊肿（短箭头）和关节面（长箭头）见气体影，由注射产生，这证实了退变的关节面和滑膜囊肿是相通的。**C～E**，滑膜囊肿 MRI 图像，T1WI（**C**）示囊肿（箭头）和增厚黄韧带之间分界不清。T2WI（**D**）示囊肿内高信号的液体（短箭头）和关节间隙（长箭头）内滑液呈高信号

（待续）

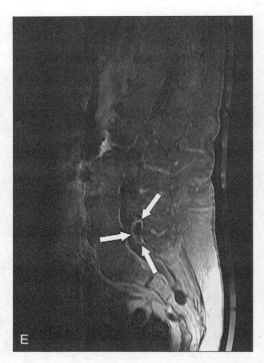

图 9-34 续 旁矢状位 T1WI 脂肪抑制图像（E）示滑膜囊肿囊壁呈环形强化（箭头）

根据狭窄的程度不同分为三类：轻度、中度和重度狭窄（图 9-35）。在前后位上，轻度狭窄定义为保留正常椎管前后径的 75%～99%，中度和重度狭窄分别为 50%～74% 和小于 50%。前后位分级是相对的，另外根据椎管大小发展的程度和神经根周围空间的大小，狭窄可以进行向上或向下分级。

椎间孔狭窄也可利用同样的方法进行分级。椎间孔大小可通过前后位和上下位进行评估。根据变窄的程度，椎间孔狭窄程度可以通过上下位、前后位或两者结合起来进行评价。轻度椎间孔狭窄常由椎间盘膨出或上关节突肥厚所致的椎间孔下部狭窄。中度椎间孔狭窄是指沿着部分神经根的脂肪减少和部分神经根移位。重度椎间孔狭窄是指椎间孔内脂肪组织消失和神经根明显移位和（或）神经根明显受压。上述改变在 MRI 矢状位 T1 加权上显示的敏感性更高（图 9-36）。

椎弓峡部裂和脊柱滑脱

概述

椎弓峡部裂指位于上下关节突之间峡部的不连续性。目前病因仍不确定，多认为与慢性微损伤导致的应力反应或断裂有关，常发生于腰椎[68]。椎弓峡部裂多为双侧性，以 L5 椎体最常见。虽然椎弓峡部裂极少发生于颈椎和胸椎，但是，这些部位损伤后引起的局部反常性增生与椎弓峡部裂更为密切相关（图 9-37）。当双侧椎弓峡部断裂时，椎体可向前滑脱。由于腰椎承受的轴向压力和薄弱部分最明显，这将导致脊柱滑脱。轻度和中度滑脱通常不会造成椎管狭窄，相反会导致椎管扩大。重度脊柱滑脱在前后位上将拉长椎管，而在矢状位上引起椎管狭窄。不同程度的移位将引起椎间孔狭窄和神经根受压。

影像学

CT 诊断椎弓峡部裂具有优势，能在不同平面显示峡部硬化和骨质断裂，并能评估骨性椎管或椎间孔狭窄的程度。MRI 可以显示相同的表现，但有时峡部骨质断裂显示不清（图 9-38A 和 B）。MRI 可以精确地显示椎弓峡部裂和脊柱滑脱常伴随的椎间孔狭窄和神经根受压征象（图 9-38C）。MRI 也证实了椎弓峡部断裂区软骨的过度生长，这也促使骨性椎管或椎间孔的狭窄。平片可简单明确显示脊柱滑脱，斜位摄片容易显示椎弓峡部断裂。对于骨质细节的显示，平片可以作为 MRI 有效的补充，但大多数影像医生更倾向于选择 CT 检查。

骨质疏松性椎体压缩性骨折

概述

在老年人群中，骨质疏松性压缩性骨折是引起严重背部疼痛的一个主要原因，尤其是老年女性。良性骨质疏松性压缩性骨折并不一定都与外伤有关，表现为急性发作进行性背部疼痛，严重影响老年人活动和生活质量。压缩性骨折多发生于胸椎中部和腰椎上部，这导致椎体的轴向负荷明显增加。骨痛是由于骨间膜和骨膜的痛觉 C 神经纤维受到刺激产生的，如机械性损伤、轴向压力改变和炎症都可以引起[69]。椎体高度变扁，常伴随椎体前柱前部楔形改变。椎体上、下终板骨碎片可突入椎管，导致椎管狭窄和脊髓受压。椎体压缩程度可各不相同，轻度压缩可仅沿着终板，而重度压缩椎体高度可几乎完全消失。无论椎体压缩程度如何，任何急性压缩性骨折都会引起患者明显疼痛。良性骨质疏松性压缩性骨折，骨折和水肿常局限于椎体，并不延伸至椎弓根或椎体后部其他结构。若急性压缩性畸形伴随椎旁血肿，可形成类似肿

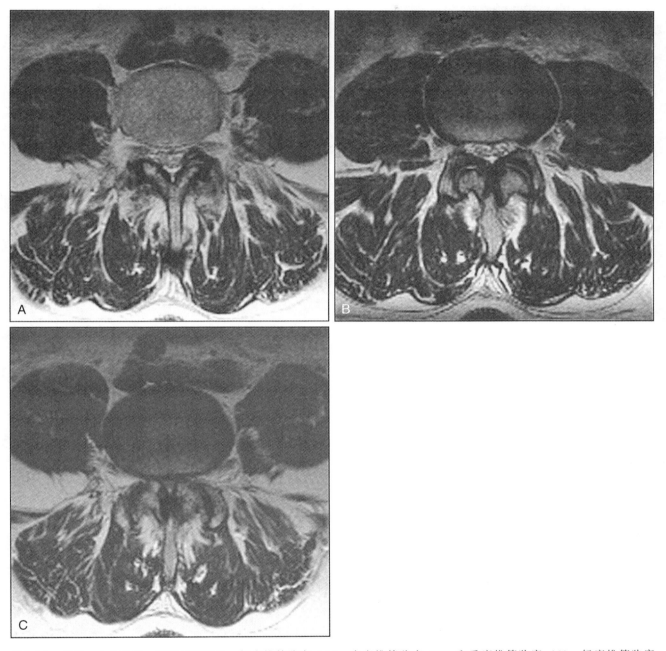

图 9-35　在同一个患者中，轴位 T2WI 示：轻度椎管狭窄（**A**）、中度椎管狭窄（**B**）和重度椎管狭窄（**C**）。轻度椎管狭窄是由轻度退行性变所致。中度狭窄是由椎间盘膨出、韧带肥厚和小关节退行性变形成的"三联征"所致。重度狭窄，除了"三联征"外，同时伴神经根明显受压

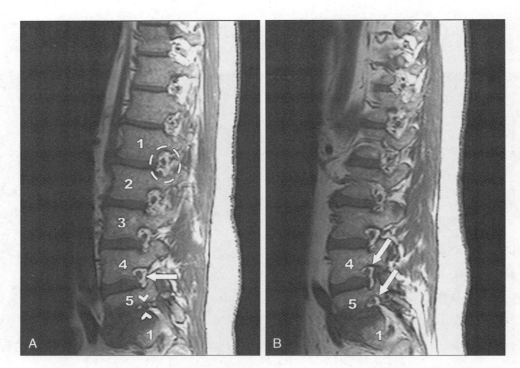

图 9-36 旁矢状位 T1WI (**A**) 示轻度和重度椎间孔狭窄，T1WI (**B**) 示中度椎间孔狭窄。图 **A** 示轻度狭窄位于 L4～L5 (箭头)，重度狭窄位于 L5～S1。重度狭窄是由椎间盘高度压缩、椎间盘膨出和椎体边缘及上关节突骨赘形成所致，伴有神经根受压改变 ("∧" 示)。L1～L2 显示正常椎间孔形态 (虚线椭圆形)。图 **B** 示，中度狭窄位于 L4～L5 和 L5-S1，继发性退行性变所致 (箭头)。在 L4～L5 水平可见 L4 神经根早期受累及

块样结构，但良性压缩性畸形不引起侵蚀性硬膜外或椎旁肿块。如果椎体后部结构出现水肿或肿块，需考虑病理性压缩性骨折的可能。另外，良性骨折时椎体后部通常平直，而病理骨折时椎体后部常见向后突起的边界[70]。

椎体骨水泥植入成形术和椎体后凸成形术是一种广泛使用的方法，用于缓解患者疼痛和提高生活质量。椎体成形术是指经皮穿刺将套管针穿过椎弓根引导至骨折椎体的前 1/3 处，向椎体内注入聚甲基丙烯酸甲酯 (PMMA)，使其在椎体内扩散开。椎体后凸成形术是在椎体成形术的基础上，在椎体内使用球囊扩张技术，可恢复椎体高度，并在椎体内形成一个可供骨水泥沉积的空腔。这两种方法均可显著有效地缓解患者的疼痛，其术后并发症的风险大致相同[71]。研究表明，椎体成形术方法在恢复椎体高度上，亦可达到椎体后凸成形术水平，但前者费用较低[71-73]。近年来，虽然在

骨水泥植入是否能有效缓解疼痛的问题上存在争议，但椎体成形术和椎体后凸成形术对于缓解患者疼痛和提高生活质量的有效性已得到了广泛认可[74-75]。

影像学

X 线平片侧位片可明确椎体压缩性改变，通常作为首选检查方法。虽然 CT 重建图像对椎体内骨折线具有良好的分辨力，但 CT 检查不能提供骨折以外的其他信息。另外，X 线和 CT 检查诊断骨折的敏感性不如 MRI 高。MRI 对于诊断急性压缩骨折敏感性高，尤其在 T2 加权脂肪抑制像呈高信号和 T1 加权像显示低信号时，均提示水肿改变 (图 9-39A 和 B)。另外，MRI 的 T1 和 T2 加权像可清楚显示骨折线均呈低信号。而慢性愈合的压缩骨折不会出现水肿信号的变化。此外，当急性压缩改变伴椎体高度改变不明显时，平片诊断困难，但 MRI 可通过骨折周围水肿诊断急性骨折。

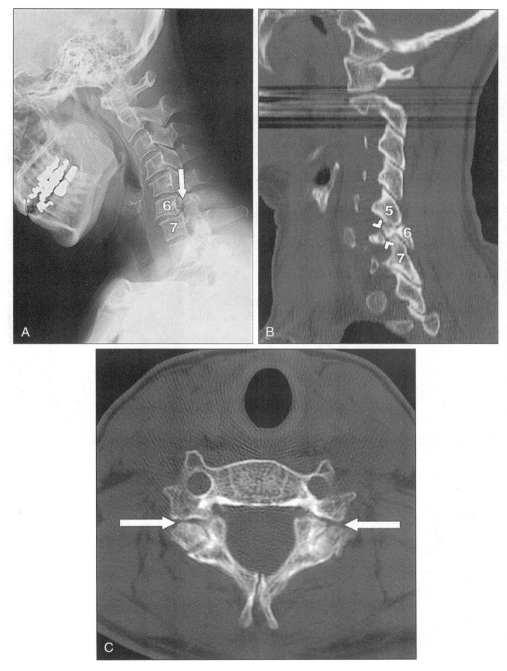

图 9-37　颈椎侧位片（**A**）、CT 矢状位重建（**B**）、CT 轴位（**C**）示先天发育性颈椎椎弓峡部裂。平片示颈椎生理曲度反弓，C6 相对于 C7 向前移位，C6 椎弓峡部裂（箭头）。CT 矢状位重建示 C6 椎弓峡部骨质断裂（"ᐱ"示）。CT 轴位示双侧关节突之间峡部骨质断裂（箭头），断裂边缘的骨质硬化提示病变的慢性过程

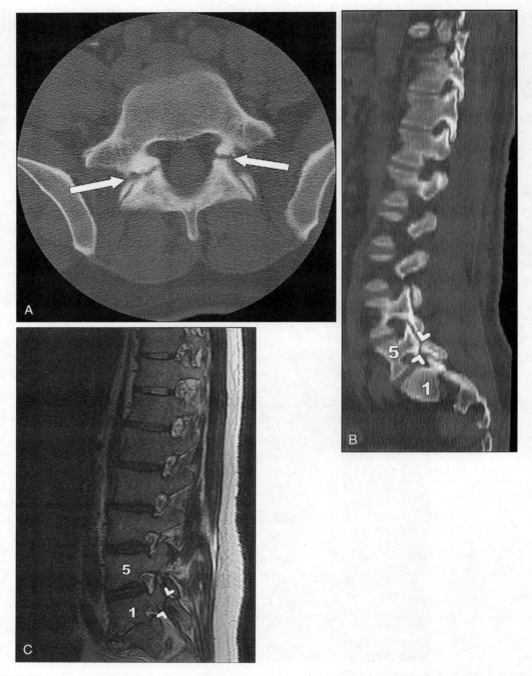

图 9-38 CT 轴位（**A**）、CT 矢状位重建（**B**）、MRI 矢状位 T2WI（**C**）示先天发育性腰椎椎弓峡部裂。CT 轴位示双侧关节突之间峡部骨质断裂和周围骨质硬化（箭头），CT 矢状位重建示 L5 单侧椎弓峡部骨质断裂（"ꔐ"示），矢状位 MRI 亦可清楚显示峡部骨质断裂（"ꔐ"示）

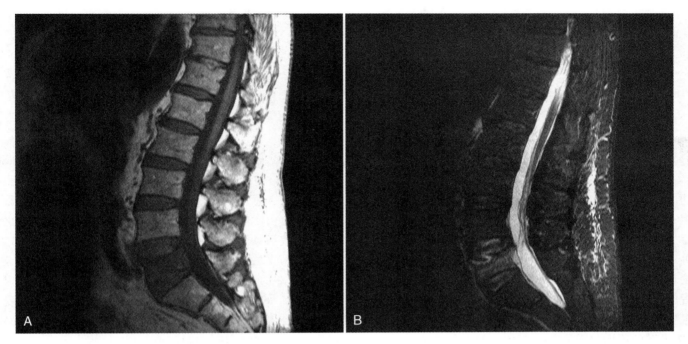

图 9-39　矢状位 T1WI（**A**）、矢状位压脂 T2WI（**B**）示，L5 骨质疏松性压缩性骨折。T1WI 示 L5 椎体呈低信号，椎体上终板压缩约 20%，椎体后缘皮质轻度后凸。压脂 T2WI 示 L5 椎体呈弥漫性高信号，与 T1WI 呈低信号相对应。骨髓信号的变化与骨折产生的水肿、炎症及骨小梁中断位移相关。椎体上终板前缘下方曲线状高信号表示骨折裂缝中液体聚集

致谢

在此非常感谢 Rita Jarmon 和 David Botos 为本章内容提供的帮助。

参考文献

参考文献请参见本书所附光盘。

10 功能障碍的评定

David R. Walega

李春林 译 于生元 刘若卓 审 Wenbao Wang 校

在美国，每年有超过 700 万的功能障碍患者进行功能评定，其中不少评定由疼痛科医生进行。无论医生有何培训经历、背景或者专长，他们都需要专门留意患者的功能障碍或者功能缺失[1]。功能障碍的评估等过程不乏主观偏差，且评估本身对治疗医师提出了伦理学问题。作为"医者"，医生应该最大化地发掘患者的健康和机能潜力；但在功能障碍的评估过程中，医生则成为患者经济利益和医疗资源的拥护者，这与"医者"的原则相矛盾。残疾评估的工作造成部分医生的不安和焦虑。他们或偏见或激进地涉入遵照残障规定和为病者申得最大利益的矛盾中。很多医生缺乏评估的经验和培训，他们对于如何计划一个独立医学检查、如何评价病患是否恢复了工作能力，甚至如何去判定病患是否可以完成某种工作无所适从。理论上，功能障碍的判定应该是清楚明了、公正客观的，损伤及功能缺失的评定应该和组织损伤、器官失能、认知障碍的客观证据相对应，并在检查或诊断中有良好的重复性。功能障碍评定中基本术语知识对于疼痛专科医师来说至关重要。

功能障碍（disability）是指一个人在完成某个特定任务、功能或活动时所表现出的身体功能或认知功能的改变，并和个性特征及环境高度相关。教育背景、年龄、社会民族习惯、职业机会和培训也是功能障碍的重要影响因素。其实目前并没有国际公认的评估方式。事实上，各种评级机构和社会保障局的评估方式都各不相同。这种情况下，功能障碍的评定通常由行政法官而非医生来完成，使其具有明显的主观色彩。功能缺失（impairment）是一个客观术语，定义为身体的任何部位、器官或者系统功能的丧失、失用或错乱，也包括认知和精神的损伤。这种损伤可以是暂时的或者持续性的，并可在检测或体格检查中重复。缺陷（handicap）是一个描述功能障碍的法定或官方术语。功能缺失分级（或者称为患者整体功能缺失情况）是对患者功能缺失进行专业并且客观的评估，可以根据美国医师协会永久性功能缺失评价指南[2]进行分级。这个分级定义了功能障碍对执行通常日常生活活动能

力的影响，包括自理能力、个人护理能力、手的应用、交际能力、感知功能、性功能和行动能力等方面的影响。指南由 120 多名与特殊损伤、精神障碍或日常生活功能或活动应变能力丧失的评定相关的专家提出，具有证据支持并且得到一致认可。例如，轻度椎间盘突出相关的损伤，会造成轻度下肢痛，同时造成 5%～8% 的患者出现全身功能缺失。但是需要接受减压融合术治疗的椎间盘突出患者中，有 25%～28% 术后可能遗留疼痛、感觉缺失或肌电图异常[2]。同样，呼吸或者心血管系统的病理学也可成为客观评价和分级标准。慢性疼痛综合征虽然无法在本质上检验，但仍可以使用这套系统客观分级[3]。总之，损伤越严重，整体功能缺失评分越高。功能缺失评级用于伤残评定或者经济补偿清算。需要注意的是，这样的评定需要患者达到最佳医疗恢复（maximal medical improvement，MMI）时才能进行。最佳医疗恢复指在所有治疗、复健和修复都结束后身体达到的状态。这时的损伤是永久的，并且 1 年内不可能显著改变。再次强调，这样的评定需要有资质的医师进行。

功能障碍计划

社会保障局是一个政府机构，管理 2 项联邦委托的功能障碍权益保障计划，即社保法案第 2 条（功能障碍人士的社会保障收益）和社保法案第 16 条（补充保险收益）。社保法案将功能障碍定义为"由于医学确定的预期可能导致死亡、持续终身或持续时间至少超过 12 个月的躯体或精神损害等原因，造成不能完成任何实质性有收益的工作"[4]。虽然医学原由不可缺少，但功能障碍的判定完全基于职业情况而不是医学证据。审核者会运用一份功能损害列表来确定申请人受伤的严重性。复合型失能并不少见，而功能障碍的标准相当精确严谨，偶尔也会主观些。申请人相关情况的信息和文件由治疗医生提供，包括门诊病历、诊断性检查结果、事件记录或者其他特殊表格。与之相对，工伤补偿计划由各州自行管理，虽然评估原则大同小异，

但实际执行会有不同。照道理来说，这些计划应该给受伤的工人提供及时合理的医疗服务，尽量使其恢复伤前状态，回到岗位并取得薪酬。工人得到同损失工资相应的经济补偿。功能障碍可分为四类——暂时局限性、暂时全身性、永久局限性、永久全身性，而工作相关性损伤可以是躯体的或精神上的。补偿的持续时间和多少由上述分类决定，补偿费用一般包括医疗花费、工资补偿和货币补偿。治疗医师在为受伤工人统筹治疗、评估功能障碍情况方面起重要作用。短期/长期的残障计划是私人保险政策，给因为外伤或疾病导致的暂时或永久残疾的患者提供赔偿。这些保险单通常作为员工福利的一部分，当然也可以个人购买。它们通常不包括医疗费用。在这些私人保险计划中，功能障碍定义为由于失去了大部分工作能力而不能从事某种特定工作。持续时间、资质认证和补偿金限制也因为保险的不同而不同。

功能障碍的评估

独立医学评估（independent medical evaluation，IME）是由培训过的医师对患者进行一次全面的评估工作。与大部分医患关系不同，行 IME 评估的医师不提供医疗服务，且在评估期间不与患者建立治疗关系。独立医学评估的目的就是客观地评价受伤造成的损伤，以及之后患者在不同领域的功能缺失障碍，包括自理、工作、休闲或娱乐活动。评估医师回顾治疗数据，进行体格检查，回顾相关的诊断性试验和步骤报告，然后给出关于当前临床情况、相关诊断的解释，以及是否达到最佳医疗恢复。独立医学评估的报告应该注明受伤的原因，受伤和功能障碍的关系，任何解剖、生理、心理的损害都需要确认或者描述，另外还要加注损伤持久性。功能受限定义为由于特定损伤所致的缺乏像正常人一样执行某种活动的能力，应该在独立医学评估报告中特别注明。例如椎间盘突出患者不能举起大于 25 磅的重物，或者大脑缺氧损伤患者不能独立生活。明显的疼痛行为常常在独立医学评估时确认，虽然证据显示其中有 1%～10% 的慢性疼痛患者在装病[5]。患者的可靠性情况应在独立医学评估中注明。功能障碍评估的运作方式可在指南中找到。表 10-1 列出了独立医学评估报告的主要内容。

与独立医学评估不同，功能能力评估（functional capacity evaluation，FCE）或者工作能力评估（work capacity evaluation，WCE）用于衡量患者的能力，并且通常由物理治疗师或者作业治疗师完成。评估内容主

表 10-1　独立医学评估的组成

| 叙述病史 |
| 目前临床状况 |
| 体格检查和诊断研究结果 |
| 受伤原因和受伤与工作的关系 |
| 最佳医疗恢复的评估 |
| 相关合理的诊断 |
| 功能缺失或者功能受限情况 |
| 损伤的持久性 |
| 工作风险的分析 |
| 患者完成工作的能力评估 |

要有端坐、站立、行走、弯身、伸展、抬举和攀爬的承受值，而且特别强调抬举或搬运一定重量的能力。评估的结果和患者本人的意愿和努力密切相关，同时也与测试者的主观判断相关，特别在慢性疼痛患者中。因为工作能力评估常需模拟特殊工作环境，所以与需要重机械、工具或车辆的技术性更强、工作强度更大的工作相比，坐着进行的或者轻体力的工作更易评估。

疼痛诊疗中的功能障碍管理

由于疼痛性疾病或致残性疾病的特点，疼痛专科医师必须平衡功能障碍的评估和功能障碍管理间的关系。将预防性管理作为重点是很重要的，特别是对复发的疼痛综合征患者[6]。功能障碍或功能情况应该在医患关系建立之初被记录，并在功能受限的时期内连续性评估。管理内容除了概述预期改善的治疗计划外，还应该包括功能障碍的风险评估、患者教育背景以及社会心理支持[7]。功能障碍持续存在的警示包括治疗的依从性差、较少参加物理治疗或复健训练、拒绝或不能重返工作岗位，以及不能减轻体重和参加推荐的运动项目[8]。但是，如果过分强调没有器质性表现就是诈病、癔症或者病前状态也受到质疑[9]。功能障碍综合征是一组功能失调的症状，患者产生了负性的态度和信念，随着时间推移适应了残疾人的角色。患者的失能情况越明显，疼痛的多学科多途径管理就越重要。当为老患者（按：与新患者相对）设置治疗及复健目标时，医生们通常把恢复时间及复岗计划制订得相对宽松。然而当评估有长期功能障碍的新患者时，医生可能会要求更高水平的行动和效果。小题大做、恐惧规避心理和其他一些适应不良的行为应当由疼痛

专家识别标出，因为这些是慢性疼痛和随后长期功能障碍的预测因素。

要点

- 功能障碍是一个模糊的概念，用于描述无法完成特定任务和功能的情况。
- 功能缺失是指由于外伤或疾病所致的客观的功能缺失。

- 疼痛学专家需要对功能障碍相关的术语有一定了解，以便对伴有功能障碍或功能缺失的疼痛患者提供客观、持续、独立的评估。

参考文献

参考文献请参见本书所附光盘。

药理学和药物的类型

11　疼痛控制中的主要阿片类药物

Gagan Mahajan ✦ Samir Sheth ✦ Mark Holtsman

张志军　姜保春　吴小波　陆颖　陈秋萍　曹德利 译　高永静 审　Jijun Xu 校

虽然可选的镇痛药物种类越来越多，阿片类药物仍然是治疗中、重度疼痛的首选药物。在过去的几十年中，阿片类处方药物在治疗慢性非恶性疼痛（chronic nonmalignant pain，CNMP）中使用更加普遍，从 1980—2001 年社区保健医生开具的阿片类药物处方的急剧增加可见一斑[1]。美国疼痛协会（APS）和美国疼痛医学学会（AAPM）共同发表声明支持对 CNMP 患者有选择地、在监控下合法使用阿片类药物[2-3]。然而，由于对阿片类药物治疗 CNMP 产生的风险和疗效存在两种极端的争论，因而阿片类药物的使用仍有争议[3-9]。

理论依据

阿片类药物具有可靠的镇痛作用，而且它们的副作用（如便秘、恶心、呕吐、镇静、呼吸抑制）通常能被预防、治疗或逆转。阿片治疗是控制急、慢性疼痛多种措施中的基本一环。尝试优化患者的疼痛管理应同时联合使用阿片类药物、非阿片类辅助镇痛药 [非甾体类抗炎药物（NSAID）、对乙酰氨基酚、抗抑郁药、抗惊厥药等]、物理治疗、心理治疗和（或）注射疗法。然而，关于长期阿片类药物治疗（chronic opioid therapy，COT）在控制 CNMP 中作用的争论，大部分围绕它们能否作为治疗的一线药物，或者是否应该长期使用阿片类药物。虽然对这个重要问题仍缺乏一个明确的结论，但医疗保健专家倾向于将阿片类药物作为治疗 CNMP 的二线药物，原因如下：①非阿片类药物，如 NSAID 和抗惊厥药或三环类抗抑郁药，分别对治疗关节炎疼痛[10]和神经病理性疼痛引起的

CNMP 有效[11]；②注射疗法可能有效，从而避免了阿片类药物的使用；③考虑到阿片类药物显著的不良反应和阿片类药物治疗的滥用倾向（见下），这种风险-疗效比经常使得在 COT 治疗前要考虑采用替代治疗方案。

虽然 COT 在治疗某些类型 CNMP 的效果仍存有争议，但没有证据表明哪些情况是 COT 不能作为首选的绝对禁忌。动物研究发现在神经系统损伤的疼痛模型中阿片类药物的剂量-反应曲线右移[12-13]，这表明患有神经痛或其他慢性重度疼痛的患者需要高剂量的阿片类药物。在神经病理性疼痛治疗中限制使用 COT 不是因为患者易对阿片类药物产生耐受，而是由于患者需要高剂量的阿片类药物，从而可能出现明显的不良反应。在疑似产生耐受的情况下，用美沙酮治疗神经病理性疼痛可以发挥额外的疗效，因为它对 N-甲基-D-天冬氨酸（NMDA）受体的作用使其在产生镇痛作用的同时还能降低对阿片类药物的耐受。

总之，当替代性镇痛药、注射疗法、物理疗法、心理治疗等效果不明显、被禁忌或别的方式也用尽时，可以考虑尝试阿片类药物。虽然非阿片类药物对 CNMP 患者似乎是更好的和（或）更安全的选择，但这种药物的长期使用可能产生有害的或威胁生命的副作用。此外，一些药物如抗抑郁药和抗惊厥药只对 1/3 的患者产生 50% 的疼痛缓解[14]。

指导原则

由于阿片类药物存在滥用的可能，因而属于受管制药物，美国联邦政府和州政府机关对它们的管理通常

<table>
<tr><td colspan="1">框 11-1　定义</td></tr>
</table>

第三部分：定义

因这些指南所需，下面的术语定义如下：

急性疼痛——急性疼痛是对伤害性的化学、热或机械刺激产生正常的、可预知的生理反应，典型情况下与侵入性手术、创伤和疾病相伴随，并通常具有时间限制性。

成瘾——成瘾是一种原发的、慢性的神经生物学疾病，其发展和表现受遗传、心理、社会和环境因素的影响。它的行为特征包括：不能控制对药物的使用，渴求、强迫性使用药物，不顾危害地持续使用。阿片镇痛治疗的长期使用造成的躯体依赖性和耐受性是正常生理反应，这和成瘾不同。

慢性疼痛——慢性疼痛是指疼痛的持续时间超过了急性疾病病程或损伤愈合的时间，或者与急性或慢性的病理过程相关或不相关，导致持续的或间歇性的疼痛超过数月或数年的一种状态。

疼痛——一种与实际的或潜在的组织损伤相伴随的或用损伤这样的术语进行描述的不愉快的感觉和情感体验。

躯体依赖——躯体依赖是一种适应状态，表现为药物类型特异性的体征和症状，可以在药物突然停止、快速减量、血药水平降低和（或）使用拮抗剂时出现。躯体依赖本身不等同于成瘾。

假性成瘾——是一种医源性综合征，源于把寻求疼痛缓解的行为误解为成瘾者中常见的药物寻求行为。这种寻求缓解行为在有效镇痛治疗后缓解。

药物滥用——药物滥用是指为了非治疗目的使用任何物质或为了处方以外的目的使用药物。

耐受——耐受是一种生理状态，是指在规律使用一种药物时，随着时间推移，要达到某一特定的效果需要增加剂量，或常规剂量的作用下降。在阿片类药物使用时，耐受可能明显，也可能不明显。耐受不等于成瘾。

将其与恶名连在一起。阿片处方开具者主要担心的是通过诈骗、盗窃、伪造处方或不道德的医疗保健专家的违法活动使药物滥用。1998 年美国州医疗委员会联合会（FSMB）的众议院代表确定并采纳了疼痛治疗中管制药物使用指南，它明确提出了阿片类药物处方开具者的执业标准。这些准则在 2004 年得到更新，并成为一项示范性政策。这项政策里含有成瘾、假性成瘾、耐受、躯体依赖及药物滥用的定义（框 11-1）[16]。这个典型政策强调了评估、体检和后续对疗效（包括患者的功能状态）进行监测和评估的重要性。该政策还建议当患者出现复杂的病史、棘手的不良反应、镇痛效果或功能改善不明显时应求助专业咨询和转诊。APS 和 AAPM 最近发表了共同指南，用来指导阿片类处方药物的合理使用及避免不良反应。这份指南里包括风险评估工具的信息以及获得 COT 许可协议表的网站（表 11-1）[3,15]。

虽然联邦和州执法机构是处方药滥用的主要监管机构，公众和国会强烈反对阿片类药物的滥用、成瘾和消遣，促使美国食品和药品管理局（FDA）也加入其中。根据 2007 FDA 官方修订案（FDAAA），FDA 可以要求药品制造商补充风险评估和缓解措施（Risk Evaluation and Mitigation Strategies，REMS）以保证药物的有效性大于风险性。由于 REMS 可以包含任何药物，2009 年 FDA 通告生产缓释阿片类药物（sustained-release opioid，SRO）和长效阿片类药物（long-acting opioid，LAO）的制造商，规定一个"广泛级"阿片类特有的 REMS 需包含：指导性的沟通和教育材料、药物指导、确保安全使用的要素、患者说明书、登记表、处方医生和患者的协议书。由于其滥用可能性较高，FDA 也将要求制订快速起效的芬太尼类药物[如 Onsolis（芬太尼颊膜片制剂）、Actiq（枸橼酸芬太尼口腔黏膜含片）、Fentora（枸橼酸芬太尼含片）]的 REMS。目前，拥有 REMS 的药物包括 Embeda（吗啡缓释/纳曲酮复合制剂）、Exalgo（氢吗啡酮缓释制剂）、最新 OxyContin（羟考酮缓释制剂）和 Onsolis（一个快速起效的芬太尼颊膜片）。到写稿时为止，由于缺乏适用于全球的 REMS，上述 REMS 由制造商单独制订。REMS 对阿片类药物处方开具的影响仍有待观察。

表 11-1　风险评估和监测工具以及获取长期阿片类药物治疗（COT）知情同意书的网站

风险评估工具	疼痛患者筛选和阿片评估（SOAPP）1.0～14Q 版 阿片风险工具（ORT） DIRE（诊断、棘手问题、风险、疗效）评分：慢性阿片镇痛的患者选择
COT 知情同意书	美国疼痛医学学会（http://www.painmed.org/clinical_info/guidelines.html）
COT 协议书	美国疼痛医学学会（http://www.painmed.org/clinical_info/guidelines.html）
监测工具	疼痛的评估和文件管理工具（PADT） 当代阿片滥用评估（COMM）™

来源：*Chou R，Gunciullo GF，et al：Clinical Guidelines for the use of chronic opioid therapy in chronic noncancer pain*. J Pain，2009，10：113-130.

长期阿片治疗的起始

在不存在并发风险因素（如肝或肾功能损害、年龄等）的情况下，没有直接证据支持要使用哪一种阿片类药物，或推荐一个特异性的起始剂量，或推荐一种特异性的滴定方法[3]。用于长期治疗的阿片处方开具需要考虑多种因素。当选择任何短效阿片类药物（short-acting opioid，SAO）[如：可待因（Tylenol#2、3和4）、氢可酮（Vicodin、Vicoprofen、Lortab、Lorcet、Norco、Hydrocet和Zydone）、吗啡、羟考酮（Percocet、Percodan、Endocet、Endodan、Roxicet、Roxicodone和Tylox）、羟吗啡酮（Opana）或氢吗啡酮（Dilaudid）]，或缓释阿片类药物（SRO）[如：口服缓释吗啡（MS-Contin、Oramorph、Kadian、Avinza、Embeda）、羟考酮（OxyContin）、羟吗啡酮（Opana Extended-Release）和氢吗啡酮（Exalgo）；芬太尼透皮贴剂（Duragesic）]，或长效阿片类药物（LAO）（例如美沙酮和左啡诺）时，很大程度上是凭经验。合理开具处方应该辅以对患者病史的认真回顾。中度到重度急性或慢性疼痛患者，如果非阿片类药物治疗不能使其改善，他们将会是阿片镇痛治疗的候选者。患者是否使用过阿片类药物可以帮助决定他们应该先使用SAO还是SRO或LAO。如果患者最近极少或者没有使用阿片类药物，应采用低剂量的SAO进行滴定试验，以确定这些患者的阿片需要量。SAO的半衰期短，可降低毒性蓄积，因此能将阿片类药物相关副作用的风险最小化。由于SRO和LAO的半衰期长或持续给药，在固定使用剂量下会发生积聚。这种特征使得在初始使用或者更改使用SRO和LAO用药方案时，滴定起来比SAO困难得多。没有使用过阿片类药物的患者需要测试最安全的"按需"给药剂量。尽管使用阿片控制患者疼痛时没有绝对的剂量上限，但是当所选的阿片类药物碰巧与具有封顶剂量的非阿片镇痛药（非甾体抗炎药、对乙酰氨基酚或阿司匹林）组成复合药剂时，阿片类药物使用剂量的增加就会受到限制。因此，复合用药（例如，可待因/对乙酰氨基酚、氢可酮/对乙酰氨基酚、氢可酮/布洛芬、羟考酮/对乙酰氨基酚、羟考酮/阿司匹林等）呈现出一些弊端：①在次优镇痛情形下，尝试最大化阿片类药物镇痛作用的同时，可能增加非阿片药物的剂量并超过其封顶剂量进入毒性范围；②还可以使患者对不具有封顶剂量的药物产生耐受，而对有封顶剂量的药物不产生耐受。

患者疼痛的严重程度和发生频率决定了按需给药（临时备用医嘱，PRN）或按时给药的必要性。例如，继发于损伤和手术的急性疼痛患者，如果预期的愈合过程是快速和短期的，用SAO以PRN方式给药就足够了。对于那些恢复慢、恢复期延长或持续慢性痛患者，用PRN方式给予SAO会产生"过山车"效应，即患者感觉到疼痛、服镇痛药、疼痛短期缓解、当再次疼痛时重复上述循环。典型的COT致力于通过产生稳定的镇痛效果以避免这种现象发生，它的目标不在于完全消除疼痛，更多的是在于可在一个能耐受的疼痛水平上使患者的功能得以改善。由于阿片类药物治疗慢性疼痛的一般目标是为了在一定时间间隔内获得持续镇痛[17]，可以按固定给药间隔给予SAO，就像与LAO或SRO同时使用一样。该策略允许持续给药以到达稳定水平，这避免了按需给药时产生的峰谷效应。而且，固定给药不仅能够避免疼痛抱怨和使用额外镇痛药行为的增加，还可以避免焦虑的产生。

如果一个患者对SAO有反应并能耐受它的副作用，那么COT最好是在剂量允许情况下给予等效镇痛的LAO或者SRO。使用LAO或者SRO的优势是：与固定间隔给药相比，其能够获得安全、有效、持久的平稳镇痛水平，而且不包括可能含封顶剂量的非阿片镇痛药物成分[18]。直观上，用SRO或者LAO固定给药被认为能够提供更持久的镇痛和更好的依从性，减少由潜在的机能失调与恢复之间的循环（即疼痛和疼痛药物成为患者生活中的条件部分）所形成的奖赏强化，还能够降低成瘾和滥用的风险。然而，科学研究没有最终证明上文提到的LAO或者SRO相对于SAO或者固定间隔PRN所具备的优势[3]。尽管如此，固定给药可能会阻止给药延迟，后者会发生于PRN给药。当一些临床医生主张只使用SRO或者LAO用于COT时，采用保守的固定给药再加上以PRN方式给予SRO的治疗对于慢性痛也有作用，尤其在需要评估患者镇痛阈值的时候。然而，在这一领域的药物治疗共识目前仍不清楚。

给药途径

口服阿片类药物的便利性使其成为首选的给药方式。但许多癌痛和术后痛的患者不能耐受或者暂时不能口服摄入，因此阿片类药物给药方式的多样化是必要的[19]。在癌症患者常用的静脉（IV）或者皮下（SQ）注射方式中，通常采用固定时间给药以达到稳定的效果。两种途径都避免了首过效应，还可以通过PRN方式对暴发性疼痛补充给药。皮下注射具有以下几个优点：与口服相比镇痛作用起效快（虽然比静脉注射慢）；容易对较难从静脉进行输液的患者给药；在出血性疾病患者和肌肉减少症患者中，皮下注射比肌内注射更安全。

与上述给药方式不同的是患者自控镇痛（patient-controlled analgesia，PCA），常用的药物包括吗啡、氢吗啡酮或芬太尼。PCA不仅广泛用于术后痛，并被快速扩展为治疗癌症痛。患者启动按钮后，能够立即按预先程序化的静脉或皮下注射剂量给药，因此不需要等待护士来进行RPN静脉注射就可以快速止痛。通过设定阿片给药的最大剂量和频次上限，医生可帮助患者确定他们对阿片的需要量。因为PCA泵能记录患者的个人剂量和频次参数，从中可以获知患者阿片需求的相关信息，这也方便了随后向非PCA方式的阿片镇痛的转变。

当患者无法静脉和口服给药时，替代的给药方式有直肠给药（有含吗啡、氢吗啡酮和羟吗啡酮的栓剂出售）、舌下含服、口腔黏膜给药、鼻腔给药、透皮给药、硬膜外腔给药和蛛网膜下腔给药。硬膜外腔和蛛网膜下腔给药主要用于手术期间、手术后、分娩期和癌症患者群体，这两种给药方式能使阿片类药物直接到达富含阿片受体的神经轴。以上两种选择性镇痛的给药方式还有一个优点，就是减少了对阿片的需要量，能降低中枢和自主神经并发症的风险。患者自控硬膜外镇痛（patient-controlled epidural analgesia，PCEA）是患者自控给药系统的一种新的方式，通过类似IV PCA的机制按硬膜外剂量给予阿片和其他可用药物。

治疗终点和阿片药物的选择

由于疼痛是一种无法验证的主观体验，它既不能被证明也不能被反驳，以疼痛缓解作为阿片治疗的终点同样无法验证，而且带有主观性。COT最令人害怕的副作用就是药物成瘾性，表现为强制使用药物导致功能异常，而且尽管功能异常带来危害但仍持续使用。因此临床医生被建议将功能改善作为镇痛的客观终点，与成瘾相比，它能作为阿片类药物镇痛有效的证据。然而面临的挑战是需要建立COT的结果检测指标，该指标不是更低的疼痛评分，而是能区分功能和功能障碍，强调治疗期望、目标设定、目标监控，并与患者的整个治疗团队协作。在COT中，与治疗终点相关的两个关键问题是确定预期的结果应该是什么样的，接下来证明阿片类药物的有效性和安全性，然后确定当治疗有效或无效时何时和如何停止（或者逐渐减少）阿片类药物。这方面的临床研究依然有限。

对于CNMP患者，阿片治疗有效的标志包括主观疼痛减轻、功能状态和生活质量改善。对功能改善的测定可以采用标准化的工具（SF-36、TOPS、Oswestry等），或者通过一个简单的流程确定在治疗前功能受限和生活质量情况，并在整个阿片治疗过程中跟踪这些指标。理想的功能评估模型要简单、简洁、个性化和全面性，这是很多正式的量表都无法达到的。

心理和社会因素以及共存疾病可能会影响疼痛的感知和痛苦，会影响疼痛的整体评估[20-22]。阿片类药物治疗初始不太可能对所有这些问题产生伴随的或相应的改善。如果疼痛感知的心理放大因素不能充分解决，阿片诱导的镇痛就不能发挥最大效果。同样阿片类药物治疗产生的镇痛和功能改善可能与心理治疗产生的效果步调不一致。疗效和功能改善的可变性使得在确定治疗终点时需要灵活性。

因为疼痛缓解是主观的，它只能作为一个COT是否充分的单一方面。想想看，例如疼痛评分为6的患者（0为没有疼痛，10为严重疼痛）伴有严重的相关残疾。虽然阿片治疗可能只是把患者的疼痛等级从6分降到5分，但如果患者显示出日常生活相关活动的功能改善、参加体育康复的能力和返回工作的能力增强，这意味着获得了一个成功的结果。相反，如果患者报告疼痛缓解增加，但观察不到功能改善，甚至出现功能丧失的迹象（白天镇静、认知障碍、自愿放弃工作、不正常的人际关系或家庭关系、体育活动的减少和法律问题），这种阿片治疗就是适得其反。

虽然阿片的疗效是一个主要关注点，阿片使用管理中一个同等重要的部分是如果治疗被认定为不满意，决定何时停止阿片类药物治疗。认定治疗失败需要考虑多个因素，包括：①剂量不足；②不合适的剂量时间表；③不恰当的给药途径；④由于疼痛诱发的类型（如神经病理性疼痛）潜在地降低了阿片反应；⑤未解决的促痛因素，包括生理、心理因素和社会功能缺陷方面；⑥阿片的副作用限制了剂量的增加。当单独一种阿片制剂明显无效时，不代表阿片这一类药物有问题，患者可能对一种阿片类药物耐受但对另外一种敏感[23]。

关于阿片治疗的持续时间仍然是一个问题，在执业医师和专业学科中仍没有明确的共识来解决对这个问题的争论。阿片治疗过程中会产生药理学上的耐受，需要增大剂量以维持相同的镇痛效果，或者转为使用另外一种不同的阿片。预计不到2%~3%的患者需要转换使用另外一种阿片来镇痛[24]。虽然一些临床研究表明在初始剂量增加后，阿片剂量需求趋于稳定，但在慢性痛治疗过程中周期性增加用量是合理的。对于阿片耐受患者，从一种阿片换到另外一种需要知道等效镇痛剂量的阿片时，由于阿片类药物之间存在不完全交叉耐受，对某一种阿片耐受的患者可能对小于等效剂量的另外一种阿片显示出有效的镇痛反应。阿片耐受患者的疼痛控制是一个挑战，因为针对未使用过阿片治疗的疼痛患者所确定的合适剂量不适用于阿片耐受患者。在这种情况下，需要缓慢逐渐增加阿片用量直到产生镇痛效应且能耐受副作用。当镇痛有效但伴随着无法忍受的副作用时，表明当下使用的阿片是次优的，这时需要选用另外一种不同的阿片类药物。当患者对大多数或全部阿片类药物只在与镇静药联合使用时才能产生镇痛作用时，表明这是对阿片不敏感的疼痛。而且，镇痛作用也可能与镇静作用有很大关系而不是药物直接的镇痛作用。如人们所预料的，只有副作用没有镇痛效果时表明这种阿片治疗是失败的。在这种情况下，其他某一种阿片值得一试，因为它们可能不是同样的作用谱。很明显，阿片有效治疗的持续时间必须是在平衡疗效与副作用、疾病过程的好转与衰退的基础上进行个性化确定。最终，不可能知道不使用阿片会出现多少疼痛，除非药物逐渐减量。

部分阿片类药物

哌替啶

虽然哌替啶（度冷丁）是一种常用的镇痛剂，尤其是肌内注射途径，但由于其潜在的神经毒性，其在疼痛控制中的应用已经逐渐下降。哌替啶是由德国纳粹研制的一种合成的阿片类药物，具有相对较弱的 μ-阿片受体激动剂的特性。与吗啡相比，其效力为吗啡的 1/10，起效较快一些，作用时程较短[25]。在等效的镇痛剂量下，哌替啶引起的嗜睡和瘙痒症较少，并且可能对神经病理性疼痛更有效[25]。然而，它却具有明显的心脏副作用（体位性低血压和直接的心肌抑制作用)[25]、抗胆碱能以及类局麻药的特点，这降低了其治疗窗[26]。不像其他阿片类药物，哌替啶的硬膜外或者脊髓给药能导致感觉、运动以及交感神经阻滞[25]。哌替啶对于治疗麻醉后颤抖具有有益的作用。

哌替啶具有相对短的半衰期（3 h)[26]，但由于其代谢产物去甲哌替啶的神经毒性可能会蓄积，所以长时间用药（大于 3 天）是个问题。哌替啶在肝中去甲基化而成为去甲哌替啶，其半衰期为 12～16 h，并且已证明它能引起中枢神经系统过度兴奋，最终可导致惊厥[27]。因为去甲哌替啶经肾排出，所以在肾功能损害患者中的副作用非常常见，即使并不发生于全部患者。去

甲哌替啶的毒性起初表现为轻微的情绪改变，并发展为可能不为纳洛酮所逆转的震颤、肌阵挛和惊厥[27]。由于去甲哌替啶的过度兴奋性也可能发生在肾功能正常的患者，所以不推荐哌替啶长期给药。最后，对使用单胺氧化酶抑制剂的患者，共同使用哌替啶有潜在的致死作用。哌替啶和任何其他 5-羟色胺类药物，如选择性 5-羟色胺再摄取抑制剂（SSRI）、曲马多或美沙酮联合用药时需要极其谨慎。

吗啡

吗啡是典型的 μ-阿片受体激动剂，其他所有阿片类药物都与该药的等效镇痛强度进行比较。它可以通过口服、静脉注射、硬膜外或是蛛网膜下腔途径给药，用于手术期间以及手术后的疼痛控制。作为一种 SAO，吗啡有速释（IR）剂型（吗啡、MSIR、Roxanol）。作为一种 SRO（MS-Contin、Oramorph-SR、Kadian、Avinza、Embeda)，其给药频率范围为每 8～24 小时一次。目前可用的 SRO 中 Embeda 是一种独特的制剂，它含有吗啡和阿片受体拮抗剂纳曲酮。它是市场上第一个"抗滥用"的阿片制剂，按说明书服用时，纳曲酮保持无活性状态。然而，如果将该药物压碎进行静脉注射时，纳曲酮会释放出来拮抗吗啡的效应。目前，生产商已经制订了 REMS。

吗啡作为镇痛药，口服生物利用度为 $35\%\sim75\%$，它的相对亲水性使它成为并非理想的镇痛药。由于跨血脑屏障引起的运输延迟，与其他阿片类药物相比，吗啡起效较慢。相反，相对于它的血浆半衰期（2～3.5 h)，吗啡有 4～5 h 的较长的镇痛效果。因此，减少了它的累积，也使它更为安全[27]。镇痛时程和血浆内半衰期的不一致可能部分是由于它的低脂溶性，以及相对于血浆浓度而言存在较慢的脑部清除[26]。尽管吗啡的药理活性主要归于它的母体化合物，吗啡的有效性以及毒性作用也可以被其两个主要的代谢产物即吗啡-3-葡萄糖醛酸（M3G）和吗啡-6-葡萄糖醛酸（M6G）减轻或延长。M3G 无任何 μ- 和 δ-阿片受体活性，并且约占吗啡代谢产物的 50%。它能导致动物广泛的痛觉过敏、中枢神经系统激惹、惊厥、肌阵挛以及耐受的产生[28]。但这不能结论性地证明长期吗啡暴露可导致神经兴奋性毒副作用。虽然 M3G 没有阿片受体活性，但它真正的作用机制仍不清楚。相反，M6G 是 μ- 和 δ-阿片受体激动剂，占吗啡代谢物的 $5\%\sim15\%$。除了毒副作用外，M6G 具有内在的阿片激动和持续镇痛作用。吗啡给药途径可能导致两个葡萄糖醛酸代谢物浓度的不同。由于静脉[29]和直肠[30]途径给药

避免了肝内的生物转化，其葡萄糖醛酸浓度比口服给药低。慢性口服吗啡最终会引起循环的葡萄糖醛酸浓度（M3G∶M6G 比率范围从 10∶1 到 5∶1）比母体化合物更高[26]。由于 M3G 或者 M6G 引起副作用的患者，适于换用替代的阿片药物。

由于吗啡的清除依赖于肝内机制，对于肝硬化患者应该谨慎使用。然而，也有报道在胃和肠上皮细胞存在吗啡的肝肠循环和肝外代谢[26]。葡萄糖醛酸也可能通过结肠菌群的解离，转变回吗啡并被重吸收[26]。由于吗啡的代谢产物是通过肾排泄的，对于肾受损的患者需要调整其使用剂量以减少葡萄糖醛酸代谢物累积导致相关副作用的风险。Smith 报道尽管由于相对较高的 M6G 浓度导致的呼吸抑制、镇静、呕吐能够被纳洛酮逆转，对于肾功能受损患者最担心的副作用是脑病和肌阵挛[28]。Peterson 等发现 M6G 和吗啡的比率与血液中尿素氮或肌酐的水平增加有关[30]。最终，吗啡的镇痛作用和副作用似乎与母体化合物和它的葡萄糖醛酸代谢物之间复杂的相互作用有关。特定的疾病、复方用药以及患者的年龄如何确切地影响个体的葡萄糖醛酸代谢物与吗啡的比率仍然不清楚[26]。

羟考酮

羟考酮是吗啡的半合成同类物，作为镇痛药使用已经超过 80 年[31]。作为一个 SAO，它可在 IR 剂型中作为一种单剂（羟考酮、OxyIR、Roxicodone）存在，或者与对乙酰氨基酚（Percocet、Endocet、Roxicet）或阿司匹林（Percodan 或 Endodan）组成合剂。已经证明 IR 羟考酮可作为缓释（SR）型［盐酸羟考酮控释片（OxyContin）］等效的镇痛药[32]。2010 年 4 月，FDA 批准了一种新的（防篡改）盐酸羟考酮控释片剂配方，它很难掰开、粉碎、咀嚼或溶解后鼻吸和静脉注射。与 Embeda 类似，制造商已经制订了 REMS。然而，它在降低错用和滥用方面的有效性需要上市后再研究。

SR 羟考酮具有理想阿片类药物的许多特征，包括无封顶剂量、副作用小、代谢产物无活性或活性很低、容易滴定、起效快、半衰期短、药效长、可预知的药代动力学[33]。与 SR 吗啡相比，它具有更长的药代动力学特点，理论上可每 12 小时单独注射一次。然而，这反映的是给药系统的特点而不是药物本身的特征。口服羟考酮的生物利用度（≥50%）比吗啡的（15%～64%）[31]窄，这可能造成了两者之间剂量转换率的变异。同等剂量下（毫克对毫克），羟考酮比吗啡更强效，并且镇痛的起效快，血浆中的变异少。相应地，羟考酮的副作用（致幻、头晕、瘙痒症）比吗啡少。

虽然羟考酮能通过激活 κ-阿片受体发挥一些内在的镇痛特征，但它主要是一种前体药。经过肝代谢，通过细胞色素 P450-2D6 酶转化为羟吗啡酮，一种具有 μ-阿片激动剂特征的活性代谢物，及去甲羟考酮，一种失活的代谢物。大约 10% 的个体通常在遗传上细胞色素 P450-2D6 酶水平低，造成羟吗啡酮浓度低，（这些患者）需要高于普通剂量的羟考酮才能缓解疼痛。同时使用一些能够竞争性抑制 P450-2D6 酶的药物可能也会使镇痛效果下降。肝代谢的损害和镇痛作用下降之间的联系是否与更低水平的羟吗啡酮有关仍然不清楚。因此，当同时使用一些药物，如 SSRI、三环抗抑郁药（TCA）或者精神抑制剂，由于它们有潜在的相互作用，必须注意剂量滴定。最后，由于羟考酮经肾排泄，对于有肾损害的患者需要调整药物剂量。

羟吗啡酮

羟吗啡酮是一种半合成的阿片类药物，自 1959 年开始有静脉制剂（Numorphan），后来有了直肠栓剂（Numorphan）。直到 2006 年有口服剂型（Opana，即刻释放和延长释放型）上市。羟吗啡酮主要是一种 μ-阿片受体激动剂，静脉给药时其对 μ-阿片受体的亲和力是吗啡效用的 10 倍[34-40]。羟吗啡酮对 δ-阿片受体的亲和力比吗啡大，它的激动作用降低了耐受并增强了 μ-阿片受体介导的镇痛作用[35]。不像羟考酮，羟吗啡酮对于 κ-阿片受体基本无亲和力[34-35,38,40]。与芬太尼类似，羟吗啡酮引起的肥大细胞组胺释放比吗啡少，它比吗啡和羟考酮更有脂溶性[39]。不像芬太尼，羟吗啡酮并不重新分布于脂肪组织中储存，而是在中枢神经系统中与受体非常缓慢地解离[37]。它的亲脂性使它在 30 min 内达最大血浆浓度，而吗啡-IR 型需要 1.2 h[34]。

尽管羟吗啡酮在胃肠道中能够很好吸收，但由于广泛的肝首过代谢，它的生物利用度只有 10%。虽然羟吗啡酮的生物利用度比吗啡（30%）和羟考酮（50%）低，但羟吗啡酮较大的脂溶性促进了它跨过血脑屏障的能力，这可能导致了它镇痛效果的快速启动：羟吗啡酮-IR 达到最大血浆浓度的时间（0.5 h）比吗啡-IR（1.2 h）和羟考酮（1.5 h）都短[34-36,39-40]。对于 IR 剂型，它的镇痛效果在 30～60 min 起效，而且具有线性的药代动力学，能够预测剂量[34-37,39-40]。对于 ER（肠溶）剂型，每 12 小时给药，可在 3 天内达到稳态[39]。

羟吗啡酮在肝代谢，通过肾排出。对于有肝和肾损害的患者必须调节其用药剂量[36,40]。对于中度到重度的肝损害患者，羟吗啡酮禁忌使用[34]。由于中度到重度的肾损害可以导致生物利用度高达 57%～65%，临床医生应该谨慎对待并降低用药剂量[34]。羟吗啡酮主要的代谢物，即羟吗啡酮-3-葡萄糖醛酸的活性不清楚，它是在肝中，在尿苷二磷酸葡萄糖醛酸转移酶作用下与葡萄糖醛酸还原或结合而产生[34-37,39-40]。二级代谢产物，即 6-羟基-羟吗啡酮是通过一种未知的酶还原而成，并且具有镇痛效果[34,39]。羟吗啡酮与细胞色素 P450 酶系统几乎没有相互作用，不会被 CYP2D6 酶代谢，并且不与 CYP2C9 或者 CYP3A4 酶相互作用[39]。这使得它在患者间的差异小，并且药物之间的相互作用少，因此显著优于其他阿片类药物[34-37,40]。IR 半衰期（7～9 h）、ER 半衰期（9～11 h）比吗啡和羟考酮的半衰期约长 2 倍[34-37,40]。与其他强效阿片类药物相比，羟吗啡酮对治疗急性、慢性以及癌症性疼痛具有类似的效果，并且副作用也相似[39-40]。食物能极大地增加该药在血浆中的最大浓度，所以建议避免在用药前至少 1 h 或者用药后 2 h 进食[34-37,40]。禁止饮酒，因为它可以导致血浆浓度增加近 300%[35,37]。

氢吗啡酮

氢吗啡酮是吗啡的氢化酮类似物，由氢可酮发生 N-脱甲基化作用形成。它可通过口服、静脉、硬膜外或蛛网膜下腔给药途径用于围术期和术后镇痛。作为一种口服药物，可利用的有 IR 剂型（氢吗啡酮或二氢吗啡酮）和 SR 剂型（盐酸氢吗啡酮），后者每日 1 次给药，用于慢性疼痛控制。制造商已经制订了 REMS。

像吗啡一样，氢吗啡酮是亲水性的，具有强大的 μ-阿片受体激动剂活性，有类似的镇痛时程（3～4 h）。然而，氢吗啡酮引起的瘙痒、镇静、恶心和呕吐等副作用没有吗啡频繁[24]。根据是口服还是静脉注射，氢吗啡酮的毫克对毫克的效价能力估计分别是吗啡的 5～7 倍。在口服药物后 30 min 时或静脉给药后 5 min 出现镇痛效应。静脉给予氢吗啡酮的最大止痛效果出现在 8～20 min，最大可能就是因为其亲水性降低了它穿过血脑屏障的能力[41]。

尽管它是亲水性的，它的脂溶性是吗啡的 10 倍[24]。这个特性加上它的毫克对毫克效力比吗啡强，使得它用于皮下注射时可使用等效止痛剂量，但是必须注射较小的体积（10 或 20 mg/ml）。静脉注射氢吗啡酮拥有 78% 的生物利用度[24]。皮下注射为胃肠道（GI）功能受损的临终关怀患者提供了一个安全的替代方法，而且与静脉注射相比需要较少的维护。

氢吗啡酮经过肝生物转化为它的主要代谢物氢吗啡酮-3-葡萄糖醛酸（H3G），与母体化合物和代谢物一起从肾排出。类似于吗啡的 M3G 代谢物，H3G 是一种

活性代谢物，它缺乏镇痛功效，但拥有比母体化合物强 10 倍的神经兴奋性。它被直接注射到大鼠大脑侧脑室能产生神经兴奋性（痛觉超敏、肌阵挛和惊厥）[26]。因为 H3G 产生的量很少，除了在肾功能不全的情况下它可能累积之外，它的影响可以忽略不计。在肾功能不全患者使用氢吗啡酮优于吗啡。H3G 浓度呈剂量依赖性，而且一旦停止使用氢吗啡酮，随着时间的推移，H3G 将被清除。

美沙酮

根据《美国传统词典》（*American Heritage Dictionary*），"美沙酮"的名字是描述其化学结构 6-二甲氨基-4,4-联苯-3-庚酮单词的合并衍生而来。当一个人听到美沙酮这个单词时，会想到很多画面。对于一个能很好地使用美沙酮来镇痛的临床医生，会想象出患者由于疼痛显著减轻而获得更高质量生活；对于患者和许多卫生保健供应商会想象曾经的海洛因瘾君子在戒毒康复中使用美沙酮。最近的统计数据估计，美国有 268 071 例患者在阿片类药物治疗方案中正在使用美沙酮[43]，近 720 000 名患者正在使用美沙酮治疗慢性疼痛[44]。美沙酮处方的增加可能是由于它作为镇痛药有许多吸引人的特性，如价格低廉（批发价格大约是较昂贵的专利药 SRO 的 5%～7%）、生物利用度高、30 mim 内吸收和起作用、多受体亲和力，及没有已知能产生神经毒性（如镇静、困惑、幻觉和肌阵挛）的代谢物。美沙酮很容易吸收，口服生物利用度（大约 80%；范围 40%～99%）大约是吗啡的 3 倍[45-46]。其舌下生物利用度在 34%～75% 之间，在舌下 pH 值高达 8.5 时吸收更高[47-48]。不幸的是，美沙酮的药物动力学和药效学，例如其生物利用度的不可预测和稳态血清水平的高度个体差异，对于确定初始剂量和滴定浓度是一个挑战，从而增加美沙酮产生迟发性相关副作用的可能。美沙酮作为镇痛剂使用已经在上升，但意外过量的显著增加引起了人们的关注，并导致 2006 年 FDA 签发了制造商黑框警告。从 1999—2005 年，在美国涉及美沙酮中毒的死亡数量从 1999 年的 786 人到 2005 年的 4462 人，增加了 468%。2005 年的死亡人数中，3701 人被认为是意外[49]。在最近的一次对西弗吉尼亚州意外药物过量的研究中发现，使用美沙酮的患者中有 32% 因美沙酮过量致死[50]。

美沙酮，在结构上与其他阿片源性生物碱无关，可作为盐酸粉剂使用，能够通过口腔、直肠或静脉注射被还原。它具有亲脂性，碱性（$pK_a = 9.2$），通常是以它的两个同分异构体即 d-美沙酮（S-met）和 l-美沙

酮（R-Met）的外消旋混合物形式存在，二者具有不同的作用模式。d-美沙酮能拮抗 NMDA 受体，抑制 5-羟色胺和去甲肾上腺素再摄取；而 l-美沙酮（R-met）具有阿片受体激动剂特性。在阿片受体亚型中，美沙酮呈现出不同的亲和性。动物模型证明它与 μ-阿片受体亲和力低于吗啡，这或许可以解释为什么美沙酮引起 μ-阿片受体相关的副作用会比较少[51]。相反，美沙酮与 δ-阿片受体的亲和力要比吗啡大得多[52]。由于 δ-阿片受体活性在吗啡诱导的耐受和依赖中发挥重要作用，美沙酮引起的 δ-阿片受体激动导致其脱敏。这个特点可能部分解释了美沙酮对抗阿片诱导的耐受和依赖的能力[53]。除了作为阿片受体激动剂，美沙酮也作为 NMDA 受体拮抗剂[54-57]。大量研究表明 NMDA 受体机制参与阿片耐受和神经病理性疼痛的产生[57]。美沙酮能够减轻阿片诱导的耐受并能治疗神经病理性疼痛，理论上是一个很吸引人的构思。

美沙酮的亲脂性很可能导致了它在组织的广泛分布（平均分布体积＝6.7 ml/kg）和缓慢清除（平均半衰期＝26.8 h；范围 15～55 h）[46,58]。它的延迟清除[平均 3.1 ml/（min·kg）]为每日 1 次给予美沙酮来维持治疗提供了基础，并因此能防止 24 h 或更长时间后阿片类药物戒断综合征的发生[58]。不幸的是，对于镇痛而言，美沙酮的作用并不是这样。而且，血浆美沙酮浓度与镇痛之间的关系有广泛的个体反应差异[59]。使用美沙酮为阿片类药物解毒或镇痛的能力可以用美沙酮的双消除时相来解释。α-清除阶段（分布期）持续 8～12 h，相当于镇痛时期（通常不超过 6～8 h）。因此，由于需要达到双时相分布稳态动力学，镇痛初始可能需要频繁给药。β-清除阶段（清除期）在 30～60 h 之间，足以防止阿片类戒断症状产生，但不足以镇痛。这为维持治疗时每 24 小时给药，镇痛时每 6～12 小时

给药的美沙酮处方提供了依据。

不像其他阿片类药物的分解产物会导致潜在神经毒性，美沙酮没有已知的活性代谢物。它经过肝代谢，主要通过细胞色素 P450（CYP）家族的酶发生 N-脱甲基作用。因此，由于几种 CYP 酶包括 CYP3A4、CYP2D6 和 CYP2B6 的诱导、抑制或底物竞争，造成美沙酮与多个药物具有潜在相互作用[60]。在没有其他药物的情况下，CYP3A4 是一个自诱导酶，这意味着美沙酮可以引起自身代谢，并随时间增加其清除[51]。然而，一项研究发现，美沙酮及其代谢物（2-乙基-1,5-二甲基-3,3-二苯基吡咯烷）在 9 个月的时间里，没有发生明显变化，表明美沙酮自诱导可能不会发生[61]。除了药物相互作用的可能性，胃的 pH 也会影响美沙酮的吸收程度。例如，同时服用奥美拉唑的患者将吸收更多的美沙酮。

对大多数患者来说，原形的美沙酮在肾的排出不多。然而，尿 pH 的下降可以显著提高美沙酮排出。例如，服用高剂量抗坏血酸并尿液呈酸性的患者，约 34％服用剂量的美沙酮以原形的形式从尿液中排出[62-63]。虽然尿 pH 的变化也会影响肾排出美沙酮，但是它在肾衰竭时并不发生累积，在血液透析时也不被明显过滤[64]。因此，在复方用药和（或）胃或尿 pH 值发生变化时美沙酮的毒性可能会增加。最后，蛋白结合、排出、等效镇痛效能的变异性，可能进一步引发过量或戒断症状，造成美沙酮的潜在不稳定性。虽然毒性迹象往往很明显，但是由于自由循环的美沙酮不知不觉减少，因此镇痛效果下降或戒断症状的迹象可能不那么明显。这样的患者可能会被错误地认为药物渴求，因为他们表现出假性成瘾的症状和体征，需要更高剂量的美沙酮。

表 11-2　美沙酮处方的共识指南

建议 1	公开	临床医生开美沙酮时应告知患者该药会出现心律失常的风险
建议 2	临床病史	临床医生应询问患者有关心脏器质性疾病、心律失常和晕厥史
建议 3	筛查	所有患者都获得治疗前心电图，测量 QTc 间期，之后 30 天内以及每年再复查心电图。如果服用美沙酮的剂量超过 100 mg/d，或者有不明原因晕厥或惊厥症状的患者再次检查心电图
建议 4	危险分级	如果 QTc 间期大于 450 ms 但少于 500 ms，应该和患者分析潜在的风险和益处，并更频繁地监测。如果 QTc 间歇超过 500 ms，应考虑减少美沙酮用量或停药；消除诱因，如促进低钾血症的药物；或者选用其他替代疗法。
建议 5	药物相互作用	临床医生应清楚美沙酮和其他使 QT 间歇延长或延缓美沙酮消除的药物之间相互作用。

来源：*Krantz MJ，Martin J，et al：QTc interval screening in methadone treatment*. Ann Intern Med，2009，150：387-395

美沙酮效果的持续时间本来就比其他未改良的或缓释阿片类药物长。这对那些继发于"短肠综合征"或"倾倒综合征"而胃肠道吸收功能障碍的患者尤其有益。不像 SRO，美沙酮药片可以分成两半或嚼碎。美沙酮也可以用于酊剂配方（1 mg/ml 或 10 mg/ml）中使用，对有胃造口术管饲患者有利，因为不需要碾碎药片从而减少堵塞管道的风险。此外，低浓度的酊剂在理论上允许对美沙酮进行相对更加谨慎和准确的滴定，这可能使迟发性毒性的风险最小化。最后，美沙酮作为一种 LAO 时，它的药代动力学特性使它有利于那些继发于"短肠综合征"或"倾倒综合征"而胃肠道吸收功能受损的患者。它也适合那些有肾损害的患者，因为在肾衰竭时它不会积聚，在透析时被清除的量也很小。

美沙酮许多吸引人的功能与它的药理作用复杂性有关。然而，药物作用的复杂性会增加副作用的风险，尤其是有心脏问题伴有其他疾病或在用多种药物治疗的患者。由于认识到美沙酮有导致心律失常（QTc 间期延长导致尖端扭转型室性心动过速）的可能，专家制订了共识指南帮助临床医生安全地使用美沙酮，减少心脏毒性的风险。指南建议临床医生告知患者美沙酮导致心律失常的风险，询问心脏病病史，做一个基础心电图，随后周期性监视 QTc 间期，要清楚导致 QTc 间期延长的因素和药物（表 11-2）[44]。此外，关于美沙酮等效镇痛剂量转换仍然是不确定的。最近一篇使用美沙酮做阿片类药物转换率的综述，发现先前的吗啡剂量与最终的美沙酮剂量以及剂量比率之间有相对较强的正相关关系，但比率变化范围很大。与它和耐受有关的逻辑相反，对那些使用高剂量的其他阿片类药物患者，美沙酮似乎有更强的作用（毫克-每-毫克）。美沙酮对 NMDA 受体的拮抗作用可能有助于解释每日吗啡等效剂量增加的患者从其他阿片类物质转用美沙酮时，美沙酮的效力会增加[65]。在吗啡耐受患者，从吗啡等同物转换为美沙酮的确切等效镇痛剂量还不确定。老的等效镇痛表格通常是基于包括正常对照或未使用过阿片的患者在内的研究，因此并不适用于长期使用阿片的患者。这容易导致剂量过度。最近，一个由美国疼痛医学学会和美国疼痛学会的专家组成的小组推荐，大多数未使用过阿片的成年人的安全起始剂量是每 8 小时口服 2.5 mg，后续剂量增加的频率不能快于按周调节。这个专家小组没有推荐从其他阿片类药物转换成美沙酮的特定方法，但建议阿片耐受患者甚至是以前使用高剂量阿片类药物的患者起始剂量不高于每天 30～40 mg。由于没有足量的研究

提供统一的指南，从美沙酮到另一种阿片类药物的转化更加不明确[66]。因此，美沙酮给没有经验的临床医师带来预测效果的挑战，不只是由于等效镇痛剂量比率不可靠而且缺乏指南，也由于药物与药物交互作用、蛋白质结合变化引起的肝代谢变化以及肾清除率的变化都会导致波动。

丁丙诺啡

丁丙诺啡是一种三类管制的半合成阿片，是吗啡生物碱二甲基吗啡的衍生物。丁丙诺啡主要用做美沙酮维持治疗的替代，它作为治疗慢性疼痛的镇痛剂正在重新被广泛使用，尽管它作为一种镇痛药并不在标识之内[67-70]。作为舌下含服药的丁丙诺啡有 Subutex 和 Suboxone 两种。两种药物配方的主要区别是，后者还包含有受体拮抗剂纳洛酮。丁丙诺啡与纳洛酮的比率通常是 4∶1[69]。虽然丁丙诺啡被滥用的概率低，但添加的纳洛酮对于企图注射用药的患者可产生戒断症状[67,69,71]。对于成瘾者的维持剂量范围从一天 1 次到每周 3 次[67,72]。

丁丙诺啡具有 μ-阿片受体部分激动剂和 κ-和 δ-阿片受体拮抗剂的活性，这一独特的性能使它作为镇痛药具有优势，尤其在副作用方面。相比完全的 μ-阿片受体激动剂，部分 μ-阿片受体激动剂导致的呼吸抑制有封顶效应，欣快感相对较轻，后者可减少对药物的渴求[67,69-70,73]。渴求降低可能也和拮抗 κ-阿片受体有关[67,69-70]。研究还表明丁丙诺啡较少出现耐受[68,72]。丁丙诺啡的部分激动剂活性导致形成具有"钟形"剂量-反应曲线的上限剂量，提示丁丙诺啡的镇痛效果有限，而且矛盾的是它在较高剂量时会产生拮抗作用[69-70,73]。然而，也有人认为临床相关的剂量没有镇痛封顶效应，但是在高剂量时较难预测丁丙诺啡-吗啡等效剂量[73-74]。它对 κ-受体的拮抗作用会导致脊髓镇痛有限、烦躁不安和幻觉[69]。丁丙诺啡也作用于阿片受体样-1（ORL-1）受体，可能有助于抗痛觉过敏，但它可能会抵消其抗伤害作用。对这些相反作用的可能解释是，结合身体不同部位的 ORL-1 受体会导致不同的临床效应[68,75]。

丁丙诺啡具有高度亲脂性，被认为比口服吗啡强 30～40 倍[67-70,72]。丁丙诺啡在 20 世纪 60 年代末被开发，静脉和舌下含服的剂型分别在 1978 年和 1981 年制成。在 20 世纪 90 年代后期，透皮贴剂进入欧洲[76-78]。

在药效学方面，丁丙诺啡舌下含服起效慢（约 90 min），并有相对较长的半衰期（4～5 h）[79]。与 μ-阿片受体缓慢解离可解释它的长时间镇痛作用，使它

在阿片类药物治疗方案中可每日 1 次给药[67,69-70,72,78,80]。它与 μ-阿片受体的缓慢解离也可能是停止丁丙诺啡使用时只有轻微戒断症状的原因[70,81]。丁丙诺啡与 μ-阿片受体有高度的亲和力，使它在较低的受体占有率的状态下产生有效镇痛。因为它与 μ-阿片受体的高亲和力阻止了其他阿片类药物的结合，导致正在使用丁丙诺啡制剂的患者再使用完全的 μ-受体激动剂时需要更高的剂量[69]。反之，给正在使用其他阿片药物的患者使用丁丙诺啡时可能会引起阿片戒断症状[82]。虽然在一些报告中认为这些情况是安全的[70]，普遍的共识认为对于暴发性疼痛应在常规的阿片类药使用之前先用丁丙诺啡[78]。最后，由于它对受体的高亲和力意味着纳洛酮可能不容易逆转丁丙诺啡所致的呼吸抑制。呼吸兴奋剂多沙普仑可能更适合用于此种呼吸抑制[82-83]。

由于通过肝代谢的首过效应，丁丙诺啡的生物利用度是 10%～15%。然而，当舌下含服时，生物利用度是静脉滴注的 60%～70%[67,69]。丁丙诺啡主要是通过肝细胞色素 P450 3A4 酶代谢成无活性和有活性的代谢产物。无活性的代谢产物（80%～90%）是葡萄糖醛酸化的结果，有活性的代谢产物（去甲丁丙诺啡）经过 N-脱烷基化作用产生[84-85]。因为去甲丁丙诺啡具有较强的呼吸抑制作用[69]，对于有中度至重度肝功能不全或那些服用可能诱导产生 CYP3A4 酶的患者在使用丁丙诺啡时需要密切监测。然而，丁丙诺啡对于合并有肾疾病，甚至包括那些透析的患者是安全的[69-70,72,78]。总体而言，丁丙诺啡除了作为阿片类药物的替代药物，与其他强阿片类药物相比，它是一个能提供良好安全性的独特药物。

芬太尼

芬太尼起初被用在手术过程作为平衡麻醉剂的组成部分，随后以静脉、硬膜外和蛛网膜下腔给药方式用于围术期和术后的疼痛控制。芬太尼具有高度亲脂性，这一特性各有利弊，取决于所期望的效应，原因在于在硬膜外或蛛网膜下腔注射时它沿神经轴的扩散有限。芬太尼主要有 μ-阿片受体激动剂特性，和 κ-、δ-阿片受体亲和力低[86]。与吗啡相比，它起效更快，而且比吗啡强 75～125 倍[25,27]。它通过肝的 CYP3A4 代谢成无活性的代谢产物去甲芬太尼[87]。当静脉给药时，它有一个高的首过效应，镇痛作用持续 30～60 min[86]。它比其他阿片类药物有更强大的药效，这使它只需给予较小的、每小时微克级的剂量。尽管作用时间短，其亲脂性使其在慢性疼痛控制中可使用透皮给药，对

于暴发性癌痛可采用透黏膜和口腔方式给药。

透皮芬太尼（芬太尼透皮贴剂和其他通用的贴片产品）被推荐仅用于出现阿片耐受的慢性或癌性疼痛患者，这一推荐基于多个研究报告显示当它用于急性术后痛时有 20% 的肺换气不足发生率[88]。最初的多瑞吉（Duragesic）贴剂，除了一层可以撕下来的保护胶黏剂，包括四层：①聚酯支持层使药物不能透过丢失或水分不能渗透；②储药层包含芬太尼胶体与羟乙基纤维素和乙醇，其中后者增强了芬太尼透皮吸收；③限速膜有助于控制药物吸收速率，其中 50% 吸收速率由该膜控制，50% 由皮肤控制[89]；④硅胶黏附层使贴剂贴到皮肤上后保持其位置。一些新型的通用贴剂采用较新的矩阵技术，可以允许裁剪贴片而不破坏药物的输送。此贴片应放在上半身无毛（剪掉，不刮）、平整而无破损的皮肤表面。一旦贴合于皮肤，可以通过芬太尼的连续透皮吸收达到持续的镇痛水平。

芬太尼透皮贴允许 3 天的剂量，并避免了肝的首过消除效应。芬太尼在肝主要通过细胞色素酶 P450 家族酶代谢。由于芬太尼透皮贴不经过胃肠道，理论上它比口服阿片类药物较少引起便秘。此外，由于它不必依赖于胃肠道的吸收，对于继发于慢性恶心和呕吐而不能口服药物、继发于"短肠综合征"或"倾倒综合征"而有胃肠吸收障碍，以及一些不能口服药物的患者，可以使用芬太尼透皮贴剂。

不像口服的 LAO，由于多个方面如跨真皮吸收率、出汗（～10%）[89]造成的贴剂和皮肤间的黏附程度、皮肤温度、脂肪储存量和肌肉体积[26]等存在个体差异，使得对贴剂的剂量滴定有时不太容易。因为在应用初始剂量或增加贴片的剂量后贴片吸收率缓慢且多变，需要 1～30 h（平均值 13 h）达到有治疗效果的血清水平[90]。因此在第一个 12 h 期间，应给患者开 SAO 医嘱或者静脉 PCA 应对暴发性疼痛，并尽量减少由于阿片药物转换引起的戒断症状，特别是由于它需要 3 天时间才能达到稳态。达到稳态后所需 SAO 的量也可有助于确定是否需要改变贴片剂量，但是剂量调整过快时需谨慎。相反，因为贴片去除后至少需要 16 h 血浆芬太尼浓度才能下降 50%，去除贴片后镇痛作用或副作用也可能延迟。患者应避免将贴片浸没在热水里，或将加热垫放在贴片上，或将贴片贴于破损皮肤上，所有以上这些都可以影响药物吸收速率并伴随副作用产生。经皮给药系统最常见的副作用（<1%）与贴附有关，包括红斑、瘙痒和偶尔的脓疱形成[48]。

暴发性疼痛高峰在 3～5 min，持续 30 min，平均每天发生 1～4 次[92-94]。由于胃肠道吸收或肝代谢首过

效应的影响，口服 SAO 对于暴发性疼痛产生的镇痛效应往往晚于疼痛的发作（30～45 min 达到峰效应）[86,95-96]，因此另一种阿片类药物已经被开发：快速启动阿片（ROO），指镇痛作用在 15 min 内或更短时间启动[97]。当前可用的四种 ROO 都是芬太尼制剂［口服透黏膜枸橼酸芬太尼（OTFC；商品名 Actiq）、芬太尼含片（FBT；商品名 Fentora）、芬太尼颊膜溶片（FBSF；商品名 Onsolis）和舌下芬太尼口腔泡腾片（舌下芬太尼 ODT；商品名 Abstral）］。美国只有 OTFC、FBT 和 FBSF 三种剂型可以使用，舌下芬太尼 ODT 在欧洲一些国家有售。所有这些药物仅被批准用于暴发性癌症疼痛，并能够避免肝代谢的首过消除效应。在美国使用的三种剂型，都需要 FDA 授权的 REMS，但目前只有 FBSF 有 REMS。

OTFC 是第一个上市的黏膜下 ROO，与芬太尼透皮贴不同，OTFC 起效快（15 min），作用时间短，血清半衰期为 193～386 min[91]。相对于静脉给药，它的生物利用度为 47%[87]。服用后经口腔黏膜快速吸收，同时咽下的部分经胃肠道缓慢吸收。OTFC 血清浓度在服用后 15 min 上升，在 20～40 min 内达到峰值[98]。一项对 OTFC 和静脉给予吗啡的比较研究显示，它们在急性术后痛中有类似的起始镇痛效应[99]。药物吸收因患者而异，即取决于患者的服用技巧。因 OTFC 含糖会引起龋齿，要注意牙齿清洁卫生。FBT 是第二个黏膜下 ROO，被批准用于治疗暴发性癌痛。当把 FBT 放置于口腔，产生泡腾化反应，理论上加强了口腔吸收，并在 30 min 内自主溶解[97,100-101]。FBT 较 OTFC 的优势在于达到血清浓度峰值的平均时间更快（47 min vs. 91 min），跨黏膜剂量比例更大（48% vs. 22%），芬太尼进入全身系统更早，而且不含糖[97,100]。芬太尼颊膜溶片（译者注：原文为 FBSL，应为 FBSF；商品名 Onsolis）是最近被批准的颊膜下速效阿片类物质。它采用双分子层输送技术，由双层聚合物薄片组成，一层为黏膜黏附层，包含有活性的药物；另一层为无活性层，促进单向流动，防止药物扩散入口腔[101]。与 FBT 相似，FBSF 的使用也是自主溶解并吸收，全身系统的芬太尼出现得更早，不含糖。FBSF 附着于湿润黏膜之后，需要少量唾液溶解，FBSF 会在 15～30 min 内完全溶解，绝对生物利用度为 71%[92,101]。舌下 ODT（口腔速溶片）是唯一上市的舌下芬太尼药剂，但仅在欧洲的部分地区销售。其释药系统由快速崩解药片和可溶性载体构成，外面由黏膜黏着剂包裹，使得在舌下黏膜的高度通透性下，能够快速释放出芬太尼[93-94]。一项研究中指出，分别

在 8～11 min 和 40～57 min 检测出芬太尼首次血浆水平和血清峰值浓度[102]。和 FBT 和 FBSF 一样，舌下 ODT 是自动吸收（不依赖患者努力）的。

由于根据固定的阿片类药物日服总量而制订的给药剂量是不可预测的，应该建议患者服用 OTFC、FBT、FBSF 或舌下 ODT 时从最低剂量开始，滴定到有效[100,103-104]。甚至从一种速效芬太尼制剂换用另一种时，由于这三种制剂的吸收和生物利用度不同，使得它们微克级的药效也是不同的，因此也建议使用这种剂量方案。这四种速效芬太尼制剂由于起效快和维持时间短，成为治疗暴发性癌痛、特别是吞咽和胃肠道受损患者的理想药物。

舒芬太尼

舒芬太尼（Sufenta）作为静脉或神经轴镇痛药，主要在手术过程中使用，它是芬太尼的一种硫戊巴比妥（thiamyl）类似物。与芬太尼相似，具亲脂性，主要在 CYP3A4 同工酶作用下经肝代谢，并具有快速短期的镇痛效应。舒芬太尼的药代学和药效学与芬太尼相似，但舒芬太尼分布容积更小，镇痛效能更大（静脉，5～7 倍；硬膜外或蛛网膜下腔，2～5 倍），半衰期更短（2.7 h vs. 3.1～7.9 h），镇痛作用起效更快（静脉给药，1～3 min；硬膜外或蛛网膜下腔给药，4～10 min），作用时程更短（静脉，20～45 min；硬膜外或蛛网膜下腔，2～4 h）[25-26]。舒芬太尼也可能会引起剂量相关的骨骼肌僵直。

阿芬太尼

阿芬太尼也主要用于手术过程中以静脉或神经轴为途径的镇痛。阿芬太尼（Alfenta）的亲脂性不如芬太尼和舒芬太尼。它的低脂溶性意味着分布容积也较小（约为芬太尼和舒芬太尼的 25%）。同时阿芬太尼还具有清除半衰期短（70～111 min）和镇痛作用起效快（静脉，1～2 min；硬膜外，5～15 min），以及作用时程短（静脉，10～15 min；硬膜外，4～8 h）的特点。由于重复给药和持续给药时阿芬太尼蓄积率低，而且容易滴定，成为手术过程中使用的理想药物[25-26]。与芬太尼和舒芬太尼一样，阿芬太尼在 CYP3A4 同工酶作用下在肝广泛代谢。

瑞芬太尼

瑞芬太尼（Ultiva）是上面所讨论的制剂中作用最强的 μ-阿片类药物受体激动剂，在麻醉的诱导与维持中以静脉方式给药[26]。其亲脂性比芬太尼、舒芬太尼

和阿芬太尼更强,容积分布更大,分布和代谢速度更快,清除半衰期更短（3～10 min）,并且起效更快（1 min）,而作用时程更短（5～10 min）[26]。与芬太尼、舒芬太尼和阿芬太尼不同,在肝中没有发现任何程度的瑞芬太尼代谢。反而,它是通过血浆和组织中酯酶降解其酯侧链,产生无活性的羧酸代谢物,最后经肾排出[26]。瑞芬太尼独特的药代动力学和药效学特点使其作用短暂且不受肝肾功能不全的影响。反复给药后的快速清除和不蓄积,使它适于术中使用,但是停止输注会导致镇痛作用迅速消失。

要点

- 采用知情和谨慎的方法使用阿片类药物能够安全有

效地治疗中度到重度的恶性和非恶性疼痛。
- 临床医生选择 COT 时必须依据如 FSMB 和 APS/AAPM 描述的策略,制订合理的个性化治疗方案[3]。
- 安全的阿片治疗需要按计划持续密切地观察镇痛情况和可能的副作用。
- 疼痛缓解的主诉应该用治疗成功的客观指标,如功能改善情况加以证实。
- 经验表明,采用多学科综合的治疗方案,更能达到功能性改善的效果。

参考文献

参考文献请参见本书所附光盘。

12 用于治疗轻度至中度疼痛的阿片类药物

Mark Holtsman ☙ Barth L. Wilsey

曹德利 赵林霞 朱 翔 译 高永静 审 Jijun Xu 校

阿片类药物在疼痛控制中作为标准镇痛药有着悠久的历史，它也用来衡量这个领域的其他药物。世界卫生组织（WHO）提出的癌痛治疗方案对各种疼痛状态下合理的处理方式提供了一个纲领性的概述。这个过程可以理解为根据疾病发展和（或）疼痛强度的进展程度，分三个阶梯来逐渐提高镇痛效果（图 12-1）。轻微的疼痛通常使用非处方药（OTC）进行处理，如阿司匹林、布洛芬或对乙酰氨基酚。这些药物通过减少组织损伤诱导的"致痛汤"而发挥作用。对于轻度至中度疼痛，WHO 镇痛阶梯提倡单独使用短效阿片类药物（SAO），或联合使用 OTC 镇痛药。此外，辅助治疗，如针灸、经皮神经电刺激和（或）心理疗法在这个阶段也有作用。第三阶段，为缓解中度到重度疼痛，需要使用强效 SAO 或长效阿片类药物（LAO），可单独使用或辅以其他疗法。然而，即使这些较强的阿片类药物对某些形式的疼痛也不一定有效，因此除了阶梯镇痛还需其他治疗手段，包括联合使用镇痛药，如抗惊厥药物、抗抑郁药或疼痛介入治疗。

WHO 对癌症的阶梯镇痛方案已被采纳用于治疗慢性非恶性疼痛，其中 SAO 发挥了重要作用。SAO 作用时程 2~4 h，它们有单独的实体药物，也有与非阿片类药物的合剂，如对乙酰氨基酚或非甾体抗炎药（NSAID）（表 12-1）。联合用药具有节约药物效应：由于每种药物都使用较低剂量，避免了高剂量引起的副作用。然而，联合用药的潜在问题是阿片类药物会产生耐受且无剂量封顶，而对乙酰氨基酚或 NSAID 超过一定剂量可能会引起毒性作用。患者通常会对阿片有所担心，而对非阿片成分可能引起肾或肝毒性相对不清楚。近来美国食品和药品监督管理局（FDA）发出的警告已经修改了这种观点。来自 FDA 不良事件报告系统的数据（2005）显示，60% 对乙酰氨基酚的致命事件与阿片类药物/对乙酰氨基酚联合使用有关。尽管 FDA 顾问委员会投票倾向于淘汰阿片类/对乙酰氨基酚联合处方药，但是迄今为止，FDA 尚未同意这一提议。然而，联邦机构正在考虑其他措施以减少由于对乙酰氨基酚毒性引起肝衰竭的意外发生[1-3]。

当阿片类药物与阿司匹林、对乙酰氨基酚或布洛芬联合使用时，这些药物被称为"弱阿片类药物"。这个误称是由于非阿片类成分有剂量限制，使得这些药物的处方剂量受到限制。当不与其他辅助镇痛药同时使用并且药量足够时，所谓的"弱阿片类药物"可能与吗啡效果相当。表 12-1 比较了这些镇痛药与阿片原型——吗啡（10 mg 静脉给药）的剂量关系。然而，联合用药的基本原理很直接：联合用药的有效镇痛之利大于剂量受限之弊。下面的例子说明了这一点：一项随机对照临床试验[4]比较了 10 mg 羟考酮/325 mg 对乙酰氨基酚制剂与 20 mg 控释（CR）羟考酮在治疗口腔术后急性痛的镇痛效果和安全性。羟考酮/对乙酰氨基酚联合使用缓解疼痛的效果优于 CR 羟考酮，而且起效快，患者主诉有治疗相关不良反应的人数减少了 24%。因此"节阿片"效应显著、副作用少，获得了较好的依从性[5]。还有类似的方案，如可待因与对乙酰氨基酚，以及氢可酮与布洛芬联合使用[6]。现已发现可待因联合药剂要比单独药剂更有效[7]。

本章综述了 SAO 的使用，并给读者提供临床实践中使用这些药物治疗的一个实用性方案。本章还简要提到 SAO 的非医疗使用和阿片超量处方的问题，这两者都是在全美越演越烈的严重问题。

超短效阿片类药物

羟考酮

羟考酮是一种由二甲基吗啡加工而成的半合成阿片类药物，二甲基吗啡是一种发现于鸦片中的有机化合物。羟考酮是美国最常用的阿片类药物之一。羟考酮广泛应用的原因部分在于其可以口服，口服生物利用度高（60%）；羟考酮比吗啡药效强 1.5~2 倍。不幸的是，这个性质也造成了其滥用。首个关于羟考酮（出售的商品名为 Eukodal）引起"强烈快感"的成瘾行为的报道发表于 20 世纪 20 年代的德国。尽管随后美

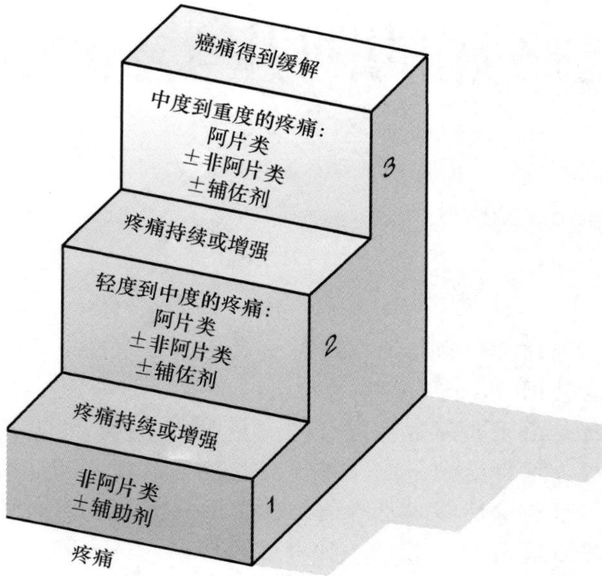

图 12-1 世界卫生组织阶梯镇痛方案

国将羟考酮列入Ⅱ类管制药品目录（表 12-2），其滥用一直是执法机构反复查处的问题。1995—2004 年，羟考酮（以及氢可酮）处方数量增加，这期间也伴随着非医疗用途和急诊的相应增加[8]。同样，一项对Ⅱ类管制药物处方的跟踪项目研究发现，羟考酮是可疑行为关联最多的阿片类药物[9]。但一直以来主要是羟考酮的缓释剂导致了潜在的阿片类药物滥用。滥用者把缓释剂碾碎然后吸入粉末，或静脉注射溶解的药物。由于药物传递到中枢神经系统的速率是增加药物作用强度的一个重要因素，因此这种方法对成瘾行为非常有效（但非常危险）。因此，开发不能转换成快速起效的新型缓释剂，即"抗滥用剂型"，将能直接遏制成瘾行为[10-11]。

氢可酮

氢可酮是一种阿片衍生物，与对乙酰氨基酚或布洛芬组合使用的制剂被列入Ⅲ类管制药，单独使用的制剂被列入Ⅱ类管制药。有传言曾有抗议将此药和可待因放入Ⅱ类管制药中，因为这会限制它们在镇咳方面的使用。但氢可酮的滥用潜力类似于Ⅱ类的羟考酮[8]。在非药物滥用的志愿者中，氢可酮和羟考酮复方产品产生了相似的阿片样作用和精神运动障碍[12]。同样，处方阿片类药物偶尔滥用的志愿者对这两种阿片类药物也有相似的反应（如药物渴求率上升，出现生理反应包括瞳孔缩小、轻微的呼吸抑制），而且通常是剂量相关的[13]。

上述两个 SAO 的滥用可能性已产生了巨大的社会影响。在 1999—2006 年期间，美国中毒死亡的人数急剧增加，大约从 20 000 例增加到 37 000 例，主要是由于处方类阿片药物的过量致死[14]。曾有一段时间，全国范围内处方类阿片药物的使用量增加了 4 倍。美沙酮、羟考酮和氢可酮导致的死亡分别占 64.0%、22.9% 和 13.9%。尽管在意外中毒中，与美沙酮的关联最大，羟考酮和氢可酮也同样引起了关注。在西弗吉尼亚州，死者中药物滥用史和缺少处方的高发生率说明大部分死亡与药物的滥用有关[15]。为避免此问题，供应商应采取州立处方药物监控方案来监控患者对受限制药品的使用。

可待因

可待因是一种能代谢为活性镇痛剂成分包括吗啡在

表 12-1 SAO 转化剂量、代谢和评价

通用名	每毫克阿片药物与吗啡等量换算[41]系数	代谢	评价
可待因	0.15	可待因代谢为主要活性化合物吗啡和可待因-6-葡糖醛酸苷，其血浆半衰期为 2.5～4 h	最常用的天然阿片类；止咳效果强
氢可酮	1.0	氢可酮在肝被代谢成多种代谢物，血清半衰期为 3.8 h	有多种氢可酮和非阿片类组合的止痛药；止咳效果强
羟考酮	1.5	不同于吗啡和氢吗啡酮，羟考酮在肝中被细胞色素 P450 酶系统代谢，易发生药物相互作用	很高的滥用风险；有多种羟考酮和非阿片类的止痛药
丙氧芬	0.23	丙氧芬血浆药物浓度在 2～2.5 h 达到峰值，被肝代谢为去甲丙氧芬，这是一种具有累积作用的活性代谢物	不比单独使用 APAP 有效；代谢物有神经毒性
他喷他多	0.15*	达到最大血清浓度时间在约 90 min 内，清除半衰期约 4 h，有效缓解疼痛时间为 1.5～2 h	服用 SSRI、SNRI、MAOI 或曲普坦类药物的患者禁用
曲马多	0.10	在肝被代谢为它的活性代谢物 O-去甲基曲马多，其由肾排泄。清除半衰期约 5 h	惊厥患者禁用；服用 SSRI 的患者禁用

* 他喷他多的数据不是来自 Korff 的研究[41]

表 12-2 联邦管制药品分级

	标准描述	例子
Ⅰ类	没有当前公认的临床用途，但很可能造成滥用、成瘾和生理依赖	海洛因、麦角酸、大麻、美斯卡林、甲喹酮
Ⅱ类	临床上已经使用，并且很可能造成滥用、成瘾和生理依赖	吗啡、氢吗啡酮、美沙酮、羟考酮、可卡因、苯丙胺、苯哌啶醋酸甲酯
Ⅲ类	临床上已经使用，但造成滥用、成瘾和生理依赖的潜力小于Ⅰ类和Ⅱ类	阿片类药物与非麻醉性药物合剂（如氢可酮与对乙酰氨基酚、可待因联合）、屈大麻酚、苄非他明、合成代谢类固醇
Ⅳ类	临床上已经使用，但造成滥用、成瘾和生理依赖的潜力小于Ⅰ～Ⅲ类	苯二氮䓬、水合氯醛、右丙氧芬、苯巴比妥、芬氟拉明
Ⅴ类	临床上已经使用，但造成滥用、成瘾和生理依赖的潜力小于Ⅰ～Ⅳ类	地芬诺酯与阿托品合剂（止泻剂）、止咳剂与少量麻醉剂（如可待因）合剂

来源：*Modified from Fujimoto D：Regulatory issues in pain management.* Clin Geriatr Med 2001；17：537-551

内的阿片类药物。这种阿片类药物通常与对乙酰氨基酚、布他比妥、咖啡因联合使用来治疗头痛并常作为止咳药物。可待因是欧洲几个国家主要的阿片类药物。在对挪威处方药数据库进行检查时发现，大多数患者（58%）可能由于急性疼痛只使用过一次可待因；然而却只有很少数患者（0.5%）使用了处方，说明阿片类药物的使用存在问题[16]。可待因没有被广泛滥用的原因尚不明了。

曲马多

曲马多有多个作用机制，包括 μ-阿片受体激动活性和对去甲肾上腺素、5-羟色胺再摄取的抑制作用。曲马多最初被认为缺乏滥用的可能性。然而，一些患者的异常行为随后被报道，对于曲马多是否仍为非限制药物还有待观察。在曲马多用于缓解骨关节炎[17]、肌纤维痛[18]、下腰痛[19]和糖尿病性神经病[20-23]所致的中、重度疼痛研究中，显示它的镇痛效果是次优的，因此有必要采用与其他镇痛药合理的复合用药、心理学方法和物理治疗。与氢可酮、可待因一样，曲马多在小儿科中拥有一定的价值。在小儿术后，1～2 mg/kg 的曲马多对那些已经准备好从自控镇痛转换到口服的患儿是一种有效的选择[23]。通常报道的曲马多副作用包括恶心、头昏、嗜睡和头痛，更严重的是伴随惊厥发作，但少于 1% 的使用者会发生这种情况。酗酒、卒中、头部受伤和肾损伤的个人史会增加这种风险。而且，使用了 5-羟色胺抑制剂的患者应该避免使用曲马多，因为它会导致 5-羟色胺综合征。

他喷他多

他喷他多是一种拥有双重作用机制的中枢镇痛剂：μ-阿片受体激动剂和去甲肾上腺素再摄取抑制剂。2008

年 11 月 FDA 批准速释型的他喷他多制剂用于缓解中度到重度急性疼痛。在这部分对治疗轻度至中度疼痛的阿片类药物的使用讨论中纳入他喷他多，是因为它可能有封顶剂量。目前推荐，他喷他多在治疗第一天的剂量不超过 700 mg/d，在后续的治疗中不超过 600 mg/d，大多数患者根据疼痛程度使用每 4～6 小时 50～100 mg。他喷他多是Ⅱ类管制药物，具有和其他强镇痛药类似的滥用可能。在临床试验中，100 mg 速释型他喷他多的镇痛效果相当于 15 mg 速释型的羟考酮。他喷他多可引起恶心、呕吐、便秘、头晕和嗜睡。尽管如此，与他喷他多相关的副作用发病率似乎比相同镇痛剂量的羟考酮低[24-28]。

丙氧芬

丙氧芬是一种无气味、稍带苦味的晶状粉末，易溶于水。尽管丙氧芬没有对乙酰氨基酚作用强，但它仍然是相对受欢迎的镇痛药物，尤其是发现了它的右旋异体结构——右丙氧芬，一种非竞争性 NMDA 受体拮抗剂[29]，更增加了对它的兴趣。因此在治疗神经性疼痛方面，理论上它可能有超阿片作用。

最常见的不良反应是头昏、镇静、恶心和呕吐。然而有更多严重的潜在问题包括惊厥、心脏节律异常，在意外过量或有自杀企图过量时甚至发生心脏传导阻滞。同时使用酒精、镇静剂、安定药、肌肉松弛剂或抗抑郁药都是意外过量的危险因素，尤其是老年人[30-32]。由于存在这些风险，FDA 最近要求含有丙氧芬的产品制造商加强警告标示来说明这些问题，并要求这些制造商制订药物指南，并必须在每次开具处方或补充药品时提供[33-34]。

表 12-3　弱阿片类药物和对乙酰氨基酚组合用药

通用名	商品名	配方	剂量
可待因	Tylenol with Codeine #3	每 5 ml 120 mg 对乙酰氨基酚/12 mg	0.8～1.0 mg/kg，每 4 小时一次，口服，基于可待因剂量
氢可酮	Lortab	每 5 ml 167 mg 对乙酰氨基酚/2.5 mg	开始以 0.1 mg/kg，每 3～4 小时一次，基于氢可酮剂量

特别注意事项

急性疼痛和术后疼痛中 NSAID 与短效阿片类药物的比较

对于大多数急性创伤和外科小手术，NSAID 可以作为首选。由于环氧化酶-2（COX-2）抑制剂并没有显示出比一般 NSAID 有更强的镇痛能力，特异性 NSAID 应该根据费用、有效性及潜在的副作用导致的个体风险来选择。在处理术后痛时，使用非阿片类镇痛药物的目的在于减少阿片类药物的使用剂量及其相关的副作用。例如，围术期应该采取预防或限制肠梗阻时程的策略，这包括改进疼痛管理策略，通过使用 NSAID 以减少阿片的使用[35]。但有关这个主题的文献存在造假成分。2009 年 2 月，一个重大的学术不端行为被发现。疼痛研究者 Scott Reuben 在超过 15 年的时间里发表过的 21 篇论文被指出捏造数据。一夜之间在术后疼痛管理方面已被认为是事实的很多进展如今需要重新探讨。然而，认真仔细的系统性回顾研究强有力地抵挡住了 Reuben 不良行为的影响[36]。

在有些情况下需要优先选择阿片类药物。由于 NSAID 会引起血小板功能异常，对于血小板减少的患者是相对禁忌的。同样，易发生支气管痉挛的患者在围术期也最好使用阿片类药物。女性在怀孕期间希望避免使用 NSAID，因为这些药物有可能增加流产的风险。NSAID 这类药物还会加剧反流性食管炎和消化性溃疡。有上述情况的患者最好使用阿片类药物。有充血性心力衰竭、先天性肾疾病、肝衰竭合并腹水及使用利尿剂的患者使用 NSAID 也是有危险的。在这些情况下，阿片类镇痛药存在优势，但仍需谨慎使用，因为它们大多数通过肾排泄并在肝代谢。

对于小儿科的急性疼痛和术后痛，镇痛药的使用采用一种循序渐进的方式，这类似于 WHO 的镇痛阶梯。当对乙酰氨基酚、水杨酸盐或一种 NSAID 不能有效控制疼痛时，可加用弱阿片类药物（如可待因、羟考酮、曲马多或氢可酮）缓解疼痛。这些药物有特殊的酏剂，使它们更容易被这个年龄组所接受（表12-3）。对这个年龄组用药时要特别当心，因为存在发生过度镇静及呼吸抑制的可能性。这些问题极少发生，除非过量用药或存在一些身体状况促使患者对阿片产生中枢呼吸抑制作用。这种情况尤其会发生于较小的婴儿。肝肾功能不全、有呼吸暂停史及同时使用镇静药，也能使阿片类药物有潜在的危险。

短效阿片类药物在非恶性疼痛中的应用

短效阿片类药物通常被用于慢性疼痛初始滴定期以及疼痛偶发和一天只出现几次疼痛的患者。当药物的适当剂量使得疼痛的缓解和副作用达到优化平衡后，患者可以转成使用等效剂量的一种 LAO，尽管有些患者仍喜欢继续使用 SAO 来控制持续性疼痛和暴发性疼痛[37]。对于慢性疼痛，由于 LAO 在血液浓度上波动较小，滥用的可能性低，应该被优先选择。然而这种优先选择的基准存在争议[38-39]。虽然如此，由于 SAO 引起的毒性增加了看急诊的倾向，证明了 LAO 的有效地位[40]。

结论

在控制轻至中度急性、慢性和癌性疼痛中，短效阿片类药物的地位确凿。在急性疼痛情况下，包括术后疼痛中，抗炎类药物可以用来替代 SAO。是否使用这些非阿片类药物存在很多的争议，目前，还不清楚 SAO 在治疗轻中度疼痛中是否将保持优势地位。由于 SAO 中存在个体差异，必须对它们进行比较，并且保证在多种情况下进行个性化治疗。总之，WHO 的疼痛阶梯疗法提供了一个基准，各种类型的疼痛都可以参照这种模式进行治疗。

参考文献

参考文献请参见本书所附光盘。

13 阿片类药物的风险分级和管理

Lynn R. Webster ● Beth Dove

袁晓琳 译 唐宗湘 审 Jijun Xu 校

近年来，阿片类药物治疗慢性疼痛在一些关键领域已经取得进展，例如风险管理。随着对有关阿片类药物滥用和成瘾知识的不断积累，我们已就服用阿片类药物患者进行风险评估达成普遍共识，如风险种类分级和治疗进程的密切监测等，但我们通常低估了阿片类药物疗法的其他风险，其中包括内分泌缺陷、睡眠呼吸紊乱和阿片类药物诱发的痛觉过敏等。随着证据不断累积，我们需要进一步研究慢性阿片类药物疗法中存在各种风险的临床意义。

滥用和成瘾的风险评估

"综合预防（universal precautions）"是一种假设所有患者对阿片类药物误用或成瘾存在一定风险的措施，它要评估患者服用阿片类药物相关的风险因素，包括个人[2]或药物滥用家族史、童年期的性虐待史、精神疾病[3]、药物使用的社会模式、心理应激[4]、社会支持短缺、多种药物滥用[5]、香烟依赖、药物滥用和戒断的反复拉锯等[6]。因此，可采用的最基本的防范措施包括：初始评价、阿片类药物治疗协议、知情同意、定期的尿样药检（urine drug tests，UDT）、定期治疗目标重估和完善的病案管理[1]。

在开始使用阿片类药物治疗疼痛前，我们可以使用几种工具评估患者滥用阿片类药物的风险。美国疼痛协会（American Pain Society，APS）、美国疼痛医学学会（American Academy of Pain Medicine，AAPM）[7]已共同认可了其中的三种工具，它们已被列举在利用阿片类药物治疗慢性非癌性疼痛指南中。工具一，疼痛患者的阿片类药物筛查和评估量表 1.0 版［Screener and Opioid Assessment for Patients with Pain（Version 1），SOAPP 1.0］，该表（调查问卷）由 14 项需患者填写的问题组成，其组成如下：药物滥用历史、性虐待、情绪紊乱、冲动倾向、法律问题和混乱的社交环境等（表 13-1 和表 13-2）[8]。另一种版本是该版本的修订版，由 24 个问题组成，与初始版相比，该版可信度更高而

且更有效[9]。工具二，阿片类药物风险评估（opioid risk tool，ORT），该表由 5 个项目组成，属于自我评价式调查问卷，加入了性别考量，完成时间不超过 5 min（表 13-3 和表 13-4）。评估内容包括个人和家族药物滥用史、年龄、青春前期性虐史、是否存在某些精神心理疾病等。以上评估内容能够区分患者属于从最低到最高风险中何种级别。以上两种工具都能根据相应监测的风险种类将患者分级。工具三，诊断、不可控性、风险和疗效评价（Diagnosis，Intractability，Risk，Efficacy，DIRE），它用于初步评估，包含滥用药物的风险因素和患者疼痛有关的基本特征（表 13-4）[10]。DIRE 并未把患者设定在某一风险等级，其主旨在于判断患者是否适合长期使用阿片类药物。一项对比研究表明，在检测高危患者方面，以 SOAPP 最灵敏，其次是 ORT，然后是 DIRE[11]。

选择使用何种工具将受到若干临床因素的影响，其中最重要的是如何适时地使用药物。除了上文提及的三种初始筛选工具，美国疼痛协会（APS）/美国疼痛医学学会（AAPM）指南引用了"现代阿片类药物滥用测量标准"（Current Opioid Misuse Measure，COMM），从正在使用阿片类药物治疗的患者中[12]，帮助确定滥用者。我们可通过下列链接 http://www.painedu.org/index.asp 找到 SOAPP 和 COMM 上的可用信息。一旦患者的高、中、低风险等级被确定，与之相适应的监测就随之而来（表 13-5）[13]。患者每次临床就诊时，应当在四个方面（4A）被重新评估，即止痛、日常活动、不良反应和异常用药行为[14]。此外，和患者一起设立治疗目标，在医疗档案中记录下医疗过程的进展，并且以此作为阶段性回顾的一部分也非常重要。

彻底的疼痛缓解也许不切实际，这很大程度上取决于患者的具体优先要求。例如，部分患者可能渴望最大程度地缓解疼痛，然而，另一部分患者更愿意避免过度镇静。我们应当对功能性目标展开讨论，如目标是进行其他日常活动，还是重新投入工作。还应对患者进行周期性重估，以判断目标的实现程度。如果目

表 13-1　对于疼痛患者的阿片类药物筛查和评估（SOAPP-修订版），1.0 版

姓名 ＿＿＿＿＿＿＿＿＿＿＿＿＿＿＿＿＿＿＿＿＿＿＿＿＿＿＿＿＿＿＿＿＿＿＿　日期 ＿＿＿＿＿＿＿＿＿＿＿＿

以下问题适用于所有在疼痛控制中心接受阿片类药物治疗疼痛的患者，包括正在接受或即将考虑使用的患者。请尽可能如实填写。该表信息将被存档并完全保密。您的回答只是我们决定治疗方案的参考标准之一。谢谢。

请用以下标准回答下列问题：

0＝从不，1＝很少，2＝偶尔，3＝经常，4＝总是

问题	0	1	2	3	4
1. 你多久会出现一次情绪波动？	0	1	2	3	4
2. 你多久会出现一次在醒后 1 小时内抽掉一支烟的情况？	0	1	2	3	4
3. 包括父母和祖父母的任何一位家庭成员中，你多久会遇到一次有酗酒或滥用药物的问题？	0	1	2	3	4
4. 你多久会遇到一次你的好友有酗酒或滥用药物的问题？	0	1	2	3	4
5. 你多久遇到一次有其他人提醒你有酗酒或滥用药物问题？	0	1	2	3	4
6. 你多久会参加一次嗜酒者互诫（Alcoholics Anonymous，AA）或匿名戒毒（Narcotics Anonymous，NA）聚会？	0	1	2	3	4
7. 在规定要求之外，你多久会采用一次药物治疗？	0	1	2	3	4
8. 你多久会因为酒精或药物问题接受一次治疗？	0	1	2	3	4
9. 你多久会遇到一次药物丢失或失窃的情形？	0	1	2	3	4
10. 你多久遇到一次其他人对你使用药物表示关心的情形？	0	1	2	3	4
11. 你多久会出现一次对药物的强烈渴望？	0	1	2	3	4
12. 你多久会因药物滥用而被要求做一次尿检？	0	1	2	3	4
13. 在过去的 5 年中，你多久会用一次非法药品（如大麻、可卡因等）？	0	1	2	3	4
14. 你有生之年多久会遇到一次法律问题或者被逮捕？	0	1	2	3	4

关于以上问题，如果您有任何其他信息，请尽量填写。谢谢。

来源：*Butler SF，Budman SH，Fernandez K，et al：Validation of a screener and opioid assessment measure for patients with chronic pain*. Pain 112：65-75，2004.

表 13-2　关于疼痛患者分级机制与阿片类药物评估（SOAPP-修订版）的得分说明，1.0 版

针对 SOAPP 1.0 版 14 个问题，我们将所有问题的分数等级简单相加。7 分或 7 分以上被认为是阳性。

问题总得分	SOAAP 评判
≥7	＋
<7	－

截断值（cutoff score）意味着什么？

对于任何一种检验，截断值的划分决定其结果。在检查一位有风险的患者时，一个合适的截断值必然会涉及许多并不真正有风险的患者。反过来，一个适合于识别低风险患者的截断值也可能会忽视许多真正有风险的患者，像 SOAPP 这样的筛选措施通常致力于把忽视高风险患者的可能性降到最低。这就意味着那些真正低风险的患者在得分上仍然可能高于截断值。下面的图表列举了许多数据，可以表明 SOAPP 在不同截断值方面的有效性。这些值告诉我们 SOAPP 是一种灵敏的测试手段，同时也确认了相对于辨认低风险而言，SOAPP 更擅长于辨认哪些是高风险患者。在临床上，一个得 7 分或者更高分的人被证实为高风险患者的准确率达到 91%。而对于截断值 7 分的阴性预测值为 0.90，这就意味着那些得到阴性 SOAPP 评判的人中绝大部分可能处于低风险。最后，阳性似然比表明，一个阳性的 SOAPP 得分（在 7 分截断值）接近于那些可能真正处于高风险人群（请注意，这些统计数据的概率比把患病率的影响降到了最低）的约 3 倍（2.94 倍）。所有这些都表明，采用 7 这个截断值将保证在被试者中把忽视那些真正高风险人群的可能性降到最低。然而，我们应该知道，低 SOAPP 得分意味着患者真的处于低风险，但是高的 SOAPP 得分则会包含一个更高比率的假阳性信息（约 30%），或同时还包含一个高比率的真阳性信息（约 30%），还可能同时包含更高比率的真阳性。这一点有待进一步改进，以使阳性得分拥有更低的假阳性率，但其风险是可能会忽视更多的那些实际上表现出行为异常的人。

SOAPP 截断值	灵敏度	特异度	阳性预测值	阴性预测值	阳性似然比	阴性似然比
分值≥7	0.91	0.69	0.71	0.90	2.94	0.13
分值≥8	0.86	0.73	0.75	0.86	3.19	0.19
分值≥9	0.77	0.80	0.77	0.80	3.90	0.28

来源：*Butler SF，Budman SH，Fernandez K，et al：Validation of a screener and opioid assessment measure for patients with chronic pain*. Pain 112：65-75，2004.

表 13-3　阿片类药物风险评估工具

项目	记录使用框	项目得分（女）	项目得分（男）
1. 药物滥用家族史			
● 酒精	[ ]	1	3
● 非法药物	[ ]	2	3
● 处方药物	[ ]	4	4
2. 药物滥用个人经历			
● 酒精	[ ]	3	3
● 非法药物	[ ]	4	4
● 处方药物	[ ]	5	5
3. 年龄（如在 16～45 岁，须在框上标记）	[ ]	1	1
4. 青春前期性虐史	[ ]	3	0
5. 精神心理疾病			
● 注意力缺失紊乱、强迫性精神障碍、双重人格、精神分裂症	[ ]	2	2
● 忧郁	[ ]	1	1
总计			

总分风险分类：低风险，0～3；中度风险，4～7；高风险≥8。

来源：*Webster LR，Webster RM：Predicting aberrant behaviors in opioid-treated patients：preliminary validation of the Opioid Risk Tool*. Pain Med 6：432-442，2005.

表 13-4　诊断（Diagnosis）、不可控性（Intractability）、风险（Risk）、疗效（Efficacy）（DIRE）得分

我们以对各个因素的解释为基础，将患者的得分按 1～3 分排列。

诊断　　1＝良性慢性状态，最初伴随最轻微的客观症状或无明确医学诊断。例如，纤维肌痛、偏头痛、非特异性背部疼痛。

　　　　2＝缓慢进展的伴随与中度疼痛相一致的状态，或者有中度疼痛症状的稳定状态。例如，背部手术失败的症候、伴有中度退行性病变的背部疼痛、神经痛。

　　　　3＝伴有严重疼痛及与晚期状态相一致的客观症状。例如，严重的缺血性血管疾病、晚期神经病变、严重的脊椎狭窄。

不可控性　1＝几乎未做过治疗，且患者在其疼痛管理进程中表现消极。

　　　　2＝尝试了绝大多数常用的治疗方式，但患者并未完全参与疼痛治疗过程，或者遇到阻碍（保险、交通、疾病）。

　　　　3＝患者完全投身于连续且得当的治疗，但疗效有限。

风险　　风险（R）＝所有心理因素（Total of P）＋化学卫生（C）＋可靠性（R）＋社会支持（S）。

心理　　1＝严重干扰治疗的人格紊乱或精神疾病。例如，人格障碍、严重的情感性精神病、明显的性格问题。

　　　　2＝中度干扰治疗的人格或精神健康问题。例如，抑郁或焦虑。

　　　　3＝临床上沟通良好。没有明显的人格紊乱或精神疾病。

化学卫生　1＝经常或最近使用毒品，酗酒或滥用处方药物。

　　　　2＝药物买家（使用药物来应对压力）或在缓解期有药物依赖史。

　　　　3＝无药物依赖史。无药物成瘾或化学依赖。

可靠性　1＝历史上问题不断：滥用药物，失约，很少坚持到底。

　　　　2＝偶尔难以顺从，但是通常很可靠。

　　　　3＝对于用药、预约和治疗依从性高的患者。

社会支持　1＝生活混乱；很少的家庭支持和亲近关系；失去绝大部分的正常生活角色。

　　　　2＝在某些社会关系和生活角色上有所缺失。

　　　　3＝有家庭支持/亲密关系。积极参与工作或学习，无社交隔离。

功效得分　1＝尽管已经给出了中到高剂量，但仍然疗效欠佳或疼痛无明显减轻。

　　　　2＝用几种途径改善功能的中等获益（或者不充分的信息——尚未尝试阿片类药物，或剂量很低，或试验时间很短）。

　　　　3＝在疼痛与功能及生活质量方面有较好改善且长期保持稳定的剂量。

总得分＝诊断（D）＋不可控性（I）＋风险（R）＋疗效（E）得分

得分 7～13：不是长期进行阿片类药物止痛治疗的合适人选。

得分 14～21：是长期进行阿片类药物止痛治疗的合适人选。

来源：*Belgrade MJ，Schamber CD，Lindgren BR：The DIRE score：predicting outcomes of opioid prescribing for chronic pain.* J Pain 7：671-681，2006.

表 13-5　患者阿片类药物滥用风险的匹配监控

低危（日常）	中危	高危
疼痛评估	双周复诊	每周复诊
药物滥用评估	双周处方	每周处方（亲自就诊）
知情同意	定期处方数据库检查	季度处方数据库检查
签订治疗协议	经亲友确认	亲友控制药物
定期随访，处方	随机尿样药检	尿样药检：按计划或随机
初始处方数据库检查	共存疾病问题	考虑血液筛查
医疗报告	考虑精神分析/疼痛专家评估	精神分析/成瘾专家评估
初始尿样药检	考虑药品计量	考虑疼痛专家评估
无需专家意见	考虑限制快速起效（RO）止痛药	限制快速起效止痛药
无限制的药物类型		考虑限制短效阿片类药物（SAO）
记录 4A		
记录患者-医生互动		

4A：止痛、日常活动、不良反应、异常摄药行为

来源：*Webster LR*，*Dove B*：Avoiding opioid abuse while managing pain：a guide for practitioners，*North Branch*，*MN*，2007，*Sunrise River Press.*

标未达成，就要考虑一套不同的治疗方案，其中可能包括暂停使用阿片类药物。当尿样药检被纳入到全面检查方案中时，将有助于检测阿片类药物治疗的依从性（compliance），但是不应取代临床判断。绝大多数患者应当先做最基本的检测，再进行随机检测以保持治疗进程与设定的监测水平一致。每当出现异常行为征兆时，就有必要做尿样药检。尿样药检主要有两种：其一是初始筛查，借助放射性或酶免疫测定试验通常可以显示是否有药物存在，但是往往不能分离出具体的阿片类药物。其二是确认检测，通过气相色谱分析/质谱分析（gas chromatography/mass spectrometry，GC/MS），检测特殊药物分子及其代谢物。初筛可以在诊所进行，但确认检测大多数在实验室中进行。

　　临床医生在分析尿样药检结果时，需要格外谨慎，因为许多因素会影响实验结果，其中包括药物代谢的比率。不能单凭实验结果就能确切地说出服药多少或者何时服药。然而，尿样药检联合其他检测手段可以帮助我们发现是否使用了不当的或未被授权的处方，以及患者是否按规定服药。临床医生应当记录和关注追踪患者在使用阿片类药物治疗过程中出现的异常行为，并采取相应"措施"加强监管。提高监测水平可能包括限制规定药物的剂量或类型，增加患者复诊频率和进行尿药检，引进专家与患者共同管理，指定第三方给患者分发药物等。

　　处方监测项目现已在 34 个州推行，并用于调查非法行医。依照各州法律不同，有时医生可以使用此项目以追踪患者可否从不止一个供应者手里拿到阿片类药物[15]。此项目提供了一种有价值的检测手段，而且必须只能在行医过程中使用，不准用于个人目的（私下使用）。同时也考虑到潜在的滥用阿片类药物的可能动机。一些患者为了摆脱无法缓解的疼痛而过度使用药物。一些有精神健康问题的患者试图对其进行自我治疗，如抑郁或焦虑。还有一些人正寻求由成瘾或娱乐用途驱使下的欣快感。如果医师理解患者滥用阿片类药物的动机越多，就越容易定制有效的干预措施。我们不应假设低危患者从不滥用或者高危患者总是滥用阿片类药物。但同样重要的是，要记得随时间推移，压力因素可以引起患者的风险等级发生改变，例如疼痛的增强、疾病的进展和家庭的困难、工作或财务方面原因等。阿片类药物疗法的益处可能包括缓解疼痛、增强功能和提升生活质量。临床医生应当不时地在疗程中重新衡量风险-疗效资料，以保证治疗未被以下因素所干扰：如药物滥用、医疗或心理疾病，以及使得患者难于或无法配合阿片类药物治疗的社会压力因素等。

阿片类药物治疗中尚未被充分认识的风险

内分泌不足

　　阿片类药物对内分泌系统的影响在临床上尚未得到很好的描述。研究显示，长期使用阿片类药物会导致激素缺乏，尤其是会在性方面产生副作用[16-20]。这些影响可能包括：性欲和肌纤维量的降低、勃起障碍、疲劳、抑郁、烘热潮红、月经紊乱、体重增长和骨质疏松等。考虑到此类影响有可能会降低生活质量，降

低痛阈，增加焦虑和抑郁，因此，需要对它们进行及时的监测和干预。

在一篇检测阿片类药物治疗慢性痛对内分泌系统影响的文献综述中，作者发现，主要由于下丘脑分泌促性腺激素释放激素（gonadotropin-releasing hormone，GnRH）受到中枢抑制，结果导致男女性腺功能减退[16]。和使用非阿片类药物的人相比，摄入阿片止痛缓释剂的男性已经明显表现出睾酮、促黄体激素（luteinizing hormone，LH）和其他激素水平降低[17]。有资料显示，使用阿片类药物的男性肿瘤生存者的睾酮水平和性欲低于正常值[18]。长期摄入阿片类药物的女性也被证实出现性激素的抑制：与服用非阿片类药物的女性相比，服用阿片类药物的女性出现睾酮、雌二醇、硫酸脱氢表雄酮、促黄体激素（LH）和卵泡刺激素（follicle-stimulating hormone，FSH）等水平均下降[19]。鞘内注射阿片类药物对激素水平也有相类似的影响。在一项由 24 位男性和 32 位女性参与的研究中，全体受试者均接受了阿片类药物的鞘内注射，其中有 23 位男性和 22 位女性出现性欲降低的情况，并且所有接受阿片类药治疗的绝经前妇女出现月经紊乱情况[20]。

我们应依据症状联系性激素异常的情况对服用阿片类药物治疗慢性疼痛的患者进行筛查，并对其中服用高剂量阿片类药物者（≥100 mg 等效剂量吗啡）进行血清激素水平测量。推荐的检测指标包括总睾酮、游离睾酮、雌二醇、促黄体激素和卵泡刺激素等。性腺功能减退典型的诊断标准为总睾酮（结合睾酮和游离睾酮）低于 300ng/dl。

Katz 和 Mazer 推荐的最初治疗方法包括阿片类药物更换或阿片类药物减量配合非药物治疗[16]。如果这些措施没有起效，可能就要考虑以下的激素替代疗法：

- 睾酮：通过凝胶、乳膏、口腔给药和透皮给药
- 雌激素
- 脱氢表雄酮（dehydroepiandrosterone，DHEA）、普拉睾酮（prasteron，INN），每天给药 50～100 mg
- 甲状腺素
- 生长激素
- 氢化可的松

睾酮替代疗法可以通过肌内注射或者透皮吸收法实现。对于女性，可考虑一种含有雄激素孕酮成分的口服避孕药。性激素补充的风险和疗效应当在临床监测其副作用，并用实验验证，实验室检测内容包括男性前列腺特异抗原（prostate-specific antigen，PSA）、全血计数和血脂情况等。

还应注意的是，皮质醇水平降低和生长激素分泌的减少，也与使用阿片类药物相关[20]。疲劳、肌无力和认知失调是生长激素缺乏的症状表现，而这些发现的临床意义尚未被阐明。

睡眠呼吸障碍

近期研究已经把睡眠呼吸障碍与阿片类药物摄入联系起来[21-23]。一项研究表明，正在服用美沙酮的慢性疼痛患者中，有 75％的人出现中枢性睡眠呼吸障碍和暂停[21]。研究者发现，与美沙酮相关的睡眠呼吸暂停患者在误用苯二氮䓬类药物后，会出现一种明显的成瘾反应。在另一项研究中，30％经历美沙酮维持治疗的患者有中枢性睡眠暂停的现象，而这一现象在普通人群中并不常见[22]。

更详尽的研究集中在阿片类药物所导致的睡眠呼吸紊乱程度方面。在一项研究中，有 60 位患者服用了包括吗啡、氢可酮、羟考酮、芬太尼及美沙酮等慢性阿片类药物，结果发现，该类药物和被调查者定义为"特殊呼吸模式"的形成之间有剂量依赖关系，"特殊呼吸模式"包含了中枢性睡眠呼吸暂停和紊乱[23]。我们需要更好地研究和理解呼吸暂停的复杂风险因素，例如苯二氮䓬类药物的使用、慢性痛和高体重指数（BMI，是导致阻塞型但不是中枢型呼吸暂停的显著因素）。

筛选和治疗方法的选择可能相差很大，而且目前成功率还无法预测。无论如何，由于使用阿片类药物治疗的疼痛患者常会出现睡眠呼吸障碍，所以我们提倡早期检查和干预以及增加对患者反应的监测。

数据表明，睡眠研究适用于每日服用美沙酮剂量超过 40 mg 或其他每天摄入吗啡等效剂量为 100～150 mg 的患者[24]。此研究也适用于服用较低剂量阿片类药物的患者，同时也应考虑到其他风险因素的影响，如同时服用苯二氮䓬类药物或偏高的体重指数。例如，对于严重疼痛的肥胖患者来说，在服用阿片类药物前，做多导睡眠图是明智的选择。如果结果待定，或无法获得多导睡眠图时，临床医生应当避免开具夜间服用的阿片类药物，并且不应把苯二氮䓬作为辅助睡眠药一起使用。三环抗抑郁药、抗惊厥药和非典型抗精神病药物应当作为用于适应证用途外的催眠药替代品。睡眠研究可以通过多导睡眠监测（polysomnography）或在家里进行。家庭研究尽管缺少脑电图（electroencephalogram，EEG），但此研究经济实惠，而且对许多患者而言足以够用，尤其是适用于连续监测。尽管这种临床有效且被患者接受的家庭睡眠研究在最初遇到了一些抵制和保险赔偿问题，但是美国国家老年人医疗保险制度和绝大多数保险公司现在已经将其纳入受保范畴。

表 13-6 显示了目前在生命树疼痛诊所（Lifetree Pain Clinic）使用的风险分级。例如，那些连续使用阿片类药物的患者，如果每小时中枢呼吸暂停指数（central apnea index，CAI）≥5 次，就被认为属最高风险等级。对于治疗策略而言，检查是否遵循用阿片类药物治疗的医疗方案至关重要。有睡眠呼吸暂停的患者必须按处方服用阿片类药物，临床医生也应该向患者强调按处方服用阿片类药物治疗的必要性。

通常最好的治疗是不甚明了的；因此，有必要向睡眠专家做咨询。在生命树疼痛诊所，大概一半被诊断为中枢性呼吸暂停的患者对氧疗有效，然而在一些病例中，单独使用持续气道正压通气（continuous positive airway pressure，CPAP）会加重患者的中枢性呼吸障碍。如果随访监测发现安全性上存在问题，则需要降低阿片类药物剂量，而且要联合使用替代疗法。我们需要做进一步个体化研究以提供治疗选择。

如果选择美沙酮治疗疼痛，那无论出于何种原因，都必须从低剂量开始，再缓慢增加使用量，因为其半衰期很长，且与其他阿片类药物少有交叉耐药性[25]。推荐如下的保守处方指南作为初始剂量或换服美沙酮：

- 勿用转换表来决定初始剂量。不管先前阿片类药物剂量如何，要假定患者未用过阿片药。
- 开始使用时，最大剂量不得超过 20 mg/d（对于年老或体衰者最大剂量不超过 10 mg/d）
- 当缓慢增加美沙酮的量，其他治疗药物的剂量就要同时缓慢减少
- 每次调整剂量的时间不要少于 1 周，以使血中美沙酮增加的水平维持较为稳定，确保最大量的呼吸抑制剂影响更为明确。
- 如果患者正在同时服用苯二氮䓬，美沙酮的开始剂量和增加速度可能需要下调。

表 13-6　睡眠研究筛选后的风险分级

3 级 （高危）	连续服阿片药伴随 CAI ≥每小时 5 次
	连续服阿片药伴随 AHI ≥每小时 30 次
2 级 （中危）	连续服阿片药伴随 AHI ≥每小时 5 次
1 级 （低危）	患者 AHI＜每小时 5 次

AHI，呼吸浅慢指数；CAI，中枢呼吸暂停指数
来源：*Webster LR*：*Examining the relationship between long-term opioid therapy and sleep-disordered breathing*. Pract Pain Manage 8：56-62，2008.

新研究可能会提供阿片类药物相关的睡眠呼吸紊乱的最优治疗策略。开具阿片类药物的临床医生应该警惕，患者发生睡眠呼吸暂停症状时，要加以治疗。这其中的挑战在于监测和调整药物的最大安全剂量和有效的疼痛管理。

阿片类药物所致的痛觉过敏

有时阿片类药物摄入似乎会加重患者的痛觉。对阿片类药物诱发的痛觉过敏（opioid-induced hyperalgesia，OIH）的最佳描述是，阿片药的镇痛和致痛作用是一对矛盾的反应体，即在治疗疼痛过程中，患者对痛刺激的敏感度随着服用阿片类药物的增加而增加[26]。毫无疑问，我们必须更好地理解痛觉过敏的直接或间接机制，尤其是发生在外周和中枢神经系统中神经可塑性的变化，导致了疼痛敏感通路的敏化，这一点应该引起注意。[26-27]在临床上，人们可能会混淆阿片类药物引起的痛觉过敏和耐受，因为两者看起来似乎一起发生，而且患者对这两者增强的反应看起来也相似。但是，对止痛通路的脱敏反应降低了止痛效果，这是一种神经生理的耐受特性，可通过增加阿片类药物剂量的方法加以克服。与此相反，阿片类药物诱发的痛觉过敏的特征是止痛效果逐渐降低，而对疼痛的敏感性却在不断增强，如果增加止痛药剂量，则可能加重疼痛。阿片类药物诱发的痛觉过敏也是阿片类药物撤药的一个标志[29]。

阿片类药物诱发的痛觉过敏已经在动物模型上得到验证[27-30]，研究表明，阿片类药物诱发的痛觉过敏主要集中在三类人身上：参与美沙酮持续服用计划患者、经历外科手术的患者和健康志愿者[27]。涉及应用慢性阿片类药物治疗患者的研究有限。一项初步的预测性研究发现，对 6 位慢性非恶性腰痛者进行冷加压试验（cold pressor test），1 个月后，被试者不但对口服吗啡有耐受性，而且痛觉变得更加敏感[31]。在实验层面上，人们设计了从阿片类药物诱发的痛觉过敏中区分出耐受性的研究方案，而对疼痛耐受阈值的检测则是该项研究的一个方面。

与实验模型相反，临床上当接受慢性阿片类药物治疗的患者出现过度疼痛反应时，我们可能更难区分这种疼痛究竟是由耐受性所引起，还是由阿片类药物本身诱导所引起。随着时间的推移，接受慢性阿片类药物治疗的绝大多数患者，只要受到很少的刺激，就会产生特定的疼痛反应；然而，此反应并不能成为阿片类药物诱发疼痛的证据。一般而言，当病情没有恶化而阿片类药物不再有效，尤其是发生了与之前的疼

痛主诉无联系的弥漫触摸痛症状时，我们就应该怀疑是阿片类药物诱发了痛觉过敏。

为了评估阿片类药物诱发痛觉过敏存在与否，必须排除如下其他可能存在的引起阿片类药物无法止痛的原因：

- 不断加重的疼痛病理
- 阿片类药物耐受
- 躯体戒断
- 止痛不足
- 成瘾

减轻阿片类药物诱发痛觉过敏的方法或可能解决的方案包括以下几项[32]：

- 最低的阿片类药物临床有效剂量
- 使用辅助药物以减少阿片类药物用量
- 长效阿片类药物
- 更换阿片类药物[33]
- 联合低剂量阿片拮抗剂的阿片类药物（兴奋-拮抗剂的联合使用）[34-35]

关于避免阿片类药物诱发痛觉过敏的最优剂量的研究尚不清楚，毫无疑问，个体遗传是一个因素。目前，较好的临床建议是，在服用阿片类药物时，应避免血药浓度的忽高忽低或戒药周期。人们对于兴奋-拮抗剂的联合使用已经越来越感兴趣。例如，两个随机临床试验发现，与单独使用羟考酮相比，随着患者服用羟考酮联合低剂量纳曲酮，慢性痛得到显著缓解，躯体戒断症状也有所减少[34-35]；然而，需要进一步研究来确认这些结果的一致性。另有文献指出阿片类药物诱发的痛觉过敏解决方法是，N-甲基-D-天冬氨酸（NMDA）受体阻断剂可以降低或逆转阿片类药物诱发的痛觉过敏[36]，可能只有用高剂量美沙酮才可能减轻阿片类药物诱发的痛觉过敏[33]。

结论

阿片类止痛药物可以提高许多人的生活质量，否则他们将终生受慢性疼痛困扰。然而，使用阿片类药物有显著的风险性，而且对于某些患者弊大于利，这一点已得到了证明。我们要寻找的警示信号包括：即使调整剂量，纠正副作用，药物更换后阿片类药物仍无效；止痛剂量出现严重耐受；尽管有恰当的限制和监测，仍有持久的依从性问题；或者有复杂的共存情况使阿片类药物治疗无效或有害等[37]。如果患者没有从阿片类药物治疗获益，在长期服用阿片类药物产生影响的研究出现之前，人性化地递减用药量和采用疼痛的替代疗法可能是最好的选择。

要点

- 长期服用阿片类药物的风险-疗效分析简况应当从以下方面仔细衡量：滥用或成瘾风险、内分泌缺乏、睡眠呼吸紊乱，以及随时间进展的疼痛过敏等。
- 每位开出阿片类药物处方的临床医生应当熟悉阿片类药物滥用或成瘾的危险因素，相应筛查患者，设定一个临床监测和与风险程度相适应的再评估水平，因为风险程度随时间推移可能会发生变化。
- 有性激素缺乏症状和服用高剂量阿片类药物的患者应当及时得到干预和监测，这其中包括阿片类药物更换使用、阿片类药物减量，或者激素替代疗法。
- 美沙酮和睡眠呼吸暂停有一种关联性，当加入镇静药时，情况看起来会更糟。更多结果指出，不仅是美沙酮，使用所有阿片类药物都要小心谨慎。
- 痛觉敏感的增加，或阿片类药物诱发的痛觉过敏，可能是由于应用阿片类药物引起，尤其当止痛不足和无法解释的痛觉增加同时出现时。阿片类药物诱发的痛觉过敏的解决方法可能包括阿片类药物更换或者减少阿片类药物使用。
- 研究慢性阿片类药物的临床应用迫在眉睫。

参考文献

参考文献请参见本书所附光盘。

14 疼痛管理中的法律和监管问题

Aaron M. Gilson ● Ben A. Rich

唐敏 译　唐宗湘 审　Jijun Xu 校

医生仍然无法合理使用阿片类镇痛药，导致了临床大量的疼痛未缓解。这种问题的出现源于各种各样的临床和患者问题，包括医疗卫生体系和医疗从业人员素质带来的问题[1-7]。但是，近年来有关疼痛管理问题越来越多地被提升到公共政策和法律的层面。联邦和州政府对疼痛管理的限制性法律政策（即通常说的"监督管理障碍"）可能会阻碍疼痛管理，这主要视医生对政策的熟悉和遵守程度而定。解决这些问题需要明白疼痛医学和医疗法的交汇点——两者都与疼痛管理的法律政策和法律诉讼相关。

影响疼痛管理的法律和政策

立法机关通常制定广泛通用的法律（例如，议会立法），依靠相关监管机构对它进行解释和补充。就疼痛医学来说，国家立法机关授权州立医疗委员会通过监督管理来实施和维护疼痛医疗法。州立医疗委员通常会随着医疗标准的改变而对疼痛医疗法律政策进行升级。然而，相关的疼痛医疗法并没有跟上医学和科学认识的发展。尤其体现在阿片类药物治疗疼痛上，虽然相关的法律条款在这方面有广泛的细节，但是未能反映当前的医疗标准。尽管临床医生基本上未接受过阿片类处方相关法律和监管方面的训练，也不熟悉监管医疗实践的联邦和州法律，但是他们越来越多地被呼吁去了解这些法律政策[8]。

联邦管制药品法

联邦管制药品法主要管理有滥用倾向的处方药物（如有潜在产生心理或身体依赖性的风险药品）的分配，建立了严格的分配体系来使滥用最小化，降低非法交易和扩散的风险。联邦管制药品法案（Controlled Substances Act，CSA）[9]是美国主要的药物控制法。CSA 禁止管制药物非医疗性使用，并且针对非法持有、制造和销售管制药物的行为制定了刑事处罚。但同时CSA 认识到管制药物也有合法有效的医疗用途，这对于公共健康是非常必要的，因此它们的医疗用途必须受到保障。其实任何药物"受管制"的目的并不是降低其医疗用途，也不是为了医生在合理情况下应当避免使用的一种错觉。CSA 的立法史和法律条款［其相关的监管制度被称为联邦监督管理法规（Code of Federal Regulation，CFR）］清晰地表明防止药物滥用和扩散所做的努力不应该干涉药物合法的医疗用途[10]。这一立场符合长期存在的由《1961 年麻醉品单一公约》确立的被称之为"平衡"原则的医疗-法律原则。

CSA 指定了五类管制药物，对每类非法使用采取不同的处罚措施。根据用途和滥用风险把它们归为特定的类别[12]。第一类管制药物（例如海洛因、麦角酸二乙酰胺、大麻）的滥用风险极高，目前未被允许投入医疗使用，即使在有医疗监管的情况下，仅限用于科学研究。根据滥用风险被批准医疗使用的药物已归为第二类至第五类（框 14-1）。在联邦法律之下，药物强制执行委员会（drug enforcement administration，DEA）是负责强制执行 CSA 的主要联邦机构，因此 DEA 拥有每一类管制药物的监督管理权。

执业医生必须注册 DEA 才能开具处方、分配和管理管制药物[13]，而且必须有合法的医疗使用目的在常规的医疗实践范围内使用[14]。第二类管制药物处方必须书面填写且不允许续药[15]，而第三、四类管制药物处方可以续药五次[16]。联邦管制物质法允许在特定的紧急医疗情况下以口头或传真（但不是电子邮件）方式传送第二类管制药物处方[17]。在某些情况下，联邦管制物质法也可能会允许部分传真处方（但都不是以口头或电子邮件形式传递）[18]。重要的是，DEA 最近修改了 CFR，医生可以选择以电子方式填写管制药物处方[19]。

尽管存在很多要求，但众多的附加法律条款证实联邦管制物质法的目的不是干扰医疗行为或限制管制药物的医疗使用。

确保医疗用途：CSA 授权 DEA 针对一些阿片类和其他管制药物制订生产指标，以此来遏制过度非医疗使用

框 14-1	阿片类镇痛管制药物分类

第二类管制药物滥用风险最高，包括可待因、芬太尼、氢吗啡酮、哌替啶、美沙酮、吗啡、羟考酮等阿片类药品。

第三类管制药物滥用风险比第二类管制药物低，包括双氢可待因、氢可酮、可待因等及阿司匹林或对乙酰氨基酚的复方药。

第四类管制药物滥用风险比第三类管制药物低，包括右丙氧芬、丙氧芬、喷他佐辛。

第五类管制药物滥用风险最低，包括含有限量阿片类药物的复方药。例如，含可待因或阿片的复方药，它们（不需处方）可以直接卖给患者，分别用于治疗咳嗽和腹泻。

造成的药物他用[20]。但是，制订生产指标的目的也是为了维持医疗和科学研究对管制药物的充分需求[21]。

医疗实践未受到监管：医疗实践的监督管理隶属州法律机构，它成为保障公共医疗和安全的医疗实践法的基础[22]。因此，CSA 未授权 DEA 定义或监管医疗实践[9]。DEA 的强制执行权目的是针对涉嫌非法配发管制药物的医生，他们的行为超出合法医疗实践的范围（例如，明显的犯罪行为）。

成瘾治疗与疼痛治疗：根据 CSA，开具阿片类处方（例如，美沙酮和丁丙诺啡）治疗成瘾是非法的，它需另外注册联邦政府的阿片类治疗项目（opioid treatment program，OTP），该计划目的是维持或治疗阿片类成瘾[23]。美沙酮是一种已获批准治疗成瘾的二类药物。但根据相同的二类阿片类管制物质法，它也可用来开镇痛药物处方；丁丙诺啡和其他的三类阿片药物也同样适用。此外，联邦法律也允许继续使用阿片类药物治疗疼痛，即使患者有药物滥用史或正处于药物成瘾当中。关键是应该根据处方的使用目的来判断药物处方是否合法，而不是根据接受治疗患者的患病类型。

治疗顽固性疼痛：DEA 监管条款明确规定，医生延期使用阿片类药物治疗顽固性疼痛的医疗行为属于医疗实践范围[24]。该法律条款进一步支持根据阿片类处方使用目的来做出临床决定和法律裁决。

规定外使用：一旦某种药物获得批准使用，只要有公认的医疗使用依据，在规定范围外医生也可以开具处方，药剂师可以配药[25-26]。联邦法律没有规定医生要根据推荐的剂量或规定的适应证来开处方[27]。规定外使用处方药物简单地反映了医生根据医疗目的开处方的法律权利，也反映了医生根据自己的专业知识和判断来保障患者的利益[28]。

处方药物的使用剂量和时间：联邦医疗法没有限制医生一次性可以开具、管理或分配处方药物的使用剂量和时间。重要的是，即使最近修改了 CFR 允许医生开具多种二类管制药物，但是每一种使用时间可以相同和按顺序使用（被称为"系列处方"），DEA 强调这种法律标准仍然不会改变[29]。与修改的 CFR 一样，DEA 的目的也是允许医疗从业人员更好地治疗患者的慢性疼痛，同时也努力提高控制潜在风险药物滥用的水平。DEA 的做法与"平衡"的医疗-法律原则具有一致性[30]。

州管制药品和医疗法

联邦和州管制物质法都监管管制药物的处方开具、分配和管理。此外，州管制物质法还单独负责监管医疗实践，包括医疗、配药和护理实践。这些监管法可以用于解决医生因开具镇痛药物而遭受调查或处罚的问题。但是，总体说来州管制物质法并未与联邦管制物质法一致[31]。例如，州管制物质法在整体上没有反映联邦管制物质法的意图：管制药物对于保障公共健康很重要[32]。在阿片类药物处方和分配方面，部分州法律条款甚至比联邦法律有更严格的限制，这些限制条款最终会干扰医生的医疗决策。做出医疗决策应该以医生的专业知识和患者自身需求为基础，而不是以满足过多的政府条件为基础。州药物管制和医疗法管理包括阿片类处方在内的医疗实践，其中包含的信息和要求已经被认为不利于充分治疗疼痛[33-34]。因此，实现更加平衡的州管制物质法必须成为旨在共同提高疼痛和症状治疗的多元计划中的一部分，同时努力阻止处方药物的滥用和他用[35]。

州疼痛医疗法律的质量评估

最近一项基于标准的法律政策研究方法被用于评估和促进州药物管制和平衡医疗监管法，涉及疼痛治疗、姑息治疗和临终护理。平衡的州疼痛医疗法不会给合理的医疗实践和患者治疗造成障碍，包括支持使用管制药物治疗疼痛，这是高质量的医疗实践必不可少的部分。评估方法采用 16 项标准，分为两类：①正面条款——能够提高疼痛缓解率的法律条款；②负面条款——会降低疼痛缓解率的法律条款。疼痛和法律研究小组收集了一份报告，该报告中包含对评估标准和评估方法学的详细描述，也充分描述了来自各州（包括哥伦比亚特区）满足每一条标准的、公认的法律条款[36]。州疼痛医疗法于 2000、2003 年和 2006—2008 年实施了评估，2008 年的州疼痛医疗法评估提供了调查结果，见表 14-1。

总体来说，相比立法委员会的管制物质法，州管制物质法中支持合理的疼痛管理和增加患者接受有效疼

表 14-1　2008 年州疼痛医疗法评估中履行标准的频数

正面条款：认定法律条款有利于提高疼痛管理的标准

1. 管制药物对公共健康必不可少（4 个州）

2. 疼痛管理是普通医疗实践的一部分（46 个州）

3. 医疗使用阿片类药物是合法的医疗实践（51 个州）

4. 鼓励疼痛管理（39 个州）

5. 应当解决医生对监管审查的担忧（40 个州）

6. 仅仅从处方的剂量判断不足以判定处方的合法性（34 个州）

7. 不应该混淆"成瘾"与身体依赖性或镇痛耐受性（37 个州）

8. 其他可能有利于提高疼痛管理的条款
　 A 类：与医疗从业人员有关的问题（48 个州）
　 B 类：与患者有关的问题（23 个州）
　 C 类：监督管理或政策问题（49 个州）

负面条款：认定法律条款会阻碍疼痛管理的标准

9. 阿片类药物是最后的治疗手段（6 个州）

10. 医疗使用阿片类药物被暗指超出合法的医疗实践范围（10 个州）

11. 把"成瘾"与身体依赖性或镇痛耐受性混淆在一起（16 个州）

12. 阻碍医疗决策：
　 A 类：基于患者特点的限制措施（8 个州）
　 B 类：强制性措施（8 个州）
　 C 类：有关处方剂量或分配的限制（8 个州）
　 D 类：对处方限制过度（5 个州）

13. 限制处方有效使用时间（4 个州）

14. 医生受到额外的处方要求（6 个州）

15. 其他可能阻碍疼痛管理的条款（4 个州）

16. 模棱两可的条款
　 A 类：针对合法处方的任意标准（15 个州）
　 B 类：可能导致误解的不明确的意图（20 个州）
　 C 类：矛盾的（或不一致的）政策或法律条款（8 个州）

来源：*Pain & Policy Studies Group*：*Achieving Balance in State Pain Policy*：*A Progress Report Card*，ed 4. Madison，WI：*University of Wisconsin Paul P. Carbone Comprehensive Cancer Center*，2008

痛治疗途径的条款更常见[31]。如果州管制物质法缺乏这些积极的法律条款那么它是不平衡的，因为它更侧重于关注阿片类药物滥用风险，但是没有认识到在合理使用情况下它们给公共健康和医疗带来的好处。此外，为了制止药品滥用和不符合标准的处方行为，部分州法律条款对医生做医疗决策的要求和限制过多，这种做法不符合甚至和当前的医疗实践标准冲突，也给患者增加了过多的负担。

州疼痛医疗法律质量的评分等级

　　基于标准的州疼痛医疗法律评估结果成为用来量化州疼痛医疗法质量的基础，它创造了唯一标准来比较各州的疼痛医疗法和跟踪其动态变化。每个州在2000、2003、2006、2007 和 2008 年都被评定等级（从 A 到 F）。更高的等级意味着医疗法中的正面条款更多，负面条款更少。因此，它更加平衡且与现代医学一致。如果州疼痛医疗法中有大量的正面条款、几乎没有限制性或模棱两可的条款，则可被评定 A。更低的等级意味着其中的法律条款与现代医学知识相矛盾，与来自权威的医疗法律指导建议不一致。或者，它们没有给医生、患者和公众传达合理的疼痛管理信息。若含有很多负面条款而几乎没有正面条款时则被评为 F 级。

　　疼痛医疗和法律研究小组的最近一份报告中包含了评定等级和用于评估等级的方法学[37]。总体来说，过去十年许多州的药物控制和医疗实践政策的质量提高十分显著。在长达 8 年的评估中，没有哪一个州的评分等级降低。大体上这些州都避免采取可能会阻碍疼痛管理和管制药物医疗使用的新政策。总之，法律政策上的重大变化有助于丰富有效治疗疼痛的正面法律条款，其中包括减少医生对因阿片类处方受到监管审查的担忧。

州疼痛医疗法质量的提高大部分源于个体医疗监管委员会，该委员会充分利用州医疗联合委员会的法律范本来促进州医疗委员会的法律一致性[38-39]。这些法律范本鼓励安全有效地缓解疼痛，并延续了条款——合理使用管制药物治疗疼痛是可接受的医疗实践的一部分。临床医生只要确保使用管制药物治疗患者是合理的医疗实践行为，他们就不用害怕受到医疗执照委员会处罚。此外，一些州的医疗监管委员会（例如，医学、整形骨科学、药剂学和护理学）已开展合作采取联合方案来指导疼痛管理、姑息治疗和临终护理[36]。这些联合法律方案重视多学科综合治疗疼痛的价值，认识到疼痛治疗的目标应该包括提高患者的生活质量，并且确保更多的医生不再担心受到医疗执照委员会的纪律处罚。

由于监督管理显著进步，大部分州现在仅通过努力废除法律中已长期存在的、限制性或模棱两可的条款就可以实现更加平衡的疼痛医疗法律，其中部分条款到目前为止已经超过 30 年。特别是在管制物质法中，根据身体依赖性的概念和患者发展为戒断综合征来定义"药物依赖性患者"（或成瘾）是过时的。这种定义应该被废除，因为在法律上它们可以合法地把正在接受阿片类药物治疗疼痛的任何患者都归为成瘾[40]。相比采取正面的法律条款，医疗执照委员会废除法律中古老的的限制性条款获得的关注更少[37]。尽管应该允许各州公共医疗法律形式上的多样化，但是通过设立过多的限制条款来控制药物扩散和监管医疗实践不是法律的义务。应该避免这些限制性法律条款，确保患者治疗需要的是进行医学判断，而不是被不合理的政府法律所约束。

提高医疗从业人员在州疼痛医疗法律中的重要性

不合理的疼痛治疗是一个多因子现象。正因为如此，仅仅关注改变州疼痛医疗法律可能不足以保证患者获得疼痛缓解和症状控制。但是，解决这个单一因素需要采取必要行动来支持医疗实践和获得安全有效治疗疼痛的监管环境。自 20 世纪 90 年代后期以来，疼痛治疗领域就如何定义不平衡的医疗法发生了演变，从无法避免、棘手的"情况"演变为可以解决的"问题"[41]。覆盖疼痛相关问题的州医疗法需要采取战略性的方法才能得以施行，它通常先简单地从决定需要提高的法律类型开始。例如，提高成文法需要立法活动，然而改变监管法需要相关医疗卫生管理机构参与，如医学、药剂学、护理学委员会。医疗从业人员在与立法机关的合作中越来越多地被假定成领导者的角色，他们共同制定避免过多限制性条款的州疼痛医疗法，他们也越来越多地认识到治疗患者疼痛和促进有效疼痛护理的职业义务。当医疗从业人员在与州疼痛立法委员会或其他机构的合作中独自发挥作用，或作为立法咨询委员会的一员时，立法活动都取得了成功。

疼痛管理相关的诉讼

由医疗从业人员参与制定的疼痛医疗法已经成为四个主要法律领域的诉讼主题。它们分别是：行政诉讼、民事诉讼、刑事诉讼和宪法诉讼。州法院和联邦法院都出现了这些案例。我们会考虑每个法律领域诉讼的一般性质和进展趋势，并简单介绍个别案例。我们也鼓励读者根据自己的兴趣直接获取相关案例的详情。

行政诉讼

最有影响和经常被讨论的行政诉讼是与州医疗执照委员会有关的诉讼。直到最近，医生们基本上认为医疗执照委员会对阿片类镇痛处方怀有敌意，除非患者处于绝症晚期[42]。"阿片类恐惧"现象、有关阿片类镇痛的大量谬论和误解在医疗执照委员会、医疗界和公众中都非常普遍[43]。1999 年之前，没有关于医疗执照委员会针对医生未能给患者提供充分疼痛缓解的行政诉讼的记录。但是，有关医生因过度或其他不合理开具阿片类处方的诉讼很常见。这种事态非常严重，因为相关数据已经证实 20 世纪后期疼痛治疗不足问题非常严峻，不幸的是这一状况仍然在持续恶化[44]。

Hoover 的案例体现了州医疗执照委员会对阿片类处方的态度，特别是在非癌性慢性疼痛治疗方面。佛罗里达州医疗执照委员会对 Dr. Katherine Hoover 医生采取了纪律处分。Dr. Katherine Hoover 是一位执业内科医生，她负责治疗只有使用阿片类药物才能有效治疗的严重慢性疼痛患者。该委员会挑出其中 7 位病例作为对她提起行政诉讼的依据。在该案件中听证官员裁决支持 Dr. Hoover 医生，因为他们发现医疗委员会的"专家"（两名医生，一位不是专业治疗慢性疼痛，另一位仅仅只是看了电脑打印出来的处方单）未能证实 Dr. Hoover 对这些患者提供的阿片类处方过量。但是，医疗执照委员会仍然对 Dr. Hoover 采取强制处罚，Dr. Hoover 因此提起上诉。上诉法庭撤销了他们的行政处罚并声明："医疗执照委员会仅仅是从自己的观点出发而一致强烈反对听证官员针对 Dr. Hoover 医生的处方有效的事实裁定，却未能提供充分的证据证明处方过量。"[45]

1999 年，俄勒冈州医学考试委员会成为首个针对医生未能充分治疗疼痛采取实质性处罚的州立法委员会。Dr. Paul Bilder 是一位肺病专家，被发现在长达五年内没有合理处理六位临终患者的疼痛和严重的综合症状[46]。除了正式的诉讼，他还被要求完成州职业医生教育更新计划，并被判决 10 年缓刑。两年后 Dr. Paul Bilder 又因为他对疼痛患者的未充分治疗被该委员会处罚[47]。

通过联邦在阿片类处方上的模型指导（1998 年）和模型政策（2004 年）的大量努力，现在大部分的州医疗执照委员会在法律文件上强调医生需要阿片类药物来充分治疗患者疼痛[48]。但是，法律文件与医疗实践之间仍然存在分歧。

民事诉讼

与行政诉讼一样，疼痛管理相关的民事诉讼在过去二十年也发生了明显改变。在 1990 年之前，没有出现过仅仅或主要根据医疗护理机构或医生未能提供有效缓解疼痛所提起的民事诉讼。在接下来的十年，几例案例都揭示事实上疼痛治疗不足可能会被认定为不合格的治疗行为。首个成功诉讼的案件于 1991 年发生在北卡罗来纳州，一个专业护理机构（skilled nursing facility，SNF）被判数百万美元赔偿。因为一位护士故意撤销了一位老年患者的强力镇痛药物，而之前该患者的社区医生给他开过这种镇痛药，后来因前列腺癌发生转移而死亡。高达数百万美元的伤害性赔偿判决让人们十分震惊[49]。

十年之后，加利福利亚的一个陪审团裁定一位医生犯了虐待老人罪。其理由是他未能合理治疗这位住院患者的疼痛，患者住院几个星期后死于肺癌。同样陪审团一致通过裁决，判罚一百多万美元赔偿给这位已故患者的家属[50]。有以下几个方面的原因使这个案例意义重大。首先，关于虐待老人的声明，原告的举证更多是质疑"清楚和令人信服的证据"标准，而不是广泛适用于医疗事故索赔"证据优势"标准。其次，评审团认定责任不是因为医生仅偏离了可接受治疗的标准，而是认为他贸然不顾患者的健康。尽管辩护专家证明被告医生的治疗方法是其他医生也会采取的常规医疗方法，但是陪审团仍然做出以上的判决。陪审团认为被告"常规医疗方法"的说法证据不足，其依据可能是来自医疗委员会和与癌症疼痛管理相关的临床研究实践指南提供的证据[51]。该实践指南中提供的治疗方法与被告医生采取的治疗方法完全不同。值得注意的是，患者家属是首先在加利福利亚州医疗执照委员会投诉但医生并未受到处罚，即使该委员会内部的专家也声称医生提供的疼痛治疗不合理。在此之后，家属才提起民事诉讼。

第三个案例也与一位老年的癌症患者有关，该患者患有间皮细胞瘤。患者的配偶和子女指控地方社区医院和 SNF 没有给患者提供充分的疼痛治疗，导致患者在去世前几周遭受不必要的痛苦[52]。因为这个案件与以上提到的案件一样也发生在加利福尼亚州，所以被告选择在庭审之前与原告协商解决。当然，州医疗监管委员会对 SNF 也采取了处罚措施，判决被告医生对患者的治疗负责[53]。

医学界对"医疗机构和医生要对有效的疼痛管理负责"趋势的反应一直持有不同意见。"良好的疼痛管理是高质量治疗的必要元素"这一观点的支持者认为这种治疗方法的改变早就应该进行了。而反对者则认为它们把医生置于艰难的处境，医生本已容易因"处方过量"而遭受惩罚，现在又增加了因未充分治疗而受到行政处罚和民事诉讼的风险。一个更微妙的观点认为这是一个异常和难以维持的局面，可能会存在处方过量但绝不会存在处方不足。或者说除了有时需要阿片类药物治疗疼痛之外，患者治疗的其他方面应该受到可接受的最低限度医疗标准的管理。

刑事诉讼

州和联邦法律针对医生的刑事诉讼相对来说较少，通常只出现在严重违背治疗标准时[54]。疼痛管理相关的刑事诉讼通常指控过度使用阿片类处方导致患者提前死亡，因此构成故意杀人罪；或者阿片类处方没有合法的医疗使用目的，因此违反联邦 CSA 的条款。根据案例的基本事实，案例各有不同。但以下两个案例可以代表两种基本类型。

1994 年，堪萨斯州的检察官针对该州堪萨斯小镇的医生 L. Stanley Naramore 对两位临终患者治疗提出了两项指控。我们来关注其中的一位患者。Ruth Leach 最后死于晚期乳腺癌，癌细胞转移到了骨髓、肺和大脑。在医院接受治疗时，Dr. Naramore 医生给她开了咪达唑仑和芬太尼，后来又在治疗方案中使用吗啡来控制她的疼痛。根据处方中的剂量，Dr. Naramore 医生被起诉和指控谋杀未遂。Dr. Naramore 医生简单解释了为了保障患者的舒适所需药物的种类和剂量，患者的儿子提出 Dr. Naramore 要为患者的死亡负责，于是 Dr. Naramore 决定不再做她的医生。Leach 随后转移至另一家医院，几天后去世。在该案件的刑事审判中，州专家证人证实 Dr. Naramore 医生给 Leach 开的镇痛药物的种类和剂量过度，会很快导致呼吸衰竭。而 Dr. Naramore 医生的专家证人则证明根据 Leach 的疼痛和痛苦程度及她濒临死亡的事实来判断，Dr. Naramore 医生为了控制她的疼痛所实行的治疗方案在可接受的治疗标准以内。

Naramore 诉讼案件中最重要的方面也许是上诉中的定罪倾向[55]。堪萨斯州的上诉法庭也注意到审判的记录文本非常像典型的"专家证人之间的战役"，这是医疗事故案件的特点。尽管在类似的民事案件中陪审团在认定具有说服力的证据上有很大的自主裁决权，但是在刑事诉讼中陪审团必须在合理质疑之外找到每一项犯罪指控的确凿证据。上诉法庭裁定：根据此前记录在案的类似案例，陪审团对 Dr. Naramore 医生蓄意谋杀 Leach 而不是控制疼痛的质疑是不合理的，因为 Leach 因自身的癌症已濒临死亡。此案的判决不仅应当尽可能保障医生安心治疗临终患者，而且应该成为检察官的警示故事。只要被告医生提供充分的、可信服的专家证词来证明治疗的合理性，就可以不满足州医疗法的举证责任。除非自由裁决权合理，否则不应该提起控告。

联邦对违反 CSA 的刑事诉讼常涉及医生治疗大量的非癌症慢性痛患者。一个典型、紧密相关的案例是关于 Hurwitz 与美国法律的抗争。Dr. William Hurwitz 医生在弗吉尼亚州麦克莱恩市开了一家疼痛治疗机构，来自 39 个州的患者来此寻求用阿片类药物来治疗慢性疼痛的方法。2004 年 Dr. William Hurwitz 医生被联邦大陪审团指控多达 62 项罪状，其中包括扩散毒品导致死亡和严重的身体损伤、医疗诈骗等。这些指控宣称，Dr. William Hurwitz 医生知道或根据充分的临床判断应该知道他的许多患者服用阿片类药物后会导致成瘾、非法滥用或扩散。他后来被判 50 项罪状成立。上诉之后，第四次巡回上诉法院撤销了这些定罪判决，命令发回重审。因为法庭认为 Dr. William Hurwitz 医生没有得到允许反驳联邦大陪审团，Dr. William Hurwitz 医生认为他的治疗处方是基于诚信的临床判断[56]。重新审理后，Dr. William Hurwitz 医生最后被判罪 16 条，入狱 57 个月。

与大多数的这类刑事诉讼一样，其中也存在合理的担忧因素。政府和它的举证专家一直在说服陪审团只存在两种情况，并且它们之间有明显的分界线。第一种情况是医生遵守阿片类处方药物的医疗使用标准。第二种是法律文件偏离治疗标准，它们让医生的行为超出医疗实践的范围，致使开处方的医生看上去只不过是一个拥有医学学位的毒品交易者。实际上，医生开具阿片类药物是否用于治疗慢性疼痛或其他形式的医疗目的，都存在许多的治疗级别，可能只有一种可以合理地被定义为"超出医疗范围"。顶级的治疗级别无疑是"最好的医疗实践"，例如遵守国家认证的医疗实践。在此之下可能是常规或是可接受的医疗实践，它既可能遵守也可能不遵守国家认证的临床医疗实践指南。低于以上的治疗级别可能来自个别案例。医生不遵守治疗标准可能引发医疗事故索赔或者被州医疗执照委员会轻微处罚。更低医疗级别则是严重违反或反复违反可接受的医疗标准，不仅可能导致各种医疗事故索赔事件发生，而且会吊销医疗执照。最后一类治疗级别严重地偏离了医疗标准，可以被定义为"超出医疗范围"。除非药物监管者、检察官和陪审团都认识到这些不同点，否则类似针对 Dr. William Hurwitz 高调、成功的诉讼会继续产生深远的且令人胆战心惊的影响。

宪法诉讼

涉及宪法解释的疼痛管理案例绝大多数关注制止或监管医生提供有致命风险处方的医疗行为，这种处方请求通常是由临终患者提出。1997 年，美国最高法院全体一致裁决：既不存在宪法权利支持所谓的"医生协助自杀"，也不存在宪法制止。因此，正如一位法官所说的该问题留给"美国宪法的研究室"来解决[57]。早期乔治·布什总统的检察官 John Ashcroft 就提出废除俄勒冈州的安乐死法案。该法案使得给临终患者开具致命风险处方的法律条款合法化，并对它进行监督管理。John Ashcrof 坚持认为致命风险处方违反了 CSA 条款，因为没有合法的医疗目的来支持它们。这起案件打了很多年官司，最后到了最高法院。Ashcroft 的继任者 Alberto Gonzales 发布了一个解释性裁决：有致命风险的处方违反了 CSA，可以作为处罚医生的根据[58]。2006 年最高法院裁定（投票结果 6∶3）：Ashcroft 的做法超出了他的权力范围。最高法院裁定的主要理由是对医疗职业的监管一直以来隶属于各州法律，而不是支持 Ashcrof 立场的 CSA 条款或立法史。

结论

过去二十年疼痛管理获得了前所未有和显而易见的优越性。其相关法律法规也取得了明显的进步。从越来越多支持疼痛管理的赞赏、资源和活动来看，法律环境可能会得到继续改善。充分认识和利用疼痛医疗法和以上提到的医疗政策改变不仅有助于进一步提高整个美国的疼痛医疗法律和监管政策，而且会让医疗从业人员对管理医疗行为的法律要求和限制有更多了解。此外，监管机构对使用管制药物来有效治疗疼痛的合法性认识可以帮助更多的医疗人员理解州疼痛医疗法律、监管和医疗政策，它们对于减少医生对医疗审查的担忧和提高医生遵守法律有巨大的推动作用。我们已经进入了一个全新的时代，新采取的州管制物质法和医疗监管委员会的监管条款对使用合理有效的管制药物缓解疼痛设置的障碍减少了。因此，撤销已经存在的法律障碍和继续提高法律的合理性成为新的挑战。

医疗机构和医生现在注意到疼痛管理在患者治疗中享有优先权。但是，法律和公共政策也要求用于控制疼痛的阿片类处方必须强调有滥用和他用风险。因此，医生们必须根据合理的临床判断和监督患者遵守疼痛管理方案负责地开具处方。对医疗从业人员不利的法律处罚仅涉及极端案例，大多数医疗从业人员并未承担很大风险[59]。

参考文献

参考文献请参见本书所附光盘。

15 疼痛医学的精神药理学

James Celestin ⊛ Ajay D. Wasan

张然 译　蒋礼阳 审　Jijun Xu 校

大部分慢性疼痛患者共存或伴发精神疾病，这是慢性疼痛患者最普遍的合并症。与那些几乎没有精神合并症的患者相比，这些患者无论使用何种治疗，包括药物治疗、神经阻滞术或物理治疗法[1-3]，其疼痛和残疾的后果会更严重，特别是慢性腰痛患者[4]。同时患有疼痛和精神方面疾病的患者通常被送往疼痛医学诊所，并时常给予治疗精神疾病的药物。许多这样的药物，如抗抑郁药和抗癫痫药，也有镇痛性能，并且成为疼痛科医师药物治疗的主要手段。因此，专业的疼痛科执业医师有必要熟悉慢性疼痛患者的精神并存病，并了解如何运用作用于精神的药物同时治疗疼痛和（或）精神疾病。精神治疗方式，如认知行为疗法、放松训练或生物反馈疗法，在精神疾病和慢性疼痛疾病的治疗中起到重要作用，甚至在某些情况下作为优先治疗方法。然而本章节主要讲述药物治疗的应用，因为这些药物适用于治疗同时患有疼痛和精神疾病的患者。在疼痛医学中虽然使用了很多这类精神药物，也报道过这些药物具有镇痛特性，但并不是所有精神药物都具有国家食品和药品监督管理局（FDA）认可的适应证。尽管如此，这些药物还是可以合法地在适应证外使用。

流行病学

对美国疼痛临床群体超过 20 年的研究显示，按照 DSM 标准[5-7]，60%～80% 的疼痛患者患有精神疾病。这一估算在基层医疗、公共机构和社区部门的疼痛患者中要低一些，但无论哪一种，鉴于成人慢性疼痛的发病率为 20%～45%，疼痛-精神病并存病构成了重要的公共健康问题[8-9]。患有精神疾病的患者报道有更强烈的疼痛、更多疼痛相关的障碍以及疼痛中更大的情感成分[3,10-11]。大多数患有精神并存病的患者在慢性疼痛发生后，会有精神疾病的加深。单独的重性抑郁影响 30%～50% 的疼痛临床患者，随后是焦虑紊乱、人格缺陷、躯体形式障碍和物质使用障碍[5,12-13]。事实上所有精神疾病都可以通过不断治疗来改善，大部分给予了合适治疗的患者都有显著的改善。在影响慢性疼

痛患者的紊乱中，最常见的是重性抑郁和焦虑症，二者的药物反应最佳，所以对它们的治疗是这一章的重点。然而，无论何种精神病理学，精神疾病的改善都会使疼痛减弱、对慢性疼痛更广泛的接受、功能改善，并提高生活质量。虽然这一章重点讲述心理药理学治疗，但要注意一点，通常情况下，与单独药理学治疗相比，将药理学治疗和精神治疗结合起来可以更有效地治疗抑郁和焦虑。精神治疗（如认知行为疗法、放松训练、生物反馈疗法、人际关系治疗、集体治疗等）在本书的其他章节涉及。

精神疾病分类

精神健康从业者使用《精神疾病诊断与统计手册 Ⅳ》（DSM-Ⅳ）或者第 10 次修订版《疾病和相关健康问题的国际统计分类》（ICD-10）作为精神疾病诊断的助手[14]。虽然这些手册很好地概述了精神疾病诊断的建议标准，但它们并没有很好地强调在做诊断时，何种症状更加重要或者不太重要。虽然这些标准可靠性高，也就是说两个精神病医生应用这一标准为同一患者进行诊断，会经常得到相同的诊断结果，但这些标准并不都有同样高的正确性。也就是说，列在诊断标准里的具体疾病的症状是否能最好地描述该疾病并没有达到普遍的一致[15]。从这个角度，再加上想要为疼痛科医师阐明精神病学诊断，下面对精神病理学的描述会着重于每种疾病的标志性特征。

重性抑郁与阈下抑郁

依据 DSM-Ⅳ，重度抑郁症（major depressive disorder，MDD）需要有两个关键特征：情绪低落及对大多数活动丧失兴趣或快乐（快感缺乏）至少 2 周。男性 MDD 的终生风险性在 7%～12%，女性在 20%～25%[16]。但是，疼痛患者的重性抑郁风险至少高出一倍。重性抑郁作为最普遍的精神合并症，可以通过三联征区别于情境抑郁（也称"自暴自弃"或者"适应

障碍伴随忧郁情绪"），分别是持续的情绪低落、自我态度改变和重要感觉的改变，并且这三点持续至少 2 周[15]。情绪低落表现为心情忧郁、下调或沮丧。快感缺乏或者无法体验快乐是情绪低落的最主要反映。自我态度减弱表现为有内疚感或者自我否定。重要感觉的改变指的是睡眠、食欲或者能量水平的改变。重性抑郁患者时常感觉他们思考缓慢模糊，很难集中注意力。抑郁患者可能感觉焦虑，有惊恐发作，或者创伤后应激障碍（PTSD）症状，如果这些症状发生在严重抑郁症状的基础上而不单单是焦虑症，则与 MDD 一致。抑郁症状可能呈现贝克三联征：绝望、不幸和无助。患者认为未来无望，不能自我帮助，别人也不能帮助他们[17]。自杀想法反映了严重的抑郁症状。未经治疗或者治疗不足的重性抑郁患者，自杀的死亡率为 10％～15％[18]。重性抑郁是持续性疼痛的一种严重的并发症，如果没有有效治疗，会减弱所有疼痛治疗的效力。甚至轻度抑郁（阈下抑郁）都能使与慢性疼痛相关的身体缺陷恶化，也应治疗[10]。

治疗

抗抑郁药可能需要服用 2～4 周才开始见效，充分的临床改善可能需要服用 4～8 周的典型剂量，临床缓解可能需要服用更久。那些同时忍受并发疼痛的抑郁患者更是如此。对于初始抑郁发作，患者应当保持 6～12 个月的治疗，对于复发的抑郁发作，应保持 5 年的治疗。无论选择何种药物，最初的抗抑郁药会对约60％的患者有效（至少改善50％）。至少80％的患者会对至少一种药物有反应，伴或不伴有增强剂，如锂、抗癫痫药或者其他抗抑郁药[19]。有一些证据发现患有重性抑郁的疼痛患者有增强的治疗耐药性，特别是当疼痛没有得到有效治疗时[8]。老年人倾向于对较低剂量抗抑郁药有反应，并且剂量滴定在老年组中应当更慢一些，这是由于他们对副作用和毒性更加敏感[20]。一个好的经验法则是，任何年龄组开始给予抗抑郁药，首先按标准起始治疗剂量的25％～50％给 1 周，然后在接下来的 2～3 周逐渐增加至治疗剂量。这样可使副作用最小化并增加治疗依从性。

慢性疼痛患者时常服用多种药物，这会增加抗抑郁药的副作用，如头痛、恶心、便秘或镇静，因此在这一群体，"低起点缓慢推进"更为重要。典型情况下，在最初治疗阶段，每 2～4 周进行一次复评，若有必要，还要进行剂量调整。医生很少开的处方药单胺氧化酶抑制剂（MAOI），如苯乙肼，不应与其他抗抑郁药同时使用。由于这类药物的内在风险，只有有经验的精神药理学家才可使用[21]。

认知行为治疗（CBT）连同抗抑郁治疗是对重性抑郁最有效的治疗。认知行为治疗可以检查由低落情绪而来的消极和有害想法，帮助患者认清不切实际的不良思想和行为[22]。

选择性 5-羟色胺再摄取抑制剂（SSRI）

自从 1987 年引入了氟西汀（百忧解），许多选择性 5-羟色胺再摄取抑制剂（selective serotonin reuptake inhibitor，SSRI）开始被采用。它们能立即阻断中枢神经系统（CNS）突触前 5-羟色胺（血清素）再摄取泵效应，在动物中显示 SSRI 会延长 5-羟色胺在突触间隙的持续时间，提高神经递质的效果[23]。SSRI 的抗抑郁功效及其副作用低使其成为最广泛的抗抑郁药处方种类。

然而，SSRI 几乎没有独立的镇痛特性。SSRI 对疼痛患者的抑郁起作用，有可能会缓解疼痛，这归因于对疼痛中情感成分的改善，但很少有证据支持 SSRI 有独立的镇痛活性。虽然有些病例报道显示 SSRI 对糖尿病患者的神经病理性疼痛有所改善，双盲、安慰剂对照临床试验排除了患有抑郁的患者后，并没有一致证明 SSRI 有镇痛功能[24-28]。

决定是否开处方 SSRI 时，需要谨慎检查患者正在服用的其他药物及患者所有的一般状况，这是因为所有 SSRI 都与青紫/出血[29]和骨质疏松症相关[30-31]。SSRI若与其他药物包括 SNRI、TCA、MAOI、曲普坦类（如舒马普坦）和止吐药（如昂丹司琼、甲氧氯普胺）等一起服用，可以导致血清素综合征。另外，SSRI 和多种镇痛剂包括曲马多、哌替啶、芬太尼和喷他佐辛等联合使用时可加速血清素综合征的发生。SSRI 与曲马多联合使用会降低癫痫发作阈，联合这类药物使用时应当谨慎[32]。开始使用 SSRI 时无需额外的实验室检查，剂量滴定是基于临床反应及副作用。氟西汀往往活性更高，通常在早晨服用，而帕罗西汀激活毒蕈碱受体的抗胆碱能效应，有更强的镇静效果且有更强的抗焦虑功能。帕罗西汀与大部分 SSRI 相比半衰期相对较短，而且时常与停药症状有关系。舍曲林和西酞普兰的镇静效果不如帕罗西汀，通常在早晨服用[21]。

为了将恶心、腹泻、震颤和头痛等副作用降到最低，患者服药最初应按通常剂量的一半服用 1 周（见表 15-1），之后按照标准剂量服用。有些患者会体验到镇静或者过度刺激。75％～80％服用 SSRI 的患者会有性方面的副作用，如性欲减退、阳痿、射精障碍或者性

表 15-1　选择性 5-羟色胺再摄取抑制剂（SSRI）

药物	常用开始剂量	平均剂量	最高剂量
西酞普兰（Celexa）	10 mg qd	20～40 mg qd	60 mg/d
丁螺酮（Prozac）	10 mg qd	20～40 mg qd	80 mg/d
氟伏沙明（Luvox）	25 mg qd	50～100 mg bid	300 mg/d
帕罗西汀（Paxil）	5～10 mg qd	20～40 mg qd	60 mg/d
舍曲林（Zoloft）	25 mg qd	50～150 mg qd	200 mg/d

冷淡。特别是对于老年患者，这些患者可能由于并存疼痛和抑郁，已有性欲减弱。罕见的副作用包括肌张力障碍、静坐不能、心悸、癫痫发作阈下降、血清素综合征或者抗利尿激素不适当分泌综合征（SIADH）[33]。

SSRI 通过肝氧化代谢，并且 SSRI 的使用可能会改变其他肝代谢药物的血清水平。SSRI 诱导和（或）抑制多种细胞色素 P450 酶。最重要的是，它们会增加三环类抗抑郁药和苯二氮䓬类药物的血清水平[34]。SSRI 也可能影响卡马西平、锂、抗精神病药和常用镇痛药如美沙酮、羟考酮和芬太尼的血清水平[35]。氟西汀、帕罗西汀及较小程度氟伏沙明是细胞色素 2D6 的抑制剂；氟西汀和氟伏沙明也可干扰细胞色素 3A4[16]。也有证据显示舍曲林若剂量大于 100 mg 则有可能抑制这些酶[36]，因此可能增加某些阿片类药物的循环代谢产物。西酞普兰和艾司西酞普兰对 CYP450 酶活性影响较小。SSRI 很少服药过量，如果有的话，则是致命的。中断 SSRI 治疗应缓慢减少药量，避免出现与起初服用 SSRI 症状相同（头痛、恶心、腹泻或者肌痛）的停药反应。

三环类抗抑郁药（TCA）

TCA 是最早的一类抗抑郁药，通过同时抑制 5-羟色胺能再摄取及去甲肾上腺素能再摄取而发挥作用。这延长了 5-羟色胺和去甲肾上腺素停留在突触间隙的时间，增强神经传递[37]。TCA 的镇痛特性不依赖于其对抑郁的治疗效应，由此使它们成为一种治疗慢性疼痛患者抑郁的不错选择，尤其当成本是个因素时。

所有 TCA 对治疗抑郁都有同样的效果，具体选择取决于副作用。抗胆碱能和抗组胺效果的程度是最大的决定因素。阿米替林和丙米嗪更能镇静，伴更多体重增加及直立性低血压。其他抗胆碱能副作用包括口干、便秘、视物模糊、尿潴留、性功能紊乱、多汗及意识模糊或谵妄。TCA 也会降低癫痫发作阈。地昔帕明和去甲替林有较小的抗胆碱能副作用，在所有 TCA 中，地昔帕明的抗胆碱能副作用最小。TCA 可通过血清血浆水平监测，这对于地昔帕明、丙米嗪和去甲替林尤为重要，它们的血药浓度最能反映抗抑郁药物治疗反应[20]。去甲普林的治疗血浆浓度范围为 50～150 ng/ml，地昔帕明和丙米嗪为 75～225 ng/ml，这是由于地昔帕明只是丙米嗪的脱甲基代谢物[16]。

开始治疗前，患者应当检查电解质、BUN、肌酐和肝功能。TCA 也有奎尼丁样特性，有潜在的药物性心律失常，可延长 QTC 间期。所有年龄在 40 岁以上或者有任何心脏病史的患者应有基线 EKG，特别注意 QTC 间期，校验其低于 450 ms[37]。TCA 与蛋白质强有力地结合（85%～95%），并通过肝首过代谢。随后阶段包括脱甲基、氧化及与葡糖苷酸结合。阿米替林脱甲基为去甲替林，丙米嗪脱甲基为地昔帕明。肝清除包括 P450 酶系统，所以药物如 SSRI、西咪替丁和哌甲酯会增加血浆 TCA 水平。SSRI 和 TCA 不应同时开具处方，除非血浆水平经过认真检测。苯巴比妥、卡马西平及吸烟可诱导 P450 酶系统，因此降低血清 TCA 水平[34]。

与 SSRI 一样，为使副作用最小并提高依从性，初次服用 TCA 应当从较抗抑郁靶剂量（经典的为 75～150 mg；见表 15-2）稍低的剂量开始（通常 25 mg 服用 1 周）。老年人对副作用更加敏感，许多精神科医师为这一年龄群体处方从 10～20 mg 开始[20]。由于 TCA 代

表 15-2　三环类抗抑郁药（TCA）

药物	常用开始剂量	平均剂量	最高剂量
阿米替林（Elavil）	10～25 mg qd	75～150 mg qd	300 mg/d
阿莫沙平（Asendin）	25 mg bid	75～200 mg bid	600 mg/d
氯米帕明（Anafranil）	25 mg qd	150～250 mg qd	250 mg/d
地昔帕明（Norpramin）	10～25 mg qd	75～150 mg qd	300 mg/d
多塞平（Sinequan）	10～25 mg qd	75～150 mg qd	300 mg/d
去甲替林（Pamelor）	10～25 mg qd	75～150 mg qd	200 mg/d
普罗替林（Vivactil）	5 mg qd	10 mg tid	60 mg/d

谢下降或改变，以及老年患者经常服用多种药物，毒性血药水平更易于发生，应更频繁进行血药浓度监测。突然中断 TCA 会有戒断综合征，特征为发烧、出汗、头痛、恶心、头晕或静坐不能。与 SSRI 不同，TCA 过量是致命的。TCA 过量是药物相关的过量和死亡的主要原因。治疗剂量的 3～5 倍有潜在致命性，因此必须重视这狭小的治疗范围，连续监测血药浓度。毒性可由抗胆碱能和药物性心律失常作用引起，如癫痫、昏迷和 QTC 变宽[38]。

还有，与 SSRI 不同，TCA 有独立的镇痛特性。Max 和其他研究者的一系列研究已经阐明 TCA 的镇痛特性，其镇痛特性不依赖于对抑郁的改善作用[39-40]。也有研究显示 TCA 对糖尿病患者的神经病理性疼痛、慢性区域疼痛综合征、慢性头痛、卒中后疼痛及神经根痛有中等效用[19,39-43]。此外，TCA 可作为预先止痛剂减少术后阿片用量[44]。虽然起初都是用阿米替林和地昔帕明来做研究，但随后的研究也证明，其他 TCA 也同样具有镇痛性能。TCA 用于镇痛作用的典型剂量（25～75 mg）比用于抗抑郁作用的典型剂量（75～150 mg）低。然而，许多患者在服用低剂量 TCA 无效后转送到疼痛医师。但剂量-镇痛效应关系依然存在，所以即使患者服用 TCA 只是为了缓解疼痛，抗抑郁剂量范围并结合血药浓度监测会对患者有益。

5 羟色胺–去甲肾上腺素再摄取抑制剂（SNRI）

非三环类 5 羟色胺–去甲肾上腺素再摄取抑制剂（serotonin-norepinephrine reuptake inhibitor，SNRI）是一类较新的抗抑郁药，像 TCA 一样，通过抑制 5-羟色胺和去甲肾上腺素再摄取发挥作用。这似乎可同时解释用 TCA 和 SNRI 缓解抑郁及镇痛效力比 SSRI 高的机制之一[28,45]。文拉法辛、度洛西汀以及最近的米那普仑是这类药物中的代表药，其 α_1、胆碱能或组胺抑制效应明显减弱。在美国，米那普仑（Savella®）是 FDA 批准的用于治疗纤维肌痛而非抗抑郁的药物，因此

这里不具体讨论。然而，在欧洲已经建立了米那普仑用于慢性疼痛和抑郁的理论。这类药物 α_1、胆碱能或组胺抑制效应相对较弱，使其与三环类相比，在同等的抗抑郁和镇痛效应下，副作用较少。安慰剂对照研究证明了文拉法辛[45-46]和度洛西汀[47]对神经病理性疼痛的中度效应。NNT（numbers-needed-to-treat）分析提示 TCA（特别是阿米替林）具有优越的镇痛特性，这可能是由于它们除了抑制 5-羟色胺和去甲肾上腺素再摄取[45]，还具有 NMDA 拮抗剂和钠离子通道阻断剂的特性。

文拉法辛每日剂量分 2～3 次服用（即使有缓释剂配方），开始的 1 周为 37.5 mg/d，然后慢慢增至 375 mg/d（表 15-3）。典型剂量为 150～225 mg/d。患者通常一个月增至 75 mg/d，然后根据临床反应调整剂量。

服用文拉法辛前无需实验室检查，但患有高血压的患者应当谨慎。特别是当文拉法辛剂量超过 150 mg/d 时，可能会使收缩压增加 10 mmHg 或更高。可能的原因是神经病理性疼痛镇痛需要较高剂量的文拉法辛，继而引发了去甲肾上腺素再摄取抑制[45]，不像三环类那样需要的有效剂量比抗抑郁剂量低。其他副作用包括恶心、困倦、口干或性功能紊乱。文拉法辛可能影响其他药物肝代谢，但它是 CYP 系统的弱抑制剂[36]。

文拉法辛在结构上与曲马多相似，在小鼠中证明，文拉法辛有阿片介导的镇痛作用，可被纳洛酮逆转。对照研究和案例报道都表明，在多种神经病理性条件下，文拉法辛有不依赖于抗抑郁作用的镇痛特性[48-51]。许多患者无法忍受三环类副作用，因此文拉法辛和度洛西汀给重性抑郁和慢性疼痛患者带来了希望。

度洛西汀（欣百达）是一种 SNRI，在美国批准被使用，用于糖尿病患者外周神经病理性疼痛、纤维肌痛、重性抑郁和泛化性焦虑症。它是在美国批准的同时用于疼痛和精神类疾病的唯一主要精神药物，因此它是患有神经病理性疼痛和精神并存病患者的治疗首选。典型的起始剂量为晚餐时间 30 mg 持续一周，之后增至

表 15-3　多种抗抑郁药

药物	常用开始剂量	平均剂量	最高剂量
安非他酮（Wellbutrin）	75 mg bid	100～150 mg bid	600 mg qd
度洛西汀（Cymbalta）	30 mg qd	60 mg qd	120 mg
米氮平（Remeron）	15 mg qhs	30～45 mg qd	60 mg qd
奈法唑酮（Serzone）	100 mg bid	150～300 mg bid	600 mg/d
曲唑酮（Desyrel）	50 mg qhs	150～250 mg bid	600 mg/d
文拉法辛（Effexor）	37.5 mg qd	75～112.5 mg bid	375 mg/d

60 mg。晚上给药易于减轻恶心和疲倦的副作用。其他副作用包括口干、头晕、便秘或性功能障碍。老年患者由于副作用增加及耐受性较低[52]，开始给药剂量应当更低，如 20 mg/d。已有研究最大剂量为 120 mg/d。大多数研究显示，高于 60 mg/d 没有明显的作用，但个别反应会有差异，一些患者倾向于在较高剂量反应。度洛西汀是 CYP2D6 肝酶的温和抑制剂，因此可能会增加 TCA 和抗精神病药的水平[52]。使用度洛西汀前无需实验室检测。度洛西汀不应使用于肾或肝功能不全的患者。

其他抗抑郁药

安非他酮是去甲肾上腺素能和多巴胺能再摄取泵抑制剂，延长去甲肾上腺素和多巴胺在突触间隙的停留时间[23]。与许多其他抗抑郁药不同，它有显著的精神兴奋剂特性。它用于治疗抑郁、ADHD 和戒烟，最高剂量可达 600 mg/d（表 15-3）。两项研究显示，安非他酮在多种神经病理性条件下有独立的镇痛作用[53]。也有报道表明，安非他酮有缓解阿片类药物镇静作用的效果。因此，安非他酮在疼痛医学中有重要的作用。然而，令人热情减弱的是，对 44 名慢性腰背痛患者的随机对照试验（RCT）显示，疼痛没有得到显著改善[54]。

治疗应在早晨从 75～100 mg 开始，如果在晚上开始可能出现失眠。5 天后，剂量推进至平均治疗剂量 100～150 mg，即使是缓释剂也是如此。在这些剂量，癫痫发作阈有轻微的下降。450～600 mg/d 的剂量可能会使 4% 患者产生癫痫，因此这些剂量应该避免[55]。安非他酮不应给患有癫痫、饮食失调或服用 MAOI 的患者服用。同时处方安非他酮和曲马多时应谨慎，因为癫痫发作阈值的降低有相加作用。安非他酮的副作用包括神经过敏、头痛、兴奋及失眠。

米氮平是一种抗抑郁药，对 5-羟色胺和中枢突触前的 α_2 肾上腺素能受体有拮抗作用，刺激 5-羟色胺和去甲肾上腺素释放。这有助于加强 5-羟色胺能和去甲肾上腺素能传递，而没有抗胆碱能作用[34]。一般认为在较低剂量，15～30 mg/d，倾向于增加 5-羟色胺能传递并有抗组胺的效果。在较高剂量，45～60 mg/d，则更多地增加去甲肾上腺素能传递（表 15-3）。结果是，较低剂量时更加镇静并有抗焦虑作用，伴有体重增加的副作用。较高剂量时活性更强，并可触发焦虑症状。这一药物很少导致粒性白细胞缺乏症和中性粒细胞减少，发生率为 0.3%[21]。一个案例报道及一项开放性研究表明，米氮平可能有镇痛特性，但对抑郁的改善

没有得到充分控制[56-57]。

曲唑酮是 5 羟色胺-2 拮抗剂/再摄取抑制剂（SA-RI），用于重性抑郁和失眠症。曲唑酮的镇静作用很强，因此很少有患者能够达到足够高的剂量范围来有效抗抑郁。对于很多疼痛医师，曲唑酮最常见的是开给有失眠症同时伴有抑郁、焦虑或疼痛症状的患者，并且是治疗失眠症的首选[19]。用于睡眠的典型剂量是睡前服用 25～100 mg（表 15-3）。曲唑酮和奈法唑酮治疗抑郁的剂量为 50～600 mg/d，分两次服用。曲唑酮的一种罕见但严重的副作用是阴茎持续勃起，发生率在 1∶1000 到 1∶10 000 之间。这两种药物的共同副作用包括镇静、头晕、口干、直立性低血压、便秘和头痛。研究显示曲唑酮有很小的镇痛特性。关于奈法唑酮还没有这样的研究，但结果应该相同。

焦虑症

焦虑症是一类广谱疾病，包括广泛性焦虑症、恐慌症、强迫症及创伤后应激障碍（PTSD）。慢性疼痛临床群体中有高发的焦虑症，30%～60% 患者有病理级别的焦虑[2,6,8]。广泛性焦虑症是影响疼痛患者最常见的焦虑症。

焦虑是一个广义、多维的概念。焦虑可以是一种持久的人格特质，有时会过大。它可以成为另一种疾病——重性抑郁症状群中的一种症状。或者，它可能是阵发性障碍，由压力和繁重的挑战触发，如慢性疼痛。焦虑也具有生物成分，并对药物起反应[5]。很难判定焦虑是否达到病理性阶段，一个指引就是当焦虑干扰到正常的生理功能时。焦虑有特质焦虑和情境焦虑。特质焦虑为时常对日常事务过度担心和忧虑。担心和焦虑量与消极后果发生的可能性不成比例，患者很难控制担心。

患者的情境焦虑为时常对疼痛及其负面结果产生焦虑。患者可能条件性地过分担心，担心一些活动会引起无法控制的疼痛，进而避免那些活动，在某些患者中可表现为极端的恐惧。同样，疼痛也可激活患者病重的想法[59]。疼痛特异性的焦虑及广泛性焦虑症可能会通过一些生物心理机制，放大疼痛感觉和疼痛抱怨，包括交感神经兴奋和去甲肾上腺素介导的痛觉阈值下降、异位活性痛觉神经元发放增加、对疼痛症状的认知过分集中，以及较差的应对技巧。患有病理性焦虑的患者时常焦躁不安、疲乏、易怒和注意力差。他们会有肌张力和睡眠障碍。他们时常情绪低落，但不如 MDD 严重[19]。

治疗

总的来说，认知行为治疗对焦虑症的治疗结果最佳。与放松疗法、静心和生物反馈疗法一起，疗效可进一步得到改善[60]。抗抑郁药虽然有效，但比治疗抑郁的典型剂量通常要高。抗焦虑药，如苯二氮䓬类药物和丁螺酮，对初始治疗阶段稳定疾病最有用。然而，特别是与苯二氮䓬类药物相关的副作用及生理依赖性，使其成为长期治疗的一个糟糕的选择。

抗抑郁药

在抑郁治疗中，要在患者达到靶剂量之后的 4～8 周观察改善情况。为了提高依从性，增加剂量必须缓慢，因为焦虑患者不能忍受副作用。抗抑郁药在减轻焦虑的整体水平和预防焦虑和惊恐发作是有用的，但对急性焦虑症没有作用。SSRI 和 SNRI 在抗抑郁药中都是有效的。帕罗西汀常常有较强的抗焦虑作用，但所有 SSRI 都有很好的抗焦虑特性[61]。SSRI 的有效剂量比那些用于抑郁的药物剂量高，典型的为 60～80 mg/d[62]。

在 TCA 中，氯米帕明是最有效的，对强迫症特别有用。奈法唑酮有抗焦虑功能，较高剂量文拉法辛也有此功能。米氮平在较低、更具有镇静作用的剂量时有抗焦虑特性，在 45～60 mg 的较高剂量时会通过其激活的性质使焦虑恶化[63]。类似地，尽管有报道认为安非他酮对有焦虑特征的抑郁症有效，但它的刺激效应使它不能作为主要的抗焦虑剂。

SNRI，特别是文拉法辛和度洛西汀，也证明对广泛性焦虑症有功效，并经过 FDA 批准用于治疗广泛性焦虑症[64]。

苯二氮䓬类药物（BZD），丁螺酮

这类药物对治疗急性焦虑症、惊恐发作及稳定广泛性焦虑症有用。有时通过抗抑郁药不能使焦虑稳定下来，患者可长期使用 BZD。BZD 结合 γ-氨基丁酸（GABA）受体的 BZD 组分，是一种抑制性神经递质。它们在淋巴系统、脑干网状结构和皮质水平抑制 CNS[23]。它们被疼痛医师广泛使用，但研究表明它们的独立镇痛特性很小。然而，这类药物也用于肌肉松弛药。耐受性问题时常限制它们用于长期的焦虑和肌痛。

急性焦虑症或者惊恐发作可用短效的 BZD 治疗，如劳拉西泮 0.5～2 mg 必要时每 6 小时一次，快速起效（10～15 min），半衰期为 10～20 h[34]。表 15-4 列出了许多 BZD 的特性。开半衰期短的药物处方时应谨慎，

表 15-4 苯二氮䓬类药物（BZD）

药物	起始	半衰期（h）
阿普唑仑（Xanax）	中速	6～20
氯氮卓（Librium）	中速	30～100
氯硝西泮（Klonopin）	中速	18～50
氯拉卓酸（Tranxene）	快速	30～100
地西泮（Valium）	快速	30～100
艾司唑仑（ProSom）	中速	10～24
氟西泮（Dalmane）	中速偏快	50～160
劳拉西泮（Ativan）	中速	10～20
咪达唑仑（Versed）	快速	2～3
奥沙西泮（Serax）	中速偏慢	8～12
替马西泮（Restoril）	中速	8～20
三唑仑（Halcion）	中速	1.5～5

如阿普唑仑。虽然起效快，但只能维持 2～3 h，而且许多患者有明显的焦虑反弹，导致一天中出现焦虑高峰和低谷的交替。

丁螺酮也是一种有效的抗焦虑药，作为 5-羟色胺激动剂。它对于治疗有药物滥用史，尤其是滥用过 BZD 的患者有用。没有成瘾性，不损伤精神运动和认知功能。从 5 mg 开始每日 3 次，可增至 10 mg 每日 3 次[37]。短效 BZD 初次服用后便能产生抗焦虑作用，与 BZD 不同，丁螺酮需要 1～4 周才能出现抗焦虑功效。患者会有头痛、头晕、感觉异常和肠胃不适。

氯硝西泮 0.25～1 mg 每日 3 次，是一种长效 BZD，经常与短效药或抗抑郁药结合使用，用于稳定持续的焦虑或防止急性焦虑发作。地西泮也能产生精神代谢产物，作用持续数天。氟西泮是另一类长半衰期药物。

BZD 的副作用使其作为长期药物受到限制。所有 BZD 都能强烈地引起深度镇静、混乱或呼吸抑制，过量会致命。将这类药物与阿片类药物同时开具处方时需谨慎，以避免副作用叠加的风险。BZD 可以是解除抑制的药物，导致患者变得激动，这很少见但在老年患者中频率更高。所有 BZD 都有潜在的生理依赖性，取决于剂量和治疗时间。所有 BZD 都能引起身体和精神依赖性，经常需要 1～3 个月长的逐渐减量时间表使戒断症状最小化[19]。突然中止 BZD 会引起失眠、焦虑、谵妄、精神错乱或癫痫。最近的证据表明，BZD 的长期处方对短期和长期记忆及学习能力产生不良影响[65]。此外，认知行为治疗（CBT）结合应对技能训练是对焦虑症最有效的治疗之一，抗焦虑药会破坏治

疗，因为它会强化患者的一个观念，即只有药丸才能解决患者的焦虑问题，使患者控制焦虑的自信心下降。

心境稳定剂和抗癫痫药

心境稳定剂是兼具抗躁狂和抗抑郁特性的药物。这类药物中某些是抗癫痫药物。在精神科，它们最常用于双相情感障碍。没有证据显示慢性疼痛患者得双相情感障碍的概率会更高[2]。这类药物经常用于治疗患有慢性神经病理性疼痛、三叉神经痛及头痛的患者。这类药物包括锂、丙戊酸（Depakote 是长效商品名配方）、卡马西平（Tegretol®）和拉莫三嗪（Lamic-tal®）。许多其他抗惊厥药，单独使用或者与其他药物结合使用，虽然有抗躁狂特性，但它们本身很少有抗抑郁作用，因此并非真正的心境稳定剂。其他抗惊厥药用于双相情感障碍的二线或三线药物，或作为治疗重性抑郁的增强剂。抗惊厥药经常作为疼痛药物在疼痛医学中使用，对多种条件都适用，最常见的是神经病理性疼痛和头痛预防。其他章节对于其使用有更具体的描述。

锂

锂是用于双相情感障碍最常见的心境稳定剂，并且是唯一显示有明显减少自杀企图的药物[66]。它也作为 MDD 的增强剂，结合抗抑郁药一起给药，用于有部分反应的患者。锂用于预防慢性日常头痛和丛集性疼痛的结果喜忧参半。基于锂的疗效和毒性，其用于治疗的浓度范围较狭窄，因此获取锂的血清水平很重要。摄入4～5 倍的日常剂量便可致命。锂可作用于甲状腺和肾，因而需对这些脏器功能加以监测。对于疼痛医师，使用锂的这些困难及极小的镇痛特性使其用处很小。一般情况下，慢性疼痛患者是在精神病医师的指导下使用锂。

丙戊酸

Depakote 是长效丙戊酸的商品名称，作用持续8～12 h。虽然它的抑郁作用比锂小，但它兼具抗躁狂和抗抑郁作用。它也是用于治疗抑郁的增强剂。Depakote 也可用于治疗冲动和攻击性行为。丙戊酸已明确用于预防偏头痛，并且神经病学家对其用于癫痫治疗有丰富的经验。起始剂量 250 mg/d，用于疼痛医学的常用剂量为 250 mg 每日 3 次，用于双相情感障碍治疗的剂量更高，500～1000 mg 每日 3 次[34]。治疗和毒性范围通过血清水平监测。在开始治疗前，需要做CBC 和肝功能检测。贫血和中性粒细胞减少是丙戊酸很罕见的副作用，但血小板减少更加常见。治疗开始至少 2 周后以及达到治疗剂量 2 周后应进行血小板水平检查。幸运的是中止丙戊酸治疗后血小板水平快速升高。镇静、头晕和肝炎为其他副作用。肝毒性/肝衰竭和胰腺炎也是罕见但严重的潜在副作用。因此，这类药物对有肝疾病的患者是禁忌的。这一药物孕妇禁忌，因为它与神经管缺陷相关。

拉莫三嗪

拉莫三嗪（商品名利必通或 Lamotrigine）是一种抗癫痫药物，神经科医师常用于控制癫痫，精神病医师则用作心境稳定剂。通常处方为具有明显抑郁症状的双相情感障碍患者使用，在预防抑郁方面比躁狂更有效[16]。它治疗双相情感障碍的机制尚不清楚。有病例报道提示拉莫三嗪可减轻神经病理性疼痛[67]，但两个 RCT 在多种神经病理性疼痛条件下显示没有作用[68-69]。拉莫三嗪确实已经确定为用于头痛治疗的预防性用药，最近的一个系统性综述得出的结论是它在减少偏头痛发作频率方面是有效的[70]。虽然一般耐受性良好，但多达 10% 的个体可能会出现皮疹。Steven-Johnson 综合征，又名毒性表皮坏死溶解，据报道在0.08% 的个体发生[16]。皮疹部分是与起始剂量和增长率相关。因此，对于大多数患者，经常从每日 25 mg 开始持续 2 周，然后每日 50 mg 服用 2 周，每日 100 mg 服用1 周，之后每日 200 mg。

卡马西平

卡马西平，也称得理多（商品名），是一种抗惊厥药，用于治疗癫痫部分发作和全身性发作。卡马西平是已经确定的心境稳定剂，也用于三叉神经痛和其他神经性刺痛的一线治疗[16]。药物起始剂量常为每日200～400 mg 分次给药，治疗剂量范围为每日 750～2500 mg 分次给药。使用此药时必须谨慎，因为它具有严重的副作用，包括皮疹、粒性白细胞缺乏症及再生障碍性贫血，需要定期的实验室监测。卡马西平也通过诱导肝酶与其他药物相互作用，包括对其自身新陈代谢的诱导。

神经松弛剂

神经松弛剂已用了近 50 年，亦称"抗精神病药"。它用于治疗任何精神病过程、精神分裂症特征的疾病，精神病症状中的抑郁、狂躁或谵妄也为适应证。典型的和新一代非典型的神经松弛剂都有独立的镇痛特性，是伤害性疼痛和神经病理性疼痛的有效镇痛药[71]。历史上，严重的副作用，包括帕金森症和迟发性运动障碍，使它们［特别是老一代抗精神病药物如氟哌啶醇（Haldol®）或氟奋乃静（Prolixin®）］在疼痛医学中的使用受到限制。更多的时候，当其他镇痛药引起谵妄时，会使用神经松弛剂。

然而，根据最近的文献回顾，有证据说明抗精神病药在治疗许多不同类型的疼痛包括癌痛和慢性非癌痛（如纤维肌痛、慢性头痛、腰痛、肌肉骨骼疼痛、老年患者慢性疼痛、慢性面部疼痛和糖尿病性神经病）中发挥作用[72]。抗精神病药物缓解疼痛的机制还没有明确界定。可能是抗多巴胺特性在镇痛中发挥作用，然而 5-羟色胺拮抗作用对疼痛缓解也很重要[73]。α_2 肾上腺素受体的抗精神病拮抗作用也可能介导镇痛[74]。

典型神经松弛剂

典型神经松弛剂（表 15-5）作为抗精神病药，通过拮抗多巴胺受体，特别是 D_2 受体发挥作用，对组胺受体、胆碱能受体和 α_1 肾上腺素能受体也有作用。氟哌啶醇是这类药物中的典型药物，分子结构与吗啡相似。所有典型神经松弛剂都有不同程度的抗胆碱能副作用：口干、头晕、镇静、体重增加、便秘或视物模糊。它们也受困于不同程度的锥体外系反应：震颤、肌张力障碍、静坐不能及最严重的永久性迟发性运动障碍。所有这些药物会轻微降低癫痫发作阈，提高血糖水平。心血管反应包括低血压、心跳过速、非特异 EKG 改变（包括尖端扭转型室性心动过速）及极其罕见的心脏性猝死[34]。

非典型神经松弛剂

第一个非典型神经松弛剂是氯氮平，用于难治性精神分裂症。随后发布了其他几个药物：利培酮、奥氮平、喹硫平、阿立哌唑和齐拉西酮（表 15-6）。非典型神经松弛剂与典型神经松弛剂相比，有较低的多巴胺 D_2 受体拮抗功能和较高的 D_4 受体拮抗功能[55]。此外，它们有一定程度的 5 羟色胺-2 受体阻断功能。这种混合的受体分布导致少了许多锥体外束的、抗胆碱能的、心脏的副作用。然而事实上典型药物的所有副作用，在非典型神经松弛剂上都能发生。为糖尿病患者开此类药时应当谨慎。新出现的证据表明，非典型神经松弛剂，特别是奥氮平，可降低血糖耐受性，提高血糖水平[75]。总体上，由于非典型神经松弛剂比典型神经松弛剂的耐受性更好，它们迅速成为精神症状的一线治疗药物。两类药物对精神病"阳性症状"——幻觉和错觉同样有效。然而非典型神经松弛剂对"阴性症状"——情感贫乏、动机缺乏和社会退缩更加有效。此外，这些药物越来越多地用于难治性抑郁症或焦虑的增强剂，对帮助患有疼痛和并存焦虑性抑郁症的患者控制自己的愤怒非常有用[19,76]。

非典型神经松弛剂在疼痛医学中的应用会继续增加。病例报道及回顾性分析表明，它们作为二线或三线药物，对偏头痛和慢性日常头痛的预防有效[74]。它们对中止丛集性头痛一直有效[74]。一项小规模研究显示对癌痛有镇痛功效[77]。小鼠研究证明，利培酮对热痛有阿片类药物介导的镇痛作用[78]。在一个动物疼痛模型中，利培酮强烈的镇痛作用归因于其通过 m_1、m_2 和 κ_1 阿片类药物和 δ-阿片系统的选择性阿片拮抗剂[73]。已经显示，奥氮平（Zyprexa®）可以从 α_2 肾上腺素受体、阿片样物质和 5-羟色胺受体活性来缓解疼痛[73]。非典型类神经松弛剂用于镇痛的剂量范围尚不清楚。

镇痛时，无论给非典型类或典型类药物，都必须告知患者其副作用，特别是迟发性运动障碍的风险，一旦发生就会是永久的。为非精神病患者开镇痛药时，起始剂量应非常低且缓慢增加，因为这些患者仅需镇痛，很容易出现副作用。

表 15-5　部分典型神经松弛剂

药物	常用剂量	最高剂量
氟奋乃静（Prolixin）	5～10 mg bid～tid	40 mg/d
氟哌啶醇（Haldol）	2～5 mg bid～tid	100 mg/d
奋乃静（Trilafon）	8～16 mg bid～tid	64 mg/d
替奥噻吨（Navane）	5～10 mg tid	60 mg/d
三氟拉嗪（Stelazine）	5～10 mg bid	40 mg/d
洛沙平（Loxitane）	20～50 mg bid～tid	250 mg/d
氯丙嗪（Thorazine）	10～50 mg bid～qid	2000 mg/d
硫利达嗪（Mellaril）	100～200 mg bid～qid	800 mg/d

表 15-6　非典型神经松弛剂

药物	常用剂量	最高剂量
阿立哌唑（Abilify）	5 mg qd	30 mg qd
氯氮平（Clozaril）	100～300 mg qd～bid	900 mg/d
奥氮平（Zyprexa）	5～15 mg qd	20 mg/d
喹硫平（Seroquel）	50～150 mg bid～tid	800 mg/d
利培酮（Risperdal）	2～4 mg qd～bid	16 mg/d
齐拉西酮（Geodon）	20～40 mg bid	160 mg/d

结论

到疼痛门诊就诊的慢性疼痛患者中，60%～80% 都有显著的精神病理改变。这种合并症会使疼痛和残疾恶化，并且这种精神痛苦是独立存在的，进一步降低生活质量。在过去的 25 年，精神治疗药物的快速发展，结合更加有效的精神疗法，使得治疗得到显著改善。许多这些药物除了对抑郁、焦虑或精神借乱有治疗效果外，还有独立的镇痛功效。抗抑郁药、抗惊厥药和抗精神病药最值得注意的是它们的镇痛特性。精神病理学改善的治疗结果以及额外的镇痛药的出现，是疼痛医学实践的福音。

参考文献

参考文献请参见本书所附光盘。

16 膜稳定剂

Robert W. Hurley ⊕ Honorio T. Benzon ⊕ Emily Davoodi

张然 译 蒋礼阳 审 Jijun Xu 校

神经病理性疼痛的治疗对医疗保健医师提出了明显的挑战。很多原因会导致慢性神经病理性疼痛，包括糖尿病多发性神经病变、带状疱疹后神经痛、中枢神经性疼痛、外伤/手术神经损伤、不完全性脊髓损伤、三叉神经痛、多发性硬化症、神经根病、复杂区域疼痛综合征（complex regional pain syndrome，CRPS）及HIV相关的周围神经病变等。神经病理性疼痛定义为神经系统中由初级病变或功能障碍引起的疼痛，性质通常为灼痛、刀割样痛或刺痛。

神经病理性疼痛是组织损伤后发生有害变化的不幸后果[1]。受伤后病理性改变会导致外周神经纤维做出反应并将冲动传入中枢神经系统（CNS）的方式发生可塑性或改动。神经病理性疼痛的来源可能与外周神经损坏相关，伴或不伴自主神经改变或CNS功能障碍。这些改变包括长期中枢敏化、神经元抑制功能破坏，及疼痛对交感神经系统效果的改变。当不正常的神经活动在超过预期的治愈时间后还在持续，痛觉的性质就会变成慢性，没有疾病时也会持续。

组织损伤后，A-δ和C纤维活化阈值下降，对给定的刺激反应增强。另外，在受伤位点的离子通道发生改变。钠离子通道和钙离子通道在中枢和外周神经元过度兴奋的传播中发挥基础性作用[2]。神经损伤后，离子通道数量过度积累，导致感觉神经和背根神经节细胞胞体异常、自发的放电。神经元膜过度兴奋的结果是慢性疼痛感觉。

对神经病理性疼痛生理和药理的研究导致了对钠和钙离子通道阻滞的研究[3-4]。导致癫痫的病理学被推测是患者神经病理性疼痛发生的可能来源。膜稳定剂包括用于治疗大脑癫痫灶的典型药物。作为这个推论的结果，这些药物已经用于患有神经病理性疼痛的患者。有多种药物被归到膜稳定剂类，包括钠离子通道阻断药物（抗癫痫药、抗惊厥药、局部麻醉剂、三环抗抑郁药和抗心律失常药）和钙离子通道阻断药物（表16-1）。

当评估药物对神经病理性疼痛的效果时，最常见的检测结果包括每日平均疼痛的改变，通过一个10-cm（100-mm）直观类比标度（visual analog scale，VAS）及11点Likert量表（0，不疼；10，可能最坏的疼痛）数字评定量表（numeric rating scale，NRS）来评分：患者疼痛缓解30%或更高（适度功效）；患者疼痛缓解50%或更高（显著功效）。"需要治疗的患者数"（numbers needed to treat，NNT）用作不同药物和疾病的对比，以便更好、更准确地判断药物功效[5-6]。NNT是通过一个特殊药物治疗使一个患者得到一定程度缓解所需治疗的患者数。通常，使用参数NNT>50%标志疼痛缓解，因为容易理解而且似乎与相关临床效果有关系[5]。"有害事件需要的患者数"（numbers needed to harm，NNH）是使用某一药物治疗在一个患者出现

表16-1 常用膜稳定剂：作用机制及常见副作用

膜稳定剂	机制	副作用
卡马西平	阻断钠通道	镇静、头晕、步态异常、血液学变化
奥卡西平	阻断钠通道	低钠血症、嗜睡、头晕
苯妥英	阻断钠通道	镇静、运动障碍
拉莫三嗪	稳定慢钠通道；抑制突触前神经元谷氨酸盐释放	皮疹、头晕、嗜睡
加巴喷丁/普瑞巴林	与电压门控钙离子通道 α_2-δ 亚基结合	头晕、镇静
丙戊酸	阻断钠通道；增加GABA	嗜睡、头晕、胃肠不适
托吡酯	阻断钠通道；增加GABA抑制	镇静、肾结石、青光眼
美西律	阻断钠通道	恶心、视物模糊
利多卡因乳剂/TD	阻断钠通道	皮肤刺激

严重副作用之前所需治疗的患者数。治疗疼痛的几种药物的 NNH 尚不清楚。低 NNT/NNH 比率的药物优于高 NNT/NNH 比率的药物。

钠离子通道阻断剂

这类药物包括抗癫痫药/抗惊厥药、局部麻醉剂、三环抗抑郁药和抗心律失常药。作为整体，它们抑制异位放电的发生和传播。用于神经病理性疼痛的主要药物是抗癫痫药/抗惊厥药和局部麻醉剂。加巴喷丁和普瑞巴林也是抗惊厥药，分别在钙离子通道拮抗剂讨论，因为它们的作用机制与其他用于癫痫和惊厥的典型药物不同。

钠离子通道阻断剂用于如三叉神经痛、CRPS、糖尿病性神经病、下肢根性痛、化疗引起的周围神经病和带状疱疹后神经痛的主要治疗或辅助治疗。使用这类药物时，和所有膜稳定剂一样，熟知适当剂量、毒性及与其他药物一同服用时的功效至关重要。一般来说，应当在安全标准内滴定剂量至患者舒适。

抗惊厥药

苯妥英（狄兰汀）

苯妥英的起始剂量为 100 mg，每日 2 次到每日 3 次（表 16-2）。它主要用于治疗糖尿病性神经病，然而由于其功效和高副作用及药物相互作用的混合结果，已经被淘汰。苯妥英通过阻断钠离子通道缓解疼痛，因此阻止兴奋性谷氨酸盐的释放和抑制异位放电。

关于苯妥英用于糖尿病性神经病的研究结论是相互矛盾的[7]。因此，这一药物不应作为神经病理性疼痛的一线治疗。已经研究静脉注射苯妥英用于疼痛治疗的效果。剂量 15 mg/kg 给药 2 h 内可缓解急性疼痛。副作用包括心理活动减缓和嗜睡，某些患者有眼球震颤和共济失调。癫痫药物中，苯妥英所独有的副作用是面部改变，包括牙龈增生和面部特征粗化。磷苯妥英，一种静脉注射后转换至苯妥英的前体药物，用于某些患者避免长期用药间隔或注射位点的起始灼痛。

苯妥英活化肝细胞色素 P450 酶系统，因此要保证对协同治疗仔细评估。例如，苯妥英减小美沙酮、芬太尼、曲马多、美西律、拉莫三嗪和卡马西平的功效。结果是，这些药物的剂量应相应调整。抗抑郁药和丙戊酸共同给药会导致苯妥英的血浓度增加，使随后患者需要的剂量降低。苯妥英治疗神经病理性疼痛的作用被认为是最后的治疗。

卡马西平（得理多）

卡马西平的起始剂量为 100～200 mg 每日 2 次，滴定至有效，典型的剂量范围 300～1200 mg/d，分 2 次给药。常用维持剂量为 600～800 mg。这一化合物的化学结构与三环类抗抑郁药相似，尽管镇痛的作用机制大相径庭。这一药物被认为是通过外周或中枢机制抑制

表 16-2　用于神经病理性疼痛的推荐剂量

膜稳定剂	起始剂量	滴定	最高剂量
卡马西平	100～200 mg 每日 2 次	逐渐以 200 mg 增量增加	每日 1200 mg
奥卡西平	600 mg 每日 2 次	每日增加 300 mg	每三天 1200～1800 mg
苯妥英	100 mg 每日 2～3 次		
拉莫三嗪	25～50 mg 睡前服用	每 1～2 周增加 50 mg	每日 300～500 mg
加巴喷丁*	100～300 mg 睡前服用	由于耐受，每 1～7 天增加 100～300 mg 每日 3 次	3600 mg（1200 每日 3 次）
普瑞巴林*	50 mg 每日 3 次或 75 mg 每日 2 次	3～7 天后增到每日 300 mg，之后由于耐受，每 3～7 天每日增加 150 mg	每日 600 mg（200 mg 每日 3 次或 300 mg 每日 2 次）
丙戊酸	250 mg 每日 2 次	每周增加 250 mg	500 mg 每日 2 次
托吡酯	每日 50 mg 睡前服用		1500 mg 每日 2 次
美西律	每日 150 mg	3 天内增至 300 mg，之后增至 600 mg	每日 10 mg/kg
利多卡因乳剂	2%、5%、10%		
利多卡因贴剂（Lidoderm）	5%		12～18 h 用/6～12 h 停

* 若患者肾功能受损则降低剂量

疼痛。卡马西平选择性地阻断活性纤维，对正常功能的 A-δ 和 C 纤维伤害感受器不起作用。药物的主要应用包括对三叉神经痛、丘脑介导的脑卒中后疼痛、带状疱疹后神经痛和糖尿病性神经痛进行早期治疗。困倦、头晕、恶心和呕吐是常见的副作用，常常通过缓慢滴定而限制。卡马西平与非常有害的副作用有关，包括全血细胞减少症（治疗中需要监控血细胞计数）、Stevens-Johnson 综合征、中毒性表皮坏死松解症。

卡马西平被认为是三叉神经痛的药物治疗首选，三叉神经痛是一种由三叉神经支配的一处或多处尖锐的严重面痛[8]。虽然这一过程的病理学还没有完全确定，大多数病例被认为是由在脑桥起源处通过动脉或静脉回路异常压迫三叉神经引起的。

卡马西平 NNT＜2，是研究最多的治疗三叉神经痛的药物，许多研究强调了其有效性[8]。一项研究观察在 70 位三叉神经痛患者中卡马西平的效果，证明疼痛发作下降 68%，疼痛的严重程度下降 58%。其他研究结果报道了患者用"极好"或"好"描述起始 2 周的治疗[9]。此外，卡马西平对三叉神经痛的积极作用已经通过交叉、安慰剂和对照双盲研究测试[10]；然而，即使有这些积极作用，三叉神经痛在许多患者中很难被彻底治疗，通常需要多种药物。

同样，研究者也对卡马西平用于由糖尿病引起的疼痛状态进行了研究。其在动物中的应用结果是对多种刺激的痛觉过敏降低。在人类糖尿病患者群体中，这一药物显示比安慰剂更有利[7]。痛性糖尿病神经病变患者中，用卡马西平治疗，与去甲替林/氟奋乃静组合比较，有相同的功效及更小的副作用。

通过卡马西平治疗的患者应当每 2～4 个月进行一次验血，因为这一药物有增加粒性白细胞缺乏症和再生障碍性贫血的风险。研究指出，严重不良反应的 NNH 为 24，对于轻微的不良反应如镇静，NNH 为 3[8]。

奥卡西平（曲莱）

奥卡西平，卡马西平的酮类似物，保留了卡马西平的膜稳定剂作用，但减小了轻微不良反应如镇静和严重的、威胁生命的反应。奥卡西平的一个主要优势是通常不必监测药物血浆水平和血常规。与卡马西平相似，奥卡西平阻断钠离子通道；不影响 γ-氨基丁酸（GABA）受体。

使用卡马西平治疗时可能会发生严重的低钠血症（钠＜125 mmol/L）。一般发生在初始 3 个月，停药几天之内钠水平正常化。开始奥卡西平治疗时应当对钠水平进行监测。奥卡西平的常见不良反应包括头晕、嗜睡、恶心、呕吐，通常耐受性良好。

一个 16 周的随机安慰剂对照试验评估了奥卡西平在痛性糖尿病神经病变患者的治疗作用[11]。患者治疗用 300 mg，滴定到最大剂量 1800 mg/d。奥卡西平治疗的患者显示 VAS 疼痛较轻、总体改善及更少由疼痛引起的睡眠障碍。

奥卡西平与卡马西平相比，其更小的副作用致使其越来越多被使用。在几个国家，奥卡西平现在是三叉神经痛的药物选择。虽然一个系列病例报告其在神经病理性疼痛治疗中的功效，但此时还缺乏前瞻性的随机对照试验。

丙戊酸（DEPAKOTE）

这一药物作用于 GABA-A 受体。虽然研究表明这一药物在剂量 800 mg/d 为期 8 周时对治疗偏头痛有功效[9]，但文献中对这一药物对神经病理性疼痛功效的报道是矛盾的。副作用包括肠胃不适、嗜睡和头晕。这一药物在疼痛治疗中的确切作用仍需阐明[6]。

拉莫三嗪（利必通）

起始剂量为睡前 25～50 mg，2 周后可增加至 50 mg 每日 2 次。随后，由于耐受可以每 1～2 周增加 50 mg 的增量，至 300～500 mg/d 分 2 次给药。停药时，服药应当在 2 周时间内缓慢减少。与讨论的其他药物相似，拉莫三嗪是一个阻断活跃放电神经钠离子通道的药物。它对正常功能的神经系统没有作用。拉莫三嗪独有的是，除了作为钠离子通道阻断剂，还阻止疼痛传播涉及的兴奋性递质谷氨酸盐的释放。

拉莫三嗪主要用于三叉神经痛。虽然一直提倡卡马西平作为三叉神经痛治疗的一线药物，但它并不总是有效的。拉莫三嗪在这一患者模型中被研究用作合用药物，作为卡马西平的替代药[12]。21 个三叉神经痛患者，通过卡马西平治疗没有得到改善，改用拉莫三嗪[7]。一组中有 7 名男性和 14 名女性，其中 14 名患者在拉莫三嗪治疗后有显著至完全的症状缓解，其余 7 名患者没有作用。因此，拉莫三嗪可能对卡马西平抵抗的三叉神经痛有效。这一阳性结果在后续的一组 15 名接受拉莫三嗪治疗的三叉神经痛患者中重现。一个文献综述报道[13]，在研究结束时 73% 的患者摆脱了疼痛的症状。间断随访显示持续的阳性结果，患者报告的疼痛评分没有改变。这些研究结果表明，拉莫三嗪可能预防易感患者的三叉神经痛。

拉莫三嗪也在糖尿病神经病变患者群体中进行评估。糖尿病神经病变的患者可能会通过拉莫三嗪治疗得到益处。在两个重复的随机、双盲、安慰剂对照试验中，总共 360 名患者使用拉莫三嗪进行治疗。两项研究中，其中一个观察到，与安慰剂相比，服用 400 mg 的患者疼痛强度评分下降。而 200 mg 和 300 mg 的剂量没有显示任何效果[14]。在一个开放性研究中，一组 15 名由糖尿病诱导的（Ⅰ型和Ⅱ型合在一起）周围神经病变患者接受治疗。他们用刷子和冷刺激测验触诱发痛，用针刺测验痛觉过敏。研究完成时，患者测验并报告在所有条件下疼痛改善，并且这种显著缓解持续到随后 6 个月的随访。

在一项随机对照试验（RCT）中，发现拉莫三嗪（300 mg/d）显著降低末端感觉性多神经病（distal sensory polyneuropathy，DSP）的疼痛，而对与 HIV 疾病相关的抗反转录病毒中毒性神经病变（antiretroviral toxic neuropathy，ATN）没有作用[15]。HIV 相关的神经病变在不断上升，与诊断出患有病毒的患者数量增加有关。患有与 HIV 感染相关的末端感觉性周围神经病的患者接受安慰剂对照试验、随机、双盲研究，以确定拉莫三嗪治疗的功效。虽然安慰剂治疗的患者和拉莫三嗪治疗的患者都有疼痛降低，但拉莫三嗪组的降低率更加快速。然而，患者服用抗反转录病毒药物和拉莫三嗪显示疼痛缓解比一直服用拉莫三嗪而没有抗反转录病毒药物更慢。在随后一项更大的试验中，发现它对 HIV 相关的 DSP 和 ATN 疼痛都有作用[16]。拉莫三嗪作为辅助治疗的作用也在 220 名患者中进行了研究，这些患者患有多种神经病理性疼痛，单一治疗无法控制[17]。这一随机、双盲、安慰剂对照研究对拉莫三嗪添加加巴喷丁、一种三环类抗抑郁药和一种非阿片类镇痛剂的功效和耐受性进行评估。被研究的患者患有糖尿病周围神经病变、带状疱疹后神经痛、外伤/手术神经损伤、不完全脊髓损伤、三叉神经痛、多发性硬化症或 HIV 相关外周神经病变。拉莫三嗪通常耐受性良好，但疼痛评分或用作挽救药物没有显示有效缓解疼痛。

皮疹是患者中最常见的副作用。皮疹在儿童患者中最容易发生，特别是当拉莫三嗪与丙戊酸联合使用时。Stevens-Johnson 综合征在极少病例中发生。处方医生也应意识到，当拉莫三嗪联合 CYP450 抑制剂丙戊酸使用时，起始剂量应减小到每日 12.5 mg，谨慎滴定。此外，当与诱导肝酶的抗惊厥药结合时，如苯妥英和卡马西平，拉莫三嗪的功效可能减小，症状改善需要更高剂量。

托吡酯（妥泰）

起始剂量为睡前 50 mg，增加至上限 200 mg 每日 2 次。研究表明，在 200 mg/d 的剂量开始出现疼痛缓解。除了影响钠离子通道和钙离子通道，托吡酯可以增强 GABA（抑制性）神经递质的作用，抑制 AMPA 型谷氨酸盐（兴奋性）受体。

一项为期 14 周的双盲研究显示，在糖尿病性神经痛治疗中，托吡酯比安慰剂更有效。然而对其他双盲研究回顾，没有证实这些结果。在一个双盲、随机、交叉试验中，评估 50～400 mg 托吡酯对患有慢性腰椎根性疼痛患者的作用，结果是提高了总体疼痛缓解评分，但腿疼没有得到缓解[18]。研究受限于频繁的副作用和高退出率。托吡酯的确切作用尚未确定，因此，最好作为其他膜稳定剂治疗疼痛的辅助治疗。文献报道的病例也强调了这种药物用于其他形式的神经病理性疼痛，包括带状疱疹后神经痛、肋间神经痛和 CRPS。托吡酯的主要副作用是镇静。因为托吡酯抑制碳酸酐酶，该药其他特有后果包括肾结石和青光眼的潜在危险[10]。与托吡酯有关的体重降低对某些患者可能有利。

左乙拉西坦（开浦兰）

左乙拉西坦在结构上与其他抗癫痫药物无关，其作用机制尚未确定。起始剂量为 500 mg 每日 2 次，可以增至推荐剂量 3000 mg/d 分两次服用。高达 5000 mg/d 的剂量已经被用于对神经病理性疼痛的治疗[19]。其线性药物动力学使剂量增加产生的药效预测成为可能。左乙拉西坦不被细胞色素 P450 系统所代谢，因此不会有严重的药物相互作用[20]。左乙拉西坦对继发于脊髓损伤[21]和乳房切除术后疼痛[22]的神经病理性疼痛的治疗无效。不良反应包括虚弱、头晕、嗜睡和头痛。

局部麻醉剂

局部麻醉剂用于神经病理性疼痛，阻止不正常神经元的异位放电，尽管也会阻止正常传导的（非伤害性）神经元。总体来讲，它们能有效治疗带状疱疹后神经痛、三叉神经痛、神经根病和周围神经病变。

利多卡因

典型剂量为静脉注射 1～5 mg/kg。副作用包括头晕、视觉模糊及癫痫，典型者会在血浆水平 10 mg/ml 时出现[10]。考虑到利多卡因是抗心律失常药，心动过缓和心脏抑制（出现在 20～25 mg/ml 血浆浓度）是这一药物的潜在危险；因此，长期或高剂量使用利多卡因时要进行心电图监测。可用 5% 利多卡因经皮给药，这已证明对多种类型的神经病理性疼痛患者有利，包括带状疱疹后神经痛、开胸术后疼痛、肋间神经痛和感觉异常性股痛[23]。

局部麻醉剂共溶性合剂（eutectic mixture of local anesthetics，EMLA）包含丙胺卡因和利多卡因，也被提倡用于局部麻醉药。这一药物有时用于儿科群体的辅助静脉穿刺；必须要小心给予患者 EMLA 乳剂的量，避免毒性。丙胺卡因很容易代谢成邻甲苯胺，导致高铁血红蛋白血症。然而，只要丙胺卡因的剂量保持在 600 mg 以下，临床高铁血红蛋白血症就不易发生。

美西律

标准起始剂量为 75～150 mg/d，靶剂量为 300～450 mg/d。美西律为一种抗心律失常药，用于疼痛缓解时，可认为是利多卡因的口服模拟物。疼痛医师可以静脉注射利多卡因治疗疼痛，同时监测剂量和效果。获得静脉注射给药的剂量后，很容易转换为口服美西律。

美西律可用于糖尿病性神经病、丘脑卒中疼痛、痉挛和肌强直，尽管作用极小[24]。常见副作用包括嗜睡、易激惹、视觉模糊、恶心和呕吐，严重限制了这一药物的功效。患者也有发展为血质不调的危险，应定期验血。

钙离子通道阻断剂

治疗神经病理性疼痛，推荐的一线药物包括钙离子通道阻断剂[25]。神经组织中发现有六种不同的类型：L、N、P、Q、R 和 T。钙离子通道阻断剂适用于治疗神经病理性疼痛，其结合到 L 型电压门控钙离子通道的 α_2-δ 亚基，导致谷氨酸盐、去甲肾上腺素和 P 物质释放减少[26-27]。虽然加巴喷丁和普瑞巴林的结构来源于抑制性神经递质 GABA，但它们都不与 GABA 受体结合或对 GABA 受体有活性，对 GABA 摄取和代谢也没有作用。

加巴喷丁（诺立汀）

标准起始剂量为 100～300 mg/d；逐渐增至最大 3600 mg/d 每日分 3 次服用。为使不良反应最小化，起始剂量常在睡前服用。2～5 天后，剂量增加至 300 mg 每日 2 次，再过 2～5 天后，增至 300 mg 每日 3 次。随后根据耐受情况，每隔一周剂量可增加 300～600 mg，直至达到有效剂量或每日最大剂量。限制剂量的主要副作用是疲劳、嗜睡和头晕，可通过渐进的剂量滴定

减弱。虽然加巴喷丁有很小的药物相互作用，但肾衰竭患者有必要减小剂量。加巴喷丁 1994 开始进入临床，现在已有仿制药面市，这使它成为性价比较高的选择。然而，加巴喷丁的起始剂量常常不能立即缓解疼痛，缓慢滴定会导致要充分治疗并缓解疼痛需要长达 2 个月。

加巴喷丁对患有多种疼痛疾病的患者有许多用途。研究已经完成了对带状疱疹后神经痛、CRPS、痛性糖尿病性神经病变和其他形式神经病理性疼痛患者的治疗[28-29]。通过双盲研究对加巴喷丁治疗带状疱疹后神经痛进行评估。研究将患有带状疱疹后神经痛并保持用阿片类药物和（或）三环抗抑郁药（TCA）的患者分成两组：除了他们当前的背景疼痛疗法之外，113 名患者给予加巴喷丁，116 名患者给予安慰剂治疗。患者分别维持各自的治疗，为期 8 周，同时用 4 周时间增加药物滴定至最大剂量 3600 mg/d。结果表明，给予加巴喷丁的患者对疼痛的 VAS 下降 2 点，相比而言，给予安慰剂治疗的患者只下降了 0.5。随着疼痛缓解，患者也报告 SF-36（生活质量）评分改善，并且功能改进，比如感觉更好、晚上睡眠更加舒适。

同样对加巴喷丁对糖尿病性神经病理性疼痛的效果也进行了评估[28]。一项随机、双盲、安慰剂对照试验，汇集多个中心的患者显示，接受加巴喷丁高达 3600 mg/d 的患者 VAS 下降 2.5，相比而言，对照组患者下降了 1.4[28]。与对带状疱疹后神经痛的研究一样，患者也有 SF-36 评分增加，晚上睡眠更加舒适，功能全面改善。

加巴喷丁也在腰椎管狭窄症患者中进行了研究。一个先导研究中，两组患者都接受标准治疗，包括物理疗法、腰骶支撑及非甾体抗炎药（nonsteroidal anti-inflammatory drug，NSAID）[30]。治疗组还接受加巴喷丁 900～2400 mg，每日 3 次分次服用。4 个月后，接受加巴喷丁的患者报告疼痛评分改善，步行距离增加，及感觉和运动障碍降低。针对以上结果，表明加巴喷丁可以作为症状性椎管狭窄的辅助治疗。

在一项双盲、随机、安慰剂对照的 8 周试验中，包含患有 CRPS、带状疱疹后神经痛、神经根病、椎板切除术后综合征、脑卒中后遗症、幻肢痛及其他神经病理性疼痛综合征的患者。加巴喷丁起始 3 天给药 900 mg/d，然后在第 5 周结束时增加至最大 2400 mg/d。对这些患者的研究结果显示，加巴喷丁缓解疼痛，提高了一些生活质量[31]。研究发现加巴喷丁对缓解多发性硬化症相关的疼痛也有效，特别是具有悸动、刺痛及痉挛特征的阵发性疼痛，而非钝痛、酸痛[32]。最后，

加巴喷丁可以提高神经性癌痛患者中阿片类药物的镇痛功效[33]。

研究显示，加巴喷丁对截肢后疼痛和幻肢痛的效果比对其他神经病理性疼痛的效果差。Nikolajsen 和同事们[34]给截肢患者服用加巴喷丁，发现对截肢后疼痛或幻肢痛没有作用。在一项小的队列对照研究中，发现加巴喷丁对治疗化疗诱导的痛性周围神经病有效[35]。然而，一项更早更大的随机对照试验发现，加巴喷丁对相同条件的治疗无效[36]。

在一项非常重要并完成良好的试验中发现，加巴喷丁与三环类抗抑郁药去甲替林的联合疗法对由糖尿病和水痘带状疱疹造成的神经病理性疼痛的治疗卓有成效[37]。虽然这项研究不是为显示两种药物间的协同作用而设计的，但结果高度暗示了这种协同镇痛效果。患者联合使用低剂量的加巴喷丁（600 mg，口服，每日 3 次）和去甲替林（50 mg，口服，每晚睡前服用），比高剂量单独服用其中任何一种得到了更多的疼痛缓解。重要的是，联合治疗的患者得到良好的镇痛，而且没有单药治疗中严重的副作用。这项试验由加拿大卫生研究院赞助，是一项罕见的研究，因为研究者不受制药公司的影响，而且研究的是两个廉价的仿制药。

普瑞巴林（乐瑞卡）

普瑞巴林起始剂量为 150 mg/d，分 2 次或 3 次给药，或者在老年患者中睡前服用 75 mg。3～7 天后可完成升高的剂量滴定，达到 300 mg/d，在随后 2 周的滴定中增至最大剂量 600 mg/d。与加巴喷丁相似，普瑞巴林的剂量在肾衰竭患者中必须减小。普瑞巴林优于加巴喷丁在于，疼痛缓解更加快速、线性药代动力学与低个体差异[38]，剂量相关的副作用很小使得剂量滴定升高更快，由每日 3 次到每日 2 次。另外，在靶剂量 300～600 mg/d 治疗 2 周后常出现最大的功效，相比而言，加巴喷丁治疗的患者长达 2 个月。

普瑞巴林为 α_2-δ 配体，结构上与加巴喷丁相关。普瑞巴林同样结合钙离子通道，调节钙离子内流入超兴奋的神经元，导致了其镇痛和抗癫痫作用[26]。虽然结构上来源于抑制性神经递质 GABA，但它不与 GA-BA 或苯二氮草受体结合。普瑞巴林被批准用于治疗外周和中枢神经病理性疼痛，包括带状疱疹后神经痛和痛性糖尿病神经病变。

一项试验对 370 名患有带状疱疹后神经痛的患者进行分析，将剂量 150 mg/d、300 mg/d 和 600 mg/d 与安慰剂对比[39]。RCT 证明平均疼痛评分降低及睡眠干扰改善。患者对所有剂量都有反应，对 600 mg/d 反应最大。患者早在第一周就开始反应，有益的作用在 13 周的研究时间里一直维持。不良反应通常为轻度至中度（有 13％患者退出研究），最常见的是由于头晕或嗜睡。

一项随机、双盲研究评估了普瑞巴林对由糖尿病性神经病引起的神经病理性疼痛的作用[40]。共 395 名患者随机接受 150 mg/d、300 mg/d 和 600 mg/d。接受 600 mg/d 的患者中，46％报告疼痛评分有高于基线 50％的改善，达到这一反应的 NNT 为 6.3。普瑞巴林也改善了疼痛相关的睡眠干扰，并且 600 mg/d 治疗的患者整体耐受性良好，NNH 为 10.3。

在由脊髓损伤引起中枢神经病理性疼痛的患者中，通过 12 周的多中心临床研究，对普瑞巴林进行评估[41]。共 137 名患者随机接受 150～600 mg/d 的剂量方案或安慰剂，并允许维持现有的稳定的疼痛治疗方案。研究发现普瑞巴林对缓解中枢神经病理性疼痛明显比安慰剂更有效。

对普瑞巴林用于难治性神经病理性疼痛的患者也进行了研究[42]。一项为期 15 个月的非盲研究分析了 81 名患有难治性带状疱疹后神经痛和糖尿病性神经病的患者，治疗包括加巴喷丁、一种 TCA 及第三种药物（如其他抗惊厥药、阿片、SSRI、曲马多）。患者在 3 个月时间内服用 150～600 mg/d，然后有一段 3～28 天的"药物假期"。通过 VAS 评估，患者在治疗周期中具有临床意义及持续的疼痛程度降低，在"药物假期"中疼痛反弹。对于对其他药物效果不满意的患者，普瑞巴林可作为辅助治疗。

普瑞巴林的优势在于它早期的反应及较少的副作用。最常见的不良反应包括嗜睡和头晕，高剂量时会更频繁。当中止普瑞巴林时，为减小不良反应，包括失眠、恶心、头痛和腹泻，剂量应在至少 1 周逐渐减少。

唑尼沙胺（ZONEGRAN）

起始剂量为 100 mg 每日 1 次，持续 2 周，每周增加 200 mg，达到靶剂量 600 mg/d。唑尼沙胺通过阻断 T-型钙离子通道和钠离子通道发挥作用；它的作用也会使 GABA 释放增加。它用于多种类型神经病理性疼痛。

一项非盲、剂量滴定研究结果显示，8 周的治疗之后 VAS 评分变化最小[43]。在一项随机、双盲、安慰剂对照初步试验中也出现了类似结果[43]。副作用包括共济失调、食欲变差、皮疹及肾结石（由于碳酸酐酶抑制剂的作用）。儿童中，少汗和高热易感性的风险会增加。唑尼沙胺在治疗神经病理性疼痛患者中的确切作用尚不清楚，还需要进一步研究。

齐考诺肽（PRIALT）

齐考诺肽是一种 ω-芋螺毒素（先前称为 SNX-111），通过鞘内注射给药，这是由于其肽段的结构。它来源于一种海洋蜗牛（芋螺属）的毒液。齐考诺肽阻断钙离子内流进入 N-型钙离子通道，它存在于脊髓背角层，因此阻断神经信号的传入传导[44]。给药时是通过鞘内输液泵，剂量从低开始，推荐剂量 2.4 $\mu g/d$（0.1 $\mu g/h$）。由于时间延迟，应缓慢滴定，以每周不超过 2～3 次的时间间隔进行，直到推荐的最大剂量 19.2 $\mu g/d$[44]。齐考诺肽不会引起耐药、依赖或呼吸抑制。不良反应主要涉及 CNS，包括头晕、共济失调、意识模糊和头痛。

在随机、双盲、安慰剂对照试验中，评估了齐考诺肽对恶性患者和良性患者严重、慢性、难治性疼痛的作用[45]。患者感受到平均疼痛评分得到了显著的改善，全面缓解了疼痛。接受最大剂量 21.8 $\mu g/d$ 的患者反应率更高；然而，疼痛缓解伴随高发的不良反应，致使试验频繁中断。缓慢的滴定时间表及较低的最大滴速与退出率明显降低有关，但也会导致较温和的治疗结果。在试验完结时，将近 90% 患者选择继续接受齐考诺肽。严重但罕见的不良反应包括幻觉；因此，不推荐有精神病史的患者使用齐考诺肽。一些研究指出，肌酐激酶（creatinine kinase，CK）的升高与齐考诺肽有关。病理学尚不清楚，CK 水平应定期进行监测。

齐考诺肽在慢性疼痛治疗中的角色尚未清楚。当前，齐考诺肽批准用于严重慢性疼痛患者的治疗，这些患者需要鞘内注射治疗，并且无法忍受其他鞘内治疗（如阿片类药），或其他治疗难以治愈。

尼莫地平（尼膜同）

已经显示，尼莫地平降低了 9～14 名癌痛患者的吗啡剂量[46]。在一个结直肠手术群体中，伴随钙离子通道阻断剂治疗不会降低阿片需求[47]。与安慰剂相比，尼莫地平和抗反转录病毒药物共同服用显示有改善和（或）稳定 HIV 相关神经病的趋向[48]。

镁

最近的研究已经完成了对镁的 N-甲基-D-天冬氨酸（NMDA）受体拮抗作用，包括膜稳定作用的评估。在一项对 7 名带状疱疹后神经痛患者的研究中，与静脉输注生理盐水相比，静脉输注 30 mg/kg 硫酸镁 30 min 以上，对缓解疼痛更加有效[49]。

要点

- 神经病理性疼痛的中枢调节发生改变，包括受损伤神经的病理活动（导致过度兴奋、自发的和诱发的疼痛）、C 纤维损失、伤害感受性特异神经元所定位的背角外层大纤维抽芽（导致触诱发痛），及交感神经系统活动增加。
- 神经病理性疼痛的某些分子变化包括：外周神经中钠离子通道的积累及新的表达；谷氨酸受体亚群尤其是 NMDA 受体活动增加；GABA 抑制降低；钙离子渗透进入细胞的改变。
- 膜稳定剂的作用机制包括阻断钠离子通道、抑制谷氨酸释放或阻断谷氨酸的活动，增加 GABA 含量以及与 GABA α_2-δ 亚基的结合（见表 16-1）。
- 拉莫三嗪最常见的副作用是皮疹的发生。这常见于儿童患者和药物滴定过快时。
- 奥卡西平最常见的副作用是低钠血症。
- 加巴喷丁是一种有效的神经病理性疼痛药物，特别是带状疱疹后神经痛和痛性糖尿病性神经病。它的耐受性良好，常见副作用包括头晕和镇静。

参考文献

参考文献请参见本书所附光盘。

17 非阿片类镇痛药：NSAID、COX-2 抑制剂和对乙酰氨基酚

Bryan S. Williams ☯ Asokumar Buvanendran

刘文涛 译 Jijun Xu 校

非甾体抗炎药（NSAID），由于其良好的止痛消炎能力，跻身于世界范围内使用最广泛的止痛药行列中[1-3]。非甾体抗炎药结构各异，但都具有解热、消炎和止痛或抗痛觉过敏的特性。用水杨酸盐（阿司匹林类药物）治疗疼痛病症已经有几千年的历史，古埃及《埃伯斯纸莎草书》一书就建议，将桃金娘的干叶煎成汤剂用在腹部和背部，可以显著消除风湿性疼痛。希波克拉底（Hippocrates，希腊名医，西方称医药之父）建议用杨树的汁液来治疗眼疾，用白柳树皮（willowbark）的汁液缓解分娩的疼痛，减少发热[4]。NSAID是现代医学已知的，在治疗发热、疼痛和炎症方面最古老、最成功的一类药物。

美国的临床医生每年要开出超过 1 亿份的 NSAID 处方，超过 3000 万美国人规律性使用 NSAID 的处方药或非处方（over-the-counter，OTC）药物[5-6]。这一类药物化学性质各异，但由于治疗效应相近而合称为一类。现今使用的 NSAID 中，许多都作为非处方药，仅为缓解关节炎相关症状就有超过 1400 万的患者使用非甾体抗炎药[7]。今天，NSAID 是世界上使用最广泛的处方药物，单在美国的销售额就接近 50 亿美元[3]。

从 1899 年发现阿司匹林到最新的 NSAID 昔布类的研发成功，NSAID 有悠久的临床使用历史。针对严重的疼痛状态如骨关节炎、类风湿关节炎和癌症转移扩散到骨骼，该类药物甚至也表现出明显的临床效用。但 NSAID 并不能取代阿片类药物[8-9]，通常作为补充用药。虽然常被归类为 NSAID，对乙酰氨基酚与其他药物相比有显著差异。例如炎症部位往往存在高浓度过氧化物，这种情况下，对乙酰氨基酚抗炎效果较弱、抑制环氧化酶（cyclooxygenase，COX）的能力较差[10-11]。且与 NSAID 不同，对乙酰氨基酚对血小板功能[12]和胃黏膜[11]没有副作用。

作用机制

NSAID 作用机制是，通过可逆或不可逆地乙酰化修饰环氧化酶（COX）来阻断由花生四烯酸转变为前列腺素的通路（图 17-1）。COX 至少以两种形式（COX-1 和 COX-2）存在，分散在全身各处。其中 COX-1 是基本型，帮助止血、血小板聚集，以及产生有胃黏膜保护作用的前列环素。非选择性 NSAID 相关的副作用可能是由于抑制了 COX-1 的活力而产生[13]。COX-2 是由引起发热、炎症、疼痛的促炎性刺激物和细胞因子诱导产生的，因此是 NSAID 解热、抗炎、镇痛的靶向目标[4]。在大多数细胞类型中都发现了 COX-1，其存在对维持生物功能是必要的。前列腺素的产生对胃（胃黏膜保护）、肺、肾和血小板聚集的平衡过程起至关重要的作用，而 COX-1 介导前列腺素的产生。COX-2 通常被认为是一种诱导酶，可以引发发热、疼痛和炎症。尽管是诱导酶，在许多组织中 COX-2 可在正常条件下表达，这些组织可能包括脑、睾丸和肾。在发炎状态下，COX-2 在巨噬细胞和其他细胞中开始表达，传递炎症过程[14]。与炎症反应和前列腺素生成相关的疼痛，是由于发炎的身体组织生成了前列腺素类似物，使得神经末梢敏感并导致痛觉[15]。

过去以为 NSAID 是完全通过外周方式抑制前列腺素生成，但最近的研究表明这类药物具有外周和中枢两种作用机制[2,16-17]。外周机制中，前列腺素通过加强痛觉神经末梢对其他介质（如组胺和缓激肽）的敏感性，同时敏化伤害感受器对非伤害性刺激（如触碰）的反应，而导致痛觉过敏[16,18]。外周炎症引发 COX-2 的大幅度增加[19]，并导致中枢神经系统（CNS）中前列腺素合成酶的表达。在中枢区域，前列腺素被认为可以在脊髓水平尤其是背角的感觉神经元终端上，直接增强痛觉反应[20]。在背根神经节、脊髓背侧和腹侧

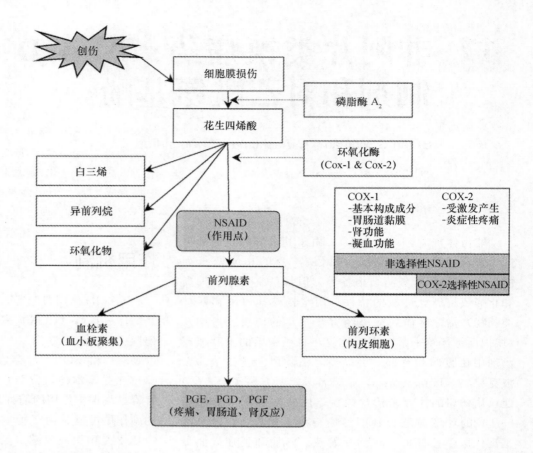

图 17-1　NSAID 作用位点

灰质处，COX-1 和 COX-2 都是组成性地表达，抑制 COX-2 可以降低痛觉过敏（hyperalgesia）[21]，而抑制 COX-1 则没有这种效果。此外，促炎细胞因子白介素-1β（interleukin-1beta，IL-1β）通过激活转录因子 NF-κB，对诱导局部炎症细胞中 COX-2 起主要作用。在 CNS 中，IL-1β 使 COX-2 和 PGE$_2$ 产量上升并导致痛觉过敏，但这不是由感觉纤维支配发炎组织引起的神经活动造成的，也不是血浆中系统性 IL-1β 的渗入[22]。外周炎症可能导致其他信号分子进入血液循环、穿过血脑屏障提高 IL-1β 的水平，使得脊髓许多不同区域的神经和非神经细胞中 COX-2 出现表达[22-23]。目前，有证据表明人类手术过程中白细胞介素 6（IL-6），可触发中枢神经系统中 PGE$_2$ 的生成，而这又能反过来促进 COX-2 和 PGE$_2$ 的形成[24]。

外周组织炎症侵入中枢神经系统有两种输入通路。第一条通路，由支配发炎区域的致敏神经纤维产生电活动来介导，这一通路可给出发炎组织的定位、发作和持续时间及该组织所受刺激的性质等相关信号[21]。这种输入，对作用于外周的 COX-2 抑制剂和局部麻醉剂造成的神经阻滞很敏感[25]。第二种输入是来自发炎组织的体液信号，其作用是在 CNS 中产生广泛感应的 COX-2[24]。

药代动力学

NSAID 最常用于口服给药，但静脉、肌注、直肠给药和局部外用制剂也是可行的。NSAID 与血浆蛋白高度结合，特别是与白蛋白结合（>90%），因此，只有一小部分药物以游离形式（具有药理活性）存在于血浆中参与循环。非甾体抗炎药的分布容积很小，在 0.1～0.3 L/kg 范围内变动，具有极小的组织结合率[25]。大多数 NSAID 是弱酸，pK_a 值小于 6。而由于弱酸在高于其 pK_a 两个 pH 单位的环境下 99% 会被电离，所以这些抗炎药物在体内大部分以离子化形式存在。与此相反，昔布类药物是非酸性的，可以有良好的耐受性。

吸收

如前所述，大多数 NSAID 是经胃肠道给药的，这类药物的 pH 特性促进了胃的吸收。同时小肠的巨大表面积是口服 NSAID 的主要吸收部位。大多数 NSAID 可以经胃肠道（GI）迅速、完全地被吸收，血浆中的峰浓度出现在口服 1～4 h。食物可以延缓 NSAID 的吸收而对峰浓度无影响[10]。在美国，大多数非甾体抗炎药没有肠外给药的剂型，仅三种药物除外：酮咯酸、丙帕他莫和布洛芬。与经肠胃给药相比，肠胃外给药具有胃肠道毒性小的优点。但是有些肠外施用的药物，如酮咯酸氨丁三醇并不能减少 COX-1 抑制相关副作用的发生。外用 NSAID 能产生局部效用而无系统性不良影响。这些药物，如双氯芬酸依泊胺透皮贴剂（Flector®）和双氯芬酸钠凝胶（Voltaren®），可穿透皮肤到达邻近的关节和肌肉，发挥治疗活性，且在降低不良反应方面有一定优势。

分布

多数 NSAID 是弱酸，与血浆蛋白（白蛋白）高度结合且具有亲脂性。多数非甾体抗炎药的低 pH 特性，在决定其体内分布时可以发挥部分有益作用，因为在生理 pH 条件下 NSAID 都是离子化的。在 pH 值较低的区域（发炎组织、胃肠道、肾），NSAID 可能发生聚集[26]。此外，通常认为未结合的药物是药理效应产生的主要原因。而表观分布容积（Vd/F），口服给药后测定通常为 0.1～0.3 L/kg，接近于血浆体积[26]。在蛋白高结合区，只有小部分药物以未结合的活性形式存在。然而，有些非甾体抗炎药（如布洛芬、萘普生、水杨酸）的活性是浓度依赖性的，因为它们的血药浓度与血浆白蛋白浓度相近而 Vd/F 随着剂量增加而增加[26]。NSAID 的高蛋白结合率，与低白蛋白血症或白蛋白浓度下降的状态（如老年人、营养不良者）有特定的相关性。大部分未结合的 NSAID 会出现在血浆中，能够提高疗效但同时也增加毒性。NSAID 与其他血浆蛋白结合度高的药物如华法林（warfarin，一种双香豆素类抗凝药）竞争结合位点，因此这些药物联合使用时会导致出血的可能性增加。

消除

NSAID 主要的消除代谢途径是肝氧化或者共轭修饰。这类药物的半衰期不确定，因为可能存在活性代谢产物或者从前药释放的代谢物才是活性形式。由于非甾体抗炎药的血浆消除半衰期在 0.25～70 h 之间变动，使用上可由 NSAID 的消除速率来决定给药频率[26]。对大多数 NSAID，肾代谢属于次要消除途径，通过该途径消除的药物不到给药剂量的 10%。

具体药物

在美国有多种非甾体抗炎药可供选择使用，美国以外甚至有更多品种。表 17-1 提供了 NSAID 化学类别、药理数据和治疗剂量的相关信息。

水杨酸盐

阿司匹林

乙酰水杨酸（acetylsalicylic acid，ASA）是世界上使用最广泛的止痛、解热、消炎药，而且一直作为其他 NSAID 比较的标准。阿司匹林由活性成分乙酸和水杨酸组成，形成乙酰水杨酸。阿司匹林通过对环氧化酶不可逆的乙酰化及其随后的失活，抑制前列腺素的生物合成，因此阿司匹林灭活 COX 是永久性的。这也是 NSAID 中的一项重要区分标准，因为阿司匹林的作用持续时间与多个目标组织中环氧化酶的周转率有关。而其他非甾体抗炎药竞争性阻断了环氧化酶的活性位点，其作用持续时间与药物体内分布的时间过程有更直接的关系[27]。血小板由于缺乏产生额外环氧化酶的能力，因此血栓素合成受阻。

丙酸

萘普生

萘普生（naproxen）是一种非处方性非甾体抗炎药，有新研制的控释片（Naprelan®）可供使用。该药物肠内给药后完全吸收，半衰期 14 h。4～6 h 之间出现血浆浓度峰值。半衰期约为 14 h，但达到血清稳态水平需要超过 48 h。萘普生的分布容积为 0.16 L/kg，治疗水平下超过 99% 的萘普生是与白蛋白结合的。在体内进一步代谢为 6-0-脱甲基萘普生，原药物和代谢产物对代谢酶都没有诱导作用。大部分药物经尿液排泄，主要以未经改变的原形排出。萘普生已被用来治疗关节炎和其他炎症性疾病，而其代谢产物几乎完全经尿液排出。大约 30% 的药物经过 6 位去甲基化，由此产生的代谢物中大部分连同萘普生本身，以葡萄糖醛酸或其他结合物形式排泄。

布洛芬

布洛芬（ibuprofen）是继 ASA 和 N-乙酰对氨基酚（N-acetyl-p-aminophenol，APAP）之后，使用最广泛的 OTC 非甾体抗炎药，用来缓解急性疼痛、发热和发炎等症状。布洛芬在胃肠道上端被迅速吸收，给药后 1～2 h 达到血浆峰浓度。布洛芬与血浆蛋白高度结合，估计的分布容积为 0.14 L/kg，主要（90%）经肝代谢，低于 10% 的药物在尿液和胆汁中以原形排出。由于血浆半衰期短（2 h±0.5 h），缺乏活性代谢产物，且属于非处方药，毒性较低，布洛芬在发热和轻度至中度疼痛中都可使用[27a]。1200～2400 mg/d 的剂量下，布洛芬主要对轻度至中度疼痛有镇痛作用，只有在

表 17-1　NSAID 和对乙酰氨基酚的化学性质及用量

药物（通用）名称	专有（商品）名称	半衰期（h）	蛋白结合率（%）	通常 24 h 成人剂量范围	成人每日用量及频率	剂量时间表	备注
水杨酸盐							
阿司匹林	多种	2～3	约90	2/4～6 g	600～150 mg	QID	环氧化酶的不可逆抑制剂，与抗凝剂同时使用时需谨慎，与小儿雷氏综合征相关
缓冲/肠溶阿司匹林	拜尔、百服宁、Ecotrin 及其他多种			2.4～6 g	600～1500 mg	QID	
丙酸衍生物							
萘普生	Naprosyn 及其他	14	99	750 mg～1g	250、375、500 mg	BID	
萘普生钠	Aleve、Anaprox	14	99	550～1100 mg	275～550 mg	BID	
布洛芬	Motrin、Advil 及其他	6	99	1.2～2.4g（疼痛）2.4～3/2 g（炎症）	200～800 mg 3200 mg	QID	可无处方使用；肠道外制剂
肠外布洛芬	Caldolor	约2	99	3.2g	400～800 mg 50～75 mg	每6 h 一次	
酮洛芬	Orudis	2～4	99	225 mg	50～75 mg	TID	
奥沙普秦	Daypro	40～60	99	1.2g	1.2g	每日 1 次	
乙酸衍生物							
双氯芬酸	扶他林（Voltaren）	1～2	99	150～200 mg	50 mg，75 mg	BID～QID	多种剂型；在关节滑膜液中积聚
双氯芬酸/米索前列醇	奥斯克（Arthrotec）	1～2	99	150～200 mg；米索前列醇不应超过800 μg	50 mg/200 μg；75 mg/200 μg	BID～QID	胃部保护作用
双氯芬酸凝胶	扶他林凝胶（1%）		99	32 g	2～4 g	QID	全身性吸收减少
双氯芬酸贴剂	Flector 贴剂（1.3%）	12	99	360 mg	1 贴（180 mg）	BID	全身性吸收减少
依托度酸	Lodine	7	99	400～1200 mg	200～300 mg	BID，TID，QID	15～20 mg/(kg・24 h)
吲哚美辛	Indocin，Indocin SR，及其他多种	约4	90	<200 mg	25～50 mg，SR：75 mg；极少＞150 mg	BID	由于不良反应发生率高，对老年人限制使用
酮咯酸	Toradol	5～6	99	口服，不超过60 mg/d；肠外给药 30～60 mg，之后 15～30 mg	口服：10 mg Q6H 总共不超过5 天	QID	使用时间有限制（<5 d）；可能造成高龄或低血容量患者肾衰竭；治疗术后疼痛有效
萘丁美酮	Relafen	20～24	99	1.0～1.5 g	500～750 mg	BID	可转换为活性分子的护胃前药

表 17-1　NSAID 和对乙酰氨基酚的化学性质及用量（续）

药物（通用）名称	专有（商品）名称	半衰期（h）	蛋白结合率（%）	通常 24 h 成人剂量范围	成人每日用量及频率	剂量时间表	备注
邻氨基苯甲酸衍生物							
甲芬那酸	Ponstel	3～4	99	1.0～4.0 g	250 mg	QID	
昔康类							
美洛昔康	莫比可（Mobic）	15～20	99	7.5～15 mg	7.5 mg（OA）；15 mg（RA）	每日 1 次	剂量约 7.5 mg 时有 COX-2 选择性
昔布类（COX-2 选择性 NSAID）							
塞来昔布	Celebrex	6～12	97	200 mg	100～200 mg	每日 1 次或 BID	胃保护作用
依托考昔	Arcoxia	20～26	92	60～90 mg；120 mg（<8d）	90 mg	每日 1 次	
苯胺衍生物							
对乙酰氨基酚	Tylenol 及其他	2～3	20～50	2～4g	325～650 mg；650 mg～1g	Q4 h；QID	在许多联合用药中有肝毒性，因此有必要进行患者教育

持续临床专业护理的条件下才建议采用 3200 mg/d 的剂量。即使在抗炎剂量（超过 1600 mg/d）下，患者也几乎都出现肾副作用伴随低血容量和低心输出量，在老年人身上尤其严重[28]。布洛芬治疗头痛、偏头痛、痛经和急性术后疼痛的有效性已得到广泛证明[29-31]。除了肠内制剂，美国食品和药品监督管理局（FDA）在 2009 年还批准了布洛芬的肠外制剂。在一项多中心、随机、双盲、安慰剂对照试验中，Caldolor® 对一些术后患者（单点骨科或腹部手术）进行了研究，结果显示布洛芬 800 mg IV q6 h 显著减少了中途吗啡的使用（22% vs. 安慰剂，P＝0.030），也明显减轻了静息痛和突发痛[32]。

酮洛芬

酮洛芬（ketoprofen）的药理性质与其他丙酸衍生物类似，尽管其制剂可能具有不同的释放特性。光学纯（S）-对映体（右酮洛芬）在胃肠道吸收迅速，起效快。此外，胶囊在胃内释放药物，而微丸胶囊（缓释）在低 pH 条件下不溶解，到达小肠后以一定的速率在高 pH 环境中释放药物。胶囊制剂口服后 1～2 h 出现血浆峰浓度，而微丸胶囊制剂则在给药后 6～7 h 才出现。酮洛芬的血浆蛋白结合率很高（98%～99%），分布容积约为 0.11 L/kg。酮洛芬在肝中与葡萄糖醛酸偶联，其共轭结合物通过尿液排出体外。葡萄糖醛酸部分可以转换回前体化合物。因此这种代谢产物可以充当原型药物的潜在储库，这一点对肾功能不全的患者尤其重要。缓释酮洛芬，由于其释放特性，不推荐用于急性疼痛的

治疗。控制良好的临床试验中，患者服用每天 300 mg 的剂量并未表现出更佳的平均疗效，但对于个别患者，每天剂量 300 mg 的反应优于 200 mg。对于速释的酮洛芬胶囊，通常的起始剂量为每 6～8 h 服用 50 或 75 mg，而对缓释胶囊则采用 200 mg 每天作为起始剂量。速释胶囊的最大剂量是每天 300 mg，对于缓释胶囊则为每天 200 mg。在中度或重度术后疼痛的治疗和急性腰痛的治疗中，根据疼痛缓解和疼痛强度差的时间-效应曲线，酮洛芬与对乙酰氨基酚相比具有统计学优势[33-35]。

奥沙普秦

与其他丙酸衍生物不同，奥沙普秦口服之后 3～6 h 才达到血浆浓度峰值，半衰期为 40～60 h，允许每日 1 次给药[36]。给药后 1.5 h 血浆峰浓度出现。奥沙普秦与血浆蛋白结合率高，估计的分布容积为 0.15 L/kg。该药物主要在肝中代谢，65% 排泄到尿液中，剩余 35% 作为代谢产物随粪便排出。口服后，奥沙普秦极易扩散到发炎的关节组织。神经元中花生四烯酸乙醇胺水解酶和炎性细胞中 NF-κB 的活性对于合成发炎关节中促炎性和组织毒性介质至关重要，而奥沙普秦可以抑制这种活性[37-39]。

乙酸

双氯芬酸

双氯芬酸具有 COX-2 选择性，COX-2 的选择性抑制剂芦米考昔是其类似物。双氯芬酸阻断 COX-2 的效

价强度远高于吲哚美辛、萘普生或其他 NSAID，而与塞来昔布相近[10]。双氯芬酸口服后吸收迅速，但由于首过效应仅有 50% 的药物能进入体内循环。服药后 2～3 h，达到血药浓度峰值。双氯芬酸与血浆蛋白高度结合，分布容积的估计量为 0.12 L/kg。双氯芬酸主要（65%）由尿液排泄，35% 作为胆汁结合物排泄。目前有两种口服配方：双氯芬酸钠和双氯芬酸钾。双氯芬酸钾被设计成在胃中释放和吸收，而双氯芬酸钠通常是肠溶片的形式，在低 pH 的胃环境中不溶解，在十二指肠中才释放药物[40]。双氯芬酸具有肝毒性，可导致转氨酶水平升高，因此使用该药物过程中必须监测转氨酶水平。其他剂型包括双氯芬酸外用凝胶（Voltaren® 凝胶）和透皮贴剂（Flector® 贴片）。此外，双氯芬酸还可制成肠外制剂用于输液（Voltarol® 安瓿），最近静脉推注制剂也已研制成功［双氯芬酸钠注射剂（DIC075V；Dyloject®）］。特别的是，双氯芬酸钠在口服给药后积聚在滑膜液中[41]，这也许可以解释为什么其药物疗效的持续时间远长于 1～2 h 的血浆半衰期。对于成年人术后阶段经历的轻度到重度疼痛，双氯芬酸的口服制剂也表现出明显的镇痛作用[42]。

在治疗肌肉骨骼疾病如踝关节扭伤、上髁炎和膝关节骨性关节炎时，双氯芬酸的透皮应用也显示了一定疗效[43-44]。透皮制剂的优点是全身吸收少［相当于双氯芬酸钠口服制剂全身接触程度的 6%（低 158 倍）］，且药物在用药区域积累帮助缓解局部疼痛。与肠内给药相比，双氯芬酸局部应用是通过外周活动而非中枢调节产生镇痛效果。

依托度酸

依托度酸具有一定的 COX-2 选择性，因此相比其他 NSAID 对胃的刺激较小[45]。充分剂量的依托度酸，其镇痛时效比阿司匹林更长，持续 8 h。口服给药，剂量分别为 200 mg 和 400 mg，2 h 内即可达到血药峰浓度 16 和 25 mg/L。依托度酸的血浆蛋白结合率高，分布容积的估计值为 0.4 L/kg。依托度酸主要经尿液排泄，24 h 内需补充 60% 的剂量。超过 60% 的代谢产物是经过羟基化和葡萄糖醛酸共轭的。在健康受试者中，依托度酸的半衰期大约为 7 h。与其他 NSAID 相比较，依托度酸剂量为每天 300 和 400 mg 比每日 3～4 g 阿司匹林疗效更佳，而与每天 400 mg 舒林酸疗效相近[10]。该药物临床剂量 200～300 mg 每天 2 次，与萘普生 500 mg 每天 2 次，对于腰部或肩部疼痛的镇痛作用是等同的[46]。针对术后疼痛的缓解，依托度酸 100～200 mg 与阿司匹林 650 mg 几乎是等效的，但依托度酸持续时间更长[47]。

吲哚美辛

吲哚美辛是 1963 年推出的非选择性环氧化酶抑制剂，但由于出现了更安全的替代品，该药物的受欢迎程度降低。与阿司匹林相比，吲哚美辛阻断环氧化酶的效力更强，但患者耐受力差限制了其使用，通常控制在短期给药。口服吲哚美辛具有良好的生物利用度。给药后 1～2 h 达到峰浓度。吲哚美辛与血浆蛋白和组织的结合率为 90%。脑脊液中药物浓度很低，但给药 5 h 内滑膜液中药物浓度与血浆中相等[10]。胃肠道刺激包括腹泻的不良反应较常见，溃疡性病变严禁使用吲哚美辛。FDA 批准了静脉注射用吲哚美辛，治疗持续性动脉导管未闭，但其副作用限制了其他应用。

酮咯酸

酮洛酸氨丁三醇是一种对 COX-1 和 COX-2 起作用的非甾体抗炎药，阻断前列腺素的生成。口服给药后 1～2 h，达到血药峰浓度。酮咯酸与血浆蛋白高度结合，估计的分布容积为 0.28 L/kg。在健康受试者体内，药物半衰期是 5～6 h。酮咯酸的给药方式有口服、眼部给药和胃肠外给药，是目前美国仅有的两种非肠道使用 NSAID 之一（参见布洛芬）。术后患者使用 31.5 mg 的鼻用酮咯酸[48]可减少吗啡用量，但目前鼻用酮咯酸还不能投入临床使用。酮咯酸一直以来，用于治疗手术后轻度到重度疼痛，包括一般腹部手术、妇科手术、骨科和牙科手术。多项研究表明，在动物模型中，酮咯酸的镇痛效力为阿司匹林的 180～800 倍[49-50]。30 mg 酮咯酸肌内注射的效力与 12 mg 吗啡、100 mg 哌替啶肌内注射相同[51]。与健康受试者相比[52]，肾功能不全的患者全身清除率下降约 50%，酮咯酸可能诱发和加剧低血容量老年患者的肾衰竭，尤其对具有潜在肾功能障碍的患者。因此建议限制使用（3～5 天）。

萘丁美酮

萘丁美酮是一种前体药，经过肝生物转化成为活性成分 6-甲氧基-2-萘乙酸（6-methoxy-2-naphthylacetic acid，6MNA），与其他 NSAID 相比，该药物由于有一定程度的 COX-2 选择性因而胃刺激性较小[53]。萘丁美酮的血浆蛋白结合率高，分布容积约为 0.68 L/kg。主要通过尿液排泄，在健康受试者体内半衰期为 20～24 h，因此一般采用每日单次给药方式。相比于其他 NSAID，萘丁美酮在关节炎的治疗中表现出良好的疗效和耐受性[54-56]。

邻氨基苯甲酸

甲芬那酸

甲芬那酸不仅阻断了前列腺素的合成，也切断了组织对前列腺素的应答。给药后 2～4 h 出现血药浓度峰值，半衰期为 3～4 h。该药物与血浆蛋白高度结合，经由尿液排出体外。甲芬那酸与全血细胞减少症及许多其他严重副作用有关。因此建议采用甲芬那酸治疗的时间不能超过 1 周[57]。

昔康类

美洛昔康

除了美洛昔康显示出对 COX-2 的选择性，烯醇类衍生物一般没有选择性。美洛昔康的环氧化酶选择性具有剂量依赖性，7.5 mg 剂量对 COX-2 的选择性高，而剂量为 15 mg 时选择性较低[58]。口服给药后 5～10 h，达到血药浓度峰值。美洛昔康与血浆蛋白结合率高，在健康受试者体内半衰期为 15～20 h。

COX-2 抑制剂

COX-2 抑制剂（塞来昔布、罗非昔布和伐地考昔）已被批准在美国和欧洲使用，但罗非昔布和伐地考昔由于不良反应事件已经从市场上撤回。近期，帕瑞考昔和依托考昔已在欧洲获得批准，但在美国仍处于等待批准中。该类药物中的最新品种，芦米考昔在欧洲和美国正处在批准审核阶段。给药后，大多数昔布类药物广泛分布到全身各处，由于塞来昔布亲脂性较强可以传输到中枢神经系统。芦米考昔较同类其他药物酸性更强，这可能有利于它在发炎位点的积聚。尽管存在细微的差别，所有昔布类药物都能达到有效的脑内浓度因而有中枢镇痛作用[59]，而且都可以减少发炎关节处前列腺素的生成。这些药物的半衰期估计值变动较大（芦米考昔在 2～6 h，塞来昔布和伐地考昔为 6～12 h，依托考昔则是 20～26 h）。对 COX-2 抑制的选择性顺序为：芦米考昔＝依托考昔＞伐地考昔＝罗非昔布＞＞塞来昔布[10]。

塞来昔布

目前，塞来昔布是美国唯一可用的选择性 COX-2 抑制剂。口服给药后 2～3 h 达到血药峰浓度。塞来昔布与血浆蛋白高度结合，主要通过肝代谢消除，在健康受试者体内半衰期约为 11 h。塞来昔布不干扰血小板聚集，因此应用该药物可以使围术期管理作为多模式镇痛方案的一部分进行，而不会增加出血的风险。此外，NSAID 引发的胃肠道并发症是相关严重不良反应事件中最常见的，但塞来昔布优先抑制诱导型的 COX-2 同工酶而不是组成型的 COX-1，因而有一定的胃保护作用。

有大量研究测定过塞来昔布的效能和耐受性。在设有安慰剂和活性对照（或比较）项的临床试验中，对患有骨关节炎、类风湿关节炎和术后疼痛的患者塞来昔布都表现出一定疗效[60-62]。

依托考昔

依托考昔是第二代、高选择性 COX-2 抑制剂，具有抗炎和镇痛特性[63]。在整个治疗剂量范围内，该药对 COX-2 的抑制作用是剂量依赖性的，对 COX-1 没有抑制效果；不抑制胃前列腺素的合成，对血小板功能没有影响[64]。依托考昔对 COX-2 的选择是 COX-1 的 106 倍[65]，而塞来昔布对两种酶的选择性差异表现为 7.6 倍。依托考昔是由默克公司在 2002 年第一次引进临床作为药物使用，现在在全球至少 62 个国家流通使用，但在美国仍处于等待审批状态。其他第二代昔布类药物包括帕瑞考昔和芦米考昔，都没有获得 FDA 的批准。

对乙酰氨基酚

对乙酰氨基酚［扑热息痛（APAP）］是一种解热镇痛药，通过抑制中枢前列腺素的合成并少量抑制外周前列腺素生成而产生镇痛作用[10-11]。口服给药后 0.5～3 h 达到血药浓度峰值。只有小部分（10%～50%）对乙酰氨基酚与血浆蛋白结合，分布容积的估值为 0.95 L/kg。对乙酰氨基酚主要通过形成葡糖苷酸和硫酸盐结合物，以剂量依赖的方式从体内消除。对健康受试者而言，其半衰期为 2～3 h。如前所述，对乙酰氨基酚和 NSAID 有重要的差异，例如，对乙酰氨基酚的抗炎效果较弱，且在炎症部位发现该药物在高浓度过氧化物存在的条件下对环氧化酶的抑制作用较差[10-11]。相比于 NSAID，对乙酰氨基酚对血小板功能[12]和胃黏膜[11]没有副作用。该药物吸收迅速，在 30 min～1 h 之间出现血药浓度峰值，在肝中代谢经共轭和羟基化变成无活性代谢物，持续作用时间为 4～6 h[66-67]。对乙酰氨基酚按镇痛剂量给药时，可能是最安全也最经济的非阿片类镇痛药[68]。针对老年人群体，对乙酰氨基酚被推荐为疼痛治疗的一线药品[69]。美国老年医学会建议给老年人采用每日 4 g 的总剂量，但肝功能不全和有酗酒历史的患者除外，对这类人群最大剂量减少到推荐量的 50%～75%[70]。对乙酰氨基酚的肠外剂型丙帕他莫，已经开始使用；1 g 的丙帕他莫水解后释放出 0.5 g 对乙酰氨基酚[71]。丙帕他莫在美国以外的许多国家广泛使用，用于术后（包括心脏手术[74]）疼痛。研究[72-73]显示，该药品可以将阿片的用量减少 35%～45%[72]。

疗效

"需要治疗的人数（NNT）"是评价药物疗效的一个有用方法，可评估积极治疗相较于安慰剂的疗效（表 17-2）。临床上，NNT 方法测算的是，要使得有一个患者的病情能得到明显好转，则需要多少患者来接受该项特定治疗。在疼痛研究中，这就转化为：为了使有一个患者的疼痛强度减少至少 50%，需要采用特定药物治疗的患者数量。NNT 的 95%置信区间（CI）可通过将绝对危险降低率的 95%置信区间数值取倒数而获得。NNT 值的计算方法为：

1/（目标实现的积极治疗组数目/积极治疗组总数-目标实现的安慰剂组数目/安慰剂组总数）

安全性、毒性与不良反应

NSAID 虽然是应用最广泛的非处方药，有着很长的使用、研究和发展历史，但仍然会产生不良反应。非甾体抗炎药不仅具有共同的治疗作用，也具有相似的不良反应，包括胃肠道刺激、血小板功能障碍、水钠潴留以及肾毒性和过敏反应[75]。事实上，1995 年 FDA 要求所有包含 NSAID 的处方药提供警告"这类药物的使用可能带来潜在的严重心血管不良反应，以及严重的威胁生命的胃肠道不良反应。"在短期使用中副作用有很多：从轻微的（如恶心、胃部不适、头晕）到严重的（如过敏反应，胃肠道、肾和凝血功能紊乱，骨愈合延迟）。长期使用这类药物可能会增加轻微或严重不良反应发生的概率。NSAID 最常见的三种不良反应是：胃肠反应、皮肤反应和神经-精神反应，奇怪的是最后一项神经-精神不良反应与年龄无关[57,76]。临床上最显著的并发症涉及肠胃、肾、血液和肝系统[57]。

胃肠道

胃肠道出血是 NSAID 使用中报道最频繁的严重并发症之一。据估计，NSAID 对 30%～40%的使用者胃黏膜有影响[77]。NSAID 影响胃肠道，仅仅出现胃部不适的症状，但发生溃疡时则造成了实际的损伤。已证实，NSAID 使用者中消化不良的年度患病率约为 15%[57]。在美国，每年约有 7000 例死亡和 70 000 个住院病例可归因于非甾体抗炎药的使用。类风湿关节炎患者中，每年约有 20 000 个住院病例和 2600 例死亡与 NSAID 的胃肠道毒性有关[57,78]。在 20 世纪 70 年代，随着内镜使用的增加以及一些新的 NSAID 问世[57,79]，使得证明 NSAID 与胃病相关的证据浮出水面。

长期、持续使用非甾体抗炎药有发展胃肠道并发症的风险，这一点目前已得到公认。同样，NSAID 诱发胃病的风险因素也得到了确证。这些风险因素包括胃肠道并发症的病史、高剂量或者多种 NSAID 同时服用、高龄、伴随皮质类固醇的使用以及饮酒[80]。服用胃肠道保护剂（例如，米索前列醇、H_2 受体拮抗剂、质子泵抑制剂）能减少长期使用 NSAID 引起的并发症。其他解决方案有，选用相比于非选择性 NSAID 致溃疡效果更弱的选择性 COX-2 阻断剂，如塞来昔布。

肾

NSAID 可降低肾功能，导致肾衰竭。使用布洛芬的患者中，有多达 18%的肾功能不全报道出现，而使用 NSAID 的患者中约有 6%发生了急性肾衰竭[57,81-82]。目前提出的发生肾损伤的机制为：前列腺素的生成减少，使得肾血流量进一步缩减，导致肾髓质缺血，可能都是由易感个体使用 NSAID 引起的[82]。急性肾衰竭可能在任何 COX-2 选择性或非选择性非甾体抗炎药的使用中发生[83]。急性肾衰竭的相对风险如下所示：选择性 COX-2 抑制剂和非选择性 NSAID 的相对风险率 2.31；95%置信区间，1.73～3.08[83]。NSAID 诱发肾毒性的危险因素包括：长期使用非甾体抗炎药、高剂量多品种使用 NSAID、血容量不足、充血性心力衰竭、血管病、高肾素血症、休克、败血症、系统性红斑狼疮、肝疾病、钠耗竭、肾病综合征、多尿、与其他药物（利尿剂、血管紧张素转换酶抑制剂、β 受体阻滞剂、钾补充剂）混合治疗，以及高龄[84]。

肝

对于 NSAID 而言，肝毒性是一项较罕见的并发症[85]。NSAID 使用人群中，出现肝副作用的报道有 3%[86]。几乎所有非甾体抗炎药共有的肝毒性发生机制是免疫或代谢性的，而阿司匹林和对乙酰氨基酚的毒性与剂量相关[57]。相比而言，对乙酰氨基酚具有潜在的肝毒性是得到公认的，观察到的急性肝衰竭病例中至少 42%由对乙酰氨基酚产生，该药物已成为美国境内导致急性肝衰竭最常见的原因[87]。这些病例大多数是由于有意或无意过量用药，有 79%的报道是专为止

表 17-2 镇痛效果的比较

镇痛药与剂量（mg）	用于比较的患者数量	至少 50% 疼痛缓解的比例	NNT	下置信区间	上置信区间
依托考昔 180/240	248	77	1.5	1.3	1.7
依托考昔 120	500	70	1.6	1.5	1.8
双氯芬酸 100	545	69	1.8	1.6	2.1
塞来昔布 400	298	52	2.1	1.8	2.5
对乙酰氨基酚 1000＋可待因 60	197	57	2.2	1.7	2.9
罗非昔布 50	675	54	2.3	2.0	2.6
阿司匹林 1200	279	61	2.4	1.9	3.2
布洛芬 400	5456	55	2.5	2.4	2.7
羟考酮 IR 10＋对乙酰氨基酚 650	315	66	2.6	2.0	3.5
双氯芬酸 25	502	53	2.6	2.2	3.3
酮咯酸 10	790	50	2.6	2.3	3.1
萘普生 400/440	197	51	2.7	2.1	4.0
吡罗昔康 20	280	63	2.7	2.1	3.8
芦米考昔 400	370	48	2.7	2.2	3.5
萘普生 500/550	784	52	2.7	2.3	3.3
双氯芬酸 50	1296	57	2.7	2.4	3.1
布洛芬 200	3248	48	2.7	2.5	2.9
曲马多 150	561	48	2.9	2.4	3.6
吗啡 10（肌内注射）	946	50	2.9	2.6	3.6
萘普生 200/220	202	45	3.4	2.4	5.8
酮咯酸 30（肌内注射）	359	53	3.4	2.5	4.9
对乙酰氨基酚 500	561	61	3.5	2.2	13.3
塞来昔布 200	805	40	3.5	2.9	4.4
布洛芬 100	495	36	3.7	2.9	4.9
对乙酰氨基酚 1000	2759	46	3.8	3.4	4.4
对乙酰氨基酚 600/650 ＋可待因 60	1123	42	4.2	3.4	5.3
阿司匹林 600/650	5061	38	4.4	4.0	4.9
对乙酰氨基酚 600/650	1886	38	4.6	3.9	5.5
布洛芬 50	316	32	4.7	3.3	8.0
曲马多 100	882	30	4.8	3.8	6.1
曲马多 75	563	32	5.3	3.9	8.2
阿司匹林 650＋可待因 60	598	25	5.3	4.1	7.4
对乙酰氨基酚 300＋可待因 30	379	26	5.7	4.0	9.8
曲马多 50	770	19	8.3	6.0	13.0
可待因 60	1305	15	16.7	11.0	48.0
安慰剂	＞10 000	18	N/A	N/A	N/A

来源：Adapted from Bondolier (http://www.medicine.ox.ac.uk/bandolier/booth/painpag/Acutrev/Analgesics/Leagtab.html)

痛服用镇痛药，并有 38% 的患者同时服用两种不同的药物制剂[87]。对乙酰氨基酚几乎完全在肝中代谢，过量服药而产生的少量次要代谢产物是肝毒性的主要原因[88]。对乙酰氨基酚肝毒性的机制包括：肝细胞耗竭谷胱甘肽、有毒代谢产物 NAPQI 的累积、线粒体功能障碍以及先天免疫的变异[89]。危险因素有：伴随发生的抑郁症、慢性疼痛、乙醇或麻醉剂的使用，及（或）同时服用几种药物制剂[87]。一般认为，对乙酰氨基酚产生肝毒性的最低剂量为 $125\sim150$ mg/kg[90-91]。引起肝毒性的阈剂量，对成年人是 $10\sim15$ g，对儿童则为 150 mg/kg[90,92]。目前对于健康成人患者最受认可的给药限制是 4g/24 h。临床医生需要不断询问药物的使用状况，因为许多患者不知道麻醉、镇静处方中含有对乙酰氨基酚，可能无意中将这些药物与非处方对乙酰氨基酚合用。

心血管

环氧化酶抑制剂减少了血栓素和前列环素的生成。血栓素作为一种血管收缩剂发挥作用，并促进血小板聚集。血栓素 A_2（thromboxane A2，TXA_2），由活化的血小板产生，有促凝特性，刺激活化新的血小板，同时增加血小板积聚。内皮源性前列环素（PGI_2），与血栓素共同发挥作用，主要是抑制血小板活化从而防止血栓的形成。非选择性的 NSAID 同时抑制了 COX-1 和 COX-2，因此减少了血栓素和前列环素的生成。有核的内皮细胞能够再生前列环素，但无核血小板不能再生这种酶。血栓素和前列环素的不平衡可能导致血栓状态。建议采用低剂量阿司匹林（81 mg/d）作为血小板聚集抑制剂，以此减少与血小板聚集相关的血栓形成事件。矛盾的是，大剂量的阿司匹林 $1.5\sim2$ g/d 有产生血栓效应的记录[2,93]。阿司匹林通常在高剂量时发挥镇痛作用，这可能使其抗血栓作用失效。塞来昔布是一种主要抑制 COX-2 的抗炎药，而 COX-2 并不在血小板中表达，因此塞来昔布对血小板聚集不产生干扰。另一方面，COX-2 抑制剂的选择性使得血栓事件增多，罗非昔布和伐地考昔由于不良反应事件已从市场上撤回。对选择性 COX-2 抑制剂和非选择性 NSAID 进行系统回顾和 meta 分析评估发现，罗非昔布在治疗的第 1 个月内，与严重心血管反应存在显著的剂量相关性风险［相对风险 2.19（>25 mg/d）］，但塞来昔布与风险升高无关。在非选择性 NSAID 中，与布洛芬（相对风险，1.07）、吡罗昔康（相对风险，1.06）及萘普生（相对风险，0.97）相比，双氯芬酸具有最高风险（相对风险，1.40）[94]。

结论

NSAID 对多种疼痛状态尤其是涉及炎症的疼痛，都是很有效的镇痛药。对乙酰氨基酚可产生类似的镇痛作用，但缺少临床上有效的抗炎活性。为了减少传统 NSAID 的胃肠道和血液副作用，对于 COX-2 选择性抑制剂的研究仍在进行中。然而，昔布类药物的选择性恰恰妨碍了它在特定患者身上的使用。NSAID 对伴有炎症的疼痛状态效果非常好，但副作用限制了它的应用。作为另一种选择，对乙酰氨基酚有镇痛作用、缺乏抗炎活性，但合理用药时副作用极小。总体而言，非甾体抗炎药具有相似的药代动力学特征：口服给药后，吸收迅速而广泛，组织分布非常有限（由于较高的蛋白结合率），几乎不依赖肾消除而广泛在肝中代谢。因此，非甾体抗炎药的选择一般由其疗效和副作用综合决定。

要点

- 非甾体抗炎药是抗痛觉过敏的化合物，能够抑制组织损伤后产生的环氧化酶，以此减少前列腺素的生成，因而也有抗炎活性。
- 环氧化酶有两种同工型。COX-1 大部分是组成性的，负责胃（胃部保护）、肺、肾和血小板聚集中稳态过程相关的前列腺素产生。COX-2 是炎症存在条件下诱导表达的同工酶，主要负责合成参与疼痛和炎症过程的前列腺素。选择性 COX-2 抑制剂可产生与非选择性 NSAID 相同的抗痛觉过敏效果，但对血小板功能和胃病没有影响。
- 开始使用 NSAID 或 APAP 时，应该对患者进行相关副作用的宣教，而且处方中应该采用最低有效剂量、最短持续时间。
- 使用组合药物（阿片类/APAP 或阿片类/NSAID）时，需要耐心地告知患者联合用药包含了哪些具体药物。
- 对一些特定的患者群体，透皮制剂可以作为肠内或胃肠外用药的安全替代品。
- 非选择性 NSAID 和小剂量 ASA 联合使用可能降低小剂量 ASA 的疗效。
- 作为围术期多模式镇痛方案的一部分，NSAID 非常有效。选择性 COX-2 抑制剂在围术期阶段还具有不影响凝血功能的额外优势。
- 不能为高危患者开出含有 NSAID 或对乙酰氨基酚的处方。
- 对于不能使用 COX-2 抑制剂或者有高风险，如之前有过胃肠不良反应史的患者，胃肠道保护性药物是一种可行的选择。

参考文献

参考文献请参见本书所附光盘。

18 肌筋膜疼痛

Julie H. Y. Huang ◎ Haroon Hameed ◎ Steven P. Cohen

刘文涛 译　Jijun Xu 校

肌筋膜疼痛症是多种异质性临床疾病的综合体，这些临床疾病具有一些共同特征：起源于软组织疼痛而最终引起区域性症状。肌筋膜疼痛的常见疾病包括发作性紧张型头痛、肌筋膜疼痛综合征、颞下颌关节紊乱、肌肉痉挛和腰痛。

肌肉疼痛的机制

通常认为肌肉疼痛通过两种机制产生：外周途径和中枢途径。外周因素包括创伤、深层组织微循环失调[1]，以及肌肉代谢和线粒体功能改变[2]。机械、热或化学刺激可引起肌肉组织内 III 组和 IV 组疼痛感受器的激活。这样反过来又引起由免疫细胞介导的炎症级联反应，导致炎性细胞的进一步聚集、局部炎症的传播和致敏作用的发生。疼痛传输沿着 Aδ 和 C 纤维进入脊髓内板，其中发生复杂的变化导致过敏和慢性疼痛。

持续性伤害通过上述通路输入，可以造成高级神经元的中枢敏化，通过兴奋性谷氨酸和天门冬氨酸相关的神经递质释放，使其对疼痛刺激的敏感性增强（痛觉过敏）[3-4]，对非疼痛刺激的阈值降低（异常性疼痛），并扩大接受区域，造成牵涉痛[5]。

脊髓上机制也可以参与调控慢性肌肉疼痛的状态。该机制包括脑的电活动降低、海马功能抑制，以及可能存在应激反应失调[6]。一旦中枢敏化发生，来自受支配肌肉（群）的感官输入将自发产生疼痛。

肌筋膜参与的某些疼痛

紧张型头痛

国际头痛协会将紧张型头痛（tension-type headache，TTH）分为：低频发作性（<12 天/年）、频繁复发性（12～180 天/年）和慢性（>180 天/年）。造成 TTH 的病理生理机制可分为外周和中枢两种。与健康人群相比，患者的颅骨膜肌筋膜组织压痛增加[7-8]，肌电图和痛觉测验计的压力记录也增加，证明了外周

机制的存在。持续伤害性输入可以导致中枢敏化，从而使发作性 TTH 转化为慢性头痛[9]。有资料表明频繁性 TTH 使患者遭受头颈部疼痛过敏的困扰[10-12]。患紧张型头痛的患者中 70% 有肌肉紧张和压痛，在发作性头痛患者中这一比例甚至更高[13]。有其他研究支持一氧化氮产量增加、NMDA 受体激活[14]和三叉神经血管的神经性炎症等理论[15]。中枢性疼痛机制在频繁发作性头痛的患者中所起的作用可能较小，外周疼痛机制在该疾病的发病过程中发挥重要作用[16]。

颞下颌关节紊乱

颞下颌关节紊乱（temporomandibular disorder，TMD）是一个广义的术语，用来描述颞关节、咀嚼肌处产生的疾病状态，与颅面结构相关[17]。症状包括疼痛、功能失调、关节炎、关节内紊乱等[18]。国际头痛协会将其定义为继发性头痛的一种亚型，美国口颌面疼痛学会将其归入关节和咀嚼肌功能紊乱的亚类。TMD 在女性中更为普遍，主要影响 20～50 岁之间的人群。年轻患者更容易患骨髓性 TMD[19]。肌电图描记记录证明患者的肌肉收缩改变[20]和肌紧张增加与 TMD 有关[21]。肌电生物反馈对 TMD 显示出一定疗效[22]。其他证据表明小肌肉，如涉及咀嚼的肌肉可能比大肌肉更容易产生痛觉过敏[23]。

肌筋膜疼痛综合征

尽管诊断肌筋膜疼痛综合征（myofascial pain syndrome，MPS）还缺乏具体、客观的标准，Travell 和 Simons 的研究发现 MPS 有如下特征：在称为触发点（trigger point，TP）的柔软、绷紧且可触及的肌肉带内，存在超敏反应的位点。TP 的特性是：触诊可产生牵涉痛，施加机械压力时，直接引发局部抽搐反应（local twitch response，LTR）；尽管有这些习惯性的评判标准，研究表明在确证 TP 时测评者间可信度很弱[24-25]。

触发点可分为活跃 TP 和潜在 TP。活跃 TP 可被描述为与自发性电活动相关的运动位点疼痛[26]，而更

加常见的潜在 TP 不产生自发性疼痛，但能够被机械压力、不正常姿势、天气变化和过度缺乏运动或肌肉使用过度等因素触发[19]。研究提示一个正反馈通路涉及乙酰胆碱不成比例的释放、肌节缩短以及致敏物质浓度升高，导致 TP 电流环路的形成，这一环路一旦与其他脊髓背角的神经通路连接就能激发潜在 TP 变成活跃 TP[27]。一些研究表明，在无症状的年轻成年人中，半数人群的肩胛带肌肉群和 5% ～ 45% 的背-臀部肌肉中都存在潜在触发点。其他假说反映出，对于 TP 的形成，极度活跃的肌梭和终板、局限性肌张力障碍和（或）心理疾病发挥重要作用。

腰痛

腰痛（low back pain，LBP）是一个严重的公共健康问题，终身患病率在 50% ～ 80% 之间[28]。脊椎结构为许多功能服务，包括保护脊髓、维持姿势和躯干稳定性以及充当四肢运动的稳定力。骨骼和韧带结构作为保护支撑，附着的肌肉在这些支撑基座的基础上提供功能性运动控制、灵活性和移动协调功能。众所周知，腰部肌肉功能在 LBP 中扮演重要角色。正确的神经肌肉控制和腰部肌肉本体感觉反馈对于预防 LBP 和维持姿势稳定是至关重要的[29]。核心肌肉（腰椎-骨盆-髋复合体）的虚弱、步态力学的不平衡，或者肌肉本体感觉不正常都可能导致流泪、拉伤、扭伤或椎旁肌痉挛等。多项研究给出了慢性 LBP 患者椎旁肌张力增加的证据[30-32]，而且初级损伤之后可能发生肌肉痉挛，如急性椎间盘突出症。然而，若要将 LBP 仅仅归因到肌筋膜病理方面，还需要排除其他原因。腰椎椎旁肌肉组织的三个层次中，只有最表层肌肉是可触及的。有对照试验证明了肉毒杆菌毒素和各种肌肉松弛剂对腰痛的疗效[33]，连同已证明的神经肌肉再训练和腰椎稳固化的效果，都支持把肌功能障碍作为 LBP 病因的假说[34]。

肌肉痉挛

真正的肌肉痉挛是疼痛的、不自主的、与电活动相关的骨骼肌收缩[35]。肌电图（EMG）研究显示，受影响的肌肉中运动单位的重复放电频率很高[36-37]。真正的肌肉痉挛，根据定义，发生在没有液体或电解质失衡条件下的痉挛，有各种各样的病因。这种疾病通常发生在肌肉发达的患者，或妊娠晚期、有代谢性疾病如肝硬化和肾病的患者中更加常见[38]。肌肉痉挛的其他原因包括：药物、低级运动神经元疾病、甲状腺功能减退症、遗传性疾病[35]。痉挛的准确来源一直是争论的重点，但目前有证据表明中枢组织和外周运动神经元两者都能产生异常放电[39]。支持外周起源的论点有：可变的肌电图肌束震颤形态[40]，痉挛可被重复的外周神经刺激而诱发[37]以及其高频放电率（＞150 Hz）。一般来说，拉伸抽搐的肌肉可以终止疼痛的肌肉痉挛。

治疗

三环类抗抑郁药

三环类抗抑郁药（TCA）——阿米替林、去甲替林、地昔帕明和丙米嗪，通过多种机制提供独立于其抗抑郁作用的镇痛效果。相关机制包括抑制性下行通路内，去甲肾上腺素和 5-羟色胺再摄取的抑制（表18-1）。两种机制中，5-羟色胺再摄取抑制对于镇痛作用不大，尽管 5 羟色胺-去甲肾上腺素再摄取联合抑制剂通常比选择性去甲肾上腺素再摄取抑制剂有更好的止痛效果。这也可以解释选择性 5-羟色胺再摄取抑制剂（SSRI）的相对低效。其他活跃的机制包括外周神经钠通道、毒蕈碱与烟碱乙酰胆碱受体、α 肾上腺素能受体和 NMDA 受体的阻断，及 P 物质释放的阻断，较为次要的还有多巴胺受体的阻断[41]。

多项研究表明在降低 TTH[42-44]的频率和强度，以及 TMD 的面部疼痛上 TCA 都是有效的[45-47]。这些研究中，使用阿米替林的典型剂量在 20 ～ 100 mg 范围内，比治疗抑郁的要求剂量低了很多。但由于种种副作用，即使在低剂量水平下，这类药物的使用也受到限制，这些副作用包括：口干、便秘、体液潴留、体重增加、注意力不集中和心脏毒性。

表 18-1 三环类抗抑郁药作用机制差异

药物	5-羟色胺	去甲肾上腺素	多巴胺	镇静作用	抗毒蕈碱
阿米替林	＋＋＋	＋	－	＋＋＋	＋＋＋
去甲替林	＋＋＋	＋＋	－	＋＋	＋＋
地昔帕明	－	＋＋＋	－	＋	＋
丙米嗪	＋＋＋	＋＋	－	＋＋	＋＋

表 18-2　三环类抗抑郁药

药物	商品名	作用机制	典型剂量范围（mg/d）	药理性质	疗效证据	常见不良反应
阿米替林	Elavil, Endep	抑制 NE 和 5-HT 再摄取，毒蕈碱样乙酰胆碱受体拮抗剂，H_1 受体拮抗剂，α_1 肾上腺素受体拮抗剂，阻断 Na^+ 通道	10～150 傍晚或夜间睡前服用；起始剂量 25～75 mg 口服；老年人起始剂量 10～25 mg（口服）	肝代谢，经尿液（主要）和粪便排泄；半衰期 10～26 h	强——紧张型头痛 中度——颜面部肌筋膜疼痛及 TMD	口干、便秘、体液潴留、体重增加、注意力集中困难和心脏毒性
去甲替林	Pamelor	抑制 NE 和 5-HT 再摄取，毒蕈碱样乙酰胆碱受体拮抗剂，阻断 Na^+ 通道	25～150 傍晚或夜间睡前服用；起始剂量 25～50 mg（口服）	肝代谢，经尿液（主要）和粪便排泄；半衰期 18～44 h	中度——慢性紧张型头痛	嗜睡、头晕、恶心、呕吐、失眠、出汗、口干、心动过速、皮肤瘙痒、体重增加、便秘
丙米嗪	Tofranil	抑制 NE 和 5-HT 再摄取，M_2 毒蕈碱样乙酰胆碱受体拮抗剂，组胺 H_1 受体拮抗剂，阻断 Na^+ 通道，增强多巴胺活动	25～150，0.2～3 mg/kg，起始剂量（口服）0.2～0.4 mg/kg	肝代谢，经尿液（主要）和粪便、胆汁排泄；半衰期 11～25 h	中度——紧张型头痛	嗜睡、头晕、恶心、呕吐、头痛、失眠多梦、多汗、意识模糊、口干、心动过速、便秘
地昔帕明	Norpramin	抑制 NE 再摄取，毒蕈碱样乙酰胆碱受体拮抗剂，阻断 Na^+ 通道	25～150；起始剂量 25～75 mg 每天（口服）	肝代谢，经尿液排泄；半衰期 12～27 h	弱——紧张型头痛	嗜睡、头晕、恶心、呕吐、视物模糊、出汗、意识模糊、口干、心动过速、便秘

多个系统综述得出结论认为，TCA 对于降低 TTH 的频率和强度是有疗效的（表 18-2）[19,41]。值得注意的是，一项双盲、安慰剂对照、三路交叉的 TTH 研究发现，与 5-羟色胺特异性再摄取抑制剂西酞普兰和安慰剂相比，中等剂量（75 mg/d）的阿米替林能显著降低头皮压痛和头痛强度[44]。对 TMD 而言，证据并不太多，有两个随机对照试验（RCT）证明阿米替林与其含硫类似物度硫平是有疗效的。一项双盲、随机对照试验评估了度硫平治疗慢性非典型性面部疼痛和关节肌肉痛的效果，发现治疗组 93 个患者中有 71% 经过 9 周用药疼痛消除，而安慰剂组中 47% 的患者疼痛消除[45]。选择用度硫平继续治疗的 84 名患者中有 68 例（81%）在接下来的 1 年中免于疼痛困扰。之后的研究发现，与安慰剂相比，阿米替林可显著减少慢性面部疼痛患者的疼痛强度[46]。在阿米替林低剂量（≤30 mg）和高剂量（≤150 mg）之间测定镇痛作用，没有发现明显的剂量-效应关系[46]。

抗惊厥药和钙通道拮抗剂

普瑞巴林和 γ-氨基丁酸的类似物加巴喷丁，通过作用于细胞钙通道的 α_2-δ_1 亚基并阻断神经递质释放而发挥镇痛效应。药物与钙通道结合抑制了异常神经元放电，提高了激活神经的阈值。一般来说耐受性良好，加巴喷丁和普瑞巴林最常见的副作用包括晕眩、冷漠、头昏、嗜睡、体重增加。

加巴喷丁和普瑞巴林是治疗神经性疼痛的一线药物，但也有证据表明它们对一些肌肉病理状况有效（表 18-3）。一项随机的安慰剂对照研究，在 133 位患有慢性日常头痛（一种涉及肌张力增加的疾病）的患者中展开[48-49]，结果表明：与对照组相比，使用加巴喷丁的患者头痛频率和严重程度都得到中等程度的改善。这与其他研究一起，使得一些专家建议把加巴喷丁作为预防头痛的一线用药。安慰剂对照研究也显示，加巴喷丁在多发性硬化和脊髓损伤[50-51]以及慢性咀嚼肌疼痛的患者身上，对减少痉挛有好处[52]。

还有一些较弱的证据支持加巴喷丁对其他肌筋膜疼痛症的治疗。一项在患有神经病理性疼痛、肌筋膜疼痛和慢性 LBP 患者中进行的回顾性分析发现，加巴喷丁可显著降低神经病理性疼痛组和肌筋膜疼痛组的疼痛分数，但对 LBP 组无明显作用[53]。在一项开放性研究中，评估加巴喷丁对肌肉痉挛（与多种身体状况相关）患者的作用，Serrao 等人[54]注意到在加巴喷丁治疗 2 周后的随访中，肌肉痉挛状况得到显著改善。3 个月之内，所有患者的痉挛都得到缓解，治疗期持续 6 个月。

表 18-3　钙通道拮抗剂

药物	商品名	作用机制	典型剂量范围 (mg/d)	药理性质	疗效证据	常见不良反应
加巴喷丁	Neurontin	与钙通道的 $\alpha_2\text{-}\delta_1$ 亚基结合，阻断神经递质的释放	$300 \sim 3600$，每日 3 次；起始剂量 100 每天或 TID（口服）	经尿液排泄；半衰期 $5 \sim 7$ h	强——神经性疼痛 中度——有多发性硬化症和脊髓损伤的痉挛患者，纤维肌痛 弱——慢性日常头痛，肌筋膜疼痛，腰痛，肌肉痉挛	头晕、镇静、胸闷、嗜睡、恶心、呕吐、体重增加
普瑞巴林	Lyrica	与钙通道的 $\alpha_2\text{-}\delta_1$ 亚基结合，阻断神经递质的释放	$50 \sim 450$ 按 BID 或 TID 方式给药；起始剂量 50 mg BID（口服）	代谢量极少；经尿液排泄（90%）；半衰期为 6.3 h	强——神经性疼痛，纤维肌痛	头晕、嗜睡、共济失调、体重增加、外周性水肿、头痛、口干、视物模糊

肌肉疼痛领域的其他膜稳定剂也被研究过。评估丙戊酸钠的安慰剂对照[55]和开放标签[56]两项研究都显示，该药物对 TTH 和慢性日常头痛有好处。丙戊酸钠是一种抗惊厥药，通过各种机制发挥作用，包括阻断 T 型钙和钠通道、易化 γ-氨基丁酸。较早的一项随机、安慰剂对照试验也发现，苯妥英预处理是一种减少琥珀胆碱诱发术后肌肉疼痛的有效方式[57]。

骨骼肌松弛剂

骨骼肌松弛剂，如环苯扎林（Flexeril）、氯唑沙宗（Paraflex）、卡立普多（Soma）、美索巴莫（Robaxin，Robaxisal）、替扎尼定（Zanaflex）和巴氯芬（Lioresal），被认为主要作用在脑内，某些情况下在脊髓运动神经元中发挥作用。环苯扎林，结构上与第一代三环类抗抑郁药相关，阻碍去甲肾上腺素在蓝斑核中的再摄取，同时阻断脊髓中 5-羟色胺的下行通路。后者可能对脊髓中 α 运动神经元有抑制作用，导致放电衰减且单突触和多突触脊髓反射都减少。替扎尼定是一种较弱的 α_2 肾上腺素受体激动剂，可增强对脊髓运动神经元的突触前抑制。卡立普多，是镇静安神药甲丙氨酯（眠尔通）的前体，通过阻断下行网状结构和脊髓中的神经元间活动，使得肌肉放松。巴氯芬激活脑内 GABA-B 受体，减少脑和脊髓中兴奋性神经递质的释放。巴氯芬也通过抑制 P 物质在脊髓中的释放发挥作用。

多年来进行的神经研究，就肌肉疼痛相关方面评估了各种骨骼肌松弛剂（表 18-4）。三项独立的随机试验，针对颈椎和腰椎肌肉痉挛的患者评估环苯扎林，在短期随访中证明药物有效[58-60]。这些研究的其中两项里[59-60]，环苯扎林效果优于地西泮。一项 meta 分析回顾发现，治疗与肌肉痉挛相关的 LBP，环苯扎林比安慰剂更有效，尤其在治疗的前 4 天里[61]。另一项随机、安慰剂对照试验发现，对于 TMD 患者，环苯扎林比安慰剂和氯硝西泮都表现得更加有效[62]。

在一项评估卡立普多对 TMD 疗效的双盲、安慰剂对照试验中，治疗组和对照组之间未发现差异[63]。但在更近的一项多中心、随机、双盲、安慰剂对照、平行组研究中，相比于安慰剂，卡立普多能明显缓解腰部急性疼痛性肌肉痉挛患者的疼痛[64]。另一项双盲、安慰剂对照试验报道，甲丙氨酯治疗 TMD，主观反馈明显优于安慰剂[65]。

在急性腰椎和颈椎椎旁肌肉痉挛的患者中开展的两项随机、双盲研究发现，替扎尼定的疼痛缓解效果可与地西泮媲美，但可能引起脊柱活动度升高[66-67]。另一安慰剂对照研究发现，替扎尼定对腰椎间盘手术后肌肉痉挛疼痛的患者有疗效[68]。一些试图确定替扎尼定对 TTH 疗效的研究，得出了相互矛盾的结果，其中一些[69-70]而不是全部[71]研究证明该药物有效。

有强有力的证据支持使用鞘内巴氯芬治疗脊髓损伤（spinal cord injury，SCI）相关的痉挛状态[72-74]。关于治疗痉挛状态（与多发性硬化相关）的口服制剂，一些对照研究证明口服巴氯芬对患者有益[75]。对替扎尼定，大多数但不是全部研究证明其有效[75]。在口服巴氯芬和替扎尼定的比较疗效研究中，结果优劣参半、难分伯仲。

苯二氮䓬

苯二氮䓬类通过靶向抑制由 GABA 直接激活的神经递质受体来增强脊髓突触前抑制。苯二氮䓬受体结合促使 GABA-A 型受体开放，使得穿过细胞膜的负电性氯离子内流增多。增高的膜电导导致神经突触结构中，Ia 传入终端发生超极化。细胞膜极化过程中的这些变化

表 18-4　骨骼肌松弛剂

药物	商品名	作用机制	典型剂量范围，mg/d	药理性质	疗效证据	常见不良反应
环苯扎林	Flexeril	未知，可能主要作用于脑干（中枢作用）	5～30 分次给药；起始剂量 5 mg 每天（口服）	肝代谢，主要经尿液排泄；半衰期 18 h	强——颈部、腰部脊柱疼痛，肌肉痉挛；中度——TMD 和肌筋膜疼痛	口干、嗜睡、头痛、腹泻、便秘、头晕、恶心、精神错乱
氯唑沙宗	Paraflex Parafon Forte	确切机制尚不清楚，可能阻断了脊髓中的多突触反射通路（中枢作用）	750～3000；起始剂量 250 mg TID（口服）	肝代谢，经尿液排泄；半衰期 1.1 h	中度——急性肌肉骨骼疼痛，背疼，急性腰骶部肌肉拉伤	嗜睡、头晕、头痛、胸闷、肝毒性、胃肠道不适、全身乏力、矛盾的中枢神经系统刺激
卡立普多	Soma	确切机制尚不清楚，可能是脊髓和下行网状激活系统中的神经元间抑制（中枢作用）	1050～1400；起始剂量 250～350 mg QID（口服）	肝代谢，经尿液排泄；半衰期 2.4 h	中度——急性肌肉骨骼疼痛而非痉挛；弱——TMD	嗜睡、头晕、头痛、共济失调、失眠、精神错乱、震颤、易怒
美索巴莫	Robaxin	确切机制尚不清楚（中枢作用）	3000～8000；起始剂量 750 mg Q6 H（口服）	肝代谢，尿液排泄；半衰期 1～2 h	中度——夜间腿部痉挛，急性肌肉痉挛	头晕、嗜睡、胸闷、恶心、皮疹、头痛、嗜睡、低血压
替扎尼定	Zanaflex Sirdalud	与 α_2 肾上腺素受体结合，减少突触前神经递质的释放	2～36；起始剂量 2 mg（口服）	肝代谢，经尿液排泄 60%，经粪便排泄 20%；半衰期 2.5 h	中度——痉挛，椎旁肌肉痉挛；弱——TTH	口干、嗜睡、乏力、头痛、头晕、幻觉、低血压、便秘
巴氯芬	Kemstro Lioresal	与 GABA-B 受体结合，抑制神经递质的释放（中枢作用）	15～80；起始剂量 5 mg TID（口服）	肝代谢（15%），经尿液（70%～80%）和粪便排泄；半衰期 5.5 h	强——脊髓起源的痉挛；中度——颈部肌张力障碍，上运动神经元疾病，僵人综合征，急性背痛	嗜睡、恶心、乏力、头晕、精神错乱、共济失调、便秘、头痛、低血压、体重增加

使得正常神经传递受到抑制，运动神经元输出减少。苯二氮䓬类药物常见的副作用包括头晕、嗜睡、意识模糊、记忆力减退、共济失调、淡漠以及持续用药时发生的身体依赖性。心理影响有矛盾焦虑、抑郁、偏执和烦躁。

关于使用苯二氮䓬类药物如地西泮（Valium）、氯硝西泮（Klonopin）、阿普唑仑（Xanax）和咪达唑仑（Versed）治疗 TMD 和 TTH，临床研究显示出有冲突性的结果。虽然有一定量的证据支持这类药物对肌肉痉挛有效，但严重的不良反应事件以及与传统肌肉松弛剂相比的劣势，使得苯二氮䓬类不可能成为治疗肌肉痉挛的常规用药（表 18-5）。

几个系统性综述[76-78]得出结论认为，苯二氮䓬类对控制 TMD 起有益作用。具体而言，临床试验已经证明长期使用这类药物如地西泮和氯硝西泮，对治疗 TMD 有效[79-81]。一项针对此的随机、安慰剂对照研究显示，地西泮在治疗慢性肌筋膜颜面部疼痛时，比布洛芬和安慰剂都更有效[82]。在短效的苯二氮䓬类药物中，人们对咪达唑仑和三唑仑进行了研究。结果发现，咪达唑仑在涉及诱发性面部疼痛的动物和人体研究中，都展现出镇痛特性[83-84]。在一项为期 4 天的安慰剂对照试验中，人们注意到三唑仑可促进睡眠，但对 TMD 患者没有缓解疼痛的作用，也不能减少夜间咀嚼肌活动[85]。

在其他研究中，苯二氮䓬类药物对于缓解 TTH，显示了不同程度的疗效。一项随机、双盲、安慰剂对照交叉研究，比较了阿普唑仑和安慰剂治疗慢性紧张性头痛的效果，证明阿普唑仑降低了头痛的强度，但对频率无影响[86]。这种效应可能与下列事实有关：阿普唑仑，与其他苯二氮䓬类相比，拥有一定的抗抑郁活性。几个安慰剂对照研究发现，地西泮对肌肉收缩性头痛有疗效[87-88]。在一项双盲、安慰剂对照研究中，比较了额肌肌电生物反馈、地西

表 18-5 苯二氮䓬类

药物	商品名	作用机制	典型剂量范围，mg/d	药理性质	疗效证据	常见不良反应
地西泮	安定（Valium）	增强 GABA 传输抑制	2～40；起始剂量 2 mg PRN 或 BID～QID（口服，IM，IV）	肝代谢，尿液排泄；半衰期 30～60 h	强——脊髓起源的痉挛；中度——慢性颜面部肌肉疼痛，紧张型头痛弱——TMD	嗜睡、头晕、共济失调、头痛、恶心、震颤、镇静
氯硝西泮	克诺（Klonopin）	增强 GABA 传输抑制	0.5～4；起始剂量 0.25 mg BID（口服）	肝代谢，尿液排泄；半衰期 20～50 h	中度——TMD 和肌筋膜疼痛，夜间肌肉痉挛	嗜睡、共济失调、精神错乱、腹泻、便秘、口干、疲劳、头痛、震颤、排尿困难、低血压
阿普唑仑	赞安诺（Xanax）	增强 GABA 传输抑制	0.75～4；起始剂量 0.25 mg TID（口服）	肝代谢，尿液排泄；半衰期 11.2 h，（老年人）16.3 h，（酒精性肝病患者）19.7 h	中度——TTH	胸闷、口干、恶心、头痛、呕吐、便秘、抑郁症、失眠、肌肉僵硬、低血压、运动失调、心动过速
劳拉西泮	阿蒂凡（Ativan）	增强 GABA 传输抑制	1～10；起始剂量 2～3 mg/d，分次给药 BID～TID。老年人起始剂量 1～2 mg/d，分次给药 BID～TID（口服，IM，IV）	肝代谢，尿液排泄；半衰期 14 h		镇静、头晕、无力、低血压、呼吸抑制、通气不足、注射部位局部反应、乏力、不稳定

泮、安慰剂药丸和伪肌电生物反馈，受试对象为慢性 TTH 患者，两个治疗组疗效都优于安慰剂组，但只有地西泮组达到了统计意义上的明显差异[89]。有趣的是，在 4 周后的随访中，生物反馈患者经历了头痛频率和强度的持续降低，而地西泮组的头痛程度回到了基线水平。

一些关于颈椎和腰椎椎旁肌肉痉挛的研究，把地西泮与常规肌肉松弛剂的疗效进行比较，得到的结果彼此间不一致[59-60,66-67]。有两项研究，把环苯扎林和地西泮相比较，其中一项发现环苯扎林优于地西泮，而地西泮效果好于安慰剂[60]，而另一项发现治疗组之间不存在有意义的差距[59]。另有两项把地西泮与替扎尼定相比较的研究，都发现替扎尼定组患者腰椎的活动范围更佳，但两种药物在缓解疼痛、功能性容量或自我评估方面都没有差异[66-67]。

结论

肌筋膜疼痛是一种常见的但不受重视的疾病状态，可以单独发生，也可能是伴随原发性疾病的生物力学改变的结果。鉴于肌筋膜疼痛的异质性，在不同患者甚至单个患者体内可能存在不同的发病机制。这就对药物管理提出了严峻的挑战。已证明许多不同类别的药物都对肌肉疾病具有疗效，其中三环类抗抑郁药和肌肉松弛剂可能拥有最有力的疗效证据。但是药物疗法的作用较为温和适中，强调多模态方式，即结合个体化结构化的运动计划和心理治疗（如果有必要）、互补和替代医学以及功能恢复等手段。要确定对于各种治疗方案哪些患者的反应最佳，并开发出更多的预防措施，还需要有更多研究来比较不同药物和治疗方法。

参考文献

参考文献请参见本书所附光盘。

19 介入性疼痛治疗的药物学

Ronald James Botelho ◉ B. Todd Sitzman

李飞 译　Jijun Xu 校

介入性疼痛治疗医师对所使用的药物有深入全面的了解，对于安全、有效地护理患者是至关重要的。本章将对介入性疼痛治疗常用药物的临床药理及其副作用进行讨论。涉及的药物类别包括影像学造影剂、局部麻醉药、皮质激素和局部消毒剂。

无论对某类药物是否熟悉，对每种药物的最新产品信息有所了解是有益的。这些信息位于公开发布的药物包装说明书内的制造商信息，通常也可以在现行的《医师案头参考》（*Physicians' Desk Reference*）中找到[1]。同样需要强调的是，任何药物都存在固有的风险。因此，必须在具有临床适应证，并且患者用药后可能获得的利益要大于可能的风险的情况下，才能给药。此外，在能可靠地产生预期效果的前提下，药物应以尽可能小的剂量给药。不能采用增加药物总剂量或体积的方法去补偿不恰当的注射技术。

影像学造影剂

相对于组织和骨骼而言，碘造影剂能更多地衰减X射线的辐射，减少辐射到达检测器（荧光增强器）的量。这种差异在X射线图像上很容易观察到。在影像指导的操作中，碘造影剂（iodinated contrast media, ICM）被用来确定注射液的预期分布和位置，从而避免药物注射入非预期的部位如血管或鞘内空间，提高了安全性。

化学性质

现有的ICM都是基于对2,4,6-三碘基苯环的结构进行修饰[2]，按照化学结构、渗透压、碘含量、离子化等分类。ICM的含碘量决定了其X射线衰减能力，ICM的X射线衰减能力以碘的浓度（mg/ml）表示。临床上使用的ICM含碘量在180～400 mg/ml。按照化学结构，造影剂分为四种不同类型：离子单体型、离子二聚体型、非离子单体型和非离子二聚体型（图19-1）。通过改变苯环的1，3和5位取代基，可以使得ICM离子化，从而获得水溶性及生理pH值。非离子型造影剂的水溶性取决于其亲水性侧链的取代基如羟基或酰胺基。

药理学

造影剂的高渗性极大增加了其血流动力学以及毒性，离子型ICM因在溶液中解离，明显增加了这种效应。获得放射衰减所必需的碘的浓度决定了特定ICM起效时在溶液中颗粒的数量（渗透压摩尔浓度）。第一个成功开发的ICM是离子型单体，通常其渗透压为生理渗透压300 mOsm/kg的5～8倍。这增加了发生渗透毒性反应的风险，包括注射疼痛、溶血、血管内皮损伤（毛细血管渗漏和水肿）、血管扩张（潮红、发热、低血压和心血管衰竭）、高血容量和心脏直接抑制作用。由于在疼痛干预中只是小剂量使用造影剂，这些副反应可能不会成为问题。不过，离子型ICM严禁用于中枢神经系统（CNS），离子型ICM鞘内给药可能引起严重的或致命的神经毒性反应[3]。

由于其较低的渗透压和毒性，非离子型ICM被优选用于介入性疼痛治疗。常见的造影剂见表19-1。ICM是亲水性的，蛋白结合率低。血管内注射后能迅速分布到细胞外空间，并且血药浓度下降迅速。通过肾小球滤过消除而不重吸收，几乎没有任何的代谢。肾功能正常的患者消除半衰期约为2 h，而肾功能损害患者的排泄能够持续数周[4-5]。

不良反应

全球每年有7000万人次注射造影剂，仅在美国就有1500万人次[6-7]，因此ICM是相对安全的。据报道，3％～12％的患者出现轻微不良反应，这些不良反应不需要或仅需要有限的处理[8]。严重的不良反应有支气管痉挛、喉头水肿、血管神经性水肿、肺水肿、低血压、抽搐、心律失常或心搏骤停。高渗造影剂严重不良反应发生率为0.06％～0.2％，低渗造影剂的严重不良反应发生率比高渗造影剂低5倍[2,8]。

ICM的不良反应可分为特异质反应或速发型不良反

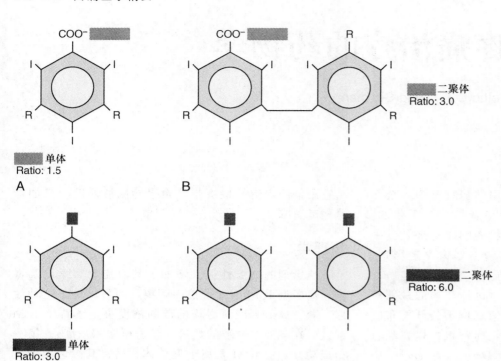

图 19-1 造影剂的分类。**A.** 离子型高渗单体型。**B.** 离子型低渗二聚体型。**C.** 非离子型低渗单体型。**D.** 非离子型等渗二聚体型

表 19-1 市售的单体和二聚体 X 射线造影剂

通用名	商品名[*]
单体型造影剂	
离子型单体	
碘他拉葡胺	康瑞
葡甲胺	台利显
泛影酸钠	优路芬，海帕克
非离子型单体	
碘海醇	欧乃派克
碘喷托	依玛派克
碘昔兰	Ixilan
碘美普尔	典迈伦
碘佛醇	安射力
碘普罗胺	优维显
碘比醇	三代显
碘帕醇	典必乐
二聚体型造影剂	
离子型二聚体	
碘克沙酸	Hexabrix
非离子型二聚体	
碘曲伦	伊索显
碘克沙醇	威视派克

[*] 商品名仅用于识别产品，不表示赞同该产品。

来源：Christiansen C：X-ray contrast media—an overview. Toxicology 209：185-187, 2005, with permission from Lippincott Williams & Wilkins.

应与迟发型不良反应。速发型不良反应通常是最严重的，包括不同程度不同类型的过敏反应。这些反应一般与剂量无关，不可预测，通常发生在给药后 1 h 以内。对 ICM 有过敏史，或患有基础疾病，包括哮喘、有特应性体质病史，以及晚期心脏病的患者，其不良反应风险增加[8]。如果疑似发生这些不良反应，可根据需要，采用抗组胺药、肾上腺素、皮质激素以及全心肺复苏治疗[9]。迟发型不良反应包含化学毒性反应和迟发型超敏反应的皮肤表现。化学毒性反应包括造影剂介导的肾毒性、心肌收缩降低和神经毒性，这些不良反应呈剂量依赖性，在非离子型造影剂中较罕见。使用非离子型二聚体造影剂时迟发型过敏样皮肤反应的发生率是非离子型单体造影剂的 2 倍[2,10]。

不良反应的预防策略

在疼痛干预中，在影像指导下的操作中只是使用了少量 ICM，其首要目的是为了预防特异质反应和潜在的严重过敏反应。第一步是弄清风险因素，包括患者先前对 ICM 的反应，并建立病史以阐明患者发生的不良反应类型。该病史同时应包括用药的种类，是离子型还是非离子型 ICM。抗组胺药和皮质激素治疗过敏和类过敏反应的治疗方案，包括吸氧、静脉输液、抗组胺药（H_1 和 H_2 阻断剂）、肾上腺素能药物（肾上腺素），以及皮质激素。不过，该治疗方案只适用于接

受离子型 ICM 治疗的患者[7,10-11]。离子型 ICM 不良反应的发生率是非离子型 ICM 的 4 倍。没有研究显示，有不良反应史的患者，使用非离子型 ICM 时不良反应的发生率会降低。预防可能是有价值的，但必须与特定患者采用该治疗所承担的潜在风险进行权衡。

尽管通常不推荐用于 X 射线造影剂，一些研究发现含钆的造影剂对于一些高危患者是有益的备选。然而钆有安全上限剂量（0.3 mmol/kg），同时因为其与肾源性系统性纤维化发展有关，中度至重度肾功能不全的患者需谨慎采用，并减少用量。钆在 70 kV 下与碘具有大致相同的 X 射线衰减[12]。上市制剂含有 0.5 mmol/ml 或 1.0 mmol/ml 钆，0.5 mmol/ml 钆溶液（例如，欧乃影）产生的 X 射线衰减稍低于 180 mg/ml 碘（1.19 mmol/ml 碘）造影剂的一半。在特定情况下，要对可能降低的药效以及剂量限制进行权衡考虑，以确定使用这种替代 ICM 是否真的有益。

局部麻醉药

局部麻醉药，在临床上以适当的浓度，通过阻断神经膜上的钠离子通道从而以可逆方式阻断神经传导。这导致动作电位传导所必需的钠通透性被抑制。在诊断和治疗过程中，这种作用的可逆性产生了重要的效用。局部麻醉药（local anesthetics，LAS）可通过局部给药、注射入外周神经附近、硬膜外或蛛网膜下腔等阻断身体多个部位的感觉传导。

化学成分和分类

局部麻醉药由酰基或芳香基以酯键或酰胺键与烷基叔胺连接而构成。按照连接键的类型局麻药分为酯类或酰胺类，连接键的类型决定了代谢途径。氨基酯类局麻药，在血浆胆碱酯酶作用下代谢较快，代谢产物为对氨基苯甲酸（para-amino-benzoic acid，PABA）。但可卡因除外，可卡因具有一个不同的代谢途径。氨基酰胺类局麻药通过细胞色素 P450 系统代谢并结合从而消除。

烷基取代基可增加局麻药的脂溶性。局麻药的药效与药物的亲脂性正相关，药物的亲脂性通常以其在正辛醇：水之间的分配系数表达。

当以季胺形式存在时，所有局麻药都是弱酸，带正电荷。当以叔胺存在时，所有局麻药都是弱碱，不带电荷。局麻药必须以亲脂的碱形态才可到达 Na^+ 通道的作用靶部位。局麻药的 pK_a 以及在注射部位的 pH 值（通常生理 pH 为 7.4，但局部可以变化，如在感染

区）会影响局麻药以碱的形态存在的量及阻断 Na^+ 通道的速度。市售的局麻药含肾上腺素，在生产中通常会调至酸性 pH 以提高稳定性，可以在使用时加入碳酸氢盐，以增加 pH 值和起效速度。一般情况下，局麻药的 pK_a 越低，其起效越快。影响起效速度的其他因素包括局麻药的浓度、用量以及注射或使用的解剖学位置。

局麻药通过阻断细胞膜内的电压门控 Na^+ 通道，阻断神经冲动的产生和传导。这减少或阻止了去极化及神经冲动传导所必需的 Na^+ 通透性瞬间增加。不同种类神经纤维对阻断剂的敏感程度是不同的。敏感程度的差异体现在某个浓度的局麻药足以阻断某些类型的神经纤维时，对其他类型的神经纤维无效。在临床上，无髓鞘小 C 纤维、植物神经纤维和有髓鞘小 Aδ 纤维（痛觉和温度感受）的敏感度大于有髓鞘的较大的 Aγ、Aβ 和 Aα 纤维（肌肉活动、本体感觉、触觉和压力感受）。这种敏感程度的差异对于药物阻断疼痛和自主神经，同时不阻断肌肉活动具有重大意义。各种局麻药产生敏感程度差异的能力是不同的，布比卡因因此特性自 1963 年上市以来一直被应用。最近的研究证实，与相同剂量的布比卡因相比，罗哌卡因对肌肉活动的影响更少，同时心血管毒性更小[13-15]。有趣的是，在体外神经研究中，得出了几乎相反的敏感程度的差异。产生这种现象的原因尚不清楚，但被认为是与相阻滞以及神经束的解剖学因素有关，相阻滞表现为经常被刺激的神经更容易被阻断。

作用持续时间是选择局麻药的一个经常考虑因素。有多种因素影响局麻药的作用持续时间。增加局麻药的脂溶性能延长其作用时间。如前所述，代谢速率也可成为一个影响因素（例如，氨基-酯类局麻药）。通常，从作用部位摄取和（或）消除的速度会影响作用时间，该速度也依赖于组织灌注。灌注必然取决于解剖学位置（子宫旁＞肋间＞硬膜外＞外周神经＞鞘内），有时可以加入血管收缩剂，人为减少灌注及摄取，从而延长阻断时间。

有学者主张，将局麻药联合使用从而达到快速起效和（或）延长作用时间。这种做法的结果是不确定的并具有争议，结果取决于局麻药使用的位置和种类。有证据表明，合用布比卡因/利多卡因或罗哌卡因/利多卡因阻断外周神经比单用布比卡因或罗哌卡因起效更快，但作用时间变短[16]。在脑硬膜外给药研究中，合用和单用局麻药在起效速度和作用时间上没有显著差异[17-18]。合用局麻药在降低毒性方面的好处尚未阐明。当一个以上的药物以最大剂量合用时，推测其毒性是累加的（表 19-2）。

表 19-2　浸润麻醉剂

药物	简单的溶液			含肾上腺素的溶液	
	浓度（%）	最大剂量（mg）	药效持续时间（min）	最大剂量（mg）	药效持续时间（min）
短效					
普鲁卡因	1～2	500	20～30	600	30～45
氯普鲁卡因	1～2	800	15～30	1000	30
中效					
利多卡因	0.5～1	300	30～60	500	120
甲哌卡因	0.5～1	300	45～90	500	120
丙胺卡因	0.5～1	350	30～90	550	120
长效					
布比卡因	0.25～0.5	175	120～240	200	180～240
罗哌卡因	0.2～0.5	200	120～240	250	180～240

　　局麻药的重要属性取决于药物的理化性质以及其给药方式，这些属性包括药效、起效速度、作用持续时间、特异性阻断以及毒性。目前，最常用的局麻药有利多卡因、布比卡因和罗哌卡因。

不良反应

　　局麻药最常见的不良反应是自主神经反应或对麻醉操作的预期反应，包括心动过速、出汗、低血压、晕厥。它们是典型的、在几分钟内就会消除的、无需治疗的短暂不良反应，也可采用毒蕈碱受体阻滞剂或麻黄碱治疗。

　　另一个常见的不良反应由局麻药中添加的血管收缩剂引起，通常是不慎注入血管或吸收迅速的肾上腺素。从症状上看，将产生心动过速、高血压、焦虑或悲观的情绪。如果肾上腺素注入动脉内或动脉旁，可以造成末端动脉痉挛缺血，这会导致严重的器官缺血。

　　局麻药可引起局部和全身毒性反应。使用高浓度的局麻药可能产生神经毒性。神经内注射局麻药，甚至在正常浓度亦可发生局部毒性。用于阻滞外周神经，全身毒性发生率估计为（7～20）/10 000，用于硬膜外阻滞为 4/10 000[19-20]。毒性的出现通常是由于剂量过大、血管内注射、其他原因造成意料之外的快速吸收、诱发疾病（如癫痫）、代谢或消除困难。通常全身毒性首先发生于中枢神经系统，然后是心血管作用，但是显然这取决于血药浓度增加的速率以及患者个体差异。中枢神经系统不良反应症状包括金属味、口周麻木、头晕、肌肉抽搐，最终全身性发作。心血管毒性反应包括心律失常、心脏抑制、血管扩张、低血压和心脏停搏/衰竭。亲脂性强的局麻药具有更强的心脏毒性，常用的复苏手段和药物难以复苏[14]。现已证明，使用 20% 脂肪乳注射液（Intralipid）复苏布比卡因引起的心脏毒性是有效的[19]·[21]。其作用机制尚未明确，但认为是通过抽出亲脂性局麻药。有证据表明这种方法对布比卡因和左布比卡因的效果比亲脂性较低的罗哌卡因更好[21-22]。已发布的方案包括单次注射 1.2～2.0 ml/kg，随后输注 0.25～0.5 ml/kg 的 20% 脂肪乳注射液。然而，最佳的剂量尚未确定[19]。

　　局麻药过敏反应比较少见，占不良反应的不到 1%[23-24]。绝大多数是由氨基酯类局麻药代谢产生的对氨基苯甲酸引起的。因为它是这类局麻药的一个共同代谢产物，这类局麻药有几乎完全的交叉过敏反应。氨基酰胺类局麻药的过敏反应极为罕见，因为它们的代谢产物不同，没有可以预见的交叉过敏反应。防腐剂对羟基苯甲酸酯与对氨基苯甲酸在结构上非常相似，可以与氨基酯类局麻药发生交叉过敏反应。最常见的过敏性反应为延迟过敏反应（24 h 到 1 周），皮肤出现轻微红疹。这些反应通常是自限性的，可用抗组胺药及外用皮质激素治疗。值得注意的是，对食物过敏的患者使用防腐剂亚硫酸氢钠，对磺胺类抗生素过敏的患者使用防腐剂对羟基苯甲酸酯可能发生交叉过敏反应。

　　鞘内注射局麻药或脊椎麻醉可引起强烈而广泛的阻滞。高水平的或完全的脊髓阻滞将会通过麻痹膈肌和辅助肌造成呼吸妥协，最终导致交感神经阻断。这需要即刻复苏，包括呼吸系统和心血管系统的支持。鞘内注射一些局麻药（利多卡因、氯普鲁卡因）和添加剂（焦亚硫酸钠）疑似可引起毒性作用，包括短暂的神经症状（transient neurologic symptoms，TNS）到粘连性蛛网膜炎和永久性神经损伤。鞘内注射局麻药和添加剂引起毒性作用的病因、并发症的发生率存在很大争议[25]。

皮质激素

天然存在的皮质激素按照功能被分为三类：盐皮质激素、糖皮质激素和肾上腺雄激素。糖皮质激素，源于其在糖代谢中的作用而得名，是最常见的用于介入性疼痛治疗的皮质激素。

已经提出了几种皮质激素的作用机制，包括抗炎作用、直接稳定神经细胞膜，以及外周痛觉感受器神经元和脊髓背角细胞的调节。

糖皮质激素的抗炎作用是由于其在局部组织和全身性免疫应答水平都抑制了炎症介质的产生。任何类型的组织损伤都存在炎症介质的释放，包括花生四烯酸及其代谢产物（前列腺素、白三烯）、各种细胞因子（IL-1、IL-6、TNF-α），以及其他急性期反应物[26]。

在损伤区域注射皮质激素可以抑制局部炎症介质的产生。注射皮质激素的其他作用机制还有减少神经损伤（包括神经瘤）引起的异位自发放电率[27]。皮质激素可以可逆性地抑制疼痛的 C 纤维传输，而不是 A-B 纤维传输[28]。在外周神经病神经损伤动物模型，甲泼尼龙有类似的作用[29]。这些研究证实，局部应用皮质激素抑制神经损伤的部位传入异位放电，产生直接的膜稳定作用。最后，已经明确糖皮质激素受体结合位点为背角胶状质内的去甲肾上腺素能和 5-羟色胺能神经元，而这是已知的疼痛传输通路[30-31]。这表明皮质激素可能通过对脊髓的直接作用调节外周伤害性疼痛感受的传入。

对母核为四个环的氢化可的松分子的化学修饰可以合成大量具有抗炎作用、盐皮质激素活性及作用时间、溶解性和代谢转化性质各不相同的糖皮质激素。

通常，可溶性较小的皮质激素，抗炎功效和活性的持续时间较大。尽管介入疼痛专家对皮质激素种类的选择经常是基于其作用时间（生物半衰期）和抗炎功效，相对于红细胞的类固醇颗粒体积和聚集正在成为皮质激素选择的主要因素（表 19-3）[32]。

采用椎间孔硬膜外注射微粒皮质激素溶液产生严重不良反应事件的报道越来越多。在胸椎或腰椎椎间孔硬膜外注射类固醇时，不慎将甾体激素颗粒注入腰膨大动脉，可引起脊髓缺血，从而导致严重的下肢运动障碍，甚至截瘫。

颈椎水平椎间孔注射甾体激素的另一个并发症是根动脉或椎动脉注射颗粒皮质激素导致的脊髓或脑梗死。已有报道称腰椎间孔注射颗粒皮质激素可出现相似的但发生率较低的梗死并发症。另外，未见注射非颗粒类固醇产生严重不良事件的报道。

随着全身吸收，绝大多数皮质激素与两种血浆蛋白可逆结合：皮质激素结合球蛋白和白蛋白。需要指出的是，只有未结合的那部分皮质激素才对其细胞介导的抗炎作用负责。蛋白结合的皮质激素经受连续的氧化-还原反应产生无活性的化合物。随后是肝介导的偶联（硫酸盐或葡萄糖醛酸苷），产生易被肾排泄的水溶性代谢产物。

当药物的用药方式为间歇性的注射型治疗（相对于慢性每日使用），多数皮质激素相关的全身不良反应通常是轻微和短暂的（表 19-4）。注射皮质激素后，其他几个不良反应已有报道。有报道称，鞘内注射甲泼尼龙导致无菌脑膜炎和蛛网膜炎，虽然该不良反应可能与制剂中添加的聚乙烯有关[33]。有报道大剂量使用皮质激素产生简短的欣快或狂躁反应[34-35]。静脉、肌内、软组织注射皮质激素的过敏性反应虽然罕见，还是有报道[36,38]。过敏性反应主要发生在氢化可的松和甲泼尼龙的"琥珀"酸盐，而其醋酸盐或磷酸盐未见

表 19-3　用于脊柱注射的常见糖皮质激素的药理学特性

药物	生物半衰期（h）	抗炎活性	盐皮质活性	颗粒体积（聚集）
氢化可的松（Hydrocortone）	8～12	1	1	
曲安奈德（Kenalog40）	12～36	5	0	<RBC 体积到 13 倍 RBC 体积（大量、密集体）
甲泼尼龙（Depo-Medrol）	12～36	5	0.5	<RBC 体积（很少、密集体）
地塞米松（Decadron Phosphate）	36～72	25	0	<RBC 体积（无）
倍他米松（Celestone, Soluspan）	36～72	25	0	体积多变（大量、密集体）

RBC：血红细胞

表 19-4　与皮质激素相关的潜在系统性不良反应

1. 体液潴留
2. 高血压
3. 高血糖
4. 泛发性红斑/面部潮红
5. 月经失调
6. 胃炎、消化性溃疡疾病
7. 下丘脑-垂体-肾上腺轴的抑制
8. 库欣综合征
9. 骨骼脱矿质
10. 类固醇肌病
11. 过敏反应

任何过敏性反应。任何类型的过敏性反应，都必须以支持疗法给予及时且积极的治疗（例如气道、呼吸、循环、补充氧气），需要时包含高级心脏生命支持指导原则。

介入性疼痛治疗医师对任何药物种类、使用方法的选择，必须基于对该药物的安全性、药理学和该药物的化学性质，以及患者以往用药史的全面了解。

皮肤消毒剂

介入性疼痛，绝大部分是在经皮穿刺位置发生的。至少，手术部位的皮肤应该用皮肤消毒剂进行清洗和消毒，以减少术后感染的风险。单独的消毒剂不可能杀死皮肤上的所有微生物（细菌、病毒、孢子），因此，术前进行皮肤消毒的目的是在尽量减小皮肤刺激的基础上减少短时期内皮肤上的微生物水平。

临床最常见的皮肤制剂包括含有聚维酮碘和氯己定的产品。它又可进一步分为水性基质或乙醇基质的溶液。水性基质的聚维酮碘，能被安全地使用于皮肤表面；乙醇基质的溶液抗菌活性起效更快、更持久。但长期接触都会对皮肤有刺激性。因此，建议在结束治疗时，要把残留的消毒剂去除，出院前，要对患者的皮肤状态进行检查。理想的术前皮肤消毒剂应该能显著降低皮肤微生物水平，广谱、速效、长效。常见的皮肤消毒剂见表 19-5。

经皮介入性疼痛治疗相关的感染比较少见。然而，经皮注射相关感染不仅包含皮肤和皮下组织，也包含导致潜在破坏性后果的靶向轴突结构感染，如硬脑膜外脓肿、椎间盘炎、骨髓炎、脑膜炎。这些感染的治疗手段包括住院治疗、长期的抗生素疗法和手术。因此，无论疼痛治疗方案如何设定，坚持全面的术前皮肤消毒的感染控制操作是必要的[39-40]。这些做法适用于所有临床情况，包括医院的手术室、门诊手术中心、放射间、医生办公室。然而，近期一项关于门诊手术中心感染控制措施的研究发现，感染控制的失效经常发生[41]。

感染控制不仅仅是皮肤消毒剂的选择。医生进行介入疼痛治疗时，必须遵循所有的感染控制规程，包括一丝不苟地洗手、备皮、设备消毒、严格无菌操作，必要时及时预防性应用抗生素。

参考文献

参考文献请参见本书所附光盘。

表 19-5　常见皮肤消毒剂的活性和临床使用

	乙醇	聚维酮碘	葡萄糖酸氯己定	葡萄糖酸氯己定伴乙醇
作用机制	蛋白质变性	游离碘氧化或者取代	破坏细胞膜	破坏细胞膜，蛋白质变性
革兰氏阳性菌	很好	很好	很好	很好
革兰氏阴性菌	很好	好	好	很好
病毒	好	好	好	好
起效速度	很好	中等	中等	很好
残留活性	无	很少	很好	很好
用于黏膜	否	是	慎用	否
注意事项	易燃，最佳浓度60%～90%	干后药效最大，血液灭活。贝类过敏症不是禁忌证	避免直接接触角膜、神经、脑膜	易燃。避免直接接触角膜、神经、脑膜

来源：Modified from Schaefer MK, Jhung M, Dahl M, et al: Infection control assessment of ambulatory surgical centers. JAMA 303: 2273-2279, 2010.

第四部分

治疗干预措施

20 诊断性神经阻滞

Kenneth D. Candido ✹ Robert E. Molloy ✹ Honorio T. Benzon

陈茜 译 屠伟峰 王家双 审 Xiang Qian Haijun Zhang 校

在以临床问题为中心的疼痛病史和全面的神经系统体检的基础上，诊断性神经阻滞可以提供一些重要的临床信息。很多时候，即使有能力和经验的临床医师对患者进行评估，研究了诊断性放射检查结果，以及实验室检查和心理测试后，很多疼痛综合征的病因也并不是那么显而易见。因此，临床医生应对诊断性神经阻滞有彻底全面的理解，尤其在考虑患者是否是诊断性神经阻滞、射频消融或损毁性神经阻滞的合适人选时起到重要作用。由于疼痛是一种完全主观的症状，所以需要找到有助于确定疼痛神经传导通路的一些客观诊断方法。对一些特定的患者，鉴别性神经阻滞可以为发病机制不清的患者提供明显并且可以重复的最终诊断方法。下文将对经典的鉴别诊断性神经阻滞方法进行阐述。

经典的鉴别诊断性神经阻滞

鉴别诊断性神经阻滞可以为验证特定的诊断，或制订治疗计划提供必要的基本信息。这一技术的基础是可以选择性阻滞某个特定神经功能，而不影响其他神经。临床上可以通过两种手段实现：解剖学和药理学手段。因为躯体神经和交感神经系统在解剖学上是可以被分离的，注射局部麻醉剂就可以单独阻滞特定的神经通路而不影响其他神经通路。药理学手段则依赖于不同类型神经纤维对不同局部麻醉剂的不同敏感度。因此，注射不同浓度的局部麻醉剂可以选择性阻滞不同的神经纤维。虽然诊断性神经阻滞的技术以其简单易行获得了青睐，但是由于我们对影响局部麻醉剂对神

经传导和神经阻滞作用的因素，以及对慢性疼痛的复杂性，缺乏更深刻的理解，这一技术也存在争议[1-3]。

鉴别诊断性神经阻滞的基础是神经纤维的长度和直径。神经纤维的长度决定了它对局部麻醉剂浓度的相对敏感性。纤维的直径决定了其功能（表 20-1）。

A 型纤维有四个亚类：Aα、Aβ、Aγ 和 Aδ。Aα 纤维主要负责运动功能和本体感受。Aβ 纤维主要负责触压觉。Aγ 纤维主要负责肌梭张力。Aδ 纤维主要负责锐痛和温度觉。B 型纤维为薄髓鞘的交感神经节前纤维。无髓鞘的 C 型纤维负责钝痛和温度觉。C 型纤维比有髓鞘的 A 型和 B 型纤维要细，并且比其他神经纤维的传导速度要低（表 20-1）。通过药理学方法进行神经阻滞的最简单的例子就是诊断性脊髓阻滞。诊断性脊髓阻滞被分别用来阻滞交感、感觉和运动神经系统，可以用于确定患者下腹部和下肢疼痛的病因。对该技术的执行和阐释结果的能力取决于操作者进行腰椎穿刺和蛛网膜下腔麻醉的操作技巧，也应包括对与此相关的必要生命体征进行监测。在患者签署知情同意书后，可以留置静脉插管。如果要进行蛛网膜下腔阻滞，初始时可静脉输注晶体液，建立一整套无创血流动力学监测，并记录基础生命体征。常规的鉴别诊断性脊髓阻滞需要准备四种溶液，记为 A、B、C 和 D。A 溶液不含有局麻药（安慰剂），B 溶液含有 0.25% 的普鲁卡因，C 溶液含有 0.5% 普鲁卡因，D 溶液含有 5% 普鲁卡因。这几个溶液通过 25～27 号笔尖型脊髓穿刺针按顺序注入（显然这需要耗费体力和时间，因为在注入下一个浓度之前需要等前一浓度的药效完全消散）。该操作的穿刺点选在 L2～3 或 L3～4 椎间隙。鉴别诊

表 20-1　神经纤维的分类（纤维直径，纤维直径与功能的关系，对局麻药* 的敏感性）

类/亚类	直径（μm）	传导速度（m/s）	功能	对局麻药的敏感性（%）+
A（有髓）				
Aα	15～20	8～120	大运动，本体感受	1.0
Aβ	8～15	30～70	小运动，触压觉	↓
Aγ	4～8	30～70	肌梭，反射	↓
Aδ	3～4	10～30	痛，温觉	0.5
B（有髓）	3～4	10～15	自主神经节前	0.25
C（无髓）	1～2	1～2	痛，温觉	0.5

* 蛛网膜下腔普鲁卡因
+ 垂直箭头表示中间值，递减排序

表 20-2　经典鉴别诊断性脊髓阻滞的解释

注射药物	预期阻滞	疼痛缓解	机制
盐水	无	如果缓解	安慰剂效应或精神机制
0.25％普鲁卡因	交感神经	如果缓解	交感神经机制
0.5％普鲁卡因	感觉神经	如果缓解	躯体神经机制
5％普鲁卡因	运动神经	如果不缓解	中枢机制*

中枢机制可能是由于阻滞水平以上 CNS 损伤、真性精神性疼痛、诈病或功能大脑化（原始周围疼痛机制在中枢水平自我维持）。
来源：Data from Winnie and Candido.

断性脊髓阻滞（表 20-2）有以下四个方面的解释：

　　精神性疼痛　如果注射安慰剂（A 溶液）后患者的疼痛有所减轻，根据镇痛的时间一般认为这种疼痛是精神性疼痛。如果产生了长时间甚至永久的疼痛缓解，那么这种疼痛可能是真性精神性疼痛。如果疼痛缓解是暂时的，这也可能是安慰剂效应。

　　交感神经性疼痛　患者在注射安慰剂后疼痛没有缓解，但是注射 0.25％普鲁卡因（溶液 B）疼痛得到缓解，那么这个患者的疼痛机制可能是通过交感神经系统介导的。这个推论是假定可以把交感神经完全阻滞（皮温增高、精神反应性电流、汗液氯浓度测试等）而不影响其他感觉。

　　躯体性疼痛　如果患者在注射安慰剂和 0.25％普鲁卡因后疼痛不能缓解，而给予 0.5％普鲁卡因后疼痛明显缓解，这通常说明其疼痛是通过 Aδ 和（或）C 型纤维传导，因此可以划分到躯体性疼痛。此种方法的明显不足是，患者注射 0.25％普鲁卡因会出现交感神经阻滞症状，随后注射 0.5％普鲁卡因而疼痛缓解则可伴随（交感神经支配）相关区域的止痛或麻醉的效果。了解这点非常重要。因为 B 型纤维中 C_m 的变异性众所

周知。如果患者 B 型纤维的 C_m 增加，0.5％普鲁卡因带来的疼痛缓解更是由于交感神经阻滞而不是躯体感觉阻滞的结果。

　　中枢性疼痛　如果 A、B、C 溶液都不能缓解患者的疼痛，随后注射 5％普鲁卡因（D 溶液）来阻滞所有的神经功能，包括运动神经。假设 D 溶液能缓解疼痛，其机制仍然考虑为躯体性疼痛，因为我们认为患者 Aδ 和 C 型纤维的 C_m 增加了。但如果患者在注射 5％普鲁卡因后疼痛没有得到缓解，其疼痛则来源于中枢性机制。此类疼痛又可分为 4 类，详见表 20-2。

　　改良的鉴别诊断性脊髓阻滞的发展克服了传统方法固有的弱点。在本质上，这是一个与传统方法相反的观察过程。在改良的阻滞方法中，只有溶液 A 和 D 通过脊髓穿刺针被注入。患者在注射溶液 A（安慰剂）后没有或者只是部分疼痛获得缓解，然后再经脊髓穿刺针给予 2 ml 5％的普鲁卡因（溶液 D）。注射结束后，拔出穿刺针，患者取仰卧位。改良的鉴别诊断性阻滞比传统方法耗费更少的人力，并且证实与经典方法在临床上一样有效。改良的鉴别诊断性阻滞结果阐述如下：

- 假如患者在注射溶液 A 之后疼痛得到缓解，则说明为安慰剂效应或精神机制，这与传统的鉴别性阻滞一致。
- 假如患者在注射溶液 D（5％普鲁卡因）之后疼痛得不到缓解，则考虑中枢性机制，这与传统方法一致。
- 假如患者注射溶液 D 能完全缓解疼痛，其疼痛则认为在本质上是躯体和（或）交感神经起源。这种情况下，观察神经阻断的复原尤其重要。因为 5％的普鲁卡因阻滞了运动、感觉和交感神经。因此，应询问患者阻滞消退同时感觉恢复的顺序，首先是运动神经，接着是感觉神经，最后是交感神经的恢复。
- 假如患者再次感到疼痛的同时可以正确感受针刺刺激（镇痛效果消退），则其机制在于躯体性疼痛 [由 Aδ

和（或）C 型纤维引起］。

- 假如疼痛缓解在感觉恢复以后还持续了很长一段时间，其机制则认为是交感神经阻滞介导的（由 B 型纤维介导）。

由 Raj 发明的鉴别性硬膜外阻滞[4]是为了减少脊髓穿刺后头痛发生的可能性，以及通过留置导管更好地评估偶发性疼痛。该操作的基础与鉴别性脊髓阻滞一样，其技术依赖于在 L2～3 或 L3～4 位置放置 18～20 号硬膜外穿刺针。四种溶液按顺序注射，溶液 A 仍是安慰剂（生理盐水），溶液 B 是 0.5％利多卡因，并假定该浓度是利多卡因在硬膜外阻滞交感神经的平均浓度。溶液 C 是 1％的利多卡因，假定该浓度是利多卡因阻滞躯体感觉的平均浓度。溶液 D 是 2％的利多卡因，该浓度预计能阻断所有神经功能（交感神经、感觉和运动神经）。注射的顺序以及临床观察阐述与经典的鉴别性脊髓阻滞相同。

Raj 提出这个技术也存在两点不足。第一，由于硬膜外阻滞在阻断各级神经的延迟（与蛛网膜下腔给药相比），两次注射之间势必耗费更多的时间。在繁忙的现代疼痛门诊中，这可能不大可行。第二，蛛网膜下腔阻滞也会出现偶发不产生明确节段性阻滞的情况，而硬膜外阻滞这一频率更高，这势必进一步增加了正确评估患者在注射每一种溶液后反应的难度。该种方法当然也可以像鉴别性脊髓阻滞一样改良为只使用溶液 A 和 D。

另一种鉴别性阻滞是利用解剖学手段。这一技术的应用基础是影响任何身体区域的疼痛状况都是可以被确定和治疗的（包括但不局限于下腹部和下肢），这有别于鉴别性脊髓阻滞（或鉴别性硬膜外神经阻滞）。解剖学方法依赖于三种注射：安慰剂、交感神经阻滞、躯体感觉和运动神经阻滞。当交感神经在解剖学上可以和感觉与运动神经分离的时候，可以实施交感神经阻滞而不影响其他神经。根据疼痛区域的不同，交感和躯体神经阻滞的操作也会不同（表 20-3）。尽管解剖学方法对于头颈和上肢疼痛有一定的适用范围，对于胸部疼痛，鉴别性硬膜外神经阻滞应为首选，以减少胸椎旁神经阻滞可能产生气胸的发生率。

例如，如果上肢痛的患者要通过解剖学方法进行鉴别性神经阻滞，可以选择鉴别性臂丛神经阻滞。可以分别在肌间沟（用于肩部疼痛）、锁骨下（用于肩部和手腕之间的疼痛）或腋窝（用于前臂和手指的疼痛）的血管旁间隙按顺序注射两次。一组注射常规生理盐水，另一组注射 2％氯普鲁卡因。与鉴别性脊髓阻滞类似，若注射生理盐水后患者疼痛缓解，则考虑疼痛为精神性。若注射氯普鲁卡因后疼痛消失，则疼痛可能为

表 20-3 解剖学特异性阻滞：过程顺序

疼痛部位	安慰剂后第一次阻滞	交感神经阻滞	躯体神经阻滞
头	交感神经	星状神经节	三叉神经、颈 2、枕大神经
颈	交感神经	星状神经节	颈丛和特异神经
上肢	交感神经	星状神经节	臂丛神经和特异神经
胸部	躯体神经	胸交感神经	肋间神经和椎旁神经
腹部	躯体神经	腹腔神经丛	肋间神经和椎旁神经
骨盆	躯体神经	腹下丛	椎旁神经和肋间神经
下肢	交感神经	腰交感神经	腰骶丛和特异神经

来源：Data from Winnie and Candido.

交感神经性或者躯体神经性。若感觉神经阻滞消退后疼痛出现，则表明疼痛为躯体神经性；若感觉神经阻滞消退后疼痛仍然得到缓解，则表明疼痛为交感神经源性。如果即使进行了完全的运动和感觉神经阻滞，患者仍持续疼痛，则考虑为中枢性疼痛，其机制和前面鉴别性脊髓阻滞相同。

鉴别性神经阻滞的局限性

尽管鉴别性神经阻滞在临床上看似客观，可以确诊疼痛，也可以对无明显诱因的疼痛建立诊断，但对于其最终功效，专家意见仍有分歧[5-6]。一些学者认为，用神经阻滞的方法确定一条神经通路是某一个体持续疼痛的原因，存在三个有可能是错误的假定：①导致疼痛的病因位于一个特定的外周神经部位，其冲动沿着唯一而且不变的神经通路传递；②局麻药的注射选择性完全阻断了目标神经的感觉功能；③局麻药阻滞导致的疼痛缓解是因为仅仅阻断了目标神经通路。这些假设受限于痛觉的解剖、生理和心理的复杂程度，同时也受到局麻药对神经冲动传导的影响（表 20-4）。Hogan 和 Abram 已对诊断性阻滞的潜在局限性进行了综述[6]，详见表 20-4。

由于脊髓背根神经节细胞自发释放冲动，因此在损伤部位近端进行外周神经阻滞并不能阻断疼痛的传导。然而，损伤部位远端进行神经阻滞可以阻断逆行传导的 C 型纤维活性，这些活动被认为可以维持外周感受器的敏感化。选择性交感神经阻滞可以产生多种间接作用：干扰感受器的敏感化、外周炎症反应或神经瘤发放脉冲。脊髓阻滞可以阻断下行抑制系统表浅纤维的传导。在诊断性阻滞的操作过程中由于激活了脊髓的下行抑制传导通路，可以产生应激性镇痛。阻滞

表 20-4　诊断性神经阻滞的局限性

由于初级传入神经活动的改变而导致的潜在局限性
组织因子导致的受体敏感性改变
损伤近端背根神经节（DRG）自发性放电
神经损伤远端逆行性传导
交感神经受体敏感性、炎症反应或神经瘤放电的影响
由于脊髓信号处理改变导致的潜在局限性
外周神经阻滞改变了粗神经和 C 纤维传入脊髓的平衡
下行抑制系统表浅纤维的脊髓阻滞
由于神经阻滞操作的应激导致下行抑制通路的激活
可能持续存在的继发性下行刺激调节
由两个来源传入汇聚导致的疼痛，并不都是显而易见的
由于中枢可塑性导致的潜在局限性
对导致中枢致敏的传入进行阻滞其反应不可预测
阻滞传入神经可以使背角反应性正常，导致疼痛缓解延长
在中枢信号处理改变时阻滞邻近未损伤神经也能缓解疼痛
若脊髓背角感受性区域扩大，阻滞损伤的神经并不能缓解传入性疼痛
由于局部麻醉药作用导致的潜在局限性
在交感神经阻滞后疼痛缓解可能由于未检测到的微弱的躯体神经阻滞
预期的深度躯体神经阻滞一般弱于完全的神经阻滞
局麻药的特异性药理学阻滞是不可预计的，在阻断不同神经功能时会表现出不同程度的叠加
吸收的局麻药物通过系统效应作用于神经病理性痛

来源：Data from Hogan and Abram.

融合性传入神经的一支可以缓解疼痛，但不能确定其疼痛的来源。在中枢敏化后诊断性阻滞的反应变得不可预知。阻滞邻近未受损伤的神经可以缓解其支配区域的异常疼痛。交感神经阻滞后疼痛缓解，可能是由于临床上不易发觉的微弱躯体神经阻滞所导致。典型的不完全局部神经阻滞可能会产生看似阴性的结果。局麻药产生的特异性药理学阻滞是不可预测的，不同观察者间的重复结果也不可靠。系统吸收局麻药物的全身作用可以缓解神经病理性疼痛。更详细的内容可参考 Hogan 和 Abram[6]综述。

诊断性神经阻滞的作用

　　Boas 和 Cousins 列举了通过神经阻滞可以观察的患者疼痛的七个方面[7]，这是下面讨论的基础（表 20-5）。

表 20-5　诊断性神经阻滞需要解决的问题

1. 解剖定位和疼痛来源
2. 躯干疼痛来源于内脏神经还是躯体神经
3. 外周疼痛来源于交感神经还是躯体神经
4. 鉴别牵涉痛综合征
5. 伤害性传入的节段水平
6. 疼痛的肌肉痉挛和固定的挛缩畸形
7. 中枢性疼痛状态的诊断

疼痛来源的解剖学定位

　　局麻药直接注射到柔软的浅表或深部组织可以明确地反映疼痛的来源。例如神经卡压综合征，包括神经根压迫病变、创伤后神经瘤形成、肌筋膜触发点、局部肌痉挛。尽管疼痛缓解并不能保证肌筋膜痛是疼痛的主要原因，但是如果至少两次单独注射都可得到及时完全的疼痛缓解，即可确诊（双次诊断阻滞）。其他影响因素包括安慰剂效应、局麻药物的全身作用，以及局麻药扩散到邻近的神经和结构。

阻滞小关节神经最精确的方法可能是阻断内侧神经。在小关节神经阻滞术中，以高度控制的麻醉药物阻滞为基础建立的诊断最为特异。这里所用的金标准是顺序记录小关节平面去神经支配的短期和长期反应。

对于坐骨神经痛，研究表明选择性神经根阻滞的敏感性相当高，特异性只是中等水平[8]。另外，诊断性选择性神经根注射对于临床不典型的根性疼痛的诊断也很有意义，尤其是在影像学检查和临床检查不太一致时[9-10]。然而，North 等发现神经根阻滞的特异性和敏感性很低（9%～42%），尤其对于坐骨神经痛而言[11]。当有神经根的压迫症状但选择性神经根阻滞结果阴性时，该阻滞是作为阴性预测的最好方法。另外，脊神经阻滞后疼痛缓解也并不能分辨出究竟是椎间孔内近端神经的病理性改变导致的疼痛还是经由该神经从远端组织传入的疼痛[6]。North 等[11]还发现坐骨神经痛的缓解与内侧束后支阻滞关系最为密切。

在病史和体格检查没有明显区别的时候，通过颈2～3 关节面阻滞可以对颈椎过度屈伸损伤造成的第三枕神经导致的头痛做出诊断[12]。但是，在诊断颈部关节突间关节疼痛时，阻滞颈背内侧束后支的假阳性率结果很高（27%；95% 可信区间，15%～38%）。这严重影响了该神经阻滞的特异性[13]。一些证据表明，在外周单神经病变中，局部外周神经阻滞可以提供有用的诊断信息[14]。但是，即使椎旁神经阻滞可以使疼痛缓解，也不能肯定神经损毁手术（背根神经切断或背根神经节切除术）必然有效[6]。

内脏与躯干疼痛

源于胸部、腹部或者盆腔的疼痛可以通过诊断性神经阻滞进行评估。来源于躯体的疼痛可以通过在肋软骨、躯干肌肉或肋间神经注射药物得到证实。持续的术后伤口疼痛也可以通过对肌肉和神经节注射局麻药进行评估。嵌顿于腹直肌中的皮神经也可以用该方法来分离。若确定疼痛来源于内脏，治疗应该倾向于探查腹部和盆腔器官；如果发现是不能治愈的恶性病变，治疗可倾向于内脏器官的去神经支配。腹丛神经阻滞、腹下丛阻滞、肋间神经阻滞或者局部注射浸润等方法均可应用于内脏和躯干疼痛的诊疗[15]。然而，当使用相对较大剂量的局麻药物进行神经阻滞，例如

腹丛神经阻滞，局麻药吸收后的全身反应以及向周围组织的扩散都不容忽视，这些甚至在使用 CT 或超声等先进技术的引导下进行也不能避免。

交感神经性和躯体外周神经性疼痛

当考虑可能是由于交感神经活跃导致慢性痛时，阻滞交感神经可帮助确定诊断。而诊断性交感神经阻滞需要在与躯体神经不同的部位进行，例如颈胸和腰部的交感神经链。如果不同的局部麻醉剂都能分别带来显著的疼痛缓解和完全的交感神经阻滞，则可以确认是与交感神经相关的疼痛状态。如果不能获得疼痛缓解，则为非交感神经性痛（sympathetically independent pain，SIP）。该区别是基于对诊断测试反应的描述，具有潜在治疗意义，但并不能表明它是一个独立的疾病。如前所述，躯体神经阻滞可以帮助诊断骨骼肌或神经病理性痛。

牵涉痛

在原发疼痛部位注射药物而同时牵涉区域的疼痛缓解可以确认躯体-躯体疼痛状态。这一现象可见于脊椎小关节综合征内侧支阻滞后，远端的臀部和大腿疼痛得到缓解；或者是肌筋膜痛触发点注射药物，可以缓解躯体牵涉痛。

伤害性传入的节段性

根据对身体组织节段性神经支配的了解，确定躯体和内脏痛对应的脊髓节段，可以间接帮助定位所牵涉的身体组织。无论是躯体椎旁神经还是肋间神经都可以逐步地阻滞，直到疼痛完全缓解。在 X 线和超声帮助下重复这一阻滞是精确诊断的前提。

中枢性疼痛

在中枢神经系统损伤后或者中枢对痛觉或非痛觉传入调节异常时，大脑和脊髓可以引起中枢性疼痛。例如，脑血管意外后的丘脑综合征和创伤性脊髓损伤。中枢性疼痛的典型表现是多次外周阻滞后疼痛仍然不能得到控制。对疼痛相关节段进行硬膜外麻醉后，疼痛也不能完全得到控制，全身或椎管内应用阿片类药物镇痛效果也很差。然而，诊断性脊髓麻醉可以带来暂时的中枢性疼痛缓解。例如，对于脑梗死后半身不遂的患者，相较于上肢痛来说，下肢痛可得到缓解[16]。外周神经损伤引起的神经病理性痛可能也与伤害性刺激的中枢信号处理改变相关。这类疼痛经常在脊髓和神经丛阻滞后缓解，对阿片类麻醉药也有部分反

应[17-18]。中枢性和外周性神经病理性痛在静脉注射局部麻醉药物后可能都可以得到缓解[19-20]。

鉴别性神经阻滞对诊断精神性疼痛也有重要的作用。如果在疼痛相关节段进行完全的感觉和运动神经阻滞而疼痛不能缓解，则说明存在脊髓以上的病变机制。但这并不能特异性地诊断中枢性疼痛或精神性疼痛综合征。使用安慰剂阻滞后疼痛暂时的缓解是常见现象，只能说明疼痛对安慰剂有反应。如果观察到非正常的治疗反应，例如安慰剂注射后出现超常时间的镇痛，或过度的痛觉过敏行为，那可能与病史和体格检查中形成的临床印象（精神性疼痛）一致。

预见性阻滞

局部麻醉剂阻滞可以用来评估癌痛患者是否可以作为神经损毁性阻滞的潜在人选。例如，内脏神经阻滞可用于胰腺癌导致的内脏疼痛[21]。阿片类药物和局麻药物注射可以预测在类似的癌痛患者中植入装置进行椎管内给药的效果。单个神经阻滞或者反复局部阻滞可以在预期的神经损毁术之前进行。如果预见性阻滞没有取得足够的镇痛效果，那可以避免一些不必要的手术和干预措施。一旦最初阻滞后镇痛起效，患者将会在进行神经损毁手术之前体会到疼痛最大程度的缓解，以及可能的麻木、感觉迟钝等副作用。然而，如果没有明确疼痛的来源，对于慢性非肿瘤痛的患者，即便预见性阻滞结果阳性也并不能可靠地预测神经损毁术的长期镇痛效果[22-23]。

其他诊断性神经阻滞技术

骶髂关节注射

骶髂关节病变可能引起腰部疼痛，这一点基本没有争论。有争论的是通过诊断性神经阻滞能不能确定患者症状产生的病因[24]。问题是，由于关节内局麻药物的充分扩散是达到阻断效果的必要条件，要实现此点就很难避免注射剂向非靶向组织和神经周围扩散，包括第二、三、四骶神经（会阴神经根）。因此，注射后疼痛缓解可能与药物浸润骶髂关节韧带和骶棘肌有关，从而给人骶髂关节是疼痛来源的错误印象。在临床上，腹股沟疼痛貌似是对骶髂关节注射反应较好的患者的特异性体征[25]。但是，没有任何病史或体格检查结果可以足够特异地做出骶髂关节疼痛的可靠临床诊断。由于没有诊断的金标准，骶髂关节注射的效果就无法比较[8]。

椎间盘注射

如果疼痛可能来自于椎间盘环，椎间盘造影可以帮助确定椎间盘的内部结构。由于神经支配的重叠性和关节面疼痛的相似性，要确定患者的疼痛来源于某个特定的椎间盘是困难的。尽管在椎间盘造影时，特定操作所诱导的疼痛可以确定生理性异常和敏感的椎间盘，但是这并不能确定患者疼痛的来源[6]。一项研究表明，椎间盘造影术后，对预测手术结果诊断的准确性在颈部为91%，在腰部为82%[26]。在一项对椎间盘内注射利多卡因的研究中，对111例患者中182个显著疼痛的椎间盘进行了注射，CT或X线均确定了造影剂的渗漏（即注射被认为是有效的）。在渗漏的椎间盘中（占全部的55%），有74%在注射利多卡因后疼痛完全或几乎完全消退，而没有渗漏的椎间盘则没有改善，这表明观察到有渗漏的椎间盘对利多卡因高度敏感。这一观察对特定患者腰部疼痛的治疗和来源的定位很有帮助[27]。此外，引起严重疼痛的椎间盘（经过椎间盘内注射利多卡因鉴定）有复杂的环形紊乱，包括放射状缺陷和（或）退行性改变，这些在CT扫描中可以单独或同时出现[28]。其他研究者也通过回顾性病例研究证实了这些结果。其中28例患者，在放置球囊导管后进行了椎间盘造影。先进行诱导疼痛，然后再注射局部麻醉药镇痛。80%的椎间盘疼痛在通过刺激性椎间盘造影术后，局部麻醉药在镇痛期间产生的疼痛缓解达到或超过50%[29]。在前瞻性随机研究中，42例患者在使用造影剂（1.5 ml）或0.5%布比卡因（0.75 ml）出现L4～L5或L5～S1节段重度疼痛。刺激性椎间盘造影术有阳性反应的患者接受了前路椎间融合。布比卡因组中疼痛改善评分（VAS）和腰椎功能障碍指数都要高于标准造影剂组[30]。如果结合病史、体格检查和影像学检查的分析后，椎间盘病变引起疼痛的可能性最大，椎间盘造影术对于这类病变诊断和治疗最为精确且帮助最大[8]。近期进行的椎间盘内局麻药注射加椎间盘造影的研究表明，该检查可以提供更有意义的诊断信息和预测价值。

选择性交感神经阻滞

腰部交感神经切除术可以应用于外周血管疾病造成的下肢缺血性疼痛。在这一治疗性干预措施之前可以应用局麻药进行腰部交感神经阻滞（lumbar sympathetic nerve block，LSNB）。腰部交感神经阻滞后出现局部皮温在一定程度上有所升高，进一步支持治疗性交感神经切除术（通过射频损伤或神经损毁性阻滞）

能够增加缺血部位的血流。传出交感神经系统在持续性疼痛状态中的作用还不清楚。尤其是在诊断为复杂区域性疼痛综合征（complex regional pain syndrome，CRPS）的患者中，反射性交感神经萎缩，或者交感神经维持的疼痛，通常缺乏支持临床发现的诊断证据。因此，交感神经阻滞在历史上已经被用来提供诊断证据及指导治疗。诊断性交感神经阻滞的目的是为了选择性干预交感神经系统对血管的支配，而不影响躯体神经传导通路。肢体的完全性交感神经阻滞，已被证明是一个难以实现的目标。利用交感皮肤反应（sympathetic skin response，SSR）可以用来精确预测 LSNB 是否成功[31]。在一项前瞻性研究中，13 例有足部 CRPS 的患者共实施了 70 次 LSNB，双足交感皮肤反应在注射布比卡因前后均加以监测。应用 CT 确定每次穿刺针的位置。应用这一方法的 LSNB 成功率有 83%，通过交感皮肤反应证明其临床成功的预测准确性为 95%；局麻药物注射 7 min 后敏感度 92%，特异性 94%[31]。在一项对儿童组（年龄在 10～18 岁）的双盲、安慰剂对照交叉试验中，23 例疑似为下肢 CRPS 的患儿进行了腰交感神经置管注射和静脉利多卡因注射对比。与利多卡因组比较，LSNB 疼痛缓解更明显，降低了轻微刺激产生的痛觉过敏，并且减少了针刺痛的时间总和。而静脉注射局麻药并没有带来更多明显的好处[32]。这意味着，LSNB 的确提供了即使交感神经系统异常活跃时其仍可对疼痛起调节作用的机械解释（也就是交感神经介导的复杂区域性疼痛综合征）。

星状神经节阻滞（stellate ganglion blockade，SGB）有不能成功对上肢产生去交感神经作用的可能性，因为交感神经在多个部位绕过了星状神经节。霍纳综合征的表现不能保证传向手臂的交感神经已经被阻断[33-34]。同样，在腰椎水平也有交感纤维的多通路传导，包括侧副支和交叉连接，使得下肢的交感神经支配持续存在，因此减小了腰部交感神经阻滞在诊断时的有效性。遗憾的是，交感神经系统紊乱的程度和疼痛对交感神经阻滞的反应并不一致，与血清肾上腺素的水平也不一致[35-37]。因此，尽管临床医生一直在应用交感神经阻滞对多种疼痛状态进行诊断和治疗，但除了选择性研究外，并不支持诊断性神经阻滞的应用[32]。但是，激光多普勒灌注研究表明星状神经节阻滞后同侧手皮肤灌注确实会增加，而且这一现象和 CRPS 症状持续时间成负相关[38]。这表明上述神经阻滞虽然用来诊断复杂区域性疼痛综合征有一些争议，但在确诊的患者中用来作为一种治疗手段还是合理的。

经静脉局部交感神经阻滞

使用溴苄铵和胍乙啶经静脉局部阻滞（intravenous regional blocks，IVR），已应用于交感神经介导的疼痛综合征疑似病例。两个药物都可以抑制神经末梢释放去甲肾上腺素，而且胍乙啶可以减少组织中的去甲肾上腺素。使用 IVR 可以达到局部交感神经阻滞，阻滞后患者的反应可以说明在何种程度上疼痛是由交感神经系统介导的。因为静脉系统注射酚妥拉明和静脉局部阻滞胍乙啶均能使疼痛缓解，因此它们每个都是通过交感神经阻滞机制镇痛[39]。遗憾的是，并没有证据表明对静脉局部交感神经阻滞有良好反应的患者会长期受益于一系列局部神经阻滞或系统性注射抗交感神经药物。

静脉局部麻醉药

静脉注射盐酸利多卡因已经应用于神经病理性疼痛的诊断。对静脉注射利多卡因有效的患者可以口服利多卡因的同类物，尤其是美西律或妥卡尼，进行长期的管理。研究表明，在神经病理性疼痛中，静脉注射利多卡因可以产生选择性的外周和中枢镇痛效果[40]。至少有 4 篇文献记录了对静脉注射利多卡因有效的患者口服美西律的镇痛效果[41-44]。有一项随机对照研究表明静脉注射利多卡因可以筛选对口服美西律反应的潜在患者[45]。这些临床数据和有效基础研究的数据大抵一致。例如，利多卡因和美西律都可以通过阻断钠和钾离子通道，以及慢性痛患者感觉轴突上的持续钠电流，从而抑制脊髓背角神经元的兴奋性[46-47]。然而，临床上美西律对于某些神经病理性疼痛并不如阿片类药物一样有效，包括截肢后造成的疼痛[48]。

静脉注射酚妥拉明

酚妥拉明，一种 α 肾上腺素能阻断剂，用于静脉注射以确定患者的疼痛是否由交感神经介导。如患者疼痛对静脉注射酚妥拉明有反应，表明其对全身或经皮给予抗交感神经药物有阳性反应。但是，酚妥拉明已经被证明有局部麻醉药的特性，这可能对其镇痛的效果带来误解[49-50]。另外在交感神经介导的疼痛中，α 受体的作用还没有被量化[51]。其他研究表明酚妥拉明的治疗反应可能与安慰剂反应并没有明显的差别[52-53]。单独使用酚妥拉明试验对交感神经介导的疼痛没有特异性和敏感性[6]。事实上，最近的一项回顾性研究表明酚妥拉明静脉试验的原理建立在缺乏标准化、结果变异度大和方法学的缺陷[54]之上。然而，在当作指示剂用于静脉注射诊断慢性疼痛状态的药物中，这些问题并不是酚妥拉明特有的。作者发现在应用利多卡因、氯胺酮和阿片类药物的实验中也有类似情形，从而进一步质疑继续推广此类方法在确定疼痛机制和潜在治疗过程中的作用[54]。

理想的诊断性阻滞的必要条件

医生必须在实施任何诊断性神经阻滞之前对患者进行全面的评估。一个综合的病史需要包括患者的疼痛记录、目前疼痛的病史，以及所有以前的诊断方案和治疗信息。需要进行完整的神经系统和全身体格检查，查看以前的诊断性研究和心理评定的结果。由对疼痛综合征和诊断性操作有经验的医生决定是否有必要进行诊断性阻滞，解释并记录所选的操作要达到怎样的目标。与患者进行交流获得知情同意是必需的，确保患者了解神经阻滞的真实目标和局限性。进行任何大区域麻醉或传导阻滞都要监测患者的生命体征。

以下对区域麻醉的修改可以改善诊断性神经阻滞的可靠性：

- 限制操作前镇静和镇痛药物的用量，确保患者随时可以进行交流。
- 限制局部麻醉剂的用量，降低其向周围扩散、阻滞不想达到的区域的可能性。
- 尽可能地运用影像学方法，包括透视、CT 扫描、造影、超声、X 线平片以提高精确度。
- 运用可变输出的周围神经刺激器，精确定位目标神经以进行神经丛或外周神经阻滞。
- 如果首次阻滞成功，使用不同阻滞时间的局麻药重复进行该阳性阻滞，目的是检测疼痛缓解时间是否与局麻药持续的时间相当。
- 详细观察和记录诊断性阻滞的效果。
- 记录患者静止和运动状态的疼痛评分，同时包括生命体征、感觉、运动检查结果、交感神经系统功能体征，以及诊断性阻滞前后疼痛行为表现。
- 要求患者持续记录神经系统症状、疼痛缓解的程度、疼痛评分、活动水平，以及出院后服用镇痛药的情况。

阻滞结果的阐述

认识到诊断性阻滞的局限性是很重要的。诊断性阻滞并不是为治疗，而且只有在综合考虑到患者其他所有信息时诊断性阻滞才有一定的诊断意义。阻滞后患者的反应需要仔细观察并记录。随着时间的变化，运动、感觉和交感神经阻滞的程度需要经过神经学方法进行评估，并观察其和疼痛缓解与功能改善的关系。只有考虑到以上观察的所有信息，我们才可以对患者疼痛的不同方面做出结论。

结果评估的缺陷

由神经阻滞非特异性作用导致的疼痛缓解，定义为假阳性反应。假阳性结果的产生可能源于安慰剂反应、局麻药的全身作用及向周围组织和神经的扩散、患者对阻滞效果的不真实报告，以及由于缺乏正常传入导致的中枢信号处理暂时性改变。安慰剂效应可以发生在 30% 的患者，在阳性诊断性阻滞后应该常规考虑到其可能性。一项鉴别性脊髓阻滞治疗慢性痛的研究表明这种假阳性反应的发生率接近 20%[55]。安慰剂反应没有固定的诊断显著性。应用不同的局部麻醉剂进行椎间关节阻滞表明，无对照的神经阻滞假阳性率为 27%～38%[13,56]。局麻药的全身作用也可能会影响到神经病理性疼痛的状态，尤其是使用大剂量局麻药的时候[57]。阻断脊髓的远端感觉传入可以暂时性缓解由于近端或中枢损害导致的疼痛[16-18,58]。这表明正常的感觉神经传入会激活敏化的中枢神经元通路，该通路可以暂时性被诊断性阻滞所阻断。

当阻滞没能缓解疼痛时可能出现假阴性反应。这种结果可能由以下原因造成：不完全阻滞、疼痛传导旁路的存在、未发现的牵涉痛综合征、患者对阻滞效果的不正确报告及在不恰当时间进行的诊断操作[7]。阻滞不全可能由于技术性缺陷，尤其是进行选择性阻滞时局麻药容量不够。没能选择全部相关的神经通路可能也会导致失败，尤其如果疼痛的关节有多重神经支配。没能对特定区域的目标神经纤维进行完全阻滞也必然导致失败。交感或躯体神经阻滞不完全很常见。牵涉性躯体痛现象会导致起初不能正确阻滞真正引起躯体疼痛来源的神经。例如，背部和下肢痛的原因可能是腰椎间盘突出或退化、梨状肌综合征、小关节疾病、骶髂关节功能紊乱、韧带拉伤或撕裂、肌筋膜痛，对于这些明确的原因，需要完全不同的诊断性躯体神经阻滞。只有患者经历明显疼痛时才能进行诊断性阻滞，且应该在局麻药物达到最大疗效时评估患者疼痛缓解的程度。

诊断性神经阻滞在慢性疼痛的确诊和处理方面是一个有效的工具，尤其当详尽的临床评估后诊断仍然不清楚时。然而，正如 Hogan 和 Abram 所述，只有在小心操作并对反应进行完全评估的情况下，这些阻滞才能提供有意义的信息，对结果的解释也应十分谨慎[6]。

要点

- 局部麻醉剂阻滞后疼痛缓解并不能肯定成功的神经损毁性手术可以带来长效的镇痛而没有去神经性疼痛。
- 诊断性局部神经阻滞可用于评估患者是否可以进行神经损毁性阻滞。阻滞后的阴性反应对防止不必要的神经损毁性操作极其具有价值。
- 静脉注射利多卡因缓解神经病理性痛可能预示患者对口服美西律也有效果。

- 在阳性诊断性阻滞后一定要考虑到安慰剂反应。
- 在初始阻滞阳性，用不同的局麻药阻滞内侧支进一步确定时，其假阳性率为 27％～38％。
- 交感或躯体神经不完全阻滞并不少见，在阴性诊断性阻滞时应该考虑到。

参考文献

参考文献请参见本书所附光盘。

21 难治性疼痛的神经外科治疗

Joshua M. Rosenow

黄穗翔 译　王家双 审　Haijun Zhang 校

神经系统损毁是用来控制难治性疼痛的一种不可逆的技术。在诸如鞘内给药和神经刺激（外周和中枢）等疗效显著的技术发展起来之前，这些方法是神经外科疼痛治疗的主要手段。手术包括选择性损毁大脑、脑干、脑神经、脊髓和周围神经等。随着新的治疗方法的发展，许多消融术已经被取代，但其中几种方法仍然是神经外科手段中有价值的组成部分。

概述

阻断外周或中枢神经系统的疼痛传导途径似乎一向是解决临床上顽固性疼痛问题（无论其起源是良性或恶性）最直接、最合乎逻辑的方法。如果从末梢神经和神经节开始，到上行的脊髓丘脑束和脊髓的中心区域以及三叉神经丘脑束，涉及疼痛治疗需干预的目标不计其数（图 21-1 和图 21-2）。幕上的结构，如丘脑和扣带回在探索疼痛控制过程中也曾被损毁过。遗憾的是，这些干预措施的结果并不似其理论那样显而易见。这再次说明，慢性疼痛的发展及迁延的生理基础远比我们所了解的复杂。

有几种方法曾被用来损伤神经系统，最简单的就是撕脱/切除周围神经或脑神经分支。热凝（thermocoagulation，TC）或射频（radiofrequency，RF）损伤最常用于中枢神经系统，包括进行神经节、脊髓和大脑内结构的损伤。冷冻消融术在 20 世纪一度比较普遍，但今天已很少被使用。

选择接受这些治疗的患者，都是经过多种保守的非手术治疗后疗效不显著的慢性疼痛患者。这些治疗可能包括康复、口服药物（消炎药、阿片类药物、抗惊厥药、抗抑郁药）及注射治疗。随着神经刺激和鞘内给药的进步，在考虑进行损毁手术之前可先用这些方法试验性治疗。这对于由晚期恶性肿瘤引起的疼痛（由于经受手术存在更高的医疗风险）和那些非恶性疾病引起的疼痛（手术可导致永久性神经系统病变）都是适用的。

患者一旦被选中，同样重要的是应结合疼痛的病因和其在神经系统内的定位，仔细选择正确的消融步骤，以达到最大程度缓解疼痛。例如，中枢性神经疼痛可能不会对周围神经切断或背根神经节损毁有反应。

本章回顾了已出版的几种神经消融术的经验之谈，从最常用的那些手术开始。某些特定术式（如三叉神经节损毁及脊柱关节突关节去神经术）在这本书的其他地方介绍。

脊髓背根入髓区/尾侧脊髓背根入髓区损毁

脊髓背角既是感觉信号的传递中心也是整合部位。1972 年首次由 Sindou[1]（通过凝固）进行，然后 Nashold 和 Ostdahl[2] 于 1974 年（通过射频能量）实施的损毁脊髓背根入髓区（dorsal root entry zone，DREZ），被视为去除中枢神经系统中因外周损伤（如恶性肿瘤或神经损伤）而敏感化的部分组织的一种方法。损毁的目的是损伤 Lissauer 束和保留传导本体感觉及由背根传导至脊柱的一部分触觉的纤维。现在它在临床上主要应用于因创伤性臂丛神经根撕脱所致的疼痛的治疗。

步骤

首先暴露硬膜内的特定解剖层次，然后通过显微外科解剖背根，将它们逐一分离出来。在通过电刺激或寻找撕脱的神经小根来确定正确的解剖层次后，损毁选择在神经根进入区的下外侧方进行。携带疼痛信号到背角的细小髓鞘或无髓鞘的纤维从外侧方进入脊髓背根入髓区，而内侧主要包含去往脊柱的纤维。损毁可以通过电凝和打开背根外侧面的软脊膜，随后用显微双极电凝脊髓背根入髓区（Sindou 方法）或通过使用 DREZ 射频针（0.25 mm 直径）进行 1 mm 间隔的损毁（75 ℃，15 s）。用激光[3]和超声[4]实施的损毁也有报道。

对面部疼痛的治疗，损毁可能选在三叉神经脊束

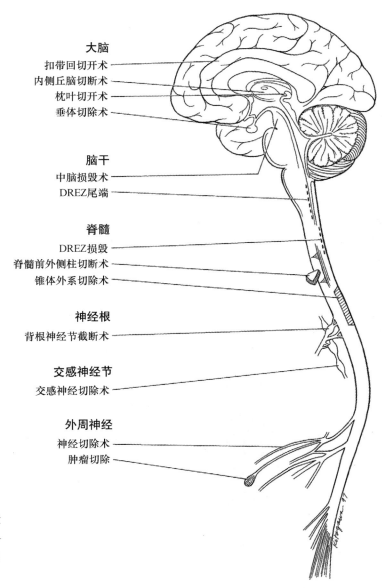

图 **21-1**　多种神经消融术治疗顽固性疼痛的示意图。(*From Burchiel K，editor*：Surgical Management of Pain，*New York，Thieme*，2002，*p.* 635.)

核。这本质上是脊髓背角在颅内的延续，从脑干向下延伸至上颈段脊髓，接收大部分从三叉神经系统发出的疼痛信号。由 Bernard 所创[5]，这些损毁位于由 C2 至脑闩上一点的上行小根。在尾核，接收来自三叉神经第一分支信号的细胞位于靠近腹外侧的位置，而接收来自第三分支信号的细胞位于靠近背内侧的位置。此外，第三分支所对应核的位置更集中在颅内，而第一分支的核内范围更广。

选择行 DREZ 损毁时手术必须非常小心，因为皮质脊髓束就位于脊髓背角外侧。此外，DREZ 及脊髓背角的大小和角度在不同脊髓平面也不一样，在胸椎要薄得多。而且，脊髓固有的、脆弱的血供千万不能中断。术后运动障碍并发症的范围介于 0%～69%之间[6]。

结果

大量研究显示了该手术合理的疼痛控制率。Dreval 等[4]公布的结果显示，124 例臂丛撕裂伤后疼痛的患者，DREZ 后平均随访 47.5 个月，统计疼痛有效控制率达 87%。类似疼痛手术治疗的绝大多数结果显示，大部分患者有良好的疼痛缓解效果（通常在 50%～80%之间）。DREZ 损毁治疗幻肢疼痛的有限结果显示其效果不及前者（14%～67%疼痛缓解良好），这与脊髓损伤后疼痛和躯干带状疱疹后疼痛相类似[6]。

最初，因为尾核的位置深入脊髓小脑束，尾端 DREZ 饱受术后共济失调发生率高（最高达 90%）的困扰。Nashold 等[7]为这个术式特别开发了新斜角绝缘

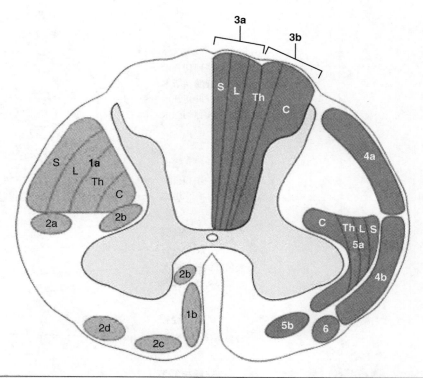

肌肉运动及下行（传出神经）通路 （左侧，中等灰色区域）	感觉传递及上行（传入神经）通路 （右侧，深灰色区域）
1. 锥体侧束 1a. 皮质脊髓侧束 1b. 皮质脊髓前束 **2. 锥体外束** 2a. 红核脊髓束 2b. 网状脊髓束 2c. 前庭脊髓束 2d. 橄榄脊髓束	**3. 脊柱内侧丘脑系统** 3a. 薄束 3b. 楔束 **4. 脊髓小脑束** 4a. 小脑脊髓后束 4b. 小脑脊髓前束 **5. 前外侧系统** 5a. 脊髓丘脑侧束 5b. 脊髓丘脑前束
躯体缩写 **S:** 骶尾段，**L:** 腰段 **Th:** 胸段，**C:** 颈段	**6. 脊髓橄榄束纤维**

图 21-2 此图表述脊髓的上下行传导通路

射频针，可以保护脊髓小脑束神经在损毁尾核时免受损害，将共济失调并发症发生率减至 39%。与脊髓 DREZ 对照，尾端 DREZ 最适用于面部疱疹后神经痛（Duke 系列研究中 71% 有极佳到良好的缓解效果[8]）。

外周神经切除术/神经节切除术

外周神经切除术在治疗三叉神经痛[9-12]和外周神经瘤时效果最为显著[13-14]。虽然并不经常用于前者，但对后者仍然是一种主要的治疗方法。

神经切除术步骤

撕脱 V1 周围分支（眶上和滑车上神经）常用于治疗这个区域的三叉神经痛，有选择地引起皮肤的麻木和角膜被保留的麻醉（常常发生在包含 V1 支的三叉神经节射频融合后）。这也被应用到那些被认为不适合用其他术式缓解三叉神经 V2 和 V3 分支疼痛的患者身上。

眶上神经切除术最常见的是通过眉弓切口，而眶下神经切除术则通过上颌骨的龈唇边缘入路。一旦神经被定位，用小器械将其损伤并撕脱。

结果

在 Grantham 等的数据中[15]，用这些术式缓解疼痛的平均持续时间是 33.6 个月。Oturai 等[16]比较射频凝固和神经切除术后发现，接受神经切除术的患者只有 51% 术后无疼痛再发，78% 有疼痛复发，而射频凝固组有 83% 术后无疼痛再发，只有 49% 疼痛复发。

神经切除术也被用于眼眶痛[17]、胸痛[18]、肩痛[19]

和盆腔痛[20-22]。有时用来治疗疝修补术后 5%～8% 出现神经病理性疼痛的患者[23]。在 Zacest 等[24] 报道的 26 例疝修补术后疼痛患者中，19 例在接受髂腹股沟神经切除术后疼痛得到明显改善，但 13 例后来疼痛复发。其他人[25] 也报道这种手术的长期效果并不持久。已出版的研究中也有报道这种术式缓解疼痛效果良好，但是要么研究病例数较少[26]，要么是随访时间有限[27]。

神经节切除术步骤

神经节切除术是为了避免外周射频消融或撕脱后外周神经再生的问题。然而选择可得到最佳疗效的患者接受相关治疗仍是一项挑战，大多数研究人员认为对目标神经根进行诊断性神经阻滞阻断外来传入，应该产生短时但显著的疼痛缓解。

背根神经节包含了感觉神经元的细胞体，其中央投射则进入脊髓背角。神经节本身位于神经孔的侧方，在神经根袖管内蛛网膜下腔末端的远处。切除椎间关节外侧部和覆盖目标神经根的上节椎体的下壁椎板之后，神经节就可暴露。再打开神经根袖管就可见神经节，即可将它与在下面的腹根分离并切断。

切除 C2 神经节是治疗难治性枕神经痛的一种疗法。在这个手术中，神经节位于 C1 和 C2 薄层之间丰富的静脉丛腹侧。有时必须切除 C1 椎板的下部以进入到神经节。

结果

神经节切除术的结果存在高度差异。在 Taub[28] 的研究中，61 例患者接受神经节切除术治疗腰椎手术后持续的神经根痛，59% 的患者达到良好的疼痛缓解。Strait 和 Huntr[29] 报告说，有相同适应证的患者中，行 L5 和 S1 神经节同时切除后，66% 可达到无痛。然而，在 Wetzel[30] 组的 37 例患者中，神经节切除术后随访至少 2 年，只有 19% 的患者在术后获得持久的疼痛缓解。North 等[31] 发表了更令人失望的结果。在术后 5.5 年随访中，13 个患者中只有 1 个报告疼痛缓解程度超过 50%。在队列研究中，患者药物摄入量和最小限度的功能改进影响甚微。

虽然存在这些问题，神经节切除术还是能够发挥某些作用，Young[32] 和 Arbit[33] 等发表了神经节切除术治疗癌痛的系列研究。在最近的文章中，14 例癌性胸壁疼痛患者中的 13 例在胸神经节切除术后结果优良。但是很可惜平均随访时间仅为 22 周（最长 45 周），这或许能够说明神经节切除术在癌痛治疗中有一定优势。

Acar 等[34] 发现神经节切除术可用于一些接受选择性 C2 和 C3 阻滞后有良好短期效果的顽固性枕神经疼

痛病例。随访期结束后（平均 42.5 月），60% 的患者报告满意或中度的疼痛缓解。Lozano[35] 的研究中，80% 的神经病理性或创伤后枕神经疼痛的患者对神经节切除术反应良好。我们毫不奇怪，那些之前接受周围神经切除或射频损毁的个体并没有从该手术中得到进一步的疼痛缓解。

交感神经切除术

目前交感神经切除最常用的适应证是手掌多汗症。但是几十年来，交感神经链阻断用于多种疼痛综合征，如复杂性局部疼痛综合征（Ⅰ 和 Ⅱ）和心绞痛，以及痛性血管痉挛性疾病（如 X 综合征和雷诺综合征）。这些疾病常常以超过传统周围神经分布或皮区支配模式的疼痛为特征，其疼痛程度与诱发事件或影像学结果不成比例。血管及营养障碍通常伴随疼痛。

Roberts[36] 提出了"交感神经介导的疼痛（sympathetically mediated pain，SMP）"来描述由于交感神经传递停止（暂时或永久）而疼痛消失的现象。虽然在此领域有大量的研究，但是交感神经产生或维持神经病理性疼痛的确切机制仍然缺乏具体的理解[37]。要判断患者是否适合交感神经切除，首先要明确 SMP 或交感神经无关性疼痛（sympathetically independent pain，SIP）对患者整体疼痛的贡献。这常常通过观察对局麻药交感神经阻滞后的临床反应来确定。静脉酚妥拉明（α_2，肾上腺素受体阻断剂）和胍乙啶（肾上腺素能耗竭剂）也可以达到这个目的。对患有交感性疼痛的患者，当使用其他治疗方法失败，而交感神经药物阻断后症状暂时缓解，即可考虑交感神经切除术。

步骤

根据需要阻断的不同区域的交感神经链，可通过几种途径实施外科交感神经切除。治疗上肢疼痛常常实施 T2 和 T3 胸交感神经切除。此途径可以经前路使用较小的胸腔切口或更常用的是使用胸腔镜。使用胸腔镜时，需在同侧肺抽气后方可放置造瘘端口，并在上提或打开胸壁后于后胸壁旁正中处找到交感神经节。在指定神经节的上下方凝固或切开交感链，并将其切除。关闭胸腔前放置小红胶管或胸腔导管用于排气以避免造成气胸。胸腔镜交感神经切除后很少保留胸腔管。也可以经后路实施手术，即在 T2 和 T3 水平经肋-横突切除暴露交感链。在横突和肋骨头切除前要分离出下方的胸膜。交感神经链位于靠近外侧胸椎体的胸膜上，通过钳夹/凝固后切除。在下胸部可以使用类似的方法来缓解对于内脏神经阻滞短暂有效的神经病理性内脏疼痛（如慢性胰腺炎）。为此，可以切除 T9～T12 的交感神经链和内脏神经。这常常需要双侧同时实施。

实施腰交感神经切除可以缓解下肢疼痛，通常切除 L2 和 L3 神经节。通过腰部切口，将腹膜囊从腔静脉或主动脉推开（根据患侧而定），分开腹膜后肌肉暴露交感链。交感链位于腰大肌和椎体间。

Wilkinson[38] 首先通过射频实施胸交感神经切除术。该手术需要在 X 线下在 T2 和 T3 交感节水平放置射频针电极。交感节位于靠近椎体中点的背侧。从头端到尾侧进行多点毁损来确保毁损充分。术中进行肢体温度监测可确保操作起止点。单侧肢体温度升高 2 ℃ 视为明显变化。胸交感神经切除的并发症包括气胸、霍纳综合征、血管损伤和肋间神经痛。腰交感神经切除可能带来男性勃起障碍的风险。少数患者可能经历交感神经切除后神经痛，多为在靶肢体近端区域的持续性疼痛。这种疼痛几乎总是自限性的，持续几个月。

结果

接受胸交感神经切除的患者，明显的（至少在起初）疼痛缓解率为 65%～100%[39-42]。腰交感神经切除亦有相似的成功率[43-44]。

Wilkinson[45] 在 27 例（3 例双侧）疼痛患者中实施了 37 个 RF 交感神经切除。8 例患者诊断为 CRPS，14 例为烧灼痛。起初靶区有效的疼痛缓解率为 93%，随访一年后下降为 69%。在他所有接受 RF 交感神经切除的 110 例患者中，6 例发生有症状的气胸，2 例出现永久性霍纳综合征，7 例出现一过性肋间神经痛。

脊髓切开术

显然，脊髓前侧束切断术是指切断位于脊髓前外侧象限的脊髓丘脑和脊髓网状通路，外周疼痛信号经此上传到大脑。这些损毁治疗旨在保护好精细触觉和本体感受传导束。在脊髓丘脑束中，骶段纤维位于背外侧处而颈段纤维位于腹面内侧的位置。此外，在任何脊髓水平，构成脊髓丘脑束的轴突主要由相应平面以下 2～3 个脊髓段的对侧束细胞投射过来。因此，产生疼痛缓解的平面应该在损毁水平面下 2 或 3 个节段。在行高位颈段损毁时必须非常小心，因为网状脊髓束中的呼吸纤维正好位于脊髓丘脑束的内侧。因此，通常不行两侧上颈段脊髓前侧束切断术，同时呼吸功能低下的患者亦不考虑行此手术。这种手术主要用于难治性癌痛。开放性脊髓前侧束切断术是 1912 年由 Spiller 首

次施行，而 Mullan[46-48] 开创了经皮途径的术式，这使全身状况较差的晚期恶性肿瘤患者也可接受此手术。

步骤

在开放性手术中，首先完成硬膜内的暴露，其次是切开正确节段水平的齿状韧带。抓住齿状韧带的自由端，使得手术医生可以轻轻旋转脊髓远离手术侧，并暴露腹侧脊髓。将有 45° 角的脊髓前侧束切断术钩插入到前外侧象限，可以在轻轻移到腹侧之前放到内侧软脊膜处。应注意不要损伤内侧软脊膜和冒险损伤脊髓前血管。

经皮脊髓前侧束切断术常用于上颈段（C1～C2）区域中一侧肢体疼痛的治疗。这可以在 CT 或 X 线引导下联合脊髓造影进行。经外侧入路硬脑膜穿刺后，造影剂缓慢滴入到脑脊液中，从而识别齿状韧带和腹侧半的脊髓。刺激/损伤电极通过穿刺针导入，通过阻抗绘图监测是否进入脊髓。当阻抗从 300 欧姆左右升高至超过 500 欧姆时，显示已突破软脊膜。使用此方法，有时患者亦诉疼痛。运动阈值通过低频电刺激获取，从而估算针尖至皮质脊髓束的距离。高频刺激可引起覆盖对侧疼痛区域的对侧感觉。进行连续 RF 治疗直至针刺镇痛区域包围患者的疼痛区域。

结果

大多数文献中报道的脊髓前侧束切断术都是用经皮入路方法。Sindou 等人[49] 根据文献及个人经验挑选了 2022 例因为癌性疼痛接受了脊髓前侧束切断术的患者。疼痛缓解的成功率在 6 个月达到 75%，1 年为 40%。Tasker[50] 注意到，在 95.5% 的情况下他可以完成单处损毁手术，并使 94.4% 的患者达到满意的效果，但在最后的随访中满意率却下降到 84%。最常见的并发症是损伤附近的脊髓小脑束和皮质脊髓束分别引起的共济失调或轻度瘫痪。这在其中很大一部分患者中（2.9%～100%）是短暂性的，少数（1%～20%）是永久性的。严重的呼吸衰竭会在 0.5%～27% 的患者中发生。有人[51] 提出一种在低位颈段从前方经椎间盘入路的方法，来避免这种并发症。不幸的是，脊髓切断术后特别严重的并发症是迟发性术后新发疼痛。在 Nagaro[52] 组的 45 例接受脊髓前侧束切断术的患者中，33 例出现了上述的问题。在 28 例中，新发疼痛是在原来疼痛部位的镜像位置，常常可通过阻滞介导原发性疼痛的神经而达到止痛效果。在不同的研究中，这种类型的疼痛可以影响 1%～16% 的患者。Bowsher[53] 表示，这种术后新发疼痛是由于破坏了原有双侧感受野疼痛细胞的单侧抑制通路所引起的。

关于外科手术脊髓前侧束切断术，Cowie 和 Hitchock[54] 报告了 56 例患者中 95% 可达到术后立即疼痛缓解，但在 1 年的随访中缓解率减少至 55%。对非癌性疼痛的患者，成功率最初是 85%，但 1 年后仅为 35%，3 年后只有 20%。两例患者死于呼吸衰竭。

脊髓连合切开术

脊髓连合切开术是在跨越脊髓前连合的地方切断脊髓丘脑束的纤维。预计以这种方式阻断痛觉信息的传输，会于切开的脊髓水平及下方产生镇痛效果。然而，该手术常常引起更广泛区域的疼痛缓解。通常需注意的是，脊髓连合切开术后止痛的模式无法用传统的脊髓神经束分布图来预测。这一现象背后的确切机制尚未明确，但可能包括丘脑痛觉路径之外通路的存在。即使是由双手最灵活的外科医生来实施，脊髓连合切开术也会产生一些脊柱损害。这是因为脊柱本身携带多种感官信息，这是目前认为这种旁路的最有可能部位[55-57]。脊髓连合切开术主要应用于顽固性下半身和盆腔疼痛的患者。

步骤

在脊髓上暴露与疼痛相对应节段的脊髓神经水平（而不是脊椎节段）。将一小探针插入脊柱之间后中线纤维隔面内侧处。习惯上，随后需仔细分离并切断跨越中线的纤维，直至见到脊髓前纵裂，注意不要伤及位于腹侧的脊髓前动脉和其他硬膜外静脉。对下半躯体和盆腔疼痛，脊髓常常通过 T9 椎板切除术暴露。

Nauta 等[58] 和其他人已经减少了这种手术所需的解剖暴露范围和切开深度。无论是开放性还是通过立体定向的手术[59]，他们的技术是，在脊髓的后正中做单点穿刺。因为在理论上，这个术式带来的疼痛缓解是由于破坏了脊柱的疼痛通路，一些外科医生[60] 在双侧中央旁施行脊柱损毁而没有切开更深的跨中线纤维。

结果

考虑到有手术适应证的患者人群只是少数（而可接受神经刺激疗法的更少），现存的研究例数相当少。大多数患者都患有难治性癌痛且术后预期寿命有限。在 Hirschberg 对 8 例患者的系列研究中，术后存活期 3~11 个月不等，故直至患者死亡时均有明显疗效。1 例患者术后出现了新发下肢乏力症状。Nauta[58] 的研究中，6 例患者做了点状的中线脊髓切开术，结果相似。然而，在 Kim[61] 组中，8 例患者因胃癌引起的内脏疼痛接受了高位胸段脊髓切开术，3 例出现了其他位置的新发痛（原发疼痛已缓解），还有 1 例出现了本体感觉缺陷和感觉异常。依据已发表的研究，点状穿刺和传统技术的结果差别并不大。

颅内损毁

将损毁的位置转到颅内通常是为了实现数个已明确目标当中的一个：治疗不能用脊髓消融损毁术治疗的头、脸、颈部疼痛，治疗身体更广泛的区域，治疗情感精神性质的疼痛，或减少恶性肿瘤的激素驱动。

中脑传导束切断术

在 1938 年首次由 Dogliotti 施行，然后在 1942 年由 Walker 报道，损伤中脑的脊髓丘脑束最初是为有头颈部顽固性疼痛的患者止痛[62]。不幸的是，由于存在术后感觉障碍和其他并发症如听觉失调（因入路经过下丘），它的应用严重受限。此外，手术野不易暴露这一技术性困难也是一个障碍。Wycis 和 Spiegel[63] 描述了一种立体定位而不是开放的手术技术。他们和其他研究者[64-65] 报告了超过 150 名患者接受这种手术。疼痛缓解效果非常不稳定，且并发症很多。最常见的并发症有感觉障碍（15%~40%）、凝视麻痹和偏瘫。临床上采取了一些改进措施以减少并发症和缓解疼痛，包括将损伤部位向颅内转移以避免因损伤邻近下丘的脑干而引起听觉和视觉问题。Colombo[66] 注意到，令人烦扰的感觉障碍通常与体感诱发电位信号的缺失有关，提示可能意外损伤了除脊髓丘脑束纤维之外的内侧丘系纤维。术中刺激可以帮助从丘系纤维中识别脊髓丘脑纤维，因为通过刺激前者主要诱发疼痛感觉，刺激后者更多引起震动或欣快感。损毁不仅只在脊髓丘脑束本身，常常也包括从最初受损至中部的中脑导水管周围灰质。

丘脑切开术

丘脑是大脑深处最主要的运动及感觉功能投射核团。丘脑中有一些丘脑核，包括内侧/髓板内丘脑核、腹尾侧核和丘脑后结节，已经被定为镇痛的靶点可单个或联合进行手术。在腹尾侧核内负责身体麻醉区域的细胞相对于负责普通感觉的细胞更易出现串放电[67]。在内侧丘脑，中央外侧核（central lateral，CL）和中央内侧核/束旁核复合体（centromedian/parafascicular complex，CM/Pf）最常被损毁，因为它们接受大量脊髓丘脑束的输入并弥散投射到皮质[37]。与在识别 Vc 核时所观察到的不同，由于缺乏术中刺激所诱发的躯体特定区域的生理反应，这些核团更难以识别。在文献中报道，913 例患者因疼痛接受了内侧丘脑切开术，73％的人有初步的疼痛缓解，但疼痛复发率接近 25％。损伤除内侧丘脑外的其他核，似乎没有提高临床上镇痛的成功率[68]。刺激 Vc 丘脑产生的异常感觉类似于脊髓刺激的异常感觉。当丘脑刺激电极植入到腹正中（Vim）核来控制震颤时，这种感觉常在内-外侧定位过程中被诱发出来。有几组报道指出，刺激 CM 和 Pf 核可能会出现不愉快，甚至疼痛的感觉[69]。

损伤内侧丘脑复合体（CL 或 CM/Pf）不会产生感觉缺失。Jeanmonod 等发表了大量病例的研究[70]。他们最初的文章描述了 69 名患者接受了 CL 丘脑切开术。其中的 2/3 达到至少 50％的疼痛缓解。参与人数随后扩充至 85 名患者，其中 52％在平均 3 年的随访中仍然有大于 50％的疼痛缓解[68]。1/3 的患者疼痛没有缓解。有趣的是，只有持续疼痛症状的患者（没有在此基础上的急性发作）更可能出现手术后效果欠佳的情况。Young 等[71]对有顽固性疼痛的 19 例患者施行放疗性内侧丘脑切开术（24 处损毁）。平均 12 个月后，4 例患者无疼痛，5 例获得超过 50％的疼痛缓解。但是在 Urabe、Tsubokawa[72]和 Sugita 等[73]各自的研究组中，接近 15％的患者术后受并发症困扰。

Mark 及其同事[74-75]报告了 28 例患者进行 Vc 丘脑切开术的结果。18 例获得良好的疼痛缓解。他们定义了几种术后神经功能变化模式。那些有"VPL 感觉综合征"的患者表现出显著的感觉减退，而很少有疼痛缓解。那些板内或 Pf 核综合征的患者疼痛缓解较好而没有其他感觉的显著变化。Tasker[76]回顾文献发现，因疼痛行 Vc 丘脑切开术后，32％的患者中有较多并发症，只有相同比例的患者有良好的疼痛缓解。该手术术后感觉障碍也很常见。他阐明，损伤丘脑 Vc 对消除烧灼痛不是很有用，并建议可以在这个区域行神经刺激而不是损伤。

损毁位于 CM/Pf 复合体后方的丘脑后结节，已用于治疗顽固性疼痛。这些损伤在少数患者中产生疼痛缓解，似乎更有利于缓解肿瘤疼痛，对于非癌性神经性疼痛作用较少。正如其他已经提到过的治疗疼痛的消融方法一样，临床效果会随着时间推移而大大减弱[77]。

垂体切除术

在 Huggins[78]等证明了消除激素可减缓前列腺癌

和乳腺癌的生长后，垂体切除术是一个合理的扩展治疗方法。Luft 和 Olivecrona[79]对他们的 12 例患者首先示范了垂体切除对控制前列腺癌和乳腺癌疼痛的疗效，其中一个疼痛严重的患者得到了缓解。Thompson 等[80]报告了 47 例前列腺癌患者接受了这种手术的结果。有趣的是，有 60％的患者疼痛有显著的初步缓解，而只有 14％的患者肿瘤得到控制。然而，只有 16％的人在术后 1 年还保持这种疼痛缓解。在 Fracchia 的研究中[81]，203 乳腺癌患者接受了垂体切除术，90％的患者疼痛有初步缓解，1 年之后有 101 人存活且无疼痛发作。其他研究[82]显示了相似的显著的初步结果，但往往随着癌症的进展而消退。在过去 20 年里，已没有使用这种技术止痛的重要研究文章发表。

脑垂体可通过经典的开颅术或微创的经蝶入路去切除。腺体破坏可通过直接切除、乙醇注射入蝶鞍、射频、冷冻疗法或间质内放疗。立体定向放射治疗也可以考虑，但用这种技术开始出现临床效果的时间长短不一，这可能会限制其应用于预期寿命有限并迫切需要治疗的患者。这种技术并发的全垂体功能减退症亦常有发生。

扣带回切开术

损伤扣带回的目的是治疗疼痛的情感成分，而不是疼痛传递本身。Freeman 和 Watts[83]等通过对临床病例的观察发现，一些精神疾病患者接受了前额叶切除术后也同时引起疼痛的显著缓解。尸体解剖研究显示该过程有扣带回的参与。这种手术典型情况下是通过立体定向射频或放射疗法对双侧前扣带进行损毁。Foltz 和 White[84]报道了首组 12 例患者接受了立体定向扣带回切开术（而不是开放手术）治疗疼痛。在 16 例患者中，11 例接受双侧损毁，其中 4 例疗效极佳，5 例疗效一般。大多数报道都是对小型同龄群组的回顾性分析[85-91]。迄今最大研究是 Ballantine 等开展的[92]，他们报道了 133 例接受扣带回切开术患者疼痛缓解的结果。35 名癌性疼痛患者中有 20 名获得初步的疼痛缓解，但这个效果在几个月后就大幅下降。然而，62％腰椎手术失败的患者取得了显著持久的疼痛缓解。如果将不同研究进行总结，这种手术效果一般，唯有多数的癌性（52％）和良性病因（53％）患者获得有效的疼痛缓解[93]。

结论

- 虽然神经外科损毁手术并不常用，但有些术式仍可用来治疗顽固性疼痛。此外，它们在我们认识慢性疼痛状态的产生和持续的病理生理机制中占一席之地。随着神经电刺激上升为一种治疗多种类型神经性疼痛的方法，有人担心这些有价值的治疗手段将不再使用。治疗慢性疼痛的神经外科医生和其他医生必须继续接受这些术式的训练，以确保那些通过慎重筛选的患者仍然有机会接受这些治疗。

要点

- 神经损毁技术用于控制顽固性疼痛已有几十年。虽然它们仍有一些明确的适应证，在很大程度上它们已被神经刺激治疗取代。
- 神经损毁手术治疗疼痛的效果有非常大的差别，相当比例的患者获得早期缓解，然后再经历疼痛复发。
- 考虑到患者的预期寿命有限，损毁手术如脊髓切开术治疗恶性疾病起源的疼痛可能是有用的。
- 在治疗臂丛神经根撕裂引起的神经性疼痛时，如果神经刺激的试验无反应，脊髓背根入髓区（DREZ）损毁可能是有用的。
- 神经性疼痛产生和维持的生理基础，以及神经外科损毁手术对疼痛有/无疗效的机制，仍有待阐明。

参考文献

参考文献请参见本书所附光盘。

22 疼痛治疗中的理疗与康复

Steven P. Stanos ☯ W. Evan Rivers ☯ Heidi Prather ☯ Joel M. Press

汤达承 译　王家双 审　Haijun Zhang 校

物理治疗与康复治疗师应用综合方法评估和管理急性或慢性疼痛状态。他们通过了解疼痛病因、相关的肌肉骨骼损伤、生物力学代偿模式、疼痛持续时间、功能障碍和社会心理因素等多方面来指导并确定治疗方案。治疗方案通常包括药物治疗、灵活性训练、力量训练和健身运动。有时会使用被动形式疗法、局部注射、介入疗法和认知行为干预。急性疼痛的治疗方法主要以解决引起疼痛的根本病因为主，短期局部休息，教育患者拉伸肌肉关节、强化肌肉力量、健身运动和学习适当的生物力学知识。治疗慢性疼痛也包含锻炼疗法，但多数情况下需要行为和心理干预，而单一针对疼痛病因的治疗甚少有效。物理医学疗法通常包括理疗的各种技术和方法。物理治疗包括治疗性锻炼、在家和工作场所的功能性锻炼、手法治疗、使用适当的设备、被动形式疗法。疼痛治疗方案的目标在不同患者之间差异极大，但基本原则是提高自我效能、功能恢复、适当止痛。

本章的主要目的是简要回顾常用的物理治疗手段和康复训练，讨论康复治疗的基本原则，另外还介绍跨学科综合疼痛管理的概念。

形式疗法概述

形式疗法指治疗师通过应用多种方法使组织之间换能，从而获得治疗效果。被动形式疗法可通过应用热、冷、声波、电流、电磁波使肌肉、筋膜、韧带、关节囊及神经等组织结构产生变化，达到治疗目的。形式疗法一般作为辅助治疗，是康复治疗计划的一部分，很少单独使用。另外，形式疗法能够对致痛的肌肉骨骼异常做出适当的干预，对治疗急性疼痛疗效明显。形式疗法不宜长期进行，因为这样会增加被动的应对行为。

热疗法和冷疗法

治疗性热能转换可以通过以下单一或联合的机制产生，如辐射、传导、对流、转换和蒸发等。辐射指在人体表面通过辐射形式传导热量。传导就是通过直接接触进行热量转换。对流的特点主要是通过液体介质流动而使热能传导，但是此机制中治疗热量的交换也会通过传导进行。转换指通过另一种形式的能量转换成热能。蒸发就是液体转化为气体而释放热量。通过单独或联合应用以上的机制，将热量转移到组织里或从组织中转移出来，使机体产生生理变化。在这些产生机制当中，只有热转换才能够将热量传送到表皮以下数厘米的深部组织。其他机制只能在表皮组织中进行热能转换。传导、对流、蒸发等能量传递方式也能够在冷疗法中运用。

应用热疗法可改善软组织的弹性以及增加局部组织的血运、代谢活动、酶活性、需氧量和毛细血管通透性。而且，神经传导速度也会增加。此外，受热的组织会变得更柔软，局部修复细胞增加，营养因子增多和代谢废物减少。然而，热疗法也可能会导致组织水肿和出血。一些动物模型的研究证据显示，热疗法有助于慢性炎症性疾病的恢复，但可能加重急性炎症。一般认为治疗目标温度是 40～45 ℃，而人体热痛的阈值通常在 45 ℃ 左右。只要患者的感觉功能完好无损，治疗期间就可通过观察其疼痛反应来防止治疗温度过高。框 22-1 总结了热疗法用于肌肉骨骼疼痛治疗的适应证。框 22-2 列出热疗法的禁忌证和注意事项。

表面热疗法能使皮肤表面温度显著上升，较少的热量能贯穿到深层组织：大约每升高 1 ℃，可以增加贯穿皮肤深度 2～3 cm。治疗方法通常通过湿热治疗敷袋、各种流体浴和红外线灯施行。治疗时，把湿热治疗

框 22-1　热疗法的适应证
肌肉痉挛
疼痛
挛缩
血肿消退
充血
增加胶原蛋白延展性
加速代谢过程

框 22-2 热疗法的禁忌证
急性炎症
出血或出血性疾病
感觉减退
温度调节功能障碍
恶性肿瘤
水肿
周围血管疾病
局部缺血
皮肤萎缩或瘢痕皮肤
对疼痛无反应

框 22-3 超声波热疗法的常见用途
挛缩
肌腱炎
退行性关节炎
亚急性损伤

框 22-4 超声波热疗法的慎用症
恶性肿瘤
开放性骨骺炎
起搏器
椎板减压术部位
神经根病
大脑、眼球或者生殖器官附近
孕妇或妇女月经期子宫
热疗法的一般注意事项
谨慎用于关节置换术后及丙烯酸甲酯或高密度聚乙烯植入物

敷袋加热到 74.5 ℃，用数层毛巾相隔于治疗敷袋与皮肤之间，以防止皮肤烫伤和减少热量的散失。将身体浸泡在大约 40 ℃ 的水中是另外一种表面热疗法，且可以在热治疗的同时进行治疗活动。石蜡浴通常用于四肢疾病，特别是手和胳膊。治疗温度为 53 ℃ 左右，比水浴的治疗温度高，这是因为石蜡传递的热量比水少。通过调节适当的照射角度及距离，红外线灯照射也可以为组织提供相似的热疗效果。表面热疗法能产生轻微的镇痛作用和放松的感觉，但机制尚不清楚。

超声波、短波、微波能够在它们发散的能量转化为热量前安全地把能量穿透到深部组织。其中，超声波热疗法（区别于诊断性超声）是现在唯一常用的方法。即使在如髋部等深层结构中，它都能够很容易地使肌肉骨骼交界处局部温度提升至 45 ℃。超声波发生器通过晶体换能器的压电特性将电能转换成振动能量。超声波直接振动组织时，基于组织的水和蛋白质含量，可以在组织密度之间的过渡区，例如在骨骼和肌肉之间交界处等部位，产生热量。含水量丰富的脂肪和皮肤等组织产生的热量较低，而韧带、肌腱、肌肉、骨骼和神经等蛋白质含量较多的组织产热较多，其中又以骨骼和神经局部产生热量最多。超声波作用于含有金属植入物的周围组织时是安全的，因为产生的热量能够快速地传递出去。但当靠近骨水泥假体部位时，热量较难从中释放，所以应用时必须谨慎注意。超声波也有可能导致超声空化和声流效应，从而不能传递热能，并且有可能增加组织的压力和细胞新陈代谢，破坏细胞膜。根据治疗区域的大小，治疗的持续时间设定在 5～10 min。尽管超声波透热疗法有良好的深层组织加热能力，但它不会产生与表面热疗法同等程度的镇痛或放松效果。超声波也可以用于辅助止痛剂和消炎药穿透皮肤，这一用法被称为超声药物透入疗法。框 22-3 列出部分关于超声波热疗法的常见用途，框 22-4 列出超声波热疗法的注意事项。

冷疗法通过传导、对流或蒸发等方式使组织的热量散失，能让血管先收缩再舒张，从而减少局部的代谢活动，降低酶活性和减少需氧量。另外，软组织和肌肉会变得僵直，神经传导减慢，肌梭和高尔基体肌腱组织活动减少，肌肉等长收缩力增加和肌肉疲劳的频率减缓。并且，应用冷疗法也有放松及镇痛作用。框 22-5 和框 22-6 总结出冷疗法的适应证和禁忌证。

冷疗法多用于急性肌肉骨骼创伤后最初 48 h 内，以减轻组织的炎症、水肿和疼痛。值得注意的是，冷疗法治疗时间不能超过 30 min，且不能直接把冷冻物放置在表浅神经上，以防造成神经麻痹。冷疗法治疗使用温度大约为 -12 ℃ 的冰袋，为了保护皮肤免受冻伤，

框 22-5 冷疗法的适应证
急性创伤
水肿
出血
镇痛
疼痛
肌肉痉挛
强直状态
降低组织代谢活动

框 22-6 冷疗法的慎用和禁忌证
局部缺血
雷诺现象
不能耐受寒冷者
感觉迟钝
无法报告疼痛者

可用数层毛巾包裹冰袋。与热疗法相同，表层皮肤最早且最明显地受冷疗法的影响，但在 20 min 之后，深达 2 cm 以下的组织温度将会降至 5 ℃。浸泡冷水（5～13 ℃）也能起到冷疗法的治疗效果，浸泡 30 min 后肌肉组织内的温度将下降 6 ℃，然而一般患者难以耐受。冷冻喷雾剂多用于皮肤麻醉，也有治疗师将其用于肌筋膜疼痛的被动拉伸治疗过程中。当喷雾剂蒸发后皮肤表面将冷却，在肌梭水平处产生体位性皮肤躯体反射效应。

冷疗法和热疗法也能结合一起应用。例如将疼痛部位用冷热水交替浸泡，分别使循环血管舒张和收缩，这可能对风湿性和神经病理性痛的患者有治疗效果。

冷、热疗法最好连同肌肉运动锻炼及灵活性训练一起进行，单独应用对功能恢复和关节运动的疗效会比较小[1-2]。

电疗法

离子电渗疗法是指通过电流将药物（如糖皮质激素、利多卡因等）渗透至关节或韧带、肌腱周围组织的治疗方法。离子电渗疗法运用电迁移和电渗透原理增加中性或带电化合物渗透到治疗部位的效率。药物与电极带有相同的电荷，然后在涂有药物的皮肤表面上施加电场，使药物远离电场并渗透到目标组织中。这种局部给药方法能最大限度减少全身副作用，并且绕过肝的代谢[1]。离子电渗疗法是非创伤性的、无痛的治疗方法，并且能避免口服或注射药物所带来的潜在副作用和不良反应（如增加出血风险、静脉导管渗漏、给药泵故障等）。渗透作用可能在汗腺区或皮肤破裂区域明显加强。离子电渗疗法常用于过度劳损导致的外上髁炎和足底筋膜炎等疾病[3-4]。

经皮神经电刺激（transcutaneous electric nerve stimulation，TENS）也是一种通过电场直接影响疼痛传递的治疗方法。其缓解疼痛的机制可能包括调控痛觉经脊髓背角的门控机制，减少疼痛到大脑的传输，刺激内源性神经递质和阿片肽生成。皮神经纤维被表面电极发放的微电流刺激。刺激强度随电流类型、振幅、脉冲宽度、频率而变化。治疗的时限和每次治疗长度差别可以很大，一些刺激模式建议连续刺激治疗。高频低强度刺激模式较易耐受，能够产生即时镇痛作用，而低频高强度模式容易产生不适感，但镇痛作用持久。干扰波电流疗法（interferential current therapy，ICT）与经皮神经电刺激（TENS）相似，但运用了两种不同的高频脉冲，所以，这样的干扰波能产生一个低

频刺激。高频刺激比低频刺激更好地穿透皮肤，然而低频刺激能产生更持久的治疗效果[1,5]。

全面的康复计划概述

个体化的治疗方案旨在纠正软组织不灵活性，改善肌群力量减退、失平衡，提高耐力和肌力。创伤部位与其上下的关节紧密联系，称为"动态链"，该整体应包括在康复方案内。治疗方案还应该包括对患者进行康复姿势、躯体力学、本体感觉的教育。患者的康复活动应该在治疗师的监督指导下进行，以便出现问题时可以得到合理解决。

全面的康复计划包括急性期、恢复期和维持期等阶段（表 22-1）。在急性期，教育患者如何保护受伤的组织是很重要的。要对患者躯体力学和日常生活活动进行适当评估。由于过度制动可能导致肌肉的肌力、耐力、灵活性减弱，所以相对休息也很重要。可以多使用热/冷疗法控制症状和减轻肿胀。药物治疗则可以帮助减轻疼痛和消除炎症，有助于康复计划的进行。手法治疗技术也能通过早期控制受伤组织的活动来减轻疼痛。激活机械感受器有助于改善肌张力和疼痛。从急性期开始就可以进行功能锻炼。一旦急性炎症消退和疼痛缓解，就开始亚急性或恢复期治疗计划。恢复期阶段治疗目标包括在有限制的或不产生疼痛的基础上全面或适当恢复活动范围，恢复适当的肌力，改善躯体平衡和本体感觉。手法治疗主要通过改善软组织的延伸性，有助于胶原纤维在愈合和重塑过程中能够适当对齐。其方法主要包括按摩、筋膜组织拉伸、牵引和关节运动。筋膜松动术，是在肌筋膜层受到剪切力的位置施加压力，提高组织的弹性和活动度，并协助控制疼痛。关节运动可以改善特定关节或关节段的活动度。以上的治疗技术均对患者康复有帮助，但不能过分依赖，因为长期被动治疗患者会产生依赖而缺乏对治疗的主动性。

灵活性训练的目标是使身体达到恰当平衡，使患者能够处于一种最不疼痛而又最佳锻炼的自然姿势。在保持姿势的同时，训练从静态过渡到动态。保持中性姿势的难点在于对重力影响的调整，还有治疗师或仪器辅助的干预。以动作为中心的训练首先要把整个动作分解为多个部分。完成每个部分的训练后再重组起来进行整个动作训练。对特殊创伤患者，心血管训练应该坚持并随时调整。当其需要进行无负重活动时，可考虑进行水中训练。

表 22-1　全面的康复治疗方案

阶段	治疗重点
急性期	教育，相对休息，控制疼痛
恢复期	全面或适当地恢复活动范围，肌力，躯体平衡，本体感觉
维持期	恢复工作和进行特定动作的运动，有氧活动

最后的维持期康复计划，就是帮助患者恢复工作或者进行特定动作和在防止再次受伤的同时保持健身训练的计划。完成有关人体工程学、器材或适应性设备的教育，患者能够学会独立在家训练，并知道如何解决在最后阶段的康复期内可能遇到的问题。

治疗性训练

治疗性训练共有三种，包括柔韧性训练、肌力训练、有氧运动能力训练。肌肉骨骼疼痛和功能障碍的康复计划将涉及以上所有训练。针对特定工作或体育活动的相关生物力学和人体工程学知识的教育，也是个体化康复计划的重要部分。

当实施康复训练计划时，应该使用强制性需求特定适应（specific adaptation to imposed demand，SAID）原则。该原则指人体接受何种训练要求，都会对其产生特定的和可预期的适应。所以，要达到更强的肌肉强度，需要更强的力量训练。要达到更强的骨骼肌氧化能力，需要加强有氧训练。如果要加强结缔组织的灵活性，需要更多灵活性训练。

柔韧性训练

维持和恢复肌肉柔韧性及关节活动范围是康复治疗计划的一个重要环节。施加一个轻微力量可以使结缔组织拉伸，力量消失后可以使其恢复原来长度。当肌肉纤维被拉直时，需要施加更大的力量使其拉伸。此外，如果结缔组织被拉伸到一定长度并维持该长度，组织内的张力将会下降。结缔组织被拉伸并维持 30 s 时可取得最佳效果，此时患者应该只会感受到被牵拉的感觉而不会产生疼痛。牵拉运动前对该部位进行加热，有利于胶原纤维的拉长。快速或跳跃式牵拉运动能促进组织弹回，而静态牵拉则没有这种效果。当然，跳跃式牵拉运动也有过度负荷和创伤的风险。如果牵拉运动所施加的压力过大，患者的肌肉酸痛感会持续超过 24 h。肌腱和韧带修复过程中可由于过度牵拉而造成关节松弛。坚持进行适当牵拉运动，组织的柔韧性将在 1～2 个月内得到

改善。

肌肉力量训练

肌肉力量训练被广泛纳入到大多数康复治疗计划中。康复治疗师必须对功能解剖有一个全面认识，才能够使主动肌群和拮抗肌群之间取得适当平衡。训练中需要为每个患者的肌肉力量进行单独评估，以决定应用对抗阻力的大小。进行抗阻力训练的最初 2 周内观察到的肌肉力量改善与神经肌肉功能强化以及肌肉更有效的康复有关。后期的增强与肌束增粗和肌肉横切面积增大有关。轮流进行不同肌群强化训练，可达到最佳的训练效果。早期训练建议进行 1～3 组肌群强化训练，每组重复 8～12 次动作，每周进行 3～5 次训练。抗阻力训练力量每周不能提升超过 10%。如果训练没有进展，治疗师应评估训练技术和训练强度，同时也应考虑患者是否有神经源性的力量减弱。

有氧健身

患者康复期间必须保持心肺锻炼。如果因创伤或者功能障碍而禁止负重，那么就应该实行无负重的有氧运动。要提高有氧运动能力，必须强化肌肉的氧化代谢能力。耗氧量（VO_2）与训练强度成正比。最大耗氧量，即训练中达到的最高水平耗氧量，是评估有氧运动锻炼的最佳指标。训练强度是指训练的难度水平，通常用于反映训练的最大负荷量。有氧训练强度一般要能达到 40%～85% 最大耗氧量。每次训练时间通常持续超过 15 min，每周 3～6 次。当制订一个训练计划时，谨记训练水平如下降超过 1 周，有氧运动能力将会下降。对于体虚患者，强度、维持时间和频率等参数必须根据个人情况调整。通过 8～12 周训练，可以观察到患者最大摄氧量将会提高 10%～20%。如果没有观察到任何进展，可能原因是训练的频率、强度或者维持时间不足。

脊柱相关病变的特殊治疗干预

脊柱相关病变的治疗方法包括基于弯曲的治疗、稳定性训练、力学诊断和治疗（mechanical diagnosis and treatment，MDT）、神经动态功能治疗、各种手法治疗、软组织理疗以及上面提到的多种运动和治疗训练。其中，稳定性训练是最常用的康复技术，不仅强调强化肌肉力量，而且帮助受抑制的肌肉运动再学习。患者首先使用瑞士球和其他多维动态训练，对核心肌群进行等长和偏心的力量训练，最后逐渐过渡到特定

的工作和体育活动。稳定性训练可减少脊柱炎和椎体滑脱引起的腰痛复发[6]。稳定性训练可以防止非特异性慢性腰痛的复发和改善疼痛及脊柱功能，但不能减少急性腰痛的疼痛及残疾发生[7-8]。

维持正常活动被视为急性腰痛最好的治疗办法[9]。当急性腰痛缓解后，执行训练计划可以帮助减少和延迟复发[10]。

基于力学评估的更特殊的训练项目，可以增加训练治疗计划的特异性。MDT 或 "麦肯基（McKenzie）" 疗法是基于治疗师对疼痛诊断和治疗的引导，观察疼痛对于重复动作而缓解或变化的特点，也就是所谓的中心化症状，即疼痛由末端（手和足）转移到近端脊柱周围区域。大部分，但不是全部，有中心化表现的患者是因为进行了以伸展为基础的运动。其他患者的中心化症状可能会由脊柱侧弯或脊柱屈曲引起。这种治疗方法可能更适合急性椎间盘源性疼痛[11]。神经动力学治疗的依据是，受到刺激的神经结构或颈、腰、周围神经慢性牵张引起持续性疼痛和功能障碍。治疗着重于减轻神经周围组织（例如软组织、肌肉）张力从而减少神经结构牵拉，达到减轻疼痛的效果。

跨学科综合疼痛管理

在执行急性期、亚急性期、维持期康复计划期间无疗效进展的患者，可能需要一个以康复为基础的更全面多学科结合的功能恢复计划。患者可能存在持续的疼痛、生理和心理功能缺失。睡眠受到影响、情绪困扰（如抑郁、易怒、焦虑）、畏惧运动和再损伤、功能失调等因素均可阻碍治疗进展。在这些情况下，慢性疼痛的治疗不仅只专注于消除疾病的器质性病因，更要通过调整周围环境的应激和认知过程来减少功能障碍。行为干预，包括认知行为疗法、放松训练（如深呼吸、渐进式肌肉放松）和教育，是跨学科治疗计划的关键组成部分。

跨学科综合疼痛康复治疗一般涉及多种医疗服务人员，包括康复专科医师、物理治疗师、职业治疗师、娱乐治疗师、疼痛心理专家、生物反馈治疗师、护理人员和职业顾问。这种跨学科综合治疗方法很大程度上依赖于团队医疗服务人员之间的沟通协调服务，以患者在家和（或）工作场所中改善自身功能、培养独立能力和改善心理功能为最终目标（框 22-7）。一般训练计划可能持续 3～4 周，每天 7～8 h[12]。当完成康复计划时，鼓励患者继续利用疼痛管理技术，直到其恢复到既往运动、工作和社区功能适应水平。关于行为疗

框 22-7　跨学科疼痛治疗小组人员构成
物理治疗师/疼痛专科医师
护理教育者
疼痛学心理专家
理疗师
职业治疗师
职业顾问
生物反馈治疗师
娱乐治疗师

法治疗慢性腰痛的详细回顾分析表明，行为疗法确实是治疗慢性腰痛的有效方法[13-15]。系统性回顾分析证明了多学科和跨学科治疗慢性疼痛的有效性[16-18]。美国疼痛学会发表的关于慢性腰痛的最新指南支持跨学科综合治疗非特异性腰痛。并且，对于腰椎间盘突出行单节段椎板切除术的患者，跨学科综合治疗应该作为一种治疗选择[19]。

另外，早期药物介入应包括尝试用抗抑郁药物治疗抑郁情绪和助睡眠药物改善睡眠。小剂量三环类抗抑郁药或类似三环类抗抑郁药能够帮助增加大脑中 5-羟色胺水平和提高睡眠质量。不同种类的药物，如抗炎药物、抗癫痫药、肌松剂和阿片类药物（在谨慎选择的患者中）等都被用于针对性镇痛。

要点

- 疼痛处理是功能康复的第一步。功能改善与疼痛减轻并不总是同步。
- 物理治疗手段（超声、热敷袋等）可能对急性疼痛有好处。这些方法不宜长期使用。
- 对于各种疼痛疾病，锻炼疗法是一个有帮助的辅助治疗。锻炼疗法应该包括柔韧性训练、肌肉强化训练和有氧运动。
- 急性期、亚急性期、维持期无治疗进展的患者，有必要进行多学科和跨学科综合治疗。
- 治疗慢性疼痛可能要把治疗重点从消除器官疾病转移到通过改变环境因素和认知过程来减少功能障碍的方面。

参考文献

参考文献请参见本书所附光盘。

23 针灸疗法

Eric S. Hsu ☉ Christopher M. Criscuolo

魏星 译　张雪丰　王家双 审　Weidong Xu 校

针灸是传统中国医学（traditional Chinese medicine，TCM）的重要组成部分。针灸一词源自希腊文 *acus*（针）和 *punctura*（穿刺）。过去四十年，科学证据已经证明了针灸（acupuncture，AP）和电针刺激（electroacupuncture，EA）所引起的生理效应。针灸刺激包括针刺入引起的机械刺激和艾灸的热刺激。服药属内部疗法，相对来讲，作用于身体表面的针灸被认为是外部疗法。

历史和理论

针灸在中国可以追溯到 3000 年前。第一个记载针灸的医学文献是《黄帝内经》，由歧伯著于公元前 200 年左右。得益于《纽约时报》作家 James Reston 在 1971 年写的文章，针灸在西方世界已经众所周知。他记录了陪同尼克松总统访问中国时，在急诊阑尾切除术和围术期护理所接受的针灸治疗体验。

道家哲学为针灸提供了理论依据。"道"（路）于大约公元前 500 年由老子在《道德经》中所阐述，认为万物皆变化。道是万物之源，并通过两个对立的但保持平衡的力量：阴和阳，来发挥作用。阴是指黑暗、寒冷、休息、被动、内向、减少、湿和女性。阳是指光明、热、活跃、外向、增加、干燥和男性。人类处于由这两种力量与自然动态相互作用的矛盾之中。当阴阳失衡时，疾病就产生了。针灸通过提升器官系统内的阴阳能量来恢复平衡[1]。

气是传统针灸实行的根本。气是流经不同经络或通道的能量，这些经络或通道连接体内和外部环境。气有不同的类型，负责不同的功能，如与生俱来的元气，具有保护作用的卫气、滋养作用的营气。经络运转全身，每一条经络与一个器官系统相关联。有 12 对主要经络、2 条不成对经络和 8 条附加经络。气的运行障碍可能导致阴阳失衡，后者表现为疼痛或疾病。经络以穴位的形式出现在身体表面，此处经外部刺激可以调节气。

在传统中医药里，有六种致病的病理因素，包括：风、寒、暑、湿、燥和火。评估患者症状的四个步骤是：望、闻、问、切四诊。其目的是评估阴阳平衡，并洞察其他病症。症状分类有八个诊断原则，包括：阴阳、内外、寒热、虚实[2]。

操作方法

哪种针灸的入针方式最好或最有效，目前尚无共识。患者体位包括俯卧位和仰卧位，以便于治疗和舒适为准。侧卧和坐位亦可。以乙醇棉球擦拭皮肤，进针前绷紧皮肤以减少不适。管型引导可辅助进针。一般进针角度是垂直或倾斜的。脸部和胸部经常用到水平进针。

超过 361 个穴位沿经络分布。穴位是皮肤阻力小且能刺入以便刺激的部位。穴位通过经络、中文名和数字区分。穴位通过解剖标志来定位，如骨、肌肉和外部标志。寸是一个特定测量单位，用来根据特定的标志来定位穴位。寸是患者弯曲的中指指骨间关节皱褶之间的距离，或等长于患者拇指的宽度。

穴位的选择可以参照不同的针灸流派。敏感点或扳机点可作为局部穴位。远点根据所涉及的经络选择。针刺入通常伴随"得气"（获取气），得气被描述为进针点附近的酸胀、沉重、麻木感。如果提针时感到针被周围组织吸住或握住，说明取穴准确。一次性不锈钢针由针体和针柄组成。普通大小为 30～32G，长度在 20～125 mm 之间。针刺手法操作取决于气的虚实状态。针的刺激可以是手针也可以是电针。艾灸（一种中草药）或红外热灯可用于配合针刺治疗。患者需要避免剧烈活动，因为针灸开始会出现全身疲乏。

科学证据和针刺理论

在临床实践中有三大方面的证据来解释手针和电针对疼痛的调控机制[3]。

神经递质资料

由于针刺和应激诱导镇痛（stress-induced analgesia，SIA）的复杂关系，针刺的动物研究不能推导到人类。不同的应激暴露引起相应的不同镇痛作用。SIA 可以是自然界的非阿片物质或阿片物质（被阿片拮抗剂逆转或与吗啡交叉耐受）。Maier 和他的同事报告说，30 min 的间歇足底电击及 60～80 次尾部电击产生阿片物质 SIA，相反，3 min 的持续足部电击及 5～40 次尾部电击产生非阿片 SIA[4]。

Pomeranz 提出，针刺似乎可导致外周神经系统和中枢神经系统的内啡肽和单胺类神经递质释放。针刺激活肌肉内的感觉神经纤维，并向脊髓传递信号。这刺激中脑内的其他中枢和下丘脑-垂体轴，引起神经肽的释放。脊髓水平的脑啡肽和强啡肽释放，可能阻滞传入通路。中脑产生的脑啡肽可能刺激下行抑制系统，并释放单胺类神经递质 5-羟色胺和去甲肾上腺素。这些神经递质可能进一步阻断脊髓内的疼痛传导。下丘脑-垂体轴释放的 β-内啡肽可通过体循环和脑脊液流动来镇痛[5]。

韩济生证明了 2 Hz 的电针加速脑啡肽、β-内啡肽和内啡肽的释放；而 100 Hz 的电针选择性增加强啡肽的释放。这两种频率的复合刺激可引起全部四种阿片肽的释放，从而产生最大的治疗效应[6]。

Melzack 和 Wall 的疼痛闸门学说的流行，引领了经皮神经电刺激（transcutaneous electrical nerve stimulation，TENS）装置的开发。电刺激已经频繁应用到针灸的针刺激和相关技术中[7]。

神经影像资料

生物生理和影像技术的更新为针灸刺激后的系列变化提供了强大的评估。功能性 MRI（fMRI）是一种非侵入性技术，它通过探测大脑对于刺激反应产生的氧化和去氧化血红蛋白浓度的相对差异，并对其计算处理而形成图像信号。

合谷（LI4）和足三里（ST36）的功能性 MRI 研究表明，四肢系统在针灸效应中可能起重要作用。Fang 等进行了一项临床研究，10 名健康成人接受了太冲（LV3）、行间（LV2）、内庭（ST44）的手法针刺，且在左足背有一个假针刺作为对照。结果提供了更多的证据，表明针刺调控边缘皮质网络。Fang 和他的同事猜测，针刺通过一个内在的神经回路来调控镇痛、抗焦虑以及其他治疗效应。这个回路在以下大脑功能中发挥重要作用：疼痛的情感和认知、情绪的调节和整合、记忆处理、自主神经、内分泌、免疫、感觉运动功能[8]。

依据 TCM，为取得临床效应，针刺刺激诱发"得气"（一种独特的感觉）是必不可少的。42 名健康成人志愿者在 fMRI 检查时按照随机顺序行手法针刺。针刺和触觉刺激对照组最显著不同的是刺痛、酸胀痛、压力感和钝痛。Hui 和他的同事们提供了针刺得气反应特点的科学数据以及它们与神经纤维之间的联系[9]。

神经调节资料

基础和临床的研究表明针刺及手法刺激除了引起神经递质和内源性阿片物质释放外，还可引起 CNS 内的 c-fos 激活等系列活动[10]。

为了施加适当的针刺刺激，需要不同的运针手法。针刺手法有不同的操作方法，如旋转针或改变刺入角度。Kim 等设计了一个利用甲醛诱导的小白鼠痛感实验，旨在评估这些操作对穴位 ST36 的抗伤害感受效果。动物被分成 4 组并测量它们的疼痛水平，利用反转录-聚合酶链反应分析技术来研究一些疼痛基因的表达。运针抑制诸如 Fos、阿片类受体 1、速激肽 1、速激肽受体 1、μ-阿片受体和 5-羟色胺受体 2A。Kim 和他的同事们认为，运针通过抑制疼痛相关基因的转录来增强镇痛[11]。

适应证

针灸和相关的经皮神经调控治疗已被用于治疗急性和慢性疼痛。Wang 的团队[12]进行了严格的前瞻性随机对照试验（randomized controlled trial，RCT），结果表明，在短期治疗腰背痛（low back pain，LBP）、颈痛和膝关节骨性关节炎上，针灸和经皮刺激是有效的。然而，针灸短期治疗没有取得长久疗效。针灸对于牙痛、结肠镜检查痛以及围术期疼痛的效果不确定。此研究描述了针灸用于分娩的疗效仅出现在早期阶段。针灸对于手术后疼痛效果不确定，与针刺时机和意识水平有关[12]。

副作用、并发症和医疗许可

Witt 的团队[13]进行了一项有关针灸治疗膝或髋关节骨性关节炎痛、腰背痛、颈痛或头痛、过敏性鼻炎、哮喘或痛经的前瞻性研究。共计 229 230 名患者接受了平均每人 10 次的针灸治疗。报道 8.6% 的患者出现了至少一个不良反应，其中 2.2% 的患者需要治疗。常见不良反应有出血和血肿（6.1%）、疼痛（1.7%）以及自主神经症状（0.7%）。两例患者发生了气胸，最长的副作用持续了 180 天。基于伦理和法律方面的新的医疗知情同意书包括五方面：针刺和艾灸的介绍、针灸治疗的风险、可能增加风险的情况、医生的声明以及许可。Witt 的团队得出结论说，针灸是相对安全的治疗，新的知情同意书支持医患双方[13]。

White 总结了与针灸相关的重大不良事件的范围和发生频率[14]。最常见的是气胸和中枢神经系统损伤。超过 60% 的针灸相关感染为乙肝感染，其次最重要的针灸相关感染为耳廓针刺导致的外耳局部感染。有各种各样的突发事件如癫痫突发和严重到足以引起交通危险的嗜睡。有 12 例死亡的初步报道。据调查了一百多万例治疗的 12 个前瞻性研究报道，针灸的严重不良事件风险估计为每 10000 例治疗发生 0.05 例（0.0005%），每 10000 个患者发生 0.55 人（0.0055%）。White 得出结论说：针灸相关的严重事件风险低于传统药物。不良事件的范围广泛，而且一些诸如损伤和感染的不良事件可以预防[14]。

预防和相对禁忌证

因为针灸可导致潜在的早产，妊娠是相对禁忌证。易出血体质以及抗凝治疗可能导致出血和血肿形成。由于类固醇会削弱针灸的效应，如可能则治疗前应停止使用。由于针灸在饱餐和饮酒患者身上容易引起血管迷走神经症状，故不提倡针灸治疗前饱餐和饮酒。在给瘦弱患者行胸部针灸时务必谨慎。务必注意电针和起搏器之间的电磁场干扰。

临床资料

针灸的临床研究受到大量的限制，包括作用机制未完全明了、参与者难以实行盲法、模糊的研究方案、难以做到合适的对照，以及试验中使用标准化的治疗而现实中采取的是个体化原则。针灸最可能有效治疗腰痛、颈痛、紧张性头痛、偏头痛以及膝关节骨性关节炎患者。针对肩痛、纤维肌痛症、术后疼痛以及颞下颌关节痛的针灸治疗，可能有效但确切证据不足。尚未证明针灸可改善风湿性关节炎的疼痛[15]。

头痛

Linde 和同事们[16]用随机化的方法研究了全部观察期超过 8 周的随机试验，比较了仅用针灸干预的临床效应，对照组采用常规方法治疗急性头痛，或以假针灸或其他侵入性方法治疗发作性紧张型头痛和慢性紧张型头痛。有 11 项临床试验和 2317 名参与者符合研究标准。Linde 等得出结论，对于频繁的发作性或慢性紧张型头痛患者，针灸可能是一种有价值的非药物性疗法[16]。

Linde 等[17]也回顾了符合研究标准的包含 4419 名参与者的 22 项临床试验。在这些治疗偏头痛的临床试验中，相对于预防性药物治疗来讲，针灸的疗效略好且副作用更少。他们报道了一系列证据表明，针灸单独或联合常规治疗用于急性偏头痛发作，产生了更好的疗效。Linde 和他的同事们认为，用于偏头痛患者，针灸至少是和预防性药物治疗同样有效或更有效，并且副作用更少[17]。

Li 和他的团队[18]召集了 175 名偏头痛患者，将他们随机分为三组。无论是真针灸（意欲取得特定治疗效果的针刺）还是假针灸，在治疗后的第 4 h 都观察到了 VAS 评分从基线上的显著下降。无论是中国人还是西方人，在减少急性偏头痛不适上，真针灸比假针灸更有效。在缓解疼痛和预防偏头痛复发和加重上，真针灸是有效的[18]。

颈痛

Trinh 与其团队成员回顾分析了 10 项关于针灸治疗慢性颈部疼痛的研究试验，得出的结论是有中等证据表明，在短期随访中，针灸治疗与一些无效治疗、假针治疗和等待病患对照组相比，能更好缓解颈部疼痛。对于伴有神经根性症状的慢性颈部疾病，有中等证据表明，针灸治疗与等待病患对照相比更加有效。有限的证据表明针灸对比按摩要更有效[19]。

FU 等人的系统性回顾和 meta 分析研究总共回顾了 14 项研究。特别是，meta 分析基于短期疼痛减轻的结果发现，针灸组与对照组相比能更有效治疗颈部疼痛。针灸明显较假针灸治疗更有效地缓解疼痛。研究人员进行了一项定量 meta 分析，并确认针灸对治疗颈部疼痛的短期有效性和疗效[20]。

腰痛

Sherman 等人对一项由 638 个参与者进行的临床试验进行二次分析，这项实验旨在比较不同方式的常规针灸治疗中，哪些因素可以预报患者对于个性化、标准化或模拟针灸治疗有比较好的疗效反应。他们发现，腰痛患者如果有比较严重的腰部功能障碍，或者接受针灸治疗，及不使用阿片类止痛药等因素往往预示患者有比较好的治疗效果。他们没有发现任何证据显示某一亚型的腰痛患者进行针灸治疗有更好的反应。慢性腰痛和有严重功能障碍的患者有最大的短期治疗效果[21]。

Yuan 等人发表了一项包含 23 个临床试验（n＝6395）的系统性回顾分析，结果显示，有明显证据证明针灸治疗比不进行任何治疗更有效，但强证据证实真针灸和假针灸在短期疼痛缓解作用上无显著差异。强证据证明，针灸可作为非特异性腰痛的传统治疗之外一种有用的补充治疗手段。然而，针灸对比其他传统治疗方法的有效性仍需要进一步研究[22]。

Inoue 与其同事进行了一项随机对照试验，26 例腰痛患者被随机分配到针灸治疗组或局部注射治疗组。结果显示，局部注射和针灸治疗均能减轻疼痛，但针灸有更好的立即显效和持久有效作用。他们认为针灸可作为腰痛的一种有效治疗方法。针灸与局部注射疗法之间的效果差异可能归因于疼痛抑制机制的差异[23]。

传统经皮电刺激与类似针灸的经皮电刺激

低频刺激（4 Hz）可实现"得气"，而高频刺激时，为达到产生疼痛感觉所需的强度刺激可导致肌肉痉挛。对于传统的经皮电刺激，高频刺激（50～200 Hz），作用于门控机制的突触前抑制位点，但没有"得气"的效果，这是因为高频刺激所引起的肌肉痉挛阻止人们应用更高的强度去激活第Ⅲ类神经纤维而产生"得气"。类似针灸的经皮电刺激优于传统的经皮电刺激治疗，因为它能产生持久镇痛作用，所以不需要连续使用。采用类似针灸的经皮电刺激治疗慢性疼痛，每天（或每周 2 次）进行一个时长 30 min 的疗程就足够了[24]。

经皮神经电刺激

Hamza 等人[25]设计了一个随机对照试验，75 例患有慢性腰痛的自愿者接受经皮神经电刺激（percutaneous electrical nerve stimulation，PENS），研究目的是评估电刺激持续时间的差异对镇痛反应的影响。所有患者被随机分成 4 组序列，在为期 11 周的研究时间内，分别接受不同时间间隔（0、15、30 和 45 min）的 PENS 治疗。所有 PENS 治疗均采用 15 Hz 和 30 Hz 交替的频率连续进行 2 周，每周 3 次。与假治疗相比，分析健康状态评分表的结果显示，治疗间隔 15～45 min、每周 3 次、持续 2 周的电刺激能改善患者功能。Hamza 等人推荐 PENS 治疗的最佳电刺激持续时间是 30 min[25]。

Ghoname 和同事[26]比较 PENS 与 TENS、屈伸运动疗法对治疗腰痛的有效性。他们选择 29 名男性和 31 名女性继发于退变性椎间盘病的腰痛患者入组。其中

91％的患者指出，PENS 较其他治疗方式，能最有效地减轻腰痛症状。PENS 治疗能更有效地改善体力运动、睡眠质量和舒适状况等。Ghoname 等人指出，PENS 治疗腰痛较 TENS 或运动疗法能更有效地短期缓解疼痛和改善身体功能[26]。

骨性关节炎

骨性关节炎是引起疼痛和功能受限的一个主要疾病。很少有治疗能安全和有效地减轻疼痛和缓解症状。针灸已被推荐作为治疗骨性关节炎的一种有用的非药物治疗方法。Selfe 和 Taylor 总结了 10 项随机对照试验，涉及 1456 名参与者，并且提供证据表明，针灸或电针是治疗膝关节骨性关节炎所引起的疼痛和功能障碍的有效方法[27]。

Ahsin 等人[28]应用电针治疗膝关节骨性关节炎患者引起的慢性疼痛症状，比较治疗前和治疗 10 天后患者的血浆 β-内啡肽、皮质醇水平和疼痛强度自我评分。有 40 名原发性膝关节骨性关节炎患者被招募入一个单盲、假对照研究中。Ahsin 及其同事分析得出的结论是，电针（EA）治疗能改善疼痛、僵硬感和功能障碍症状。对临床具有重要意义的是 EA 治疗较假对照治疗而言，在改善疼痛的客观评价指标和压力/疼痛相关的生物标志物等方面表现出更大作用。Ahsin 等人的研究证明，针灸可引起血浆 β-内啡肽显著升高和血浆皮质醇降低的生理学变化，其作用明显超过安慰剂效应[28]。

Manheimer 及其同事[29]分析研究了 16 个临床研究，其中包括膝关节骨性关节炎（12 个）、髋关节骨性关节炎（3 个）和髋关节合并膝关节骨性关节炎（1 个），共涉及 3498 例患者。这些研究中，针灸疗法作为以锻炼为基础的理疗计划的一种辅助治疗手段，与单独进行锻炼计划相比，患者并不能从中得到更大的改善。研究人员得出的结论是，假对照试验的结果可显示出统计学意义上的益处，然而，这些益处是很小的，并且由于是不完全盲法，至少有部分效果可能由安慰剂效应产生。而等待队列对照研究结果显示出统计学上显著的和相关的益处，但可能是由于患者期望或者安慰剂效应所引起的[29]。

术后疼痛

Wu 和同事[30]招募 60 名接受椎管内麻醉下进行剖宫产手术的妇女，将其随机分配到对照组、针灸组和电针组。手术后，受试者分别接受针灸或电针行双侧取穴、"三阴交"取穴治疗和患者自控镇痛（patient-controlled analgesia，PCA）。记录患者第一次要求吗啡止痛时间、24 h 内 PCA 的追加频率及 PCA 所用剂量。结果显示，与对照组相比，针灸和电针组延迟要求吗啡止痛时间达到 10～11 min。第一个 24 h 内使用 PCA 的总剂量在针灸组和电针组中较对照组减少 30%，具有统计学意义。然而，针灸组和电针组之间没有显著性差异。Wu 等人的研究结果表明，应用针灸或电针治疗可以推迟剖宫产术后要求使用止痛药的时间和减少第一个 24 h 内 PCA 的剂量[30]。

肌筋膜痛和扳机点

Melzack 等人报道，扳机点和疼痛穴位在空间分布和相关疼痛形式这两个基础条件上是高度相关的，相关度达到 71%。这种密切的相关性表明，尽管扳机点和疼痛穴位是被独立发现的目标记点不同，但表现出相同现象和可能存在相同的神经机制[31]。Dorsher 在此基础上进一步研究，并证实在概念上比较扳机点和传统的疼痛穴位，两者临床相关度可达 95% 或者更高。虽然相隔 2000 多年，针灸疗法和传统肌筋膜痛疗法在临床治疗疼痛疾病上存在基本的相似性[32]。

Dorsher 检验肌筋膜牵涉痛的数据是否可以提供关于针灸经络的独立生理学证据。根据 12 个针灸系统解剖学的相应穴位，可以从之前经过验证的扳机点区域与传统穴位相应结构中细分出扳机点区域子集。所有这 12 个扳机点区域子集，它们概括的牵涉痛模式准确预测了针灸经络的分布，特别在四肢末端等位置。Dorsher 认为，肌筋膜牵涉痛数据能提供针灸经络的生理学证据[33]。

不同背景的针灸从业员

Kalauokalani 和同事[34]收集描述性数据来比较执业医生或非执业医生的针灸师。执业医生针灸师运用一种包括 French 能量针灸法和神经解剖学混合风格来定位针刺部位。相比之下，大多数非执业注册针灸师采用中医的方法。尽管两者的主要针灸风格不同，但对于腰痛疾病，执业和非执业针灸师之间的针刺选择有高度相关性。除了针灸针刺之外，执业针灸师也使用其他医疗方法，而非执业针灸师多采用各种中医疗法作为针灸的辅助手段。如今，需要进一步的研究来确定不同针灸资历和风格对腰痛治疗效果及成本效益的影响[34]。

未来方向：自美国国立卫生研究院共识声明以来的更新

美国国立卫生研究院（National Institutes of Health，NIH）组织于 1997 年组织专家会议来评估有用的文献。尽管要设计一些研究来评估针灸疗效仍然有一定的困难，在美国本土，针灸已经被广泛应用来治疗手术和化疗后相关的恶心、呕吐和牙痛。它在治疗头痛、腰痛、哮喘、痛经、纤维肌痛和肌筋膜痛等疾病方面有不错的效果[35]。

为纪念 1997 年美国国立卫生研究院举办的针灸学里程碑式会议，针灸研究协会（Acupuncture Research Association，ARA）在 2007 年 11 月举办一个国际性会议。来自 20 个国家超过 300 多名针灸研究者、从业者、学生、资助机构人员和卫生政策分析师与会参加。会议得出结论，即针灸作用机制集中在针灸针刺激神经系统、肌肉、结缔组织的作用。更多未来进行的反复验证、扩展以及融合非互相排斥的作用机制，可能会更加有助于对手法针灸和电针的理解[36]。

德国研究者的试验得出的结论表明，针灸治疗慢性疼痛是有效的，虽然精确地选定穴位可能仅发挥有限的作用。由于研究设计的缺陷，针灸的安慰剂效应方面仍然不确定。虽然与假治疗对照组疗效比较，针灸治疗膝关节骨性关节炎或者腰痛没有优势，但比等待队列对照和标准护理的疗效更好。针灸可在私人诊所中应用来有效治疗慢性癌痛。进一步建立令人信服的疗效，将会把针灸疗法整合到更全面的肿瘤学计划中，用来治疗癌痛急性发作[37]。

结论

尽管实际的不良反应发生率仍有待确定，针灸似乎引起的副作用或并发症发生率很低。虽然现有数据显示其有效的治疗效果，但针灸的疗效只是短暂的。针灸将继续在综合疼痛管理中发挥重要作用。由于当前大多数关于针灸的文献，从案例报告到不符合最佳设计标准的临床试验中充斥着轶事和偏见信息，目前极需探索针灸应用于急慢性疼痛管理的 RCT 研究。理想情况下，针灸疗法的转化研究是基于基础研究的进展。

要点

● 针灸和手法刺激引发一系列反应，包括内源性阿片类物质、单胺类神经递质（如 5-羟色胺和去甲肾上腺素）的释放，以及中枢神经系统中 c-fos 的表达和动物模型中潜在神经可塑性的逆转。

- 频率为 2 Hz 的电针治疗能促进脑啡肽、β-内啡肽和内吗啡肽的释放，而频率为 100 Hz 的电针治疗选择性地增加强啡肽的释放。
- PENS 和类似针灸的 TENS 可能潜在应用于急性和慢性疼痛处理。
- 当前关于针灸及相关技术的临床疗效在慢性疼痛处理中仅能提供短期效果。
- 腰痛、颈部痛、紧张性头痛、偏头痛和骨性关节炎患者最可能因应用针灸治疗而受益。
- 有前景但缺乏明确的数据支持针灸用于治疗肌筋膜痛、纤维肌痛、术后疼痛、牙痛、肩痛和颞颌关节痛。
- 针灸和相关技术可考虑用于治疗月经前期综合征、痛经、妊娠相关疾病和分娩早期。

- 没有足够的证据表明针灸在神经性疼痛、心理健康、胃肠功能紊乱和风湿性关节炎等方面的有效性。
- 恶心、面色苍白、头晕、晕厥均是针灸治疗的血管迷走神经反应引起。嗜睡和一般疲劳比较常见，尤其在治疗的开始阶段。
- 出血、血肿和进针不适可能出现在针灸的治疗过程。气胸是针灸疗法的一个严重并发症，需要警惕其发生和得到及时治疗。
- 当前没有关于针灸疗法的频率、数量和最佳持续时间的标准方法来判断疼痛治疗的成功与失败。

参考文献

参考文献请参见本书所附光盘。

24 慢性疼痛的心理干预治疗法

Stephen T. Wegener ❁ Jessica Wolfman ❁ Jennifer A. Haythornthwaite

吴秋韵 译　王家双 审　Weidong Xu 校

认知、情感和社会因素一直被认为能够影响疼痛的体验。Beecher[1]通过观察在二战中受伤的士兵们，注意到疼痛的个人定义对疼痛疾病是一个重要的决定因素。之后，Melzack 和 Wall[2]关于"闸门控制"疼痛理论的著作激起学者们更多的兴趣去研究多方位及主观要素对疼痛体验的影响。Fofdyce 及其同事[3]在其具有开创性的著作中详述了社会环境对个人疼痛行为表达方式的作用。这些具有数据支持的研究发展历程影响了国际疼痛协会对疼痛体验的定义，它将感知因素和情感因素均纳入到疼痛体验当中[4]。在有关心理因素对疼痛体验的作用中，Turk、Meichenbaum 和 Genest 在其具有影响力的著作中对这些文献进行了总结。该著作详述了认知行为介入法在慢性疼痛治疗中的运用[5]。

心理干预治疗法可被充分采纳作为治疗方法，是基于两个互补的研究。首先，早期关于疼痛的实验室研究证明了心理因素在决定疼痛强度报告和痛阈水平中的作用。其次，心理治疗文献论证了心理干预治疗法对患者功能和生活质量有多方面的积极影响。心理治疗对慢性疼痛患者有明显益处，尤其是患有焦虑状态和抑郁情绪这两种可影响疼痛体验的情绪状态。

本章提供了心理干预治疗法用于慢性疼痛治疗的概述，主要集中于已通过临床试验证实的干预治疗法。心理治疗的目标包括：①减少疼痛和疼痛有关的身心障碍；②治疗病态的情绪障碍，尤其是抑郁症；③提高对自我控制效能的感知；④增加健康行为，如适当的药物治疗、锻炼/活动、睡眠习惯；⑤处理疼痛相关的社会心理因素，如疼痛对家庭生活运转和工作期限的影响。本章提供了执业医师有循证依据的心理干预治疗法对慢性疼痛治疗的综述。专业训练对发展应用这些治疗方案的能力是必要的。

行为干预

习得性理论，应用操作性反射的原则（如奖罚的运用），为慢性疼痛患者的行为干预治疗提供理论基础[3]。对于急性疼痛，由于在环境和人际间的紧急情形下，患者未能顾及其疼痛体验，而慢性疼痛的长时间持续的特性，为患者提供了大量机会来巩固及加深其疼痛行为。许多应用于疼痛治疗的行为疗法都是来自于原本广泛用于焦虑状态、抑郁症和保健的治疗方案。

操作性的干预措施

在疼痛的一个操作性模型中，干预措施优先考虑的对象是患者的行为。这些行为可包括口头表达（如对疼痛的抱怨或要求药物治疗）、可作为疼痛指标的明显动作（如痛苦面容或跛行），或避免潜在可诱发疼痛的活动。这些可观察到的行为受操作性条件反射支配，这阐明特定行为是深受上述行为的结果影响。强化这些结果有增加病态行为在未来继续发作的可能性，而中性或惩罚性结果有减少病态行为发生的可能性。举个例子，当一个患者因疼痛产生痛苦面容时，其珍爱关心的人对此表示关心后，当只要珍爱的人在身边时，患者的疼痛面容会更频繁地出现。这种情况下，社会的关注以关心的形式强化了患者的痛苦面容。此外，疼痛可作为惩罚出现在活动中。如果个人的疼痛体验发生在站立、行走期间或之后，这可能会降低这些活动的频率。

操作性行为疗法的目标是减少习得性疼痛行为和用更多适应的行为来替换与病态有关的不良反应[3]。操作性行为疗法最理想的情况是发生在一个有机会控制疼痛行为的社会结果和塑造更多新的适应行为的环境。从历史上看，大多数操作性行为疗法适用于住院部病房里，这种级别的控制是可能的；然而，操作性行为疗法也可以被纳入门诊治疗中。把"需要时服用"的止痛药改为固定时间间隔服用，可以消除因服药而产生的疼痛缓解（即强化因素）与疼痛抱怨（即疼痛行为），从而使患者很大程度上忽略对疼痛的抱怨，从而有更多适应性行为，例如参与物理治疗和提高主动活动水平，是社会方面的反馈（即强化）。

步调和行为的活化作用是操作性行为疼痛处理计划的重要组成部分。当患者增加他们的活动程度而使疼痛达到恶化程度时，他们更有可能随时间的推移逐渐减少他们的活动。避免这种消极模式的操作性程序设计有三个组成部分：

1. 建立一个基准。一个特定目标行为是可识别的，例如坐在桌子旁边。建立一个通过测量患者在数天里坐在桌子旁而诱发背痛恶化时间量的基准，例如平均 30 min。

2. 偶发活动的开始。不应让患者坐到疼痛变得难以忍受后再停止，而应将最初的目标设定在原来基准水平的 70%～80%，如 20～24 min。患者开始坐不应超过 20 min，这样就避免了疼痛恶化的惩罚从而获得社会强化效果。

3. 活动度逐渐增加，通常每周增加不超过 5%。指导患者使用时间，而不是把疼痛作为停止活动的一个指示。数周时间之后，将可使患者舒适坐着的时间增加到 60 min，而不需要改变体位或站起来。

这个过程中逐渐增加的行为性质、频率或时间被称为"塑造"的行为。这种干预治疗的目标是在控制不良后果的同时增加适应性行为，其中包括消除任何惩罚（如疼痛）和引入强化（如成功的经验、社会的关注）。只要患者的另一半或家庭成员被教导行为塑造的原则，他们参与治疗是可取的。此外，让其他人（即家庭成员、朋友、看护人）涉及患者疼痛治疗中，可促进治疗效果的泛化，即从住院部环境的治疗效果可延续到家庭治疗中。

放松治疗措施

大量文献记载放松治疗的疗效，特别是在焦虑和缓解压力的领域。大多数放松方法是非定向放松，通常包含两个内容：首先，重复关注一个词、身体的感觉或肌肉活动性；其次，对一些与注意焦点无关的想法要持一个消极被动的态度[5-6]。常见的放松治疗方法包括系统地放松和拉紧特定的肌肉群（如渐进式肌肉放松法），专注于呼吸和加强膈肌呼吸及使用想象。疼痛的心理生理学模型，得到一些实证支持[7]，表明压力或疼痛导致肌张力的微小增加，可使有伤口的地方加剧疼痛。放松训练的首要目的是打破疼痛和肌张力相互作用的循环。专家小组[6]和大数据分析[8]总结了疼痛科使用这些技巧的实证，并支持和建议将放松技巧与生物学干预治疗广泛结合用于止痛治疗。

生物反馈疗法

生物反馈治疗法提供给患者与其个人详细信息有关的生理变化过程，而这些生理学变化通常是个人没有意识到的。通过详细的信息反馈，患者可以学会控制这些通常是无意识的过程。止痛治疗的生物反馈通常需要提供有关肌张力的反馈，经典方法为痛点或者是额部肌肉的肌电图结果，或有关皮肤温度的反馈，通常可使用连接到手指的热敏电阻。临床经验支持生物反馈治疗用于几个特定的疼痛情形比较有疗效，包括雷诺现象、紧张和偏头痛、外阴阴道炎、腰背痛。虽然生物反馈在疼痛医学领域中广泛使用，特别是结合放松训练，但临床上并没有证实生物反馈有超越放松治疗的效果，除了对头痛的治疗之外[6]。患者难以察觉生理变化所伴随的疼痛或压力，而生物反馈疗法也许可能通过帮助患者认识到这些变化而起到作用。而且，有些患者可能被生物反馈的技术本身所吸引，或把他们的疼痛经历概念化为物理变化，从而使这些患者更喜欢生物反馈治疗而非放松训练的方法。

认知行为治疗

有证明表示，认知和情感因素对疼痛经历的影响促进了认知行为理论（cognitive-behavioral theory，CBT）及其在慢性疼痛治疗领域中的应用[5]。这些干预措施通常包括行为模式成分，特别是放松训练和操作条件训练。然而，认知因素也是一个重点的方面，例如，对待疼痛的不良情绪和行为反应的态度和信念[9]。专家组[6]和大数据分析[8]已经发现有力证据支持认知行为干预对慢性疼痛治疗的用处。最有力的证据是治疗患者的腰背痛、风湿性关节炎、骨性关节炎的疼痛[10]。CBT 已被证明对以下几个方面有正面作用：疼痛强度、疼痛有关的干预治疗、与健康有关的生活质量以及慢性疼痛患者的抑郁症[8]。

应对技能训练

疼痛患者参与一定范围的疼痛和压力相关的应对反应。一些应对反应（如回避活动）和其增加的痛苦有关联，然而其他应对反应（如解决问题）[5]则与改善的情感和生理功能有关。特殊的应对技能对患者的慢性疼痛治疗有高度的适应性和有效性，通常还包括下面列出的一些策略，如特别放松和逐渐增加活动水平的"步伐调节"策略。应对技能训练的主要目标是增加疼痛作为可控经验的认知和减少不合适应对策略的使用。在这种方法中，重点是在技能发展和细化改进方面。在技能发展阶段，引进一项新技能给患者，并在疼痛恶化前的轻微发作周期里鼓励患者学会使用及改进这项新技巧。患者的技能随着时间的增加而更加熟练，结果是这项技能逐渐应用于越来越有挑战性的（即疼痛的）治疗中。类似方法开始应用于许多疼痛应对技巧，包括认知或行为注意分散法、放松法、活动水平的步伐调节法，及适量的社会支持。注意力集中在增加或减少疼痛的因素上，以这些因素指导疼痛应对技能的应用。

认知重建

认知重组着重于认知因素的作用，如态度、思想和信仰，这些因素决定着对疼痛的情绪和行为反应。这些干预治疗可对抗消极的自我暗示，比如小题大做（如"我再也不能忍受痛苦了"），以及用更多积极的暗示来替换消极暗示，这样可以减少负面影响，强调自我控制，并鼓励适应性应对（如"之前我也曾面对过这个挑战，这次我可以处理它"）。小题大做是一个特殊的疼痛不良反应，已被证明与抑郁和身心障碍有关[9]。在治疗过程中，患者常常被要求监控他们对疼痛的想法，或在有疼痛的情况下，识别消极的想法，并使其形成更精确、适合的想法来取代消极的。重点在于保持一个平衡的合适的想法，并不一定总是要正面的思想。这种自我监控过程可以通过对引起负面想法的潜在态度和信念进行更深入讨论来加以完善。

催眠疗法

催眠疗法是另一个用于疼痛治疗的手段，它关注疼痛的信念和态度，有助于对疼痛体验更多地掌控。疼痛科的催眠疗法通常始于集中注意力和放松的诱导。诱导后通常会特定地建议患者改变如何看待疼痛或体验疼痛[11]，治疗经常包括催眠后暗示，这些建议可在治疗过程中给患者带来直接的益处，如减少疼痛强度，并且这种效果可以持续到治疗结束，或者是当患者做某些具体行为例如深呼吸或者触摸痛点时可以体验到舒适感增加。治疗慢性疼痛患者的目标是教他们自我催眠，这样他们在疗程以外使用该技巧来减少疼痛和不适感。在慢性癌症疼痛中，催眠疗法已被广泛应用及研究，专家小组得出的结论是，使用催眠疗法可以减少由于恶性肿瘤产生的慢性疼痛[6]。也有数据支持催眠疗法在由肠易激综合征、下颌关节紊乱、紧张性头痛产生的疼痛中的疗效。总结分析表明，催眠疗法可以显著减少疼痛，其效果类似于上述的放松技巧。目前尚不清楚催眠治疗的疗效是否超越了上述放松等疗法所产生的类似疗效[11]。

自我管理和同伴支持

自我管理（self-management，SM）组群干预法，是建立在 CBT 原则的基础上，被广泛地应用于慢性疾病情形如疼痛、痛苦和功能障碍。自我管理的关键要素包括发展健康状况知识以及自我监控进程，获得相关技巧和问题解决方法[12]。SM 组群干预可改善许多情况，包括风湿性疾病[13]、纤维肌痛[14]、抑郁症[15]。因为 SM 干预往往是提供组群设置，他们把社会支持和同伴互动的措施融合，这些可能促进行为改变和维持治疗疗效。SM 干预措施由专业人士、外行人、同行提供。最近 SM 干预利用互联网和电信技术演示了患有慢性腰背痛的人改善了疼痛和健康困扰，以及减少了健康看护使用[16]。SM 组群干预措施的最佳概念是把它融入多学科疼痛治疗计划的一部分。

多学科治疗

与单一学科或单一模式治疗相比，有重要证据支持使用多学科方法，包括心理干预治疗，特别是当我们致力于改善情绪的长期疗效、日常功能、重返工作岗位、卫生服务的利用和生活质量提高等方面[10,17]。多学科方法的使用也许可能延长初次治疗疗效达数年[10]。而心理干预治疗是一个多学科止痛治疗的有机组成部分，它特别针对那些因自己的心理和行为特征而不能从别的治疗计划中获益的患者。患者是非常痛苦的，他们往往把疼痛看作是不可控制的，具有高度的负面生活事件，认为自己是残废以及没有准备好进行自我管理，这些都是引起治疗效果不佳的风险因素[18]。

对心理健康的关注是多学科疼痛治疗团队每个成员的责任，从疼痛患者到家庭成员，以及没有正式确定为心理精神健康服务提供者的临床医师都有责任。早期发现心理及精神问题和转诊是医生以及其他临床工作者的一个主要责任，他们可能在疼痛发生早期就遇到患者，因为有证据表明，心理问题的早期干预治疗可以提高疗效[19]。管理慢性疼痛患者的医生需要与对疼痛有专门知识的心理学家建立治疗关系。转诊到特定的提供者，连同对患者解释说明，将转诊患者安置到疼痛的生物心理社会模式内，以及说明心理学家如何有帮助，都有助于患者积极跟进后续治疗。

住院患者与门诊医疗

虽然有数据支持多学科治疗对慢性疼痛的效用[17]，但能够指导医生确定患者需要住院治疗的数据十分有限。决定进入住院诊疗计划是基于对患者本身及其周围环境情况的临床评估。住院慢性疼痛诊疗计划能够提高医疗方面的注意力，密切监测积极和消极健康行为，具有系统诊疗设置。入院接受治疗的准则大概适用于持续 6 个月或以上的非恶性疼痛，及以下情况：①需要解毒；②主要功能障碍；③需要密集和广泛的心理或行为疗法；④需要暂时从不利的家庭情况脱离，重新调整他们的生活远离疼痛；⑤没有接受常规治疗的患者。作为入院标准的一部分，医疗和心理评估应在门诊完成。

总结

经验证明一些心理干预疗法可减少各种慢性疼痛综合征患者的疼痛和痛苦。典型的疗程通常包括上述的许多行为和认知疗法，以及根据患者需要定制的特殊方法。这些干预治疗通常都是多学科疗法的其中一部分，与其他干预疗法（如药物治疗、物理治疗）协同作用。尽管大多数患有慢性疼痛的患者可能受益于心理干预疗法，但是对于某些类型的疼痛患者，例如处于高强度应激状态的、自认为他们的疼痛无法控制的、生活中有高度负面事件发生的、认为因疼痛致残的、自我管理程度低的以及有不规范使用药物的（增加剂量、滥用或不足量使用）患者人群——更可能需要心理干预治疗使疗效收益最大化。随着研究的发展，将会有越来越多符合患者特征的心理疼痛干预疗法出现。根据现有文献，某些疼痛（如头痛）也许是对特定的心理干预治疗如生物反馈高度敏感，这些方法应考虑作为医疗管理标准的一部分。对于那些不适合使用内科或者药物治疗（如慢性阿片类药物用于治疗药物滥用）的患者，心理治疗可被认为是必需的一线治疗选择。就现代疼痛理论和现有研究证据而言，心理干预治疗应该是慢性疼痛日常治疗的一部分，而不是作为最终的保留治疗手段。

参考文献

参考文献请参见本书所附光盘。

25　药物滥用疾病及脱瘾治疗

Steven A. Galati ● Michael R. Clark

王大寿　译　王家双　审　Weidong Xu　校

药物滥用与慢性疼痛

慢性疼痛患者的药物滥用性疾病发生率较普通人群明显升高[1]。过去 20 年，阿片类镇痛药物的处方量在慢性非恶性肿瘤疼痛患者中呈现增加的趋势[2-3]。在一项主要关于门诊患者的研究中，慢性非癌性疼痛的患者在 1 年内至少接受 6 个月阿片类处方的药，据报道接近 25％出现阿片类成瘾行为[4]。几乎 90％的患者在慢性疼痛专业门诊诊治时接受药物治疗，并且 70％的患者被开具阿片类镇痛药物[5]。在一个高质量研究的综合分析中，慢性疼痛患者药物依赖或成瘾发生率在 3％～19％[6-7]。另一个最近的综述发现，慢性非癌性相关疼痛的药物成瘾率在 0％～50％[8]。在一项研究中显示，慢性疼痛患者中明确的阿片类应用疾病发生率是普通人群的 4 倍（分别为 3.8％和 0.9％）。相反，两项研究发现接受美沙酮维持治疗的阿片类依赖患者中慢性疼痛发生率是 55.3％～61.3％[9-10]。

决定是否药物滥用性疾病，通常涉及慢性疼痛患者被开具阿片类药物伴有潜在滥用危险的评估问题[11]。有药物滥用疾病的患者在治疗非癌性疼痛时比其他个体更易开始接受和持续使用阿片类药物，阿片类药物应用的概率是没有药物滥用性疾病的 4 倍，阿片类依赖疾病的亚分支人群中阿片类药物应用概率更是非药物滥用性疾病的 7～8 倍。伴有药物滥用性疾病的这些群体更有可能接受较大剂量的阿片类药物，每天用药次数更多，更有服用Ⅱ类药物的倾向[12]。其他一些阿片类治疗的研究已经发现曾经有药物滥用史的患者更易出现问题[13]。患者不能准确地报告用药情况和报告不全使评估变得很复杂[14]。然而，在新发现的具有药物滥用性疾病的慢性疼痛患者中，滥用的药物常常包括医师开具的药物[15]。一项前瞻性的对慢性疼痛患者滥用阿片类处方的调查显示，有 91％的患者通过非法渠道购买阿片类处方[16]。

慢性疼痛患者伴随的精神疾病增加了治疗的复杂性。精神疾病可以加重躯体症状，与异常的药物行为和大量阿片类药物应用有关[17-19]。例如，慢性疾病引起的疼痛在患有重症抑郁症时被认为比较严重[20]。一项有关 6349 人的前瞻性试验显示，常见的精神类疾病，如抑郁、焦虑和药物滥用性疾病，在伴有慢性疼痛时被预测有开始和持续性使用阿片类药物的可能性[21]。

药物滥用性疾病的发生和原因与慢性疼痛的关系很难界定。在慢性疼痛起病的最初 5 年时间里，患者发展为新的药物滥用性疾病和额外躯体损伤的危险因素是逐渐增加的[22]。在伴有药物滥用或依赖史、儿童时期躯体和性虐待以及精神障碍的患者中，这种危险性较高[23]。慢性疼痛与脱瘾后长期药物使用有关。因此，治疗患者的慢性疼痛可改善他们长期的效果[24]。在一项慢性腰背痛患者的研究中，34％有药物滥用性疾病，然而，有 77％病例的滥用是在他们慢性疼痛出现前就存在[25]。药物滥用复发的机制还不清楚，并且可能涉及多种因素；然而，一段时期的疼痛通过服用药物缓解是通过操作性条件反射来强化未来药物应用并最终导致药物滥用的典型例子。患者的仔细监控对预防治疗慢性疼痛所致的这些并发症是必需的。研究显示，药物滥用的患者疼痛知觉和耐受是不正常的。对疼痛的高敏性和反射性强化了用药物缓解疼痛，提示慢性疼痛患者发展为药物滥用的不同机制。

药物滥用的患者慢性疼痛发生率很高，药物治疗不足的危险性也非常高[26]，因而出现了自我应用非法药物的自我治疗。几乎 1/4 患者需要住院治疗药物滥用，超过 1/3 用美沙酮维持治疗的患者报告有严重的慢性疼痛，几乎一半的住院患者和 2/3 美沙酮维持治疗的患者有疼痛的困扰[26]。在另一项美沙酮维持治疗的研究中，伴有疼痛的患者更有可能超剂量应用处方药与非处方药[9]。与没有慢性疼痛并接受美沙酮维持治疗的患者相比，有慢性疼痛的患者需使用较高剂量的美沙酮[9-10]。药物滥用和背痛的患者与没有疼痛的患者相比很少能完成药物滥用的治疗[27]。伦理学的原则如受益性、生活质量和自主权对慢性阿片类治疗能提供有效的指导，要充分认识到在控制危险的前提下达到疗效的合理化[28]。

慢性疼痛药物治疗的危险因素

阿片类药物

在慢性非恶性疼痛方面，随机对照试验显示阿片类药物在减少疼痛、疼痛相关性功能障碍、抑郁、失眠和躯体功能障碍方面是有效的[29]。慢性疼痛是戒毒后药物滥用的独立危险因素，因此治疗患者的疼痛可以改善远期的结果[24]。对神经病理性疼痛治疗的最近指南建议，阿片类药物是二线的治疗药物。在某种情形下可能被当作一线代表药物（如，急性神经病理性疼痛、用一线药物滴定期间和神经病理性疼痛暴发）[30]。许多专家认为使用起效慢和疗效长的阿片药物可以减少最初应用的欣快感和剂量之间的戒断综合征，缓释型口服药物和透皮贴的途径可以减少阿片类药物的用量。应该持续而非间断用药，剂量和剂量间隔保持恒定。阿片类依赖是通过药物作用和阿片受体间的相互作用介导的[31]。中脑边缘叶的多巴胺到伏核的投射在发展为精神依赖方面有主要的意义。相反，阿片类药物的躯体依赖可能归因于蓝斑的去甲肾上腺素能活动。

因此，由于对监管压力的害怕、药物的滥用和耐受的形成，用阿片类药物维持治疗非恶性肿瘤性慢性疼痛时仍存在着极大的争议，导致人们不情愿开具阿片类处方，结果，这些患者未能充分应用这类药物。尽管公众媒体各种形式大幅报道这些药物滥用，长效阿片类药物对非恶性肿瘤慢性疼痛综合征的处方开具仍然逐渐增加[32]。慢性疼痛的状况可能促进阿片类镇痛药耐受的发展[33]。镇痛药物的作用随时间而丧失的原因很多，并且我们应该对其病因学进行仔细的评估。这最有可能归因于疾病的进展或患者自身条件的其他变化如精神错乱的进展。虽然耐受确实存在和已有的几种机制可以解释耐药性，临床上这种情况很少存在[34-35]。在许多强效阿片类镇痛药中，如芬太尼，镇痛耐受的发生率是很低的，可能是因为这些药物更具有受体特异性，并且几乎不需要更多的受体产生镇痛效果。阿片类不同形式的副作用发生率各不相同，其中便秘最可能是持续的，可能是由于相关受体的差异。

已经有研究预测哪一类患者有可能对阿片类药物发展为滥用的风险。人群的因素不能确认。可能性较高的预测因素包括个体药物滥用的历史和酒精滥用[36-39]。自我报告显示渴求的行为可能是一个危险因素[40]。有趣的是一项研究显示，在疼痛评分和阿片滥用之间没有相关关系[38]。精神病患者的慢性疼痛对阿片滥用是一个危险因素[17-19]。一项前瞻试验显示有严重脊柱疾患的患者使用阿片类药物1年之后疗效较差[41]。

苯二氮䓬类

苯二氮䓬类如地西泮和氯硝西泮，对失眠和焦虑伴慢性疼痛是最普通的处方药，但没有研究显示对这些症状有好处[42-43]。仅有一些少量的慢性疼痛疾病显示苯二氮䓬类有好处，如三叉神经痛、紧张性头痛和颞颌关节症[44]。氯硝西泮已有报道对幻肢暴发型疼痛有长期的缓解作用[45]。一项最近的研究没有发现苯二氮䓬类能改善脊髓损伤的强直状态，也没有发现苯巴比妥的有效止痛作用[46-47]。苯二氮䓬类已经被用于慢性疼痛患者服用镇静/催眠药的脱瘾治疗，并且使戒断症状最小化方面优于巴比妥类[48]。在脱毒期间有较高水平的戒断综合征预示将来很可能需重新使用苯二氮䓬类药物[49]。

神经心理试验和脑电图异常表明苯二氮䓬类也能导致认知障碍[50-51]。伴有慢性疼痛的患者使用苯二氮䓬类（而不是阿片类）可引起以下副作用：活动水平下降、看医生次数增加、家庭不稳定性增加、抑郁和更多的病假天数[52]。苯二氮䓬类复合阿片类药物可以产生多种额外的问题。美沙酮相关的死亡率中，75％的死亡与混合用药有关，其中74％使用苯二氮䓬[53-54]。苯二氮䓬类与疼痛的加重和影响阿片类镇痛效果有关，这是由五羟色胺系统介导的[55-57]。苯二氮䓬也增加对阿片类药物的耐受性[58]。

药物滥用性疾病的诊断

美国精神病协会的《精神障碍诊断与统计手册》第4版定义药物滥用与药物依赖都是药物使用适应不良的模式，并带来临床意义上的负面影响或心理折磨。药物滥用必须伴随下列任何情况之一：人际关系问题、法律问题、不能担负应该担负的职责和明知危险的情况下仍然重复使用药物。药物依赖是与药物滥用有区别的，而不仅仅是更严重而已。药物依赖的特征为：药物耐受，戒断症状，大剂量药物的应用或超长期应用，持续对药物的渴望或不能减少或控制药物的使用，尽管知道这种药物导致或加重身心疾患仍然花大量的时间去获得药物的行为，因为药物滥用而放弃或减少参加重要的活动，而且尽管知道药物带来的心理和身体上的副作用但仍然持续应用药物。对药物依赖和药物滥用做出明确不同的诊断是非常重要的，因为药物依赖的诊断预示更严重的医学后遗症、更差的治疗效果、更高的复发率和更糟糕的整体预后。

最近人们试图努力制订一个跨学科的诊断标准，并对药物使用和药物滥用所致的行为问题进行定义（表 25-1）[59]。对慢性疼痛并有药物滥用性疾病患者的核心标准包括：药物应用控制力的丧失，已经有良好的镇痛效果和发生药物应用后相关的副作用仍过度用药[60]。处方药使用调查问卷（Prescription Drug Use Questionnaire）是药物成瘾存在最好的预测，以一个药物成瘾患者所存在的药物应用问题为例，其项目包括：①患者相信他们已成瘾；②逐渐增加止痛药的剂量和频率；③有自己喜好的用药方式或给药途径。伴有慢性疼痛的药物成瘾的诊断必须提示某种药物获取行为，这种行为干扰了其正常生活。阿片的获取可能不是一个问题，因为医师已经给他们开具了处方。然而，如果药物成瘾存在，患者可能害怕药物获取将可能被限制，并且因此试图掩盖其药物应用中的问题。适应不良行为的存在对于诊断药物成瘾是很关键的，因为药物依赖和耐受应该被认为是一种正常的生理现象。

阿片类药物治疗的目标是在没有副作用情况下，增加功能和阿片止痛效果，而不是回避高剂量的药物[32]。

对患者不恰当使用药物的评估应该是全面彻底的，并且应该包括疼痛综合征的评估，以及其疾病情况、药物应用模式、社会和家庭因素、患者和家庭的药物滥用史和精神疾病史的评估。依赖于药物提供疼痛的缓解，能导致大量刻板的患者行为，这些行为经常被误认为药物滥用。持续的疼痛能增加对阿片类药物的关注。即使没有成瘾，患者仍可能采取额外的措施去确保获取足够药物和较大药物供应。还可能频繁地要求高剂量的药物或从其他途径去寻找药物。患者害怕如果他们的药物用完后疼痛再发或出现戒断综合征。药物寻找行为可能是焦虑的结果，患者试图维持目前的疼痛控制水平。在这种情形下，患者的行为被定义为假性成瘾，这种成瘾来源于治疗依赖和现存或潜在的治疗不足而不是成瘾[61-62]。一旦开具足够的阿片类治疗药物，这些行为就能消失。

在伴有药物成瘾高危险因素的患者，预防开始使用合约澄清阿片治疗所适合的情形。合约首先是强调单个医师负责处方，并进一步说明哪些情形将不再适合继续阿片治疗。在合适的环境下，阿片类药物的合约试图通过与患者分享信息和通过医患双方一起设计并同意的治疗计划（这些计划包括说明异常行为的后果，并把家庭医师、患者以及疼痛专家整合达成三边协议）来提高患者用药的规范化[63-64]。当发现患者不能按指导用药时，则应该明确与患者讨论小数量处方、随机药片计数、不再弥补所遗失的药物等规定，并严格执行这个规定。额外的信息如尿液毒理试验、与他的伙伴和家庭成员访谈、处方监测系统的数据和医疗记录都有助于检测患者的药物滥用疾病[65]。否认非法应用药物而尿液又被查出非法药物的患者，更多可能是较年轻的人，或正享受工伤补偿和有多种药物滥用史的人。

任何异常药物相关行为应该被迅速评估药物成瘾的可能性。在因慢性疼痛服用阿片药物的患者中，即使怀疑有药物滥用疾病，偷盗处方和编造处方的情况也不常见[66]。与成瘾有关的异常行为还包括：卖药物，丢处方，静脉途径给口服药，同时合并酒精滥用和非法药品，反复违反药物使用规范，在家庭、社会或职业中不能胜任其角色。如果家庭成员和朋友对患者的药物应用方式有疑问，或患者有药物中毒的表现，或患者不能胜任其职责，都提示有必要对患者进行深层次的评估。任何不情愿去讨论药物成瘾的可能性或在慢性阿片治疗中变化的信号，都需要引发对于患者的担忧和可能的异常行为，包括药物误用的关注和讨论。

慢性疼痛伴药物滥用的治疗

总的来说，正在发生的药物滥用性疾病是慢性阿片类药物治疗的一个禁忌证。然而，如果临床的好处高于估计的风险，用阿片类药物治疗并非不能获得完

表 25-1　美国药物滥用协会批准的定义

滥用	有害地应用对精神行为有特殊影响的药物
成瘾	持续地应用影响精神行为的药物，而不论躯体、心理或社会的危害
误用	任何一种与已接受的医学实践不同的处方药物应用
躯体依赖	躯体对特定精神活性药物产生依赖的一种适应性状态，其特征为停药期间出现戒断综合征，并可被重新服用而部分或完全缓解
心理依赖	一种需要对特定精神活性药物依赖的主观感觉，不论是因为其积极作用，还是为避免停药产生的不良作用

全的成功。对这类有药物滥用倾向的慢性疼痛患者进行治疗，将需医生做出更多的努力和承受更多的挫折。一个有治疗目标的严格治疗构架，记录治疗进展的阶段性标志和对不能遵守治疗规则的应急处理措施，都需要与患者明确讨论，并得到患者和所有医护人员的同意。对这些患者的第一步是接受药物滥用问题的存在，下一步对临床医师来说停止患者的药物滥用行为。然后，对持续存在的问题必须评估和处理，这些治疗措施包括治疗其他的身体疾病和精神疾病，管理好个性的脆弱性，应对不同情形的挑战和生活压力，并且提供支持和理解，最后，不良的服药习惯必须彻底清除。

患者应该积极地参与到药物滥用的治疗项目中，在该治疗中处方药的服用将得到加强，而任何引发不合理用药的原因将得到检查。复发是很普遍的，并且对药物成瘾的患者即使已经停止服用阿片类药物也需要持续监测。传统的门诊患者药物治疗或 12 步计划能为康复提供支持。复发的预防应该依赖家庭成员或发起人在更糟糕的恶化发生前帮助患者获得迅速的关注。如复发被检测到，引起复发的诱因应该被检查，而且应该马上采取措施避免下一次复发。虽然药物滥用是不被接受的，但对于慢性疼痛患者来讲，完全禁用也不总是最合适或最优化的治疗。功能的恢复应该是最主要的治疗目标，并且可以通过明智和合适的药物应用而得到提高[67]。

长效阿片类药物治疗

长效阿片类药物的治疗一直饱受争议，而一些负面结果则使问题变得更复杂[68-69]。临床试验一直没有得出明确的结论，尽管一个大数据分析显示，长效阿片与萘普生和去甲替林相比，可以改善疼痛，但是在功能上没有任何改善[70-71]。对患者的总体评估应该包括：药物滥用史、所合并的精神疾病和异常药物相关行为。只有这些潜在因素（危险）能被最小化或得到治疗，慢性阿片类治疗才能被考虑[32]。虽然成瘾危险存在于所有患者中，一个最近的综述和 meta 分析显示，仅有非常小比例的患者（0.05%），在以前没有药物滥用史的情况下，在用长效阿片类药物治疗后发生成瘾[71]。密切的监测和随机的药物检测可以看作对这类人群药物滥用的一个有效制止手段[6]。尽管如此，每个患者在开始长效阿片类药物治疗时仍需要一个仔细的风险-获益评估。

为什么脱瘾是必需的？

脱瘾并不意味着一个患者已经被诊断为有药物滥用性疾病，如成瘾、滥用、药物误用。脱瘾仅仅是一个治疗过程，即以安全而有效的方式把一个人从对某种特定药物的心理依赖中拉出来。虽然药物成瘾患者为了开始药物的康复治疗可能需要脱瘾，但还有许多原因使得患者必须接受脱瘾治疗。因为长期治疗将导致生理依赖，终止或大剂量的减少用药需要一个逐渐减量的过程。在慢性非恶性疼痛治疗方面，一个药物治疗的临床疗效试验评估（如阿片类）可能得到一个结论，那就是风险-收益比不再可接受（表 25-2）。对阿片类和苯二氮䓬类依赖的患者，一个仔细计划和监测的脱瘾将避免戒断综合征。

阿片类脱瘾

虽然实验证据显示阿片依赖能在用药 7 天内显现，但对于多数患者而言除非他们持续服用阿片类药物至少数周才可能有戒断症状出现。伴有阿片生理依赖史的患者，阿片类或任何一种药物的戒断都更可能在经过短期治疗后出现阿片类戒断症状。不管每天的总剂量是多少，一旦生理依赖现象形成，突然中断阿片类药物的使用将会导致急性戒断症状，甚至剂量上的减少都能引起轻微的戒断症状。患者如果用药时间不定，则很可能经历间断性的戒断症状。即使是在一夜中患者服用短半衰期的阿片类药所产生的一个较长的时间间隙也可能引发戒断症状。疼痛的加剧或短暂的戒断综合征又通过服药缓解是引起脱瘾失败的普遍因素。有这些经历的患者将需要更长的时间逐渐减量和更多的支持去克服这些条件下的习惯。

成功阿片类脱瘾的首要因素是药物剂量的逐渐减

表 25-2　戒毒的指征

不能耐受的副作用
没有足够的反应或益处
异常的药物相关行为
没有依从性
对药物应用失去控制
尽管有不良后果仍持续应用
合并难治性精神疾病
功能未改善或不能胜任职责

少，阿片戒断总体上是不危险的，除非患者有增加交感症状的危险因素（如增加颅内压或不稳定心绞痛）。然而，阿片戒断对患者是非常不舒适和痛苦的。因为疼痛反跳的现象，伴有疼痛的患者在阿片戒断期间的情形尤其糟糕。即使阿片镇痛药应用不足也能引发疼痛加剧。虽然患者不可能完全避免不舒适，但脱瘾的目标是尽可能改善戒断症状，这在临床上也是可行的。在脱瘾开始前向患者解释治疗计划非常关键，尤其是患者应该知道疼痛会变糟糕，应该有短期关注的具体目标，如改善戒断综合征、增加功能以及戒断治疗后可替代的镇痛方法等。所计划的减量过程时间长短是平衡考虑所能接受的戒断症状的严重程度（减量越快则戒断症状越严重）和戒断症状的持续时间（减量越快则戒断症状的持续时间越短）之后的结果。

设定

　　住院患者的环境可提供更多密集的监测、监督和其他支持，可较为快速地脱瘾。对住院脱瘾的适应证包括门诊患者脱瘾失败、药物不稳定患者、合并有精神疾病、不可信任或不依从患者，及合并有多个药物滥用或违禁药物使用需积极脱瘾的患者。阿片类脱瘾可在门诊环境进行并能获得成功。门诊患者脱瘾应该设定仔细的支持和监控系统计划。计划准备不仅应该考虑患者的不舒适，而且还应该考虑暂时的情感不稳定和功能的减退。补充计划还包括提醒家庭成员和工作监督者，计划内容包括减少工作强度甚至给予一段时间的休假或病假。广泛的支持以及频繁的监控可增加脱瘾成功的可能性。

　　已经有报道表明，较高成功率出现在有好的治疗关系或有正规治疗计划的患者中（这包括使用长半衰期阿片类药物的患者要稳定一段时间，然后进入下一阶段为期数月的逐渐减量治疗）。门诊随诊要至少每周一次，但每天联系这些患者对于确保成功益处很大。与患者的联系并非一定要有医师参与，电话联系也可行。护理人员随诊并记录主要生命体征，并且评估戒断症状的严重性，可对患者带来巨大的帮助。这些应该包括允许患者表达不舒适和沮丧，然后仍然集中于关注治疗计划和患者的治疗进展上。正规的症状和体征一览表，如主观阿片戒断评分（SOWS）和客观阿片戒断评分（OOWS），可提供一段时间内患者戒断症状的客观评分以及患者的情况记录[72]（表25-3）。这样对治疗计划的调整会基于几个信息来源而不仅仅靠患者的主诉。

表 25-3　阿片戒断评定量表

客观阿片戒断评分（OOWS）

在 10 min 观察期间对出现的每一个征象评 1 分
——哈欠（在每次观察期间≥1 次）
——流涕（在每次观察期间抽鼻 3 次以上）
——汗毛竖立（鸡皮疙瘩：观察患者的上肢）
——流汗
——流泪
——瞳孔散大
——震颤（手部）
——冷热交替（对热颤抖或缩成一团）
——烦躁不安（频繁变动位置）
——呕吐
——肌肉抽搐
——腹部痉挛（抱住胃部）
——焦虑（从轻微的烦躁到严重的发抖或恐慌）
总分____（最严重＝13 分）

主观阿片戒断评分（SOWS）

患者宣称的每种症状应该评 0～4 分："0"根本没有，1 分＝一点点，2 分＝中度，3 分＝有点严重，4 分＝非常重
——我感到焦虑
——我感到喜欢打哈欠
——我正在流汗
——我的眼睛正在流泪
——我正在流鼻涕
——我起鸡皮疙瘩
——我正在颤抖
——我在发热
——我在发冷
——我的骨骼和肌肉痛
——我感到烦躁
——我感到恶心
——我感到喜欢呕吐
——我的肌肉在抽搐
——我有胃痉挛
——我现在想服药（具体阿片名）
总分____（最严重为 64 分）

药剂

　　脱瘾的主要原则是治疗药品不应该像开"食谱"一样给一个大处方，而是先通过对患者评估和评估后的剂量递减来进行。最简单的策略是对患者目前应用的药物缓慢递减。这可能是一个短半衰期的药品，但其好处是患者对该药已经熟悉，不用对许多方面都充满焦虑，并且避免了不完善的剂量计算和不完全交叉耐受。短半衰期药品的药代动力学缺点，就是很难有一个平顺的递减过程。随给药间隔逐渐加大，血清水平也将波动。患者通常的经验是在 4～8 h 减少剂量就有轻微的戒断症状。在用短效阿片类药后严重戒断症状的高峰通常在8～36 h，然而，也可能晚于 72 h。当用这些药的时候，一些规程

表 25-4　短半衰期阿片类药物缓慢减量

决定患者阿片类药物每天的用药总量

用每 4~6 h（共 48 h）的等剂量药物，并采取固定的时间间隔

增加处方剂量直到患者在 48 h 内没有阿片类戒断症状

减少每个剂量的数量而不是延长两次剂量之间的间期

每 3~7d 减少每天总量的 10%

缓慢减量可通过以下措施完成：①增加给定总剂量的给药天数；②减低某一次单剂量的数量，保持其余剂量不变；③只有在达到最小剂量时才开始增加两个剂量之间的时间间隔。

可以把严重戒断症状出现的风险降到最低（表 25-4）。

　　更可取的药理学策略是去选择一个长半衰期的纯阿片激动剂如美沙酮、缓释吗啡或羟考酮和芬太尼透皮贴剂（表 25-5）。这些策略的主要好处是更好维持阿片类药物的血清水平，并且在剂量之间很少有机会出现短暂的戒断。用长半衰期的药物，戒断症状的出现应该在 12~24 h，虽然 24~48 h 也是经常被报道的时间。戒断症状出现的峰值经常在 36~96 h，但也可能发生在 1 周以后。替代药物常与原先的药物不一样，可能需要一些开始阶段的滴定调整去达到等效量。常先给一个初始的药物试验剂量，再根据患者的反应去决定整体的剂量需求。从短效到长效阿片类药物的转换中可能会发现这是一个有效的镇痛策略。副作用、间断的戒断症状和疼痛反跳可能都在戒断过程中得到改善，从而无需再脱瘾。等效镇痛表仅仅应该作为一个总体的指南来评估等效阿片剂量。当应用任何一个表格时应该进行临床判断和考虑个体患者的特征，因为等效表格之间也存在剂量上的差异[73]。

　　第三个脱瘾策略用部分激动剂/阿片拮抗剂，这类药物中普遍使用的是丁丙诺啡或丁丙诺啡-纳洛酮复合物（称 suboxone）（表 25-6）。丁丙诺啡-纳洛酮复合物比例是 4:1。加纳洛酮的目的是预防药物的滥用，尤其是以静脉方式给药时[74]。部分激动剂/拮抗剂的使用

表 25-5　长半衰期阿片类药物缓慢减量

决定患者每天服用药物的处方总剂量

通过转换估计长半衰期阿片类药物每天的总等效剂量

用每 6~8 h（共 48 h）的等剂量药物，采用固定的时间间隔

增加长半衰期阿片类药物的处方剂量，直到患者没有戒断症状 3~5d

缓慢减小每剂的剂量，直到患者能够耐受每 8~12 h 的给药间隔

每 3~7d 减少每天总剂量的约 10%

增加给定总剂量的给药天数，以减慢减药过程

表 25-6　丁丙诺啡缓慢减量

给予初始剂量 0.1 mg（SQ/IM）或 1 mg（SL）作为急性戒断综合征处方的试验剂量

决定患者服用全天处方药的总药物剂量

评价丁丙诺啡每天总的等效剂量（0.2 mg SQ/IM = 吗啡 10 mg PO）

采取每 8~12 h 的等剂量为一个固定时间段

滴定剂量直到患者没有戒断症状 24~72 h

缓慢减小剂量和时间间隔至 0.1 mg SQ/IM 或 1.0 mg PO QD

当患者没有或能耐受戒断症状时，取消给药

可减少戒断症状的严重性，引起较少的加强药物作用，其结果使得这种缓慢减量的脱瘾方案更容易实施和更容易成功。这样也很少有呼吸抑制的风险，这种风险是用纯激动剂替代品高估剂量等效的结果。当用部分激动药/拮抗药如丁丙诺啡，在监督下先用小剂量试验是非常重要的，因为有很少的患者继发于部分拮抗剂效应出现戒断症状。如果患者耐受这个测试剂量，然后才能进一步使用剂量等效的替代药物。丁丙诺啡-纳洛酮对门诊和住院脱瘾都是有效的，并且与可乐定脱瘾相比，效果更佳[74-79]。但与美沙酮相比时，没有证据支持丁丙诺啡有更优越的脱瘾效果[80]。事实上，一个 Cochrane 系统综述没有发现在任何脱瘾药之间有不同[81]。然而，最近一个颇有深度的综述建议，丁丙诺啡仍可能是最有效的脱瘾治疗药物[78]。丁丙诺啡与纳洛酮的复合物已经显示出其安全性和良好的耐受性[74-79]。

辅助治疗药物

　　几种非阿片类药物是最普遍用来作为辅助治疗药物去缓解额外的戒断症状（表 25-7）。可乐定是一种 α_2 肾上腺素能激动剂，它可以缓解肾上腺素活动，是最普遍被开具处方的药物。可乐定能帮助缓解阿片类戒断的自主神经症状，如恶心、痛性痉挛、出汗、心动过

表 25-7　对阿片戒断症状的辅助治疗药物

症状	药物类型	药物
腹泻	铋剂	碱式水杨酸铋（Pepto-Bismol）
流涕	抗组胺药	苯海拉明、氯雷他定
肌肉疼痛	肌肉松弛药	美索尼莫
腹部痉挛	抗胆碱能类药	双环维林
失眠	抗组胺药	苯海拉明
	抗抑郁药	曲唑酮、多塞平

速和高血压，这些自主神经症状源于在戒断综合征期间失去阿片类对蓝斑的抑制作用[82]。其他辅助治疗药包括非甾体抗炎药治疗肌痛，碱式水杨酸铋口服液（Pepto-Bismol）治疗腹泻，双环维林治疗腹部痉挛，及抗组胺药治疗失眠和烦躁不安。

时间表

除非患者含有危险的异常药物服用行为，否则人们通常并不急于缩短阿片脱瘾的时间。已经服用阿片类药物越长的患者，他们去戒断就越困难，这个缓慢减量将需更多的时间才能完成。增加缓慢减量的困难和时间的其他因素包括医学合并症和复杂性、老龄人、女性和同时服用多种药物的人。在缓慢减量的最后阶段，脱瘾是最困难的，并且在这段时间阿片类药物剂量需要更缓慢地逐渐减少，这种情况应该要预先想到。如果逐渐减量变得太复杂，则脱瘾的时间表可以延长，如降低减少剂量幅度，或延长每次减少剂量的时间间隔。只要患者正在显示不断的进步，没有理由不去延长阿片逐渐减量的时间，可以超过数周或甚至数月。脱瘾的进步可以显示为简单地遵循逐渐减量指导，没有服用其他的违禁药物，改善的阿片副作用和维持患者的功能活动。

随访

戒断过程并没有随阿片类药物的减量完成而结束。患者仍可能有挥之不去的数周亚急性戒断症状，极少的情况甚至能持续数月。失眠和疼痛反弹是最常见的症状。在逐渐减量后，伴有异常服用行为的患者持续需要增加监测水平和监督，因为在他们治疗过程中复发的危险因素是高的。没有药物滥用历史和异常服药行为的患者不需要特殊的药物滥用治疗。这些患者应该被确定他们没有药物滥用或药物依赖。然而，任何一个通过诊断药物滥用或药物成瘾的脱瘾参与者都应该进行长久的评价和治疗，推荐去看一个药物滥用专家经常是成功的第一步。而且，积极的全过程参与成瘾治疗应该成为继续其疼痛治疗的条件。对于这类患者，为预防其复发则需要制订一个长时间的门诊患者药物滥用康复计划。

苯二氮䓬类脱瘾

苯二氮䓬类减量脱瘾技术遵循阿片类脱瘾的相同原则[83]。如果患者仅是间断地应用苯二氮䓬类药物，这种情况通常不需要逐渐减量。然而，如果苯二氮䓬类应用持续大于 2 周应该需要逐渐减量过程，避免轻微戒

断的不愉快经历和非预期的主要戒断风险。每天应用的总剂量越高和应用的时间越长，则突然停药所引起明显或潜在的戒断症状的风险就越高，苯二氮䓬类戒断症状的普遍特点与阿片戒断的特点相似，如过度觉醒和交感系统的高度兴奋状态。然而，苯二氮䓬类戒断也有其特殊症状，其特殊症状更像酒精戒断症状（表25-8）。相似地，苯二氮䓬类戒断比阿片类戒断有更多的危险，如潜在的癫痫发作、幻觉、高热和震颤性谵妄。像酒精戒断一样，如果得不到适当治疗，严重的苯二氮䓬类戒断症状可引起较高的致残和致死率。

对苯二氮䓬类的脱瘾有两种主要技术，其一是对患者已经服用药物的逐渐减量和用长半衰期等效剂量的替代品如地西泮或氯硝西泮。另一个对苯二氮䓬类脱瘾的策略是应用苯巴比妥钠（苯巴比妥）替代，尤其是对复杂的脱瘾病例，如患者服用多种药物，如阿片类、镇静催眠类和酒精。苯巴比妥的剂量应该通过一系列试验测试剂量和观察耐受水平后来确定。要注意有时第二代苯二氮䓬类（如氯硝西泮、阿普唑仑、三唑仑、奥沙西泮）药物之间或第二代药与传统药物之间有不完全的交叉耐药。当患者服用这些药物时可能需要比预想要高的剂量去避免严重的戒断症状。苯二氮

表 25-8　镇静催眠药戒断的症状和体征

反应过敏	精神症状
激动	人格解体
焦虑	抑郁
多动	过度通气
失眠	全身乏力
发热	妄想
	幻视
神经症状	**胃肠道症状**
共济失调	腹痛
肌束震颤/肌阵挛	便秘
蚁走感	腹泻
头痛	恶心
肌痛	呕吐
感觉异常/感觉迟钝	厌食
皮肤瘙痒	**心血管**
耳鸣	胸痛
震颤	潮红
癫痫发作	心悸
谵妄	高血压病
泌尿生殖系统	体位性低血压
尿失禁	心动过速
性欲减退	发汗
尿频、尿急	

草类的逐渐减量通常比阿片类需要更多的时间，而且剂量减少的次数要少些，尤其是长效类药物，通常一个减量过程需要 6 周或更长时间。

结论

慢性疼痛的患者药物滥用的风险升高。然而，认识到导致异常用药行为的原因有很多是至关重要的。药物不当使用是一个临床问题，它可能是药物依赖所引起的结果，但这个问题更可能是不恰当镇痛的结果。这也可能归因于阿片类或其他镇痛治疗剂量不足，疾病的进展或对药物的耐受。最终患者可能选择简单地服用更多药物而不是去咨询他的医师。没有一个合理的指导，他们经常不合理地服用这些药物。如果这些患者确实有药物成瘾，他们会过度关注这些药物，失去控制地服用这些药物，尽管已有副作用仍然持续地服用这些药物。除治疗他们的慢性疼痛综合征以外，这些患者还需要具体的评估和治疗。如果仔细的计划和恰当应用共同的治疗原则，脱瘾将促进疼痛治疗从非有效或问题治疗向更有潜力的有效治疗过渡。治疗可以包括药物康复，但并不需要对每一个接受脱瘾的人进行药物康复。通过避免不愉快的或危险的戒断症状和提供强化治疗，所有治疗的结果都应该是收益大于风险，并且治疗关系得到加强，治疗成功的机会得到优化。

参考文献

参考文献请参见本书所附光盘。

第五部分

围术期疼痛管理

26　急诊室疼痛处理

James J. Mathews ☉ Lucas Rosiere

李伟彦 译　Hamilton Shay 校

疼痛是急诊室（emergency department，ED）最常见的症状[1-2]。疼痛的诱因贯穿于人类疾病的全过程，包括心理疾病。疼痛严重程度的评估是主观的，相同的疾病或损伤在不同的个体产生的症状却大相径庭。目前已有多种研究方法用于疼痛的量化评估，但它们都依赖于患者对疼痛的主观感受[3-4]。对于一个特定的患者，是否需要止痛药物以及应该选择哪类药物，医生必须结合自身所有的临床知识和经验，才能做出正确的决定。

疼痛主要可分为两大类，急性疼痛和慢性疼痛。急性疼痛的生理功能是起到警示作用，告诉患者需要寻求医生的帮助，并限制患者活动以防造成进一步的损伤。本章大部分内容将讨论急诊室（ED）中急性疼痛的处理。急性疼痛转为慢性疼痛的时间点还没有统一的定义，短则4~6周，长则6个月以上[5]。

慢性疼痛

对患者而言，慢性疼痛不能称之为有益的生理功能。慢性疼痛患者大体可分为以下四大类，包括：①继发于基础疾病的慢性疼痛患者，如肿瘤、镰状红细胞疾病和艾滋病（AIDS）等；②已诊断为疼痛综合征的患者，如三叉神经痛和偏头痛；③不明原因的慢性疼痛患者；④以慢性疼痛为主诉获取药物或其他个人目的的患者。

以上各组患者需要不同的处理方法。癌症患者新发疼痛或既往疼痛急性加剧，应重新评估病情，并给予阿片药物迅速控制疼痛[6]。已诊断为疼痛综合征且没有客观病因的患者，需要一个积极合作的团队，当他们出现在所属医疗机构的急诊室时，预先安排好的治疗计划可被迅速采用。这一方法尤其适用于患有镰状红细胞疾病和频繁发作疼痛的患者。最后一组疼痛患者常考验急诊医师和护士的耐心和专业精神，因为大多数此类患者是在寻求毒麻药品。诈病的诊断必须是排除性诊断，不能在患者来到急诊室的即刻做出诊断。对此类患者的主诉症状进行适当的病情检查，往往需要重复两三次才能做出诈病的诊断。如果被怀疑为诈病，患者应交由疼痛门诊及精神科门诊做进一步评估和治疗。每当这些患者出现在急诊室时，急诊医师需进行必要的病史回顾与体格检查，但是可以拒绝进一步给予麻醉药品，或者使用布托啡诺进行替代治疗，不仅具有良好的镇痛作用，而且很少给人欣快感。也可使用非甾体类抗炎药（NSAID），但这些患者常常拒绝使用或强调不能使用此类药物。对于此类患者的处理并没有硬性不可违逆的规定，医生所能做的就是保持自己的职业道德和操守，尽自己最大的努力为患者提供适当的门诊服务。

急性疼痛

疼痛的发生包含了理化因素和心理因素，对于一个发生特定伤害的患者，目前还没有任何方法可直接测量疼痛的程度。然而，如果急诊患者主诉疼痛症状，医生应尝试量化患者所感知到的疼痛程度。患者口述是获取可靠的疼痛评估的唯一方法，目前已有多种工具表被用来对特定患者的疼痛程度和治疗效果进行分级（表26-1）。疼痛量表评估应作为分诊过程中重要的一部分，并与生命体征一起记录。在最初的评估过程中

表 26-1 疼痛评估方法

临床常用方法	疼痛分级	适用人群和场合
口述评分量表	0～10（无痛到最痛）	常规评价使用
视觉模拟评分法	0～10 刻度尺，患者做标记	常规评价使用
总体满意度询问法	对疼痛控制满意吗？是/否	表达不清患者使用
儿科疼痛量表		
研究者观察法	面部表情，哭泣等	3 岁以下，部分3～6 岁
疼痛绘画法	估计疼痛部位、强度和特点	6 岁以上，部分3～6 岁
脸谱法		6 岁以上，部分3～6 岁
疼痛温度计	类似于成人视觉模拟评分法	6 岁以上，部分3～6 岁

就应该记录疼痛的严重程度，确保尽早和有效地控制疼痛[7]，必要时在治疗后应进行重复评估，但也应避免评估过于频繁[8]。

许多研究已经证实，急诊室存在止痛药物的使用不当[9-10]，尤其是在儿科患者[11]。即使许多患者的主要主诉是疼痛，但他们并没有得到任何止痛药物[9,12]。除了未采用止痛，还有许多错误的治疗方法可能会导致急诊室止痛药使用不当。这些包括处方药物选择错误，不恰当的药物剂量、给药间隔时间或给药途径，辅助药物使用不当，及医源性毒麻药品成瘾的担忧。

止痛药物使用不当的问题必须通过培训护理人员和医师而解决[13]，目标是所有患者均得到满意的疼痛缓解。在改变这一用药习惯的过程中，强调患者疼痛控制的重要性是关键。患者满意度与完善的疼痛控制直接相关[14-15]。此外，及时控制急性疼痛可以减少慢性疼痛综合征的发生率，改善患者预后[16]。最后，医疗保健应立誓于减少或避免疼痛和痛苦。

纠正止痛药物的不当使用也需要对大量的医师再教育，并建立经常性的用药实践知识更新培训。剧烈的疼痛通常需要胃肠道以外使用阿片类药物，在急诊情况下，应及时建立静脉输注通道，对每个患者进行剂量滴定。对于不同个体，滴定至疼痛充分缓解所需的阿片药物用量可相差很大。例如，有研究报道吗啡的有效止痛剂量在不同患者可相差 8 倍。应避免通过肌内注射途径给予止痛药物，因为注射痛明显，且起效时间变异较大。如果静脉通路不能获得，皮下途径提供了一个很好的替代选择；此外还有新的制剂可以通过舌下或经鼻途径吸收。芬太尼贴剂在儿科取得广泛的适用性；另两种强效阿片药物，舒芬太尼和布托啡诺，通过鼻黏膜给予也可有效发挥作用。给药途径和剂量确定后，止痛药应在适当的给药间期后重复给予，阻止疼痛再次恢复。

急诊室中急性疼痛处理几乎不用辅助药物，除非用于治疗临床使用阿片药物后出现的持续恶心呕吐或疼痛患者本身伴有的恶心呕吐。简单地使用一种辅助镇痛药物减少阿片药物用量并不可取，这种做法将给患者带来另一组副作用，故应被禁止。

临床医师必须考虑医源性使用阿片药物导致成瘾的风险，尤其是在治疗慢性疼痛的患者。然而，在急性患者似乎并没有证据表明值得过度担忧。11 892 名患者在住院期间接受阿片类药物，在没有药物滥用的情况下，仅 4 名患者药物成瘾[17]。

具体痛症

腹痛

多年来的传统教育中都避免在腹痛患者使用阿片类药物，除了明确决定需要做手术的患者。在现代化诊断工具，例如 CT 扫描发展之前，这一做法是合理和必要的，但如今已经过时。从关于这个问题发表的研究文献来看，腹痛患者早期使用阿片药物治疗后，误诊并没有明显地增加，主要的发病率和死亡率也没有改变[18-22]。腹痛患者的治疗目标不是实现完全无痛苦状态，而是大幅度减轻疼痛的严重程度。经静脉途径给予阿片类药物的一大益处是可通过滴定给药的方法精确给药剂量。镇痛过程中患者应保持足够的清醒和反应，以确保能完成后续的各种检查。必须密切观察患者的状态，尤其是溃疡性结肠炎的患者，因为阿片药物带来额外的中毒性巨结肠风险。NSAID 可作为治疗胆绞痛或肾绞痛时有效的辅助药物。

头痛

头痛的主诉在急诊室很常见[23]，这些患者大部分都有一种已知的特定类型头痛发作病史，如偏头痛、血管性头痛等。头痛的原因有很多，少数患者可能需要大量的实验室检查，包括 CT、MRI 和腰椎穿刺，以排除威胁生命的头痛病因。到目前为止，急诊室大多数主诉头痛的患者仅需要缓解疼痛和随访[24]。国际头痛协会于 2004 年发布的第 2 版《头痛的分类与诊断标准》可帮助急诊医师对接诊的头痛患者进行诊断和分级[25]。这份手册对各种类型头面部疼痛提供了有序的诊断和处理步骤。

偏头痛

在美国，每年有超过 100 万的患者前往急诊室主诉头痛。如果患者没有明确的和可重复的偏头痛（migraine）发作史，偏头痛的诊断应该谨慎，并进一步检查。如果前驱症状、疼痛方式以及相关症状类似于既往发作史，且没有共存疾病，仅需进一步回顾病史，进行必要的体格检查。这些患者在前往急诊室之前，大多数已有自服常用药物后疼痛控制失败的经历。对轻、中度偏头痛患者，对乙酰氨基酚或 NSAID 常可有效止痛；在重度和持续偏头痛患者，皮下注射或鼻喷剂给予舒马普坦，静脉给予丙氯拉嗪或氯丙嗪，不仅可以缓解头痛，还可制止恶心呕吐[26-27]。患有冠状动脉疾病、高血压、妊娠以及外周血管疾病的患者禁用舒马普坦。另两种药物可能有低血压、镇静和肌张力障碍等副作用，大剂量使用时应同时给予抗胆碱能药物。接受氯丙嗪或类似药物的患者，可预先输注生理盐水 500 ml，预防低血压。在标准的急性偏头痛治疗中，肌内或静脉注射 10～25 mg 地塞米松，可减少未来 24～72 h 内偏头痛的复发[28]。阿片类药物仅用于其他药物治疗无效，或者不能使用其他药物的患者[29]。二氢麦角胺禁用于血管疾病、老年人和已使用单胺氧化酶抑制剂和舒马普坦的患者。但该药尤其适用于难治性偏头痛患者，一旦使用本剂，患者应首先进行呕吐预防用药。

组合性头痛

组合性头痛（cluster headache）在急诊室并不常见，急诊医师往往不太擅长这一临床问题的处理。如果患者表现为典型的头痛症状，医生不需要过多的进一步检查，而应及时给予治疗，控制症状。一般情况下舒马普坦可中止症状，但更多情况下此类患者已经使用了该药物，并急需疼痛控制。高流量吸氧常可控制头痛症状。若这些方法都无效，静脉给予二氢麦角胺仍是有效的。还有其他数种药物被使用于此病，但是如果以上均无效，应考虑神经科会诊以帮助解决问题。

蛛网膜下腔出血

毋庸置疑，急诊医师可能无法识别该疾病。蛛网膜下腔出血（subarachnoid hemorrhage，SAH）具有较高的发病率和死亡率，超过 50%，许多患者在得到医疗救助前已经死亡。蛛网膜下腔出血患者常迅速恶化，而早期诊断是良好预后所必需的。当前常用诊断方法是迅速进行头颅 CT 寻找出血，如果无条件进行则做腰椎穿刺。不能单纯以 CT 来诊断，约 10% 的急性蛛网膜下腔出血在 CT 检查时不能显示。这个百分比是基于早期的 CT 扫描结果，到今天可能已经很低。关于 CT 扫描阴性结果的患者，需要大样本、多中心研究来确定是否需要常规使用腰穿。然而已证明的是，急性头痛发生 1 周后，这一假阴性百分比可能超过 50%[30]。

许多患者描述头痛时，仿佛他们的头即将爆炸，或者是感觉头顶似乎将要掉下来，这些患者常常强调这是或曾经是有生以来最严重的头痛。即使患者没有其他蛛网膜下腔出血的特征，这些主诉不能被忽视。主治医师在制订诊治方案后就可以给予止痛治疗，因为抗凝作用，NSAID 禁用于疑似蛛网膜下腔出血的患者；阿片类药物是安全和有效的，但应该滴定给药，防止过度镇静。

紧张性头痛

这是在急诊室头痛最常见的原因，常与其他生理和心理问题相关联。紧张性头痛（tension headache）是最常见和难以归类的头痛，在很大程度上诊断是排他性的，仅在医生确信不会由更严重的问题引起头痛时才可以做出诊断，这可能需要影像学检查。紧张性头痛往往有一个共同现象，患者主诉头部环绕条带状的压力，且伴随颈部僵硬。其他症状并不常见，如果出现也较轻微。对乙酰氨基酚或 NSAID 常可有效缓解疼痛，若伴有焦虑，少量镇静剂有助于防止复发。

其他原因引起的头痛

还有许多其他疾病的病程直接导致头痛或与之相关，深入讨论这些已经超出了本章的范围。相关的神经系统症状往往是许多这类疾病患者的主诉。如果头痛是由颅内占位性病变引起，适当剂量的阿片类药物对于解除患者的痛苦非常有用，患者需要立即请相关专科医师会诊。对于与基础疾病有关的头痛，如高血压，针对基础疾病的治疗往往会减轻疼痛，仅需最低强度的止痛治疗。总而言之，急诊医师在给头痛患者开具止痛药物处方时必须综合判断，不能大量使用镇痛药物而掩盖了头痛的潜在病因，同时也应部分缓解患者的不适。谨慎选择使用药物，滴定药物的合适剂量，选择正确的给药途径，对于达到理想治疗目标且不过度地干扰临床表现，有极大的帮助。

胸痛

胸痛是急诊科常见的主诉。胸痛的原因多种多样，急诊医师必须迅速做出临床判断，疼痛是否继发于威胁生命的疾病[31]。三种表现为胸痛的最常见严重疾病是心肌缺血和心肌梗死、肺栓塞和胸主动脉夹层。对于心肌缺血临床上治疗方法早已完善，其中重要的一部分就是使用吗啡减少疼痛和焦虑。使用吗啡的目的，是由于这些患者的疼痛不能被硝酸甘油和 β 受体阻断剂完全缓解；应通过静脉滴定给药，实现疼痛缓解且不引起呼吸抑制。临床医生必须仔细监测患者避免低血压。主动脉夹层患者通常需要使用阿片类药物，以减轻患者剧烈的疼痛。肺栓塞很少需要高强度镇痛，NSAID 即能得到良好的疼痛缓解，必要时阿片类药物也是安全和有效的。

其他的胸痛原因大部分是炎症，如心包炎，或由于骨骼肌肉系统的疾病。大部分患者对 NSAID 或对乙酰氨基酚有良好的反应，辅助治疗如热敷、冰敷、推拿和理疗也可能有部分作用。在胃食管反流性疾病（GERD）的患者应避免使用 NSAID，可以选用对乙酰氨基酚，但需预先给予抑酸剂和组胺受体阻滞剂。

肌肉骨骼痛

所有人都经历过各种挫伤、轻度关节炎和软组织扭伤、拉伤所引起的继发性疼痛。迄今为止，大多数人在家采取的治疗措施是服用各种不同止痛效力的非处方（over-the-counter，OTC）药物和其他辅助措施，目前最常用的非处方药是布洛芬和对乙酰氨基酚。如果这些患者前来就诊，急诊医师必须询问患者服药的种类和剂量，才能给予恰当的治疗，避免药物过量。在急性期，冰敷扭伤和挫伤、适当的夹板固定、受伤肢体的制动均是必需的，但这些辅助治疗在候诊室的漫长等待中常常被忽视；这一类患者关于医生未能及时止痛的抱怨也是最多的。

虽然很少有研究支持使用肌肉松弛剂，但在急性肌肉骨骼损伤时若伴有严重的肌肉痉挛，它们似乎有一定的作用。常用药物有邻甲苯海拉明柠檬酸盐、美索巴莫以及苯二氮䓬类药物，这些药物并不能代替充分的镇痛。在处理严重的肌肉骨骼疼痛时，可能需要口服阿片类药物，尤其是当这些患者出现抽搐时。对乙酰氨基酚联合可待因已使用多年，但事实上可待因是一个弱镇痛药，并没有证明比 NSAID 或单独使用对乙酰氨基酚更有效。其他口服阿片类药物在控制剧烈疼痛时非常有效，但医生往往处于药物成瘾的担忧而不愿在门诊开具此类药物，包括氢可酮、羟考酮和口服哌替啶。如果疼痛严重这些药物应被使用，短期处方应用总体是安全的。所有这些药物都具有较高的潜在滥用风险，故应谨慎使用，并限制总量。

有明显的骨折患者应尽快得到处理，采取早期固定，可以防止进一步的软组织损伤而减轻疼痛。阿片

类药物常被用于控制疼痛，最安全和最有效的方法是静脉滴定给药。静注阿片类药物的患者需要监测呼吸抑制、低血压和过度欣快感。如果患者需要进行 X 线摄片或 CT 检查，应有医务人员陪同，不仅可监测他们的生命体征，并可在需要时增加止痛药物。

儿科疼痛处理

儿科患者往往被忽视了充分的止痛[11]。5 岁以上的儿童通常可以明确诉说疼痛部位和强度。已经广泛使用的儿科疼痛量表是疼痛评估的有效工具（表26-1）。急诊室的儿童患者常被忽视，因为他们大部分的主诉没有生命威胁，且没有不停诉说。父母可能认为孩子的哭闹是因为劳累和饥饿引起，或者是由于来到急诊室的恐惧感。急诊医师必须同样地关注和评估疼痛，并应给予合适剂量的止痛药。对成年人有效的药物，通过恰当的给药途径给予合适的剂量，对儿童同样有效。

医疗操作中的镇痛

口头安慰疗法历史悠久，但却是残忍的，在急诊医学中几无作用。尽管不可能做到进行任何检查和治疗时没有任何疼痛和不适，但我们也应尽力使这些不适降至最低[32]。执行医疗操作前充分的镇静有助于减少相关的焦虑和恐惧，也可减少了关于操作的记忆。此外，镇静还会产生肌肉松弛，是大关节复位重要的影响因素。许多药物被用于提供镇静、遗忘、肌肉松弛和止痛。急诊医师必须熟练掌握其中 1 或 2 个药物的特点，并了解可能的副作用。患者必须进行严密的监测，尤其是某些特殊操作时。美国急诊医师协会已经发布指南，帮助医师实现医疗操作中的镇静和止痛（procedural sedation and analgesia，PSA），也被称为清醒镇静[33]（表 26-2）。美国麻醉医师协会还建议在 PSA 之前禁食固体 6 h，液体 2 h[34]。迄今为止，没有证据表明急诊室行 PSA 之前需要更长时间的禁食，摄入食物不是禁忌证。如果食物或液体的摄入是刚刚发生，则应仔细滴定 PSA 药物剂量，尽可能减低镇静深度。

具体药物

芬太尼和咪达唑仑

这一药物组合广泛用于成人和儿童的 PSA。芬太尼是一种短效阿片类药物，止痛、镇静效能强，心血管

表 26-2　美国急诊医师协会临床政策委员会指南

1. 执行医疗操作镇静和镇痛的医师必须掌握所用药物特点，能进行正确的监测，掌握处理潜在并发症的必备技能；除执行医师以外，再安排一名支持人员是理想的安排。
2. 询问患者过去史、现病史和过敏史，进行必要的体格检查以了解患者生命体征、气道和心血管状况；最近的进食并不是禁忌证。
3. 操作前必须取得患者充分的知情同意。
4. 配备可用的高级生命支持系统和氧气，此外还应准备好各种拮抗剂（纳洛酮针对阿片类、氟马西尼针对苯二氮䓬类），保留一条必要的静脉通路。
5. 必须对患者进行基本生命体征监测，理想的选择是持续心电监护和脉搏氧饱和度监测，但也不是每个患者所必需。在医疗操作过程中和完成后，密切观察患者的表情和对语言指令的反应性。
6. 药物应逐渐增量，滴定至预期效果。
7. 检查和治疗完成后患者仍需密切监测，只有当患者恢复神智，反应灵敏，基本生命体征恢复至正常且保持稳定，呼吸功能正常，基本无恶心呕吐，疼痛控制满意且没有新发症状时才考虑出院。出院前患者必须恢复至正常状态，或转院至负责任的第三方。

副作用较小[35]。该药起效迅速，通常在 2 min 以内，作用持续时间为 30~40 min，血清半衰期约是 90 min。由于起效快、效力强和半衰期短的特点，芬太尼成为大多数急诊室检查、治疗时镇静和止痛的首选。成人和儿童的用法相同，通常以 2~3 μg/kg 缓慢静脉推注，每 2 min 追加 0.5~1 μg/kg，最大剂量 5 μg/kg；药物总量根据患者身体反应进行调整。因为芬太尼的安全、强效，且相对较短的半期期，很容易通过多次小剂量滴定给药的方式，达到预期疗效。芬太尼可能导致呼吸抑制，尤其是合并使用咪达唑仑等其他药物。这一副作用是剂量相关性的，常在给药后的 5 min 内出现。全身麻醉中使用芬太尼剂量超过 50 μg/kg 时可引起肌肉僵直、声门紧闭和胸壁僵硬，但这些副作用在急诊室用于 PSA 的芬太尼剂量中尚未见报道，该副作用可被纳洛酮或琥珀胆碱逆转。芬太尼用于急诊室 PSA 时亦未见癫痫发作的报道；其他许多阿片类药物常见的全身瘙痒在芬太尼亦不多见，因为它不引起组胺释放；恶心呕吐的发生率相比其他阿片类镇痛药也较低。芬太尼也可以棒棒糖口服给药，在没有或不需要静脉通路的情况下，能有效适用于儿童，剂量为 10~15 μg/kg，起效时间在 12~30 min 之间。口服给药时不能通过滴定的方式给药，同时恶心和呕吐更多见，但癫痫发作和胸壁僵硬等严重副作用未见报道。

咪达唑仑与芬太尼经常联合应用，因此这两种药物应一起讨论。咪达唑仑常用剂量为成人 0.02~0.1 mg/kg，儿童 0.05~0.15 mg/kg。咪达唑仑亦快速起效，1~3 min，半衰期相对较短，为 30~60 min。静脉注射给药可迅速滴定至预期效果。咪达唑仑具有出色的镇静作用、良好的催眠作用、肌肉松弛、遗忘作用以及抗癫痫作用，主要副作用是剂量相关的呼吸抑制，在合并使用其他中枢神经系统抑制剂如酒精时更为明显。

老人和慢性肺、肝或肾疾病患者对本药更为敏感。一般情况下，心血管副作用在镇静剂量时不多见。如果使用芬太尼等其他药物，可能发生低血压，通常可快速推注生理盐水。儿童使用咪达唑仑时偶见不明原因的躁动。若没有静脉通路，咪达唑仑还可通过直肠栓剂、口服和经鼻吸入等方式给药，这些简便易行的替代方法可用于治疗和诊断操作前的儿童镇静。联合使用芬太尼和咪达唑仑的安全且有效剂量为咪达唑仑 0.02 mg/kg 和芬太尼 0.5 μg/kg 静脉缓慢推注，必要时每 2 min 可重复给予其中某一或两种药物[36]。

氯胺酮

氯胺酮已广泛用于急诊室 PSA，尤其是安全有效地用于儿科患者[37]。氯胺酮是苯环利定的衍生物，应用后产生边缘系统和大脑新皮质的分离，患者无法感知疼痛。因为不产生肌肉松弛，如果用于 PSA 则必须加用另一种药物，如咪达唑仑。氯胺酮可能会引起高血压，特别是在成人；心脑血管疾病、颅脑外伤、眼外伤、青光眼和甲状腺功能亢进是使用氯胺酮的相对禁忌证。过去认为氯胺酮导致幻觉和恶梦的发生率，在成人高达 50%，但最新研究表明则低得多，不到 20%[38]。幸运的是，这些用药反应大部分都较轻微。既往有人格障碍病史的患者应避免使用，这两种并发症在儿科患者不太常见。喉痉挛是儿童用药后的严重并发症，尤其是小于 3 个月的婴儿，故不应该在这个年龄组中使用；喉痉挛很少发生于 3 个月以上的儿童。氯胺酮可通过各种途径给药，包括肌内注射。静脉注射最容易进行滴定，剂量通常为 1~2 mg/kg，静脉注射后 1 min 内起效，持续时间只有 15 min。在成人，较长时间的镇静需要以 1~2 mg/(kg·h) 的速率持续输注氯胺酮，对于儿童则在必要时重复给予 0.05~

0.1 mg/kg。氯胺酮是儿童患者理想的一线药物，对于成人阿片药物过敏的患者、低血压和呼吸系统疾病患者，也是一个良好的替代选择。

依托咪酯

依托咪酯是一种超短效非巴比妥类镇静催眠药，对心血管系统干扰作用小。0.1～0.15 mg/kg 在 30～60 s 内缓慢静脉注射，每 3～5 min 可重复此剂量。给药后立即起效，作用持续 5～15 min。一个常见副作用是肌阵挛，有时可能会干扰预定的医疗操作。即使单次给药亦可能造成肾上腺皮质功能抑制，故应避免用于脓毒症和多发伤患者。注射痛较常见，预防方法为大静脉置管，或于注射依托咪酯前 30～120 s，应用止血带压迫近端，预先注射利多卡因 0.5 mg/kg。依托咪酯没有镇痛作用，它常被推荐为健康人群行 PSA 的首选药物[39]。

丙泊酚

丙泊酚是一种独特的超短效麻醉剂，与其他的任何麻醉药作用机制无关[40]。用药方法为先缓慢静脉注射 0.5～1 mg/kg 的初始负荷量，随后必要时每 3～5 min 给予 0.5 mg/kg 的维持量；给药后 40 s 内起效，作用持续 6 min。丙泊酚不推荐用于小于 3 岁的儿童。蛋卵磷脂和豆油过敏是绝对禁忌证。丙泊酚可引起短暂的低血压，所以应慎用于低血容量、低血压和心功能不全的患者。和依托咪酯一样，丙泊酚也有明显的注射痛，预防措施同前。丙泊酚也没有镇痛作用，被推荐为年轻健康人群行 PSA 的首选药物。

其他药物

氧化亚氮和美索比妥也被用于急诊室镇静和镇痛，它们虽然安全和有效，但也存在副作用，并不比前面讨论的药物具有更多优势。过去，水合氯醛曾广泛用于儿童，但因为起效慢且药效持续时间长，现在该药几乎不被提及。联合使用哌替啶、异丙嗪和氯丙嗪，俗称为冬眠合剂，因带来大量的副作用而遭摒弃。

局部麻醉药

局麻药仍然是急诊室止痛的主要药物。这些卡因类药物主要分为两大类——酯类和酰胺类，各种药物具有不同的起效时间和作用持续时间（表 26-3）。急诊室最常用的有利多卡因、布比卡因和甲哌卡因，都属于酰胺类。如果患者有对该类药物的过敏史，最好毫无例外地选择酯类局麻药。酰胺类的过敏反应极其罕见，

表 26-3　常用的局部麻醉药

药物	类型	用法、起效时间和持续时间
利多卡因	酰胺类	局部阻滞和浸润；迅速起效；90～200 min
丁卡因	酯类	腰麻，局部阻滞，眼；起效慢；180～600 min
甲哌卡因	酰胺类	硬膜外，局部阻滞和浸润；起效迅速；120～240 min
布比卡因	酰胺类	局部阻滞；起效中等；180～600 min
普鲁卡因	酯类	局部阻滞和浸润；起效慢；60～90 min

一般均可安全使用。给药过程中的疼痛很常见，医师应努力减少这种不适感。可采取的措施包括使用尽可能小的注射针、注射前药液加热、控制注药速度、通过伤口边缘而不是通过皮肤注入、给药前穿刺点使用麻醉剂。提倡用碳酸氢钠配制缓冲注射液[41]。推荐的配制方法是每 10 ml 利多卡因溶液中加入 1 ml 碳酸氢盐溶液。所有这些药物在血药浓度过高时，可能产生中枢神经系统和心血管毒性反应。可能的毒性作用包括癫痫发作、心室颤动，通过精确计算给药剂量和谨慎注药可以避免。

局部麻醉药已使用多年，特别是在耳鼻喉科和牙科诊所。可卡因是其中的典型代表，因为具有额外的缩血管作用，尤其适用于鼻出血等。以 1:1 混合的丁卡因和肾上腺素，也可产生类似的作用。局部麻醉药主要用于治疗儿童的撕裂伤。最常用的两种药物一种是利多卡因、肾上腺素和丁卡因混合溶液；另一种是利丙双卡因乳膏，其有效成分是利多卡因和丙胺卡因。该乳膏可直接涂于伤口表面，封闭创面却不引起疼痛。在 30～60 min 达到完全麻醉，作用可持续 5 h。浸润深度是有限的，对于较深的伤口必要时还需额外的注射给药。人们曾经有该乳膏影响伤口愈合的担忧，但如今这种担忧已经被完全驳回。该药物对于处理儿科患者的撕裂伤口尤为适用，医生不必像以往那样将小患者紧紧地约束起来。

要点

- 疼痛是急诊室最常见的主诉。急诊医师必须保证在最短的时间内给予患者合适的药物，控制疼痛症状。
- 在现代化仪器检查过程中，如 CT 扫描，对于腹痛的患者应给予止痛药物，目的是减轻患者在诊断过程中的痛苦。同时应避免造成过度镇静，而影响医

师进行完整可靠的体格检查。

- 治疗过程中神志清醒的镇静与镇痛，是急救医学中密不可分的一部分。急诊医师必须熟练掌握数种不同的镇静镇痛方案，并熟悉各种方案的潜在副作用和并发症，同时对患者进行必要的监测。
- 觅药行为是每个急诊室常见的社会问题。在进行完善的检查与评估之前，不应把患者的主诉归咎于此，觅药行为只能是排除性诊断。

参考文献

参考文献请参见本书所附光盘。

27 超前镇痛与预防性镇痛

Robert W. Hurley ● F. Kayser Enneking

李伟彦 译　Hamilton Shay 校

围术期医师的首要目标是在手术过程中提供足够的镇痛，以便手术可以最高标准完成，且给患者带来尽可能少的不利影响。这个目标包括预防术中疼痛，以及短期（急性）和长期（慢性/持续）术后疼痛。在过去的三十年中，医学界为实现这一目标已采取许多方法和策略；不幸的是，早期的结果令人非常失望，而后续的研究产生了各自不同的结果。造成这一结果的影响因素众多，包括临床实验研究设计的不当，对外科损伤基础神经生理学了解不够，用于描述症状和现象的专业术语语义混淆，不理解术后疼痛概念的构成。

超前镇痛

超前镇痛是指为了阻止伤害性传入刺激向中枢神经系统传递和（或）传入刺激易化导致手术后疼痛增强而进行的止痛（抗伤害）治疗。许多预防术后疼痛的临床实验产生的结果令人失望，是由于过于简单地或仅从字面去理解超前镇痛。医生只是试图阻断仅与手术切口相关的伤害性传入刺激，而不是阻止由手术切口产生并贯穿术后恢复期的外周持续性伤害传入刺激。这种治疗策略忽略了愈合过程中持续存在的伤害性刺激。

预防性镇痛

预防性镇痛是指围绕外周神经系统产生的、能够改变外周和中枢痛觉感知和加工的高强度伤害性刺激的全程而进行的一种抗伤害感受治疗。预防性镇痛至少包括两个阶段：初级阶段，在此阶段伤害性刺激主要与外科损伤本身有关；第二阶段，持续的伤害性刺激由释放的生物化学介质产生，包括受损组织释放的炎性介质（图 27-1）。第二阶段可从术中一直延续到术后恢复期。术后恢复期的持续时间取决于许多因素，包括手术类型、患者的免疫状态和营养状况，以及是否存在合并症。强调损伤后两个阶段理论的重要性，

也得到了基础生命科学的支持。

在过去的三十年中，探索痛觉传导通路的研究取得了不少进展。临床医师和基础科学研究人员更加了解作用在外周、激活初级伤害感受性传入神经元，以及那些作用集中在脊髓和脊髓以上水平的伤害性介质。一个重要的发现是，组织损伤后外周和脊髓伤害刺激传入的改变，导致了神经元通路兴奋性延长。这种高敏状态可持续数天至数月之久，造成急性和慢性手术后疼痛，这一过程我们称之为外周敏化和中枢敏化（详见第 2 章）。

超前镇痛与预防性镇痛的病理生理学

手术损伤发生后，外周和中枢神经系统均可发生敏化作用，各部分在术后疼痛中的相对作用仍是一个争议的问题。组织损伤后，大量炎症介质释放并激活外周的伤害性感受器，这些伤害感受器的持续活化，增强了患者对于进一步伤害刺激的反应性。炎症介质激活并增强伤害性感受器的敏感性，从而改变伤害性传入的感受阈值。持续激活也导致了初级传入神经元本身神经生理学特性的改变。外周敏化指以上这些过程的总和。

细胞水平发生的许多变化也与外周敏化有关。无髓鞘 C 传导纤维上的 V 型瞬时感受器电位（transient receptor potential vanilloid，TRPV）受体是非选择性阳离子通道，已知其在外周敏化中发挥重要作用，因此成为新型镇痛药物的主要研究靶点。重复热刺激，或组织愈合过程中的酸性环境均可激活该受体，产生灼烧样疼痛[1]。炎症介质，如前列腺素 E_2、5-羟色胺、缓激肽、肾上腺素、三磷酸腺苷、白细胞介素-1β、白介素-6、肿瘤坏死因子、趋化因子和神经生长因子，也可激活敏感 TRPV 受体；这些介质的释放也增加了感觉神经元特异性 Na^+ 通道电流[2]。TRPV 受体的活化与 Na^+ 通道电流开始恶性循环，最终导致疼痛加剧。

感觉神经元特异性 Na^+ 通道和 TRPV 受体均可以被细胞内激酶磷酸化（蛋白激酶 C 或酪氨酸激酶），从而增加感觉传入纤维末梢兴奋性氨基酸和多肽的释放，

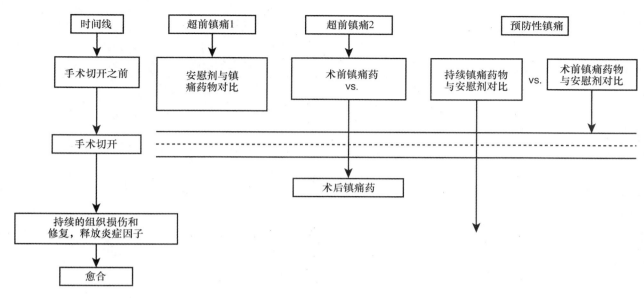

图 27-1　实验研究设计中"超前"与"预防"镇痛的不同
（Y-轴：外科损伤和恢复过程时间轴；X-轴：围术期镇痛干预措施）

加剧疼痛。TRPV 受体和感觉神经元特异性 Na^+ 通道的炎性激活，还可导致血管扩张和组织水肿。由降钙素基因相关肽、P 物质、神经激肽 A 介导的神经源性炎症，能进一步敏化伤害性传入神经元，导致痛觉异常或痛觉过敏[3-4]。

　　手术损伤也导致了中枢神经系统（脊髓和脊髓以上脑区）的敏化和重塑。组织损伤后，例如切开皮肤筋膜和肌肉，$A\delta$ 和 C 神经纤维发生自发性放电[5]，并激活脊髓二级神经元；随后，这些神经元释放的兴奋性神经递质增强了脊髓神经元的反应电位，并降低了后续刺激的阈电位。因此，脊髓背角神经元对特定刺激——无论是有害的（痛觉过敏）和（或）无害的（痛觉异常）——的反应性发生改变，感知伤害性刺激的强度和持续时间均增加。组织损伤同样也导致脊髓背角神经元的改变，它们将非伤害性刺激反应为有害的（痛觉异常），对伤害性刺激的反应性增强（痛觉过敏），且对来自本身支配区域以外的伤害性刺激也产生反应（牵涉痛）。有研究表明，损伤组织发出的 C 纤维能够导致脊髓水平接受 $A\beta$ 纤维传入的神经元和接受 $A\delta$ 纤维/C 纤维共传入的神经元之间形成新的突触传递。动物研究表明，组织损伤后 $A\beta$ 纤维开始产生并释放正常情况下仅存在于 C 纤维中的 P 物质，导致疼痛敏化[6]。中枢敏化在时间上可分为两个不同的阶段，早期超敏反应由谷氨酸能受体磷酸化和离子通道性能的改变而诱发，随后的持续阶段则涉及转录水平改变，导致可引起长期痛觉超敏的新生蛋白质合成增加[7]。

　　组织损伤和手术后形成的中枢和（或）外周敏化，可导致疼痛放大或明显强于预期的手术后疼痛幅度。因此，可通过短期的止痛治疗预防中枢敏化的形成，减少术后和创伤性疼痛，加速康复；长期来看，还可以减少慢性疼痛的发生，改善患者的恢复质量和生活满意度。从理论上讲，良好的术后镇痛能够阻断手术切口引起的原始伤害性传入刺激，减少短、小外科手术后的疼痛。但是，手术过程引起的组织损伤，产生和释放大量的炎性介质，引起外周或中枢敏化，要求在整个手术和康复阶段均采取有效的镇痛措施。Crile[8] 首先在本世纪初阐述了这个概念，Woolf[9] 在一系列动物实验中建立了组织损伤后中枢敏化的神经生理学基础，Wall[10] 在一篇编者按中指出损伤前止痛可减少损伤后疼痛。

超前镇痛与预防性镇痛的临床研究

　　超前镇痛的临床定义是围术期疼痛管理的一个主要争论焦点，造成了医生对其临床意义的理解混淆。将超前镇痛的定义限定于手术前即刻或者术中早期（切皮前）可能不当，也没有临床意义；因为炎症反应可能会较长时间地持续至术后阶段，并维持着外周敏化。虽然实验研究强有力地证实了超前镇痛在减少手术后疼痛中的作用，但关于超前镇痛的临床研究结果却并不一致[11-13]。

　　研究人员采用三组不同方法学的研究方案，对比了超前镇痛和预防性镇痛（图 27-1）。第一组超前镇痛研究进行了术前治疗组与安慰剂对照组的比较；第二组超前镇痛研究则比较了在术前和术后分别给予同一治

表 27-1 围术期镇痛最佳用药时机

药物/方法	出处	结果	下限	上限	例数	P 值
硬膜外镇痛	Aida（1999）	0.72	−0.28	1.16	88	0.00
硬膜外镇痛	Aida（2000）	0.74	−0.21	1.28	60	0.00
硬膜外镇痛	Dahl（1992）	−0.25	−0.98	0.47	32	0.47
硬膜外镇痛	Dahl（1994）	−0.60	−1.34	0.14	32	0.09
硬膜外镇痛	Esmaoglu（2001）	0.00	−0.64	0.64	40	1.00
硬膜外镇痛	Holthusen（1994）	−0.35	−1.19	0.49	25	0.38
硬膜外镇痛	Katz（1994）	0.96	−0.29	1.62	42	0.00
硬膜外镇痛	Katz（2000）	0.38	−0.79	0.04	94	0.07
硬膜外镇痛	Kundra（1997）	0.73	−0.05	1.50	30	0.05
硬膜外镇痛	Kundra（1998）	0.51	−0.02	1.04	60	0.05
硬膜外镇痛	Obata（1999）	0.47	−0.01	0.96	70	0.05
硬膜外镇痛	Richards（1998）	−0.22	−0.79	0.35	50	0.44
硬膜外镇痛	Wong（1997）	0.73	−0.05	1.50	30	0.05
硬膜外镇痛	**（13）**	**0.25**	**0.10**	**0.41**	**653**	**0.00**
局部麻醉	Altintas（2000）	−0.57	−1.15	0.02	49	0.05
局部麻醉	Dahl（1993）	0.63	−0.04	1.21	50	0.03
局部麻醉	Fischer（2000）	0.47	−0.01	0.96	70	0.05
局部麻醉	Gill（2001）	−0.43	−1.14	0.28	34	0.21
局部麻醉	Hanlon（2000）	−0.30	−0.76	0.17	74	0.20
局部麻醉	Ke（1998）	0.64	−0.03	1.30	39	0.05
局部麻醉	Kissin（2001）	0.73	−0.05	1.50	30	0.05
局部麻醉	Molliex（1996）	−0.38	−0.98	0.23	45	0.21
局部麻醉	Orntoft（1994）	−0.32	−1.18	0.53	24	0.42
局部麻醉	Pasqualucc（1996）	0.68	0.15	1.21	60	0.01
局部麻醉	Turner（1994）	−0.09	−0.61	0.43	60	0.72
局部麻醉	**（11）**	**0.10**	**−0.07**	**0.27**	**535**	**0.26**
NMDA 拮抗剂	Chia（1999）	−0.42	−0.94	0.11	60	0.11
NMDA 拮抗剂	Dahl（2000）	−0.46	−0.98	0.07	60	0.06
NMDA 拮抗剂	Helmy（2001）	0.63	−0.03	1.28	40	0.05
NMDA 拮抗剂	Mathisen（1999）	−0.10	−0.74	0.54	40	0.76
NMDA 拮抗剂	Menigaux（2000）	−0.19	−0.94	0.58	30	0.60
NMDA 拮抗剂	Rogers（1995）	−0.22	−0.57	0.13	128	0.21
NMDA 拮抗剂	Wu（1999）	1.39	−0.81	1.97	60	0.00
NMDA 拮抗剂	**（7）**	**0.00**	**−0.19**	**0.20**	**418**	**0.97**
NSAID	Buggy（1994）	−0.17	−0.81	0.47	40	0.58
NSAID	Colbert（1998）	0.54	−0.07	1.00	77	0.02
NSAID	Fletcher（1995）	0.70	−0.04	1.36	40	0.03
NSAID	Hanlon（1996）	0.63	−0.03	1.28	40	0.05
NSAID	Nagatsuka（2000）	0.00	−0.44	0.44	82	1.00

表 27-1　围术期镇痛最佳用药时机（续）

药物/方法	出处	结果	下限	上限	例数	P 值
NSAID	Nelson（1993）	−0.19	−0.63	0.44	41	0.53
NSAID	Norman（2001）	0.67	−0.07	1.27	48	0.02
NSAID	Ong（2003）	0.79	0.25	1.33	60	0.00
NSAID	Reuben（2002）	0.92	0.25	1.60	40	0.00
NSAID	Romsing（1998）	−0.38	−1.06	0.29	37	0.24
NSAID	Sisk（1989）	−0.92	−1.60	−0.25	40	0.01
NSAID	Sisk（1990）	−0.80	−1.29	−0.31	72	0.00
NSAID	**(12)**	**0.14**	**−0.02**	**0.30**	**617**	**0.09**
口服阿片药物	Doyle（1998）	0.73	−0.05	1.5	30	0.05
口服阿片药物	Fassoulaki（1995）	−0.05	−0.75	0.65	34	0.88
口服阿片药物	Mansfield（1994）	−0.08	−0.60	0.44	60	0.76
口服阿片药物	Millar（1998）	−0.09	−0.60	0.43	60	0.74
口服阿片药物	Richmond（1993）	−0.93	−1.50	−0.36	60	0.00
口服阿片药物	Sarantopoulos（1996）	−0.30	−0.95	0.34	40	0.34
口服阿片药物	Wilson（1994）	−0.63	−1.28	0.03	40	0.05
口服阿片药物	**(7)**	**−0.24**	**−0.46**	**−0.01**	**324**	**0.04**

来源：*From Ong CK，Lirk P，Seymour RA，et al：The efficacy of preemptive analgesia for acute postoperative pain management：a meta-analysis.* Anesth Analg 100：757-773，2005.

* 数值小于 0，研究结果倾向于后处理；数值大于 0，结果倾向于预处理。

疗措施的不同结果；第三组预防性镇痛的研究方法比较了安慰剂、围术期持续镇痛和仅行术前镇痛的差异。

Moniche[11] 和他的同事系统地回顾了 1983—2000 年间 80 个随机、对照的超前镇痛用于急性或慢性术后疼痛的临床实验，镇痛方法相同或相似，分别于手术切开前与切开后开始给药，最终得出以下结论：24 个实验中的 3761 名患者在术后恢复过程中或在某一时间点，疼痛明显缓解，具有统计学意义。该试验按照药物的种类进行分层：非甾体抗炎药（NSAID），静脉阿片类药物，胃肠道外 NMDA 受体拮抗剂，硬膜外镇痛（单次或连续给药），骶管镇痛和局部外周神经阻滞。通过定量分析超前镇痛组与手术后镇痛组的疼痛缓解评分、第一次补救镇痛的时间和补救镇痛药的总消耗量来评估术后镇痛效果，选择术后第一个 24 h 内的平均疼痛评分进行定量分析。总体而言，支持超前镇痛的证据并不多；但在进行亚组分析时，却发现个别药物和止痛方法是有利的。选用 NSAID、静脉阿片类药物、静脉注射氯胺酮、局部神经阻滞和骶管麻醉的超前镇痛组中，术后疼痛并未有明显的缓解。但是 NMDA受体阻断剂右美沙芬，证实了有超前镇痛作用。单次剂量的硬膜外镇痛研究表明存在一定的作用，但在大多数研究中，该作用并没有统计学意义。持续硬膜外镇痛能够产生具有统计学意义的疼痛评分缓解，但不能证明超前镇痛比手术开始后进行的镇痛有更多益处。

最新的一个 meta 分析采用了更为严格的 Cochrane 协作组织纳入标准，发现硬膜外镇痛、伤口局部麻醉药浸润和全身应用 NSAID 具有明显的超前镇痛作用，但全身应用阿片类药物或 NMDA 受体拮抗剂的结果却是有分歧的（表 27-1）[13]。随后又进行了一项随机、对照研究，结果表明在腰椎手术围术期使用帕瑞考昔，可减少术后阿片类药物用量，降低疼痛评分，提高患者满意度[14]。但另一项采用 NSAID 或 COX-2 抑制剂进行围术期镇痛的随机、对照试验 meta 分析结果表明，NSAID 组的术后疼痛评分显著降低，COX-2 抑制剂组却没有作用[15]。COX-2 抑制剂可减少术后吗啡消耗量，但也与肾衰竭风险增加有关联（已报道 73 例）。此外，氯胺酮和 COX-2 抑制剂进行的对比研究，结果无显著差异；三个采用静脉或肌内注射右美沙芬和 COX-2 抑制剂的试验中，术后无论是疼痛强度，还是补救镇痛药的使用，右美沙芬组均明显减少。

尽管 Ong[13] 和同事的研究结果表明 NMDA 受体拮抗剂的作用还有争议，但近年来氯胺酮的使用量一直在增加，它的主要优点是能够缓解阿片药物诱发的痛觉过敏；阿片药物引起痛觉过敏的减少，与降低术后疼痛评分和阿片类药物用量有关[16-17]。有趣的是，在不使用阿片药物作为麻醉药的情况下，术前推注氯胺酮，对术后疼痛并无益处[18]。

一些口服药物似乎也有潜在的超前镇痛[19]和预防性镇痛[20]作用，包括加巴喷丁和普瑞巴林。截至2010年6月，大约有35个和15个试验，分别研究了加巴喷丁和普瑞巴林的超前镇痛或预防性镇痛作用。结果显示，在一系列的成人和儿童手术中，包括耳鼻喉科、妇产科、普外科、整形科和脊柱外科手术，单次剂量的加巴喷丁具有显著的超前镇痛作用[19]；同时也具有预防性镇痛和术后镇痛作用[21]。在认为加巴喷丁无明显作用的试验中，一个共同原因是使用了其他超前镇痛的方法，如外周神经阻滞或其他辅助性镇痛药[22]；或在分析研究结果时包含了牵涉痛，例如开胸手术后的肩部疼痛[23]。根据以上结果可以得出如下结论：与安慰剂相比，加巴喷丁能够提供明确的超前镇痛效果，同时该镇痛作用仅仅针对手术损伤本身引起的疼痛，对牵涉痛无效。普瑞巴林具有与加巴喷丁类似的药物结构，作用在相同的分子受体，也已证实在许多手术中可以起到超前镇痛和预防性镇痛作用，包括子宫切除术、腰椎间盘切除术、膝关节置换术、髋关节置换术、胃大部切除术和胆囊切除术。与加巴喷丁相似，普瑞巴林与其他辅助镇痛药联合使用，并没有显著的额外镇痛作用[24]。虽然加巴喷丁和普瑞巴林副作用较少，但围术期应用仍会影响麻醉的实施。在部分随机、对照试验研究中，陆续发现加巴喷丁和普瑞巴林会导致术后镇静或嗜睡。其中一项研究发现加巴喷丁用于神经外科手术可导致拔管时间延长[25]。因此，这就要求麻醉医师调整术前、术中给患者常规应用的镇静药和（或）全麻药的药量。

结合实验研究和临床试验结果，强有力地表明，预防性镇痛是一种有效的临床手段。在一项关于超前镇痛和预防性镇痛实施方案的回顾性分析中，Katz和McCartney[26]发现预防性镇痛的效果优于超前镇痛；当伤害性传入刺激被完全阻断，且阻滞作用持续到术后康复期，可得到最大的临床收益。最新的临床前研究和临床研究有证据表明，中枢敏化和持续性手术切口疼痛主要是由围术期外周敏化痛觉传导纤维的传入刺激来维持[27]，并一直延续到术后恢复期。理论上，通过采用强有力的多模式预防性镇痛措施，防止中枢敏化的产生和延续，可以减少手术和创伤后的急性术后疼痛/痛觉过敏和慢性疼痛[28]。

超前镇痛与预防性镇痛面临的挑战

手术切口产生的并不是单一的、一过性的伤害性刺激，而是C纤维和Aδ纤维向脊髓的持续传入。因此单次的切皮前镇痛干预不太可能阻断整个术后恢复期，伤害性刺激得以到达脊髓并导致感觉超敏。同样，手术切口引起的炎症反应，在手术后一个相当长的过程中引起中枢敏化。难点在于预测有害炎症状态的持续时间。显然，手术技巧、患者自身状态，以及其他因素也在这一过程中发挥作用，使得比较研究非常困难。

超前镇痛和预防性镇痛效果的混乱，与这些研究中采取的单次干预和持续干预方法选择的不同有关。首先，医学文献的不足，包括许多综述和meta分析，似乎并没有关注每种镇痛方法在其原研究中的效果如何；其次，许多研究的术前用药和术中辅助用药，也包括氧化亚氮，都具有一定的镇痛作用，导致很难发现试验组和对照组之间的统计学差异。

第三，临床研究中超前镇痛缺乏强有力证据的支持，与不存在完全客观的标准能测量疼痛有关。视觉模拟法、数字评分法和阿片药物消耗量，通常在临床试验中被用作判断疼痛强度的指标。疼痛等级评分虽然由患者自述，但可信度高，可作为系统性的疼痛指标。阿片类药物用量实际上是疼痛强度的反映，并不是一个可靠的指标，因为它深受各种心理因素影响，包括焦虑、情绪和康复的期望值等。

第四，在临床试验中超前镇痛并不是一个有效的手段，尽管采取了镇痛措施，仍然很难完全阻止伤害性刺激传入脊髓。研究人员将血浆皮质醇水平作为应激反应的指标，以判断手术过程中是否达到了完全神经阻滞。Kehlet和同事[29]的研究结果表明，下腹部手术中当阻滞节段从T4到S5时，可防止皮质醇水平升高。

最后，这些不理想的研究结果，可能与缺乏针对各亚组的综合分析有关，包括给药方法和手术类型等。目前认为外科手术也是一种同样的损伤，但有越来越多的证据表明，超前镇痛和麻醉方法也应根据手术类型不同而变化[30]。这种亚组分析虽然合理，但将需要收集更多的数据，才能评估每一种治疗措施对每一个具体手术的镇痛疗效。

未来展望

为了彻底治疗术后疼痛，还有一些问题值得进一步探究，包括：手术后疼痛到底由哪些部分组成？它们各自在手术后疼痛中起到什么作用？手术损伤，包括切割和撕裂的伤害性传入刺激以及后续的炎症反应，是手术后疼痛的首要组成部分；损伤造成的外周敏化和中枢敏化是重要的组成部分。但是，还没有被阐述清楚的另一种组分是术中最常用的阿片类药物。长期阿片类药物治疗可引起痛阈下降，因此要求阿片用量不断增加[31]；目前认为术中阿片药物使用与术后痛觉过敏有关[16]。这就带来如下问题：非阿片类镇痛药超前镇痛或预防性镇痛的作用，是由于其本身内在的超前镇痛特点，还是因为一种没有痛觉过敏副作用的药物代替了另一种可引起痛觉过敏的药物？在一项研究中，氯胺酮能够减少术中使用阿片药物患者手术后的阿片药物需要量；这一结果可以被解释为氯胺酮减少了阿片药物引起的痛觉过敏[16]；但相同的结果也可解释为氯胺酮具有超前镇痛/预防性镇痛作用。

结论

随着患者自控静脉镇痛的发展和外周/硬膜外导管持续阻滞的广泛使用，术后疼痛管理质量得到了大幅提升。然而，更合乎逻辑的做法仍然是在疼痛产生前就阻断疼痛的发展，这也是超前镇痛和预防性镇痛理论上的许诺。不幸的是，至今仍然未能确定最佳的镇痛药物和镇痛方法。神经突触可塑性已得到公认，尽管其具体机制尚未完全清晰；为了更好地理解这一过程，我们还需通过更多的实验继续研究预防性镇痛。目前公认最有效的办法是，联合采取多种模式的镇痛方法，完全阻断伤害性传入刺激。虽然这种想法可能成功，但目前的资料并不完全支持这一假说。最有效的两种超前镇痛/预防性镇痛药物加巴喷丁和普瑞巴林，并不能完全阻断手术损伤后的伤害性传入刺激。

尽管目前的研究结果尚不能令人满意，但由于超前镇痛具有潜在的革命性意义，因此它仍然是疼痛医学最大的兴趣和有待探索之地。

要点

- 手术后疼痛由外周和中枢敏化引起。
- 兴奋性氨基酸——谷氨酸作用于 NMDA 受体。
- 超前镇痛的概念认为，在损伤发生前给予针对性治疗，可以防止或减少损伤后疼痛的强度和持续时间，和（或）慢性疼痛的发展。
- 预防性镇痛是指，针对外周和中枢痛觉传递中高强度伤害性刺激的全过程，进行完全的抗伤害治疗。在第一阶段，伤害性刺激主要与外科损伤本身有关；第二阶段，持续的伤害性刺激由释放的生物化学介质产生，包括受损组织释放的炎性介质；第二阶段可从术中一直延续到术后恢复期。
- 虽然有实验研究支持超前镇痛和预防性镇痛的概念，但临床研究却得到了不一致的、有争议的结果。
- 超前镇痛已经尝试过的治疗方法包括：NSAID，静脉注射阿片类药物，静脉注射氯胺酮，外周神经阻滞，骶管和硬膜外镇痛，右美沙芬，加巴喷丁和普瑞巴林。
- 在临床试验中超前镇痛并不是一个有效的手段；因为中枢敏化由炎性反应引起，超前镇痛在术后炎症反应早期并无作用；因此预防性镇痛更值得提倡。

参考文献

参考文献请参见本书所附光盘。

28 围术期非阿片类药物静脉输注用于术后疼痛管理

Honorio T. Benzon

陈小红 译 曹汉忠 审 Hamilton Shay 校

阿片类药物是最常用的围术期镇痛药物。抗惊厥药物等一些口服非阿片类药物已经被用于术后镇痛。近期的研究评估了一些例如氯胺酮、利多卡因、纳洛酮等非阿片类药物在围术期使用以减少术后疼痛和限制术后患者对阿片药物的使用量。其他药物像艾司洛尔、右美托咪定也被证实有上述药物类似作用，但这些药物很少用于围术期的疼痛管理。本章总结了关于氯胺酮、利多卡因及纳洛酮在术后输注镇痛的研究结果，并给出了这些药物在围术期疼痛管理的一些临床应用建议。

静脉输注氯胺酮

氯胺酮是 NMDA（N-methyl-D-aspartate）受体非竞争性拮抗剂，并且是 Na^+ 通道阻滞剂[1-2]。通常使用的是氯胺酮的外消旋体，它包含有 S（＋）和 R（－）两种异构体。S（＋）异构体与 NMDA 受体的亲和力是 R（－）异构体的 4 倍。氯胺酮的半衰期是 80～180 min。它的代谢物去甲氯胺酮的半衰期更长，药效是前体化合物的 $1/3$[3]。

早期研究表明小剂量氯胺酮有镇痛作用[4-8]。氯胺酮作为镇痛药有很多优点。它不抑制喉保护性反射[9]，在神经系统正常时不抑制心血管功能[10]，和阿片类药物比较它很少抑制呼吸[11]，还可能兴奋呼吸[12]。亚麻醉剂量的氯胺酮已经被用于镇痛[7]。氯胺酮在血浆浓度 100～150 ng/ml 时有镇痛效果[13]。其不良反应包括术后不适[14]、代谢产物的蓄积[15]、易产生耐药[16]、刺激心血管和偶发致幻作用[17-18]。

大部分随机对照的临床研究证实了围术期静脉输注氯胺酮具有某些有益作用。在一项关于宫颈和腰椎手术患者的研究中发现，先静脉注射氯胺酮 1 mg/kg，然后以 83 μg/（kg·h）的剂量持续静脉输注，与注射生理盐水以及首次氯胺酮注射量相同但持续静脉输注较低剂量氯胺酮 42 μg/（kg·h）的患者相比，降低了疼痛评分，减少镇痛药的需求，且有更高满意度[19]。

大的腹部手术患者有同样的有益作用。围术期静脉输注氯胺酮［先静脉注射 0.5 mg/kg，然后以 2 μg/（kg·min）的剂量持续静脉输注］维持至术后 48 h 的患者，与静脉输注生理盐水和只在术中接受同等剂量氯胺酮的患者相比，减少了吗啡的用量[20]。和对照组比较，静脉输注氯胺酮组疼痛评分低。为了更好地观察氯胺酮单次注射和持续输注的时效，Bilgin 等[21]将单次注射和持续静脉输注氯胺酮并用，与手术切皮时或缝合时单次静脉注射氯胺酮进行了对比。研究人员发现行开腹手术的妇科患者中，接受氯胺酮单次注射和持续输注并用的患者，其疼痛评分低，并且使用较少的吗啡。

氯胺酮［先静脉注射 0.3 mg/kg，然后以 0.1 mg/（kg·h）持续输注 48 h］与曲马多［先静脉注射 3 mg/kg，然后以 0.2 mg/（kg·h）持续输注 48 h］并用，较单独使用曲马多组疼痛减轻，并且吗啡用量减少[22]。

在使用瑞芬太尼和丙泊酚的全凭静脉麻醉中，没有发现氯胺酮的优势[23]，原因可能与手术中大量使用阿片类药物有关。

截肢手术围术期使用氯胺酮静脉输注防止术后疼痛的效果，已经有所研究[24]。先静脉注射 0.5 mg/kg 氯胺酮，然后以 0.5 mg/（kg·h）的速度持续输注 72 h，不能有效地减少吗啡的用量，也不能减少残肢异常疼痛的出现。在随后的 6 个月期间，氯胺酮组患者中幻肢痛和残肢痛的发生率都是 47%，而对照组（输注生理盐水）幻肢痛和残肢痛的发生率分别是 71% 和 35%。两组间差异无统计学意义，所以研究者得出结论，静脉注射氯胺酮没有显著减弱/减少急性中枢神经敏化，或者不能减少这种截肢疼痛的发生率和严重程度[24]。

在硬膜外麻醉中，输注氯胺酮可能有某些有益作用。对于硬膜外麻醉的直肠癌手术患者，额外使用了氯胺酮可以减少患者自控镇痛（PCA）中吗啡的需求量，并且减少了痛觉过敏区域[25]。有趣的是，随后的 6 个月内这些患者的残余痛也有所减少。这些研究者还在接受结肠切除手术的患者中也发现了同样的结果[26]。另一组研究者发现了对于开胸手术后硬膜外镇痛中应用静脉输注小剂量氯胺酮［0.05 mg/(kg・h)，也就是大约 3 mg/h］的积极作用[27]。在这项研究中，使用氯胺酮的患者在术后 3 个月的时间内疼痛得到减轻，也减少了药物使用。但遗憾的是，在另一项研究中，没有能够证实氯胺酮在减轻术后慢性疼痛方面的积极作用[28]。静脉输注氯胺酮［单次负荷量 1 mg/kg，术中维持 1 mg/(kg・h)，术后 1 mg/kg 维持 24 h］减轻了术后即刻疼痛，但没有影响使用镇痛药的用量，并且术后 4 个月内神经病理性疼痛评分没有改变[28]。

大部分研究显示（氯胺酮）没有增加副作用。Zakine 等[20]在他们的研究中，没有观察到妄想、梦魇、睡眠紊乱或精神紊乱。另一方面，Webb 等[22]观察到氯胺酮联合曲马多输注组中幻觉的出现率更高，但是精神运动、睡眠障碍、连线测试成绩（反应迟钝）的情况是相似的。

一些综述论文注意到，各项静脉输注氯胺酮相关的研究中，临床情况有很大不同，研究对象患者数量不多，氯胺酮的用法不一，并且临床研究的指导原则也各不相同[29-33]。总的来说，大部分随机对照研究认为小剂量静脉输注氯胺酮是有益的。它也提升了硬膜外镇痛的疗效。但在使用全凭静脉麻醉的手术中使用了一定量阿片类药物时，氯胺酮似乎没有效果。静脉注射氯胺酮被视为阿片类药物耐受患者的一种辅助用药，也是慢性疼痛发生率高的手术患者的辅助用药，如开胸手术、腹股沟手术、截肢手术以及乳房切除手术患者。

静脉输注利多卡因

利多卡因可以减轻疼痛，是因为其有外周和中枢作用。在动物化学腹膜炎模型中，利多卡因抑制白细胞的迁移和代谢活化[34]，减少白蛋白的外渗[35]。在中枢，利多卡因能改变背侧神经元的应答[36]，还能通过抑制脊髓 C 纤维诱发电位活性而选择性地抑制脊髓突触传递[37]。局部麻醉药还用来治疗神经性疼痛[38-39]以及烧伤引起的疼痛[40]。

一些研究表明在腹部手术中静脉注射利多卡因是有益的。在一项随机、双盲、安慰剂对照研究中，Cassuto 等[41]发现在胆囊切除术的患者中静脉输注低剂量利多卡因有镇痛作用。手术开始前 30 min 先静脉注射利多卡因 100 mg 作为负荷量，然后以 2 mg/min 静脉输注维持，持续到术后 24 h，和静脉输注生理盐水的对照组相比，利多卡因组在手术后第 1 天疼痛评分显著降低，并且在术后两天中，哌替啶的需要量显著减少[41]。其过程中，利多卡因的血药浓度是 1～2 μg/ml。另一些随机对照研究发现，静脉注射低剂量利多卡因的患者，术后疼痛评分较低，阿片类药物消耗较少，肠功能恢复更快，也缩短了住院时间[42-44]。Groudine 等[45]比较了经耻骨后前列腺摘除术患者分别应用利多卡因和生理盐水。利多卡因组患者在切皮时静脉注射 1.5 mg/kg 利多卡因作为负荷量，然后以 3 mg/min 或 2 mg/min（体重＜70 kg）静脉输注持续到术后 1 h 为止。尽管两组患者镇痛药的消耗相同，但利多卡因组患者视觉模拟评分（VAS）较低，肠功能恢复快（62 h ±13 h vs. 74 h±16 h），住院时间短（4 d vs. 5 d）。在大的腹部手术中发现了同样的优点。Koppert 等[43]在手术开始前 30 min 先静脉注射 1.5 mg/kg 利多卡因，10 min 内注射完，然后以 1.5 mg/(kg・h) 静脉输注维持至术后 1 h 为止，对照组静脉注射相同负荷量和维持量的生理盐水。在术后 72 h 的时间内，利多卡因组患者 VAS 评分较低，吗啡用量少（130 mg vs. 159 mg），肠功能恢复快[43]。值得注意的是，利多卡因能减少阿片类药物需求的作用在术后第 3 天最为明显，这使研究人员倾向于认为利多卡因确有超前镇痛作用。另一对腹腔镜胆囊切除手术患者的研究得出了同样的结论[44]。在这项研究中，在麻醉诱导时先静脉注射 1.5 mg/kg 利多卡因作为负荷量，然后在手术过程中以 2 mg/(kg・h) 维持，术后以 1.33 mg/(kg・h) 维持 24 h。对照组以相同负荷量和维持量静脉输注生理盐水。两组患者术后第一次排气时间分别是 17 h 与 28 h，第一次排便时间分别是 28 h 与 51 h，出院时间分别是 2 d 与 3 d，利多卡因组这些指标明显缩短。静脉注射利多卡因也明显减少了阿片类药物的消耗，降低了术后疼痛及疲倦评分。

两项关于腹部手术患者的研究不仅发现了静脉输注利多卡因能缓解疼痛，而且观察到其对炎症因子和免疫应答有影响。一项对于经腹手术患者的随机抽样研究发现，在术后 8 h 内患者在休息和咳嗽时的严重疼痛减少[45]，而术后 12～72 h 的疼痛评分与生理盐水对照组相比没有差异。在这个研究中，作者发现生理盐水组体内 IL-1ra 和 IL-6 生成较少，对 M-植物凝集素应答的淋巴细胞增殖反应维持较好。在一项结直肠手术患者的研究中，没有发现静脉注射利多卡因能够改善疼痛评分，但发现了其他的积极作用。Herroeder 等[46]先静脉注射利多卡因 1.5 mg/kg 作为负荷量，然后以 2 mg/min 静脉输注维持至术后 4 h。虽然疼痛评分无差异，但肠功能恢复快，住院时间缩短了 1 天。作者还发现 IL-6、IL-8、补体 C3a、IL-1ra 的血浆水平，以及 CD11b、P-选择素、血小板-白细胞聚合体的表达显著降低。这项研究结果显示利多卡因能够增强抗炎活性，对手术引起的（免疫）反应有调节作用。

肌内注射右美沙芬 40 mg 联合静脉输注利多卡因 3 mg/(kg·h)，与氯苯那敏联合生理盐水组、氯苯那敏联合利多卡因组、右美沙芬联合生理盐水组相比，能更好地缓解疼痛，肠功能恢复更快[47]。

在全髋关节置换术和冠状动脉旁路移植术的患者中没有发现利多卡因的有益效果。在一项随机双盲、安慰剂对照研究中，Martin 等[48]在切皮前 30 min 静脉注射利多卡因 1.5 mg/kg 作为负荷量，在 10 min 内注射完毕，然后以 1.5 mg/(kg·h) 静脉输注维持到术后 1 h。两组术后的疼痛评分、阿片类药物的消耗量（吗啡在 24 h 消耗量分别是 17 mg vs. 15 mg）、髋关节屈曲度都没有差异。在冠状动脉旁路移植术的患者中，低剂量利多卡因没有减少术后芬太尼、咪达唑仑和普萘洛尔的消耗量[49]。利多卡因也没有减少拔管时间，没有缩短 ICU 住院时间或总住院时间。值得注意的是，目前仅有这一项关于利多卡因在全髋关节置换术和冠状动脉旁路移植术中使用的研究，得出结论认为利多卡因在这类手术中没有效果显得太仓促。这类手术术后较高的神经病理性疼痛发生率是否是影响利多卡因效果的因素，目前还未可知。

研究发现门诊手术，静脉输注利多卡因［1.5 mg/kg 的负荷量，2 mg/(kg·h) 维持］，减少了术中阿片类药物的用量，疼痛评分更低[50]。然而出院时间和术后恶心呕吐的发生率无差异。目前还不清楚利多卡因没有显现有益的作用是否与不同的手术类型，或者与这类手术相伴的最小化抑制炎症过程有关[51]。

围术期静脉输注利多卡因没有硬膜外镇痛的效果好。在结肠手术的患者中，静脉输注利多卡因与胸椎硬膜外镇痛相比，在疼痛缓解效果和抑制细胞因子"激增"方面较弱。在一项设计良好的随机单盲研究中，Kuo 等[52]发现在观察的 72 h 内胸椎硬膜外镇痛较静脉输注利多卡因能更好地缓解疼痛，肠功能恢复更快，细胞因子释放较少，但静脉输注利多卡因组较生理盐水组能更好地缓解疼痛和减少细胞因子的释放。

一项没有应用严格盲法的对开腹结肠切除术患者的研究，比较了静脉输注利多卡因和硬膜外镇痛[53]。利多卡因组静脉注射 1～2 mg/min（体重＜70 kg，1 mg/min；体重＞70 kg，2 mg/min），硬膜外镇痛组用 10 ml/h 的 0.125% 布比卡因和 6 μg/ml 的氢吗啡酮，手术结束后 1 h 内开始用药持续至肠功能恢复或者术后

第 5 天。两组的平均疼痛评分无统计学差异（硬膜外镇痛组 VAS 2.2 分，利多卡因组 VAS 3.1 分），利多卡因组阿片类药物消耗较大。两组间肠功能恢复时间和住院时间长短无统计学差异[53]。这项研究是随机抽样的，但没有应用盲法。研究中，利多卡因组中的两个慢性疼痛患者被剔除，一个硬膜外镇痛患者需要长期疼痛治疗[53]。

关于 8 项试验的 meta 分析发现，静脉输注利多卡因能更快康复，缩短住院时间[54]。术后康复快归因于术后 24 h 疼痛减轻、恶心呕吐发生率低以及肠梗阻时间短。静脉注射利多卡因能够缩短麻痹性肠梗阻时间，不仅能通过临床观察第一次排气或排便时间证实，也能通过影像标志物辅助的连续腹部透视来证实[55]。

腹部手术围术期静脉输注利多卡因的益处，可能与其抑制手术引发的炎症相关[45-46,51-52]。静脉输注利多卡因削弱了炎性细胞因子增长程度[45-46,52]，这些炎性因子会促使外周和中枢痛觉敏化[56]。在下面的情况中静脉输注利多卡因的优点不明显：外科创伤小[51]、门诊手术[50]、有神经病理性疼痛的手术（如全髋关节置换术）[48]或开胸手术[49]。

表 28-1 列出了围术期静脉输注氯胺酮和利多卡因的作用。可以看出在腹部手术中两种药物均有益处。在脊柱外科手术中静脉输注氯胺酮有益但全凭静脉麻醉中没有。在全髋关节置换术和冠状动脉旁路移植术的患者中静脉输注利多卡因无效果。一项严谨的随机单盲研究中发现静脉输注利多卡因较硬膜外镇痛效果差。

静脉注射纳洛酮

纳洛酮作为 μ 受体拮抗剂，常用于减小吗啡的不良反应。然而，它可能逆转阿片类药物的镇痛作用[57]。纳洛酮被用来减少硬膜外麻醉[58-59]和鞘内注射阿片类药物[60-61]的并发症发生率，例如恶心、呕吐、呼吸抑制、尿潴留。研究发现静脉注射 10 μg/(kg·h) 剂量的纳洛酮减弱了硬膜外吗啡[58]和芬太尼[59]的持续时间和药效。在一项接受布比卡因和吗啡椎管内镇痛的髋关节手术患者的研究中，发现静脉注射低剂量纳洛酮［小于 1 μg/(kg·h)］使镇痛强度减弱[60]。另一项研究发现腰椎椎板切除术的患者术后鞘内吗啡镇痛，静脉注射纳洛酮 1 μg/(kg·h) 减弱了镇痛作用[61]。一项回顾性的研究发现，根治性前列腺切除术的患者接受鞘内吗啡（0.8～1.7 mg）镇痛，静脉注射纳洛酮 5 μg/(kg·h) 镇痛效果非常满意，并且不良反应罕见[62]。可惜这项研究是回顾性的，没有对照[62]。

表 28-1　围术期静脉输注氯胺酮和利多卡因的效果

	氯胺酮	利多卡因
单次量	0.5～1 mg/kg	100 mg～1.5 mg/kg
通常的持续量	40～100 mg/(kg·h) [译者注：原文剂量单位可能有问题，应为 $\mu g/(kg·h)$]	2～3 mg/min（体重<70 kg，2 mg/min）
联合硬膜外镇痛的持续量	0.05（大约 3 mg/h）～0.25 mg/(kg·h)	
效果		
腹部手术	有益	有益
盆腔手术：妇产科、泌尿外科	有益	有益
脊柱手术	有益	
全髋关节置换术		无益
冠状动脉旁路移植术		无益
全凭静脉麻醉	没有额外益处	
联合 PCEA	有额外益处	
和 PCEA 比较		一项双盲研究[52]显示作用很小，而一项随机抽样、未用盲法的研究显示不具统计学意义的疼痛评分改善，利多卡因组阿片类药物消耗更大[53]

PCEA，患者自控硬膜外镇痛

纳洛酮减少阿片类药物副作用的功效，引起了 Gan 等[63]研究纳洛酮在吗啡 PCA 镇痛中作用的兴趣。在一项随机对照双盲的研究中，Gan 等[63]将 60 例子宫切除患者分成 3 组：PCA 吗啡 1 mg/ml＋生理盐水，PCA 吗啡＋低剂量纳洛酮 0.25 $\mu g/(kg·h)$，PCA 吗啡＋高剂量纳洛酮 1 $\mu g/(kg·h)$。研究者发现两个使用不同剂量的纳洛酮组，均较对照组减少了恶心、呕吐和瘙痒的发生率，三组的口头疼痛评分无差异，累计的吗啡消耗量在低剂量组（42.3 mg±24.1 mg）与对照组（59.1 mg±27.4 mg）、高剂量组（64.7 mg±33 mg）相比明显减低。三组无呼吸抑制发生，在镇静评分、呼吸频率、血流动力学参数、止吐药使用上无差异[63]。

低剂量纳洛酮有增进术后镇痛的效能。这是由于在人体和动物试验中纳洛酮表现出剂量依赖的特征。Woolf[64]在大鼠实验发现低剂量纳洛酮有镇痛作用而高剂量纳洛酮致痛觉过敏。Levine[65]等发现纳洛酮首先产生与剂量正相关的镇痛作用，接着（加大剂量）则产生痛觉过敏。其他研究者也发现了纳洛酮的这种双相性或双重作用[66-69]。纳洛酮的镇痛机制可能与释放内啡肽或者置换与镇痛无关受体上的内啡肽有关[63]。增强阿片受体的活性是另外一种可能的机制，这种增强作用已在长期（7d）注射纳洛酮的研究和动物实验上证实[70-71]。高剂量注射时，纳洛酮阻滞了突触后受体释放或置换内啡肽的活性。

研究发现纳洛酮静脉 PCA 使用时没有功效[72-74]，这可能是因为间断给药和连续注射的药代动力学不同所致。纳洛酮的 α 半衰期是 4 min，β 半衰期是 55～60 min[75-76]，持续静脉注射会达到稳定的血药浓度而产生稳定的药效。

总之，目前的研究表明纳洛酮是用来拮抗阿片类药物的不良反应。只有 Gan[63]等研究发现低剂量纳洛酮能减少阿片类药物的消耗量。在临床术后镇痛方面还需要进一步的对照研究。

局部麻醉药

一些外科医生在手术结束时在手术切口做局部麻醉，这只能缓解术后短暂的疼痛，因为局部麻醉不能维持多长时间。为了维持更长时间，一些外科医生在手术结束后持续注射局部麻醉药。一些研究发现在伤口持续注射局部麻醉药可以缓解术后疼痛，减少阿片类药物的消耗量和其不良反应，增加患者的满意度。这种方法已经用于胸部手术、心脏手术、隆乳术、腹部手术、妇科手术、剖宫产，以及脊柱外科手术。

研究发现胸部手术切口部位持续输注局部麻醉药有积极作用。0.5％的布比卡因 4 ml/h 持续输注 48 h 对于心脏手术术后有益[63]（表 28-2）。在这项研究中，两根导管放在胸骨正中切口处，一根在筋膜下，另一根在皮下组织。切口输注局麻药显著降低了疼痛评分，减少了 PCA 吗啡的用量，提高了患者的满意度[77]。除此之外，术后能早期下床，住院日期缩短。有趣的是持续输注 0.25％布比卡因和对照组（生理盐水）无差异。与单次硬膜外使用吗啡，持续胸段硬膜外输注布比卡因（单独使用或联合使用芬太尼或吗啡）比较，在术后 4 d 中，持续输注 0.25% 布比卡因疼痛评分明显减低，吗啡的用量明显减少[78]。输注的速度是 2～4 ml/h，持续 72 h。在这项研究中，一根导管放在和肋间神经相邻的缝合处，另一根放在皮下组织筋膜的上方。这项研究的主要遗憾是它实际上是一个回顾性的研究[78]。一项随机研究发现肋间神经置管输注，和胸段硬膜外持续输注布比卡因和吗啡的镇痛效果相同[79]。这项研究中肋间神经导管垂直放置在第八肋间神经后方的壁层胸膜，直到第三肋间神经。肋间神经输注 0.25% 布比卡因 1 ml/(10 kg·h)（70 kg 患者 7 ml/h），持续 72 h。除此之外，患者还使用吗啡 PCA。综上所述，两组患

者的疼痛评分、ICU 住院时间以及总住院时间相似。硬膜外镇痛有其缺点，如麻醉药用量大、导尿管留置时间长[79]。尽管以上陈述的三个研究中两个是肋间神经输注局麻药，而不是切口输注局麻药[78-79]，White 等[77] 研究发现切口输注局麻药在开胸手术是有效的辅助方法。在隆乳手术术后也有相似的效果[80]。一项患者自控皮下注射罗哌卡因（0.25% 或 0.5%）的研究发现，当 VAS 评分＞3 时，给 10 ml 单次量，疼痛评分低，麻醉药消耗少，恶心、呕吐发生率低，镇痛效果好。

腹部手术术后切口输注局麻药的效果，取决于导管的位置（表 28-2）。一项研究发现在腹部手术后 0.25% 布比卡因没有优势[81]。另一项研究发现切口输注局麻

表 28-2　局麻药伤口输注效果的研究结果

研究，参考文献	输注剂量	外科手术	结果*/评论
Fredman 等[81] R，DB，PC	0.25% 布比卡因，9 ml/h	开腹手术	无益，导管置于 SC
Cheong 等[82] R，C	0.5% 布比卡因，2 ml/h	开腹手术	与静脉 PCA 比较，VAS 评分相同，使用较少吗啡；导管置于 SC
Baig 等[83] R，DB，PC	0.5% 布比卡因，4 ml/h	开腹手术	VAS 评分相同，麻醉药使用量少；导管至于 SC
Beaussier 等[84] R，DB，PC	0.2% 罗哌卡因，10 ml/h	结直肠手术	显著有益，导管放置于腹膜前
Fredman 等[86] R，DB，PC	0.2% 罗哌卡因，10 ml/h	剖宫产	显著有益，导管置于筋膜上
Zohar 等[87] R，DB，PC	0.25% 布比卡因，9 ml/h	腹式全子宫切除术	显著有益，导管置于筋膜上
Kristensen 等[88] R，DB，PC	0.25% 布比卡因，15 ml/4 h	子宫切除术	无益，导管置于肌肉和腹膜之间
Bianconi 等[89] R，DB，PC	0.25% 罗哌卡因，5 ml/h	脊柱融合术	明显有益，导管置于 SC
Singh 等[90-91] R，DB，PC	0.5% 布比卡因，2 ml/h	脊柱关节融合术	术后即刻有益，术后 4 年固定点处疼痛减轻；导管置于髂骨移植点外
Blumenthal 等[92] R，DB，PC	0.2% 罗哌卡因，5 ml/h	Bankart 损伤手术	术后即刻有益，术后 3 个月髂嵴移植处疼痛减轻；导管置于髂嵴处，肌间沟也放置一根导管
White 等[77] R，DB，PC	0.5% 布比卡因，4 ml/h	心脏手术	显著有益，一根导管置于筋膜下，另一根置于 SC
Rawal[80] R，C	0.25% 或 0.5% 罗哌卡因，当 VAS 评分＞3 时单次给 10 ml	隆乳术	显著优于口服给药，导管置于 SC
Wheatley 等[78] 回顾性研究	0.25% 布比卡因，2～4 ml/h	开胸术	肋间神经导管注射量高于 PCEA
Luketich 等[79] R，C	0.25% 布比卡因，1 ml/(10 kg·h)	开胸术	肋间神经导管注射与 PCEA 效果相当

C，对照；DB，双盲；PC，安慰剂对照；PCA，患者自控镇痛；PCEA，患者自控硬膜外镇痛；R，随机；SC，皮下的；VAS，视觉模拟评分

* 从文中查找研究和结果的细节

药和静脉 PCA 相比，疼痛评分相似，但减少了吗啡消耗量[82]。第三项研究发现两者疼痛评分无差异，切口输注局麻药组的吗啡需要量较少（34 mg *vs.* 60 mg），下床时间较早[83]。然而，和使用生理盐水的对照组相比，住院时间和首次排便时间无差异[83]。在局麻药切口输注效果没有或作用并不大[81-83]的三项研究中，导管置于皮下而非筋膜下。导管放置在皮下，减弱了阻断内腔壁层疼痛感受向腹壁传递，而放置在筋膜下阻断筋膜和腹膜（之间神经传导），筋膜和腹膜组织含有丰富的神经感受器[84]。一组研究者[85]发现置于筋膜下的导管效果显著优于皮下导管。腹膜外的 0.2％罗哌卡因输注，10 ml/h 持续 48 h 在结直肠手术后是有益的，明显减少了 72 h 吗啡的使用量，缓解了静止和咳嗽时的疼痛，改善了睡眠质量和肠功能恢复，缩短了住院时间[84]。

在剖宫产后，切口输注局麻药明显降低了咳嗽后的疼痛评分，少数患者要求用阿片类药物，多数患者认为她们的镇痛效果是满意的[86]（表 28-2）。在这项研究中，导管放在筋膜上方，每小时患者自己给 0.2％罗哌卡因 10 ml。同样的结果出现在经腹子宫切除和双卵巢输卵管切除的患者中[87]。在这项研究中，导管置于腹筋膜表面的上方，患者通过患者自控装置每小时自己给 0.25％布比卡因 9 ml，锁定时间为 60 min。结果这些患者阿片类药物需求量少，恶心、呕吐发生率低，患者满意度高。有趣的是，一项随机抽样的研究显示，在肌肉和腹膜间放置导管则没有作用[88]。腹膜外输注布比卡因（每 4 h 15 ml、2.5 mg/ml，持续 48 h）和对照组比较不能减轻静止、咳嗽、运动时的疼痛[88]。

在整形外科中伤口输注局麻药也是有益的（表 28-2）。在脊柱融合术后，0.5％罗哌卡因 40 ml 局部浸润，然后皮下以 0.2％罗哌卡因 5 ml/h 持续 55 h，和对照组比较，实验组患者疼痛评分低，术后失血少，住院时间短[89]。后路脊柱融合术的患者，通过置于髂嵴骨移植点外邻近处的导管，输注 0.5％布比卡因，2 ml/h 持续 48 h，围术期麻醉药用量少，疼痛评分低[90]。4 年长期追踪发现，移植处疼痛显著减轻，患者满意度更高[91]。除此之外，9 个患者中没有患者有慢性髂嵴感觉障碍，而对照组 10 个患者中 7 个患者有慢性髂嵴感觉障碍[91]。一例 Bankart 损伤修复术后发现了类似的益处，经髂嵴置管输注罗哌卡因[92]的患者术后 48 h 和术后 3 个月时更好地缓解了疼痛。其他一些研究，虽然不是随机抽样的，但同样发现使用局部麻醉镇痛的患者术后疼痛评分较低，术后恢复日常活动早[93-94]。

研究显示 0.25％或 0.5％布比卡因 4 ml/h 持续 48 h[77]，

或者 0.2％罗哌卡因 10 ml/h[88]，其血药浓度都低于毒性浓度。局麻药的药代动力学研究发现，先注射 0.5％罗哌卡因 200 mg，然后以 0.2％罗哌卡因 5 ml/h 持续 55 h，在 24 h 时达到峰浓度，但仍在安全范围内，没有发现不良反应[89]。没有一个研究观察到伤口感染等并发症。唯一的风险是直接的组织毒性，如肌肉毒性[95]，但这种来自皮下、筋膜下或腹膜外的局麻药毒副作用很少见。

一项关于局麻药创口输注的定性和定量的回顾性研究，通过分析已有的数据和结果，发现多种方式的局麻药创口输注都能提升镇痛效果，有非常低的技术失败率，且毒副作用零报道[96]。患者的依从性好，伤口感染率没有增加。进一步的研究应重点关注局麻药的最适浓度和剂量、最佳导管放置位置，更详细地评估动态的镇痛效果和副作用，以及和其他镇痛技术如椎管内镇痛、持续周围神经阻滞进行比较。

要点

- 对于围术期静脉输注氯胺酮，大多数随机研究发现了其优势，这些研究的外科手术包括腹部手术、妇科手术、脊柱外科手术。
- 当手术过程是全凭静脉麻醉时，氯胺酮静脉输注没有显示其优势。
- 对 PCEA 患者另加静脉输注氯胺酮减少了吗啡的需要量，术后慢性疼痛发生率可能低。
- 对于围术期静脉输注利多卡因，大多数研究发现了其优势，特别是腹部手术。在髋关节手术和冠状动脉旁路移植术中效果不明显，还不清楚是否与这些手术神经性疼痛发生率高有关。
- 围术期静脉输注利多卡因的镇痛效果可能和创伤的程度有关，手术创伤大时它不一定是有效的。
- 围术期静脉输注利多卡因没有硬膜外镇痛效果好，虽然有一项研究发现两者效果相同，但没有使用盲法。
- 目前，围术期静脉输注纳洛酮目的是拮抗椎管内使用阿片类药物的不良反应。
- 手术切口局麻药输注是有效简单的减少围术期疼痛的方法，不良反应小，并且局麻药创口输注 48～55 h 后血药浓度低于毒性浓度。

参考文献

参考文献请参见本书所附光盘。

29 患者自控镇痛

Ben Kong ⊗ Jacques T. Ya Deau

陈小红 译　曹汉忠 审　Hamilton Shay 校

患者自控镇痛（patient-controlled analgesia，PCA）已经成为临床疼痛治疗的标准技术，患者可以根据预先设定好的镇痛药物剂量自行给药。PCA 也可以记录患者的使用信息，例如总需求量、在之前 1～24 h 时的药物输送量。这些信息有助于针对患者个体化需求优化药物输注。

现代 PCA 通常包括以下基本参数：初始量（负荷量）、单次量、锁定时间、持续量（背景量）、1～4 h 最大限量。单次量指镇痛泵运行后按压自控键后镇痛泵输注给患者的镇痛药量。最新的设备允许以 μg、mg、ml 为单位输注药液，这样可以减少除了使用吗啡以外的其他药物时可能出现的程序性错误。功效和安全的最优化取决于设置的单次量足以提供充分的镇痛且副作用最小。锁定时间是指在这段时间内患者即使按压自控键也没有药物输送。理论上，锁定时间少于药物作用的峰时间可能无意间导致镇痛药物蓄积而过量。然而，即使使用阿片类药物，锁定时间 5～10 min 是最理想的[1-2]。

PCA 的安全性和有效性

PCA 的优点

PCA 受欢迎的原因很多。因为每次单次量都容易给，小剂量可以频繁给药，所以患者喜欢他们的疼痛能轻松地得到快速缓解，疼痛缓解不需要护士，不需要等待，不需要肌内或皮下注射[3-4]。如果使用得当，经过 3～4 h，镇痛剂滴定理论上可以产生稳定的血药浓度，避免相关的波峰和波谷。PCA 可以避免围术期阿片药物使用不足造成的康复不良、胸廓扩张受限、不愿运动。PCA 可以避免过高的药物峰浓度导致的呼吸抑制和镇静状态[5]。尽管两个 meta 分析证明，和肌内注射阿片药物比较，使用 PCA 患者满意度高，镇痛效果好，但副作用没有差异[6-7]。最近 PCA 和传统阿片药物镇痛比较得出了相反的结论。一些研究认为 PCA 非常好而其他研究认为没有差异[2]。此外，最近的研究

也报道了相似的恶心、呕吐、镇静、皮肤瘙痒的发生率，以及相似的肠功能恢复，这些都暗示 PCA 和传统阿片药物镇痛之间的区别是微不足道的[8-10]。对于持续受欢迎的 PCA，这些结果让人有点惊讶。如果能真正根据需求给予合适剂量和间隔时间的镇痛药物，那么无论什么镇痛技术都可以取得良好的镇痛效果。在很多情况下，PCA 是达到目的的最好方法。

PCA 的安全使用要求患者能控制镇痛装置。增加阿片药物的血浆浓度在临床出现明显呼吸抑制之前通常先出现镇静状态。镇静常常损害患者使用 PCA 的能力。护理人员和家庭成员都必须理解这个观点，只能患者按压自控键。理想情况是患者、护士、家庭成员应该接受 PCA 使用的教育。不是每个患者都适合使用 PCA，患者必须合作，理解 PCA 的使用，必须有能力按自控键。PCA 可能不适合很年轻的孩子、精神病患者或身体有缺陷的患者。如果使用 PCA 的能力与患者的年龄、发育水平、肌肉力量有关的话，护士控制镇痛（nurse-controlled analgesia，NCA）的方式将被使用[11]。在 ICU，NCA 是安全有效的镇痛管理方式。最后，因为在患者中药物代谢动力学和药效学的可变性，传统 PCA 设置需要个体化调整[5]。

PCA 的缺点

PCA 的缺点抑制了其使用和实效。最常见的缺点是镇痛不足或副作用的发生，也有患者不信任 PCA 或害怕药物过量或成瘾[12-13]。Chumbley 等报道 22％的患者害怕成瘾，30％的患者害怕药物过量[12]，已经远远高于 Kluger 和 Owen 报道的分别为 4％和 11％[13]。尽管如此，在之前的研究中，43％的患者未接受术前关于 PCA 的教育，然而，在最近的研究中，所有的患者都接受术前关于疼痛管理和 PCA 的教育。

反复过度使用 PCA（患者不理解镇痛目标）导致过度镇静，还有误解 PCA 自控键是呼叫护士的，家人、访客或没有护士资格的人按压自控键也可导致过度镇静[14]。由于单次量设置错误、浓度设置错误、背景输注量或非计划的背景输注量设置错误等误操作会

导致过度镇静。不正确的工作流程可能导致使用错误的注射器或镇痛药物混合错误。在一个单位内标准化规程和药物浓度可能减少程序错误的机会[15-16]。界面设计不佳可能造成 PCA 安全问题。一个非传统的 PCA 输注装置用户界面在设计时充分考虑到了人的因素（考虑到人类的能力及其局限性），使 PCA 输注装置的界面设置任务目标更加清晰。这提升了易用性，明显减少了编程时间和编程错误的发生率[17]。

　　PCA 可能发生机器故障，偶然造成过度药物输注[18-19]。除此之外，mete 分析支持 PCA 安全性。PCA 与传统肌内和静脉给药在镇静严重程度和呼吸抑制发生率上没有明显区别[6]。

急性疼痛服务的重要性

　　由受过 PCA 良好教育的医师和护士组成的急性疼痛服务（acute pain service，APS）小组也可以提高 PCA 的安全性和有效性。APS 管理 PCA 组和外科人员管理 PCA 组比较，提示 APS 管理组的患者副作用明显减少，阿片药物用量更多，对使用 PCA 后出现的镇痛不足和副作用，更多地通过调节 PCA 参数、更多的医嘱口服阿片镇痛药而不是肌内注射[20]。这表明 APS 更容易制订适合患者个体的 PCA。PCA 某些优点的体现可能与 PCA 的使用及由有相关知识的临床医生对镇痛药的监管有关。

PCA 的种类

静脉用 PCA

　　许多阿片药物在静脉 PCA 中有效使用。一些 μ 受体激动剂是静脉 PCA 首选[21]。理想的静脉 PCA 用阿片药物起效快、效果好、间隔时间内没有明显的药物和代谢产物蓄积[5]。吗啡、氢吗啡酮、芬太尼非常接近以上标准，并且已在以阿片药物为基础的静脉 PCA 中广泛应用。另外，哌替啶的代谢物有蓄积作用，因此哌替啶不是静脉 PCA 用首选药物。尽管定性差异可以检测，所有的阿片类药物都有相似的副作用。患者的临床病史和住院情况影响静脉 PCA 阿片类药物的选择。在不同的阿片类药物间疼痛评分和副作用没有明显的差异[21-23]。因此，不管用哪个阿片类药物，患者对静脉 PCA 都是满意的。表 29-1 列出了经典的药物使用的单次量、锁定时间。

　　出于安全方面的考虑，静脉 PCA 背景输注量应该很少用于对阿片药物敏感的患者[24-25]。背景输注增加了呼吸

表 29-1　用于静脉 PCA 阿片药物的单次量和锁定时间

药物	单次量（mg）	锁定时间（min）
芬太尼	0.015～0.05	3～10
氢吗啡酮	0.1～0.5	5～15
哌替啶	5～15	5～15
吗啡	0.5～3	5～20
羟吗啡酮	0.2～0.8	5～15
瑞芬太尼	0.5 μg/kg	2
舒芬太尼	0.003～0.015	3～10

抑制的风险[26-28]。如果一个患者变得安静，以某一背景输注量持续输注阿片药物可能会导致呼吸抑制。持续输注阿片药物提供了稳定的血药浓度，并改善了镇痛效果[25]。然而，其他研究者发现增加背景输注不能减轻疼痛、疲劳、焦虑[24,29]，也不能改善患者的睡眠质量，这些接受背景输注的患者，按压自控键的次数、有效按压次数以及阿片药物总使用量上没有变化。除此之外，程序设计错误导致了副作用的发生，大多数发生在设有背景输注期间[28]。然而，对于阿片药物耐受而用量大的患者，可以设定相当于患者通常要求量的背景输注量[5]。背景输注的使用需要高度警惕，并加强对患者监护。

　　在静脉 PCA 中增加氯胺酮（NMDA 受体拮抗剂）可以增加部分情况下的镇痛效果。NMDA 受体和早期阿片药物耐受有关[30-31]。在脊柱和髋关节手术术后静脉 PCA 中吗啡和氯胺酮最优比是 1∶1，锁定时间 8 min[32]。然而有两个研究显示氯胺酮作为静脉 PCA 的辅助用药没有改善疼痛，或氯胺酮的潜在药效被其高发的不良反应所掩盖，而没有减少阿片类药物用量[33-34]。另外，氯胺酮可能引起幻觉和损害认知功能。

　　可乐定是一种 α₂ 肾上腺素受体激动剂，并有镇痛功能。在下腹部手术的女性患者吗啡 PCA 中增加可乐定可以减少恶心、呕吐的发生[35]。然而，其他研究没有发现静脉 PCA 中增加可乐定的益处[36]。

非静脉用 PCA

　　PCA 最典型的理念是患者对其需求镇痛药物的自主管理。静脉 PCA 是最常用的镇痛药物输注路径，其他两个常用供选择的输注路径是硬膜外镇痛和外周神经导管镇痛。

　　硬膜外患者自控镇痛（patient-controlled analgesia，PCEA）：在很多情况下，硬膜外镇痛优于静脉

表 29-2　不同外科手术使用 PCEA 参数设定（起始参数）建议指南

	药物和浓度	背景输注量（ml）	单次量（ml）	锁定时间（min）
产科手术（分娩）	0.025％布比卡因＋芬太尼 10 μg/ml	3	3	10
产科手术（分娩）	0.08％罗哌卡因＋芬太尼 2 μg/ml	5	5	10
下腹部、下肢、血管手术：腰椎硬膜外	0.0625％布比卡因＋芬太尼 5 μg/ml	4	4	10
下腹部手术：胸段硬膜外	0.125％布比卡因＋芬太尼 5 μg/ml	4	3	10
臀部、膝关节手术	0.06％布比卡因＋氢吗啡酮 10 μg/ml	4	4	10
臀部、膝关节手术	0.06％布比卡因＋可乐定 1 μg/ml	4	4	10
布比卡因＋可乐定 PCEA 用于腹式子宫切除术	0.125％布比卡因＋可乐定 0.75 μg/ml	10 ml 负荷量	5	10 NB：4 h 限量 30 ml

资料来源：*Heitmiller and Schwengel*[48]；*Hospital for Special Surgery*[49]；*and Topcu，Lulcci，and Tekin*[65].

PCA（表 29-2）。一项 meta 分析证明所有类型的外科手术和疼痛评估中，所有硬膜外镇痛包括 PCEA 优于静脉 PCA[37]，在一项关于硬膜外镇痛和全身用阿片药物镇痛比较的回顾性研究中得到证实[38]。除了提供更好的镇痛外，硬膜外镇痛还有其他潜在的益处，如减少体外循环的并发症如血栓栓塞，患者精神状态好，早期可恢复消化功能，提高功能性运动能力，有健康的生活质量，可更早出院[39-42]。尽管如此，PCEA 的潜在益处必须权衡导管放置的潜在风险，它可能导致严重的并发症，如硬膜外血肿、感染或神经损伤[21]。特别是需要用有效抗凝药预防血栓形成而可能限制PCEA 的使用[43]。

术后硬膜外镇痛的益处在高危患者或高风险手术中更明显。局部麻醉剂联合阿片药物在硬膜外镇痛的效果较单独硬膜外或全身用阿片药物效果好，并可能改善术后恢复[44-45]。单独用局部麻醉剂可能导致过度运动阻滞。尽管有许多的研究，但理想的 PCEA 镇痛剂解决方案或理想的输注参数仍然有争论。与静脉PCA 比较，PCEA 常规使用背景输注量。背景输注量可维持持续的部分感觉神经阻滞，但可能增加低血压和运动阻滞等并发症。关于镇痛剂的合用，如加可乐定（2 μg/ml）到罗哌卡因-芬太尼 PCEA 中，减少了全膝关节置换术阿片药物的用量，而且没有血流动力学方面的危害[46]。相似地，加可乐定（10～20 μg/h）到布比卡因-芬太尼 PCEA 中，改善了休息时剂量依赖性镇痛效果，同时产生了剂量依赖性血压下降、脉搏减慢，并增加了血管加压药的需求[47]。在某些情况中，可乐定加局部麻醉剂的 PCEA 提供了充分镇痛，并且没有阿片药物相关的常见副作用，如呕吐及皮肤瘙痒。为了试图减少副作用和促进过渡到口服镇痛药，PCEA 设置应逐渐减少而不是突然停止，例如可以在停 PCEA 前 6 h 消除其背景输注量。

外周神经导管留置患者自控镇痛（peripheral nerve catheter patient-controlled analgesia，PNC PCA）：神经阻滞在术后镇痛中越来越流行，特别是整形外科（表 29-3）。许多常见的神经阻滞，包括臂丛神经、坐骨神经、股神经阻滞，适合外周神经导管留置镇痛。上下肢外周神经阻滞改善术后镇痛和患者满意度[50]。感染和神经并发症，尽管很少，但还是可能发生。和椎管内阻滞比较，不必太担心抗凝药和外周神经阻滞间的相互影响[21]。和布比卡因比较，罗哌卡因很少引起完全的运动和感觉神经阻滞[51]。用于 PNC PCA 的局部

表 29-3　PNC PCA 用药方案示例

导管	外科手术	PNC 方案	背景输注量（ml/h）	单次量（ml）	锁定时间（min）
肌间沟、锁骨下	旋转套修复术，手外科	0.2％罗哌卡因	6～8	2～4	20
腘窝处坐骨神经	足部和踝关节手术	0.2％罗哌卡因	5～8	3～5	20～60

资料来源：*Hospital for Special Surgery*[61]；*Ilfeld and Enneking*[66]；*and Ilfeld，Morey，and Wright*[67].

麻醉剂常用浓度为罗哌卡因 0.2%～0.3%，布比卡因 0.12%～0.25%。没有必要将阿片类药物用于 PNC PCA，因为外周神经用阿片类药物可能增加副作用而不提高镇痛效果[71-72]。在罗哌卡因 PNC PCA 中添加可乐定不改善镇痛效果[52]。

PNC PCA 中通常使用局部麻醉剂持续输注，这和仅使用单次量相比，镇痛效果更好[52]。和仅使用持续输注相比，低剂量的持续输注辅以患者自控的单次量，达到相同镇痛效果且减少了局部麻醉剂的消耗[53]。在中等疼痛的肩部手术，将通过肌间沟导管输注的 0.2% 罗哌卡因的背景持续输注速率从 8 ml/h 减少到 4 ml/h，提供了相似的镇痛效果，但造成了爆发痛和睡眠紊乱发生率的升高[67]。

特殊情况

除了成人术后镇痛的管理外，PCA 也可用于分娩镇痛、小儿术后镇痛和癌痛的管理。

分娩镇痛

现在用得最多的分娩镇痛方式是硬膜外镇痛。PCEA 在提供安全高效的分娩镇痛方面是卓有成效的。一项多中心随机对照研究发现静脉 PCA 和 PCEA 有相同的剖宫产率和阴道助产率[70]。静脉 PCA 组患者更有可能接受止吐剂治疗，更易进入镇痛状态，且该组新生儿更需要应用纳洛酮和积极的复苏治疗（静脉 PCA 组 52%，PCEA 组为 31%）。接受 PCEA 的患者更好地改善了疼痛，对镇痛效果满意。PCEA 使用药物成分剂量和 PCEA 本身的应用规则都仍然存在争议。一项 meta 分析比较了硬膜外持续输注（continuous epidural infusion，CEI）和没有设定背景输注的 PCEA，发现没有设定背景输注的 PCEA 组产妇要求（医师）镇痛干预少、局部麻醉剂用量少、运动神经阻滞少[55]。在 PCEA 中设定背景输注的能改善分娩镇痛。仅有按需给药（单次量）的 PCEA 和有背景输注的 PCEA 比较，爆发痛发生率高、疼痛评分高、镇痛有效时间短、产妇满意度低[56]。

尽管在分娩镇痛中 PCEA 有绝对优势，但一些产妇不愿行硬膜外镇痛或临床条件不允许使用。在这种情况下，就要考虑静脉 PCA。产妇用阿片药物可能导致新生儿镇静或抑制呼吸系统。一旦母亲的宫颈口打开，医生就应该停止静脉 PCA 来减少阿片药物对胎儿的影响。和大剂量胃肠外用阿片药物比较，静脉 PCA 促进分娩过程中镇痛剂的滴定，这样能更好地满足不同患者对镇痛剂的需求。出于这个原因，静脉 PCA（和间断肌内注射比较）能更好地缓解疼痛，减少产妇的镇静作用、呼吸抑制和恶心[57]。和肌内注射比较，分娩镇痛用静脉 PCA 减少脐带血阿片药物浓度（说明胎盘传输药物少），多数情况下不引起明显的胎儿抑制[57-58]。在分娩镇痛中，静脉 PCA 使用短效阿片药物（如芬太尼、阿芬太尼、瑞芬太尼）可减少新生儿呼吸抑制[58-59]。

儿科镇痛

患者自控镇痛能有效和安全地降低青少年和儿童的疼痛。在儿科成功实施 PCA 安全的决定因素是患者理解 PCA 使用的基本原则。因此，小于 4 岁的儿童不适合用 PCA。在护理人员和父母的鼓励下 4～6 岁儿童可以使用 PCA。尽管如此，这个年龄段的儿童成功率比较低。大于 7 岁的儿童经常可以独立使用 PCA。一些研究者提倡较小的儿童在父母的帮助下使用 PCA。如果采用这种父母（辅助）控制的镇痛，那么对父母的正规教育与护理人员的密切观察是必要的。但是，总的来说父母控制的镇痛绕过了 PCA 的基本安全体系，术后不鼓励使用。一些医生已成功对术后镇痛的儿科患者使用背景量阿片药物输注。但一些研究发现在儿科患者中使用背景输注增加了血氧不足的风险[60]。当临床中必须使用持续输注阿片类药物时，一定要考虑使用一些监测阿片类药物导致呼吸抑制的手段，如脉搏血氧饱和度。除了在儿科患者中使用背景输注需要特别注意以外，更需要极度警惕的是同时应用具有呼吸抑制的药物。儿童 PCA 典型用药剂量见表 29-4 至表 29-6。

表 29-4　儿科患者 PCA 用药量

药物	单次量（μg/kg）	锁定时间（min）
吗啡	200～400	7～15
氢吗啡酮	40～80	15
芬太尼	0.5～1	7～15

表 29-5　儿科患者 PCEA 用药量

药物	背景输注量	单次量	锁定时间	每小时极限量
0.06%布比卡因＋10 μg/ml 氢吗啡酮	0.1～0.3 ml/(kg·h)	0.1 mg/kg	最少 10 min	最大 0.4 ml/(kg·h)

资料来源：*Hospital for Special Surgery*[61]

（译者注：原稿单次量单位 mg/kg 可能有误，应是 ml/kg）

表 29-6　儿科患者外周神经置管 PCA 用药量

药物	背景输注量	每小时极限量
0.2%罗哌卡因	0.1～0.2 ml/(kg·h)	0.2 ml/(kg·h)

资料来源：*Hospital for Special Surgery*[61]

癌症患者的自控镇痛

　　不管对于成人还是儿童，患者自控镇痛都是有效的多模式癌痛控制管理方法之一。治疗癌痛的麻醉药品剂量通常要超过术后镇痛剂量。因此，与术后镇痛相比，癌痛管理中使用阿片类药物背景输注是有必要的，也是提倡使用的[62]。对于中重度的癌痛，静脉注射给药是至关重要的镇痛途径。一项研究表明，改变阿片类药物的给药方式，包括应用 PCA 输注阿片类药物，在顽固性癌痛患者中是一种非常重要的策略[63]。此外，在 PCA 中使用美沙酮，虽然在术后镇痛中不提倡，但也是治疗顽固性癌痛的一种有效方法[64]。

要点

- 患者自控镇痛是一种可编程的输注系统，它是患者自己通过触动按钮来获得预先设置好的镇痛药物剂量。PCA 通过患者自己滴定镇痛药物，来优化药物输注，并提高患者的满意度。
- 安全使用 PCA 需要患者自己控制镇痛药的输注。提高阿片类药物的血药浓度，通常会先表现出镇静状态，然后出现严重的呼吸抑制。镇静状态通常会损害患者自己使用 PCA 的能力。
- 静脉 PCA 理想的阿片类药物是起效快、疗效高以及中等的作用时间。吗啡、芬太尼和氢吗啡酮符合这些标准。
- 阿片药物敏感患者不应该在术后有背景输注量持续静脉输注阿片类药物。增加背景输注的静脉 PCA 可能不会改善术后镇痛，反而会增加呼吸抑制的风险。持续输注常用于癌症患者，因为癌痛需要较高的镇痛药物剂量。
- 在分娩镇痛中推荐使用患者自控硬膜外镇痛。分娩中使用静脉 PCA，虽然在一些情况可以接受，但镇痛效果较差，也可能抑制新生儿的呼吸和神经功能。
- 和静脉 PCA 相比，患者自控硬膜外镇痛在多种外科手术后能提供最优的镇痛效果。除此之外，硬膜外镇痛还有减少发病率的潜在优点。尽管如此，也要考虑放置导管带来的风险。
- 在整形外科手术术后，外周神经导管留置患者自控镇痛是理想的镇痛方法，如果不使用这种镇痛方法，这类手术术后患者可能因为剧烈疼痛而严重影响恢复。
- 许多大于 7 岁的儿童能够理解 PCA 的概念，并安全地使用。小于 4 岁儿童，或者患者有精神或身体缺陷，可能不能有效使用 PCA。

参考文献

参考文献请参见本书所附光盘。

30　鞘内阿片类药物术后镇痛

Jamie D. Murphy ☸ Harold J. Gelfand ☸ Christopher L. Wu

左小华　译　薛祥云　审　Hamilton Shay　校

　　近二十年来，鞘内单独使用阿片类药物进行镇痛已成为常规的镇痛治疗手段。自 1979 年首次应用鞘内吗啡进行镇痛后，已经发表了数百篇关于阿片类药物鞘内应用的病例报告和临床研究。通过对人体和动物实验研究，阐明了鞘内阿片类药物的作用机制、副作用、剂量反应药理学、与辅助药物之间的相互作用，以及广泛的外科患者临床应用情况。鞘内阿片类药物主要用于术后镇痛，包括妇产科手术、脊柱与关节手术、开胸和血管手术、心脏旁路、小儿外科手术、泌尿外科手术和腹部手术等。

鞘内阿片类药物作用机制

　　伤害性信息由多个传入神经元传递，在疼痛传递中发挥着重要的作用，包括小的无髓神经元和细的有髓神经元（分别是 C 纤维和 Aδ 纤维）。小的无髓神经纤维中枢端位于脊髓背角第 Ⅰ、Ⅱ 和 Ⅲ 层[1]。阿片受体存在于脊髓背角第 Ⅰ、Ⅱ 和 Ⅴ 层，这为脑脊液中注射阿片类药物的作用靶点提供了解剖学基础。脊髓疼痛是通过 μ 受体和 κ 受体介导的。实验研究表明，电刺激后 P 物质释放到脑脊液中可导致疼痛[1]。脑脊液中应用吗啡镇痛可能通过突触前 γ-氨基丁酸（GABA）和突触后甘氨酸介导抑制 P 物质释放。

　　各种阿片类药物的药理学特点决定其起效时间、作用持续时间、副作用（表 30-1）。脂溶性（相对于水溶性）是影响起效和作用持续时间的关键性因素。高脂溶性药物如芬太尼和舒芬太尼起效快，但鞘内使用时作用时间较短[2-3]。因为它很快就分布到脊髓中，所以药物注射后不久在脑脊液中就很难再检测到[3]。这可能导致了脊髓节段性镇痛减弱，而大脑中药物浓度较低，降低迟发性呼吸抑制风险（注射后 12～24 h）。水溶性阿片类药物（例如吗啡）起效较慢，作用时间较长，注射后较长时间也能在脑脊液中检测到。吗啡在脑脊液中保留时间较长，可逆行回流到达脑干和呼吸中枢，从而比其他脂溶性药物更容易出现延迟性的呼吸抑制。

　　只有哌替啶具有足够强的镇痛效果，可单独在手术镇痛中使用。鞘内注射哌替啶产生的脊髓镇痛达到了传统局麻药物的效果[4]。可能是因为局部的镇痛作用加上阿片受体的联合作用效果，哌替啶在脊髓镇痛中可单独使用。尽管哌替啶脂溶性较芬太尼差，但镇痛起效时间与芬太尼相似，而作用时间较芬太尼长。哌替啶作用时间较吗啡短，其从脑脊液中清除率比吗啡快 4 倍[4]。

鞘内阿片类药物的优点

　　与静脉和硬膜外阿片类药物或鞘内和硬膜外局麻药物相比，鞘内阿片类药物应用有很多优点（表 30-2）。鞘内阿片类药物剂量通常是静脉或硬膜外给药的一小部分[5]。特别是吗啡，其血清浓度几乎检测不到，因此，在达到最大镇痛效果的同时，药物的全身反应也能控制到很低[5-6]。与静脉或硬膜外阿片类药物给药相比，吗啡等水溶性阿片类药物作用时间长[1,7]，单次鞘内吗啡给药 0.04～0.5 mg 能镇痛 15～24 h[8-11]。鞘内吗啡在一些临床方面具有应用价值。例如，鞘内比硬膜外阿片类药物给药具有优势，手术结束时即可拔除硬膜外

表 30-1　鞘内阿片类药物的特性

阿片类药物	油水分配系数*	常用量	起效时间（min）	作用时间（min）
吗啡	1.4	0.05～0.6 mg	30～60	480～1440
哌替啶	39	10～100 mg	2～12	60～400
芬太尼	816	10～50 μg	5～10	30～120
舒芬太尼	1727	2.5～12.5 μg	3～6	60～180

* 数值大小反映脂溶性高低

215

表 30-2　鞘内阿片类药物应用的优点

作用时间长
小剂量即可达到等效镇痛效果
几乎监测不到血管吸收情况
易于鞘内置管
最小血流动力学改变
无运动阻滞
无感觉缺失

导管，术后可以立即进行抗凝治疗。

　　不像鞘内局麻药那样可能导致血管扩张和低血压，鞘内阿片类药物本身不产生不良的药物动力学改变，即使大剂量给药（4.0 mg）都不会显著降低神经内分泌应激反应[12]。另外，阿片类药物不会导致运动阻滞或感觉丧失，患者可以早期下床活动[13]。鞘内阿片类药物可减少局麻药的使用，因为鞘内或硬膜外给药仅较低剂量，就能达到满意的镇痛效果[14]。哌替啶因具有阿片类药物局部镇痛性质，已成为有效的脊髓镇痛药物[4]。

鞘内阿片类药物的副作用

　　鞘内阿片类药物不是没有副作用的（表 30-3），大部分副作用具有剂量依赖性，且鞘内给药比其他给药途径更常见，但在长期应用阿片类药物中较少出现。绝大部分（不是所有的）药物副作用是通过和阿片受体结合介导的。

　　最让人担心的副作用是呼吸抑制和呼吸骤停，在人类第一次鞘内吗啡应用报道后，迟发性呼吸抑制的病例相继有报道。在 20 世纪 80 年代，呼吸抑制高发病率与大剂量吗啡（最高达 20 mg）使用相关[1]。研究表明，呼吸抑制的风险呈剂量依赖性[15]，鞘内应用吗啡

表 30-3　鞘内阿片类药物副作用

常见副作用	少见副作用
轻度呼吸抑制	呼吸骤停
瘙痒	全身肌肉强直
镇静	眼球震颤
恶心	癫痫发作
呕吐	肌阵挛
尿潴留	痛觉过敏
	神经毒性
	水潴留

少于 0.4 mg 出现呼吸抑制的报道很少[16]。虽然呼吸抑制病例较少，但小剂量鞘内应用吗啡出现呼吸抑制仍有零星报道[17]。

　　虽然目前文献数据显示鞘内阿片类药物的呼吸抑制发病率几乎低于 1%，但呼吸抑制发病率难以量化[18-19]。无论是哪种给药途径，阿片类药物的呼吸抑制发病率都低于 1%[19]。一项椎管镇痛的 meta 分析表明，鞘内吗啡没有增加呼吸系统的整体风险，但是，相对于低剂量鞘内吗啡而言，高剂量的鞘内吗啡应用与呼吸抑制的发生频率具有相关性[20]。此外，在全身麻醉的基础上鞘内应用吗啡似乎具有更高的呼吸抑制风险（比值比＝7.86；95% 可信区间：1.54～40.3）[21]。

　　呼吸抑制通常出现在脂溶性阿片类药物（芬太尼和舒芬太尼）给药后数分钟至数小时内，呼吸抑制数分钟内出现在水溶性阿片类药物（如吗啡）的应用中未见报道。吗啡给药后 6～12 h 出现迟发性呼吸抑制，但鞘内给药后最长时间为 19 h 后出现呼吸抑制[22]。鞘内吗啡给药后可能在"正常"血氧饱和度及呼吸频率下出现通气量降低。虽然镇静可能是反映呼吸抑制的指标之一，但动脉血气分析能准确地识别高碳酸血症。吸氧可以防止低氧血症，但在未纠正病因的情况下，由于消除了低血氧浓度刺激的驱动作用，吸氧可能加重通气不足、高碳酸血症，尤其是当气道阻塞，如阻塞性睡眠呼吸暂停，更容易出现。

　　呼吸抑制的风险随着全身阿片类药物或镇静剂的应用、年龄的增加、缺乏阿片类药物耐受性（阿片类药物原发耐受状态）、肥胖、睡眠呼吸暂停等因素而增加[1,8,23]。水溶性阿片类药物随着脑脊液循环，与延髓腹侧阿片受体结合后出现呼吸抑制[20]。纳洛酮已被有效地用于治疗鞘内阿片类药物呼吸抑制，但仅有一个病例报道鞘内阿片类给药后出现纳洛酮抵抗[17]。因纳洛酮半衰期相对较短，纳洛酮可能需要多次给药或持续输注。长效阿片类拮抗剂已被用于治疗和预防呼吸抑制。

　　术后鞘内阿片类药物应用存在呼吸抑制的风险，因此患者离开麻醉监护室后是否需要到重症监护病房进行监测存在争议。对于脂溶性阿片类药物而言，这不算是个问题，因为迟发性呼吸抑制不可能出现。鞘内吗啡存在迟发性呼吸抑制的风险，这促使一些机构对鞘内吗啡给药的所有患者进行监控。研究表明，无论哪种给药途径，阿片类药物迟发性呼吸抑制发病率低于 1%[19]，鞘内或椎管给药不会增加风险，鞘内吗啡剂量低于 0.4 mg 时几乎不会出现。对于阿片类药物耐受的患者，较高剂量也是可以接受的。另外，尽管

鞘内应用阿片类药物的患者可能从监护中受益，但由于监护病床的紧张导致他们无法进入监护病房。鞘内阿片类药物给药患者如存在睡眠呼吸暂停、药物镇静和肺部疾病合并症，及精神状态的变化都应接受密切监控，鞘内吗啡不应用于门诊手术。鞘内阿片类药物给药的预防、监测和管理呼吸抑制的指南已公开发表[24]。

鞘内阿片类药物最常见的副作用是瘙痒[22]。与对照组比较，鞘内吗啡高剂量组比低剂量组瘙痒风险明显增加［吗啡用量＜0.3 mg 时，相对风险（RR）=1.8，95％CI：1.4～2.2；吗啡用量＞0.3 mg 时，RR=5.0，95％CI：2.9～8.6］[20]。瘙痒通常是出现在颜面部三叉神经区域，也可出现在全身。虽然鞘内阿片类药物诱发的瘙痒可能是由于药物随脑脊液循环与延髓表面三叉神经核阿片受体结合有关[22]，但是确切的机制尚不清楚。瘙痒在各种报道中发病率为 20％～100％，可能存在剂量依赖性[13,22,25-26]。由于研究方法的不同，很难评估不同阿片类药物瘙痒发病率的差异，但是，吗啡比芬太尼瘙痒发病率高[22,27]。产科患者人群瘙痒的发病率最高[22,25-26,28-29]。尽管具有较高的发病率，但极少数患者需要治疗，因为只有经过临床医生提示才会注意到药物副作用。这种瘙痒不是由组胺介导，也不是药物全身吸收导致的，抗组胺治疗的效果微乎其微，但其镇静作用可以减轻部分患者的症状。阿片受体拮抗剂（如纳洛酮）和阿片受体激动剂-拮抗剂能有效地治疗皮肤瘙痒[22,30,31]。小剂量静脉注射纳洛酮可有效地减轻瘙痒，并且不降低鞘内阿片类药物的镇痛效果[23,32]。2 mg 丙泊酚也可治疗瘙痒，而不影响镇痛效果，但比 μ 受体拮抗剂效果要差[31]。昂丹司琼可能是一种有效治疗脊髓或硬膜外吗啡瘙痒的药物[33]。鞘内应用吗啡镇痛后预防性静脉注射 0.1 mg/kg 昂丹司琼可减少皮肤瘙痒的发生率[34]。

恶心和呕吐也是鞘内阿片类药物应用很常见的副作用，而且比较麻烦。虽然其发病率较瘙痒低，却更需要治疗。鞘内阿片类药物应用后恶心发病率为 20％～40％[22]。虽然鞘内阿片类药物恶心的发生机制和全身吸收无关，但其发病率与静脉和硬膜外给药相当，通常给药后 4 h 内出现，鞘内吗啡给药更容易出现。许多研究显示恶心、呕吐发病率与给药剂量呈轻度相关性，而也有研究显示无相关性。可能的机制是阿片类药物在脑脊液循环中与脑干极后区阿片受体的作用[22]。最近的一项 meta 分析表明，鞘内吗啡给药导致的恶心和呕吐与剂量无关。与安慰剂相比，小于 0.3 mg 低剂量鞘内吗啡应用与恶心（RR=1.4；95％CI：1.1～1.7）、

呕吐（RR=3.1；95％CI：1.5～6.4）的风险增加有关；然而，相比于低剂量而言，大于 0.3 mg 高剂量鞘内吗啡并没有增加恶心（RR=1.2；95％CI：0.9～1.6）或呕吐（RR=1.3；95％CI：0.9～1.9）的风险[20]。纳洛酮通常能有效治疗鞘内阿片类药物导致的恶心和呕吐。长效阿片类药物拮抗剂不能有效地治疗恶心，但如果预防给药，可能有一定的作用[27,30,35-36]。

鞘内阿片类药物比等效剂量静脉给药更易出现尿潴留。尿潴留的发病率差异很大，男性更为多见[20]。鞘内阿片类药物导致尿潴留与剂量无关，鞘内吗啡给药可能更易出现，这可能与骶部副交感神经系统的阿片受体受抑制导致逼尿肌松弛，膀胱容量增加有关[22]。纳洛酮可有效地治疗尿潴留并发症，但必要时常需要进行导尿[22,37]。

镇静是鞘内阿片类药物剂量依赖性的副作用，所有阿片类药物都具有这种副作用[8]。舒芬太尼比其他阿片类药物镇静的发病率高[22,35,38-39]。当鞘内阿片类药物出现镇静时，呼吸抑制存在与否需要进行反复的评估[8,22]。鞘内、静脉和硬膜外不同给药途径镇静发病率的差异，没有明确记载，但无论是哪种给药途径，出现镇静是相似的。阿片受体拮抗剂能有效降低镇静程度[30]。长期使用阿片类药物和继发性的药物耐受可能会降低镇静的发生率。

鞘内吗啡给药后激活唇单纯疱疹病毒已有报道，其因果关系没有详细的阐明[40-41]。硬膜外吗啡也激活疱疹病毒，但其机制尚不清楚。阿片类药物可能激活感觉神经节中休眠状态的疱疹病毒，但其相互作用机制仍不清楚[40]。

文献报道鞘内阿片类药物存在很多其他罕见的副作用。例如，鞘内芬太尼镇痛时，剖宫产手术后新生儿出现全身肌肉强直[42]。在成人中也有报道肌强直和肌阵挛不是由阿片受体介导的[22]。眼球震颤、复视和眼睑痉挛亦有报道[17]。也有报道鞘内吗啡推注后出现癫痫发作[43]。在动物实验中大剂量鞘内应用吗啡可导致痛觉过敏[22]。

鞘内阿片类药物在术后镇痛的临床应用

在近二十年，已经有许多关于鞘内阿片类药物术后疼痛管理的病例报告、随机临床试验和剂量反应性研究，包括产科、骨科、腹部外科、儿科和心脏手术。绝大多数试验评估了鞘内吗啡持久镇痛作用。脂溶性阿片类药物在术后镇痛中具有重要的作用；然而，其

作用时间相对较短，可能会限制鞘内单剂量给药在术后镇痛中的应用。

鞘内阿片类药物在产科术后镇痛（不包括分娩镇痛）比其他患者人群的研究更多。一般情况下，使用较低剂量的水溶性阿片类药物，可以提供有效的术后镇痛效果和产生较低的副作用（表30-4）。Milner等研究表明，0.1 mg与0.2 mg鞘内吗啡镇痛效果相当，但明显减少恶心和呕吐发生率[44]。一项剂量反应性研究对比0.125 mg、0.25 mg和0.375 mg二乙酰吗啡在剖宫产中的研究表明，较高剂量具有较好的镇痛效果，但其也增加了瘙痒和呕吐副作用的发生率[25]。在比较0.1 mg和0.2 mg鞘内吗啡以及3 mg硬膜外吗啡的镇痛效果研究中，Sarvela等得出结论，0.1mg鞘内吗啡对剖宫产术后镇痛效果较好[26]。10 μg舒芬太尼能提高并延长剖宫产时术中镇痛效果，但增加了低血压和瘙

痒的发生率[45]。最近研究发现 μ 阿片受体的遗传变异，可能部分解释鞘内阿片类药物用于分娩镇痛时效果产生的差异[46]。

对于下肢矫形患者很难控制的术后剧烈疼痛，区域麻醉和鞘内阿片类药物镇痛是其理想的治疗选择。布比卡因腰麻的患者，联合0.3 mg鞘内吗啡能显著减少疼痛。在接受布比卡因腰麻膝关节置换术后镇痛中，患者静脉吗啡自控镇痛（PCA）与对照组相比，低氧血症或呼吸暂停无显著差异[47]。一项剂量反应性研究表明，在较大的脊柱外科手术中，鞘内运用0.3～0.4 mg吗啡较0.2 mg吗啡具有更好的镇痛效果，尽管在0.4 mg吗啡研究组中动脉血二氧化碳分压较其他组高，但没有发现明显的呼吸抑制的临床征象[16]。在脊柱融合手术中，高剂量的鞘内吗啡10～20 μg/kg具有良好的镇痛效果，而无明显呼吸抑制副作用[48]。鞘内

表 30-4　鞘内吗啡剂量–反应研究

研究（作者，年份）	研究群体（n）	试验设计	试验剂量（mg）	最佳剂量（mg）
Jacobson 等，1988	骨科手术（33）	双盲、随机对照试验	0，0.3，1，2.5	0.3～1
Boezaart 等，1999	骨科手术（60）	双盲、随机对照试验	0.2，0.3，0.4	0.3
Kirson 等，1989	泌尿外科手术（10）	双盲、随机对照试验	0，0.1，0.2	0.1
Sarma and Bostrom，1993	妇科手术（80）	双盲、随机对照试验	0，0.1，0.3，0.5	0.3
Yamaguchi 等，1990	腹部手术（139）	随机对照试验	0，0.04，0.06，0.08，0.10，0.12，0.15，0.20	0.06～0.12
Jiang 等，1991	剖宫产手术（63）	随机对照试验	0，0.025，0.05，0.075，0.1，0.125	0.075～0.125
Milner 等，1996	剖宫产手术（50）	随机对照试验	0.1，0.2	0.1
Kelly 等，1998*	剖宫产手术（80）	随机对照试验	0，0.125，0.25，0.375	—
Palmer 等，1999	剖宫产手术（108）	双盲、随机对照试验	0，0.025，0.05，0.075，0.1，0.2，0.3，0.4，0.5	0.1
Sarvela 等，2002	剖宫产手术（150）	双盲、随机对照试验	0.1，0.2	0.1

研究：Boezaart AP，Eksteen JA，Spuy GV，et al：Intrathecal morphine. Double-blind evaluation of optimal dosage for analgesia after major lumbar spinal surgery. Spine 24：1131-1137，1999；Jacobson L，Chabal C，Brody MC：A dose-response study of intrathecal morphine：Efficacy，duration，optimal dose，and side effects. Anesth Analg 67：1082-1088，1988；Jiang CJ，Liu CC，Wu TJ，et al：Mini-dose intrathecal morphine for post-cesarean section analgesia. Ma Zui Xue Za Zhi 29：683-689，1991；Kelly MC，Carabine UA，Mirakhur RK：Intrathecal diamorphine for analgesia after caesarean section. A dose finding study and assessment of side-effects. Anaesthesia 53：231-237，1998；Kirson LE，Goldman JM，Slover RB：Low-dose intrathecal morphine for postoperative pain control in patients undergoing transurethral resection of the prostate. Anesthesiology 71：192-195，1989；Milner AR，Bogod DG，Harwood RJ：Intrathecal administration of morphine for elective caesarean section. A comparison between 0. 1 mg and 0. 2 mg. Anaesthesia 51：871-873，1996. Palmer CM，Emerson S，Volgoropolous D，et al：Dose-response relationship of intrathecal morphine for postcesarean analgesia. Anesthesiology 90：437-444，1999；Sarma VJ，Bostrom UV：Intrathecal morphine for the relief of post-hysterectomy pain-A double-blind，dose-response study. Acta Anaesthesiol Scand 37：223-227，1993；Sarvela J，Halonen P，Soikkeli A，et al：A double-blinded，randomized comparison of intrathecal and epidural morphine for elective cesarean delivery. Anesth Analg 95：436-440，2002；Yamaguchi H，Watanabe S，Motokawa K，et al：Intrathecal morphine dose-response data for pain relief after cholecystectomy. Anesth Analg 70：168-171，1990.

* 二乙酰吗啡

吗啡 20 μg/kg 镇痛更持久，需要较少追加剂量，亦很少出现呼吸系统并发症[48]。最近研究还表明，在没有全身阿片类药物给药时，0.2 mg 鞘内吗啡在骨科手术中能达到 48 h 镇痛[49]。鞘内吗啡显然能减少骨科手术额外阿片类药物的需求，但最佳剂量尚不清楚。对于阿片类药物耐受的患者，高剂量可能是可以接受的，而剂量小于 0.3 mg 可能是未使用阿片类药物患者的理想剂量。

鞘内阿片类药物也被用于心脏手术。虽然鞘内吗啡已被证实在冠状动脉旁路移植术（CABG）具有镇痛效果，但完全肝素化患者担心出血等并发症，这可能会限制这项技术的开展。许多研究表明，鞘内阿片类药物应用于心脏 CABG 手术，术后未出现硬膜外血肿。在非体外循环的 CABG 术中，与静脉吗啡 PCA 相比，5 μg/kg 鞘内吗啡单次给药后镇痛作用更强，可超过 24 h 的镇痛作用，但鞘内吗啡拔管时间显著延长[50]。Al-hashemi 等也发现，较大鞘内吗啡剂量（0.5 mg）延长了拔管时间，但提高了镇痛效果[51]。他们总结出鞘内吗啡最佳剂量是 250 μg，具有较好的术后镇痛而又不会延迟拔管[51]。最近有研究表明，心脏手术中鞘内吗啡（7 μg/kg）镇痛患者可以较早拔管，并可能降低重症监护病房住院时间[52]。

很多文献描述了鞘内阿片类药物在儿童中的应用。值得注意的是，通常成人标准剂量对于儿童可能会超量。在 9～19 岁儿童脊柱融合手术中，应用 0、2 或 5 μg/kg 鞘内吗啡剂量-反应性研究表明，两鞘内吗啡组术后镇痛效果好，2 μg/kg 和 5 μg/kg 鞘内吗啡具有相似的镇痛效果和副作用[53]。一项上腹部或胸部手术的 52 例儿童鞘内吗啡或静脉 PCA 纳布啡回顾性研究表明，鞘内吗啡具有良好的镇痛效果，而又不增加严重并发症[54]。虽然需要在儿科患者中进行更多的剂量-反应性研究，但鞘内吗啡剂量小于 10 μg/kg 已被证明在 6 个月及 6 个月以上儿童中安全有效。

与全身阿片类药物给药相比，在心血管手术和胸部手术中，鞘内阿片类药物的联合用药具有更好的镇痛作用。与静脉吗啡 PCA 相比，20 μg 舒芬太尼联合 0.2 mg 吗啡，或 50 μg 舒芬太尼联合 0.5 mg 吗啡均能改善镇痛效果，除了尿潴留增多外，很少有其他副作用[7,10]。尽管与鞘内阿片类药物相比，硬膜外局麻药和阿片类药物联合用药可能降低开胸术后肺部并发症[55]，但在硬膜外置管不能达到持续镇痛的情况下，鞘内阿片类药物给药可能是一个很好的选择。

鞘内阿片类药物已被证实在腹部手术中具有非常好的镇痛作用。在胆囊切除术中鞘内吗啡剂量从 0～0.2 mg

的剂量-反应试验表明，吗啡最佳剂量为 0.06～0.12 mg，在此范围内能达到最佳镇痛和产生最少副作用，如呼吸抑制、呕吐或瘙痒[9]。在随后的研究中得到证实，低剂量鞘内吗啡（0.075～0.1 mg）能提供足够的术后镇痛[56]。至少有一项研究曾指出，鞘内吗啡（0.3 mg）和静脉 PCA 联合用药，在老年患者较大的结直肠手术中，可减轻术后即刻疼痛，并减少吗啡肠道不良反应[57]。

鞘内阿片类药物的辅助用药

很多已发表的研究显示，鞘内阿片类药物和其他药物联合使用，在减少副作用的同时可以明显提高镇痛效果。大部分辅助药物为不与阿片受体结合的局麻药。其他辅助药的使用，可以减轻或防止鞘内阿片类药物使用的副作用，同时还有不同程度的镇痛作用。

α_2 受体激动剂可乐定与鞘内阿片类药物或局麻药联用，可以提高镇痛效果。可乐定通过几种机制增加布比卡因脊髓镇痛的感觉和运动阻滞的持续时间[58]。鞘内 α_2 肾上腺素能受体激动剂给药，可以通过激活脊髓背角下行的去甲肾上腺素能通路而提高疼痛阈值[59]。可乐定和阿片类药物联合使用是否可产生协同镇痛作用在临床资料中尚无法确定。Grace 等研究显示 75 μg 鞘内可乐定与 0.5 mg 鞘内吗啡联用，镇痛效果并没有改善[59]。另一项研究鞘内吗啡联合可乐定口服给药，镇痛效果亦未见改善[60]。与此相反，Goyagi 和 Nishikawa 发现，使用较低剂量鞘内吗啡的患者中，口服 5 μg/kg 可乐定患者追加药物量减少[61]。Gautier 等人发现，可乐定 30 μg 联合 2.5～5 μg 舒芬太尼比单纯舒芬太尼产生明显的更长时间镇痛效果[39]。大量研究表明，15～30 μg 低剂量与大剂量鞘内吗啡使用相比，可能产生同样的镇痛效果，但其镇静、低血压和心动过缓等副作用明显降低。虽然作用机制可能是通过脊髓介导，但口服和静脉可乐定给药也能有效地与鞘内阿片类药物相结合[61]。

结论

鞘内阿片类药物已成为一种安全而有效的术后镇痛方法。不通过血液循环的鞘内水溶性阿片类药物可产生持久的镇痛效果，并且不伴有血流动力学效应和运动阻滞，使之成为一些患者的最佳治疗选择。鞘内阿片类药物给药后，应评估患者的不良反应，包括恶心、呕吐、瘙痒、呼吸抑制、尿潴留和镇静。这些不良反应可以应用现有的药物很容易地进行处理。各种各样的手术为鞘内阿片类药物这种治疗方式的使用提供了许多机会。当然这在许多患者中并不一定是理想的治疗方法，但使用恰当时，患者显著受益。

要点

- 鞘内阿片类药物的药理学特性体现在阿片类药物水溶性和脂溶性上的差异：脂溶性阿片类药物，如芬太尼和舒芬太尼，起效快而作用时间短；而水溶性阿片类药物，如吗啡，起效较慢而作用时间长，伴有迟发性呼吸抑制等并发症。

- 和其他阿片类药物给药途径一样，鞘内给药也可出现阿片类药物相关并发症，如恶心、呕吐、瘙痒、镇静和呼吸抑制。鞘内给药和其他阿片类给药途径相比，相应的临床用药剂量下呼吸抑制的发生率相似。鞘内阿片类药物给药后患者应常规进行监测；但是，是否应该像在重症监护病房那样对术后鞘内阿片类给药进行监测仍存在争论。

- 迟发性呼吸抑制在水溶性阿片类药物使用中更容易出现，尽管如此，目前临床常用剂量发生迟发性呼吸抑制并发症的发病率，远低于一、二十年前的发病率。下列因素可能和鞘内阿片类药物产生呼吸抑制副作用相关：以前未使用过阿片类药物、同时使用全身性阿片类药物或镇静剂、年龄、睡眠或阻塞性睡眠呼吸暂停等。

参考文献

参考文献请参见本书所附光盘。

31 硬膜外阿片类药物术后镇痛

Jamie D. Murphy ✿ Harold J. Gelfand ✿ Christopher L. Wu

左小华 译　薛祥云 审　Hamilton Shay 校

硬膜外阿片类药物，无论是单次注射或者持续滴注（输注），均已成为一种重要的术后镇痛方法。医师应根据患者个体情况和阿片类药物药代动力学特点，选择合适的阿片类药物及使用剂量。尽管硬膜外阿片类给药存在副作用，但也有很多的优势，其中包括一些资料表明应用硬膜外阿片镇痛的患者临床症状得到明显的改善。

硬膜外阿片类药物药理学

硬膜外阿片类给药使药物可弥散至包含硬膜外脂肪和静脉丛在内的硬膜外腔组织。弥散至硬膜外脂肪的阿片类药物，由于不能和阿片受体结合，从而不能起到镇痛作用。硬膜外阿片类药物镇痛机制包括脊髓镇痛和全身镇痛。硬膜外阿片类药物通过脊膜扩散至脑脊液，可达到脊髓镇痛的目的。硬膜外阿片类药物被吸收到血浆中通过血液循环再分布到脑干，达到全身镇痛的目的[1]。脊膜和阿片类药物间的理化性质是复杂的，硬膜外药物通过脊膜作用与脂溶性等诸多因素相关[1]。一旦进入脑脊液后，阿片类药物作用于脊髓背角第Ⅱ层的阿片受体，通过减少脊髓背角神经元末梢突触前传入神经递质的释放和突触后超极化，从而发挥镇痛效果。

脂溶性是决定硬膜外阿片类药物镇痛效果和副作用的重要药理特性之一。硬膜外阿片类药物单次注射后，相对于水溶性的吗啡和氢吗啡酮而言，芬太尼和舒芬太尼脂溶性阿片药物具有起效快、持续时间较短的特性。脂溶性的高低影响阿片类药物副作用的大小，脂溶性阿片药物可从脑脊液中相对较快地清除，因而降低迟发性呼吸抑制等副作用[2-3]。

鞘内阿片药物可直接作用于脊髓背角，通过鞘内吸收再分布而产生持续镇痛的效果，与鞘内给药不同，硬膜外阿片类药物不能通过以上途径产生持续的镇痛效果。脂溶性阿片类药物的镇痛效果取决于脊髓镇痛机制还是全身镇痛机制仍存在争议[1,4]。一方面，虽然一些资料显示硬膜外芬太尼用于分娩镇痛可产生选择

性脊髓镇痛效应[1,5]，但脂溶性阿片主要通过药物的全身吸收和再分布作用于脑干阿片受体而发挥镇痛效果[1]，这在持续滴注（输注）以保证长期镇痛方面表现得尤其明显[6]。另一方面，水溶性阿片类药物很明显是通过选择性作用于脊髓而发挥镇痛效果[7-8]。硬膜外水溶性阿片渗透脊膜至脑脊液中产生镇痛作用[8]，因其为水溶性，随着脑脊液的逆向循环作用于脑干而发挥镇痛作用，面部皮肤瘙痒、恶心和镇静等副作用也与之相关[9]。

硬膜外阿片类药物单次注射

硬膜外阿片类药物单次给药，无论是单一用药或者与其他药物合用（如局麻药或 α_2 激动剂），都能起到有效的术后镇痛效果。相对于水溶性而言，镇痛持续时间和副作用主要取决于脂溶性程度，如与脂溶性的芬太尼和舒芬太尼相比，水溶性较高的吗啡和氢吗啡酮镇痛持续时间较长。鉴于脂溶性和水溶性阿片类药物的药代动力学差异，应根据不同手术，选择镇痛效果好而副作用少的镇痛药物。例如，水溶性阿片类药物单次给药，吗啡可产生 12~18 h 镇痛效果，但存在发生迟发性呼吸抑制的风险，因而需在外科住院观察镇痛效果，进行适当监测和常规评估。在门诊手术中，与水溶性阿片类药物相比，芬太尼等脂溶性阿片类药物可能更合适，其镇痛起效快、作用时间短，发生迟发性呼吸抑制的风险小。

脂溶性和水溶性阿片类药物在单次给药后都能发挥有效的术后镇痛。相对于静脉多次给药，芬太尼硬膜外单次给药也能达到很好的镇痛效果，通过观察发现术后 20 h 血糖、血压、血浆皮质醇水平较低，提示芬太尼硬膜外给药能抑制患者术后生理性反应，抑制激素和代谢水平的反应[10]。

脂溶性芬太尼硬膜外单次给药后，术后镇痛起效快（5~10 min 起效），作用时间相对较短（最长 4 h）。硬膜外芬太尼用不少于 10 ml 无防腐剂生理盐水稀释给药（通常是 50~100 µg），可增加初始浸润和扩散速度，起效更快，作用时间更长[2,11]。

水溶性阿片类药物硬膜外单次给药能有效地延长术后镇痛时间[12]。硬膜外吗啡单次给药能提供有效的术后镇痛，包括剖宫产手术和腹部大血管手术[12-13]。水溶性（如吗啡）和脂溶性（如舒芬太尼）阿片药物联合给药，脂溶性阿片药物起效快，而水溶性阿片药物作用时间长[14]。

在疼痛发生之前，硬膜外给药可发挥超前镇痛[15]。术前硬膜外阿片、氯胺酮联合用药，可减少术后疼痛干预措施，包括减少硬膜外药物的使用剂量等[16]。无论是单次还是持续给药，硬膜外脂溶性阿片类药物在硬膜外导管置管位置和手术切口位置不一致时特别有效，例如腰部硬膜外置管用于开胸手术等。老年人和胸椎置管的患者硬膜外吗啡用药需减量[2,17-18]。硬膜外阿片常用剂量见表 31-1。

连续硬膜外阿片类药物输注

硬膜外阿片药物持续输注可为各类外科手术提供有效的术后镇痛。当单独应用于术后镇痛，硬膜外阿片药物持续输注通常不会引起运动神经阻滞或低血压，而这在硬膜外局部麻醉的患者中则很常见[19]。与单次给药一样，连续硬膜外输注脂溶性阿片类药物（芬太尼、舒芬太尼）和水溶性阿片类药物（吗啡、氢吗啡酮）间也存在着重要的临床差异。

虽然脂溶性阿片类药物连续硬膜外输注产生脊髓镇痛和全身镇痛的确切作用机制尚未阐明，许多随机对照试验表明，脂溶性阿片类药物硬膜外输注主要是通过全身的机制产生镇痛作用[20-22]。在这些研究中静脉与硬膜外相比，芬太尼给药的血药浓度、副作用或者

疼痛评分都没有显著差异[20-21]。尽管研究阐明了芬太尼硬膜外连续输注的优点[23]，但其最大的优势在于单独脂溶性阿片类药物连续硬膜外输注所需药物剂量是最低的，当然这在产科镇痛中可能是个例外[1,19]。

另一方面，连续硬膜外输注水溶性阿片类药物主要通过脊髓产生镇痛作用[24]。和单次给药一样，尽管硬膜外导管置管位置与手术部位不一致以及低血压和运动阻滞等副作用都限制了硬膜外局麻药进行镇痛的应用，但连续硬膜外输注水溶性阿片类药物在术后镇痛中特别有效。和全身使用阿片类药物[6,25]或硬膜外间断性用药相比，连续硬膜外输注水溶性阿片类药物具有更强的镇痛效果[24,26]。

虽然连续硬膜外阿片类药物输注的单独使用能有效控制术后疼痛，但通常与局麻药联用。虽然副作用可能没有减少，但联合用药比单独使用局麻药或阿片类药物具有更好的镇痛效果[9,27-29]。对阿片类药物的选择不尽相同：有人应用脂溶性阿片类药物（芬太尼 $2\sim5$ μg/ml 或舒芬太尼 $0.5\sim1$ μg/ml）作为硬膜外自控镇痛药物的一部分，可快速取得有效的滴定剂量[2,19,24]；然而，有的联合用药中选用水溶性阿片类药物（吗啡 $0.05\sim0.1$ mg/ml 或氢吗啡酮 $0.01\sim0.05$ mg/ml），在硬膜外镇痛中也发挥有效的术后镇痛作用[2,24]。

硬膜外阿片类药物副作用

全身给药和硬膜外给药都出现呼吸抑制、瘙痒、恶心和呕吐等副作用。大部分的副作用存在剂量依赖性，然而，脂溶性和水溶性阿片类药物硬膜外给药的副作用略有不同。硬膜外阿片给药很少出现低血压，在全身给药和硬膜外给药中心率和平均动脉血压的差异最小[30]。在把这些并发症归因于硬膜外阿片类药物使用之前，应考虑是否有其他因素引起这些并发症，例如低血容量和出血引起的低血压等，这点尤其重要。另外，对所有硬膜外阿片类药物持续输注的患者，重要参数的监测应标准化，包括长期医嘱和护理单应监测神经功能（如感觉和运动功能）以及副作用。

呼吸抑制

硬膜外阿片类药物给药后可能偶尔出现呼吸抑制。硬膜外（和鞘内）阿片类药物给药呼吸抑制呈剂量依赖性，发病率为 $0.1\%\sim0.9\%$[31-36]。当剂量合理时，持续硬膜外阿片类药物给药不比全身用药的呼吸抑制发病率高[31,36]。持续硬膜外水溶性阿片类药物给药是

表 31-1 硬膜外阿片类药物常用剂量*

	单次剂量	持续注射
芬太尼	$50\sim100$ μg	$25\sim100$ μg/h
舒芬太尼	$10\sim50$ μg	$10\sim20$ μg/h
阿芬太尼	$0.5\sim1$ mg	0.2 mg/h
吗啡	$1\sim5$ mg	$0.1\sim1$ mg/h
二乙酰吗啡	$4\sim6$ mg	—
氢吗啡酮	$0.5\sim1$ mg	$0.1\sim0.2$ mg/h
哌替啶	$20\sim60$ mg	$10\sim60$ mg/h
美沙酮	$4\sim8$ mg	$0.3\sim0.5$ mg/h

* 硬膜外阿片类药物为单独使用常用剂量，老年人和颈胸部硬膜外阿片类药物为较低剂量

否需要重症监护呼吸抑制情况存在争议。值得注意的是，一些大规模的临床研究表明，持续硬膜外水溶性阿片类药物在常规外科病房是相对安全的，呼吸抑制发病率低于 0.9%[32,35,37-38]。诸如开胸手术、合并症、年龄、以往未接触过阿片类药物和阿片类药物全身用药和镇静剂等因素，可能增加硬膜外阿片类药物产生呼吸抑制的风险[36]。

硬膜外脂溶性和水溶性阿片类药物发生呼吸抑制的状况有所不同。应用脂溶性阿片类药物（如芬太尼）出现的呼吸抑制出现在早期，通常是给药后 $2\sim4$ h 内，而不是给药 $2\sim4$ h 后。脂溶性阿片类药物通过硬膜外静脉丛吸收至大脑和呼吸中枢，因此出现呼吸抑制和产生不良后果相对较快。相反，硬膜外水溶性阿片类（如吗啡）给药后呼吸抑制的出现较脂溶性慢。硬膜外水溶性阿片类药物主要通过相对较慢的脑脊液回流到大脑，而不像脂溶性阿片类药物那样更快地全身吸收和再分布。水溶性阿片类药物向头侧扩散通常发生在给药后 12 h 内[36]，因此呼吸抑制也发生较慢，通常为给药后 $6\sim12$ h。仅仅监测患者的呼吸频率可能不能完全反映患者的通气状况和呼吸抑制情况[33]。纳洛酮（$0.1\sim0.4$ mg 剂量递增）通常能有效地逆转呼吸抑制，然而，当纳洛酮逆转作用时间短于呼吸抑制时，就需要持续输注 $0.5\sim5$ $\mu g/(kg \cdot h)$[2,36]纳洛酮。近期，关于中枢阿片类药物使用发生呼吸抑制的预防、监测和管理的临床指南已公布[39]。

恶心和呕吐

恶心和呕吐在单次硬膜外阿片给药的发生率为 $20\%\sim50\%$[9,40-41]，而硬膜外阿片持续给药为 $45\%\sim80\%$[42-44]。硬膜外给药后恶心和呕吐的发生存在剂量依赖性[45-47]，与延髓极后区化学感受区的阿片受体作用相关。应用硬膜外水溶性阿片类药物出现恶心、呕吐反应，和阿片类药物在脑脊液内逆向扩散作用于延髓极后区有关[9]。应用纳洛酮、氟哌利多、甲氧氯普胺、地塞米松、东莨菪碱贴剂，甚至小剂量丙泊酚均可以治疗硬膜外阿片类药物的恶心和呕吐反应[42,48-50]。

皮肤瘙痒

应用硬膜外阿片类药物出现瘙痒的机制尚无定论，可能和髓质"瘙痒中心"活化、三叉神经核或神经根阿片受体作用以及阿片类药物的逆向扩散导致三叉神经和上颈髓感觉调节系统改变相关；然而，阿片类药物诱发的瘙痒和外周组胺释放无关[9]。应用硬膜外阿片类药物瘙痒发病率为 60%，而全身用药为 $15\%\sim18\%$[51-53]。硬膜外阿片类药物诱发的瘙痒是否具有剂量依赖性尚不清楚，一些系统性研究表明其剂量依赖性缺乏循证医学依据[51]，另外一些研究支持其具有剂量依赖性[54-55]。纳洛酮、纳曲酮、纳布啡和氟哌利多对硬膜外阿片类药物诱导的瘙痒治疗很有效[52]。也有研究显示硬膜外使用吗啡与产后疱疹激活相关[56]。

尿潴留

硬膜外阿片类药物给药导致尿潴留，是因为脊髓阿片受体激活，导致逼尿肌收缩功能降低[9]。和全身阿片类药物给药尿潴留发生率（18%）[9,51]相比，硬膜外给药尿潴留发生率较高（$70\%\sim80\%$）[54,57]，尿潴留的发生不具有剂量依赖性[57-58]。小剂量的纳洛酮能有效治疗阿片类药物诱发的尿潴留，但降低了镇痛效果[59]。

患者治疗效果和硬膜外吗啡

以局麻药为基础的硬膜外镇痛技术可能降低围术期并发症的发病率和死亡率[60]。其硬膜外镇痛和生理学作用可能是由于药物部分甚至完全抑制了患者围术期的病理生理学改变。尽管硬膜外吗啡使用比全身阿片类药物具有更强的镇痛效果，但与局部镇痛效果（取得满意的镇痛效果）不同，常规的硬膜外阿片类药物镇痛治疗方法仅能部分改善围术期病理生理学改变。因此，与硬膜外局麻药镇痛相比，硬膜外吗啡可能不会取得满意的镇痛效果。

尽管与局麻药物存在较小的差异，但硬膜外吗啡给药可以改善围术期应激反应[61]。与局麻药不同的是，硬膜外使用吗啡时，伤害性信息仍可在中枢神经系统进行传递。由于不具备完全抑制神经内分泌应激反应的能力，硬膜外阿片类药物的使用不能持续地阻止患者围术期皮质醇、肾上腺素与血糖的增高，但其可以降低去甲肾上腺素增高的水平。

尽管硬膜外吗啡仅能部分抑制围术期病理生理学反应，但有研究表明，与全身给药相比，围术期硬膜外应用吗啡可改善患者症状（表 31-2）。一些较大型的随机临床试验表明，术后硬膜外吗啡镇痛可降低围术期死亡率[62-64]。随机研究资料表明，与全身阿片给药相比，围术期硬膜外应用吗啡能降低心血管和肺部并发症[62-65]。此外，一项不同镇痛方法对肺影响的 meta 分析表明，与全身给药相比，硬膜外吗啡给药降低术

表 31-2　硬膜外吗啡镇痛和全身阿片类药物给药术后镇痛研究

研究（作者，年份）	研究人群	试验设计	发病率（硬膜外 vs. 全身给药）
Park 等，2001	腹部手术（1021）	随机对照试验	22% vs. 37%*
Tsui 等，1997	腹部和胸部手术	随机对照试验	硬膜外吗啡镇痛肺部并发症（13% vs. 25%；$P=0.002$）和心血管并发症（21% vs. 43%；$P<0.001$）减少，住院时间减少（22 ± 20 vs. 30 ± 37；$P=0.005$）
Major 等，1996	腹部手术（65）	观察试验	硬膜外吗啡镇痛心血管并发症（$P=0.0002$）/肺部并发症（$P=0.019$）减少，ICU 住院时间减少（$P=0.024$）
Liu 等，1995	腹部手术（54）	随机对照试验	胃肠功能恢复硬膜外与全身用药无差异
Beattie 等，1993	直肠根治术（55）	随机对照试验	硬膜外镇痛改善心肌缺血（17.2% vs. 50%；$P=0.01$）和快速性心律失常（20.7% vs. 50%；$P<0.05$）
Her 等，1990	腹部手术（49）	观察试验	硬膜外吗啡镇痛减少对通气支持的需要（$P=0.0002$），改善呼吸衰竭（$P=0.018$），减少 ICU 住院时间（2.7d vs. 3.8d；$P=0.003$）
Hasenbos 等，1987	胸部手术（129）	随机对照试验	硬膜外吗啡给药肺部并发症降低（12.1% vs. 38%）
Rawal，1984	腹部手术	随机对照试验	硬膜外吗啡给药肺部并发症降低（13% vs. 40%），胃肠道功能改善（$56.7\,h\pm3.1\,h$ vs. $75.1\,h\pm3.1\,h$；$P<0.05$），减少住院时间（$7\,d\pm0.5\,d$ vs. $9\,d\pm0.6\,d$；$P<0.05$）

研究：Beattie WS，Buckley DN，Forrest JB：Epidural morphine reduces the risk of postoperative myocardial ischaemia in patients with cardiac risk factors. Can J Anaesth 40：532-541，1993；Hasenbos M，van Egmond J，Gielen M，et al：Post-operative analgesia by high thoracic epidural versus intramuscular nicomorphine after thoracotomy：III. The effects of pre- and post-operative analgesia on morbidity. Acta Anaesthesiol Scand 31：608-615，1987；Her C，Kizelshteyn G，Walker V，et al：Combined epidural and general anesthesia for abdominal aortic surgery. J Cardiothorac Anesth 4：552-557，1990；Liu SS，Carpenter RL，Mackey DC，et al：Effects of perioperative analgesic technique on rate of recovery after colon surgery. Anesthesiology 83：757-765，1995；Major CP Jr，Greer MS，Russell WL，et al：Postoperative pulmonary complications and morbidity after abdominal aneurysmectomy：a comparison of postoperative epidural versus parenteral opioid analgesia. Am Surg 62：45-51，1996；Park WY，Thompson JS，Lee KK：Effect of epidural anesthesia and analgesia on perioperative outcome：a randomized，controlled Veterans Affairs cooperative study. Ann Surg 234：560-569，2001；Rawal N，Sjostrand V，Christoffersson E，et al：Comparison of intramuscular and epidural morphine for postoperative analgesia in the grossly obese：influence on postoperative ambulation and pulmonary function. Anesth Analg 63：583-92，1984；Tsui SL，Law S，Fok M，et al：Postoperative analgesia reducesmortality and morbidity after esophagectomy. Am J Surg 173：472-478，1997.

* 主动脉瘤修复亚组数据没有整体差异，发病率为合并数据

后肺不张的发生率[66]。然而，与全身给药相比，硬膜外吗啡单独或与局麻药联用不利于术后胃肠功能恢复[60]。

硬膜外缓释吗啡

最新开发的硬膜外缓释吗啡（extended-release epidural morphine，EREM）单次给药后可能产生 48 h 镇痛。目前临床上剂型为内部含有大量吗啡囊泡的脂微球，每个囊泡被天然的脂质膜所分隔[67]。硬膜外缓释吗啡给药后，脂质膜进行重组，药物得以释放[67]。对硬膜外缓释吗啡术后镇痛已进行了随机对照试验研究，与静脉自控镇痛相比，从个体患者应用硬膜外缓释吗啡的临床试验数据分析表明患者满意度好，但瘙痒发生率较高[68]；与传统硬膜外和全身给药相比，硬膜外缓释吗啡是否会导致呼吸系统并发症尚不清楚，但最近一项 meta 分析表明，与静脉自控镇痛相比，硬膜外缓释吗啡具有较高的呼吸抑制发生率[69]。在单次硬膜外

缓释吗啡后不应立即给予局麻药（如试验剂量）；然而，初步的数据表明，在使用局麻药 15min 后再注射硬膜外缓释吗啡时，药物之间的相互作用将明显减小[70]。

结论

硬膜外阿片类药物是重要的术后镇痛方法之一。硬膜外阿片类药物的脂溶性是其临床镇痛（和副作用）的主要决定因素。在住院手术人群中水溶性阿片类单次给药可产生较长时间的镇痛效果，而脂溶性阿片类药物在术后镇痛时间较短。即使置管部位和切开部位不一致，仅水溶性阿片药物连续给药就可具有很好的术后镇痛效果。仅脂溶性阿片类药物持续输注难以产生选择性脊柱节段镇痛效果；但因其具有自控性，脂溶性阿片类药物输注通常是硬膜外自控镇痛局麻药-阿片药物组成的一部分。水溶性阿片类药物，特别是吗

啡，可改善患者（尤其是高风险患者）的预后。

要点

- 和鞘内阿片类药物类似，硬膜外阿片类药物使用存在水溶性和脂溶性的差异。脂溶性阿片类药物，如芬太尼和舒芬太尼，起效快、作用时间短；而水溶性阿片类药物，如吗啡和氢吗啡酮，起效较慢，作用时间长，同样迟发性呼吸抑制等并发症时间也相应延长。

- 硬膜外阿片类药物使用与全身给药一样出现相关并发症，如呼吸抑制、瘙痒、恶心、呕吐等。其中一些副作用表现为剂量依赖性；然而，硬膜外脂溶性和水溶性阿片类药物副作用差异甚微。硬膜外和全身阿片类给药呼吸抑制发病率近似。某些特定人群使用硬膜外阿片给药出现呼吸抑制的风险较高。

- 临床医生应综合考虑脂溶性和水溶性阿片类药物的镇痛效果和副作用，制订个体化治疗方案，如门诊手术应避免长效水溶性阿片类药物的使用。

- 与局部神经阻滞治疗不同，不同硬膜外吗啡仅能部分减少围术期病理生理学反应。然而，一些研究表明，与全身阿片类药物相比，围术期使用硬膜外吗啡能改善患者治疗效果，如降低心血管、肺部并发症，甚至可以降低死亡率。

参考文献

参考文献请参见本书所附光盘。

32 关节腔内和腹腔内应用阿片类药物术后镇痛

Kenneth D. Candido ✿ Antoun Nader

章壮云 胡建 徐亚杰 译 鲍红光 审 Hamilton Shay 校

关节腔内应用阿片类药物

在整形外科手术中，关节镜技术对于膝关节、髋关节、踝关节、肩关节和手部关节疾病的诊断和治疗具有非常重要的作用。关节镜手术通常在门诊进行，虽然说没有开放性手术术后疼痛严重，但有时疼痛也较为剧烈。口服和全身用药镇痛，包括阿片类药物和非甾体抗炎药（non-steroidal anti-inflammatory drug, NSAID）的使用减轻术后疼痛，都取得了良好的效果，但也带来多种副作用。关节腔内应用局麻药及其辅助用药已经证实能够有效地缓解术后疼痛，但对其常规使用仍受到限制。近来欧洲流行膝关节置换术后在关节腔内注射大容积低浓度的局麻药及其辅助用药缓解术后急性疼痛。这种类似"鸡尾酒"形式的大容积低浓度局麻药加辅助用药的方式能否在美国推广仍有待观察，虽然并非所有配方都含阿片类药物，但有理由相信使用多种途径来进行急性疼痛管理是值得考虑的。

系统性回顾的研究资料表明[1]，对于中度和重度疼痛，关节腔内应用局麻药镇痛效果稍差且持续时间较短。最经典镇痛药物吗啡关节腔内注射缓解剧烈疼痛值得推荐，但其在局部还是全身发挥镇痛作用仍存在争论[2-5]。非甾体抗炎药关节腔内应用被证明有效，但存在抑制或延长骨质愈合的弊端。α_2 受体激动剂可乐定关节腔内注射已被证明镇痛作用稍差且效果有限，其用于局部还是全身发挥镇痛作用仍存在争论。其他药物如氯胺酮、类固醇、新斯的明近来也被用来进行关节腔内镇痛，但目前支持有效文献较少。

关节腔内应用吗啡

与其他阿片类药物相比，吗啡是典型的 μ 受体激动剂。其作用于人体，能产生镇痛、镇静、欣快感，并使人专注能力下降，亦可引起恶心、温暖、口干、瘙痒（尤其是鼻周围）等。全身性应用吗啡能够提高痛阈，对伤害刺激的感觉发生改变。与非阿片类药物相比，吗啡除可对抗来自肌肉、关节和皮肤的疼痛外，还能有效地缓解内脏痛。吗啡镇痛作用于 $45\sim90$ min 达峰值，持续作用约 4 h。

硫酸吗啡关节腔内应用已经有大量报道，尤其应用于膝关节的诊断性关节镜检查术后镇痛，而现有文献对其有效性存在较大争议，有些研究者认为膝关节的诊断性关节镜检查后注入硫酸吗啡有益[6-9]，而另一些研究者持不同的观点[10-14]。Niemi[15] 等在一项随机双盲的研究中发现，与注入生理盐水相比，关节腔内注入 1 mg 吗啡能减少术后镇痛药酮洛芬的需求量。Khoury[16] 等研究表明关节腔内单独应用吗啡或者联合布比卡因用于术后镇痛与单独应用布比卡因相比，能显著性延长镇痛时间。Jaureguito[17] 等也观察到类似结果。且有文献报道膝关节术后局麻药布比卡因与吗啡合用比单独应用效果更佳[18]。另一项研究通过 VAS 评分和止痛药使用试验也证实，关节腔内吗啡与布比卡因联合应用优于单独应用生理盐水、吗啡或布比卡因[19]。然而，Solheim[20] 的一项临床研究发现，60 例膝关节镜检查患者，术后分别注入吗啡或生理盐水，关节腔内注入吗啡组（5 mg）患者镇痛效果与生理盐水组无明显差异。

与膝关节镜术后连续外周神经阻滞镇痛相比，腰丛神经阻滞镇痛效果明显优于关节腔内注入吗啡（1 mg）或布比卡因[21]。

有学者比较膝关节镜检术后关节腔内单独应用吗啡 1 mg、吗啡 5 mg、吗啡 5 mg 加罗哌卡因 75 mg、单独应用罗哌卡因 150 mg，研究发现单独应用罗哌卡因 150 mg 镇痛效果最佳，但这一作用仅仅存在于术后早期阶段[22]，术后 24 h 和 48 h 镇痛评分和曲马多使用量各组间比较无显著性差异[22]。

近期相关报道研究辅助性镇痛药物（可乐定、酮咯酸）单独使用或与吗啡合用的镇痛效果，提出关节腔内注射 0.25% 布比卡因 30 ml 复合可乐定 1 μg/kg 及吗啡

3 mg，效果优于单独应用布比卡因[23]。另一项比较关节腔内应用吗啡联合布比卡因与吗啡联合布比卡因复合肌内注射双氯芬酸 75 mg 的研究表明，膝关节镜检查术后复合双氯芬酸组 VAS 评分明显降低，术后镇痛药使用量明显减少[24]。

Whitford[25]等提出了关节腔内应用吗啡同时辅助非药物疗法能强化镇痛效果。研究发现关节腔内注入吗啡后，在大腿使用止血带 10 min 内可维持较好的镇痛效果。吗啡的最佳剂量是 $1 \sim 2$ mg[26]，增加用药剂量至 5 mg 并未增加镇痛效果。关于吗啡使用的最佳时间，研究发现术前关节腔内使用吗啡（3 mg）比术后使用效果要好[27]。

膝关节镜手术类型也可能是影响腔内注射吗啡效果的因素之一。一项前瞻性随机双盲研究比较了"低致炎手术"（关节镜检查术、半月板切除术）和"高致炎手术"（前交叉韧带重建术、外侧松解术、关节镜下髌骨修整和腔内皱襞切除术）中吗啡的镇痛效果[28]。研究人员在手术结束后分别腔内注射 0.25% 布比卡因 25 ml 或吗啡 5 mg，并记录术后疼痛评分和酮咯酸的用量，发现"低致炎手术"局部麻醉药布比卡因镇痛效果较好，而在"高致炎手术"阿片类药物吗啡镇痛效果更优。研究结果提示镇痛药的效果与手术种类有关[28]。早期的研究认为前交叉韧带术后关节腔内注射吗啡用于术后镇痛有效[29-30]，然而近期研究表明股神经阻滞[31]、硬膜外阻滞[32]、NSAID、局部冷敷及关节腔内用药等多模式镇痛[33]效果更佳。

对于膝关节镜术后关节腔内应用吗啡镇痛的效果尚存争论。Kalso[2-3]等认为在关节镜术后腔内注射吗啡止痛效果不明显。而 Gupta[4]等的一项回顾性研究提出，吗啡的镇痛效果明确，作用可持续至术后 24 h，且镇痛作用呈非剂量依赖性，并提出关节腔内注射吗啡镇痛效果可能与吗啡全身性的作用有关。Kalso[5]等近期的一项回顾性研究通过观察术后疼痛 VAS 评分，提出术后疼痛强度达中、重度的患者，关节腔内注射吗啡具有明确的镇痛作用。

近期研究报道了关节腔内应用吗啡（或类似 μ 阿片类受体激动剂）产生镇痛效果的可能机制。Stein[35]等通过免疫细胞化学和放射自显影术研究发现，关节腔内存在大量的滑膜阿片肽及阿片受体，提示阿片类药物关节腔内注射在调节慢性关节炎及其类似炎症的疼痛中发挥作用。Keates[36]等通过放射性配体结合技术来探讨在犬桡腕关节炎的状态下，阿片药物的结合部位能否被诱导产生。研究发现，在炎症状态下，关节及关节周围组织阿片受体的密度较文献报道的脑组织阿片受体密度高 99 倍，这可能成为关节腔内注射吗啡有效的理论基础。一项类似的研究提示，在关节炎的老鼠模型中，诱导产生炎症发作期间，关节腔内注射吗啡镇痛的效能未见降低。使用外源性的内啡肽-1 对有炎症的老鼠膝关节进行灌注能明显降低滑膜的血管通透性和蛋白质的渗透[37-38]。

关节腔内应用吗啡镇痛的效果可能通过 G 蛋白偶联受体影响环磷酸腺苷途径调节而发挥作用。Elvenes[39]等通过免疫检测聚合酶链反应和免疫印迹法证明人体骨关节炎软骨和培养的软骨细胞均存在 μ 阿片受体，并提出在膝关节慢性关节炎的患者，关节腔内应用吗啡具有镇痛和降低滑液白细胞的作用[40]。Likar[41]等通过双盲交叉试验发现在慢性膝关节骨关节炎的患者，关节腔内注射吗啡镇痛效果显著且持续时间长。

关节腔内注射吗啡的方法除了应用于膝关节镜检查外，也已经应用于前交叉韧带重建[42-43]、膝关节置换术[44-48]、旋转套修复术[49-50]、肩关节镜检查术[51]、踝关节镜检查术等的术后镇痛[52]。另有报道，颞下颌关节手术后关节腔内注射 1 mg 吗啡是一种有效的辅助镇痛方法[53]。

关节腔内注射吗啡已被用于成人[42]和儿童[43]膝关节前交叉韧带重建术的辅助镇痛。在患者自控镇痛中，成人关节腔内复合应用吗啡 0.2 mg/ml、罗哌卡因和酮咯酸，无论是在静止或运动时镇痛效果优于吗啡复合罗哌卡因[42]。在儿童前交叉韧带重建术术后镇痛中，关节腔内注射吗啡（5 mg）、布比卡因和可乐定复合液与布比卡因和可乐定复合行股神经和坐骨神经阻滞相比效果欠佳[43]。

有学者提出，关节腔内注入 4 mg 吗啡、90 mg 罗哌卡因和 30 mg 酮咯酸的混合液镇痛效果优于安慰剂对照组，同时减少了吗啡的使用量[50]。对三组肌间沟臂神经丛阻滞下行开放性回旋套修复术的患者术后关节腔内注射 0.25% 布比卡因分别复合 1 mg 吗啡、50 μg 芬太尼或 10 μg 舒芬太尼发现，布比卡因复合吗啡组术后 24 h 疼痛评分优于其他两组，且增补阿片类药物剂量减少[49]。然而在 32 例肩关节镜下行肩峰减压术的患者，关节腔内注射 5 mg 吗啡与注射生理盐水效果相当[51]。这种肩关节手术镇痛结果的差异提示吗啡对所谓的"高致炎手术"（开放性手术）效果较好，而对所谓的"低致炎手术"（关节镜检查术）效果较差。踝关节镜术后，关节腔内注射吗啡作为术后多模式镇痛的一环，可以明显降低疼痛，减轻关节水肿，减少制动时间、休假时间及功能恢复时间。而有关最佳术后镇痛药物的配置和镇痛方法的选择有待进一步探讨。

三组分别采用关节腔内注射 1 mg 吗啡同时进行静脉自控镇痛、硬膜外腔注射吗啡镇痛或单独应用静脉自控镇痛的 37 例全髋关节置换术后患者的研究表明，三种镇痛方法在视觉模拟评分、吗啡增补量、应激激素水平方面无差异，提示全髋关节置换术关节腔内注射吗啡较硬膜外镇痛和静脉自控镇痛并无优越[44]。

最近流行膝关节成形术后使用类似"鸡尾酒"式的多模式镇痛方法，即将多种药物注入关节腔。此方法可单独应用大容积低浓度的局麻药，也可通过导管关节腔内注射阿片类药物作为辅助[44-47]。Rasmussen[45] 等证实全髋关节置换术患者通过吗啡复合罗哌卡因关节腔内连续输注能改善疼痛评分和提高康复质量。Lombardi[44] 等证实全髋关节置换术后，与关节腔不注射任何药物相比，关节腔内注射吗啡、布比卡因同时加入肾上腺素可以降低疼痛、减少失血及止痛药的使用量。在一项 90 例患者的随机前瞻性双盲研究中发现，复合应用 0.75% 罗哌卡因 40 ml、吗啡 5 mg 及肾上腺素，或仅应用同样剂量的罗哌卡因及肾上腺素，或应用 50 ml 生理盐水，三组在视觉模拟评分、增补镇痛药物的使用及达到全范围关节运动参数方面差异无统计学意义[46]。然而，与关节腔内仅注射生理盐水对照，Fu[47] 及其同事发现关节腔内注射吗啡、倍他米松复合布比卡因，在减少术后吗啡使用量、降低术后 24 h 及 36 h 静态和运动的视觉模拟评分、降低恶心呕吐发生率及术后 15 天全范围关节运动参数改善方面差异均具有统计学意义。由此可见，多模式镇痛及联合用药在关节术后产生更优镇痛效果，其最佳匹配及机制值得进一步探讨。

综上，关节镜手术后关节腔内注射吗啡镇痛得到了临床证据支持。然而，创伤较大的重建性手术在支持吗啡关节腔内应用的证据方面尚存争议。

关节腔内应用哌替啶

哌替啶是人工合成的作用于 μ 受体和 κ 受体的阿片类激动剂，是苯基哌啶的衍生物。类似哌替啶的合成苯基哌啶类药物包括芬太尼、舒芬太尼、阿芬太尼和瑞芬太尼。哌替啶在结构上与阿托品类似，兼有温和的阿托品样解痉作用。其镇痛强度约为吗啡的 1/10，持续时间为 2～4 h。

研究人员发现，与关节腔内注射 2% 利多卡因复合 10 mg 哌替啶组对照，注射 2% 利多卡因、哌替啶 10 mg 复合替诺昔康 20 mg 组术后 4 h 镇痛效果优于单独应用利多卡因复合哌替啶[54]。Westman[55] 等进行关节腔内应用哌替啶行包括膝关节和踝关节在内的关节

镜术后镇痛的研究发现，踝关节镜术后关节腔内应用哌替啶或丙胺卡因镇痛，哌替啶组能降低静息时视觉模拟评分，而运动时无显著差异。膝关节镜术后通过关节腔内或肌内注射哌替啶 10 mg 与吗啡 1 mg 或芬太尼 10 μg 对比，尽管腔内注射哌替啶组有改善疼痛的趋势，但组间比较无显著差异[56]。同样研究显示膝关节镜关节腔内注射哌替啶剂量至少达到 100 mg 或 200 mg 时的效果优于丙胺卡因[57]，但在此剂量下有显著的全身性吸收及副作用，且镇痛作用是中枢性的还是局部性的难以定论。同一组研究者针对一项膝关节镜检查患者的研究发现，腔内注射哌替啶 200 mg 与腔内注射哌替啶复合肾上腺素或单纯注射局麻药相比，肾上腺素复合哌替啶组最佳镇痛时间为术后 1～4 h，且肾上腺素并没有为哌替啶组带来额外的益处[58]。Westman 等[55] 研究显示膝关节手术腔内注射哌替啶 100～200 mg 镇痛效果确切，但其效果是哌替啶的局麻药特性还是大剂量下全身作用的结果尚无定论。

关节腔内应用芬太尼和舒芬太尼

芬太尼是人工合成的苯基哌啶类阿片受体激动剂，结构上与哌替啶类似，其镇痛强度为吗啡的 75～100 倍。与吗啡相比，静脉单次注入芬太尼起效时间较快，有效镇痛时间较短，但消除半衰期延长。

有研究表明关节腔内注射布比卡因术后 2 h 内镇痛效果优于芬太尼，而 2 h 后无显著性差异[59]。与吗啡相比，膝关节镜检查腔内注射芬太尼术后镇痛不具有更多优势。Varkel 等[60] 研究表明芬太尼 50 μg 关节腔内注射，术后 1 h 镇痛效果优于吗啡 3 mg，并持续到术后 8 h，两组术后疼痛均较温和，且 VAS 评分无显著性差异。Soderlund 等[56] 在膝关节镜检查术后关节腔内分别注射小剂量阿片类药物芬太尼 10 μg、吗啡 1 mg 及哌替啶 10 mg 术后镇痛，研究发现组间比较无显著性差异。膝关节镜检查术后应用 0.25% 布比卡因 10 ml 分别复合吗啡 1 mg 或芬太尼 100 μg 关节腔内注射，与吗啡组相比，术后 48 h 芬太尼组镇痛效果欠佳。

舒芬太尼，结构上与芬太尼类似，都含有噻吩基，具有较强的阿片受体亲和力，强度约为芬太尼的 12 倍[62]。舒芬太尼血浆蛋白结合率较芬太尼高（舒芬太尼 92.5% vs. 芬太尼 79%～87%），且有更高的脂溶性，消除半衰期介于芬太尼和阿芬太尼之间[63]。Vranken[64] 等对膝关节检查术后静脉注射生理盐水复合腔内注射舒芬太尼 5 或 10 μg 与腔内注射生理盐水复合静脉注射舒芬太尼 5 μg 进行了对照研究，结果表明腔内注射舒芬太尼组疼痛明显减轻且术后镇痛药使用量减少。

而与较小剂量 5 μg 舒芬太尼组比较，较大剂量 10 μg 舒芬太尼组并没有更优的镇痛效果。

在一项前瞻、双盲研究中将 45 例膝关节镜检查患者随机分为三组：关节腔内注射吗啡 3 mg 组、生理盐水组或腔内注射舒芬太尼 5 μg 组。结果提示术后 14 h 舒芬太尼组及吗啡组疼痛评分明显降低，且舒芬太尼组更优[65]。另一项前瞻、双盲、随机研究中，60 例膝关镜检查患者分为生理盐水组、舒芬太尼 10 μg 组及舒芬太尼 10 μg 复合甲泼尼龙 40 mg 组。研究发现舒芬太尼复合激素组在静态和运动时镇痛效果最佳[66]。Mayr[67] 等在一项前瞻随机试验中发现，成人前交叉韧带重建术术前应用 0.5% 布比卡因 8 ml 复合芬太尼 100 μg 膝关节腔内注射，与丙胺卡因或布比卡因股神经阻滞效果相当，比术后关节腔内注射镇痛效果更优。

总之，关节腔内应用芬太尼 100 μg 或舒芬太尼 10 μg 用作膝关节镜检查术后镇痛，具有一定的抗伤害及镇痛效应，但目前临床尚未常规应用。

关节腔内应用曲马多

曲马多是人工合成的中枢性镇痛药，与 μ 受体亲和力较弱，通过抑制 5-羟色胺和去甲肾上腺素再摄取及刺激突触前膜释放 5-羟色胺来增强脊髓下行性抑制通路的功能。Zeidn[68] 等进行了关节镜下部分半月板切除术后镇痛试验，将患者随机分为术后腔内注入 0.25% 布比卡因 20 ml（B 组）、曲马多 100 mg（T 组）及 0.25% 布比卡因 20 ml 复合曲马多 100 mg（BT 组），结果显示 BT 组显著降低了 VAS 疼痛评分、止痛药使用量及缩短了下床活动和住院时间。其他研究者也证实膝关节镜检查术后门诊患者曲马多腔内注射镇痛也是有效的。Alagol[69] 等研究发现比较镇痛效果，腔内注射曲马多 100 mg 优于 50 mg，且不增加副作用。Beyzadeoglu 等[70] 研究认为术后腔内注射曲马多 100 mg 复合关节周围应用 0.5% 布比卡因 10 ml 效果优于腔内注射布比卡因。Tuncer 等[71] 指出膝关节镜手术患者术前应用曲马多 100 mg 腔内注射较术后应用具有更好的镇痛效果。总之，膝关节镜检查及关节镜下内侧半月板切除术后关节腔内应用曲马多 100 mg 具有镇痛作用。

腹腔内应用阿片类药物

与关节腔内应用阿片类药物的临床研究相比，支持阿片类药物通过腹腔内应用的临床证据较少。许多腹腔内镇痛的研究是通过动物实验推断应用到人体后的情况。腹腔内应用阿片类药物的研究已经在腹腔镜妇科手术、腹腔镜胆囊切除术及开放性腹腔手术中开展，但大多数研究结果并不确定。

动物实验研究支持腹腔内应用阿片类药物

Niv 等[72] 推测鞘内和腹腔内联合应用吗啡与脊髓和脑室联合应用情况类似，均能产生协同作用。通过大鼠模型鞘内和腹腔内分别应用瑞芬太尼、阿芬太尼和吗啡进行热刺激后爪缩足潜伏期测定，研究表明所有阿片药物都表现出剂量依赖的镇痛作用。腹腔内用药镇痛效能依次是瑞芬太尼＞阿芬太尼＞吗啡，镇痛持续时间吗啡＞＞阿芬太尼＞瑞芬太尼[73]，副作用发生率依次是吗啡＞阿芬太尼＞瑞芬太尼[73]。研究发现的临床意义确切，即腹腔内应用高脂溶性阿片药物有效，但也伴随更大风险。Reichert[74] 等通过小鼠内脏痛模型腹腔内应用阿片类药物评估可能的超前镇痛影响。研究显示在腹腔内注入醋酸前（通常应用的炎症模型），腹腔内应用吗啡具有很强的抗伤害作用，而通过静脉途经应用却无此作用。研究结果支持炎症状态下腹腔内应用阿片类药物作用机制是通过外周阿片受体起作用的理论。大鼠腹腔内应用 N-甲基 D-天冬氨酸（NMDA）受体拮抗剂氯胺酮具有增强芬太尼的镇痛效果[75]。腹腔内单独应用类固醇无镇痛作用，但有研究提示类固醇腹腔应用可能增强阿片类镇痛的效果[76]。

人体腹腔内应用阿片类药物的研究

腹腔内应用阿片类药物已在腹腔镜胆囊切除术、腹腔镜妇科手术及开放性腹部手术中开展。

Schulte-Steinberg 等[77] 研究认为腹腔镜胆囊切除术的患者胸腔和腹腔内应用吗啡都不能减少止痛剂的用量。然而 O'Hanlon 等[78] 通过一项 46 例患者的研究发现，与肌内注射哌替啶复合腹腔内应用布比卡因组对照，腹腔内应用哌替啶复合布比卡因组在疼痛评分及止痛剂使用量上均有下降，唯一的副作用是腹腔内应用哌替啶组恶心发生率增加[78]。在一项双盲随机研究中发现，腹腔内应用 0.25% 布比卡因 30 ml 复合吗啡 2 mg 术后早期（术后前 6 h）镇痛效果优于腹腔内应用生理盐水或布比卡因复合静脉应用吗啡[79]。然而术后 6 h 以后腹腔内应用布比卡因复合静脉应用吗啡组效果更佳[79]。61 例行腹腔镜胆囊切除术患者的前瞻、双盲、随机对照试验发现，腹腔内注射曲马多 100 mg 与相同剂量静脉注射术后镇痛进行比较，结果显示静脉组优于腹腔组[80]。另一项研究则表明，腹腔内无论单独应用曲马多 100 mg 或是将曲马多与 0.25% 布比卡因 50 ml 合用，两者疼痛评分无改善[81]。

部分研究提倡腹腔镜胆囊切除术后腹腔内应用吗啡或哌替啶等药物用于术后镇痛，而另有一些研究认为静脉镇痛方法优于腹腔途径。

腹腔内应用吗啡和哌替啶也被用来行腹腔镜妇科手术术后镇痛。Colbert[82]等通过对输卵管结扎术患者的观察提出，与腹腔内应用布比卡因复合肌内注射哌替啶组对照，腹腔内应用哌替啶 50 mg 复合 0.125% 布比卡因 80 ml 组疼痛评分降低。另一方面，Keita[83]等在腹腔镜下妇科手术患者术后吗啡 3 mg 复合 0.5% 布比卡因 20 ml 腹腔内注射的研究中，没有观察到疼痛评分改善及止痛药物应用减少。

Memis 等[84]比较了曲马多 100 mg 或可乐定 1 μg/kg 分别复合布比卡因腹腔内注射与单纯应用布比卡因术后镇痛，研究发现复合用药组效果优于单用布比卡因组，但组间比较无统计学差异。一项 250 例腹腔镜下妇科手术术后镇痛的多中心、双盲、安慰剂对照、随机研究提示，与全身应用阿片药物相比，腹腔内单独或联合应用哌替啶及罗哌卡因没有明显改善疼痛和止痛剂的需求量[85]。

一项随机的 15 例腹部手术患者术后研究发现腹腔内应用吗啡 50 mg 镇痛效果弱于同剂量的静脉注射效果[86]。与静脉应用吗啡相比，腹腔内应用吗啡的优势在于降低吗啡-6-葡糖苷酸水平，显示了两种应用途径的药物动力学差异。

总之，支持腹腔镜手术后腹腔内应用哌替啶镇痛的临床研究很少。由于临床资料不足，阿片类药物在腹腔镜及较大的腹部手术后应用的效果及机制有待进一步探究。

要点

- 部分研究表明膝关节镜检查后关节腔内应用吗啡镇痛效果优于单独应用局麻药和生理盐水安慰剂。
- "高致炎"膝关节镜手术（前交叉韧带重建术、外侧松解术、髌骨修整、皱襞切除术）关节腔内应用吗啡较"低致炎"手术（膝关节镜下半月板切除术）有更多镇痛益处。
- 无论肩关节镜手术、全膝关节置换术或踝关节手术，关节腔内应用吗啡的效果及机制有待进一步探究。
- 与术后关节腔内应用吗啡相比，关节腔内应用芬太尼、舒芬太尼及哌替啶的报道较少。
- 部分研究表明腔镜下胆囊切除术和妇科手术后，腹腔内应用哌替啶复合布比卡因有益于镇痛，但尚存争议。

参考文献

参考文献请参见本书所附光盘。

33 连续外周神经阻滞

Brian M. Ilfeld ☀ Edward R. Mariano

章壮云 胡建 徐亚杰 译 鲍红光 审 Hamilton Shay 校

连续外周神经阻滞（Continuous peripheral nerve block, CPNB）也称为"周围神经局麻药输注"，即在支配手术区域的神经旁直接经皮穿刺置入导管（图 33-1），而不是在手术切口部位直接放置导管。这类准确定位的穿刺能提供相应部位的有效镇痛，具有副作用小的优点。CPNB 于 1946 年被首次提出，通过软木固定穿刺针到臂丛神经分支进行"连续"锁骨上阻滞[1]。

CPNB 用于急性疼痛管理

与其他任何镇痛方式一样，连续外周神经阻滞也有其固有风险（见下文有关并发症章节）。CPNB 通常用来满足术后 24 h 后仍有中度以上疼痛，而通过口服阿片类镇痛药物管理困难的患者。CPNB 可极大程度缓解疼痛程度，由此可减少后续阿片类药物的需求、降低相关副作用。然而，并非所有患者愿意接受或承担置管及泵注系统带来的额外负担，因此患者的自愿选择至关重要，特别是需进行治疗的门诊患者[2]。目前，尽管针对各类特定手术时 CPNB 置管位置的建议不断被提出，但阐明此类问题的公开资料较少。常用的 CPNB 阻滞方法如下：锁骨上、锁骨下和腋窝臂丛神经阻滞及颈椎旁神经阻滞用于手、腕、前臂和肘部手术；肌间沟臂丛及颈椎旁神经阻滞用于肩部和肱骨近端手

术；胸椎旁神经阻滞用于乳房和胸部手术；腰大肌间沟神经阻滞用于髋关节手术；髂筋膜、股神经或腰大肌间沟神经阻滞用于膝或大腿部位手术；腘窝或坐骨神经阻滞用于小腿、踝及足部手术。推荐肌间沟臂丛置管用于肩部和肱骨近端手术；锁骨下臂丛置管用于上肢远端手术；经腹平面置管用于腹股沟和下腹部手术；股神经置管用于膝关节手术；腘窝或坐骨神经阻滞用于小腿及足部手术。

CPNB 设备和技术

神经刺激与非刺激导管

据报道多达 40％CPNB 导管放置到位存在困难[3]，有许多设备和技术可用于帮助定位导管。常用的技术是，利用神经刺激器通过绝缘针定位目标神经，随后置入非刺激导管，通过非刺激性导管注射局麻药，提供手术部位区域阻滞。尽管该技术能提供满意的阻滞效果，但导管定位往往不够精确[4]。超声引导可视化下 CPNB 导管置入更为准确，观察导管尖端越过穿刺针尖 1 cm，随后撤回穿刺针，确保导管就位，同时操作者可连续观察导管尖端位置确保导管不脱落。如果没有超声设备，可首先置入导管，通过导管注射局麻药以避免导管尖端位置错误，据报道此方法失败率为

图 33-1 股骨周围神经置管提供连续外周神经阻滞

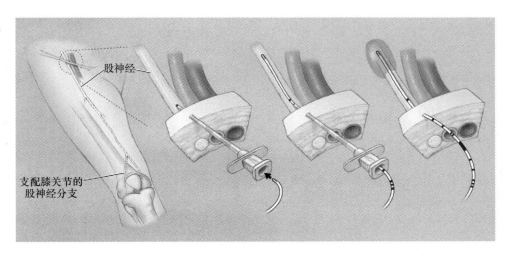

股神经

支配膝关节的股神经分支

1%～8%。为了提高首次置管成功率，近来一款能将电流传导至尖端的导管被发明[5]，该导管在局麻药注入前能够反馈导管尖端与靶神经的相对位置。尽管有证据表明可通电导管能提高导管置入位置的准确性，但在下肢手术临床应用中得益并不显著[6-9]。有研究报道，非刺激导管越过针尖4～10 cm，大大增加了导管尖端到靶神经的距离，降低了局部麻醉输液的有效性[10]。因此，用于外周神经阻滞理想的设备和技术还需要进一步研究。

超声引导下置管技术

超声引导下，神经走行平行于超声波束称为"长轴"，超声波束通过神经横截面称为"短轴"[11]。穿刺针长轴位于二维超声波束内称为"平面内"技术，而穿刺针与二维超声波束呈一定角度穿刺称为"平面外"技术[11]。

针在平面内、神经在短轴上的显像技术：这是最常用的单次外周神经阻滞方法，直视下易于判断并区分穿刺针、神经与周围组织[11]。当穿刺针长轴位于二维超声波束平面内时，穿刺针尖位置与靶神经的相对关系更易判断。通过穿刺针注入首剂量局麻药可观察其扩散，必要时还可调整针尖位置。然而，当导管通过穿刺针置入时，尽管有一定的解剖位置允许导管置入，但此操作方法可能会使导管绕过靶神经导致操作失败[12-14]。有研究指出，CPNB操作时导管越过针尖即可，或首先将导管通过穿刺针置入，在拔除穿刺针后，撤回导管使得导管口最小程度越过穿刺针尖端（<2 cm）[15]，但初学者在操作此方法时可由于穿刺针的撤出导致导管移位。另有学者提出，在使用柔韧性较好的导管时，如果导管插入超过最小距离，可保持导管尖端尽可能接近靶神经[16-18]。或者，可调整穿刺针方向从平面内至平行于平面，随后置入刺激导管以便检测导管尖端位置[19]。

针在平面内、外周神经在短轴的显像技术优点众多。首先，操作者只需要掌握一种操作技术即可穿刺和（或）置管；其次，这一技术可用于监测几乎所有导管的位置，即便是用于阻滞深部的靶神经[18]。与较小号的穿刺针相比，17或18号穿刺针因其较好的刚性，针尖更易定位且易被观察[20]。7项前瞻性研究表明，预先使用利多卡因通过25～27号穿刺针对穿刺导管路径局麻后，导管插入时平均疼痛评分为0～2分（总分0～10分），而大号穿刺针更易引起疼痛[15,17-18,21-24]。另外，临床操作时需要权衡大号穿刺针的潜在优点（穿刺针刚性较好可提高穿刺成功率、

降低穿刺次数，易于保持针体在超声平面内以便观察，减少因针尖显像不清晰导致的操作失误引起的损伤）和相对缺点（增加患者不适，引起组织及血管损伤）。

针在平面内、外周神经在短轴的显像技术也存在一定的缺点。与传统使用神经刺激器时穿刺针与神经平行穿刺的方法相比，这一方法要求穿刺位点应以神经位置为据；且要求操作者保持穿刺针位于超声波平面内[25]；在行深部神经阻滞时，导管尖端不易显像[26-27]；以及前文论述，导管尖端可绕过穿刺针指引的靶神经[12]。而使用柔韧性较好的导管可避免上述问题，但操作时导管有时不易越过穿刺针尖端。

针在平面外、神经在短轴上的显像技术：该方法具有众多潜在优点。操作方法类似于传统神经刺激器操作，即穿刺针与靶神经平行穿刺，因此理论上导管可与靶神经非常接近，导管甚至可超过针尖1 cm[15,27]。然而，这项技术较难分辨穿刺过程中的针尖，因而增加了误入神经、血管、腹膜、胸膜甚至脑膜的可能性[28]。操作中，可借助组织活动和注射液体所致的局部膨胀的"水定位"方法判断针尖位置（使用或不使用彩色多普勒）[28,30]。也有学者提出，置入导管较浅时如肌间沟或股部，尽管针尖在波束范围外前进，但针尖与神经往往会保持相对接近。然而，对于深部神经，该技术并不能准确引导穿刺针接近靶神经（有时几乎不可能）[26-27]。

针在平面内、神经在长轴上的显像技术：表面上看，该方法具有上述两种方法的优点且局限性较少。神经与穿刺针或穿刺针尖及导管经穿刺针置入均可被观察，但要同时保持穿刺针、导管及神经三种结构在超声波束平面内，对操作者而言较为困难[31]。另外，长轴显像时，神经及相关组织必须与超声波束平行。而类似臂丛神经分支多、走向复杂的神经阻滞，此方法并不适用。目前，该技术临床应用病例鲜有报道[31-32]。

本章有限的篇幅限制了多个与超声相关的其他问题的讨论，如传感器的选择、神经刺激器联合应用（某类患者的重要工具）[33]、导管尖端定位的多种方法[34]等。目前，对于放置导管方法的对照临床研究较少，文献建议操作者依据个人经验实施。

CPNB 输注管理

关于连续外周神经阻滞，是否有最适宜的局麻药目前还没有定论。大多数文献报道外周神经阻滞局麻

药为 0.1%～0.25% 布比卡因和 0.1%～0.4% 罗哌卡因，也有关于左布比卡因和一些短效局麻药用于连续外周神经阻滞的报道。影响 CPNB 效果的主要因素包括：局麻药的浓度和容积、单次最大剂量等。也有研究表明，连续后路腰丛神经阻滞中，局麻药浓度和容积对阻滞效果没有影响，提示局麻药总量是影响阻滞效果的决定因素[35]。目前，还没有局麻药中加入辅助药物用于 CPNB 有益的报道[36-38]。另外，已有肾上腺素和阿片类药物复合局麻药应用的研究，但现阶段发表的关于添加肾上腺素安全性和阿片类药物能否增强阻滞效果的文献并不多。

许多因素可影响 CPNB 的效果，包括手术种类、导管位置、理疗方案及特殊局麻药的应用。对于术后中度疼痛，给予背景剂量药物可减轻疼痛、改善睡眠质量[39-42]。围术期患者自控镇痛（patient controlled analgesia，PCA）有诸多益处，如增加镇痛效果、减少阿片类药物的增补及背景输注量，对于需要走动的患者应尽量降低药物浓度，避免影响肌力及缩短泵注药物时间[40-42]。但是由于导管类型、放置位置及手术类型的影响，PCA 设置的基本参数，如输注速度、追加剂量、锁定时间仍不确定。有学者通过前瞻性研究数据分析指出，应用长效局麻药时，调整基础速度为 4～8 ml/h，追加剂量 2～5 ml，锁定时间 20～60 min[42]。

剂量问题对下肢 CPNB 阻滞效果尤其重要。尽管疼痛纤维的抑制是术后 CPNB 的主要目标，但目前批准的应用于临床的局麻药可抑制传入神经（如与疼痛无关的感觉和本体感觉）和传出神经（如运动）信号传导[43]，由此导致如肌无力等副作用的出现[44]。越来越多的研究表明下肢 CPNB 可增加患者跌倒的发生率[7,45-48]。由于这种罕见的并发症既无法设计也不易察觉，因此外周神经阻滞时局麻药输注到什么程度才导致这种情况的发生仍不清楚。然而，外科和麻醉学指南都强调预防外周神经阻滞期间患者跌倒的发生[44,49]。在明确结论被证实前，操作者应考虑减少跌倒风险的

方案，如减少局麻药的总量、减少每次追加局麻药的剂量，在不降低镇痛效果的前提下通过间歇性注药减少背景输注量[40-41,50]，或行走期间利用膝部稳定器及拐杖[45]，指导理疗师、护士及外科医生对可能有 CPNB 导致肌无力的患者采取必要的防治措施等。

CPNB 潜在风险和并发症

学者针对 2100 例患者的前瞻性联合调查研究认为，与单次注药镇痛的方式相比，CPNB 相关并发症的发生率非常低[51,52]。小规模的前瞻性连续锁骨下和腘窝外周神经阻滞的研究也得到类似结果。

有报道，CPNB "二次阻滞失败" 的发生率在 0～40%[3]，这与操作者的经验、设备、技术及患者体质等因素有关。尽管目前缺乏确定性的研究资料，但通过超声引导穿刺能大大提高置管成功率[51-53]。超声引导下的 CPNB 也可降低如误穿血管（据报道使用神经刺激器引导误穿血管的发生率为 0～11%）[55]、导管绕神经轴、血管及神经置管的风险[56]。由于颈部血肿导致 Horner 综合征的病例也有报道，但这一并发症较少发生。血肿吸收需要数周，而 Horner 综合征缓解需要数月，操作者和患者仍需反复确认血肿吸收后，神经功能是否完全恢复。

单次注药或 CPNB 后造成的神经损伤是常见的并发症，可能与穿刺损伤、继发的局麻药及辅助药物神经毒性有关。一项前瞻性人体临床试验研究表明，外周神经置管连续输注 0.2% 罗哌卡因造成的神经损伤发生率较单次注药并无增加[51,57-59]。但也有证据显示糖尿病患者应用 CPNB 后局麻药导致的神经损伤发生率增加[60]。

CPNB 中最常见的并发症是由于疏忽引起的导管移位（0～30%）。而任何固定导管的措施都需要以患者利益最大化为前提（图 33-2），具体措施包括：使用无菌液体黏合剂（如苯偶姻）、无菌胶布（如创可贴），或

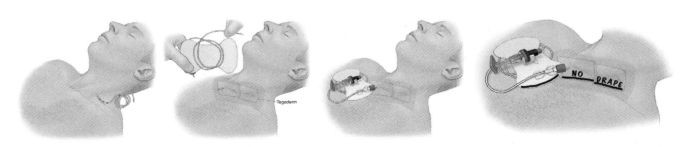

图 33-2　固定前外侧肌间沟周围神经导管提供连续外周神经阻滞

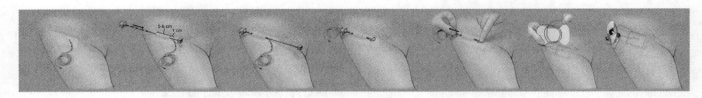

图 33-3　皮下固定股骨周围神经刺激导管（Stimucath，Arrow International/Teleflex Medical，Reading PA），提供连续外周神经阻滞

者通过胶带或特殊装置（如思乐扣）固定导管的集线器及皮下导管（图 33-3），也可应用 2-氰基苯烯酸（瞬干胶）[61]。研究者发现，通过上述方法的联合应用，输注 5 天以上导管原位率为 95%～100%。CPNB 用于肌间沟阻滞期间，发生的其他并发症包括膈神经阻滞、同侧膈肌功能减退、罕见的局麻药毒性反应及感染。尽管导管固定位置皮肤细菌定植较为常见，但临床上却少有与之相关的细菌感染的发生。2700 例患者行肌间沟、腘窝或其他部位 CPNB 置管的前瞻性研究证实，CPNB 置管感染率为 0～3%，其中一例患者于股神经 CPNB 置管后发生腰大肌间脓肿[51-52,57,59]。上述罕见感染病例中，患者可于 10 天内痊愈[52]。CPNB 的其他并发症包括：导管打结（置管不能超过尖端 5 cm）、固位（针尖刺激）和断裂（除非设计批准，否则不能经针拔管）。

结论

　　越来越多的证据表明临床上使用 CPNB 有诸多益处，随着现代相关技术快速发展，具有指导意义的参考资料将会越来越多。未来前瞻性研究需要确定理想的 CPNB 导管设计、插管技术、插管方法、输注方式、药物配伍、药效持续时间及真实的并发症发生率。只有通过各种前瞻性研究的比较，才能揭示 CPNB 的相对优点及缺点，更加科学地应用连续外周神经阻滞技术。

参考文献

　　参考文献请参见本书所附光盘。

34　儿科术后疼痛

Patrick K. Birmingham

王宁　译　　Hamilton Shay　校

在过去二十年里，曾经未得到充分认识并且治疗不足的儿科疼痛已经有了很大的进展，这归功于疼痛评估方法的进展、吗啡与非吗啡镇痛剂在儿科的应用研究，以及在医院建立的专业镇痛团队给患者提供的全面镇痛服务。

解剖和生理学差异

若想了解在儿科患者特别是新生儿和婴儿中如何使用镇痛剂，就必须了解人体发育成熟过程中机体结构与核心器官功能的变化。

对于一个足月新生儿来说，体内总水分量占体重的80%。到了2岁时，由于细胞外液量相应减少，这个数值降至60%。相对成人而言，由于婴儿期的细胞外液量及体内总水分量的储备较大，所以对水溶性药物来说它们的分布容积较大。在新生儿群体中，他们的骨骼肌与脂肪较少，这样就减少了药物在非功效区的结合，从而间接增加了药物效能。到了婴儿期，随着骨骼肌及脂肪量的增加，情况也随之改变。

婴儿与儿童的心排出量都高于成人，而且优先灌注到血管丰富的器官，如大脑等，使得药物浓度在血液与这类器官之间迅速达到平衡。在婴儿早期阶段，由于血脑屏障的不成熟导致水溶性药物如吗啡透过增多。这两者作用的组合将导致药物在中枢神经系统内浓度增加，即便是药物血浆浓度不高的情况下，也会产生药物的副作用。

婴儿的肝与肾血流量也高于成人。随着肾小球滤过功能、肾小管功能及肝代谢酶功能的日趋完善，1周岁时这些功能已接近成人水平。增加重要器官的血流量就会增加脏器对药物的代谢与排泄。

相比于成人，新生儿期血清白蛋白和 α_1 酸性糖蛋白（α_1 acid glycoprotein，AAG）从数量及药物结合能力上都低于成人。这可能也会造成血液中非蛋白结合的药物相对增加，从而即便是在低血药浓度状况下，也会产生更大的药理作用或者毒性反应。不仅如此，当新生儿持续输注局麻药物时，他们 α_1 酸性糖蛋白的血浆水平虽然会应激升高，但仍然主张在新生儿及婴儿早期减少局麻药的剂量以减少毒性反应的发生。大约到出生后6个月，这种与成人比较下的血清白蛋白在数量及药物结合能力上的弱势才会消失。

尽管吗啡受体在新生儿与在成人有功能上的不同，神经递质以及周围神经和中枢神经系统的痛觉传导通路从妊娠后期起是完整和有功能的。在成人身上体现出来的由疼痛造成的心脏呼吸功能、激素水平及代谢方面的变化也可出现在新生儿身上。

新生儿和婴儿的脊髓及脊膜延伸到腰3或者第3骶椎的平面，而在成人脊髓延伸至腰1水平。当满1周岁时，脊髓延伸至骶椎1或2的水平。由于脊髓延伸至相对低的椎骨层面，从理论上说，在婴儿中腰或上腰部进针危险较大。使用连接髂后上棘的棘间连线来定位硬膜外麻醉的进针位置，在新生儿，该线与脊柱的交界是在第1骶椎位置，在成人则是第4或第5腰椎的位置。在硬膜外间隙内，与成人相比，婴儿具有少量但更松散的脂肪组织存在，这就可以部分解释为什么婴幼儿患者在骶椎基底部插入硬膜外导管时很容易插入至腰椎或达到胸椎的水平。

疼痛评估

因为年幼及其他因素的缘故，儿科患者不同于成人患者，他们没能力也不愿意诉说对疼痛的感受及用数量级方式来评估疼痛。因此，针对婴幼儿生长发育的特点，专家们建立了一系列适用于婴幼儿的疼痛级别评估方法。它们是婴幼儿自己报告疼痛或者是根据行为及生理改变进行评估（表34-1），再针对这些疼痛评估方法进行研究、测试以及验证（表34-2）。当儿童生长到8～10岁时，便能够用成人的标准对疼痛进行数字评分或者视觉模拟评分。针对只有3岁的幼儿，专家们为他们建立了特殊的自我报告评分（图34-1）。对于3岁以下或生长发育障碍的患儿，运用了行为学及生理学检测来评估疼痛（表34-3）。

表 34-1　年龄与疼痛强度评估

年龄	自我报告评估	行为评估	生理评估
出生～3 岁	无可用的评估	行为评估是主要的	生理评估是第二重要的
3～6 岁	特别的、适合于发育年龄段的评估	如果不能自我报告，行为评估是主要的	生理评估是第二重要的
＞6 岁	自我报告评估最重要	行为评估第二重要	

From McGrath PJ, Beyer J, Cleeland C, et al: Report of the Subcommittee on Assessment and Methodologic Issues in the Management of Pain in Childhood Cancer. Pediatrics 86：816，1990.

表 34-2　儿科患者术后疼痛研究的检测工具

检测工具	痛域评估
行为评分	术后疼痛
拜耳 Oucher 评分系统	术后疼痛
CHEOPS	术后疼痛
CHIPPS	术后疼痛
舒适评分（COMFORT Scale）	术后疼痛
哭泣评分（CRIES Scale）	术后疼痛
FLACC	术后疼痛及认知障碍
NCCPC-PV	术后疼痛评分（用于生长发育障碍儿童，无语言交流能力）
客观疼痛不适评分	术后疼痛
客观疼痛评分	术后疼痛
客观儿科疼痛评分	术后疼痛
观察性疼痛评分	术后疼痛
PPMS	术后疼痛
Bieri 面部表情疼痛评分	术后疼痛

CHEOPS，东安大略儿童医院疼痛评分量表；CHIPPS，婴幼儿术后疼痛评分；FLACC，面部、腿、动作、哭泣和可安慰性；PPMS，父母测定儿童术后疼痛评分；NCCPC-PV，无语言交流能力的儿童术后疼痛检查量表
From Benzon HT, Dean K, Benzon HA, with permission.

非阿片类镇痛剂

对乙酰氨基酚

在儿科患者中单独使用对乙酰氨基酚（又名扑热息痛）或者与其他镇痛药联合使用是很常见的镇痛疗法。此药一般经直肠给药，常用于婴幼儿在围术期不能使用口服药的情况下。最近的研究表明当直肠给用此药时，必须加大剂量或者至少起始剂量应相对增加（表 34-4）。外科术前插入栓剂并没有显著改变对乙酰氨基酚动力学，并导致术后早期更为及时的镇痛。有研究表明对于扁桃体摘除的术后镇痛来说，大剂量经肛门塞入对乙酰氨基酚的疗效等同于静脉注射酮洛酸，这样在儿童门诊手术后就可以免用吗啡类药品。对乙酰氨基酚的静脉注射剂（作为前体药物）已在其他国家使用，这种药最近在美国也批准使用。

对乙酰氨基酚的剂量在早产儿与足月新生儿群体中还没有明确的定论。尽管在药物清除方式上有着与年龄相关的差异，总体上说基于小数据的研究表明该药物的清除方式在新生儿、儿童与成人之间是相似的。由剂量造成的肝毒性是对乙酰氨基酚最严重的急性副作用。但是急性肝毒性在儿童群体中比成人少见，而且相对不会致命。

Bieri 面部表情疼痛评分

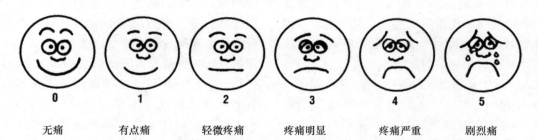

0	1	2	3	4	5
无痛	有点痛	轻微疼痛	疼痛明显	疼痛严重	剧烈痛

图 34-1　"疼痛所造成的面部表情。最左边是无痛，随着疼痛增加，面谱右移，最右边是最痛的。现在我们就可以练习疼痛脸谱。"

表 34-3　FLACC 疼痛行为评分

类别	0 分	1 分	2 分
面部	无特别表情或无微笑	偶尔痛苦表情或皱眉，离群，无兴趣	频繁至持续皱眉或牙关紧闭，面颊抖动
双腿	正常姿态或放松状态	不舒服，躁动不止，紧张	踢腿或腿示画图运动
活动	静躺，正常体位，肢体活动自由	尖叫，来回移动，紧张	身体弓形，强直或痉挛抽搐
哭闹	不哭（清醒状态或入睡）	呻吟与呜咽，有时会诉说疼痛	持续哭闹、尖叫或频繁呜咽、哀怨
可安慰度	满足的，放松的	在偶尔的抚摸、拥抱、交谈或者分散注意力后可安定下来	难以安抚和安慰

注意：五项类别的每一项评分是 0～2 分，总分为 0～10 分。在五项评分类别基础上另外增加了描述项为改良的评分（FLACC-R），以帮助对发育障碍儿童的疼痛评估。
Adapted from Merkel et al：The FLACC：A behavioral scale for scoring postoperative pain in young children. Pediatr Nursing 23：293-297，1997. Copyright 2002，The Regents of the University of Michigan. All Rights Reserved.

表 34-4　非阿片类药物镇痛剂量

药物	剂量	单剂量总量	多次用药间隔时间（h）	一日最大剂量（患者＜60 kg）（mg/kg）	一日最大剂量（患者≥60 kg）（mg/kg）
对乙酰氨基酚 *（口服）	10～15 mg/kg	650～1000 mg	4	75～100	4000
对乙酰氨基酚 *†（直肠给药）	35～40 mg/kg 初始剂量；以后 20 mg/kg	未定论	6	75～100	4000
布洛芬	6～10 mg/kg	400～600 mg	6	40	2400
萘普生	5～6 mg/kg	250～375 mg	12	24	1000
酮咯酸（静脉注射）	0.3～0.5 mg/kg	15 mg＜50 kg 30 mg＞60 kg	6	2	120
曲马多	1～2 mg/kg	100 mg	6	8	400

注意：上述药物剂量是估计值，可以依据患者的个体情况而改变剂量。
* 对新生儿和婴儿，很少给出精确剂量规定，建议为上述剂量的 50%。
† 没有证据显示 24 h 有药物蓄积

非甾体抗炎药

非甾体抗炎药（NSAID）是在儿童群体中广泛使用的药物。有研究表明，无论是静脉注射、肌内注射或者是经肛门塞入 NSAID，都能够减低术后疼痛评分及减少镇痛药的用药剂量。在儿童患中静脉注射酮洛酸是广泛使用的镇痛药物，而且此药的安全报告良好。由 NSAID 造成的出血倾向，其临床意义仍处于争议之中。这种出血倾向确实存在于扁桃体摘除术的患儿。出血倾向、肾功能损伤以及胃炎这类副作用多数出现在长期使用 NSAID 或者同时患有并存疾病的患者中。动物实验报告显示，NSAID 在骨科手术后会抑制新骨生成，但它的临床意义仍不明确。对乙酰氨基酚与 NSAID 常常联合使用进行镇痛，因为它们有不同的药理机制，而且彼此的副作用也不会相互叠加。

阿司匹林（乙酰水杨酸）

阿司匹林不能用于婴幼儿术后镇痛是因为它与 Reye 综合征密切相关。Reye 综合征发生于患有感冒或水痘样疾病后，服用含有阿司匹林成分药物的儿童，表现为暴发性乃至致命性的肝性脑病。

阿片类药物镇痛

口服、静脉注射和硬膜外注射阿片类药物已被广泛使用于儿科患者术后镇痛。口服可待因（剂量为 0.5～

表 34-5 口服阿片类药物镇痛剂量指导*

药物	等同吗啡效价强度	常规的起始剂量（mg/kg）	常规剂量（mg，若体重＞60 kg）	间隔时间（h）
吗啡†	1	0.3	15～20	3～4
可待因	0.1	0.5～1	30～60	4～6
氢可酮	1～1.5	0.1～0.2	5～10	4～6
羟考酮	1～1.5	0.1～0.2	5～10	4～6
氢吗啡酮	5～7	0.04～0.08	2～4	3～4
美沙酮	1	0.1～0.2	10	6～12

* 药物剂量是估计值
† 这些剂量是参照即刻释放型吗啡

1.0 mg/kg）常与对乙酰氨基酚联合治疗轻度到中度疼痛。目前，更强效的用于成人的口服吗啡类药物也用于儿童患者（表 34-5）。对于部分患者，非口服吗啡类药物仍然作为基础用药使用，但在过去 20 年里，采用替代途经来给予吗啡类药物已成为逐年增加的现象。

患者自控镇痛

患者自控镇痛（patient-controlled analgesia，PCA）可用于 5～6 岁的儿童患者，常用的阿片类药物是吗啡，其次是氢吗啡酮及芬太尼（表 34-6）。与需要时给药（PRN）肌内注射吗啡相比较，PCA 对儿童患者镇痛是更安全的，而且对剧烈的疼痛治疗具有更为满意的效果。目前不间断的低剂量基础镇痛注射治疗常用于大手术后，以达到最佳的镇痛效果。

家长/护士辅助镇痛

在一些选择性病例中，患者自控镇痛疗法已扩展到允许父母或者护士辅助镇痛。这些患者由于年龄太小，或者生长发育障碍，或者生理缺陷而不愿意或者不能够操作自控镇痛泵的键钮。在使用这种父母/护士辅助镇痛技术的时候，必须要谨慎使用，因为它不及患者自控镇痛安全，可能造成过量给药。从理论上来说，患者本人使用自控的镇痛泵，不会造成剂量过大。尽管父母/护士辅助镇痛常用于治疗婴幼儿的肿瘤疼痛及骨髓移植后口黏膜炎，它也被安全地使用于术后镇痛。最近的研究表明，由父母/护士辅助镇痛疗法通过硬膜外给药可以起到剂量上更为自主、镇痛更加明显的疗效。

持续性静脉注射

在儿科手术后，可以单独使用持续性静脉注射阿片类药物或者与 PCA 联合使用。与成人相比，新生儿或早产儿给予吗啡类药物后，它的半衰期较长，血浆清除率较低，而且吗啡的血药浓度有明显的个体差异。新生儿患者给药后，吗啡的血药浓度较高且维持时间较长。到了 6～12 月龄的时候，吗啡及芬太尼的药物代谢接近成人。儿童期，吗啡的血液清除率会增加，半衰期缩短。吗啡持续性静脉注射速率与患者的年龄范围总结于表 34-7。

局部麻醉

单次尾椎硬膜外注射

在广泛使用的儿科局部麻醉技术中，单次尾椎硬

表 34-6 患者自控镇痛参数*

阿片类药物的选择	吗啡	氢吗啡酮	芬太尼
负荷剂量（给药时间 1～5 min）	0.05～0.20 mg/kg	1～4 μg/kg	0.5～2.0 μg/kg
需求剂量	0.01～0.02 mg/kg	2～3 μg/kg	0.2～0.4 μg/kg
锁定时间	5～15 min	5～15 min	5～15 min
1 h 限量（可选）	0.10～0.20 mg/kg	30～40 μg/kg	3～4 μg/kg
连续输入（可选）	0.01～0.02 mg/(kg·h)	2～3 μg/(kg·h)	0.2～0.4 μg/(kg·h)

* 药物剂量是估计值。阿片类药物的选择和实际参数取决于对个体患者的评估
Adapted from Birmingham PK: Recent advances in acute pain management. Curr Prob Pediatr 25：99-112，1995.

表 34-7　持续静脉注射吗啡用于婴幼儿术后镇痛

患儿年龄范围（估计胎龄）	静脉注射 [μg/（kg·h）]	说明	研究对象数量
1～18 天（32～40 周）	15	部分患者依赖于呼吸机机械通气	20
1～49 天（35～41 周）	6～40	部分患者依赖呼吸机机械通气；当静脉注射速率达 32～40 μg/（kg·h），会发生癫痫；推荐速率为 15 μg/（kg·h）	12
3 月龄～12 岁	14～21	持续注射吗啡的总量少于随需多次肌注吗啡的总量	20
<1～14 岁	10～40	自主通气	121
14 月龄～17 岁	10～30	心脏手术后镇痛，能够逐步摆脱呼吸机机械通气	44
1～15 岁	20	静脉持续点滴吗啡优于肌注吗啡	20
1～16 岁	10～40	静脉持续点滴吗啡优于肌注吗啡	46
3～22 岁	20～40	适用于脑瘫患者	55

来源：Adapted from Birmingham PK, Hall SC: Drug infusions in pediatric anesthesia. In Fragen RF, editor: Drug infusions in anesthesiology, ed 2, Philadelphia, 1996, Lippincott-Raven, pp. 193-224.

膜外注射（sing-shot caudal，SSC）是最常用的一种术后镇痛方法。这种方法被广泛使用的部分原因是与成人相比较，儿童的解剖标志明显而且在婴幼儿尾椎硬膜外插入导管相对容易。SSC 用于婴幼儿到 10～12 岁儿童的波及腰骶至胸中部平面的中度术后疼痛。SSC 常用浓度 0.125%～0.25% 的布比卡因。尾椎硬膜外注射布比卡因，剂量 0.5～1.5 ml/kg，用于上腰部至下胸部区域的镇痛。一般布比卡因的总剂量达 20 ml 即可。布比卡因的最大推荐剂量是 2.5～3.0 mg/kg，但是推荐婴幼儿的最高上限为 1.25 mg/kg。运用测试剂量来确定注射针或微导管的正确位置。测试剂量即局麻药 0.1 ml/kg（最高 3 ml）加上 1∶200 000 肾上腺素（5 μg/kg）。在给予测试剂量 60 s 内，若心电图 T 波波幅增加 25%，心率增加 10 次/min，或者收缩压增加 10%，即被认为测试阳性。目前仍不清楚，在手术开始时或者手术结束时给予局部阻滞麻醉何者更能延长术后镇痛。

尽管尾椎硬膜外注射镇痛通常是单独使用的，但布比卡因可以加入芬太尼、吗啡或者 α₂ 肾上腺素激动剂可乐定，或者加入其他药物来延长镇痛时间和（或）镇痛强度。使用硬膜外吗啡后，它的迟发性呼吸抑制作用可以在长达 22 h 之后出现，这种现象更多发于 1 岁以下吗啡静脉注射的婴儿。

持续性硬膜外注射

硬膜外局部麻醉药注射（加或不加吗啡类药物或 α₂ 肾上腺素激动剂）已经用于婴幼儿术后镇痛治疗。有关布比卡因、芬太尼、吗啡和可乐定的单次推注和持续性注射剂量见表 34-8。

在新生儿或小于 3～6 个月的婴儿组，我们通常主张用低剂量持续注射。这是因为在这个年龄群体中，药物与血清蛋白结合率低，造成药物自由分子相对增加，正因为这种药动学的差异，导致药物的血浆浓度增加及半衰期延长。转用其他阿片类药物，如有激活与拮

表 34-8　儿科硬膜外麻醉用药剂量指南

药物	初始推注剂量	持续注射浓度	剂量上限值
布比卡因	≤2.5～3 mg/kg	0.0625%～0.1%	≤0.4～0.5 mg/（kg·h）
罗哌卡因	≤2.5～3 mg/kg	0.1%～0.2%	≤0.4～0.5 mg/（kg·h）
芬太尼	1～2 μg/kg	2～5 μg/ml	0.5～2 μg/（kg·h）
吗啡	10～30 μg/kg	5～10 μg/ml	1～5 μg/（kg·h）
氢吗啡酮	2～6 μg/kg	2～5 μg/ml	1～2.5 μg/（kg·h）
可乐定	1～2 μg/kg	0.5～1 μg/ml	0.1～0.5 μg/（kg·h）

注意：这些只是估计的剂量范围。实际的剂量取决于具体的患者评估。小于 3～6 月龄婴儿局麻药或阿片类药物的初始剂量、每小时注射速率都要减量 30%～50%。

抗混合功能的药物可以把临床副作用减低到最小。作为一个基本原则，要想达到最佳的镇痛效果，就是要把镇痛导管放在或者接近于需要阻滞的神经节段。在婴幼儿，可将硬膜外导管从尾椎进入插向腰椎或者胸椎平面。由于婴幼儿在清醒或者镇静情况下都不会合作，所以这个步骤要在全麻诱导后进行。患者自控硬膜外镇痛已被成功使用于年仅 5 岁的儿童。

周围神经及躯干神经阻滞在儿科术后镇痛方面正扮演着越来越重要的角色。它们是在全身麻醉下实施且越来越借助于超声波导航。对于合适的患者，神经阻滞麻醉更常用于髂腹股沟/髂腹下、腹直肌鞘、腹横肌平面、头部和颈部以及上肢和下肢。多中心数据库已经建立，如儿科局部麻醉网络（PRAN），它是用来收集神经椎管麻醉（硬膜下及硬膜外麻醉）及周围神经阻滞麻醉频率及其并发症的相关信息。

要点

- 由于解剖学及生理学的差异，新生儿及 4～6 个月的婴儿，有必要减低硬膜外局麻药剂量以及阿片类药物的静脉注射剂量。
- 由于婴儿及儿童不能自我描述或报告疼痛的状况，可以用行为学或者生理学的方法来测评疼痛强度。
- 因为 Reyes 综合征的缘故，就儿童的术后镇痛来说，阿司匹林不是常规使用的药物，它与致命性的肝性脑病有关。
- 在全麻诱导后，单次注射或者放置导管的硬膜外镇痛已被广泛应用于婴幼儿的术后镇痛。
- 静脉或硬膜外患者自控镇痛方法可以用于 5～6 岁儿童的术后镇痛。
- 对于可选择的特别情况，如患儿不能够或不愿意自己控制静脉或硬膜外镇痛泵，护士/家长辅助镇痛方法值得使用。

参考文献

参考文献请参见本书所附光盘。

35 术后慢性疼痛

Colin J. L. McCartney

王宁 译　Hamilton Shay 校

在北美每年要做 4000 万台手术，最保守的估计其中 10%～15%的手术患者在 1 年后患上慢性疼痛，这是一种无声的流行病，它正以毁灭性的比例袭向那些病患群体，而他们将遭受痛苦及由这种灾难随之而来的情感伤害。这个成本对整个社会是一种巨大的经济负担，这种经济负担包括生产力的丧失以及治疗患者疼痛的费用。近年来的研究为这一系列问题找到了更好的定论。其中有些可以用来预测术后慢性疼痛的起始点，有些可用来预防慢性疼痛。将来更好的研究成果将会揭示慢性疼痛产生的遗传学基础，使我们更好地为患者咨询，在手术前阐明不同类型的慢性疼痛与不同类型手术的关系，进而针对疼痛进行更加有效的治疗以减少疼痛发病率。在这一章节中，将会讨论术后慢性疼痛（chronic postsurgical pain，CPSP）及它的形成、CPSP 的典型表现、遗传因素及可能的预防措施。

什么是术后慢性疼痛

由于术后慢性疼痛至今还没有一个正确的定义，所以不可能对它的严重性有一个正确的评估。只有很少几篇文章运用前后一致的定义来探讨术后慢性疼痛的流行病学意义。这种定义上的缺陷导致了对术后慢性疼痛研究处于不确定状态，进而滞缓了我们对这个问题的认知。

Crombie 等[1]在其最初的关于术后慢性疼痛的文章中指出它的定义如下：

1. 疼痛症状应该发生在手术以后。

2. 疼痛症状必须持续至少 2 个月。

3. 其他原因造成的疼痛必须排除在外，例如再发性恶性肿瘤或感染。

4. 假如这种疼痛症状是术前疾病的延续，这种状况必须深入调查并且尽力排除。

这就是当初第一个试图规范术后慢性疼痛的定义。未来的研究将获益于使用这样前后一致的定义，但是这个定义有一个明显的问题，即有些术后慢性疼痛是与术前的疼痛症状相关的，如幻肢痛。总而言之，使用前后一致的术后慢性疼痛标准定义将会明显有助于对这个问题的严重性进行更为精确的描述，从而使我们能够更好地集中精力关注这一领域。

术后慢性疼痛的流行病学

术后慢性疼痛的发病率取决于手术的部位（表35-1），但是大多数报告认为术后 1 年慢性疼痛的发病率至少为 10%。从 20 世纪 90 年代起，就有多篇高质量的回顾性研究阐述术后慢性疼痛。Crombie 等[1]报告指出，在英国北部疼痛诊所就诊的 5000 多个患者的问卷调查中，有 22.5%的患者表明他们的疼痛由手术造成。特别是腹部、肛门、会阴部和性器官的手术疼痛尤其与手术相关。Perkins 与 Kehlet[2]研究了许多术后慢性疼痛的案例，发现幻肢痛的发病率是 30%～81%，50%以上的胸科手术患者有慢性胸痛，全乳房切除后疼痛综合征的发病率是 11%～57%，幻乳痛发病率是13%～24%，乳房术后手臂及肩部疼痛的发病率是12%～51%。胆囊切除术后慢性疼痛通常在 3%～56%，腹股沟疝修补术后疼痛的总体发病率是 11.5%。

尽管从 20 世纪 90 年代起对急性疼痛的治疗方法有所改进，但是对术后慢性疼痛的治疗没有明显的进展。对于腹股沟疝修补术[3]及乳房[4]、胸部[5]和臀部手术[6]患者，非常保守的估计大约 10%的患者在各种手术之后仍然遭受着慢性疼痛的折磨。

术后慢性疼痛相关的因素

造成术后慢性疼痛的有关因素列于表 35-2。到目前为止，尚不清楚所有这些因素是否是偶然相关的（与紧密关联不同）导致慢性疼痛发生。这些因素可被划分为术前、术中与术后因素。术前因素包括中度至重度术前慢性疼痛、重复多次手术以及心理因素。术中因素包括在不常使用的手术中心、手术方式（开腹或者腹腔镜手术）以及术中神经损伤。术后因素包括急性疼痛（中度至重度）、放射治疗以及兼有神经毒性的化疗。

表 35-1　手术部位术后慢性疼痛的发病率

研究者	手术类型	纳入研究的患者	随访	慢性疼痛发病率
Nikolajsen 等，1997	截肢	60	1 年	幻肢痛 70%
Richardson 等，2006	截肢	52	6 个月	幻肢痛 78.8%
Jensen 等，1985	截肢	58	2 年	幻肢痛 59%
Tasmuth 等，1997	乳腺手术	93	1 年	13%～33%
Nikolajsen 等，1997	剖宫产	220	1 年	瘢痕痛 12.3%
Aasvang	疝修补术	694	1 年	56.6%
Grant 等，2004	疝修补术	750	5 年	19% 腹股沟痛
Nikolajsen 等，2006	髋关节置换术	1048	12～18 个月发病率	12.1% 中等至重度疼痛
Borly 等，1999	开腹胆囊切除术	80	1 年	26%
Meyerson 等，2001	胸骨切开心脏手术	318	1 年	28%
Katz 等，1996	开胸手术	23	18 个月	52%
Pertunnen 等，1999	开胸手术	67	1 年	61%
Gotoda 等，2001	开胸手术	91	1 年	41%

表 35-2　术后慢性疼痛发生的相关因素

术前因素	术中因素	术后因素
中度至重度疼痛 ＞1 个月之久	手术方式及与其相关的神经损伤危险	中度至重度急性疼痛
重复多次手术	非腹腔镜技术	兼有神经毒性的化疗
心理因素	手术在不常使用的手术中心进行	手术区域内放疗

术前因素

术前已有的疼痛通常都是造成急性或术后慢性疼痛的重要原因。这一点对麻醉医师来说是十分重要的，因为我们是对患者实施高质量术后镇痛治疗的主导者。术前疼痛的存在是造成术后早期急性疼痛发生的危险因素，这种疼痛可在术后几天、几周或几个月发生[7]。严重急性术后疼痛本身就是一个造成术后慢性疼痛更为强化的因素。Kalkman 等[8]研究了术前因素对术后严重急性疼痛的预测，并且发现了一系列独立预测因子，包括术前疼痛、女性、年轻人、手术切口大小和手术类型。Thomas 等[9]研究了髋关节和膝关节置换术以及脊椎减压术的患者，且发现能够预测严重术后疼痛的因素包括术前疼痛、女性、年轻人。严重的术前疼痛和术后疼痛两者中任何一种或者两者皆有是术后慢性疼痛的恒定诱因。没有一个诱因能够比疼痛本身更会诱发术后慢性疼痛。

以下几个因素可以用来解释术前及术后严重急性疼痛对预测术后慢性疼痛之间有着密切联系[7]的原因：

1. 术前阿片类药物耐药性导致了低估和减少术后阿片类药的镇痛剂量。

2. 术中神经损伤以及相关的中枢神经系统改变如感觉中枢变化和神经元之间的重建。

3. 手术区域内痛觉受体的激活。

4. 损伤的初级传入神经和与其并行的侧支术后会有异位电活动现象。这种芽状生长的侧支是出自于完好的伤害感受性 Aδ 传入神经，而这个神经的分布恰与受损的传入神经支配区相邻。

5. 感觉中枢被手术创伤刺激敏化之后，它的电生理活动由手术创口修复作为传入信号得以维持。

6. 中枢神经系统组织结构的改变（可塑性）是由周围疼痛刺激所造成的。这种疼痛刺激的最终结果是减少正常的抑控功能，导致疼痛中枢敏化及形成疼痛记忆。

7. 迄今不明疼痛基因可能是重度急性疼痛和术后慢性疼痛危险性增加的原因。

8. 心理和情感上的因素，如情感麻木、巨大灾难后的身心伤害（见下页）。

9. 社会与环境的因素，如受到家属或社会的关切照顾（见下页）。

10. 长期以来，个体对疼痛的反应一直存在差异，有些人会倾向于报告比其他人多的疼痛感觉。

11. 文献报告偏差，人们只热衷于报道术前与术后疼痛之间的正面关系，而负面相关的数据却不被接受与发表。

心理社会因素

术后慢性疼痛的数项心理社会预测指标已被确定，它们包括术前焦虑[11]、内向型性格、灾难化认知缺乏、社会支持、截肢 1 周内的关照影响、6～12 个月高度情感麻木评分[12]、手术恐惧以及心理脆弱性[13]。

将疼痛小题大做而过于看重的患者通常与其不现实地认为目前的状况可能会导致最严重的疼痛后果有关。文献上总是报道不将疼痛小题大做的慢性疼痛患者比过于看重疼痛的患者其结局会较好，这看似事与愿违。对疼痛认识（小题大做或大题小做）的相关资料也已被用于预测术后慢性疼痛风险[11]。

患者的配偶，或是患者情感生活的另一半无意中过于热情的关爱强化了患者对疼痛的消极态度，致使疼痛发生频率增加。举例来说，一个钟情的配偶出于关爱，当患者需要鼓励多做床下活动时，却让患者休息不活动，这就是强化患者消极态度的一种表现。结果这种过于殷勤的关爱实际上增加了疼痛的症状，进而增加了由疼痛所致的残废可能性。想要进一步了解这个问题可以查看由 Katz 和 Seltzer 发表的文章[7]。

术中因素

有三个主要的手术因素会影响术后慢性疼痛的发病率：

外科医生的经验。外科医生的经验会影响术后的发病率。Tasmuth 等[14]研究了乳腺癌手术后的患者，发现患者在低手术量的手术机构接受手术后产生的术后慢性疼痛的发病率比高手术量机构要高。其他人的研究也得到了以上相似的结果。但 Courtney 等[15]的研究结果显示外科医生的级别与疝修补术后的重度疼痛没有相关的联系。

避免术中神经损伤。许多基础科学的研究已成功展示了动物在被实施神经损伤之后的行为表现与神经性疼痛患者的症状相似。由此看来，在手术中尽量减少患者神经损伤完全是有道理的。很多术后慢性疼痛的症状是与重大的神经结构损伤有关，例如腹股沟疝修补术后疼痛（与髂腹股沟和髂腹下神经有关）、腋窝淋巴结清扫术（与肋间臂神经有关）以及开胸术后疼痛（与肋间神经有关）。当一根神经损伤以后，它会发出一个持久的高频率的突发电活动[16-17]。这种电活动传至中枢神经系统，随后广泛地激发神经元突触后 NMDA 受体兴奋，导致对抑制性中间神经元的兴奋性破坏[18]，使痛觉通道去抑制化，最终增加术后疼痛。避免术中神经损伤是一项有效的预防术后疼痛的措施，我们要尽可能避免这种损伤的发生。

尽可能利用微创外科技术。尽管手术的大小与术后慢性疼痛的发病率并无相应关系，但是手术的种类以及手术方法，对术后慢性疼痛产生影响。Wallace 及其同事研究了不同类型乳房手术的术后慢性疼痛发病率，他们发现全乳房切除术后慢性疼痛发病率为 53%，相比之下，乳房缩减术后慢性疼痛发病率是 22%[19]。多项研究表明用腹腔镜技术做胆囊切除术与开腹胆囊切除术相比较，前者的术后慢性疼痛发病率明显降低[20-21]。

遗传因素

疼痛遗传学的研究目前还是处于摇篮时代，当前还没有研究报告提供易患术后慢性疼痛的基因学数据。只有屈指可数的文献报道可识别的人类基因多态性与慢性疼痛有关，包括 COMT（编码儿茶酚-氧-甲基转换酶）和 5-HTTLPR（编码 5 羟色胺转运蛋白），它们与偏头痛严重程度[22]、灼口综合征[23]、肠易激综合征和纤维肌痛显著相关。外阴痛中 IL1RN（编码 IL-1 受体拮抗剂）和 MC1R（编码黑皮质素-1 受体）、克罗恩病中 IL23R，以及 GCH1 [编码 GTP 环水解酶，该酶催化四氢生物蝶呤（BH4），BH4 是儿茶酚胺、5 羟色胺和一氧化氮产生的一种必要辅助因子]，被认为与椎间盘切除术后持续神经根痛有关。最近的研究，包括系统性回顾文献[24]，检查了 OPRM1（编码 μ-阿片受体），尝试确定该基因与阿片类敏感性、副作用或疼痛程度之间的关系。只有 7% 的总体变异可以用遗传因素解释，作者得出结论认为临床上仅有很少的变异与药物遗传学相关。尽管有证据显示其他基因亦与慢性疼痛有关联，但是任何计划利用基因型信息来预测慢性疼痛的发生都是不成熟的[25]。遗传因素与术后慢性疼痛关系的研究具有广阔的前景，然而显然把遗传基因研究应用于临床实践之前还有很多工作要做。

术后慢性疼痛的预防

术后慢性疼痛与很多因素有关，在围术期有一些因素直接是由麻醉医师和外科医生掌控。多项研究表明术后重度急性疼痛与术后慢性疼痛的发病率上升有关。Katz 等[26]曾做了一个里程碑式的研究，他追踪测评了患者侧位开胸手术后 18 个月，发现 52% 的患者报告有慢性疼痛的存在。在很多因素中，早期严重术后疼痛是唯一可以用来预测产生长期慢性疼痛的因素。在一项外伤择期手术患者的研究中，若术后 4 天有严重的急性疼痛，那么患者以后发生慢性疼痛的机会就比较高[27]。Lohom 等最近观察多模式治疗乳腺癌患者的效果时，发现严重的术后急性疼痛与随之而来的术后慢性疼痛是密切相关的[28]。

术后急性严重疼痛与接踵而来的术后慢性疼痛之

间密切的关系使我们更加予以关注，因为这意味着很多患者将会受到中等至严重程度的术后疼痛的折磨[29]。力图适当预防与治疗严重的急性术后疼痛可以减少术后慢性疼痛的发生率。另外尽可能地避免术中神经损伤和尽可能地使用微创手术，两者都可以降低术后慢性疼痛的发病率。

预防性镇痛

如果说术后严重的急性疼痛可以诱发术后慢性疼痛，那么预防术后急性疼痛将会有助于减少术后慢性疼痛的发病率。在麻醉及急性镇痛领域发生疼痛后再实施镇痛的传统治疗方式慢慢地已被预防性镇痛方式所取代。尽管这一措施的第一任务是用来减轻急性疼痛，它的第二任务就是减少由急性疼痛转变为术后慢性疼痛的可能性。后者已成为一个重要的原动力。Crile[30]最初提出了手术造成中枢痛觉激活会加剧急性术后疼痛的构想，以后 Wall[31]等又提出了预防性的术前镇痛能够阻止手术造成的中枢痛觉激活，从而减少术后急性疼痛的强度。随后尝试证实"超前镇痛"是有效的努力被一种过热的理论所限制，该理论试图去证明切皮前镇痛措施要优于手术后再开始镇痛[32]。这个理论是有缺陷的，因为手术创伤造成的中枢痛觉激活贯穿于整个手术中及手术后数小时甚至数天。依据此概念，此后对大量数据统计分析[33]得出的关于此超前镇痛并无益处，也就不是非常意外的结论了。最近提出了与临床密切相关的专用术语——预防性镇痛[34]。预防性镇痛就是在手术之前用各种不同的镇痛药物在不同位置阻断疼痛（多模式镇痛），并且在手术后数小时或数天内持续这种镇痛疗法。成功的预防性镇痛可以减轻或阻断术后疼痛症状达数小时或数周，这种镇痛疗效持续的时间要比原先传统镇痛疗法长[35]。多项研究观察了不同的最佳镇痛手段（包括预防性镇痛在内），发现各有其优势。以下章节将根据不同的镇痛类型对其分别进行阐述。

局部麻醉技术

多项大型研究结果显示，硬膜外镇痛对于早期围术期和急性疼痛起到了重要的镇痛作用，特别是大的腹部和胸部手术[36]；但是在防止急性术后疼痛转变为慢性术后疼痛方面显得不太有效，在这一点上多项研究的结果彼此并不一致。Lavand'homme 等[37]在四组腹部大手术的患者中，比较了硬膜外或静脉注射使用局麻药、阿片类药物或可乐定的情况。所有的患者都在手术切皮之前接受氯胺酮的单次注射及低剂量点滴并贯穿整个手术。单纯静脉用药组在静息与运动状态下的疼痛评分都高于其他组。与使用硬膜外技术的其他组相比，单纯静脉用药组患者的术后慢性疼痛发病率显著升高，在术后 6 个月是 48%，12 个月是 28%。

Gottschalk 等[38]观察了根治性前列腺切除术后患者，将他们随机分组，即硬膜外布比卡因、芬太尼或生理盐水组，然后给予患者自控硬膜外术后镇痛。在住院期间，两组患者都在手术切皮之前开始镇痛治疗，两组患者的术后急性疼痛发生率都明显减低，术后 9.5 周（尽管没用 3.5 周或 5.5 周作参数）疼痛发病率也大大减小。

Obata 等[39]就开胸患者进行分组比较，两组分别为手术切皮前接受硬膜外甲哌卡因组和手术结束后立即接受硬膜外甲哌卡因组，在术后 3～6 个月进行评估，发现在手术切皮前接受硬膜外甲哌卡因治疗的患者术后疼痛率明显降低。Sentürk 等[40]在开胸的患者中，就硬膜外镇痛与静脉给药镇痛进行对照，发现硬膜外给药组患者的术后慢性疼痛发病率及疼痛程度明显减低。但是，Ochroch 等[41]将患者随机分组，硬膜外布比卡因组和硬膜外芬太尼组，无论是在手术切皮前给药或关胸之后给药，两组之间在术后 48 周比较无任何差异。

硬膜外镇痛用来防止慢性幻肢痛已被证明无明显效果。尽管早期曾经承诺用硬膜外镇痛可以防止截肢后疼痛，Nikolajsen 等[42]做了更精确的研究发现这种方法并无益处。尽管周围神经阻滞明显有助于减轻急性术后疼痛，直到最近为止单一使用周围神经阻滞来降低术后慢性疼痛发病率的效果仍然令人失望。McCartney[43]及其同事随机分组了 100 个门诊上肢手术的患者，他们中一组接受腋下阻滞，另一组接受全身麻醉，尽管腋下阻滞的患者在围术期的镇痛效果有所提高，但是术后 2 周两组的疼痛发病率大致相同。Iohom 等[28]研究了多模式镇痛疗法，比较了两组乳腺癌手术的患者，一组为置入椎旁神经阻滞导管镇痛加静注 COX2 抑制剂帕瑞考昔，再口服塞来考昔，另一组为传统治疗法（术后双氯芬酸），结果发现置入椎旁神经阻滞导管组的患者术后急性疼痛明显减少，并且术后慢性疼痛的发病率在术后 2～3 个月时是 0%，而传统治疗组是 85%。

NMDA 受体拮抗剂

NMDA 受体在急性超敏性疼痛及慢性术后疼痛的产生中扮演了重要的角色。多项研究证明 NMDA 受体拮抗剂有益于预防术后疼痛。McCartney 等对这个领域进行了系统性回顾研究[35]，发现氯胺酮和右美沙芬的镇痛效用时长是它们原本临床作用的 5 倍。越长效的功用越是富有争议。Katz[44] 等人针对男性患者全麻下行根治性前列腺切除术后的疼痛，研究了术前或手术切皮后静脉用芬太尼和低剂量氯胺酮的短期和长期功效，其对照组是术后疼痛的标准治疗静脉给予芬太尼。尽管术后第 3 天在术前用药组中每小时芬太尼所需剂量减少，但是两组患者疼痛评分没有区别。不幸的是，两组患者术后 2 周至 6 个月期间，疼痛症状没有区别。Schley[45] 将两组单侧上肢截肢患者进行对照，一组是仅有连续性臂丛阻滞，另一组是臂丛阻滞加上术后每日接受 NMDA 受体拮抗剂美金刚治疗，这样不仅增强了治疗急性疼痛的功效，而且美金刚组术后 4 周至 6 个月慢性幻肢痛显著减少。Remérand 等[46] 研究了全麻下髋关节置换术后患者疼痛的问题，随机分为两组患者，一组接受术前单剂量注射氯胺酮，然后 24 h 氯胺酮静脉连续点滴，另一组作对照。术后第 30 天时，氯胺酮组的患者比对照组患者更少需要腋下拐杖或助行架。到了术后 30～180 天时，氯胺酮组患者手术侧髋关节在静态时呈严重疼痛的人数明显减少（$P <$ 0.008）。Sen[47] 等也将子宫切除术患者分组，比较了氯胺酮、加巴喷丁和安慰剂，发现在氯胺酮和加巴喷丁两组中，尽管阿片类药物的消耗量减少，仅加巴喷丁组患者切口痛的发生率在 1、3 和 6 个月的随访中减低。

加巴喷丁和普瑞巴林

加巴喷丁和普瑞巴林均与钙通道 α2δ 单位结合，这是一个多模式镇痛的有效成分，可以减少阿片类药的用量及减少急性术后疼痛的严重程度。多项研究探讨了它们对术后慢性疼痛的作用[48]。Fassoulaki 等[49] 随机分组研究了 50 例乳腺癌手术患者，一组为多模式镇痛组包括加巴喷丁，另一组为安慰剂对照组。术后 3 个月而非 6 个月，多模式镇痛组患者腋部疼痛（多模式镇痛组 14%、对照组 45%）及早晨疼痛（多模式镇痛组 23%、对照组 59%）的发生率均较对照组明显降低。麻醉剂的使用量（多模式镇痛组 0%、对照组 23%）也较对照组明显减少。

Brogly[50] 等随机将 50 例全麻下甲状腺切除术患者分组研究，比较术后加巴喷丁 1200 mg 与安慰剂的功效。所有患者在诱导后都接受了双侧颈丛浅神经阻滞。尽管在术后急性疼痛方面无明显区别（因为被颈丛浅神经阻滞所掩盖），但加巴喷丁组术后 6 个月神经性疼痛发病率明显低于对照组（加巴喷丁组 4.3%，安慰剂对照组 29.2%）。

Buvanendran 等[51] 针对膝关节置换患者，在围术期即手术前和手术后 14 天连续采用口服普瑞巴林，患者在术后的急性疼痛及 3～6 个月期间的神经痛都减少了。然而，早期的随机研究，如 Fassoulaki 等[52] 将乳腺手术患者随机分为三组，加巴喷丁组、美西律组和安慰剂组，仅发现两组用药患者在术后早期急性镇痛良好，但在术后 3 个月时三组无显著差别。

非甾体消炎药（NSAID）

NSAID 具有强效镇痛作用，并参与多模式术后急性镇痛。其对术后慢性疼痛的镇痛功效尚不确切。

预防性镇痛总结

众多研究结果表明，对患者急性镇痛的最好方法是采用多模式镇痛技术，包括局部麻醉、阿片类以及其他药物，如 NMDA 受体拮抗剂和（或）加巴喷丁及相关药物。多项研究显示，处理好与术后慢性疼痛紧密相关的急性疼痛，就会减少术后慢性疼痛的发生。由此可见全力控制急性疼痛，对某些患者来讲将会带来良好的长期镇痛效果。

未来预防术后慢性疼痛的策略

在围术期行之有效的镇痛和手术微创是麻醉科医生与外科医生共同追求的目标。更加广泛持续地应用多模式镇痛技术仍是目前麻醉人员能够预防术后慢性疼痛的唯一最佳方案。在高危手术（如乳房及胸部手术）患者中，对心理性危险因素的筛查是十分重要的。从一般患者中将这些高危患者鉴别出来，可以在围术期给予其更加有效的镇痛治疗。利用遗传学手段来筛查术后慢性疼痛发病风险的患者仍然难以确定，需要做更多的研究才能把这种镇痛理念付诸现实。

多项令人感兴趣的研究工程已经启动并着重于新型镇痛目标，包括神经胶质细胞源性神经营养因子[53]（glial-cell-line-derived neurotrophic factor，GDNF）、神经激肽 1（neurokinin 1，NK-1）受体拮抗剂[54]、电压门控钠通道阻断剂[55] 和嘌呤受体拮抗剂[56]。

结论

大多数人一生中都会经历这样或那样的手术，有很大部分患者手术后会产生慢性疼痛。术后慢性疼痛的产生是常见的，并取决于很多因素（图 35-1）。当前麻醉医师们可以在围术期镇痛时有效运用至少两种模式的镇痛方式，这种镇痛最好在切皮前进行。其他因素包括避免术中神经损伤及使用微创技术，都可以减

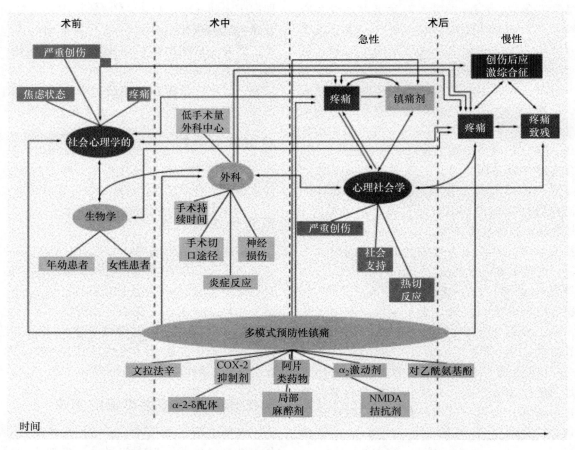

图 35-1 术后慢性疼痛的示意图显示了术前、术中和术后的相关因素（*From Katz J，Seltzer Z：Transition from acute to chronic postsurgical pain：risk factors and protective factors.* Expert Rev Neurother 9：723-744，2009.）

少术后慢性疼痛的产生。患者心理及遗传因素是难以控制的，但是对此类因素的进一步探索将有助于对术后慢性疼痛危险的评估，应用积极的和（或）新型的手段治疗急性疼痛，最大限度地预防和治疗术后慢性疼痛。

要点

- 术后慢性疼痛是常见的。
- 术后慢性疼痛的危险因素包括术前原有疼痛、心

理社会因素、年龄、性别及遗传易感性。
- 术后慢性疼痛可以用以下手段预防，包括精良的外科手术（术中避免神经损伤及运用微创技术）以及从术前启动多模式强效镇痛。
- 未来的策略包括在所有的手术患者中坚持使用多模式镇痛，运用心理社会学及遗传学手段来筛查和预测那些术后慢性疼痛的高危患者。

参考文献

参考文献请参见本书所附光盘。

36 妊娠期及哺乳期疼痛管理

Jeanette Bauchat ✿ Cynthia A. Wong

李彩娟 译　沈晓凤 审　Hamilton Shay 校

疼痛是妊娠期及哺乳期妇女的常见主诉，本时期内的疼痛治疗可能会影响胎儿或婴幼儿。镇痛药是妊娠期常见的摄入药物[1]，此期摄入的几乎所有镇痛药，都可以透过胎盘屏障影响胎儿，或分泌到母乳中。药物转运机制与跨膜扩散相似[2]，以被动扩散为主，胎盘或乳汁中的药物浓度取决于摄入的药物浓度、脂溶性、解离度、与蛋白结合的水平及膜本身的扩散能力（妊娠期可能发生改变）[3]。药物对胎儿或婴幼儿的影响，取决于孕龄、接触药物的数量、持续时间及特殊用药等因素。

由于多数药物可以透过胎盘或进入乳汁中，且难以明确其对胎儿及新生儿的影响，因此应尽量减少母体药物的应用，采用非药物疗法进行疼痛治疗。当必须使用药物治疗时，要注意权衡利弊（如当疾病带给胎儿的危害大于药物本身时）[4]，使用最小有效剂量。

妊娠期用药

妊娠期药物代谢动力学改变

妊娠期的众多生理学改变都会影响药物吸收、分布及消除[1]。胃肠道功能的改变会影响口服药物的吸收。由于肾小球滤过率的增加，肾药物消除也普遍增加。肝药物代谢可能增加、不变或减少，全身含水量的增加会改变药物的分布和峰浓度。蛋白结合能力通常降低；然而，由于药物清除率的增加，使得药物浓度可能保持不变。

胎盘的药物转运

透过胎盘屏障的药物数量，取决于母体心排出量、胎儿心排出量、胎盘黏附力、胎盘代谢及影响被动扩散的因素等[5]。母体血浆药物浓度取决于药物注射的部位（如口腔、血管内或硬膜外）、总剂量、给药间隔时间及同时给予的其他药物的影响（如肾上腺素）。胎儿接触的药物数量，也取决于胎盘代谢（脐带血携带药物离开胎盘首先进入胎儿的肝）、甲胎蛋白的结合（约占母体蛋白结合的一半）及胎儿心输出血液的分布

（胎儿窘迫可导致重要脏器血流重新分布）[3]。

总体而言，目前关于人类胎盘药物转运及胎儿药物接触的研究有限，物种间胎盘解剖和功能的不同，使得动物模型难以取代人类研究，而伦理学又限制了妊娠期的临床试验研究。关于分娩时母体摄入麻醉药物胎盘转运的多数研究，仅检测了分娩时母体和脐静脉血血清中药物浓度（胎儿/母体或 F/M 值），这种检测方式不能有效反映药物经胎儿肝代谢的能力及其可能不同于母体的药代动力学和药效动力学。

致畸性

宫内药物暴露对胎儿可能的副作用包括：畸形、胎死宫内、胎儿生长受限、神经管畸形、急性新生儿中毒及新生儿戒断综合征[6]。孕龄是药物影响胎儿的一个重要决定因子。药物致畸性通常指胎儿身体结构的畸形，也包括可能产生的更难觉察的功能及行为学异常。另外，胎儿药物暴露的影响可能具有一定的延迟性，通常出现在晚期阶段[2]。药物致畸的具体机制尚不明确，作用可能是直接或间接的（直接作用于母体，间接作用于胎儿）。由于物种间的差异性，导致药物引发的先天性缺陷具有物种特异性（如镇静药在非灵长类动物中不会引起畸形的发生）。

导致畸形的时期，发生在器官形成的关键时期，大约从末次月经后第 31～71 天[7]。在妊娠 31 天前接触致畸剂，会产生"全或无"效应（健康地存活下来或流产）。胚胎发育，尤其是中枢神经系统的发育，通常贯穿整个妊娠中晚期，甚至延续到产后阶段。因此，这段时间内胎儿药物暴露仍然存在很大风险。

大量的调查研究报道了众多药物潜在的致畸性。这些研究由于存在报告偏倚而不完善。他们通常无法控制其他的变量，如环境、同时接触多种药物（包括酒精、烟草、非处方药及违禁药品）以及疾病本身的影响。且宫内药物暴露与胚胎异常的关系通常在发生胚胎异常时才得到报道[8]。

表 36-1　美国食品和药品监督管理局妊娠期分类系统

分类		药物
A	有充分的临床试验研究表明，妊娠期使用无任何致畸风险	无
B	动物实验表明对胚胎无害，但是没有充分的临床研究证明；或动物实验发现副作用，但是充分的临床研究未证明其对胎儿致畸的风险	对乙酰氨基酚、布托啡诺、纳布啡、咖啡因、芬太尼*、美沙酮*、哌替啶*、吗啡*、羟考酮*、羟吗啡酮*、布洛芬、萘普生、吲哚美辛、泼尼松、泼尼松龙
C	动物实验发现其对胚胎的副作用，且没有充分的临床研究；或没有动物实验及充分的临床研究	阿米替林、阿司匹林、酮咯酸、倍他米松、可的松、可待因*、右丙氧芬*、氢可酮*、加巴喷丁、利多卡因、普萘洛尔、舒马普坦、舍曲林、丁螺酮、安非他酮
D	充足的临床研究表明其对胚胎存在风险，但是用于临床治疗的利大于弊	丙米嗪、卡马西平、地西泮、帕罗西汀、苯巴比妥、苯妥英、丙戊酸
X	动物实验和充足的临床研究均发现其有胚胎致畸的风险，禁用于妊娠期或即将妊娠的女性	麦角胺

* 在围生期应用大剂量的阿片类药物，风险应归为 D 类

食品和药品管理风险分类

美国食品和药品监督管理局（Food and Drug Administration，FDA）要求，要根据妊娠分类系统对药品进行注册（表 36-1）。FDA 承认这一系统对于处方医师及妊娠期患者并不总是有用，例如，从 A～X 的分类，并不意味着致畸风险的增加。其他互联网资源可能提供更准确和最新的相关信息[9]。

特殊药品

妊娠期使用阿司匹林可能增加腹裂的风险，因此妊娠期女性不应常规使用阿司匹林（>150 mg/d）[9]。妊娠前 3 个月使用布洛芬和萘普生未报道出现畸形[9-10]。前列腺素抑制剂与子宫动脉导管缩窄有关，尽管这种影响在停止药物使用后具有可逆性，但是发生的风险随孕龄增加而增加[2,9]。阿司匹林和其他前列腺素抑制剂可以引起胎儿尿排出量降低，继发羊水减少，可能延长妊娠及分娩时间。早产女性在临产前服用阿司匹林能够增加新生儿颅内出血的发生率，因此应该避免在妊娠后期 3 个月使用全量的阿司匹林或非甾体抗炎药（NSAID）[2,9]。当妊娠期必须使用镇痛药时，对乙酰氨基酚为首选药物。

目前尚无确切证据表明，母体接触阿片激动剂或激动-拮抗剂具有致畸性[2,9]。子宫内慢性阿片类药物暴露可能导致新生儿戒断综合征。对乙酰氨基酚联合氢可酮或羟考酮，可用于妊娠期轻到中度疼痛治疗。

围生期协作研究项目发现，布比卡因和利多卡因与致畸风险无关[2-3]。使用甲哌卡因的妊娠期女性，胎儿畸形发生率增加了约 2 倍，然而由于样本量过少，

难以从已有数据中得出结论。

数项监测研究发现，产妇使用激素与胎儿口面腭裂畸形的发生相关[2,7]。一项硬膜外使用激素治疗的试验则表明，应用激素致胎儿畸形的可能性很小。胎盘能够使泼尼松龙（泼尼松的活化形式）失活[7]。

其他辅助性的药物通常用于治疗慢性疼痛。目前没有证据表明三环类抗抑郁药具有致畸性[11]。妊娠前 3 个月摄入选择性 5-羟色胺再摄取抑制剂（SSRI），尤其是帕罗西汀，是否与胎儿先心病相关，目前存在争议[12]。在产前 3 个月摄入 SSRI，可出现新生儿戒断综合征[13]及短暂的 QT 间期延长[14]，同时新生儿持续肺动脉高压的风险增加也有报道[13]。这些改变的长期临床影响目前尚不明确。关于妊娠期女性使用安非他酮致畸的数据有限，其导致心血管畸形的风险可能稍有增加，但畸形总发生率没有增加[15]。

抗惊厥药物苯妥英、卡马西平及丙戊酸等均与胎儿异形综合征相关，应该仅在利大于弊时应用[9]。初步资料显示拉莫三嗪也可能增加胎儿畸形的风险[2]。尽管来自加巴喷丁妊娠注册研究的数据（n＝51）并未确定其致胎儿副作用的风险，但动物实验发现加巴喷丁和普瑞巴林均能引起畸形的发生[2,16]。

麦角胺为妊娠期禁用药物，因为其不仅具有致畸性，而且可以引起子宫收缩[9]。关于 β 受体阻滞剂，目前尚无证据证明其致畸性，但可能与宫内胎儿生长受限有关[7,9]。

哺乳期用药

哺乳期婴儿药物暴露量，受众多母源性及婴儿自身因素的影响。母源性因素包括母亲应用药物的剂量、

间隔期间、药物消除半衰期、婴儿护理方式（哺乳量及周期）及实际进入母乳的药物数量[2,7]。乳汁/血浆比（M：P）是反映分泌到母乳中药物数量的指数，母乳较血浆略显酸性，因此弱碱性、脂溶性、蛋白结合力低的药物更易被动扩散进入母乳中[1]。婴儿实际药物暴露量取决于婴儿特有的药代动力学特性。婴儿平均药物剂量占母体的 1%～2%[7]，即使 M：P＝1，婴儿血浆药物浓度也很难达到治疗剂量。

由于初乳的容量很少，在产后阶段婴儿从母体获得的药物数量极少[7]。多数母乳于喂养婴儿期间或随后即刻生成，因此在喂养完婴儿之后立刻摄入、避免使用长时效的药物，可以减少婴儿药物暴露。如果母亲服用慢性药物，子宫内药物暴露比母乳多。总而言之，应使用最低有效剂量的药物且选择应用广泛的旧药[17]，最好选择没有活性代谢产物的药物。

美国儿科学会

美国儿科学会鼓励母乳喂养，其政策声明总结了药品委员会根据药物对哺乳期婴儿的风险，对药物进行了分类（表 36-2）。多数药物适用于哺乳期，当为哺乳期女性开药方时，应该注意以下几点[18]：

- 药物治疗是否是必需的？
- 应选择最安全的药物，如治疗轻度疼痛时应选择对乙酰氨基酚，而不是阿司匹林。
- 如果可能给婴儿带来危害，应该对婴儿血清药物水平进行监测。
- 母体摄入药物时机选择：在喂养完婴儿即刻或婴儿即将入睡前，可以最大限度地降低婴儿药物暴露。

特殊药品

对乙酰氨基酚被认为是哺乳期母体最安全的镇痛药物，母体摄入对乙酰氨基酚 4g/d，婴儿仅接触少于治疗剂量 5% 的剂量[17]。哺乳期阿司匹林的应用存在争议，间断应用不应存在风险，但是母亲接受慢性阿司匹

林治疗的婴儿，应该时刻监测其可能出现的副作用[9,17]。而 NSAID 可以用于哺乳期[9,17-18]。

阿片类药物的激动剂或激动-拮抗剂，能够自由地进入母乳中。美国儿科学会认为在哺乳期可以应用阿片类药物，这类药物在婴儿体内可发生显著的首关消除，但其血浆药物浓度可能足够引起可预测的副作用。研究发现剖宫产术后患者自控静脉镇痛，使用哌替啶较吗啡更易影响新生儿神经行为学评分。因此，对于哺乳期母亲摄入阿片药物（尤其是哌替啶）的婴儿，应时刻监测其可能出现的副作用。

母体摄入泼尼松或泼尼松龙时，在母乳中出现的剂量少于母体摄入的 1%[2]。即使母体摄入剂量很高，也达不到影响婴儿肾功能的剂量[8]。

抗惊厥药卡马西平、苯妥英及丙戊酸等在哺乳期应用可能是安全的。目前尚无哺乳期应用加巴喷丁或普瑞巴林的相关数据[2]。美国儿科学会将三环类抗抑郁药及 SSRI 归类于对婴儿具有潜在危害的药物。众多难以检测血浆浓度的抗抑郁药在婴儿体内成功测得血浆药物浓度，但是仍然缺乏远期研究[20]。目前的指南建议选择抗抑郁药时，应该考虑临床因素的影响，尤其是既往治疗有效的药物，如舍曲林和帕罗西汀是哺乳期女性抗抑郁药的首选[20]。

母体摄入 β 受体阻滞剂可在婴儿体内达到亚治疗水平[1]。研究发现麦角胺与新生儿癫痫发作、胃肠功能紊乱等疾病的发生相关，禁用于哺乳期女性[2,7]。哺乳期舒马普坦的使用目前没有完善的研究报道[9]。美国儿科学会认为舒马普坦可以用于哺乳期[18]，其注射 8 h 后可以从母乳中清除从而避免婴儿暴露[2]。婴儿血清中普洛萘尔药物浓度少于治疗剂量的 1%[7]。

妊娠期成像

射线暴露影响胎儿发育的两个决定因素是，孕龄及胎儿吸收射线的量。胎儿射线暴露的风险包括流产、

表 36-2　哺乳期婴儿用药风险分类总结

分类	药物
对哺乳期婴儿影响未知，但是应该引起注意的药物	苯二氮䓬类、三环类抗抑郁药、安非他酮、氟西汀
已证实对哺乳期婴儿有严重影响，在哺乳期的应用应谨慎的药物	阿司匹林、麦角胺
可以应用于哺乳期女性的药物	对乙酰氨基酚、抗惊厥药、β 受体阻滞剂、局麻药、非甾体抗炎药（NSAID）、阿片类激动剂、阿片类激动-拮抗剂、类固醇类、舒马普坦、舍曲林、帕罗他汀

来源：Modified from the American Academy of Pediatrics 2001 Policy Statement: transfer of drugs and other chemicals into human milk. Pediatrics 108：776-789, 2001.

基因突变及致癌[21]。当剂量少于 50 mGy 时，认为可以忽略畸形的风险；而当剂量大于 150 mGy 时，畸形发生的风险会大大增加[22]。尽管成像检查中射线暴露一般低于 50 mGy，但是在孕 15 周之前仍应该尽可能避免射线暴露，因为即使低于 50 mGy 的辐射，也可能对胎儿具有致命性影响或导致严重的缺陷[21]。

虽然理论上磁共振成像（MRI）也存在风险，但是目前未发现其对胎儿造成有害影响。当妊娠期其他非电离成像方法，如超声检查结果不满意，或者需要的信息要通过暴露于电离辐射获得时，MRI 可作为适用的方法[21]。正常的荧光检查，能够传递 10～50 mGy/min 的射线，因此应尽可能避免在妊娠期使用[22]。

妊娠期及哺乳期疼痛综合征

骨盆痛与腰痛

两者定义不同，所谓的骨盆痛用于描述耻骨联合处，和（或）骶髂关节及臀部区域的疼痛；而妊娠相关的腰痛是指腰部的疼痛[23-25]。这类疼痛综合征的发生率在妊娠期约为 45%，在产后阶段约为 25%[24]。其发生的高危因素包括超负荷体力劳动、腰痛史或既往妊娠中存在疼痛综合征[23]。骨盆痛的病因不明，可能与妊娠期机械性、创伤性、激素、代谢性或退化性改变相关。疼痛通常始于孕中期，在产后数周到数月内好转[23]，约 10% 的女性发生持续数年的慢性疼痛。

骨盆痛通常位于骶髂关节附近、两侧髂后上棘之间，可能伴随耻骨联合疼痛，甚至放射到大腿后侧[23-24]。目前其治疗几乎没有严格的科学依据，患者的教育程度、骨盆绑束带、物理治疗及针灸，可能对一些患者有益[23,26]。区分腰痛与骨盆后关节痛非常重要，有助于选择合适的物理治疗及训练方法[23-24]。

对乙酰氨基酚是治疗轻度骨盆痛和腰痛的适宜药物，在妊娠早中期，可以短期应用 NSAID。严重的腰痛则需要应用阿片药物治疗。硬膜外类固醇注射，可以用于治疗腰段神经根压迫引起的根性疼痛。

头痛

偏头痛在妊娠期不常见。妊娠期首次出现偏头痛样头痛时，提示应该寻找其他可能的病因[27]。

要点

- 疼痛是妊娠期及哺乳期常见的症状，许多女性经受骨盆痛和腰痛的折磨。
- 妊娠期生理学变化，可能改变药物的药代动力学和药效动力学。
- 大多数药物可以透过胎盘屏障，也可进入母乳中。
- 药物可能对胎儿产生直接或间接（作用于母体）的影响。
- 应该尽量减少妊娠期及哺乳期母体药物暴露。
- 子宫内药物暴露可能的副作用包括：生理结构畸形、胎死宫内、胎儿生长受限、神经行为学异常、新生儿急性中毒及新生儿戒断综合征。
- 药物对胎儿及哺乳期婴儿的影响，取决于孕龄、药物接触的剂量、持续时间及特殊用药。
- 胎儿和新生儿的药物药代动力学和药效学与较大儿童和成人不同。
- 关于母体摄取药物，对胎儿及新生儿影响的相关信息尚不完善。
- 决定妊娠期及哺乳期是否应用药物治疗疼痛前，应该首先进行利益-风险评估。

参考文献

参考文献请参见本书所附光盘。

37 危重症患者的疼痛治疗

Abbas Al-Qamari ✿ Michael L. Ault

赵峰 译　Hamilton Shay 校

重症监护室中镇静和镇痛的理念密不可分。充分治疗疼痛和焦虑能减轻应激反应和精神疾病的发生，并改善危重症患者的预后[1]。多种因素可能导致危重症患者产生疼痛和焦虑。除了明确的疼痛病因，如先前疾病或创伤，危重症患者还经常受到来自长期制动、日常护理（吸痰、换衣和患者体位移动）以及各种监护治疗设施（导管、引流管和气管插管）的疼痛。可以理解的是，危重症患者同样也伴有显著的焦虑。焦虑可能源于疼痛、陌生的环境、无法自控甚至恐惧即将面临的死亡。严重的焦虑可导致躁动和谵妄，使诊断复杂化并干扰治疗，导致发病率和死亡率增加。当然，对于处于严重疼痛的患者，单纯抗焦虑治疗是很难奏效的，并且很多镇痛药物具有催眠效果。因此，不难理解催眠和镇痛的理念成为危重症治疗中相互依存的目标。但是，这两种不同治疗目的的药物在使用时不应混淆各自的特点。通过掌握正确的评估方法和药物，才能更好地选择催眠和镇痛药物，从而对于危重症患者提供一个合适的镇静治疗。

评价目标

疼痛评估工具在危重症患者中很难实施。一种理想的评估方法应能为危重症治疗提供简单可信的数据。而最可靠和有效的疼痛指标是患者的自诉[2]。单向评估工具包括数字评分量表和视觉模拟评分量表，均依赖患者的痛觉感受（图37-1）。数字评分量表以0代表无痛，10代表最痛，要求患者指出0~10之间一个数字代表其疼痛程度。而视觉模拟评分量表采用一条10 cm的横线，一端表示无痛，另一端表示最剧烈的疼痛；中间部分表示不同程度的疼痛。还有的采用更简单的面部表情图片表示疼痛程度。尽管这些单向的疼痛评估方法简单可信，但由于危重患者无法交流，用途较为有限。行为-生理学量表利用疼痛相关行为如体位、面部表情以及生理学指标如心率、血压和呼吸频率来评估患者的疼痛强度，适用于无法单向疼痛评估的患者。但是在ICU中行为生理学指标对疼痛不具备特异性并可能产生误导[3]。行为-生理学疼痛评估常因情绪躁动而产生混淆，导致对患者疼痛评估过度，并

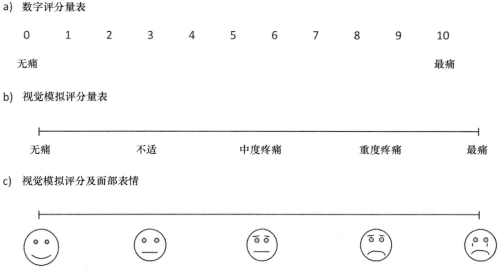

图 37-1 单向疼痛评估量表

加重了抗焦虑治疗的需要。尽管单向评估和行为-生理学方法为绝大多数患者提供了可靠的评估方法,但危重症患者的疼痛评估仍有挑战性。

对镇静水平进行滴定治疗作为单纯疼痛评估的方法,虽然复杂却为危重症患者提供更好的治疗效果。过度镇静和镇静不足均会导致严重的临床副作用。镇静不足会导致呼吸机拮抗、加重氧耗、患者拔除身上设施和因进入重症监护室而患创伤后应激疾病。相反,过度镇静可能导致气管插管和机械通气时间延长,增加肺炎和呼吸功能失调的可能。为此,数种镇静评分量表(表 37-1)被设计用于检测和滴定镇静水平[4]。在镇静评估量表指导下,不同医护人员或使用不同治疗药物通过滴定均能达到所需的镇静水平。Richmond 躁动-镇静评分(Richmond Agitation-Sedation Scale,RASS)因简单易用而广泛用于镇静评分,+4 分代表有暴力倾向的患者,而-5 分代表不可唤醒的患者。0 分是通常的治疗目标,它介于警觉和镇静之间[5]。Ramsay 镇静评分最为简单,采用 1~6 之间的数字表示患者反应性[6],但却具有主观性并缺乏不同程度间的清晰描述。Riker 镇静-躁动评分(Riker Sedation-Agitation Scale,RSAS)将患者镇静程度分为从 1~7 七个水平,特别适合临床医师区分极端镇静和躁动,这一点简单的 Ramsay 镇静评分无法提供[7]。运动活力评估量表(Motor Activity Assessment Scale,MAAS)源于 Riker 镇静-躁动评分,依据患者对刺激的反应将患者镇静程度进行分类[8]。重症监护环境适应性评分(Adaptation to the Intensive Care Environment,ATICE)是一套复杂的系统,由意识和耐受性两部分组成[9]。意识评估包括唤醒程度和理解力,而耐受性评估包括躁动、呼吸机拮抗和面部表情变化。ATICE 评分系统的目的是确定患者对危重症环境的适应性。还有其他较为复杂的镇静评分系统,但最重要的是首先熟练掌握一种系统并将其在 ICU 中标准化应用。对于不同医师而言,评分必须一致可靠以保证患者不会过度镇静或镇静不足。对于特殊患者,一旦镇静目标达到后就应经常再评估以保证合适的治疗效果。特别是需要镇静的水平呈动态变化时,通常随疾病改善而降低,就应经常进行重新评估[10]。

镇静评估很少有客观性的指标。心率、血压和呼吸频率等生命体征对危重患者镇静不具特异性和敏感性。心率变异性和食管下段括约肌张力逐渐应用于镇静水平的客观测量。脑电双频指数(bispectral index,BIS)通过将脑电活动进行数字化后用于评估患者镇静深度。针对志愿者的研究显示,BIS 与镇静催眠药效相关,但在 ICU 中 BIS 用处不大[11]。BIS 评分的个体差异性很大[12],且可能受到与镇静无关的肌肉活动或脑损伤的影响。目前,主观性的评分仍是危重病中评估镇静的标准方法,除非有更加可靠的客观性评估工具出现。

治疗药物

通过使用镇静和镇痛药物可以保证危重症患者的舒适。关键在于首先镇痛,其次才能更有效地镇静[13]。缺乏合理的镇痛时使用其他镇静药物可能导致感觉过敏和躁动。一旦镇痛充分,镇静剂的使用应着眼于维持患者的舒适性、行为可控性和适度的睡眠状态。标准化的镇静和镇痛方法能降低氧耗和过度的自主活动[14],并改善效果[15]。理想的治疗药物应快速起效并快速消除,能方便滴定至治疗目标且无相关的副作用。

镇痛

在所有的镇静过程中进行合理的镇痛是十分重要的一步,因为多数危重患者有不同程度的疼痛。ICU 人员应尽量减少可能引发疼痛的不良刺激,如气管内吸痰触及隆突或过久的制动。尽管努力减少疼痛发生,额外的镇痛治疗还是必需的。阿片类和非阿片类药物有助于控制疼痛。合理镇痛被认为能更快、更积极地恢复健康并改善预后[16]。

镇痛药物:非阿片类镇痛药

对乙酰氨基酚和非甾体抗炎药(NSAID)被推荐为疼痛治疗的一线药物[2]。尽管如此,这类药物在 ICU 中常被忽略。NSAID 能非选择性抑制环氧化酶,并减少炎性介质的产生。酮咯酸作为一种 NSAID 药物,能达到中等剂量阿片类药物的镇痛效果,常用剂量为每 6 h 静注 30 mg[17]。但临床上的肾功能不全、血小板功能障碍所致出血和胃肠道黏膜损伤,限制了 NSAID 在 ICU 中的应用。肾功能不全主要源自前列腺素产生减少导致的肾血流量下降。通常,抑制前列腺素产生不会导致肾功能下降,但在合并有低灌注、低血容量、基础性肾功能损害和高龄的患者时,酮咯酸可能会增加 NSAID 相关的肾损伤[18]。另外,酮咯酸使用超过 5 天可能诱发肾功能障碍,并可能引起胃肠道和手术部位的出血[19]。对乙酰氨基酚常用于治疗轻中度疼痛或作为退热药使用。在使用阿片类药物的同时每 6 h 使用 1g 对乙酰氨基酚能显著增强阿片类镇痛效果[20]。在使用阿片类和对乙酰氨基酚的混合制剂镇痛时，应特别注意防止口服制剂中对乙酰氨基酚过量。特别在患者伴有肝功能障碍或长期饮酒时，对乙酰氨基酚有可能产生肝毒性。尽管 ICU 镇痛中阿片类药物处于主导地位，非阿片类药物可作为备选治疗药物。

镇痛药物：阿片类镇痛剂

在 ICU 中熟练掌握每一种阿片类药物（表 37-2）并正确使用至关重要。此类药物间的脂溶性、蛋白结合

表 37-1　镇静评分量表

a）Richmond 躁动镇静评分（Richmond Agitation-Sedation Scale，RASS）（5）

分　值	定　义	描　述
+4	有攻击性	有暴力行为，危及医务人员安全
+3	非常躁动	试着拔出管道，或行为激进
+2	躁动焦虑	身体激烈移动，无法配合呼吸机
+1	不安焦虑	焦虑紧张，但身体只有轻微的移动
0	清醒平静	
−1	昏昏欲睡	没有完全清醒，但可保持清醒超过 10 s
−2	轻度镇静	无法维持清醒超过 10 s（有对视）
−3	中度镇静	对声音有反应（无对视）
−4	重度镇静	对身体刺激有反应
−5	昏迷	对声音及身体刺激都无反应

b）Ramsay 镇静评分（Ramsay Sedation Score，RSS）（6）

分　值	唤起程度	描　述
1	清醒	烦躁不安
2	清醒	安静合作
3	睡眠	对指令反应敏捷
4	睡眠	浅睡眠状态，对呼叫反应或眉间反射迅速唤醒
5	睡眠	对呼叫反应或眉间反射迟钝
6	睡眠	深睡，对呼叫或眉间反射无反应

c）Riker 镇静和躁动评分（Riker Sedation-Agitation Scale，RSAS）（7）

分　值	定　义	描　述
7	危险躁动	拉拽各种导管，翻越床栏，攻击医护人员，在病床上挣扎
6	非常躁动	需要保护性束缚，并反复语言提示劝阻
5	躁动	焦虑或身体躁动，经言语提示劝阻可安静
4	安静合作	安静，容易唤醒，服从指令
3	镇静嗜睡	语言刺激或轻轻摇动可唤醒并能服从简单指令，但又迅即入睡
2	非常镇静	对躯体刺激有反应，不能交流及服从指令，有自主运动
1	不能唤醒	对恶性刺激无或仅有轻微反应，不能交流及服从指令

d）肌肉活动评分法（Motor Activity Assessment Scale，MAAS）（8）

分　值	定　义	描　述
6	危险躁动	拉扯各种导管，攻击医务人员
5	躁动	有自主活动，不能始终服从指令
4	烦躁、配合	无外界刺激就有自主活动，能服从指令
3	安静、配合	有自主活动，能耐心服从指令
2	触摸、叫姓名有反应	可睁眼，转头，触摸或大声叫名字时有肢体运动
1	仅对恶性刺激有反应	恶性刺激时有肢体运动
0	无反应	恶性刺激时无运动

表 37-1 镇静评分量表（续）

e）适应重症监护环境（9）

意识域		耐受域		
清醒（分级0~5）	理解（5项总和）	镇静（分级0~3）	呼吸机同步（5项总和）	面部反射（分级0~3）
闭眼，无表情 0	睁开眼睛 1	危及生命的躁动 0	呼吸机吸气相无打断 1	持续性痛苦状 0
闭眼，强刺激有表情 1	张开嘴巴 1	躁动，不服从语言管理 1	呼吸频率不大于30 1	严重的痛苦状 1
强刺激睁眼 2	看看我 1	躁动，服从语言管理 2	无呛咳 1	中度的痛苦状 2
弱刺激睁眼 3	是的话点头 1	安静 3	无使用辅助呼吸肌 1	面部放松 3
呼唤可睁眼 4	闭眼并张开嘴巴 1			
自主可睁眼 5				

建议：进入时与患者打招呼，如果此时患者睁眼，评级为自主睁眼。如无反应则大声称呼先生或女士请睁眼睛，无反应则继续摇晃肩膀（轻度疼痛刺激）。如无反应，则使用重度刺激，如还无反应，则观察其有无面部表情变化

建议：大声询问以上五个问题，每个问题可重复一次

建议：评估过程中观察运动情况。由翻身诱发的运动不能认为是躁动。适当的运动（如腿部交叉）也不能认定为躁动

建议：评估过程中观察异常呼吸的发生。翻身诱发的呼吸异常不作为依据

建议：如无自主的怪相出现，使患者体位摆放自然（避免拉扯导管）；观察轻中度刺激诱发的面部表情改变。意识评估中摇晃肩膀或按压胸骨诱发的表情改变不作为依据。在侧卧禁忌的患者中，可行被动肢体运动检查

表 37-2 常用的阿片类药物比较

特 点	吗 啡	芬太尼	舒芬太尼	阿芬太尼	瑞芬太尼	氢吗啡酮
分布容积	334	335	123	27	30	91.5
蛋白结合率（%）	35	84	93	92	93	7.7
代 谢	肝	肝	肝	肝	肝	肝
活性代谢产物	+	−	−	−	−	−
快速起效	−	+	+	++	++	−
短效	−	±	+	+	++	−
长时间输注蓄积	−	++	+	−	−	−
价廉	++	+	−	−	−−	+

率以及代谢率的不同均会导致药效间的差异。阿片类药物主要通过激动中枢与外周的 γ 和 κ 受体产生镇痛作用，其他阿片类受体则产生副作用。阿片类的不良反应包括恶心、便秘、尿潴留、瘙痒和过度镇静。严重便秘产生的肠梗阻部分能通过静脉或肠外使用阿片类拮抗剂缓解[21]。呼吸抑制则是由于机体对高碳酸血症的通气反应性降低和对缺氧的耐受。但此种呼吸抑制的特点有助于缓解机械通气患者的人机拮抗[22]。在低血容量患者，使用阿片类药物常可降低交感神经张力并导致低血压。作为阿片受体的激动剂，氢吗啡酮和芬太尼在危重患者镇痛中使用最广泛。联合使用苯二氮䓬类可产生协同效应，减少药物用量，并减少阿片类和苯二氮䓬类的相关副作用。

芬太尼是一种起效迅速、作用短暂的阿片类药物，

用于镇痛时常需给予 $1\sim2\ \mu g/kg$ 的负荷剂量，同时以 $1\sim2\ \mu g/(kg\cdot h)$ 速度持续静注以达到充分的镇痛[23]。然而，长期连续注射阿片类药物时应经常进行监测，以避免阿片药物引起昏迷。舒芬太尼和阿芬太尼化学结构与芬太尼相似，但它们的起效时间更快，作用时间更短。与芬太尼相比，舒芬太尼的脂溶性很高，并且蛋白结合率更高，分布容积更小，所以起效更快。但和芬太尼相似的是，舒芬太尼长期输注也可发生蓄积，难以判断其作用时间。阿芬太尼由于蛋白结合率和脂溶性低的原因，分布容积较小，使得作用时间可预测。与芬太尼相比，尽管舒芬太尼和阿芬太尼作用时间较短，考虑到费用和熟悉程度，危重病中不作为常规镇痛药物使用。氢吗啡酮起效时间较芬太尼长，但持续时间较长，常每 $1\sim2\ h$ 间断静注 $10\sim20\ \mu g/kg$ 维持镇痛效果。氢吗啡酮的代谢受到肝、肾功能状态或蛋白结合率的影响。因此，氢吗啡酮最好不要用于长期输注，因为代谢产物的蓄积可使得临床工作者难以判断输注剂量。吗啡的药物代谢学特点类似于氢吗啡酮，但有一种代谢产物依赖肾排出，从而限制了其在危重症中的应用。吗啡偶然会引起显著的低血压，这是由于组胺的释放引起血管扩张。哌替啶曾经广泛应用，但由于代谢产物去甲哌替啶有神经兴奋作用并可导致癫痫，最好避免长期使用。哌替啶还有阻断迷走神经和组胺释放的副反应，也可能导致心动过速。瑞芬太尼是一种超短效的阿片类药物，由非特异性血浆酯酶代谢，在所有阿片类药物中其作用时间最具预测性。以瑞芬太尼为基础的镇静方案，常采用 $0.01\sim0.2\ \mu g/(kg\cdot min)$ 的速度静注，与催眠药为主的方案相比，能产生更好的镇静效果，并缩短在 ICU 中的停留时间[24]。但长期持续输注瑞芬太尼的花费较大，限制了其在危重症中的常规应用。因为危重患者外周血流变化大，与肌内注射、皮下注射或经皮给药相比，更常采用静脉注射的方式给药。患者自控镇痛（PCA）在合适的阿片药物剂量范围内，能提供良好的镇痛，并避免镇静过度或呼吸抑制[25]。但因伴有潜在的危重疾病，很多 ICU 患者不能配合提供合适的 PCA 阿片药物剂量。因此，持续使用阿片类药物更为普遍，但有潜在的镇静过度风险。更重要的是，危重患者采用的阿片类药物剂量应更为谨慎。显而易见，一个全身是病的老年患者所需阿片药物剂量显著低于年轻的创伤患者。最好的办法还是认真进行疼痛滴定以避免麻醉剂的不良反应。

催眠药

催眠药物在为危重患者提供舒适度方面作用很重要。在充分控制疼痛之后，催眠药物有助于抗焦虑、镇静、顺行性遗忘以及减少镇痛药需求。苯二氮䓬类、丙泊酚和右美托咪定是危重病中最常使用的催眠药物。

催眠药物：苯二氮䓬类

苯二氮䓬类是重症监护病房中最常用的催眠药物。苯二氮䓬类作用于中枢 γ-氨基丁酸（GABA）受体后，神经细胞氯离子内流增加使得胞膜超极化。正因为如此，苯二氮䓬类除了产生抗惊厥作用外，还能产生镇静作用。此类药物能阻断新信息的编码，产生顺行性遗忘，并降低监护治疗中创伤后应激性疾病的产生。咪达唑仑和劳拉西泮是危重病中最常用的苯二氮䓬类药物，但在起效时间、作用时效和代谢率方面有所区别（表 37-3）。并且，患者的个体化差异，如年龄、代谢率的诱导或抑制以及药代动力学和药效学的改变，均需滴定此类药物。通常情况下，使用负荷剂量以达到治疗水平，然后使用小剂量维持所需的镇静深度。如果需要静脉给药以维持镇静深度，则应谨慎持续静注以免长时间输注使得苏醒时间难以预测。使用苯二氮䓬类受体拮抗剂氟马西尼会导致停药症状，并增加氧耗，因此危重症中最好避免使用。

地西泮是历史最为悠久的镇静剂。最早的剂型因含丙二醇可能刺激静脉产生血管炎而使用受限，目前采用脂肪乳作为溶剂以克服此缺点。必须注意，尽管地西泮小剂量使用后快速起效并快速苏醒，长期用药将导致镇静时间延长，这是因为地西泮的代谢产物去甲地西泮产生长效作用。有趣的是，在地西泮的最初代谢途径中，肝酶亚家族 CYP2C19 的基因多态性导致了明显的代谢不同。而很多抑制或激活 CYP2C19 酶的药物导致地西泮的剂量需求复杂化。因为地西泮依靠肝代谢，故在肝功能障碍的患者作用时间可能显著延长。将地西泮滴定到适合危重患者的镇静水平是很困难的，因为其活性代谢产物和危重患者随时变化的病理生理状态均能影响到肝的代谢。

劳拉西泮在 ICU 中的使用剂量为每 $1\sim2\ h$ 给药 $1\sim2\ mg$。劳拉西泮是脂溶性最小的苯二氮䓬类药物，因此起效慢。此药有一非常好的代谢特点，就是依赖于肝葡萄糖醛酸化产生非活性的代谢产物，使其消除更具可预测性。但不管怎样，临床医师必须要注意苯二氮䓬类在此的中间作用，并警惕防止产生过度镇静。应避免大剂量长时间静脉注射劳拉西泮，因为有可能出现急性肾小管坏死、乳酸性酸中毒和高渗状态。这些副作用与其赋形溶剂丙二醇和聚乙二醇有关[25]。因此，视需要单次推注劳拉西泮给药效果常优于持续静脉注射。

表 37-3　常用催眠药物比较

特点	劳拉西泮	咪达唑仑	丙泊酚	右美托咪定
快速起效	−	+	++	+
短效	−	±	+	−
心血管/呼吸抑制	−	±	+	−
代谢产物无活性	+	−	+	+
肝代谢	+	+	−	+
经肝代谢失活	++		−	+
经肾消除活性代谢产物	−	+	+	−
价廉	+	±		

咪达唑仑常用于术前和术中，给予剂量为 $1\sim5$ mg，其具有水溶性特点，并在生理 pH 下呈高度脂溶性，使得其起效迅速。咪达唑仑主要依靠肝代谢，由于其高度的脂溶性和分布容积较大，肝功能异常的患者会产生蓄积从而延长作用时间[26]。此外，它的一个活性代谢物 α-羟基咪达唑仑，由于依赖肾排泄，肾疾病患者其作用时间因而延长。虽然这种起效快的特点适宜急性治疗，但可能其长时间镇静作用限制了它在危重病中的使用。

催眠药物：丙泊酚

类似于苯二氮䓬类，丙泊酚也是一种 GABA 受体激动剂。丙泊酚是常用的全身麻醉诱导药，但低剂量可作为催眠剂，产生的失忆程度小于苯二氮䓬类[27]。丙泊酚催眠后苏醒迅速，即使在肝肾功能损害的患者也是如此，这是因为药物的再分布使得其远离中央室。丙泊酚也可作为一种血管扩张剂和心肌抑制剂，导致剂量依赖性血压降低和可能的心率下降。另外，更高剂量的丙泊酚可致呼吸力的减弱。尽管有心血管和呼吸抑制，丙泊酚起效和苏醒迅速的特点使得其在 ICU 中使用广泛，常用剂量为 $10\sim50$ $\mu g/(kg \cdot min)$。此外，丙泊酚治疗也可具有抗氧化或抗炎作用，这可能与其含有的 ED-TA 或硫代硫酸钠有关[28]。

不过，长期连续输注丙泊酚应慎重。丙泊酚制剂中的脂质可促进细菌繁殖。因此建议丙泊酚开启后 6 h 内使用，并且输注管道 12 h 后应更换，以避免污染。丙泊酚中的磷脂是一种热量来源，可能会导致高三酰甘油血症，甚至诱发胰腺炎。长时间大剂量丙泊酚输注高于 50 $\mu g/(kg \cdot min)$ 会产生罕见的丙泊酚输注综合征，导致线粒体损伤、乳酸性酸中毒、心律失常、高钾血症和横纹肌溶解。丙泊酚提供了极好的短期催眠效果，且唤醒迅速。但对于长时间镇静，应考虑使用其他药物，以防长期丙泊酚输注产生的并发症。

催眠药物：右美托咪定

右美托咪定是 α₂ 受体激动剂，其受体亲和力是可乐定的 7 倍。突触后膜 α₂ 受体活化能产生催眠、轻度遗忘和显著的镇痛效果，并减少阿片类药物的需求。使用 $0.2\sim1.0$ $\mu g/(kg \cdot min)$ 的右美托咪定能产生近似于正常状态的睡眠。这种独一无二的催眠作用为右美托咪定所独有，患者不被干扰时处于睡眠状态；但是轻度刺激就能被唤醒并能按照指令配合。此效果可能是通过活化蓝斑处 α₂ 受体所介导的。使用右美托咪定时需注意，环境干扰很容易将患者唤醒。右美托咪定还有轻微的顺行性遗忘作用；但仍应考虑使用苯二氮䓬类以确保遗忘作用。右美托咪定的主要优点是它产生镇静作用的同时几乎没有呼吸抑制，并减少阿片类镇痛药的需求。右美托咪定有助于气管拔管，曾成功用于因严重躁动拔管失败的患者[29]。与其他催眠药相比，右美托咪定还具有较强的抗炎作用并能改善免疫功能，特别有利于脓毒血症的患者[30]。

α₂ 受体激动剂的副作用包括增加迷走神经张力，产生低血压和心动过缓，这种影响是通过药理作用阻断交感神经所致。但如果大剂量给药速度过快，可能会发生短暂性的高血压和心动过速。随后会出现 α₂ 受体活化介导的外周交感神经张力受抑，导致低血压和心动过缓。虽然 α₂ 受体激动剂对血流动力学的影响与其他常用的镇静方案相似，但由于成本高昂不能常规使用，尽管有报道称有利于临床转归和节约费用[31]。

谵妄

重症监护室中常有患者发生谵妄，常与老年性痴呆发生混淆。老年性痴呆是一种渐进性的记忆减退疾病，伴有认知功能下降，但很少表现为急性。相反，谵妄是精神状态的一种急性可逆性改变，其特点是觉醒水平有波动，伴有睡眠-觉醒周期障碍导致的昼夜颠倒，并导致临床结局恶化，增加远期死亡率[32]。发生谵妄的患者可表现为活动减退或活动亢进，甚至有混合性运动异常[33]。活动亢进型谵妄很容易识别，因为患者表现激动，并常对治疗措施产生反抗；但活动减退型谵妄，其特点是外表平静，活动下降和注意力不集中，实际预后较差。理想情况下，谵妄应由精神病专家使用 DSM-IV 标准进行评估。在 DSM-IV 中的评估需要患者参与，但对于危重患者往往不太可能。在 ICU 中常使用意识模糊评估法（Confusion Assessment Method for the ICU，CAM-ICU）（图 37-2），快速并准确地对危重患者进行谵妄评估[34]。危重患者精神状态急性变化或波动变化较大，CAM-ICU 主要是评估其注意力不集中、意识水平的改变和思维混乱的程度。谵妄的诊断需患者不在深度镇静状态下，且表现为注意力不集中和意识状态改变或思维混乱。如怀疑为谵妄，治疗应同时包括药物和环境调整。睡眠是疾病康复中必不可少的因素。危重患者往往由于使用镇静剂处于昏迷状态，但催眠药致昏迷不等同于自然睡眠。认知、心肺和免疫功能均受到睡眠剥夺的影响[35]。特定的睡眠周期被打乱与谵妄的发生有关。调整重症监护室的环境，以保证正常的昼-夜睡眠觉醒周期，可以改善患者的睡眠。特别地控制噪声、灯光，并尽量减少夜间治疗将能保证更好的

睡眠。放松、按摩和音乐疗法也能够促进危重患者的睡眠。此外，唑吡坦 5～10 mg 有助于危重患者的睡眠[36]。除了睡眠和正常的昼夜循环重新定位，告知患者目前自身的临床状况，并允许患者自我护理，据认为能改善谵妄。镇痛和抗焦虑对于避免发生谵妄至关重要。不使用催眠药和止痛药可导致患者发生躁动，甚至谵妄。另一方面，过度使用镇静和止痛药可能导致患者意识混乱，增加躁动和谵妄的发生[37]。经过适当的镇静和镇痛治疗，每 5 min 使用氟哌啶醇 0.5～5 mg，直至患者躁动得到控制，是治疗活动亢进型谵妄常用的辅助措施。谵妄控制后的数日内应继续按时使用氟哌啶醇，然后再继续应用几日并逐渐减少剂量。使用氟哌啶醇的同时

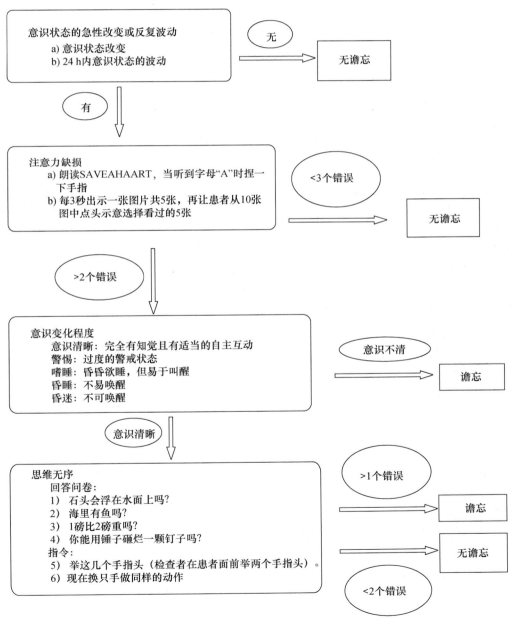

图 37-2　ICU 意识模糊评估量表（CAM-ICU）.

建议监测锥体外系症状、抗精神病药物恶性症候群、低血压和 QT 间期延长等不良反应，特别是 QT 间期延长可能会导致尖端扭转型室速。幸运的是，这种特殊的反应很少见到，氟哌啶醇仍对危重患者谵妄的治疗有重要作用。奥氮平是一种新的谵妄治疗药物，与氟哌啶醇有类似的疗效，但较少发生锥体外系副作用，常用剂量为每日 2.5～5 mg[39]。另一方面，镇静药物可能恶化活动减退型谵妄。有趣的是，劳拉西泮被发现是 ICU 患者发生谵妄的一个独立危险因素[40]。谵妄在危重患者中的发生较为常见。监测危重患者是否伴有此并发症，并采用适宜的药物和环境疗法，对于改善危重患者的治疗，有重要作用。

肌松药

　　就危重患者的舒适度而言，讨论 ICU 中使用肌松药物似乎并不合适。不过，由于经常需要使用，但对肌松药的作用机制尚未完全明了，有必要加以论述。随着镇静药物的积极使用和对肌松药后遗效应的顾忌，ICU 中危重病患者肌松药的使用显著下降。然而，极少情况下危重患者需要完善的肌肉松弛。其中最常见的原因就是患者使用呼吸机时发生拮抗[41]。这种不同步会增加气道压，并导致呼吸机相关的肺损伤。此外，人机拮抗的患者往往不能获得充足的氧供和通气。既往处理该问题最常用的方法就是进行神经肌肉阻滞。但必须认识到此类药物没有镇痛效果，只是单纯产生肌松作用。因此，这样不仅难以评估疼痛、躁动和精神状态，在镇静不充分的情况下，这些药物还可能因造成制动加重患者焦虑。可以想象的是，在这种情况下大部分患者会很痛苦。因此，最好的办法就是加用阿片类药物。由于阿片类药物产生的呼吸抑制减少了患者的通气反应，呼吸机对抗可有所改善，而不必使用可能产生长期肌肉麻痹的肌松药。

　　除了治疗呼吸机对抗，肌松药也可用来减少氧供受限患者的耗氧量。此类患者可通过使用肌松药达到最低氧耗而受益。对于各种增加氧供的措施后仍处于无氧代谢的患者，使用肌松药或许能恢复其有氧代谢。但使用肌松药只能看作是一种达到氧供需平衡的临时措施，而不能绝对化。

　　面临自我损伤风险的过于躁动的患者，也可能短期受益于肌松药的使用。当面临患者可能自我拔除气管导管和其他潜在威胁生命安全的个体行为时，常规的镇痛和镇静措施均告以失败，这类患者可能适合短期使用肌松药制动。此外，在一些需要气管插管或中心静脉导管置入的患者，镇静失败时可以考虑使用肌松药。

　　除了可能面临长时间肌肉麻痹的风险，在一些有频繁强直-阵挛性癫痫发作病史或处于癫痫持续状态的患者，只有经过慎重考虑后，才可以使用肌松药。必须认识到的很重要的一点是，完整的神经肌肉功能才能为临床医生在危及生命的癫痫发作时提供可靠的监护作用。然而肌松药物能使得这种监护作用消失。因此，存在这样一种风险，患者可能已出现癫痫发作，却因使用肌松药未被医护人员识别。因未能及时识别而耽误了治疗，可能产生不可逆的神经损伤，甚至脑死亡。

　　使用肌松药的最大顾虑还是长时间的肌麻痹，特别是在接受类固醇治疗的患者。ICU 中最常用的肌松剂是顺阿曲库胺，输注速率为 1～5 μg/(kg·min)。因为主要是霍夫曼降解，只有体温和 pH 值才能影响顺阿曲库胺的药物代谢动力学；因此肝肾功能不全的患者使用后很少延长作用时间。理想的情况下，肌松药使用之前，应有计划地停用当前药物，换用另外的治疗。通常需要加大镇静治疗，但可能还需要改善氧的输送或治疗癫痫发作。

结论

　　在危重患者中维持镇静治疗是一个非常重要的目标，但这方面的关注常被危重患者各种生理紊乱所干扰。所有的镇静治疗都有潜在的副作用危及患者健康，并可能延长临床治疗时间[40]。ICU 中使用镇静治疗有可能与抑郁症和创伤后应激障碍的发生有关[42]。并且，每日间断镇静治疗降低危重患者在 ICU 的停留时间[43]。甚至在冠心病患者间断镇静已被证实能减少 ICU 停留时间，尽管可能升高儿茶酚胺并增加心脏负荷[44]。目前临床趋势是使用短效药物进行较浅的镇静[45]。然而镇静和镇痛药物的停药需小心，患者持续用药 1 周以上存在神经和生理依赖，停药可能有停药症状[46]。一个合适的镇静方案包括多个关键点和必须考虑的因素。这些措施包括所需的镇静持续时间、药物的副作用、潜在的并发症和镇静治疗方案的费用；这种费用不单纯是指药物，还包括上述副作用和并发症。至关重要的是，所有重症监护成员均需了解镇静和镇痛的方案，并坚持执行，同时也要知道该方案的潜在不足，以便根据患者情况或副作用变化进行适当的调整。只有通过系统化和一致化的方法，才能为危重患者提供有效并符合成本效益的镇静。

参考文献

　　参考文献请参见本书所附光盘。

第六部分

慢性疼痛综合征

38 偏头痛和丛集性头痛

Jack M. Rozental

武茜 黄琳 译 万琪 审 Jiang Wu 校

偏头痛

流行病学

偏头痛是一种常见的良性头痛，患者中女性占了大约 2/3。北美流行病学调查显示，12%～17.6% 的女性和 4%～6% 的男性罹患偏头痛。在青春期前，男女的发病率相同；青春期或青春期后，女性的发病率明显上升；40 岁之后，发病率开始下降；更年期时，其发病率急剧下降。在严重偏头痛患者中，大约 25% 的患者每月有 4 次或以上的偏头痛发作，超过 80% 的严重偏头痛患者可有头痛发作致活动障碍的体验，程度从工作效率下降至无法工作。在美国，每年由于偏头痛发作引发的生产力损失可超过 200 亿美元。尽管偏头痛的病因仍然不明，但一级亲属中有偏头痛患者的个体患偏头痛的风险较一般人群高 50%，说明近 50% 的偏头痛与遗传因素是相关的[1-4]。

病理生理学

头部痛敏结构包括：静脉窦、脑膜和大脑动脉、基底脑膜、肌肉、皮肤以及第 V、IX、X 脑神经。源于三叉神经节的无髓神经纤维丛（即第 V 脑神经）支配脑和脑膜动脉、静脉窦以及硬脑膜，这个神经丛又称为三叉神经血管系统。而起源于颈髓 1～3 背根神经节的类似神经纤维丛支配位于后颅窝内的相应结构。三叉神经血管系统的神经元内含有：P 物质，它是初级感觉神经元的主要伤害性神经递质之一；降钙素基因相关肽（calcitonin gene-related peptide，CGRP），它

可以引发血管扩张，静脉给药可以诱发敏感个体头痛；神经激肽 A，它在结构和功能上与 P 物质类似。当三叉神经节受到刺激后可以逆向激活三叉神经血管系统，释放神经递质到它们支配的血管周围，引发血管扩张、血浆外渗以及无菌性神经源性炎症。渗出的血浆蛋白刺激三叉神经末梢，使得伤害性信号顺向传递至三叉神经节。这种无菌性神经源性炎症将最终导致颅内和颅周的疼痛感知。神经源性炎症可以被 5-羟色胺（5-hydroxytryptamine，5-HT）1D 和 1B 亚型受体的激动剂所阻断，目前用来终止急性偏头痛发作的主要药物就是 5-HT 1D/1B 受体激动剂。这些受体激动剂可以通过抑制三叉神经末梢释放 CGRP 以及收缩血管来减轻神经源性炎症，达到镇痛的作用。这类受体激动剂包括：麦角碱类（麦角胺、二氢麦角胺）和曲普坦类（舒马普坦等）。通过相似机制，刺激头部的痛敏结构可以激活三叉神经脊束核尾侧亚核和上颈髓背角内的神经元[5-7]。

刺激三叉神经节，信号逆向传递引发的递质释放将导致颅内和颅外血流增加。刺激中缝背核（中脑内的一种 5-羟色胺能神经核）也可以增加颅内血流。蓝斑核是中枢去甲肾上腺素的主要来源，刺激蓝斑核可以引起颅内血流减少。

脊髓和脑干内的中间神经元是疼痛下行调控系统的一部分，以脑啡肽和 γ-氨基丁酸（γ-aminobutyric acid，GABA）作为神经递质。中脑中缝区域内的 5-HT 上行通路通过三叉神经丘脑束将疼痛刺激传递至丘脑腹后内侧核（ventroposteromedial，VPM）。内源性疼痛下行调控系统起源于中脑导水管周围灰质，它的主

要中继结构之一是延髓中缝核。通过这些中继结构，疼痛下行调控系统与三叉神经脊束核以及 1～3 颈髓的背角相联系。刺激中脑导水管周围灰质可产生头痛。这个疼痛调节系统中的主要神经递质包括去甲肾上腺素、5-羟色胺和脑啡肽[5-6]。在有先兆的偏头痛患者中，其大脑皮层，特别是枕叶皮层是过度兴奋的。引起这种过度兴奋的原因仍不明了，可能与细胞内镁离子浓度降低、脑内线粒体功能障碍或是钙通道异常有关。偏头痛先兆开始表现为皮层神经元兴奋波，伴血流增多，后表现为以 2～6 mm/min（与先兆发展速度类似）的速度传递的皮层扩散性抑制波和血流减少。血流减少阶段血流量仍高于缺血阈值。不论是神经元扩散性兴奋/血流增多区域，或是扩散性抑制/血流减少区域，均与脑血管支配区域不一致。所以偏头痛伴随的脑血流变化是由神经而不是血管本身产生的[8]。三叉神经血管系统可能由来自被激活皮层的多突触通路或是直接通过与先兆相同的机制被激活[5]。先兆通常先于头痛发生，有时伴随头痛一起出现。皮层神经扩散性抑制/血流减少也可以出现在无先兆偏头痛中。

越来越多的证据表明多巴胺在偏头痛及其相关综合征的病理生理学机制中起着重要作用[9]。多巴胺受体的超敏可能与偏头痛发作时伴发的恶心、呕吐、低血压以及头晕相关。应用小剂量多巴胺或是多巴胺受体激动剂可以引起这些反应，尤其在偏头痛患者中。大多为多巴胺受体阻滞剂的止吐药（特别是阻滞 D2 受体），对于治疗这些反应通常是有效的，有时对于治疗偏头痛发作也有效。

诊断

偏头痛的诊断要结合临床病史和神经系统检查（表 38-1）。典型的偏头痛表现为反复发作的中度至重度头痛，持续 2～72 h，有搏动感，日常体力活动可加重头痛，伴有恶心、呕吐、畏光、畏声或畏嗅。偏头痛的主要亚型包括有先兆的偏头痛和无先兆的偏头痛。最常见的偏头痛先兆是视觉先兆，例如：亮点、暗点、管状视野或锯齿线（城堞样视觉）。其他常见先兆包括单个肢体或偏侧肢体的麻木或感觉异常。先兆之后（或伴随先兆）出现的是逐渐增强的头痛，经常为偏侧或眼球后头痛。可能表现为带有冲击感、搏动性、压迫感、爆炸感、针刺感或是钳夹感的疼痛[10]。偏头痛先兆，特别是视觉先兆，偶尔可以不伴疼痛而单独出现，这被称为偏头痛等位发作。典型的头痛阶段持续 30 min 至 1 天。头痛偶尔难以控制则可以持续 1 周甚至更长时间，被称为偏头痛持续状态。偏头痛患者患脑

卒中的风险似乎较普通人群有轻微升高，特别是有先兆的女性偏头痛患者。而偏头痛患者中合并脑卒中的绝对人数仍然很低，主要是超过 40 岁或 50 岁的女性患者患脑卒中的风险较高[11-13]。

先兆起源于脑干或是双侧大脑半球的偏头痛称为基底型偏头痛[14]。典型基底型偏头痛的先兆可以表现为双侧视野缺失或失明。伴随先兆或独立出现的症状可能有眩晕、构音障碍、复视、耳鸣、共济失调、意识减退、双侧感觉异常或主观的运动症状（不伴有客观的运动减弱），有时会有明显的恶心、呕吐。有些患者可能有一些其他的先兆症状，如吞咽困难，它可能类似短暂性脑缺血发作（transient ischemic attack，TIA）或脑卒中样的表现，或是预示一种不断进展的严重神经系统病变。

有些患者会出现严重的头痛，有时被描述成"有爆炸感"，并且与劳动相关，称为劳力型偏头痛。劳力型偏头痛可以被重体力活动诱发，例如运动、举重物或是性行为[15]（后者在男性患者中更常见）。另外，伴有眼肌麻痹（累及动眼神经并且有瞳孔扩大）的重度眼型头痛不再被称为"眼肌麻痹型偏头痛"。眼肌麻痹可以持续数小时至数月，现在被认为是神经炎或是 Tolosa-Hunt 综合征（即痛性眼肌麻痹）。痛性眼肌麻痹的表现多样，需要仔细评估[16]。

结合典型的病史和合理的临床判断，偏头痛即可被诊断。少部分情况下，需要临床医生谨慎排除可能引发头痛的其他病因，如果不排除这些病因可能导致不良后果。一些可引发头痛的其他病因包括伴或不伴有蛛网膜下腔出血的颅内动脉瘤、伴或不伴有出血的血管畸形、静脉血栓形成、中枢神经系统感染、占位性病变、颅内压增高、血管夹层和动脉炎等[10,16-17]。

治疗

偏头痛的治疗分为发作期治疗（在头痛出现后治疗）或预防用药（每日给药，以减少偏头痛发作频率或降低头痛程度）。

以下药物对急性偏头痛发作有效（顿挫疗法）。

- 曲普坦类药物[18] [舒马普坦（商品名：Imitrex），利扎曲普坦（商品名：Maxalt），左米曲普坦（商品名：Zomig），夫罗曲坦（商品名：Frova），依来曲坦（商品名：Relpax），那拉曲坦（商品名：Amerge）等] 为 5-HT 1D/1B 受体激动剂。这些药物可以有各种各样的剂型，例如：舒马普坦可以放在自动注射器里，做成片剂

表 38-1　国际头痛协会偏头痛的诊断标准

无先兆的偏头痛
至少有 5 次头痛发作
如果不治疗，头痛持续 4～72 h
具有以下特征，至少 2 项：
单侧性
搏动性
程度中到重度
日常活动可以加重头痛
具有以下特征，至少 1 项：
畏声
畏光
恶心
呕吐

有先兆的偏头痛
至少有 2 次头痛发作，并且也符合无先兆偏头痛的特点
头痛通常在先兆后出现，但也可以伴随先兆出现，如果不治疗，头痛持续 4～72 h
先兆具有以下可逆性症状（持续 4～60 min），至少 1 项：
阳性或阴性视觉症状，如闪光、暗点、视力模糊、锯齿线、双眼一侧视野偏盲
阳性或阴性感觉症状，如刺痛或麻木

基底型偏头痛
至少有 2 次偏头痛发作，并且伴有可逆性、定位于脑干或双侧大脑半球的先兆，症状包括：
构音障碍
头晕或眩晕
双侧视觉症状，包括暂时失明
复视
眼球震颤
共济失调
意识水平下降
双侧感觉异常
耳鸣伴或不伴听力下降

不伴有头痛的先兆
至少有 2 次不伴有头痛的典型先兆症状，如在 1 h 内消退的视觉、感觉或语言障碍

偏瘫型偏头痛
至少有 2 次偏头痛发作，且伴有可持续 1 h 至数日的可逆性肌力减弱先兆
且具有以下 1 项：
阳性或阴性视觉症状
阳性或阴性感觉症状
语言障碍或构音障碍
常伴有典型基底型偏头痛的症状
如果有至少 1 个一级或二级亲属有偏头痛肌力减弱先兆，即为伴有神经系统钙通道基因突变的家族性偏瘫型偏头痛
如果没有一级或二级亲属有偏头痛肌力减弱先兆，即为散发性偏瘫型偏头痛

Source：*International Headache Society*：*The International Classification of Headache Disorders*，2nd edition. *Cephalalgia* 24（suppl 1）：1-150，2004

或是做成鼻喷雾剂；利扎曲普坦和佐米曲普坦可以做成片剂或口腔崩解片；佐米曲普坦还可以做成鼻喷雾剂。总体来说，注射给药起效最快，其次是鼻喷雾剂、口腔崩解片以及需要吞咽的片剂。这些不同的药物剂型可以适应不同患者的需求。伴有明显恶心和呕吐的偏头痛患者，或是需要及时恢复工作的偏头痛患者可能更喜欢注射给药或是鼻喷雾剂。口腔崩解片同样适用于伴有明显恶心和呕吐的偏头痛患者。60%～80%的患者使用首剂曲普坦类药物后头痛可显著缓解，但是大约 1/3 的患者头痛缓解后会再次发作。2～24 h 后再次使用同样曲普坦类药物可以显著缓解头痛。第 2 次使用后的 24 h 内不能再使用该类药物。曲普坦类药物不能与其他具有血管收缩作用的药物（如其他曲普坦类药物、麦角胺、二氢麦角胺或异美汀）在 24 h 内叠加使用。停止使用单胺氧化酶抑制剂或麦角新碱后 2 周内不宜使用曲普坦类药物。曲普坦类药物不宜应用于合并有缺血性心脏病、其他心脏疾病或是未控制的高血压的患者。应避免给伴有复杂先兆（如语言障碍）或意识模糊患者以及基底型偏头痛患者使用曲普坦类药物。曲普坦类药物的主要副作用包括胸部压迫感、潮红、刺痛、头晕以及躁动不安。这些症状通常会在 1 h 内缓解。妊娠期间应避免使用血管收缩药物，而基底型偏头痛是其相对禁忌证。尽管每种曲普坦类药物都有独特的药动学特性，但临床使用上几乎没有差别。这就是说，不同的剂型使得治疗个体化。当患者使用某一种曲普坦类药物疗效不佳或是出现严重副反应，换用其他曲普坦类药物可能有效或可以耐受。例如，患者使用某一种曲普坦类药物数小时后疼痛再度出现，则可以尝试换用半衰期较长的药物（如夫罗曲坦、那拉曲坦）。

- 酒石酸麦角胺是一种具有 5-HT 受体激动作用的老药，它治疗偏头痛同样很有效[16,19]。在刚开始出现头痛或先兆阶段服用 1～2 片，后每 30 min 服用 1 片，直到头痛消失。每次头痛期间服用总量不超过 5 片，每周服用总量不超过 10 片。若服用过量，可能导致血管痉挛并且引发呕吐。

- 异美汀（Midrin）是另一种老的但有效的 5-HT 受体激动剂和拟交感活性药物（血管收缩剂）[16,19]。异美汀含有氯醛比林，后者是一种温和的镇静催眠药物，与水合氯醛类似。在刚开始出现头痛或先兆阶段服用 1～2 片，后每小时服用 1 片，直到头痛消失。每次头痛期间服用总量不超过 5 片，每周服用总量不超过 10 片。与麦角胺相比，异美汀具有较少的血管痉挛并发症。妊娠期间应避免使用血管收缩药物（曲普坦类药物、酒石酸麦角胺和异美汀），而基底型偏头痛是其相对禁忌证。

- 单独使用含布他比妥的制剂（如 Fioricet 含有对乙酰氨基酚、咖啡因，或 Fiorinal 含有阿司匹林和咖啡因）或与一种血管收缩药物（曲普坦类药物，酒石酸麦角胺或异美汀）联合应用均有效。

每 4 h 可以使用 1～2 片。含巴比妥的制剂可以引起嗜睡，且过度使用可导致依赖[16,19]。

- 含麻醉剂的制剂，如含有可待因、氢吗啡酮、氢可酮（与阿司匹林或对乙酰氨基酚的合剂）的制剂，在急诊室使用得太过于频繁，它们应该作为药物治疗的最后手段。麻醉剂可以阻断阿片受体，从而缓解疼痛，但它们并没有阻断 5-HT 受体，所以不能打断偏头痛的病理生理学机制。鉴于频繁使用麻醉剂可以引发短期和长期并发症，故应该保守使用。

- 止吐剂，如丙氯拉嗪、氯丙嗪和甲氧氯普胺，因其对 5-HT 受体有作用，故对治疗偏头痛有效。且其有拮抗多巴胺 D2 受体的作用，有助于控制伴随的胃肠道症状，可以作为偏头痛治疗的辅助用药[16,19-20]。

- 二氢埃托啡（Dihydroergotamine，DHE）一般是肠胃外给药，也可以制成 4 mg/ml 的鼻喷雾剂。经静脉或肌内注射途径给药，24 h 内给药剂量不宜超过 2～3 mg。需给药超过 1 天或数天时，静脉注射二氢埃托啡是治疗偏头痛持续状态的理想药物。妊娠期间应避免使用血管收缩药物（曲普坦类药物、酒石酸麦角胺和异美汀），基底型偏头痛是其相对禁忌证[16,19]。

- 非甾体消炎药（Nonsteroidal anti-inflammatory drugs，NSAIDs）对治疗轻到中度偏头痛有效。肌内注射的酮咯酸以及吲哚美辛栓可能尤其有效。有些轻度头痛或头痛持续时间不长的患者对非处方止痛药反应良好[16,19]。阿司匹林，特别是与对乙酰氨基酚和咖啡因的合剂，仍然是一种有效和便宜的非处方药[21]。最近 FDA 批准双氯芬酸合并碳酸氢钾（Cambia）为偏头痛的治疗用药。最初的临床数据表明，Cambia 与曲普坦类药物一样对偏头痛发作起始阶段治疗和控制症状有效。对于血管收缩剂是相对禁忌的患者以及不能耐受血管收缩剂副反应的患者，可以考虑使用此药物。目前此药尚未上市。

- 在限定的时间内及严格医疗监督下使用皮质类固醇有时有用。皮质类固醇可以单独使用或与其他药物合用，用来治疗顽固性偏头痛（偏头痛持续状态）。短期或长期使用类固醇可引起其他显著病变[16,19]。

长期使用（在一段较长时间内平均每月至少使用 10 次）任何曲普坦类药物、NSAIDs、对乙酰氨基酚、布他比妥、麻醉剂、麦角胺、二氢埃托啡和异美汀等可发展成药物过度使用、症状反跳或头痛综合征[17,22-25]。应避免以超过每周 2 次的频率长期使用这些药物。没有有效的预防手段能用于处理症状反跳。治疗药物过度使用性头痛需要停用所用止痛药物（包括曲普坦类药物、麦角胺类等）。停用止痛药物常导致暂时性的疼痛加剧，可以持续数天。在药物清除阶段，患者可能仍有频繁头痛，持续至少 2 周。患者需要继续停用止痛药 10～12 周。这段时间内偶尔会出现阵发性偏头痛，医生需要做出判断并予以治疗。如果患者每周至少使用止痛药 2 次，那么需要提供预防用药方案给他们。

以下这些药物可作为预防用药：

- β 受体阻滞剂，如普萘洛尔、美托洛尔、阿替洛尔、噻吗洛尔和纳多洛尔，通常作为一线预防用药。普萘洛尔和噻吗洛尔是 FDA 批准的偏头痛预防用药[2,26]。在健康人群中，可以以每天一次、每次 60～80 mg 长效普萘洛尔开始治疗，剂量可以依据需要做出调整。副反应包括心动过缓或低血压引发的头晕、疲倦、抑郁、哮喘或慢性阻塞性肺疾病患者病情恶化、胃肠道反应、糖尿病患者低血糖（但症状不显著）以及多梦等。

- 抗惊厥药物，如丙戊酸（Depakote 和 Depakote ER）和卡马西平，已经作为偏头痛预防用药使用了很长时间[2,27]。Depakote 和 Topamax 已被 FDA 批准用于偏头痛预防用药。Depakote ER 的起始剂量为每天 500 mg，剂量应依据需要以 2～4 周为间隔进行调整。丙戊酸钠可以引发体重增加、头发脱落、震颤、腹部不适以及易淤青等副作用。Topamax 的常见副作用包括意识错乱和感觉异常。Topamax 的另一个副作用是体重减轻，这使得其越来越受欢迎。此外，Topamax 是一种碳酸酐酶抑制剂，已报道可用于治疗特发性颅内压增高（旧称假性脑瘤）。

- 抗抑郁药，特别是阿米替林，睡前服用 10～25 mg 对预防偏头痛发作很有效[2,16,19]。使用三环类抗抑郁药（阿米替林、去甲替林、丙米嗪或地昔帕明）通常剂量为睡前 25～200 mg，偶有患者需要更大剂量。三环类抗抑郁药可以诱导睡眠，可能为治疗偏头痛的机制之一。三环类抗抑郁药的主要副作用与其抗胆碱能作用相关，可以引起口干、白天嗜睡、头晕、尿潴留、青光眼、心律失常和光敏。对三环类抗抑郁药反应不佳或不能耐受副反应的患者可以使用特异性 5-HT 再摄取抑制剂（specific serotonin reuptake inhibitors，SSRIs）和 5-HT/去甲肾上腺素再摄取抑制剂（serotonin norepinephrine reuptake inhibi-

tors，SNRIs）。SSRIs 和 SNRIs 的主要副反应包括神经过敏、震颤、胃肠不适、性欲减退和偶尔头痛。另外，这些药物不宜与曲普坦类药物一同使用，因为可能引发 5-HT 过度激活（5-HT 综合征）。偏头痛和抑郁症之间有着密切关联（抑郁症患者易患偏头痛，偏头痛是抑郁症发病的危险因素之一），这使得抗抑郁药物成为偏头痛预防用药的较好选择。

- 钙通道阻滞剂，如维拉帕米，有时也作为偏头痛预防用药[2,16,19]。当一线药物无效时，可以尝试使用钙通道阻滞剂。其对于治疗丛集性头痛似乎更加有效。

- 对于传统预防药物治疗无效的频发偏头痛，使用碳酸锂治疗可能有效[16,19]。锂剂主要适用于丛集性头痛发作期治疗。

- A 型肉毒毒素注射颅周肌肉（额肌、颞肌以及眉间肌肉）已被报道对增加一些慢性头痛患者的无头痛日有显著效果。注射后效果可以维持 90 天。尽管争议不断，研究者们仍继续报道该药物治疗的阳性结果。

自我保健事项

以下是可以最大限度减少偏头痛发作的自我保健事项[2]：

- 如果患者饮用含咖啡因的饮料（咖啡、茶、碳酸饮料、可可），每日总的咖啡因摄入量应限制在 400 mg 以下（以避免咖啡因中毒），且周末、休假和节假日等日子仍应摄入（以避免咖啡因戒断性头痛）。

- 富含酪胺的食物（其可以代谢成 5-HT）被认为有触发偏头痛发作的作用，应避免食用。富含酪胺的食物包括巧克力、陈年奶酪、酸奶、酸奶油、酱油、鸡肝、香蕉、鳄梨、坚果和酵母提取物（包括啤酒）。

- 需要避免食用富含硝酸盐的食物，其舒张血管的作用可以触发偏头痛。富含硝酸盐的食物包括加工的肉制品（热狗、香肠、腊肉、火腿、咸牛肉），以及罐头、熏肉、老肉。

- 有些患者对某些食物添加剂敏感，如味精（在餐馆里经常使用，加入烧制食品、包装食品或是罐头食品中作为增味剂）以及阿司帕坦，这些物质中含有兴奋性神经递质谷氨酸。

- 许多偏头痛患者对乙醇（酒精）饮料敏感[16,19]，因为乙醇有扩张血管的作用。

- 偏头痛发作的常见诱因包括：使用新药物[15]、应激状态、应激后、缺乏休息或是改变睡眠习惯、过敏以及未规律预防用药。在头痛发作期间或是发作间期，患者要避免脱水，且当光线对其有刺激作用时，在户外应戴上至少能阻隔85%光线和100%紫外线的太阳镜。

三叉自主神经性头痛

三叉自主神经性头痛（trigeminal autonomic cephalalgias，TAC）包含3种头痛疾病，共同特点是表现为三叉神经第一支分布区域的疼痛并合并有副交感神经症状。分别为：丛集性头痛、偏侧头痛（发作性偏侧头痛和持续性偏侧头痛）和伴结膜充血和流泪的短暂性单侧神经性头痛（short-lasting unilateral neuralgiform headache with conjunctival injection and tearing，SUNCT）。这些头痛可以通过患者性别分布、发作频率以及发作持续时间（表38-2）来区分。另外，它们均可有眼球发红、流泪、肿胀、瞳孔缩小或上睑下垂等表现，还可有额头出汗和流鼻涕等其他症状[10]。

丛集性头痛持续时间最长，并有发作节律，但相对发作不频繁，如每年一次。SUNCT持续时间最短，但发作频率高。偏侧头痛的持续时间和发作频率位于中间，持续性偏侧头痛表现为持续性疼痛并且阵发性加重[28-29]。

丛集性头痛

与偏头痛不同，丛集性头痛主要影响男性，患病率为0.1%～0.3%，家族遗传史并不像偏头痛常见，在大多数情况下发病年龄在20～40岁。

病理生理学

丛集性头痛的病理生理学机制尚不清楚。一些研究人员认为，丛集性头痛位于一个连续的头痛链中，其中一端为严重的偏头痛，另一端则为紧张性头痛。因此至少在某种程度上，大多数慢性反复发作性头痛综合征都共享发作机制。反映局部血管活性现象的丛集性头痛临床特征支持神经源性炎症也参与了此类头痛的病理生理学过程[5,29]。

诊断

丛集性头痛诊断依赖病史及正常的神经系统检查。通常情况下是一种剧烈的、持续15～90 min、能够唤醒患者的疼痛。疼痛一般位于单侧眶周，包括太阳穴、

表38-2　三叉神经自主性头痛

类型	男：女	频率	持续时间
丛集性头痛	5.5：1	每天一至数次	15～90 min
偏侧头痛	1：3	30次/天	5～45 min
SUNCT	8：1	每小时5～30次	5～60 s

额头和脸颊（三叉神经的第一支）。该综合征伴有流泪、结膜充血、鼻塞、上睑下垂（伴或不伴有眼睑水肿）和病变同侧瞳孔缩小。在一个丛集发作期间，头痛可在24 h内单次或多次发作，并出现昼夜周期性。与偏头痛患者希望寻求一个黑暗、安静的环境不同的是，丛集性头痛患者倾向于行走、尖叫或者出现烦躁不安，恶心和呕吐并不常见。一次丛集性发作可能会持续数天或数月[10]。酒精可诱导其发作。

治疗

总体来讲，用于治疗偏头痛的药物对丛集性头痛的治疗是有效，但对终止急性丛集性头痛发作效果有限，因为丛集性头痛发作通常会在药物发挥作用前结束[28]。因此，丛集性头痛最佳治疗是早期运用预防药物干扰发作。干扰丛集性发作的药物（用于预防偏头痛的药物）的主要缺陷是起效缓慢，大多数在服用初始剂量的2～4周后起效，随后的剂量调整也需要类似的时间间隔。

干扰丛集性发作

以下的药物对干扰丛集性发作有效。

- 钙通道阻滞剂偶尔有效，是常用的处方，如维拉帕米[30]。维拉帕米有效剂量通常相对较高，为240～480 mg/d。
- 抗惊厥药，如丙戊酸（Depakote和Depakote ER）和卡马西平可以有效终止丛集性发作。Depakote ER通常的起始剂量为500 mg/d，2～6周后根据需要调整剂量。丙戊酸可导致体重增加、脱发、震颤和腹部不适。
- 碳酸锂对丛集性头痛患者有效，事实上，丛集性头痛仍然是锂剂治疗的主要适应证。
- 抗抑郁药有时也会用来终止丛集性发作，尤其是睡前服用起始剂量的阿米替林10～25 mg，但缺乏较好的证据支持其作用。三环类可以诱导睡眠，这可能是终止丛集性发作的机制之一。三环类抗抑郁药的主要副作用与它们的抗胆碱作用有关，包括口干、嗜睡、头晕、尿潴留、青光眼、心律失常和光敏。
- β-受体阻滞剂也经常用于治疗丛集性发作，如普

萘洛尔、美托洛尔、阿替洛尔、噻吗洛尔和纳多洛尔。对于大多数健康人来说，长效普萘洛尔首剂量可以从 60～80 mg/d 开始，并且可以根据需要进行剂量调整。副作用包括心动过缓或低血压引起的头晕、疲劳、抑郁、哮喘或慢性阻塞性肺疾病症状加重、胃肠道不适、诱导糖尿病患者发生迟发性低血糖症状和多梦。

- 皮质类固醇在终止丛集性发作中作为辅助治疗，应与其他预防性药物同时使用。皮质类固醇需要在严格的医疗监督下短期使用。短期和长期使用类固醇都会带来潜在的显著性并发症。
- 鉴于丛集性头痛发作的规律以及昼夜可预测性，我们可以在丛集性发作前数小时（如睡前）服用药物，包括麦角胺、异丙嗪、曲普坦类或一种 NSAID 药。短期服用这些药物可以延缓头痛的发生，直至其他预防性药物生效。
- 在 NSAIDs 中，吲哚美辛似乎比其他药物有效。它也可以作为预测性用药以阻止头痛的发生。吲哚美辛常规服用剂量为 150 mg/d，但往往会刺激胃黏膜。其他一些 NSAIDs 可能对轻度头痛患者有效。一般来说，口服药物的起效时间往往在头痛快结束的时候。

急性丛集性头痛的治疗

如上所述，口服药物的起效时间往往在头痛快结束的时候。所以，吸入氧气仍是急性丛集性头痛的标准治疗方法[31]。一旦头痛发作，应通过非再呼吸式面罩以 12 L/min 的浓度持续吸入氧气 15 min，经短暂的间隔后可重复吸入。患者应遵医嘱备有家庭氧气。

此阶段使用肠外或鼻用曲普坦类是否有效目前还不清楚，特别是对于头痛持续时间较长的患者。

阵发性偏侧头痛

阵发性偏侧头痛在女性中更加频繁。该综合征包括频繁的、不断的单侧头痛，表现为每天发作从数次至 20 次以上，每次发作持续 5～45 min。该疼痛为跳痛或钻痛，位于一面头部、眼部及太阳穴周围（三叉神经第一支支配区域）。疼痛发作时伴有自主神经兴奋（副交感神经）现象：眼睛发红和流泪、眼睑肿胀、鼻塞或流鼻涕[10,32]，有时可见上睑下垂。患者常常静静地坐着。吲哚美辛能显著终止发作是偏侧头痛的特征之一，只要患者能忍受，剂量可高达 150 mg/d，并且可长时间应用。吲哚美辛联合质子泵抑制剂可能会减轻胃刺激。

伴结膜充血的短暂性单侧神经性头痛

SUNCT 是一种罕见的头痛，几乎只发生在男性。一般系发生于眼睛或太阳穴周围阵发性的刺痛、跳痛或灼痛，持续 5 s～5 min，频率可高达每小时 30 次（平均每小时 5～6 次）。该头痛发作时也一样伴随着三叉神经第一支区域的自主神经（副交感神经）现象：眼睛发红和流泪、眼睑肿胀、鼻塞或流鼻涕[10]。该头痛往往对大多数镇痛药治疗无效，但可能对抗惊厥药物（包括拉莫三嗪和奥卡西平）预防性治疗有效。

要点

- 女性偏头痛的发病率持续增加，直到 40 岁。
- 每天服用超过 400 mg 的咖啡因易患慢性偏头痛。
- 基底型偏头痛可出现意识状态改变。
- 血管收缩药禁用于基底型偏头痛，如曲普坦类。
- 过度使用镇痛药（超过 10 天/月）可导致慢性每日性头痛。
- 三叉神经自主性头痛包括丛集性头痛、偏侧头痛和 SUNCT。
- 丛集性发作最好立即吸入氧气治疗，并预防使用丙戊酸或维拉帕米。
- 吲哚美辛对偏侧头痛（阵发性或持续性）治疗效果明显。

参考文献

参考文献请参见本书所附光盘。

39 紧张性头痛、慢性紧张性头痛和其他头痛

Jack M. Rozental

黄琳 译 万琪 审 Jiang Wu 校

流行病学

紧张性头痛（Tension-type headache，TTH）是最常见也是最难进行分类的头痛类型[1]。有各种各样含糊不清的专业术语用来描述这类头痛或此类综合征可能的变异类型。头痛影响超过 90% 的人口，其中约有 15% 为偏头痛或血管性头痛，剩余的 70% 为各种类型的 TTH[2]。此外，几乎所有偏头痛、丛集性头痛、三叉神经痛和其他反复发作性头痛综合征的患者都伴有 TTH[3-5]。

诊断

紧张性头痛和慢性紧张性头痛

TTH 的疼痛往往为钝痛，与偏头痛或丛集性发作相比表现为程度低、非局限性。TTH 疼痛通常持续数小时至一天，甚至可能持续数天或数周。严重的 TTH 患者会出现畏光、畏声、恶心，偶尔出现呕吐。在 TTH 患者中，颈部放射痛是常见的，患者经常抱怨"颈部有硬结"，但是神经系统检查却是正常的[6]。

TTH 主要分为紧张性头痛（伴有或不伴有颅周肌肉疾病）和慢性紧张性头痛（chronic TTH，CTTH）（伴或不伴有颅周肌肉疾病）。伴随的颅周肌肉疾病可表现为相关肌肉触痛和（或）肌电图（electromyography，EMG）活动增加。不伴有颅周肌肉疾病的 TTH 缺乏这些特征。慢性紧张性头痛之前又称慢性每日性头痛（chronic daily headaches，CDH），诊断标准为头痛发作频率为每月 15 天或每半年 180 次[6]。纤维肌痛和肌筋膜疼痛综合征往往伴随频发性或慢性每日性头痛。

镇痛药物过度使用性头痛（MOH）

CDH 常常可以发生在任何类型的头痛患者，特别是紧张性头痛或周期性偏头痛患者中，其发作会短暂性加剧，愈加频繁。患者开始时定期（一般每月 10 次甚至更多）使用止痛剂（如 NSAIDs、对乙酰氨基酚、阿司匹林、布他比妥、麻醉剂、麦角衍生物、曲普坦类药物），逐渐发展为镇痛药过度使用性或反弹性头痛[7-10]。医生应该建议患者不宜长期每周 2 次以上服用镇痛剂。如果患者确实需要至少每周 2 次服用镇痛药，那医生应该向患者提供一个预防方案。

青少年（诊断年龄在 12～14 周岁）CDH 的原因和预后可能与成人不同。其中许多患儿似乎有个人或家族性偏头痛病史。长达 8 年的随访发现，1 年后 40% 的患者仍患有 CDH，2 年和 8 年后分别为 25% 和 12%。如果不采取具体的医疗干预措施，多数 CDH 青少年患者成人后会演变为发作性偏头痛和发作性 TTH。

MOH 的主要治疗措施是至少停用镇痛剂 2 个月。67% 的偏头痛患者和 37% 的 TTH 合并偏头痛患者往往在停药后头痛症状得以缓解，但 TTH 患者在停药后只能减少疼痛发作强度，并不能减少头痛发作频率。在停药的最初几天至 2 周内可能是患者最困难的时间，这段时间会因撤药经常发生剧烈的反弹性头痛。可对症使用止吐药及多饮水或输液，另外鼓励患者要有耐心，在此期间使用类固醇药物无效。MOH 的一个特征是，预防性用药往往无效，除非停用镇痛药物。对于那些规律使用麻醉药或巴比妥类药物的 MOH 患者，应有控制性地减少药物，并处理好可能出现的潜在戒断症状。

对于特别严重、持续不缓解或不寻常的头痛，我们应当考虑其他疾病，在适当的时候应全面查明原因[1,3,6,11]。例如，老年患者若发生持续头痛并且在病史和体格检查上伴有或不伴有典型症状，我们都应该考虑颞动脉炎。这些患者应立即检查红细胞沉降率（ESR）或敏感 C 反应蛋白（s-CRP），并且应该考虑使用皮质类固醇和颞动脉活检。另外，我们也应该考虑到感染性脑膜炎、动脉瘤前哨出血、未确诊的颅内血管畸形、硬脑膜下血肿、急性脑积水、静脉血栓形成、

动脉夹层等。特发性颅内压增高通常发生于患有慢性头痛并且体重超重的年轻女性，临床表现为查体正常、头颅扫描正常和视盘水肿（其中一些患者可无视盘水肿）[6,12]。当腰椎穿刺揭示脑脊液正常但压力增高（至少在 $20\sim25\ cmH_2O$），诊断即可作出。因此，当由临床诊断时，必要的影像学、腰椎穿刺和其他实验室检查就需提供。

紧张性头痛的病理生理学

目前 TTH 和 CTTH 的病理生理学基础仍是未知的。一些研究者认为 TTH、严重偏头痛和丛集性头痛同属于一种生理现象，只是严重偏头痛和丛集性头痛位于一端而 TTH 在另一端。在这种假设下，大多数的慢性发作性头痛在一定程度上享有相同的发病机制[13-15]。TTH 肌肉收缩理论系颈部或颅周肌肉长时间收缩或痉挛导致疼痛，但没有客观数据支持这一理论。大多数头痛、偏头痛或紧张性头痛患者有颅周肌肉疼痛或压痛，但许多正常人也会有。头痛患者颅周肌肉压痛以及这些肌肉 EMG 活动增加并没有显著的特异性。事实上，颅周肌肉压痛程度与肌肉 EMG 活动增加水平不相关。另一方面，头痛发作期间，若患者头痛程度加重，往往颅周肌肉压痛也加重。因此，头痛与颅周肌肉压痛、肌肉 EMG 记录的联系并不十分清楚。

虽然大部分颈部疼痛疾病都伴有头痛，但颈源性疾病和头痛之间的关系同样不是很清楚。放射至头部的颈部痛可来源于椎间盘、棘间韧带、关节突关节、骨膜、颈椎旁肌、颈动脉、椎动脉和 C_1、C_2 和 C_3 神经根刺激。前三个颈神经根背支感觉支配了颈部、三叉神经支配以下的头皮、后颅窝脑膜和动脉。枕骨大孔区域的病变也可以产生头痛，例如 Chiari I 畸形、丹迪-沃克综合征、寰枢椎脱位（如因类风湿关节炎）、骨佩吉特病和颅底凹陷症。

治疗

如同其他类型的头痛，用于治疗 TTH 和 CTTH 的策略包括终止发作和预防发作的治疗。

终止治疗策略

对于偶尔发作的 TTH，非处方（over-the-counter，OTC）镇痛药足以治疗。OTC 镇痛药种类不断增加，虽然他们通常是安全的，但普通老百姓仍缺乏正确选择或使用这些药物的知识。大多数人都是根据自身反复试验或被市场营销所影响（"适合紧张性头痛"

"适合鼻窦痛""缓解各种症状""下午服用"等）来选择药物。一些 OTC 镇痛药物是多种镇痛药的联合制剂（例如阿司匹林＋对乙酰氨基酚），并且可能含有咖啡因。镇痛药（如阿司匹林、对乙酰氨基酚和布洛芬）结合咖啡因可以增强它们的镇痛效力。头痛程度更加剧烈可能需要镇痛药（阿司匹林、对乙酰氨基酚或布洛芬）与可待因或布他比妥联合使用。上述制剂有些还包括咖啡因。偶尔使用加入可待因或布他比妥的镇痛药一方面能获得更强的镇痛效果，另一方面几乎不会增加不良反应或药物依赖的风险。

无论是单独还是与可待因、布他比妥或咖啡因联合使用，当阿司匹林和对乙酰氨基酚并不能有效控制头痛发作时，这就需要我们在不同的 NSAID 中通过有序的测试方式、在合适的剂量下寻找出另一种止痛剂。据报道，在治疗头部疼痛，尤其是偏头痛方面，吲哚美辛比其他 NSAIDs 更有效（参见第 37 章）。有时缓解压力或针灸（考虑针灸时应确认行医者的资格，并在每次针灸时坚持使用全新的、非消毒性的针）对患者有效，但对哪些患者是有益的很难准确地预测。NSAIDs 主要的化学类别包括：

- 羧酸——包括阿司匹林（一种乙酰乙酸）、双水杨酯和三水杨酸胆碱镁（非乙酰乙酸）
- 丙酸——布洛芬、萘普生、酮洛芬和非诺洛芬
- 芳基和杂环氨基酸——吲哚美辛、双氯芬酸、舒林酸和托美丁
- 芬那酸——甲芬那酸和甲氯芬那
- 烯醇酸——吡罗昔康和保泰松
- 吡咯并吡咯——酮咯酸
- 环加氧酶-2（COX-2）抑制剂——塞来昔布

预防治疗策略

幸运的是，许多偏头痛预防性药物对 CTTH 和 TTH 也常常有效。它反映了这两种疾病可能拥有共同的发病机制。

抗抑郁药物，特别是阿米替林或去甲替林，睡前服用起始剂量 $10\sim25\ mg$ 能起到有效的预防作用[16]。通常 $25\sim200\ mg$ 的三环类抗抑郁药（阿米替林、去甲替林、丙米嗪和地昔帕明）对大多数患者有效，个别患者可能需要更大剂量。三环类抗抑郁药能帮助睡眠，这可能是其起效的机制之一。三环类的主要副作用与它的抗胆碱作用有关，包括口干、嗜睡、头晕、尿潴留、青光眼、心律失常、光敏、体重增加等。对三环类药无效或者不耐受的患者可尝试特异性 5-羟色胺再摄取抑制剂（specific serotonin reuptake inhibiters,

SSRIs）和特异性 5-羟色胺/去甲肾上腺素再摄取抑制剂（specific serotonin-norepinephrine reuptake inhibitors，SNRIs）。SSRIs 和 SNRIs 的主要副作用包括神经过敏、震颤、胃肠道不适、性欲下降、偶尔头痛。此外，对于使用曲普坦类药物的患者，该药相对禁忌，因为它们可能会过度刺激 5-羟色胺，导致 5-羟色胺综合征。

β-受体阻滞剂有时可以获得有效的预防效果，如普萘洛尔、美托洛尔、阿替洛尔、噻吗洛尔和纳多洛尔[17]。对大多数健康人来说，长效普萘洛尔首剂量可以从 60～80 mg/d 开始，并且可以根据需要进行调整。副作用包括心动过缓或低血压导致的头晕、疲劳、抑郁、哮喘或慢性阻塞性肺疾病症状加重、胃肠道不适、诱导糖尿病患者发生迟发性低血糖症状和多梦。

抗惊厥药物，如丙戊酸（Depakote 和 Depakote ER）可用于预防频繁发作的 TTH[18]。通常 Depakote ER 的起始剂量为 500 mg/d，并且需要每 2～6 周进行剂量调整。笔者通常以 500 mg 的增量调整，并建议使用缓释制剂（ER），以保持每天一次所需剂量。丙戊酸可导致体重增加、脱发、震颤和腹部不适。

虽然这一治疗措施饱受争议，但颅周肌肉或触痛点内注射 A 型肉毒毒素能明显减少 CTTH 患者头痛发作天数。然而对于并不完全符合 CTTH 的 TTH 患者，注射 A 型肉毒毒素的疗效并不满意。同样，如果按照标准化而不是个体化方式来注射，结果往往不满意。例如，当所有的患者都注射相同的肌肉群而不是某一疼痛肌肉或肌群时，结果差强人意。

其他慢性头痛类型

"鼻窦性"头痛

"鼻窦性头痛"是患者常见的主诉[3-5,19]。这类头痛往往通过各种诊断测试不能得以确诊，并且在应用了一个或更多个疗程的抗生素、抗组胺药、减充血剂、鼻部类固醇、止痛药后仍未能提供显著缓解。这些患者几乎无一例外地自行使用多种非处方药，这些药物的共同点是标签上都会突出显示"鼻窦"和"缓解"，并且它们还会结合抗组胺剂、减充血剂和镇痛剂（有或没有咖啡因）。显然，这些都不是真正的鼻窦性头痛，且大多数的此类患者都有一定程度的药物过度使用性头痛。许多患者抱怨眶周疼痛，也可能会伴随鼻塞。患者认为此疼痛起源来自于相邻的鼻窦。然而，这些头部疼痛并无鼻窦脓性分泌物、发热或局部压痛，

也无季节性。真正的鼻窦性疼痛是由于鼻窦排泄功能因急性阻塞（例如由于上呼吸道感染或某些解剖原因）受损导致细菌滋生、黏膜发炎、压力积聚在鼻窦而产生。有一点需要注意的是，真正的鼻窦或鼻腔炎症可以诱发偏头痛。其余一些所谓的"鼻窦性头痛"可能是多因素的，但也可能是程度较轻的偏头痛，因局部无菌性炎症和通过三叉神经介导的副交感神经的激活影响鼻窦压力、TTH 或 CTTH[3-5,19]。这些患者的护理需要多方配合及协调，以便头痛的各种潜在问题得到适当的处理和治疗。

睡眠障碍

习惯性打鼾越来越被确认是慢性每日性头痛的病因[20]。睡眠呼吸暂停等引起的睡眠呼吸障碍所致的低氧血症和高碳酸血症（致脑血管扩张）可引起头痛。打鼾会扰乱睡眠结构或中断睡眠，无论伴有或不伴有睡眠呼吸暂停都可能导致头痛。如果病史中提及打鼾、夜间反复觉醒或者睡眠性阵发性腿部运动，诊断性多导睡眠图将为该病诊断提供宝贵的信息。睡眠障碍的治疗可能无法完全缓解头痛，但可以提供部分缓解。睡眠性头痛是另一种反复发作性的头痛综合征，它通常发生在 REM 睡眠并且患者会被疼痛唤醒[21]。此类头痛发病年龄一般在 50 岁之后，妇女患者发病率大约为男性的 2 倍，通常在入睡后 2～4 h 发作，并持续 30～60 min，治疗使用吲哚美辛或锂剂。

创伤后头痛

创伤后头痛经常发生于轻至中度闭合性颅脑损伤或挥鞭式损伤（颈部快速屈曲和伸展损伤），可不伴有意识丧失。除头痛外还包括其他症状，如颈部或肩膀疼痛、头晕、认知损伤、睡眠障碍、情绪障碍和（或）人格障碍。该综合征一般发生在创伤后 2 周内，如果持续 8 周及以内则被认为是急性的，如果时间超过 8 周则认为是慢性的，但这种区别仅仅是人为规定的。这些后遗症可能反映创伤导致的脑损伤，也可能反映头部、面部、下颌、颈部的损伤。这类头痛治疗符合前面提到的一般处理原则，但更需特别考虑物理疗法，识别并治疗可能造成的枕神经痛。C_2～C_3 关节突关节周围损伤可导致枕神经痛（也称为颈源性头痛），常见于挥鞭损伤，颈部疼痛、感觉异常或麻木经常放射至枕部头皮。在查体中发现，在沿 C_2 神经背侧支走行，特别是围绕斜方肌横向至枕骨粗隆入颅的地方常有触痛或叩击痛。枕神经痛应采用神经传导阻滞治疗方法，可添加或不添加用于治疗神经病理性痛的药物，如加

巴喷丁。

创伤还可能导致慢性脑脊液（cerebrospinal fluid，CSF）漏出及随之而来的颅内低压和慢性低颅压头痛。这种头痛通常与 CSF 压低于 90 mmH$_2$O 有关，患者采取坐位或站立位时出现，平躺后可以缓解。大多数创伤后脑脊液漏一般在颈胸交界处。此类头痛的治疗类似腰穿后（postlumbar puncture，post-LP）头痛。

要点

- 慢性紧张性头痛经常由于过度使用镇痛药引起，每月使用镇痛药 10 次或更多。

- 预防性用药对药物过度使用性头痛一般无效。
- "鼻窦性头痛"少见，它们通常是由于过度使用镇痛药引起或只是轻症偏头痛的副交感神经症状。
- 睡眠呼吸障碍可以引起头痛，尤其是睡眠结构被破坏或睡眠中断的患者。
- 创伤后头痛可包括枕神经痛和慢性 CSF 漏出所致的低颅压性头痛。

参考文献

参考文献请参见本书所附光盘。

40 脑膜穿破后头痛与自发性低颅压

Robert W. Hurley ✿ Jonathan D. Jerman ✿ Honorio T. Benzon

蒋思明 译 张克忠 审 Jiang Wu 校

硬膜穿破后头痛（postdural puncture headache，PDPH）是由 August Bier 于 1898 年实施脊髓麻醉后最先描述。其表现为直立位或坐位加重头痛而卧位休息可减轻头痛。Bier 推测头痛是由脊髓麻醉过程中脑脊液的丢失引起的[1]。鉴于脑脊液由蛛网膜而未必是硬脑膜包围，Harrington 等为该头痛提出了一个更准确的名称——脑膜穿破后头痛（meningeal puncture headache，MPH），但最为常用的仍然是 PDPH[2]。脑膜穿破后出现的直立性的双侧头痛是 PDPH 特征性的症状。若缺乏直立这一要素，则应该排除 PDPH 的诊断，继续寻找引起头痛的其他原因。然而，Liu 报道了 2 例极其罕见的 PDPH，表现为卧位头痛加剧而立位头痛却得到改善[3]。其典型的表现为位于枕部和（或）额部的双侧性头痛。可伴有颈强直、恶心、呕吐、畏光、复视、头皮感觉异常、上下肢疼痛、耳鸣和听力下降等听觉改变以及意识的变化[4-5]。非感染性的蛛网膜炎临床常表现为尿便失禁、失明、硬膜下血肿、脑内出血和癫痫发作[6-7]。头痛一般发生在硬膜被穿破后 24～48 h 内，但也有许多病例报道发生在 7 天之后。Reamy 发现 1 例产妇硬膜被穿破后 12 天才出现头痛[8]。大多数头痛在 7 天内缓解消失，但在极少数情况下也可以持续数月[9]。

病理生理学

PDPH 的病理生理学机制尚未完全清楚。目前有几种假说。其中一个是基于 Monro-Kellie 规则，另一个则是依据机械牵引原理。该两种假设都认为脑脊液通过已知的或可能的硬膜穿刺而漏出，且其漏出的速度大于产生的速度。Monro-Kellie 规则是指在固定的颅腔容积内，颅腔内容物（包括脑组织、脑脊液、脑血容量三者）的总量保持固定不变。因此，当脑脊液丢失时，血管代偿性扩张且静脉血容量增加。这可能导致了头痛的发生[3,9]。平均成年人鞘内脑脊液的量为 150 ml，平均日分泌量为 500 ml[9]。另一假说认为硬膜穿刺后发生脑脊液漏，导致脑脊液压力降低，从而削弱了对脑组织的支撑力量，进而引发头痛[10]。腰穿的

平面越高，硬膜穿刺部位的静水压则越低，这也许能解释为什么在颈椎平面硬膜穿刺后 PDPH 并不常发生[9]。失代偿性的脑脊液丢失导致蛛网膜下腔脑脊液量的不足且经常引起蛛网膜下腔压力的降低。正常脑脊液压力在卧位时是 70～180 mmH$_2$O[3]。尽管脑脊液低压（脑脊液压力＜60 mmH$_2$O）常常都能被发现，但其意义并不十分明了，因为蛛网膜下腔压力的降低和头痛发作并不总是相关的[11-12]。目前头痛还未被证明与脑脊液外漏的量有关[13]。Raskin 提出头痛很可能与脑脊液量的突然改变有关，脑脊液的突然丢失和颅内静脉结构内外压力差的改变引起了静脉扩张[14-15]。直接牵引假说认为脑脊液总量的减少，尤其是位于脊髓区域脑脊液的减少，可使脑组织下沉牵拉颅内痛觉敏感结构并使脑血管扩张，从而引发典型的头痛症状。颅内痛觉敏感结构包括硬脑膜、脑神经和桥静脉。三叉神经的眼支分布于桥静脉和硬脑膜，将痛觉传递至额部。除了产生疼痛，桥静脉受牵拉可引起硬脑膜撕裂，从而导致硬膜下出血[16]。

后颅窝结构受舌咽神经和迷走神经支配，将痛觉传递至枕部。受牵拉的迷走神经还能刺激延髓的化学感受器区域，引起恶心与呕吐。另外，第 1、2、3 颈神经受牵拉可表现为枕部、颈部以及肩部的疼痛与僵硬。Schabel 等报道了 1 例硬膜穿刺后出现手臂疼痛且在行硬膜外血补片（epidural blood patch，EBP）治疗后疼痛缓解消失的病例[17]。

通过产生痛觉、牵拉或压迫展神经，低颅压可引起展神经麻痹，从而导致外直肌瘫痪。临床可表现为复视。另一机制则认为是拥挤受压的视交叉引起了视觉改变，可在低颅压患者的 MRI 上观察到[18]。另外，低颅压可以导致由脑干受压和缺血引起的动眼神经和滑车神经麻痹[19]。

相比之下，Monro-Kellie 假说则认为脑脊液量的减少会引起脑血容量代偿性增加，因为脑组织、脑脊液和脑血容量三者的总量是恒定的。根据 Monro-Kellie 规则，脑血容量的增加引起脑血管扩张，进而激活三叉神经血管系统，类似偏头痛的发作机制。发出的神经纤维随三

叉-丘脑束投射至丘脑，并将痛觉传递到三叉神经的眼支和第 1、2、3 颈神经根。MRI 增强扫描观察到 PDPH 患者由硬脑膜静脉扩张引起的脑膜增厚现象支持了这一假说[20]。不是所有典型 PDPH 患者都存在低颅压，故颅内压降低可能只是引起 PDPH 的一个次要原因[11]。

蛛网膜在脑脊液漏发病机制中的作用

Reina 等证实硬脑膜是由 78～82 层走行多种多样的纤维交织重叠组成，因此形成完全平行或垂直于硬脑膜纤维的裂孔是不实际的[21]。此外，Weed 早在 1938 年就提出了蛛网膜可能是硬脑膜和脑脊液之间的一道屏障[22]。1967 年 Waggener 和 Beggs 依据电子显微镜的观察结果，认为蛛网膜是防止脑脊液渗漏的生理屏障[23]。然而，Nabeshima 等在电子显微镜中观察到紧密连接只存在于蛛网膜的最外层细胞间，类似脑毛细血管内皮间的紧密连接。硬脑膜细胞则不存在紧密连接[22]。鉴于这些解剖观察结果，仅仅穿刺硬脑膜就能获得脑脊液和引起脑脊液漏的观念是不正确的。Bernards 和 Hill 在研究三层脑膜组织的相对渗透性的区别的过程中发现，蛛网膜是脑脊液扩散的主要屏障[24]。尽管麻醉医师只提及硬膜被穿破引起 PDPH，但实际上指的是蛛网膜被穿破，所以必须强调蛛网膜穿破对脑脊液漏是十分重要的。

诊断

国际头痛疾病分类中对 PDPH 的诊断进行了描述：已知或可能的硬膜穿刺史后出现头痛，且坐位或直立时头痛在 15 min 内加剧，而平卧时头痛在 15 min 内缓解或消失，至少伴随颈强直、耳鸣、听觉减退、畏光、恶心中的一种症状。对于头痛发生的时间是有争议的，可在 24 h 内发生，也可在 12 天后才发生。PDPH 的诊断主要依据以上要素，可表现为上述的众多症状和体征。由于 PDPH 的诊断主要依据详细的病史和体格检查，故注意到某些关键症状和体征可能预示着伴随有颅内病变是十分重要的。其中最重要的症状就是头痛模式的改变。比如，头痛与体位不再有关，呈持续性或单侧头痛，或出现新发的恶心和呕吐[25]。另一个重要的变化是神经系统病变增多，包括镇静、癫痫、新发的运动和（或）感觉系统的功能不全。如存在这些症状和体征，则必须进行神经科会诊和另外的诊断研究。根据一些病例报告，临床表现改变的 PDPH 需要与颅内出血、感染、子痫、脑静脉血栓形成进行鉴别诊断。

发生率

PDPH 的发生率很宽泛，为 1‰～63%[26]。对 PDPH 发生率影响最大的是穿刺针的大小、穿刺针尖的设计和穿刺时穿刺针的斜面方向[27]。穿刺针越细，PDPH 的发生率就越低。一项研究表明，以 22G Quincke 针穿刺时 PDPH 的发生率为 11%，而以 25G 铅笔尖式针穿刺时 PDPH 的发生率为 7%。但这项研究有明显的缺陷，使用的针尖的设计也不尽相同[28]。需要强调的是，在硬膜外麻醉期间很多无意识的硬膜穿破都是因使用了 17G 切面式 Tuohy 针头穿刺。Angle 等在一项体外研究中通过对比硬膜外穿刺针的粗细与脑脊液漏的关系发现，20G Tuohy 针与 17G Tuohy 针穿刺相比，前者脑脊液漏的发生率较低[29]。穿刺针尖的设计对降低 PDPH 发生率的影响可能更大[30]。

以 20～22G 切面式穿刺针穿刺时 PDPH 的发生率约为 36%，而以 22G 防损伤的穿刺针穿刺时 PDPH 的发生率低于 2%[30]。粗的钝头穿刺针与细的尖头穿刺针相比，前者 PDPH 的发生率更低。一项研究表明，以 27G Quincke 针穿刺时 PDPH 的发生率为 2.7%，而以 25G Whitacre 针穿刺时 PDPH 的发生率为 1.2%[31]。造成这种差异的机制可能是钝头穿刺针仅仅分开硬脑膜纤维而没有破坏硬脑膜纤维的连续性，而尖头穿刺针却切断了硬脑膜纤维。电子显微镜研究显示，钝头穿刺针在硬脑膜上造成的是不规则的裂孔，而尖头穿刺针则造成的是规则的裂孔[30]（图 40-1 和图 40-2）。从观察结果可以推测，使用钝头穿刺针穿刺时炎症反应的发生率增加，进一步促进裂孔的闭合，从而减少脑脊液外漏。

影响脑脊液漏出量和 PDPH 发生率的另一个可能因素是硬膜穿刺时穿刺针斜面的方向。在一项体外研究中，Cruickshank 和 Hopkinson 发现穿刺时如果穿刺针斜面与脊髓长轴平行，可使脑脊液漏的发生率降低 21%[32]。Norris 等在一项研究对象为 1558 名产妇的研究中通过行硬膜外置管术对比了硬膜外针与脊髓长轴平行和垂直发生硬膜穿破和 PDPH 的风险。尽管两组硬膜穿破的发生率相似，但平行组患者 PDPH 的发生率显著降低且需要 EBPs 的可能性更小[33]。在最近的一项研究分析中，Richman 等发现平行穿刺与垂直穿刺相比，前者 PDPH 的发生率显著降低，分别为 10.9% 和 25.8%[27]。我们从电子显微镜中观察到硬脑膜呈一种网状结构，由胶原纤维和弹性纤维交织重叠组成并缺乏特定的方向，但蛛网膜细胞平行于脊髓长轴排列，这也许解释了为什么平行穿刺时 PDPH 的发生率是降低的。

危险因素

PDPH 的独立危险因素包括性别（女性发病率高于男性）、妊娠、20～50 岁年龄组人群、低体重指数[34]。过去认为 PDPH 在儿童中是十分罕见的，但目前已证实所有年龄段的儿童与成人 PDPH 的发生率是一致的[28,35]。Vercauteren 等提出神经科医生和神经放射科医生行诊断性硬膜穿刺后 PDPH 的发生率更高[36]，这可能是因为使用了较粗的穿刺针和缺乏操作程序上的一些经验。硬膜穿刺前就存在头痛和之前有过 PDPH 史的患者，PDPH 的发生率则更高。Singh 等统计了 5 年产科麻醉中发生的硬膜意外穿破和硬膜穿破后头痛。在相邻的 40 894 名产妇中，他们发现硬膜意外穿破的发生率为 0.73%，PDPH 的发生率为 0.49%[37]，虽然目前已引证存在更高的发病率——1%～2.6%[31]。Choi 等发现在分娩中行硬膜外麻醉而硬膜被意外穿破的产妇，超过一半的人发生 PDPH[38]。

预防

PDPH 的预防集中于穿刺针的粗细、针尖设计和硬脊膜/蛛网膜穿刺过程中穿刺针斜面的方向。穿刺针较细、针尖较钝、穿刺时针的斜面与脊髓长轴平行可降低 PDPH 的发生率。在对以 18G Tuohy 针行蛛网膜下腔穿刺的结果进行对比研究的过程中，Ayad 等发现，通过被穿破的硬脊膜行鞘内置管可以降低 PDPH 的发生率，并且将鞘内置管留置 24 h 可将 PDPH 的发生率降至 3%[39]。其他提出的预防性措施包括预防性 EBPs 和硬膜外注射生理盐水以及输液。在一个小样本研究中，Charsley 和 Abram 发现鞘内注射 10 ml 生理盐水可降低 PDPH 的发生率[40]。尽管预防性应用 EBPs 十分常见，但其降低 PDPH 发生率的证据尚不足[41]。

治疗

一旦依据病史、体格检查和适当的诊断测试明确 PDPH 的诊断，就可以开始进行治疗。考虑到虽然 85% 的 PDPH 通常持续不超过 5 天但 PDPH 偶尔可能引起一些重要的并发疾病，所以对治疗方法的选择应注意权衡利弊[42]。PDPH 的初始治疗一般采取保守治疗，包括药物治疗和一些非侵入性的治疗。卧床休息可减轻 PDPH 的症状，但并没有明确的治疗益处。积极的水化治疗十分常见，尽管目前还没有研究证实其治疗效果。PDPH 的药物治疗中被报道有效的药物包括甲基黄嘌呤、咖啡因、茶碱、舒马普坦、促肾上腺皮质激素和皮质类固醇[2]。咖啡因是一种有效的中枢神经系统兴奋剂，可以引起脑血管收缩并成为应用最广泛的药物治疗。咖啡因的用法包括口服和静脉滴注，口服剂量为一次 300 mg，静脉用药则为 500 mg 咖啡因加入 500～1000 ml 的生理盐水中，2 h 静脉滴完。静脉注射剂量可在随后的 2～4 h 重复一次[43]。尽管咖啡因是安全有效的，但仍有报道因使用咖啡因而导致的癫痫发作、焦虑状态和心律失常。并且现有的文献似乎不能支持咖啡因作为 PDPH 的治疗药物[2]。有癫痫发作史和有妊娠高血压的患者禁用咖啡因。鉴于其疗效是短暂的而且并没有解决潜在的病理状态，所以常常需要重复使用[44]。茶碱也是一种脑血管收缩剂，在 PDPH 的治疗中有一定疗效，但其临床使用并不是很广泛，且文献并未证实其治疗作用。其他治疗药物，如 5-HT 受体激动剂（舒马普坦）和促肾上腺皮质激素在临床使用不多且被发现对严重的 PDPH 是没有疗效的。同时，Bussone 等在其非随机性研究中发现对那些行诊断性腰椎穿刺的患者进行夫罗曲坦治疗可以起到预防 PDPH 发生的作用[4]。

当药物治疗和其他非侵入性的治疗不能减轻患者的症状并且患者症状较重不能等待其自然缓解时，可以开始应用侵入性的治疗方案。包括硬膜外填充生理盐水、胶体、纤维蛋白胶和血液[2]。PDPH 治疗的金标准是 EBP[45]。可供选择的 EBP 种类很多。然而，最常用和标准的治疗仍是硬膜外自体血补片疗法。该治疗方法可使大部分患者的症状得到完全缓解，未完全缓解的患者则可减轻头痛的严重程度并使他们回到日常活动中去[45]。EBP 治疗的禁忌证与脊髓和硬膜外手术的禁忌证类似[4]。第一个禁忌证即为患者因各种原因拒绝。至于耶和华见证人关于输血的担忧，已有报道可使用其他替代补片材料[34]。另外，必须评估患者的血凝状态并调整至正常的范围内，以降低硬膜外血肿发生的风险[46]。除此之外，败血症患者、穿刺部位皮肤存在局部感染或发热的患者不建议行 EBP 治疗，因为有可能把细菌带入硬膜外腔。HIV 阳性患者其病毒在病程早期就通过了血脑屏障，故 EBP 治疗是可行的[47]。EBP 的作用机制是有争议的但通常被认为有两层效应。早期效应即在数分钟内就发挥压缩硬膜外空间及减小硬膜内腔容量的作用。向硬膜外腔注入的血液可以纵向传播以及向周围扩散，从而包围整个硬膜囊。硬脊膜内体积的减少使脑脊液向头部流动，进而重新起到对大脑组织的支撑作用，并减少了对痛觉敏感结构的牵拉。据 Monro-Kellie 规则，颅内脑脊液量的增加会减少脑血容量和脑血管的扩张。该早期效应使行 EBP 治疗的患者常常获得迅速的症状缓解。然而，

MRI 证实 EBP 治疗 7 h 之后，血补片的压缩效应就不存在了。其更持久的效应可能是形成凝胶塞封住了硬脊膜/蛛网膜的裂孔。这可以防止脑脊液进一步丢失，并允许脑脊液能够重新产生并恢复到正常的范围。凝胶塞在这里起到了一个过渡作用，直到硬脊膜/蛛网膜上的裂孔获得永久性的修复。EBP 治疗尽管可以获得早期缓解，但其持久效应的发生是不确定的，且决定了 EBP 治疗是否成功。

导致 EBP 疗法失败的危险因素包括硬膜穿破后 24 h 内行 EBP、自体血用量不当和操作过程中仍有利多卡因残留在硬膜外腔。依据补片机械填塞的特性，应尽量避免鞘内压力的增高，直到硬脊膜/蛛网膜的裂孔自然愈合。重复血补片疗法通常能达到更持久的效应，一方面是由于其本身的补丁作用，另一方面则是其在后期裂孔自然愈合过程中所起的愈合作用。关于硬膜外血补片的长期影响还没有相关记录。Ong 和 Blanche 也没有找到 EBP 疗法对未来行硬膜外麻醉效果的明确影响[48-49]。EBP 疗法的操作技术早在 1960 年由 Gormley 首先描述，其内容十分简单且基于单次硬膜外麻醉的操作技术[50]。它通常需要两个人操作，一个人负责定位硬膜外腔，另一个人负责采集血液。在定位过程和采集血液的过程中，无菌操作是非常重要的。根据直立位硬膜水平定位的难易度和患者忍受度决定采取坐位或侧卧位。根据 15 ml 血液在硬膜外腔会优先向头侧扩散 6 个节段、向尾侧扩散 3 个节段或一个脊髓节段 1.6 ml 血液的原则，我们可以有指导性地选择操作平面[51]。故通常选择在疑为硬脊膜裂孔位置的下方进行定位操作。

Colonna-Romano 和 Linton 报道了 1 例在腰椎平面行 EBP 成功治疗 $C_6 \sim C_7$ 平面硬膜穿破后发生的头痛[52]。这可能与蛛网膜下腔压力的增高和由此产生的脑血管收缩及脑腺苷受体失活有关。由于解剖因素，选择更接近尾部的平面操作也可以降低直接压迫脊髓的风险。虽然不同的血容量都曾经被使用过，但理想的目标用量是 20 ml[53]。这是在患者能忍受的情况下最被广泛接受和引用的用量。如果患者抱怨背部或腿部疼痛难忍或注射时感觉阻力很大，可以减少用量。Chen 等发现在硬膜外腔注射 7.5 ml 自体血与 15 ml 自体血对 PDPH 的镇痛效果相当，且前者可减少注射中引起的神经根痛[54]。行 EBP 后，患者应该保持仰卧位且双腿轻微抬高。这时可以适当进行静脉补液支持治疗。在一个小样本研究中，Martin 等发现行 EBP 后卧床 2 h 的患者可以获得 100% 头痛症状的缓解，而卧床 30 min 的患者则只能获得 60% 的缓解[55]。虽然 EBP 疗法最初的缓解率可高达 100%，但总体上其对 PDPH 的

长期缓解率为 61%～75%[56]。除自体血之外，可供选择的硬膜外补片材料还包括硬膜外纤维蛋白胶和硬膜外低分子右旋糖酐[57]。虽然这两种材料被报道是成功可行的，但它们和自体血相比有更多的费用和安全方面的问题，所以未被广泛使用。鉴于种种担忧，低分子右旋糖酐可能是耶和华见证人患者的一个替代性的选择。除了硬膜外血补片疗法，还可以选择硬膜外生理盐水快速注入和（或）持续输注疗法，以及行外科手术暴露并修复裂孔。硬膜外快速注入和（或）持续输注生理盐水治疗还未被证明是一种有效的替代方法，需要更多的干预措施，其成功率较低。外科手术暴露并修复裂孔疗法是一个更具侵入性的治疗方法，通常是对 EBP 疗法无反应的严重的 PDPH 病例才考虑使用。

EBP 疗法的并发症十分罕见。其最常见的并发症是操作后出现轻微的腰痛和神经根痛，疼痛可在几天后自然缓解，也可以使用非甾体消炎药（NSAIDs）治疗[58]。其他可能的并发症包括硬膜外血肿、感染和蛛网膜炎，其可能与无意中将血液注入硬膜下/蛛网膜下腔有关。在两起行 EBP 疗法的病例中出现了面神经麻痹的并发症且其最终自然缓解[59]。Mokri 报道了 1 例行 EPB 疗法后出现有症状的颅压增高的病例[60]。

总结

PDPH 的存在及其处理方法在麻醉领域已被广为熟知与认可。体位性头痛是硬膜穿破后头痛最主要的表现。有硬膜穿刺史或可能的硬膜穿破操作史，再加上特异性的症状，得出 PDPH 的诊断是非常简单的。虽然 PDPH 一般是非致命性的，但可以导致其他严重的病变，故应认真对待。

自发性低颅压

自发性低颅压（spontaneous intracranial hypotension，SIH）是一种症状类似脑膜穿破后头痛但没有任何脑膜穿破病史的综合征[61-62]。该综合征由 Schaltenbrand 在 1938 年最先描述[63]。虽然其常常是自限性的，但也可以引起威胁生命的严重后果，如硬膜下血肿的形成[64-65]。

发生在跌倒、创伤、颈部过度屈伸、运动或剧烈咳嗽后的体位性头痛时常常需要怀疑 SIH[61,66]。SIH 可表现为头痛、恶心、呕吐、视力模糊、耳鸣、眩晕、畏光。当患者存在以下三种表现：体位性头痛、诊断性腰椎穿刺为低颅压以及 MRI 显示脑膜增强且之前没有硬脑膜穿破病史，则可以考虑 SIH 的存在。

目前公认的 SIH 的病因是脑脊液通过脊髓膜上的薄弱点（如脑膜憩室），或神经根袖、神经束膜囊肿上小的撕裂发生外漏。SIH 的诊断可由诊断性腰穿为低颅压以及头颅 MRI 显示为脑膜增强进一步证实[66-67]。诊断性腰穿结果通常显示为低于 $60\ cmH_2O$ 的颅压。偶尔会发生脑脊液无法自动流出的情况，需要进行抽吸。脑脊液蛋白、红细胞和白细胞计数常常升高。头颅 MRI 可表现为脑膜增强、硬膜下积液和小脑扁桃体下移[68]。低颅压患者的脑膜通常都明显增强且增厚[68]，且硬膜下积液只能在脑膜增强的患者中才能看到。SIH 患者的脊柱 MRI 常表现为硬膜外或椎旁积液及硬膜囊塌陷[68-69]。有意思的是，当患者治疗后病情好转时，脑膜增强改变也会慢慢减轻，3～5 个月后可能完全恢复正常[70]。

建议行脊柱 MRI 来证实硬膜外积液的形成，且其是无创性的检查[69]。大部分临床医生开始做放射性核素脑池造影术（radionuclide cisternography，RC），因为其被认为是诊断 SIH 的标准确证试验[71]。然而，脑池造影术很少能显示脑脊液发生外漏的部位。SIH 的存在也可以由缺乏预期的注射染料的显影、脑脊液中放射性同位素的快速消失（4 h 内）以及膀胱中提前出现的放射性同位素间接证实[61-62,66,72]。放射性同位素被认为是从脑膜上的裂缝漏入硬膜外腔，随后被硬膜外血管吸收进入体循环并通过肾排泄[61]。注射后 2.5 h 内膀胱中出现放射性同位素被认为是提前出现[73]，且有报告显示早在注射后 45～90 min 膀胱内就可见放射性同位素[10]。当放射性物质正好越过预期的硬脑膜边界进入硬膜外腔[73]，或不对称的放射性活动使脊神经根呈现"圣诞树"或"铁路模式"的放射性现象时，RC 可以直接显示脑脊液漏出的部位[70]。但是，脑池造影术通常并不能证实脑脊液外漏的部位。这是因为注射放射性同位素以后，患者被带回放射科，在不同时间点采集图像，放射性同位素可能在采集图像点之间发生外漏。多份报告表明 RC 不能证实脑脊液外漏的部位[70,72,74-75]，其敏感性约为 60%[72,74]。Valsalva 动作可以通过提高蛛网膜下腔的压力并增加脑脊液漏出及其在 RC 上显示的概率来提高 RC 的能力[76]。RC 的缺点还包括较差的空间分辨率[72]、侵入性，以及可能的放射性同位素从针道溢出，从而导致其解读偏差[76]。

一些研究人员建议行 CT 脊髓造影术、MRI 脊髓造影术和放射性同位素脊髓脑池造影术来显示发生外漏的部位[70]。CT 脊髓造影可以替代 RC，因为其具备更好的定位能力并可以提供更精确的细节[69]。尽管还没有研究对两者进行比较，但可能更理想的是行 CT 脊髓造影术而不是 RC[69,72,77-79]。

EBP 可以用于治疗 SIH，但与硬膜穿破后头痛相比，EBP 的疗效没有在后者中显著[80-81]。其较低的成功率可能与以下几方面有关、注入的血液远离实际的脑脊液漏部位、多处脑脊液漏的存在以及罕见的脑脊液从硬脊膜的前部或神经根袖部位漏出[81]。

最初认为大多数脑脊液漏发生在胸腰椎水平[71]。然而最近的研究显示，脑脊液漏可发生在脊柱的任何部位[69,76]，包括胸椎水平的任何位置[70]，但主要发生在腰骶椎水平[73]。正因为脑脊液漏可以发生在脊柱的任何部位，在缺乏脑池造影术或 CT 脊髓造影术显示确切的脑脊液漏的部位时，大多数疼痛科医师在中胸段注入血液，以覆盖上腰椎以及下段胸椎水平[51]。

SIH 患者存在多个脑脊液漏部位是十分罕见的。Arai 等[78]和 Benzon 等[79]分别报道了伴有多处脑脊液漏的 SIH 患者。Arai 等进行四次硬膜外血补片治疗，两次在上胸椎水平，一次在下胸椎水平，还有一次在腰椎水平[78]。Benzon 等[79]则进行了三次硬膜外血补片疗法，且都在胸椎水平注入血液。前两次是采用中线位置，由于在左侧观察到多处脑脊液漏，故第三次采用靠近中线左侧的位置。若一次或两次 EBPs 无效，那么再行下一次 EBP 疗法之前必须行 CT 脊髓造影来明确脑脊液发生外漏的脊椎平面和具体在哪一侧。

如果多次 EBPs 都无效并且患者的情况逐步恶化，则可以考虑行外科手术[74]。手术治疗 SIH 患者是充满挑战性的，建议术后对他们进行密切随访，因为有些患者会出现复发性脑脊液漏[82]。

总结

SIH 的临床表现与 PDPH 一致，不同的是前者无任何脑膜穿破病史。诊断性腰穿结果显示低颅压并且 MRI 显示脑膜增强。CT 脊髓造影或放射性核素脑池造影术可以帮助证实诊断和确定脑脊液漏的具体部位。SIH 引起的头痛可能需要多次硬膜外血补片来治疗。

要点

硬膜穿破后头痛

- PDPH 的重要组成部分包括硬脊膜/蛛网膜穿破史和体位相关的双侧头痛。
- 硬脊膜/蛛网膜穿破后头痛的发生并不与脑脊液外漏的量或蛛网膜下腔的压力相关。头痛可能继发于突然的脑脊液量变化及随后发生的脑血管扩张。

- PDPH 患者可以伴有颅内病变。其症状和体征可表现为与体位无关的显著头痛、头痛模式的改变（由体位性变为非体位性）、双侧头痛变为单侧性头痛以及新发或严重的恶心与呕吐。

- 预防头痛的发生主要取决于针的大小和针尖的设计。研究表明，针的选择应基于实用而针直径最小及非切面式的针尖设计。

- PDPH 发生后 24 h 内的初始治疗应该是以药物为主的保守治疗。大约有 85% 的 PDPH 患者可以在 5 天内自愈。

- EBP 疗法使头痛获得早期且快速的缓解，源于硬脊膜周围受到的压缩和硬膜内腔容积的减少。脊髓蛛网膜下腔的脑脊液向头部移动并重新支撑起脑组织，进而减少对颅内疼痛敏感结构的牵拉以及缓解脑血管的扩张。实施 EBP 疗法获得的持久的缓解源于硬脊膜/蛛网膜裂孔闭合。

- 咖啡因和茶碱可以阻断大脑腺苷受体，进而引起脑血管收缩。行 EBP 疗法后引起的蛛网膜下腔压力的急剧升高使得腺苷受体失活，从而缓解头痛。

自发性低颅压综合征

- SIH 的临床表现与脑膜穿破后头痛类似，不同的是前者无任何脑膜穿破病史。

- 普遍认为 SIH 是由脑脊液从脊膜上的薄弱点，如脑膜憩室或神经根袖、神经束膜囊肿上的小撕裂漏出引起。

- SIH 具备以下三点特征：体位性头痛、诊断性腰穿为低颅压和 MRI 表现为脑膜增强。

- 放射性核素脑池造影术显示注射染料的显影不足、脑脊液中放射性同位素迅速消失以及在膀胱中提前出现。

- CT 脊髓造影术可以更好地显示脑脊液漏的位置和提供更多的细节，故可以用来取代放射性核素脑池造影术。

- EBP 为 SIH 的首选治疗。当 CT 脊髓造影显示有多处脑脊液漏时，可能需要实施多次 EBPs。

参考文献

参考文献请参见本书所附光盘。

41 颈源性头痛

Samer Narouze

朱婷 蒋思明 译 张克忠 审 Jiang Wu 校

颈源性头痛的最初定义是由颈部运动或肌腱压痛点诱发,伴有颈椎运动范围缩小的单侧头痛。头痛发生是非丛集性与非搏动性的,起源于颈部,向头部蔓延[1-3]。有时仅根据临床描述很难区分是颈源性头痛、偏头痛还是紧张型头痛[4-6],但诊断性阻滞颈椎结构的神经支配或对受到影响的关节腔内注射局部麻醉药有助于确立诊断。事实上,这一技术被认为是目前诊断颈源性头痛的主要标准[7]。过去一直以为颈源性头痛只是单侧的,但最近的报告表明颈源性头痛可以是单侧或双侧[7]。

2004 年国际头痛协会(International Headache Society, IHS)对颈源性头痛建立新的诊断标准,内容包括[8]:

A. 疼痛源于颈部结构,蔓延至一个或多个头部和(或)面部区域,并满足标准 C 和 D;

B. 临床、实验室和(或)影像学证据证实颈髓或颈部的软组织内病变,这些病变被认为或普遍接受是引起头痛的可能原因;

C. 至少有下列一项可作为颈部疾病证据:

1. 临床体征提示疼痛来自颈部;

2. 诊断性阻滞颈椎结构或神经支配区之后头痛消除。头痛消除意味着头痛完全缓解,视觉模糊评分为 0 分。

D. 成功治疗致病因素后,疼痛在 3 个月内消退。

临床诊断标准 C1 必须显示其可靠性和有效性。临床特征,如颈部疼痛、局部性颈部压痛、颈部外伤史、机械性疼痛加重、单侧的、合并肩部疼痛、颈部的运动范围减少并非只有颈源性头痛才具有。这些可能是颈源性头痛的特点,但是不能确定头痛症状和头痛来源之间的关系。

病因

颈源性头痛是由上部三对颈脊神经支配的牵涉痛。因此,颈源性头痛可能的来源是:寰枕关节、寰枢关节、$C_2 \sim C_3$ 关节突关节、$C_2 \sim C_3$ 椎间盘和上颈脊髓神经及神经根。引起其他枕部疼痛的严重的原因应先予以排除,如后颅窝病变和椎动脉夹层或动脉瘤[9]。

肿瘤、骨折、感染和上颈椎类风湿关节炎虽然尚未被正式认为是颈源性头痛的病因,但在个别情况下仍然被认为是引起疼痛的可能原因。

颈椎病和骨软骨炎不被认为是颈源性头痛的原因。此外,当肌筋膜有触痛点时,头痛应归为紧张型头痛。

神经解剖学和神经生理学

三叉神经脊束核尾侧延伸到上部第三、四颈椎脊髓节段背角的外层。这就是俗称的三叉颈神经核,它同时接受来自三叉神经以及上三对颈椎脊神经的传入纤维。这些传入纤维间的交集是产生三叉神经颈部牵涉痛的原因。因此,起源于上颈段脊神经支配的颈部结构的疼痛可以被三叉神经的分支支配区域,如眼眶和额颞顶区域所感知(图 41-1)。

枕大神经的伤害性刺激增加幕上传入的神经的中枢兴奋性[10],而硬脑膜刺激又增加三叉颈神经对颈部刺激信号输入的兴奋性[11]。这些现象都证实三叉神经颈神经会聚概念。

颈源性头痛常见的来源

寰枢关节

寰枢外侧关节(atlantoaxial joint,AAJ)病变在枕部头痛的患者中可能占 16%[12]。用造影剂扩张寰枢关节会产生枕部疼痛,用局部麻醉药注射到关节内可以解除疼痛[12-13],提示疼痛起源于寰枢外侧关节,包括枕部或枕下疼痛、枕下区局部压痛、C_1 对 C_2 的疼痛性旋转限制和 C_1 被动旋转的激发痛。这些临床表现并非特异性的,因此不能单独用来建立诊断标准[9]。唯一确立诊断的方法是关节内注射局部麻醉药[12]。寰枢外侧关节疼痛的病理通常是外伤或骨关节炎[14-15]。然而,影像学上呈现骨关节炎并不意味着关节一定是痛源。

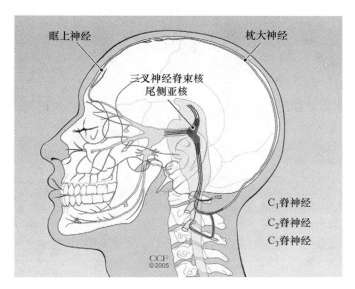

图 41-1　三叉 - 颈神经复合体（*Reprinted with permission from Cleveland Clinic*）

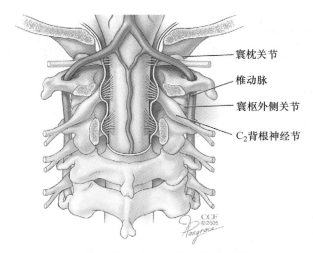

图 41-2　寰枢椎间的关系和寰枕关节椎动脉（*Reprinted with permission from Cleveland Clinic*）

另一方面，如果没有发现异常的影像学表现，也并不能排除关节作为痛源的可能性。

关节内给予类固醇是短期内有效缓解起源于寰枢外侧的关节疼痛的办法[16-17]。有一份报告显示，在 AAJ 关节囊行脉冲和射频热凝毁损术产生了长期缓解效果[18]。对各种保守治疗没有反应的难治病例可以考虑行寰枢外侧关节融合术[19]。

寰枢关节腔内注射有出现严重并发症的可能性，所以，关键是要熟悉关节与周围血管及神经的解剖关系（图 41-2）。椎动脉穿过 C_2 和 C_1 横突孔时是在寰枢关节的外侧，然后穿越寰枕关节的内后侧到达枕骨大孔（图 41-2）。C_2 背根神经节、神经根和其包裹的硬脑膜套穿过寰枢关节的后侧中部。因此，寰枢关节注射时，针头应指向关节后外侧。这将避免伤到内侧 C_2 神经根或外侧的椎动脉（图 41-3～图 41-5）[12,17]。因为椎动脉的解剖变异性和负压抽吸实验的低敏感性，要谨慎注意避免局部麻醉药血管内注射。注射造影剂时应在实时透视下进行，最好是用数字减影术。在寰枢关节注射时，如果针头指向内侧较近，可能发生 C_2 硬脑膜的误穿，脑脊液外漏或局部麻醉药向高颈髓蔓延。如果针指向更近的内侧，会发生脊髓损伤和脊髓空洞症等严重并发症[20]。

最近，有报道在超声辅助下进行寰枢关节腔注射以增加操作安全性，因为超声检查可以识别关节附近相关的软组织结构（如椎动脉和 C_2 背根神经节）[21]。

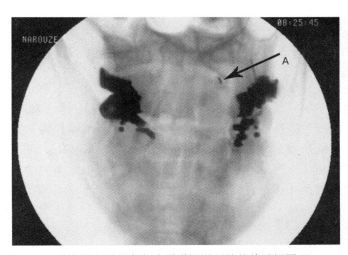

图 41-3　寰枢外侧关节侧部内隧道视野下针的前后视图（*Reprinted with permission from Ohio Pain and Headache Institute*）

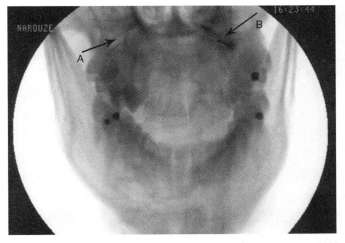

图 41-4　**A.** 寰枢外侧关节　**B.** 寰枢外侧关节内的针尖和造影剂（*Reprinted with permission from Ohio Pain and Headache Institute*）

C_2～C_3 关节突关节和第三枕神经性头痛

C_2～C_3 的椎骨关节突由第三枕神经（C_3 背支的内侧

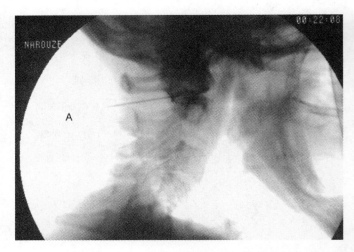

图 41-5 寰枢外侧关节内的针尖和造影剂的横向视图（*Reprinted with permission from Ohio Pain and Headache Institute*）

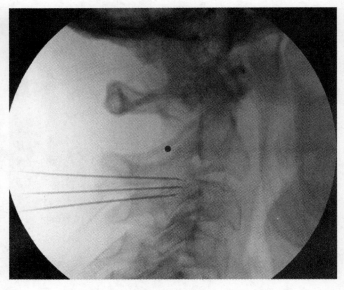

图 41-6 放置在 C_2～C_3 赤道、关节线上下的三射频针的侧视图（*Reprinted with permission from Ohio Pain and Headache Institute*）

浅支）支配[22]。来自这个关节的头痛（又叫第三枕部头痛）在颈椎过度屈伸损伤后呈现颈源性头痛的患者中占 27%[23]。C_2～C_3 关节压痛是唯一的提示性体征，必须行诊断性第三枕神经阻滞来确诊。此前，有报道表明第三枕神经的射频神经切断术是无效的[24]。然而，随着射频技术的改进，88% 的第三枕部头痛患者可获得完全缓解（图 41-6）[25]。另一方面，Barnsley 等[26]报道关节内注射类固醇治疗对来自于颈椎关节突关节的慢性疼痛没有效果。

第三枕神经松解术

第三枕神经是 C_3 背支的内侧浅支。它从关节侧面穿过并支配 C_2～C_3 关节突关节。同时它也支配着头半棘肌的一部分，并且它的皮支供应枕部下面的一小片区域皮肤[21]。第三枕神经射频消融（radiofrequency ablation，RFA）被证明能有效治疗来自 C_2～C_3 关节处的头痛。因为其解剖结构多变[23]，通常不能完全消融第三枕神经。使用三针法以对付第三枕神经从关节外侧或关节上面或下面行走的所有变异，并创建不超过一个电极宽度（邻近毁损部位）的连续毁损可以明显改善治疗效果[25]（图 41-6）。

RFA 治疗后，在第三枕神经分布的皮肤区域感觉麻木是很常见的，而感觉迟钝和超敏反应（通常在麻木区域的边缘）发生率可达 50%。这些都是暂时的并发症，通常只会持续几天到几周[23-24]。据报道，大多数患者术后出现一过性的共济失调，是因为第三枕神经切除后头半棘肌部分去神经支配，从而干扰紧张性颈反射的结果[23-24]。

枕神经痛

根据头痛疾病国际分类（International Classification of Headache Disorders，ICHD）的第 2 版，枕神经痛不属于颅源神经痛[8]，由于其与颈源性头痛密切相关。诊断标准如下：

A. 在枕大神经、枕小神经和（或）第三枕神经的分布区的阵发性刺痛，在发作间歇期伴或不伴持续性酸痛；

B. 受累神经有压痛；

C. 局部神经阻滞麻醉可暂时缓解疼痛。

枕神经痛曾长期被认为是枕大神经出斜方肌时受卡压的结果。不过，采用外科神经松解术仅有大约 80% 的患者获得短期缓解，而采用神经切除术则大约 70% 的患者获得短期缓解[27-28]。枕神经痛必须和来自寰枢椎或上关节突关节或颈部肌肉肌腱触发点的枕部牵涉痛区分开来[8]。

枕大神经主要来自 C_2 的背侧支，部分来自 C_3 的终末支；而枕小神经主要来自 C_3 的背侧支，部分来自 C_2。在某些情况下[29]为明确诊断，在 C_2 和 C_3 水平做节段性神经阻滞可能是必要的。神经冷冻、射频消融和更永久的神经破坏疗法，例如 C_1～C_3 间背根切断术和 C_1～C_3 间局部后根切断术效果不尽一致[30-33]。

枕部神经刺激

不同于其他的神经破坏疗法，经皮枕大神经刺激术提供了一种潜在的微创、低风险和可逆性的治疗枕神经痛和一些顽固性原发性头痛的方法[34-35]。用枕大神经电刺激治疗慢性偏头痛患者，PET 扫描研究显示，局部脑血流量在负责中枢神经调节的脑部相应增加[36]。首先在枕骨下区颈部肌肉筋膜浅表放置皮下电极进行外周神经刺激试验。如果刺激有效，可永久性植入相同型的电极引线或桨式手术导线，然后与锁骨下区、侧腹、臀部或腹部植入的脉冲发生器相连接（图 41-7 和图 41-8）。

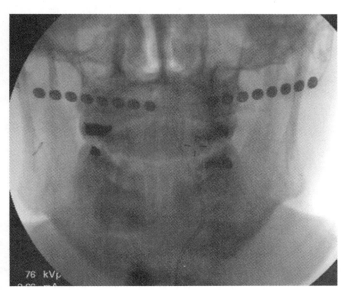

图 41-7　枕骨双侧手术导线的前后视图（*Reprinted with permission from Ohio Pain and Headache Institute*）

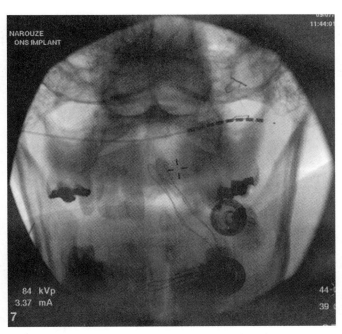

图 41-8　枕骨右侧经皮穿刺导线前后视图（*Reprinted with permission from Ohio Pain and Headache Institute*）

皮下神经刺激术最常见的并发症是导线迁移及二次电极修正。各种锚定技术已被用来提高导线的稳定性，但是问题仍然存在[37]。

一篇综述显示，置入术后 6 个月和 1 年，导线迁移发生率分别是 33％ 和 60％[38]。采用自身锚定技术（如有齿导线）看起来很有前景。在 12 例患者中，只有 1 例患者出现几毫米的导线迁移，但刺激模式没有变化，也没有影响疗效[39]（图 41-9）。

枕部神经刺激另一个潜在的问题是与植入电极导线深度有关的电刺激引起的肌肉收缩痛（例如，在枕下肌层内植入过深）。在超声引导下皮下植入枕部神经刺激导线看起来非常有吸引力，因为导线可以在直视下准确放置在肌肉的表面[21]。

C_2 神经痛

C_2 神经痛是一种独特的枕神经痛，可由神经瘤、脑膜瘤或异常血管造成 C_2 神经根或背根神经节病变引起[40-41]。C_2 根位于寰枢关节的外侧后方，因此，该关节病变或炎症可能导致神经根的刺激或压迫[42]。C_2 神经痛表现为间歇性枕部刺痛，伴有流泪、睫状充血、流鼻涕。疼痛可经选择性的 C_2 神经根阻滞缓解是准确诊断的必要条件。热凝、手术解压或 C_2 神经节切除术可在药物和其他保守治疗无效的情况下应用[9]。

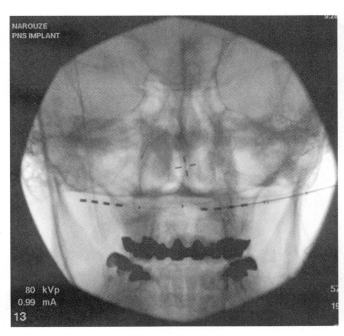

图 41-9　枕骨双侧自身锚定导线前后视图（*Reprinted with permission from Ohio Pain and Headache Institute*）

颈肌筋膜疼痛

位于后颈部肌肉（尤其是斜方肌、胸锁乳突肌和头夹肌）的触发点也可导致头痛[43-44]。根据国际头痛疾病分类（ICHD）的第 2 版，颈部肌筋膜压痛点诱发的头痛被归为与颅周压痛有关的阵发性或慢性紧张性头痛[8]。

更重要的是，这些压痛点通常位于关节突关节上方，因此很难与底层的关节疼痛相区分[9]。在治疗肌筋膜疼痛方面，针刺疗法除了安慰效应，没有其他疗效[45]。肉毒杆菌毒素的使用是有争议的。对于偏头痛和慢性每日头痛，肉毒杆菌毒素治疗是有效的，但对肌筋膜疼痛和颈源性头痛的功效仍存在争议[46-48]。

颈椎间盘源性疼痛

$C_2 \sim C_3$ 激发椎间盘造影术（但不是在更低的水平）可以诱发颈源性头痛[49]。有研究显示射频毁损术提供了数月的疼痛缓解[50]。然而，因为有食管穿孔导致椎间盘炎或血管损伤的潜在危险，一般不施行颈椎间盘的介入性治疗。

总结

综上所述，颈源性头痛是头痛治疗中最有争议和挑战性的领域之一。通常，患者会最大受益于囊括物理治疗、药物治疗、心理治疗（生物反馈放松疗法）、替代医学（针灸）以及谨慎使用的介入性疼痛治疗的多学科综合治疗方法。

要点

- 颈源性头痛是指源自上部三对颈神经支配的颈部结构的牵涉性疼痛。
- 国际头痛协会颈源性头痛的诊断标准包括以下几个方面：①源自颈部的牵涉性疼痛；②有证据显示颈椎或颈部软组织病变为头痛的原因；③诊断性神经阻滞治疗后头痛消失；④针对病因成功治疗后疼痛治愈。
- 第三枕部头痛是来自 $C_2 \sim C_3$ 关节突关节的头痛。第三枕神经松解术成功率的提高来自技术的改进，这包括使用三针疗法以应对第三枕神经解剖结构的变异。
- 枕神经痛的诊断标准为枕神经分布区的疼痛，受累神经压痛和疼痛可经局部麻醉药阻滞缓解。
- 在慢性偏头痛患者治疗中，枕神经刺激可能有中枢神经调节作用。皮下植入术最常见的并发症是导线迁移。

参考文献

参考文献请参见本书所附光盘。

42 口腔、颌面痛

Jason E. Pope ⊙ Samer Narouze

申文 胡学铭 许恒 译 Jiang Wu 校

口颌面疼痛的发生率和流行率在普通人群中是非常高的。重点应该放在正确的诊断和治疗而不是对症处理。每个病症都将根据国际头痛分类第 2 版（ICHD-2）上发表的分类和诊断标准分别描述，并回顾疾病的病理生理学、临床表现和治疗（药物和介入方面）。

ICHD-2 标准为头痛和口颌面疼痛提供了一个系统的分类标准，并且将其分成 3 类：原发性头痛、继发性头痛和中枢性脑神经痛并发原发性颜面痛[1]。

我们将重点关注 ICHD-2（表 42-1）的第 11 和 13 条。但在考虑常见颜面部疼痛的诊断以前，有必要强调采集关键病史和体格检查信息对诊断头痛和口颌面疼痛的重要性。有步骤、系统的分析方式非常重要。这就需要对 ICHD-2 标准有一个基本的了解。应当指出的是，在一个来自三级神经医疗护理医院连续 97 例患者的调查中，有 29％的患者可能无法用 ICHD-2 标准进行分类[2]。

合理的体格检查应当包括全面的神经系统评估[包括步态、旋前肌变异、龙贝格征和反射测试（如霍夫曼征和巴宾斯基征）]、心脏和颈动脉听诊、眼底检查、颈活动范围（包括寰枢椎和寰枕关节）、肌肉与骨骼详细的评估（包括肌筋膜强度和触痛点）、根性激惹征象（Spurling 试验）、颈椎小关节检查和非器质性疼痛 Waddell 征（如触痛、刺激、分散、部分功能紊乱和反应过度）。表 42-2 和表 42-3 分别列出了需要进行影像学评估的表现和特征[3]。

解剖学和病理生理学

三叉神经系统是提供脸部的疼痛和触觉感受，以及咀嚼肌运动功能的神经系统。三叉神经系统是一个跨越中脑到脊髓的双边结构，由 4 部分组成：中脑核、主要感觉核、第 5 脊束核和运动核。三叉神经系统核尾侧部被称为第 5 脊束核，由 3 个部分组成，从头侧至尾侧依次是口亚核、卫星亚核、尾亚核。尾亚核和脊髓背角的结构和功能非常相似，并且延伸到第 2 和第 3 颈椎水平。初级传入突触在尾侧核同侧，二级神经元

交叉进入对侧丘脑束。三叉神经通路被称为三叉神经丘脑背侧束，终止于丘脑的背侧核。

靠近三叉神经颈段复合体的核团的激活可解释不同头痛的先兆和症状，比如激活了宽动态范围神经元、假突触传递，或者是相近的复合体（孤束核、疑核或迷走神经背核）。

Goadsby 证明了三叉神经颈段的汇聚机制（图 42-1）。他用电刺激成年猴子的上矢状窦，发现 C-fos 在 C_1 和 C_2 的脊髓背侧角表达增加，但是 C_3 却没有[4]。

Anthony 在检查枕部头痛的患者后总结出："位于三叉神经核和上颈髓间终止于 C_4，组成后角的细胞投射枕部头痛"[5]。因此，不同于公认的头痛产生病灶，Goadsby 描述的可能具有交互作用的三叉神经颈段复合体介绍了潜在的神经损伤/烧灼的位点，用于治疗各种头痛病症。

颅骨疾病引起的头痛

其诊断基于一处或多处头面部疼痛，并经临床、实验室或者影像学证实存在可以造成头痛的颅骨病变（表 42-4）。疼痛的来源必须是在时间上和位置上与颅骨病变相关，在成功治疗颅骨病变后头痛缓解。多数颅骨的病变并不会产生疼痛，除了骨髓炎、多发性骨髓瘤和佩吉特病。

颈部疾病引起的头痛

这一系列的病症包括从颈部结构放射至头和（或）面部的疼痛。诊断标准基于"被普遍接受的导致头痛的原因"。

颈源性头痛

颈源性头痛是只涉及颈椎或颈部软组织的疾病或病变引起的头面部疼痛（参阅第 41 章）。

咽后肌腱炎

咽后肌腱炎（也称作长肌 coli 肌腱炎）是颈后部单

表 42-1 ICHD-2 分类条目

第一部分：原发性头痛
1. 偏头痛
2. 紧张型头痛
3. 丛集性头痛和三叉神经自主性头痛
4. 其他原发性头痛

第二部分：继发性头痛
5. 头和（或）颈部外伤引起的头痛
6. 颅或颈部血管疾病引起的头痛
7. 非血管性的颅内疾病引起的头痛
8. 某种物质或者相应的戒断引起的头痛
9. 感染引起的头痛
10. 机体内环境紊乱引起的头痛
11. 颅、颈、眼、耳、鼻、窦道、牙齿、口腔或者其他面部结构引起的头痛或颜面痛
12. 精神疾病引起的头痛

第三部分：中枢性脑神经痛和原发性颜面痛以及其他的头痛
13. 脑神经痛和中枢性的颜面痛
14. 其他头痛、脑神经痛、中枢性或原发性的颜面痛

表 42-2 需要进一步检查的警示性头痛的症状和体征

突然发生的头痛（雷击性头痛）
发热、皮疹和（或）颈部强直（脑膜炎样）合并头痛
视盘水肿（视神经头膨大）
头晕、不稳、构音困难、乏力或者感觉异常（麻木或者刺痛），尤其是严重的、持续的和首次发生的
偏头痛前兆或者以前有过神经性偏头痛且持续时间超过 1 h
出现意识模糊、嗜睡或意识丧失
头痛是由劳累、咳嗽、弯腰或性活动引起
头痛逐步恶化和（或）治疗无效
以前有过头痛但特征和伴随症状发生了本质改变
持续性或剧烈呕吐伴随着头痛
50 岁以上者的头痛更可能伴随着动脉炎或者颅内肿瘤。典型的巨细胞（颞）动脉炎会伴随原因不明的体重减轻、出汗、发热、肌肉痛、关节痛和跛行
头痛发生在有人类免疫缺陷病毒感染或者癌症的患者
经常光顾急诊或接受紧急治疗
每天或几乎每天使用止痛药或需要高于推荐剂量的止痛药来控制头痛症状

表 42-3 神经影像学在头痛诊疗中的适应证

急症
突发雷击性头痛伴有神经功能缺损
头痛伴意识状态改变或癫痫发作
介入治疗史（如怀疑有减少颅内顺应性的局限性病灶，假性脑膜炎）

常规
突发雷击性头痛，没有局限性神经功能缺损
头痛的特征发生改变（严重程度、位置转移、恶化）
头痛伴有神经功能缺损或异常（平衡失调、旋前肌变异、乏力、视盘水肿）
头痛发生在免疫功能低下或者癌症患者

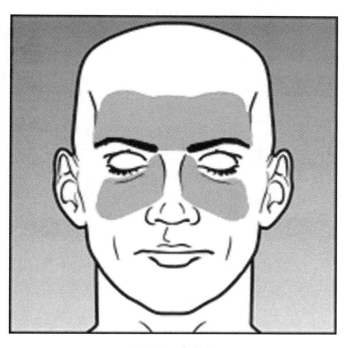

图 42-1　鼻旁窦

表 42-4　继发于面部和颅部疾病的头痛和面痛

ICHD-2	ICD-10	诊断
11	[G44.84]	颅、颈、眼、耳、鼻、窦、牙、口或其他面部、颅部病变所致的头痛和面痛
11.1	[G44.840]	颅骨疾病所致的头痛
11.2	[G44.841]	颈部疾病所致的头痛
11.2.1	[G44.841]	颈源性头痛
11.2.2	[G44.842]	咽后肌腱炎所致的头痛
11.2.3	[G44.841]	颅颈张力失常所致的头痛
11.3	[G44.843]	眼部疾病所致的头痛
11.3.1	[G44.843]	急性青光眼所致的头痛
11.3.2	[G44.843]	屈光不正所致的头痛
11.3.3	[G44.843]	隐斜或斜视（显斜）所致的头痛
11.3.4	[G44.843]	眼部炎症性疾病所致的头痛
11.4	[G44.844]	耳部疾病所致的头痛
11.5	[G44.845]	鼻窦炎所致的头痛
11.6	[G44.846]	牙、颌骨及相关结构疾病所致的头痛
11.7	[G44.846]	颞下颌关节疾病所致的头痛
11.8	[G44.84]	颅、颈、眼、耳、鼻、窦、牙、口所致的头痛

侧或双侧非搏动性痛，可放射至枕部或全头部，在成人可见上颈椎前部大于 7 mm 厚的软组织肿块。疼痛在颈部伸展时加重，而非颈部旋转或吞咽时。上三个颈椎的横突是激痛点。疼痛常在抗炎治疗后两周内得到缓解。影像学检查可以用于排除颈动脉夹层，有时需要 CT 引导的颈椎前钙化的软组织肿块活检[6]。

典型的急性咽后肌腱炎常发生在 30～60 岁，表现为颈痛、吞咽痛、发热三联征。该病有自限性，常使用以非甾体消炎药和短期皮质类固醇为主的保守治疗[7-8]。

颅颈交界区张力失常

颅颈交界区张力失常（craniocervical dystonia,CCD）表现为后颈部的痉挛或张力性疼痛，可放射至枕部或全头部，常伴有肌肉过度活动导致的头颈姿势异常。疼痛可因肌肉收缩、活动、外力和持续某一姿势而加重。疼痛可以在成功治疗肌肉过度性活动的 3个月内缓解。这些肌张力障碍包括咽张力失常、痉挛性斜颈、下颌张力失常、舌张力失常[9]。

流行病学估计每 100 000 人中有 1.1～6.1 人患有颅颈交界区张力失常，发病率为每年 1.1/100 000[10-11]。病理生理学研究认为 CCD 为多巴胺功能失调导致。治疗上包括物理治疗、肌肉松弛剂以及肉毒杆菌毒素注射。

鼻窦炎所致的头痛

这是继发性额部疼痛，常发生在一处或多处，如面部、耳部、牙，常伴有临床、影像学、内镜或实验室检查诊断的急性鼻窦炎（图 42-2）。临床原因包括鼻

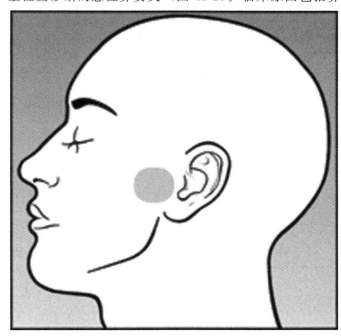

图 42-2　颞下颌关节疾病

腔积脓、鼻塞、新出现的嗅觉减退/丧失以及发热。这种头/面痛必须伴随急性鼻窦炎，且必须在缓解或有效治疗后 7 日内消失。鼻中隔偏曲、鼻甲肥大、鼻窦萎缩不会导致此类疼痛。慢性鼻窦炎不认为会导致此类疼痛，除非同时伴有急性发作。

牙、颌骨及相关结构疾病所致的头痛

牙、颌骨及相关结构疾病通常导致牙痛、面痛，有时导致头痛。牙齿的疼痛常导致弥散性头痛，如智齿感染或创伤性刺激导致的牙周炎和冠周炎。这种疼痛在时间和位置上与牙、颌骨疾病紧密相关，并常在成功治疗病因 3 个月内缓解。

急性牙周炎性疼痛可给予休息（减少机械性刺激）、非甾体消炎药、局部麻醉药和镇痛药。慢性牙周炎是导致牙及牙周骨破坏的免疫介导的炎症反应[13]。

典型的口腔内损伤为自限性，常在数周内得到缓解。如果症状持续存在，需接受牙科及耳鼻喉科会诊。常见的导致疼痛的黏膜相关性疾病见表 42-5[14]。

下颌关节功能障碍导致的头面部疼痛

这是一种从颞下颌关节（temporomandibular joint，TMJ）放射到头面部一个或多个区域的再发性疼痛。这种疼痛由下颌运动、咀嚼、关节运动幅度减小或者不规则诱发，在颞下颌关节功能障碍有效治疗后 3 个月内消失。上述颞下颌关节功能障碍包括关节盘移位、骨关节炎、关节运动过度、类风湿关节炎，可同时伴随肌筋膜痛和头痛。

颞下颌关节是双齿突关节，对咀嚼和发音非常重要。这个关节的特别之处是关节表面覆盖的是纤维软骨，而不是透明软骨。定位在齿突和关节窝之间的纤维软骨把关节腔分为上下两个腔隙[15]。

引起关节囊内功能障碍的疾病包括类风湿关节炎、骨关节炎和关节盘移位（图 42-3）。囊外的功能障碍包括咀嚼肌筋膜痛（图 42-4）。颞下颌关节痛也可以继发于夜磨牙症导致的肌筋膜紧张、牙齿损耗、关节囊炎及关节附着物形成。

下颌关节功能紊乱时 X 线检查通常没有阳性发现。在保守治疗失败后症状持续严重时，可能需要牙根尖周围的 X 线、CT 或 MRI 检查，但是 MRI 的检查结果不能作为治疗根据，因为无症状患者也可能有关节盘移位的证据。

下颌关节功能紊乱的治疗包括针对继发原因（如感

表 42-5　口腔痛的常见口腔内病因

类别	病因
感染	疱疹性口炎 带状疱疹 念珠菌病 急性坏死性龈口炎
免疫/自身免疫	过敏反应（牙膏、漱口水、局部用药） 扁平苔藓 良性黏膜类天疱疮 口疮性口炎、口疮病变 多形性红斑 移植物抗宿主病
外伤性和医源性损伤	人为的、事故的（烧伤：化学、日光、热） 自我伤害行为（宗教的、强迫的行为） 医源性（化疗、放疗）
肿瘤	鳞状细胞癌 黏液表皮样癌 腺样癌 颅内肿瘤
神经病学	灼口综合征和舌痛 神经痛 病毒后遗神经痛 外伤后神经痛 运动失调和张力失常
营养和代谢	维生素缺乏（B_{12}、叶酸） 矿物质缺乏（铁） 糖尿病性神经病 吸收不良综合征
其他	继发于内在和外在因素的口腔干燥症 食管或口腔恶性肿瘤导致的疼痛 继发于食管反流的黏膜炎 血管性水肿

Source：Adapted from Mehta NR，Scrivani SJ，Maciewicz R：Dental and facial pain. In Benzon HT，et al，editors：Raj's practical management of pain，ed 4，Philadelphia，2008，Mosby/Elsevier，pp 505-528

染）的治疗、躯体症状（应激、焦虑）的治疗、停止夜间磨牙、关节锻炼以及药物治疗（肌肉松弛剂、神经病理性疼痛的治疗药物、抗炎药物）。局部麻醉药、类固醇药物或肉毒杆菌毒素单独或一起注射可能对部分病例有效[16-18]。对保守治疗无效者如有解剖结构改变，可考虑手术治疗。手术方法有半月板软骨部分或全部切除、关节盘修复、粘连松解、灌洗，在有些情况下，可以做全关节成形术[15,19]。TMJ 全关节置换的疗效并不理想。

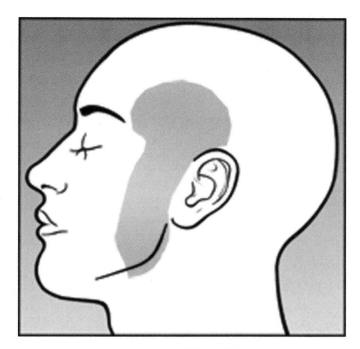

图 42-3 颞下颌肌病

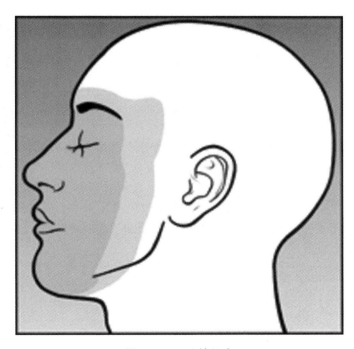

图 42-4 三叉神经痛

表 42-6 脑神经痛导致的继发性头痛和中枢性原因导致的面部疼痛

ICHD-2	ICD-10	诊断
13	[G44.847,G44.848,G44.85]	脑神经痛或者其他中枢神经引起的面部疼痛
13.1	[G44.847]	三叉神经痛
13.1.1	[G44.847]	经典三叉神经痛
13.1.2	[G44.847]	症状性三叉神经痛
13.2	[G44.847]	舌咽神经痛
13.2.1	[G44.847]	经典舌咽神经痛
13.2.2	[G44.847]	症状性舌咽神经痛
13.3	[G44.847]	中间神经痛
13.4	[G44.847]	喉上神经痛
13.5	[G44.847]	鼻睫神经痛
13.6	[G44.847]	眶上神经痛
13.7	[G44.847]	其他的终末支神经痛
13.8	[G44.847]	枕神经痛
13.9	[G44.851]	颈-舌综合征
13.10	[G44.801]	外压性头痛
13.11	[G44.802]	冷刺激头痛
13.11.1	[G44.8020]	外源性冷刺激引起的头痛
13.11.2	[G44.8021]	吸入性冷刺激所致头痛
13.12	[G44.848]	压力、刺激、脑神经畸形、上颈根部结构病变
13.13	[G44.848]	视神经炎
13.14	[G44.848]	糖尿病性眼部神经病变
13.15	[G44.881 orG44.847]	带状疱疹导致的头面部疼痛
13.15.1	[G44.881]	急性带状疱疹导致的头面部疼痛
13.15.2	[G44.847]	疱疹后神经痛
13.16	[G44.850]	托洛萨-亨特综合征
13.17	[G43.80]	眼肌麻痹性偏头痛
13.18	[G44.810 orG44.847]	中枢性原因导致的面部疼痛
13.18.1	[G44.847]	痛性感觉缺失
13.18.2	[G44.810]	中央卒中后疼痛
13.18.3	[G44.847]	多发性硬化导致的面部疼痛
13.18.4	[G44.847]	特发性面部持续性疼痛
13.18.5	[G44.847]	灼口综合征
13.19	[G44.847]	其他的脑神经痛或中枢神经介导的面部疼痛

脑神经痛和中枢神经原因导致的头面部疼痛

　　这种头面部疼痛是严重疼痛疾病最广为人知的原因，代表性的是三叉神经痛。表 42-6 列出了脑神经痛导致的一系列疼痛性疾病，我们主要看一下口面部疼痛。

三叉神经痛

　　三叉神经痛是三叉神经支配的一个或多个分区的短

表 42-7　特发性三叉神经痛的各分支发病情况

三叉神经分支	患病率
V1	4%
V2	17%
V3	15%
V1 和 V2	14%
V2 和 V3	32%
V1、V2 和 V3	17%

暂周期性发作的、尖锐的、穿透性的单侧面部疼痛。疼痛通常从第二、第三分支开始（图 42-4），只有不到 5% 的患者第一分支会受到影响（表 42-7）。右侧发生的概率与左侧发生的概率比例是 3：2[20]。

三叉神经第一分支痛提示以往的单纯疱疹病毒感染。阵发性的三叉神经痛可持续数秒到 2 min，由三叉神经区轻微的刺激（如鼻唇部区域很小的"扳机点"）或者三叉神经附近的区域感觉刺激（如灯光、声音、味觉）引起。三叉神经痛也可以是自发的疼痛，没有确定的"扳机点"。如果三叉神经痛的病因是外侧血管挤压，那么三叉神经痛就是继发性的，或者称作"有特定症状的三叉神经痛"。同时没有临床证实的神经功能缺失。三叉神经痛通常都是单侧的，也有报道发现双侧的三叉神经痛，多来自中枢性的原因，如多发性硬化。尽管有些长期三叉神经痛的患者有隐约的背景痛，但大部分的患者在发作间歇期是没有症状的。三叉神经痛也有不应期，此时刺激不能诱发疼痛发作。

三叉神经痛的发病率是 4/100 000～13/100 000[20]，美国每年大约有 15 000 例新发病例，女性患者人数是男性患者人数的 1.5 倍[21]。

三叉神经痛最常见的机制是弯曲的、畸形的血管压迫三叉神经根，可由 MRI 检查而证实。三叉神经是第 5 脑神经，位于海绵窦的后侧方、颈动脉内侧的梅克尔腔。颈内动脉位于海绵窦的后方，梅克尔腔中三叉神经节的内侧。眼支（V1）经海绵窦的外侧壁，从眶上裂出颅。上颌支（V2）经海绵窦下侧方的圆孔出颅，进入到翼腭窝。下颌支（V3）经颅底行走，经卵圆孔出颅。

三叉神经痛的治疗集中在预防和遏制治疗，有为数不多的系统性综述介绍相关治疗方法[22-24]。药物治疗对三叉神经痛有效，应该于介入治疗措施之前就开始使用。一般来说，在保守治疗无效后，MRI 证实有血管压迫的年轻患者可以考虑微血管减压术。年老的患者或者没有血管压迫证据的患者可以尝试伽马刀和射频消融术。保守治疗包括抗抑郁药和抗癫痫药。一线药物有卡马西平和奥卡西平，二线药物有巴氯芬，其他的治疗神经病理性疼痛的药物也有尝试，但是疗效不确切[22]。

介入治疗包括减压、烧灼，神经调节治疗包括手术和经皮途径[22,25-32]（表 42-8）。

舌咽神经痛

舌咽神经痛是较少见的，以耳部、舌根部、扁桃体窝及下颌角部位短期的、严重的、尖锐的、穿透性的疼痛为特征的面部疼痛综合征。通常是单侧的，可由吞咽、讲话、咳嗽、咀嚼、打呵欠触发，持续时间从数秒到 2 min 不等。三叉神经痛的患者此病的发病率为 0.2%～1.3%，通常在 60 岁后发作[20]。疼痛沿着舌咽神经的耳支和咽支分布，也与迷走神经的耳支和咽支伴行。大约 2% 的患者在发作时失去意识，如果可识别原发的病灶，那么这种舌咽神经痛就是继发性的，称

表 42-8　三叉神经痛的介入治疗

A. 手术途径	
微血管减压	利用热凝固术凝固或惰性海绵分离和三叉神经根传入部分接触的血管[25]
B. 经皮途径	
伽马刀	立体定向放射治疗：大剂量的射线照射三叉神经，从而非选择性地毁损神经[26]
经皮球囊压迫	压迫导致的局部缺血。适合三叉神经 V1 支第 1 分支疼痛，因为这种情况下角膜反射不受影响[27-28]
经皮甘油注射毁损	荧光引导下，向相关神经注射一定体积的甘油[29]
经皮射频热凝术	主要适用于身体耐受差、不适合微血管减压的老年患者，疗效可能没有微血管减压术好，但是损伤率和死亡率小[22]
脉冲射频消融（RFA）	这种方法一般认为比较安全，但是一项随机研究对它的有效性提出了质疑[30]
C. 神经调节	
半月神经节	神经调节刺激可经颞骨切开[31]或经皮[32]

为"症状性舌咽神经痛"[33]。

舌咽神经源自脑干，经颅底下行，从颈静脉孔出颅。它的神经纤维来自孤束核、疑核、上泌涎核。它的分支有鼓室神经、茎突咽神经、扁桃体分支、颈动脉窦分支、舌神经及与迷走神经之间的交通支。

血管压迫神经根被认为是舌咽神经痛的病理生理学机制，通常由后小脑动脉的微血管压迫导致[34]，以药物保守治疗为主，包括抗癫痫药和镇痛药。保守治疗无效的顽固病例可采用手术或经皮治疗。包括神经切断、毁损。

中间神经痛（膝状神经痛，Ramsay-Hunt 综合征）

这是比较罕见的神经痛，以中耳道短暂发作的间隙性疼痛为特征，不伴有器质性损害，持续几秒到几分钟不等，可同时伴有唾液、泪腺分泌异常及味觉的异常，通常与带状疱疹紧密相关。Ramsay-hunt 综合征（RHS）的典型症状是三联征，包括耳部疱疹、同侧面瘫及前庭或耳蜗的症状。中间神经痛通常发生在 50 岁以后[34]。

中间神经是面神经（第 7 脑神经）的一部分，位于面神经的运动根和前庭蜗神经（第 8 脑神经）之间，支配感觉神经（外耳道、口底、上腭、鼻黏膜、舌前部 2/3 的味觉）和面神经副交感神经纤维（上泌涎核）。中间神经在面神经管的膝状神经节内与面神经的运动根汇合。

保守治疗包括应用神经病理性疼痛药物、治疗带状疱疹（如果怀疑 RHS）或手术减压[35]。

喉上神经痛

喉上神经以喉外侧、下颌下区、耳下部短暂发作的疼痛为特征，持续数秒到数分钟，通常由吞咽、大声说话或者转头诱发。可由喉上神经阻滞、消融及切除缓解，其"扳机点"可能在同侧舌骨、舌甲膜的侧面。

喉上神经是迷走神经的终末支（第 10 脑神经），同时接受来自颈上神经节的交感纤维。分为内部和外部喉上神经（支配环甲肌）。喉返神经支配其余的喉部肌肉。尤其是外展肌，喉返神经的损伤会导致声带麻痹（损伤导致声带的内收障碍）。双侧损伤会导致呼吸道梗阻。

鼻睫神经痛（查林神经痛）

鼻睫神经痛是前鼻孔短暂发作的撕裂样疼痛，放射到额前或鼻中部，每次发作持续数秒至数小时。可由触摸同侧鼻孔诱发，而由鼻睫神经阻滞缓解。

鼻睫神经是视神经的分支（V1），在外直肌之间，沿上直肌和上斜肌下倾斜行走进入眼眶，终末分支包括筛后神经、长睫状神经、滑车下神经、睫状神经节的交通支、筛前神经。

眶上神经痛

眶上神经痛是指眶上神经（视神经 V1 的终末支）支配的前额及眶上区域短暂发作或者持续性的疼痛。眶上神经痛可由按压眶上切迹诱发或者加重，眶上神经阻滞有效可确诊此病。

其他的终末支神经痛

面部疼痛通常来自三叉神经终末分支鼻睫神经和眶上神经的神经炎。以三叉神经终末支支配区域的短暂发作或持续性疼痛为特征，受累神经通常有压痛，神经阻滞通常有效。其他终末神经有眶下神经、舌神经、牙槽神经、颏神经（图 42-5）。

枕神经痛

枕神经痛是指枕大神经、枕小神经及第 3 枕神经分布的区域突然发作的穿透性、尖锐的疼痛，可同时伴有感觉异常、感觉迟钝或相关神经的压痛。详情参见第 41 章有关于枕神经痛的讨论。持续性的疼痛通常由压力、刺激、脑神经畸形或上颈根部结构异常引起。

视神经炎

视神经炎是一侧或双侧眼球后的疼痛，同时伴随中央或近中心的暗点导致的中心视力受损。视神经炎的病因不是压迫，而是视神经（CNII）的炎症。疼痛开始到视力损害之间有不到 1 个月的间隔，而且疼痛有自限性，通常 4 周内消退。如果疼痛的症状先于视力损害超过 4 周，那么称为"疑似视神经炎"。视神经炎通常是多发性硬化的症状。

糖尿病性视神经病变

这种是指糖尿病患者的眼部和前额疼痛并伴有一个或多个眼或脑神经区域的局部麻痹，疼痛通常集中在眼部周围，持续大约 2 h。受累神经最多的是第 3 脑神经（动眼神经），其次是第 4 脑神经（滑车神经）和第 6 脑神经（展神经）。典型的糖尿病性视神经病变发生在疼痛开始后的 7 天内，没有其他病因解释。排除脑神经麻痹的其他病因很重要，包括感染、脑梗死、脑出血或脑肿瘤，所以合理的影像学检查和活检是有必要的。

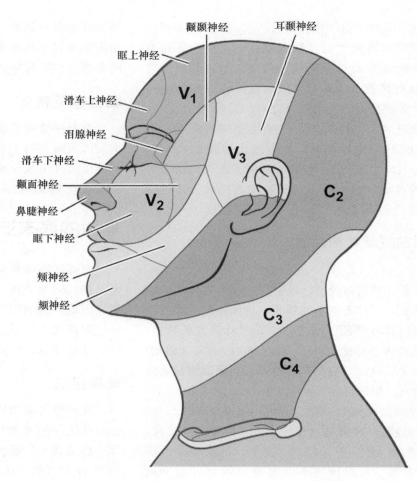

图 42-5 头和颈外侧皮节

源于带状疱疹的头部或面部疼痛

　　头部或面部疼痛可由带状疱疹引起。这种疼痛通常出现于疱疹暴发前 7 天内，疼痛与疱疹性神经炎同时出现。通常情况下，疼痛会在 3 个月内缓解。带状疱疹会影响约 10% 患者的三叉神经，V1 或眼神经最常受累（80%）（图 42-6）。相比之下，原发性三叉神经痛通常会影响 V2/V3 的分布部位。面部疱疹性病变并不局限于三叉神经系统，它还可以涉及膝状神经节（在近外耳道部位引起皮疹）。此外，眼神经疱疹可以与第 3、第 4 和第 6 脑神经麻痹相关联。带状疱疹也可能是一个更凶险疾病的预兆，因为它发生在 10% 的淋巴瘤患者和 25% 的霍奇金病患者身上。

　　疱疹后神经痛（postherpetic neuralgia，PHN）是一种皮肤出疹后在所涉及神经分布区内仍持续 3 个月以上的疼痛，带状疱疹病毒感染率随着年龄的增加而增加，其整体感染率为 3/1000～4/1000 每年，其中在超过 65 岁的人群中感染率超过 10/1000[36]。同样，它折磨着 50% 的 60 岁后感染疱疹病毒的老年患者，

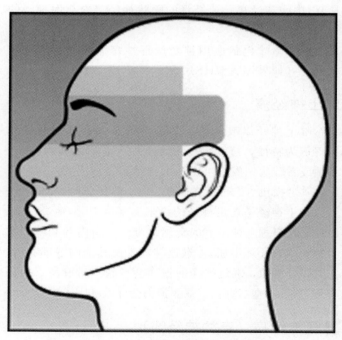

图 42-6 急性和疱疹后神经痛

且随着年龄的增加，疼痛事件的发生率也增加[37]。

　　急性带状疱疹的病理生理学机制是水痘带状疱疹

病毒在神经根与神经节中的复制及沿着周围感觉神经的蔓延。它可以在原发部位传播到相邻的结构，包括脊髓。特征性的皮节分布与神经系统解剖或功能的破坏相关。坏死的背根神经节、病毒在神经组织中的存在及萎缩的脊髓背角是 PHN 的病理特征。虽然传入神经的阻滞、肾上腺素能受体的激活和突触前抑制减弱可促进中枢敏化，但相关的确切病理学机制仍不清楚[38-40]。

疱疹性疼痛的管理包括使用抗病毒药物。更高生物利用度的药物伐昔洛韦和泛昔洛韦治疗急性带状疱疹比阿昔洛韦更有效[41]。使用类固醇的疗效是不明确的。治疗神经病理性疼痛的药物包括抗惊厥药（加巴喷丁、普瑞巴林）和抗抑郁药（阿米替林、去甲替林）。通常使用的其他药物包括局部药物（利多卡因贴剂）、辣椒碱、阿片类药物和 NMDA 拮抗剂。交感神经阻滞（例如星状神经节阻滞）可能是有效的，特别是在治疗的第 1 年[42]。在极端情况下，一些患者可能需行手术，包括脊髓丘脑外侧束切断术、神经根切断术、交感神经切断术、三叉神经切断术、三叉神经半月节后根切断术、中脑束切断术或浅表岩大神经切断术[43]。

托洛萨-亨特综合征

这种综合征是以发作性眼眶痛为特点，且常伴有自行缓解的第 3、第 4 或第 6 脑神经的麻痹。通常它具有消长过程。如果不及时治疗，单侧眼眶痛能持续数周，可通过 X 线或活检发现肉芽肿而得到证实。它是一种痛性眼肌麻痹，疼痛和麻痹发生在发病 2 周内，并且常在皮质类固醇治疗后的 72 Vh 内缓解。此外，它也可以累及三叉神经、面神经、视神经或听神经。重要的是需仔细排除其他病因导致的痛性眼肌麻痹。包括炎症（血管炎、结节病）、感染（脑膜炎）和内分泌因素（糖尿病）引起者。它也可能是由于癌症引起（疼痛是由于占位效应）或原发性头痛（偏头痛）。

中枢性面痛

中枢性面痛包括痛性感觉缺失、脑卒中后中枢痛、继发于多发性硬化的面部痛、特发性持久性面部疼痛和灼口综合征。尽管中枢性面痛的病理生理学机制尚未阐明，但两个机制可能涉及：神经炎所致神经感受痛阈值的降低或"脱抑制"导致的抑制减少。

其特点是可以有很多差异显著的疼痛主诉。疼痛可以表现为痉挛痛、箍痛、压迫痛或刺痛/刀割痛。可能有如坐针毡的感觉或触物感痛。体检时可能会表现出触诱发痛。触发刺激包括极端温度和情绪困扰。

痛性感觉缺失

痛性感觉缺失是一种痛性麻木或感觉迟钝，常表现在三叉神经或其中一支或枕神经支配的区域。它是由相关支配神经或其中枢传导路上的神经病变引起，其特征为神经支配的区域持续性疼痛并伴有感觉丧失。它往往是由枕大神经或三叉神经节切断术或热凝术的手术创伤所引起。据报道，痛性感觉缺失在高达 1.6%～3% 的甘油后根切断术和射频神经根切断术治疗三叉神经痛的病例中出现[22,44-45]。

脑卒中后疼痛

脑卒中后中枢痛是一种单侧痛与感觉迟钝，通常伴有同侧面部针刺、触摸和温度的感觉丧失。通常有症状提示脑卒中史和影像学的病变证据。疼痛和感觉迟钝常出现在脑卒中后 6 个月内，并且通常是持续性的，归因于三叉丘系（三叉丘脑束）、丘脑、丘脑皮层的病变。它可能会影响到同侧或对侧躯干和四肢。据估计，脑卒中后中枢痛在脑卒中患者中患病率为 8%～11%[46]。

源于多发性硬化的面部疼痛

脱髓鞘性病变发生于多发性硬化患者的脑桥或三叉丘脑束。其病灶引起的疼痛特点是单侧或双侧，伴有或不伴相关的感觉迟钝。对于患有三叉神经痛且疼痛部位变化的年轻人，需怀疑多发性硬化。三叉神经痛在多发性硬化患者中发生的概率为 1%～2%[47]。

特发性持久性面部疼痛（非典型面痛）

这种面部疼痛常持续数日且疼痛存在于一天中大部分时间，但它不具有任何其他脑神经痛的特点。它局限在一个界限不清的脸部区域，并且是深部痛，且没有感觉丧失或其他相关体征。它不归属于任何其他病变。疼痛常出现在鼻唇沟或下巴的一侧，并可能蔓延到一个更广范围的上颌骨或下颌骨区。脸、脸颊、牙龈的手术或创伤都可能引起这种疼痛。像眼肌麻痹一样，非典型面痛可以是疾病的先兆。同侧肺癌侵犯迷走神经可以表现为耳朵、面部或颞部的继发疼痛。

科普教育、咨询和精神支持是疾病管理的重要组成部分。蝶腭神经节阻滞和射频消融在治疗顽固性病例中的作用曾有报道[48]。

灼口综合征

这种疼痛以口腔内烧灼感为特征，但没有确切的全身系统或牙科的病因。口腔疼痛常持续数日且疼痛占据一天的大部分时间。相关症状包括口的主观干燥、感觉异常以及味觉改变。这种情况主要影响女性，30%～50%的患者的疼痛能自发改善。

结论

口腔及面部疼痛有可能是一个艰巨复杂的诊断过程。而通过仔细的病史采集和细致的检查，合理的治疗是可以实行的。其病因和复杂的交互关系影响着临床表现，治疗成功的关键需要多学科的协助，以及适当的专科会诊。

要点

- 诊断指导治疗。一种规范的诊疗路径对于头痛和面部疼痛患者的治疗是必需的。准确的诊断需要熟识ICHD-2诊断标准，并逐步排查原发性和继发性头痛。
- 在病史和体格检查中发现的警示性症状和体征需要进一步调查。
- 治疗应集中在预防和缓解策略。介入治疗的适当时机需要建立在疼痛对患者造成的严重程度基础上。

参考文献

参考文献请参见本书所附光盘。

43 腰痛概述

Khalid M. Malik ⊗ Rasha S. Jabri ⊗ Honorio T. Benzon

申文 陈立平 殷琴 译 Jiang Wu 校

来自脊椎的疼痛通常表现为下腰背部和颈部疼痛，也可表现为上腰和背中部疼痛。脊柱疼痛（spinal pain，SP）可以分为三大类：急性疼痛，疼痛持续时间为2～4周；亚急性疼痛，疼痛时间持续12周；慢性疼痛，疼痛持续时间超过12周。慢性SP可以被进一步分类为持续性或反复发作性疼痛。

流行病学

虽然急性SP通常是自限性的，但慢性SP往往以长期和反复发作为特征。几乎30％的急性发作的腰痛（low back pain，LBP）患者会进一步发展为对现有治疗方法效果欠佳的慢性LBP[1-2]。随着SP的持续发作延长，重返工作的可能性也呈现下降。因为LBP而离开工作半年的工人在接下来的生命里返回工作的概率只有50％，这个概率在离开工作一年的工人中进一步下降至25％，而离开工作两年的工人返回工作的可能性则不到5％[3]。尽管治疗SP的常规和其他方法选择范围广泛，但和SP相关的发病率则继续大幅上升，且SP的患者满意度仍然很低，同时SP仍是发达工业国家疼痛和致残的最常见原因。除了其长期、顽固的特点，慢性SP的患者也容易出现心理、行为、物质滥用和残疾相关的问题。因此，慢性SP给个人、家庭和社会的整体利益带来了很大的挑战。

慢性SP的流行病学研究是相对和粗略的研究，因为引起SP的疾病种类繁多，且经常定义不清楚和不统一。因此LBP终生发病率的报道也不同，从14％到高达90％[1-2,4]。急性LBP已被列为所有就诊疾病的第五大最常见原因，在任何一年中近50％的成年人会患有LBP[5]。SP对社会财政和经济的影响也是巨大的。例如，在美国每年LBP患者卫生保健的直接花费据估计高达200亿美元，而间接花费甚至更高，每年超过500亿美元[6-7]。在美国，LBP被列为误工停工、工人的赔偿诉求和早龄的社会残疾保障最普遍的原因[8]。

风险因素

与SP相关的风险因素被分为三大类：生物力学、心理和个人。生物力学的危险因素是由脊柱负荷决定的，通常包括躯体承受力和不相称的体力负担等参数[9-10]。社会心理危险因素涉及心理承受力，并与工作的满意度、责任感和类别有关[11-12]。个人危险因素中已被确认与体质、家庭、体能、性别和人格特点有关[13-14]。以下风险因素与脊椎疼痛的发生发展相关：

- 体力消耗大的、需要移动和使用重型设备的工作[15]
- 吸烟[16-17]
- 精神、情绪和个性问题[11-12]
- 肥胖[17]
- 脊柱畸形和终板损伤[18]
- 遗传易感性[19]
- 周围血管疾病[20]

脊柱解剖

人体的脊柱由7块颈椎、12块胸椎、5块腰椎、5块骶椎、3～5节尾椎组成。骶椎、尾椎的相邻椎体常融合成一块椎骨，而其他相邻椎体之间具有椎间盘结构，他们共同构成了椎体单个活动的单元。相邻椎体及椎间盘相互连接，构成整个脊柱，容纳脊髓和马尾神经于脊柱背侧椎管之中。椎管由后侧的椎体棘突基底部、椎板和侧方的椎弓根、椎间孔共同组成，环绕包围着马尾神经的侧方及后方。除了椎体间在前部由间盘连接，相邻的椎体在后侧方由成对的滑膜关节、关节囊、关节突关节相连。椎体间相邻的肌肉及韧带对于脊柱的稳定性也起了重要作用。在众多韧带当中，前纵韧带、后纵韧带和黄韧带的功能至关重要。作用于脊柱的强大的外力可通过两个较大的骶髂关节传导至下肢。

脊柱椎体由中央质地疏松的松质骨和外周薄层的骨皮质组成。而椎间盘（intervertebral discs，IVDs）

则是由环形的纤维环（annulus fibrosus，AF）、髓核（nucleus pulposus，NP）、软骨终板共同组成。纤维环和髓核的区别在腰部水平最为明显，随着年龄的增长，区别逐渐减小。髓核及纤维环均源自稀疏分布于丰富的细胞间基质的细胞。形成髓核的细胞为成簇分布的软骨样细胞，而形成纤维环的细胞则是纤维样细胞[21]。髓核与纤维环的细胞基质成分也存在明显的不同。髓核呈果冻样，主要由高浓度的水和蛋白聚糖组成；纤维环则富含互相交错的环状纤维形式的胶原蛋白。环状纤维牢固地连接两个相邻的脊柱椎体，越靠近椎体前部，密度越大[21]。尽管椎体的松质骨和椎管内血管密布，但是椎间盘则却是全身最大的无血液供应的组织，正常的髓核和内侧 1/3 纤维环完全缺乏血液供应。而且，无血管组织的软骨终板像隔离带一样将有血液供应的椎体和无血液供应的椎间盘分离开来[21]。

椎间盘和椎管内容物中的神经支配（图 43-1）主要来自沿着前纵韧带和后纵韧带分布的神经丛[22]。沿着后纵韧带分布的神经丛接受主要来自窦椎神经及灰交通支的传入纤维，而沿着前纵韧带的神经丛的传入神经纤维主要来自灰交通支[22]。窦椎神经来源于穿出椎间孔的相应节段的脊髓神经，在走行中返回椎管内壁，绝大部分形成后纵神经丛。除了相应节段的脊髓神经分支，部分灰交通支神经纤维加入窦椎神经[22]。后纵韧带神经丛发出神经支配椎管腹侧，包括背侧的硬脊膜及腹侧的椎间盘组织。灰交通支从相应脊髓节段神经分出，随即折返进入椎间孔并沿椎体下 1/3 前行，在汇入交感神经干之后发出侧支和前支，支配相应节段上方和下方的椎间盘。与脊神经前支分离后，脊神经后支很快分出脊神经后内侧支及后外侧支。脊神经后内侧支支配脊柱背部大部分，如脊柱小关节、椎弓根及棘突、横突等。因此椎间盘的纤维环接受来自多个脊柱节段的不同神经的复杂支配，包括窦椎神经、部分脊神经节段、灰交通支及交感神经干。因而完好的椎间盘具有丰富的自主神经联系。交感神经引导的痛觉过敏可表现为长期慢性的椎间盘源性疼痛。尽管几乎全部的脊柱运动组织均可导致腰背部疼痛的发生，但是疼痛的感受器还是以机械性感受器为主，并广泛分布于脊柱韧带、椎旁肌肉、脊柱椎体骨膜、外 1/3 的纤维环以及脊柱小关节[21,23]。

脊柱的病理生理学

作用于脊柱的外力被椎体及椎间盘组织直接而有效地缓冲[24]。运动中的椎体所展现的巨大的活动范围和弯曲度几乎完全依赖于每个椎间盘所累积的可变性。单个椎间盘的可塑性是相当局限的，其中髓核更因高度富含水分而几乎不能被压缩，这一点与椎体类似。作用于椎间盘的压力被髓核承受，并以张力形式均匀作用于周围的纤维环[25]。

髓核之所以不可压缩，主要是靠蛋白聚糖组分形成

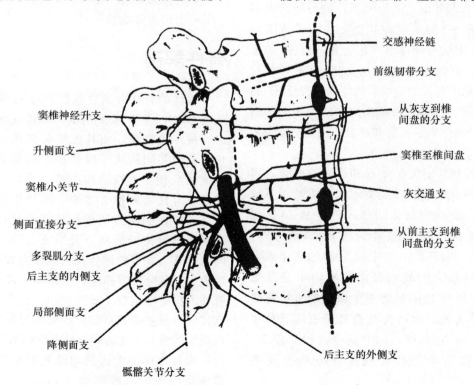

左侧标注（从上到下）：
窦椎神经升支
升侧面支
窦椎小关节
侧面直接分支
多裂肌分支
后主支的内侧支
局部侧面支
降侧面支
骶髂关节分支

右侧标注（从上到下）：
交感神经链
前纵韧带分支
从灰支到椎间盘的分支
窦椎至椎间盘
灰交通支
从前主支到椎间盘的分支
后主支的外侧支

图 43-1　腰部脊柱的节段性神经分布

的静水压，而静水压的维持[21]是一系列错综复杂的新陈代谢的过程[26]。因为缺乏血管供应，椎间盘的代谢几乎全部依赖于相邻椎体及外围纤维环的毛细血管渗液。椎间盘基质金属蛋白酶（matrix metalloproteinases，MMPs）促进盘内的分解代谢[27]，髓核细胞中的酶性分解代谢与合成代谢保持微妙的平衡。同时，由于椎间盘内缺乏吞噬细胞[28]，一些大分子的最终产物将在椎间盘内堆积。这使得处于无氧环境中的椎间盘十分脆弱，易受到机体遗传以及所处环境等因素影响，发生退变[29]。髓核细胞功能的紊乱及下降[26]、蛋白酶活性的增强[30]以及椎间盘内细胞因子和炎症促进介质浓度的升高[31]形成一个恶性循环，促使髓核内蛋白聚糖及水分的减少，从而影响椎间盘的弹性（静水压）。随后髓核失去弹性，致使外力直接作用于纤维环[25]。另外，纤维环可以发生与髓核相似的退变，致使纤维环中胶原蛋白减少。纤维环应力增加和胶原蛋白减少的综合效应最终导致纤维环功能衰竭，并形成纤维环损伤和撕裂[32]。

　　椎间盘内部结构的变化改变其生物力学特征，致使椎间盘萎缩、弹性丧失。椎间盘的生物力学性质的改变同时增加了相邻椎体运动节段的应力，这种应力可导致连续几个脊柱结构发生退行性改变，这些改变包括相邻椎体增生性新骨形成和硬化[33]、相邻椎间盘快速退变、脊椎小关节肥大性关节炎、骶髂关节功能障碍以及椎旁肌肉肌筋膜综合征[34]。椎间盘、脊柱关节和黄韧带增生性改变可导致椎管狭窄和椎间孔狭窄。这些狭窄可引起脊髓或神经根压迫样症状[35]。虽然脊柱的病理生理学机制如上所述，但脊椎退行性改变亦常见于无症状人群中，它与患者症状的相关性较差[36-37]。

病因

　　脊柱源性疼痛疾病的鉴别诊断通常包括两个方面：病因明确的和病因不明的（表 43-1）。明确的脊柱源性疼痛疾病具有依据确切的病理生理学机制，而相比之下，不明确的脊柱源性疼痛病因机制不明。虽然高达90％的脊柱源性疼痛的患者被归类为病因不明的脊柱疼痛[38]，但这一不可思议的高比例可能因多种原因所致。脊柱源性疼痛不仅仅是因为椎体结构，如椎间盘、脊柱小关节、椎旁肌肉、韧带以及各种神经结构改变所致，还有可能是来源于一些毗邻结构，如腹部或盆腔脏器、骶髂关节、髋关节、相邻的神经丛而导致。影响脊柱的病理改变众多，包括较为常见的退行性改变以及较为罕见但严重的病因，如肿瘤、血管病变、创伤、感染、代谢改变及压迫性病变。脊柱源性疼痛的

表 43-1　脊柱源性疼痛的病因

机械性脊柱源性疼痛
椎间盘突出
椎体关节增生或椎间盘退行性疾病
椎间盘源性疼痛，椎间盘内纤维环损伤或紊乱
椎体滑脱或上位椎体移位
椎体峡部裂或椎弓根峡部发育不良，不伴椎体滑脱
椎体不稳或相邻椎体存在反常运动
椎间孔狭窄或骨骼肌肥大引起的神经根压迫症状
椎管狭窄或神经性跛行或脊髓病性症状及体征
小关节病变
肌肉韧带劳损或扭伤
肌筋膜炎综合征
先天性脊柱后凸或侧弯
非机械性脊柱源性疼痛
原发性或继发性脊柱肿瘤或椎管内神经源性肿瘤
感染，例如椎体骨髓炎、椎间盘炎、椎旁或硬膜外脓肿
非感染性炎症性疾病，如强直性脊柱炎、赖特综合征、银屑病性脊柱炎、炎性肠病
外伤性或病理性骨折，如椎体压缩性骨折及脱位
脊柱代谢功能紊乱性疾病，如佩吉特病
其他，例如舒尔曼病或血管瘤或骨软骨病
内脏源性脊柱牵涉痛
盆腔内脏疾病，如前列腺炎、子宫内膜异位症、盆腔炎症性疾病
肾病，如肾结石、肾盂肾炎或肾周脓肿
血管性疾病，如腹主动脉瘤
胃肠道疾病，如胰腺炎、胆囊炎或肠穿孔

定位通常较为模糊，因为脊柱各部分结构的神经支配通常是多节段交叉的自主神经，并且在脊髓内有广泛的神经元之间的交叉和汇聚[39]。各种类型的脊柱源性疼痛综合征通常具有相似的临床症状，而且常常同时发生，如椎间盘退行性疾病、椎管狭窄、小关节炎及骶髂关节功能障碍。通常应用于脊柱源性疾病诊断的影像学检查在有症状和无症状性脊柱源性疼痛患者中往往显示相似的病变[36-37]。

　　除了上述分类方法，脊柱源性疼痛亦可分为机械性疼痛、非机械性疼痛及内脏痛等。机械性脊柱源性疼痛普遍存在，主要是指脊柱良性退行性改变而导致的脊柱各个结构疼痛表现，例如椎间盘、脊柱小关节、神经根以及临近脊椎的软组织结构，包括肌肉、韧带、骨膜、血管等疼痛表现。有一系列的术语用来描述机械性脊柱源性疼痛疾病，例如腰痛、椎体关节增生、节段性或躯体功能障碍、韧带损伤、椎体半脱位、小关节病变、骶髂关节病变及肌筋膜炎综合征。导致机械性脊柱源性疼痛的详细原因如下：

- 椎间盘突出。
- 椎体关节增生或椎间盘退行性疾病。
- 椎间盘源性疼痛，椎间盘内纤维环损伤或断裂。
- 椎体滑脱或上位椎体移位。
- 椎体峡部裂或椎弓根峡部发育不良，不伴椎体滑脱。
- 椎体不稳或相邻椎体存在反常运动。
- 椎间孔狭窄或骨骼肌肥大引起的神经根压迫症状。
- 椎管狭窄或神经性跛行或脊髓病性症状及体征。
- 小关节病变。
- 肌肉韧带劳损或扭伤。
- 肌筋膜炎综合征。
- 先天性脊柱后凸或侧弯。

非机械性脊柱源性疼痛疾病相对少见，通常病因较为复杂及凶险，并可来源于广泛的病理改变，具体如下：

- 原发性或继发性脊柱肿瘤或椎管内神经源性肿瘤。
- 感染，例如椎体骨髓炎、椎间盘炎、椎旁或硬膜外脓肿。
- 非感染性炎症性疾病，如强直性脊柱炎、赖特综合征、银屑病性脊柱炎、炎性肠病。
- 外伤性或病理性骨折，如椎体压缩性骨折及脱位。
- 脊柱代谢功能紊乱性疾病，如佩吉特病。
- 其他，例如舒尔曼病、骨软骨病和血管瘤。

内脏源性或牵涉性脊柱疼痛是指脊柱外病变放射至下腰部、颈部及背部脊柱等部位引起的疼痛。牵涉性脊柱疼痛疾病也较机械性脊柱源性疼痛疾病少见，往往可依据无脊柱关节僵硬及脊柱活动度受限等，与机械性脊柱源性疼痛鉴别，内脏源性脊柱疼痛病因包括以下几点：

- 盆腔内脏疾病，如前列腺炎、子宫内膜异位症、盆腔炎症性疾病。
- 肾病，如肾结石、肾盂肾炎或肾周脓肿。
- 血管性疾病，如腹主动脉瘤。
- 胃肠道疾病，如胰腺炎、胆囊炎或肠穿孔。

临床评估

尽管诊断复杂繁琐，致病因素众多，但是大部分脊柱源性疼痛来源于良性自限性病变，症状往往在1～3个月内缓解[40]。综合全面的病史及详细的体格检查是诊断各种类型脊柱源性疼痛的重要环节。

病史

脊柱源性疼痛患者的详细病史需包括以下几点（表43-2）。

表 43-2　脊髓源性疼痛患者的病情评估

疼痛的部位，有无放射，尤其是疼痛放射的皮支分布。
疼痛的性质，如烧灼样、针刺样或酸痛样。
疼痛的严重程度，尤其是对患者活动功能及夜间睡眠的影响。
疼痛的发生因素，例如外伤史。
疼痛加重或缓解的因素。
患者的年龄。
任何全身性的症状，如发热、精神萎靡、体重减轻。
特殊的疼痛表现特点，如夜间痛、骨骼疼痛、晨僵和跛行病史。
神经系统症状，如麻木、刺痛和乏力，并伴随肠道及膀胱功能障碍，特别是尿潴留、大小便失禁。
既往治疗史及相关疗效。
患者既往详细的医疗史及手术史。
影响患者疼痛的可能社会因素及心理因素评估。
疼痛对患者工作及日常生活的功能性影响

体格检查

所有 SP 疾病患者均需进行全身的一般体格检查和详细的神经系统检查。特殊的脊柱检查应该包括：

- 步态的评估。
- 脊柱活动的范围。
- 脊柱局部及脊柱旁触痛的检查。
- 特殊试验用于临床诊断各种 SP 综合征，包括神经根刺激、小关节综合征和骶髂关节功能障碍，详情请见本书中讨论这些综合征的不同章节。

患者临床评估中的"红色预警"

基于较高的 SP 患病率、多数可自行缓解的病程、严重脊柱病变的少见、在无症状患者中高发的异常发现，对 SP 患者不加以区别地使用诊断试验将会导致不恰当的诊断及欠佳的治疗效果[41]。因此，美国的卫生保健和研究机构（the Agency for Health Care Policy and Research，AHCPR）推出指南来识别可能威胁生命或神经系统功能的临床特征或"红色预警"，提示可能出现的骨折、肿瘤、感染等情况（表43-3）[41]。识别这些明显的临床特征是必要的，因为它们的存在需要进一步的诊断试验去排除严重的病情或确认良性病变的存在。然而，尽管仔细评估了这些特征性的"红色预警"，仍然有可能存在一些严重的脊柱状况没有被发现。一般情况下，良性机械性的 SP 患者的疼痛主要与脊柱运动，如坐、屈曲、负重或扭曲有关，并且疼痛可以在几天或数周后缓解。肌肉扭伤或韧带拉伤等不能确认的诊断应尽量少用于有"红色预警"的病情中，因为这将进一步延迟其适当的处理。错误或过早的诊断

表 43-3　患者临床评估中的"红色预警"

年龄	<20 岁或>50 岁
症状持续时间	症状持续 3 个月以上表明病因不太严重
外伤史	有严重外伤史，轻度外伤但为老年患者
存在的全身症状	发热、寒战、全身乏力、盗汗以及不明原因的消瘦等
存在的全身疾病	癌症病史、近期的细菌感染史、静脉吸毒、免疫抑制、器官移植和皮质类固醇的使用
不能耐受的疼痛	患者通过休息、平卧及应用镇痛药疼痛不能缓解
马尾综合征的存在	由巨大的中央型椎间盘突出，或由脊柱转移瘤、血肿、硬膜外脓肿、外伤性压迫、急性横贯性脊髓炎或腹主动脉夹层等少见原因引起。症状为双侧，但往往不对称，包括下肢神经根性痛和乏力、步态障碍、尿潴留导致的腹部不适和溢出性尿失禁。体格检查显示神经系统异常、鞍区麻痹、肛门括约肌紧张性减弱和尿潴留的迹象。必须借助全脊柱成像作出诊断。马尾综合征需要紧急减压手术处理

往往是严重的脊柱病变被延误确诊的常见原因。以下是特征性"红色预警"列表：

年龄：患者年龄小于 20 岁或超过 50 岁者需要警惕，年轻患者的先天性或发育异常性疾病有较高的发病率，年长患者更大可能则是肿瘤、病理骨折、严重感染和危及生命的脊柱外疾病状态。

症状持续时间：症状持续 3 个月以上表明病因不太严重。

外伤史：有显著外伤史，有轻度外伤史但为老年患者或伴有严重全身性疾病的患者（可能显示创伤性脊髓损伤）。

存在的全身症状：发热、寒战、全身乏力、盗汗以及不明原因的消瘦等提示可能更险恶的 SP 病因。

存在的全身性疾病：有癌症病史、近期的细菌感染史、静脉吸毒、免疫抑制、器官移植和使用皮质类固醇的患者有较高的病理性骨折、硬膜外和椎体的脓肿及转移的风险。

不能耐受的疼痛：良性病因的疼痛通过休息和平卧位可以显著缓解，尤其是在晚上，但是由严重的病理性状态所导致的疼痛通常是不能耐受的，夜间尤甚，并且对休息和止痛药反应无效。

马尾综合征的存在：这种综合征是由于脊髓或马尾神经根的急性压迫引起的。典型的马尾综合征病因是由巨大中央型椎间盘突出或在脊椎已经狭窄的基础上的小椎间盘突出所引起[42-43]。

少见的马尾综合征也可能由脊柱转移瘤、血肿、硬膜外脓肿、外伤性压迫、急性横贯性脊髓炎或腹主动脉夹层引起[44]。典型的症状为双侧，但往往不对称，包括下肢神经根性痛和乏力、步态障碍、腹部不适和溢出性尿失禁。除了神经系统检查的阳性结果外，患者的体格检查一般显示鞍区麻痹——臀部和会阴感觉减弱，肛门括约肌紧张性减弱和尿潴留的迹象。由于脊髓在较高水平受压的可能性，马尾综合征必须借助全脊柱成像作出诊断[45]。马尾综合征是罕见的神经外科紧急情况之一，需要紧急减压手术减少永久性神经功能障碍。

诊断性试验

最常用的诊断 SP 综合征的试验，特别是影像学诊断，往往在无症状患者中显示异常的发现[36-37,46-47]，所以影像发现必须被患者的症状和体征所证实。诊断不是单单基于检查结果。另外，因为脊柱疾病通常是自限性的和良性的，在没有"红色预警"的临床病史的 SP 患者中，不推荐诊断性检查用于病程小于 4～6 周者[41,48]。有选择性地使用试验将会预防不恰当的诊断和治疗以及由此导致的不佳疗效[41]。除了用于特殊 SP 综合征的诊断，诊断性检查也可用于确定手术或微创干预疼痛的位置。以下是常用于 SP 诊断的方法。

X 线平片

X 线平片允许用于脊柱骨性解剖评估。它可以可靠地诊断病理性脊柱病变，如骨折、畸形、移行椎和腰椎滑脱。X 线平片显示的细微的脊柱异常（如腰椎前凸、椎间盘间隙变窄、关节炎性改变、脊柱终板的骨化和异常的脊柱活动范围或脊柱的不稳定性）经常会在无症状的个体遇到[49-50]。因此，在无症状患者中脊柱 X 线异常发现有较高的比例[47,51]。脊柱 X 线平片的主要缺点包括它无法显影软组织结构及其异常，如椎间盘突出、神经受压和软组织肿瘤。因此，即使存在显著的椎管内软组织病变，脊柱 X 线表现仍然正常。在评估 SP 患者时，脊柱 X 线平片被常规用作最初的影像检查，主要是因为它们价格相对低廉，广泛使用，且易于操作。因此，虽然常规使用脊柱 X 线片技术是不被提倡的[47,52]，但在临床病史中存在"红色预警"的患者中，脊柱 X 线片往往是最初的筛选试验。

传统的 X 线平片顺序包括前后位（anteroposterior，AP）、侧位和斜位片。正常的前后位脊柱形态影像可见棘突垂直对齐，两侧光滑起伏的边缘和均一的椎间盘间隙。棘突错位提示旋转性损伤，如单侧关节突错位。腰椎的前后位 X 线影像应包括整个骨盆，可以对髋臼、股骨头和低位胸椎进行评估，因为 T_{12} 和 L_2 之间脊髓水平伤害发生率高。侧面观提供了椎体、关节突、脊柱前凸弧度、椎间隙高度和脊椎前移更好的影像。椎间隙高度减少是相对非特异性变化，可能表明椎间盘退变、椎间隙感染或手术后的变化。斜位片以倾斜（45°）的 X 射线球管摄取，提供了椎间孔和椎弓峡部的加强影像。这些图像显示椎间孔异常和脊椎退行性变最佳。过伸过屈影像通常用于证明脊柱不稳，后者是引起慢性疼痛的一种原因。但这些影像也可以用于创伤患者来评估韧带损伤。当用于诊断韧带损伤时，过伸过屈影像只限于那些 X 线片正常、神经学正常并且能够及时辨别伴随脊柱移动的疼痛或神经系统症状的患者。

骨显像

骨显像通过扫描存在的放射性化合物，如锝-99 m 磷酸盐或镓-67 柠檬酸盐创建图像。因此，尽管 X 线平片及计算机断层扫描和磁共振扫描揭示了简单的形态学改变，骨显像则检测骨的生化过程，当临床所见怀疑是脊柱骨髓炎、肿瘤或隐匿性骨折时是有价值的。原发性脊柱肿瘤，如骨样骨瘤、骨母细胞瘤、动脉瘤样骨囊肿和骨软骨瘤，通常是良性的，并在骨显像显示为活动性病变。脊柱骨转移瘤通常显示增加的示踪剂摄取，并为不对称分散的多病灶。偶尔，侵袭性骨肿瘤，如多发性骨髓瘤，可能无法调动成骨细胞的反应，并可能产生阴性骨扫描图像。另外，在偶然极端情况下脊柱转移瘤广泛地增加示踪剂摄取也可能会导致假阴性骨扫描图像。脊柱骨肿瘤分区位置也有临床意义。影响椎弓根的病变通常是恶性的，而小关节病灶更倾向于良性的。椎体和棘突病变可能是良性或恶性的。骨显像加上单光子发射计算机断层成像（single-photon emission computed tomography，SPECT）提供了脊柱三维图像和肿瘤位置的增强分区图。SPECT 已经用于区分良、恶性骨肿瘤[53-54]。

计算机断层扫描

计算机断层扫描（computed tomography，CT）使用放射影像学资料生成扫描区域连续的、重叠的轴位图像。成像数据也可以重新格式化，以构造任何需要的平面视图。脊柱 CT 在轴式平面上评估脊柱骨的细节（尤其是关节面和外侧隐窝）时是最有用的。它在诊断骨折、累及脊柱的肿瘤并显示一个骨性结构与另一个骨性结构的相对位置（如部分或完全错位和椎体滑脱）是最有价值的。脊柱 CT 的软组织结构分辨率不如磁共振成像（magnetic resonance imaging，MRI）。脊柱 CT 不能可靠地区分椎间盘疝和硬膜外瘢痕组织或各类椎管内病变（如脊髓索和神经根肿瘤）之间的区别。因此常规使用脊柱 CT 用于椎管内软组织病变的诊断是不被提倡的[55]。当与脊髓造影相结合，其结果与脊柱 MRI 相比具有可比性，因此当 MRI 检查禁忌时可用 CT 脊髓造影替代[55]。脊柱 CT 一个显著的缺陷是运动伪影、随之而来的模糊的图像质量和无法精确区别较少的病变（如无移位骨折）的可能性。辐射暴露是另一个限制脊柱 CT 广泛使用的重要危险因素。螺旋 CT 减少暴露时间、辐射危害和运动伪影。三维 CT 是一种较新的方式，提供更高分辨率的脊椎三维图像。这种方式目前只应用于复杂的脊柱问题，如腰椎手术失败综合征。

磁共振影像学

在 MRI 扫描器中形成的强大磁场重新以特定的方向排列水分子或质子（身体的主要组成部分），然后通过射频波的短暂爆发产生的电磁场改变质子的排列。射频场的终止导致质子衰减到原始状态，并以光子形式释放能量，释放的能量可通过磁共振成像扫描仪检测到。各种不同组织的质子以不同的速度恢复到平衡状态，因此产生各种不同的软组织的图像。通过改变各种扫描器序列的时限，如回波时间 T_E 和重复时间 T_R，身体不同组织之间的对比度可被改变。T_2 加权像使用一个自旋回波序列及长的 T_E 间隔和长 T_R 间隔，因此含水组织显示较亮，而同时脂肪丰富或无水组织显得较暗。与之相反，T_1 加权像使用梯度回波（GRE）序列及短 T_E 和短 T_R 测序，T_1 加权像的组织对比度和 T_2 加权图像恰恰相反。脑脊液在 T_1 加权像上显得较暗，而在 T_2 加权像上显示为白色。在 T_1 加权像正常的椎间盘显示为均匀的黑色，而在 T_2 加权图像显得更加明亮，如较大含水量的 NP 较 AF 更亮。

虽然高品质的骨图像可以通过脊柱 CT 实现，但 MRI 目前仍被认为是脊柱成像的金标准。MRI 可以更清晰地区分各种不同软组织之间的差异，并且整体软组织分辨率更优。MRI 可提供椎管及神经系统内容物、椎间孔、神经根和椎间盘间隙及其内容物的出色的图像。MRI 还允许对不同的平面上的整个脊柱进行评估。当需要更好地区分各种不同软组织之间差异时，如在有脊柱手术史的患者中区别瘢痕组织和再发椎间盘突出，可使用对比增强 MRI。脊髓 CT 使用不透射线的造影剂，如包含比外周组织更高原子量的碘或钡；而 MRI 使用通过顺磁特性来增加组织分辨率的对比剂，如钆、锰。MRI 因不伴有已知的生物效应而被认为是相对安全的。磁共振的缺陷包括冗长的检查时间、幽闭恐惧症以及对金属物体的影响。存在铁磁植入物时 MRI 是禁忌的，如心脏起搏器、颅内动脉瘤夹、机械心脏瓣膜和眼内异物。在脊髓手术中使用的金属稳定装置可能使脊柱成像几乎不能实现。像其他脊柱成像方式一样，脊髓 MRI 可能经常在无症状患者中检测出异常结果[36-37]。

电反应诊断

电反应诊断包括以下内容：

肌电图（electromyography，EMG）：研究自发的或诱发的骨骼肌电活动。

神经传导研究（nerve conduction studies，NCV）：研究运动和感觉神经的传导能力。

诱发电位：研究从不同位置神经系统所诱发的脑电活动，如体感诱发电位（somatosensory-evoked potentials，SSEPs）和运动诱发电位（motor-evoked potentials，MEPS）。

电反应诊断在定位病理损害、确定神经损伤的程度、预测病程的恢复、判断所观察到的影像学异常是否可能是患者症状的来源方面是有用的[56]。当临床评估不能区分神经根性和周围神经性症状时，这些测试尤其有用。但是肌电图和神经传导研究不能提供症状病因的信息，并且异常结果需要受损数周后才可能被识别。SSEPs 和 MEPS 的使用一般仅限于识别脊柱外科手术中的手术神经损伤。相较于脊柱成像，电反应诊断显得不那么敏感，但它们具有更大的诊断专一性[57]。

心理学测试

筛查非生理因素在 SP 患者的治疗中至关重要。心理、职业和社会经济因素可能会使 SP 患者的评估和治疗更复杂。例如，对工作不满的患者发生腰背痛的风险更高，且预后较差[58]。此外，有情感障碍史，如抑郁症和精神性药物滥用史的患者也更容易出现慢性疼痛性疾病。未决诉讼和残疾保障问题也会对 SP 的治疗产生不利影响。

其他的诊断性试验

在怀疑非退行性病变，如肿瘤、感染、风湿性疾病为 SP 的原因时，多种其他诊断性实验室检查，如全血细胞计数（complete blood count，CBC）、尿液分析（urine analysis，UA）、红细胞沉降率（erythrocyte sedimentation rate，ESR）、C 反应蛋白（C-reactive protein，CRP）、类风湿因子（rheumatoid factor，RH-因子）、抗核抗体（anti-nuclear antibodies，ANA）及 HLA-B27 抗原是有用的。

脊柱疾病的治疗

无创治疗

以下是 SP 的各种无创治疗方法（表 43-4）。

休息

严格卧床休息历来是急性 SP 治疗的主要方法。但是，最近的证据表明对于 SP 的治疗，长期卧床有害[59]，并且卧床休息超过一周是不明智的[60]。此外据报道，继续日常活动和早期恢复工作可以减少慢性残疾和缩短工作缺席时间[61-62]。

药物治疗

- 非甾体消炎药（NSAIDs）：这类药物通常被认为可较有效地短期缓解急性下腰痛[63]。但对于慢性下腰痛的治疗，使用 NSAIDs 的证据不足。此外，关于哪种特殊的非甾体消炎药对 SP 更有效的信息是不充分的[64]。
- 麻醉性镇痛药：短期麻醉性镇痛药可考虑用于急性 SP 的缓解。相反，需要长期麻醉性镇痛药治疗时应该考虑重新评估患者的动机和 SP 的病因。由于 SP 的长期性，这些患者的耐药性及长期使用麻醉性镇痛药导致的成瘾性的危险会增加。因此这类药物治疗应仅限于急性 SP 和阵发性加重的慢性 SP 患者[65]。
- 肌肉松弛剂：已证明使用肌肉松弛剂可以减少 SP 患者的疼痛和肌肉紧张，并促进患者活动[66]。
- 糖皮质激素：这些药物常常口服和注射用于急性椎间盘突出的治疗。尽管如此，在文献中几乎没有证据支持这种做法[67-68]。
- 降钙素：该药物已被证明对佩吉特病引起的椎管狭窄所致的疼痛是有益的[69]。

物理治疗

脊柱源性疼痛的物理疗法和康复治疗包括以下几个方面[70]：

- 健身操、工效学、姿势感知，以及日常生活活动锻炼
- 强化运动和伸展运动
- 有组织的功能锻炼计划
- 保健按摩
- 关节活动和操作
- 机械牵引
- 生物反馈
- 肌肉电刺激
- 经皮电神经刺激（transcutaneous electrical nerve stimulation，TENS）
- 应用表皮和深部热疗
- 冷冻疗法
- 系统康复

各种物理治疗的目标包括：

- 缓解疼痛
- 减少肌肉痉挛
- 增加脊柱运动范围（range of spinal motion，ROM）
- 增强力量
- 纠正姿势
- 改善功能状态

尽管各种物理治疗方法在脊柱源性疼痛治疗中的作用并不十分明了，但是有证据显示全身性锻炼对治疗是有益的。以椎旁肌群为目标的力量性锻炼和促进体重降低的全身性锻炼对于缓解下腰痛、促进患者重返工作岗位、恢复日常生活和减少手术干预都具有明显的益处[71]。关于特定的背部锻炼和被动的物理治疗，例如热疗法、保健按摩、生物反馈疗法、机械牵引、治疗性超声波和 TENS 等，都还没有足够的证据表明它们对脊柱源性疼痛的患者能够产生有价值的临床效果[72]。

针灸

在 11 组随机对照试验中，对非特异性下腰痛的患者进行针灸治疗，通过分析得出以下结论：①总体上随机对照试验的方法学都不够完善；②所有的试验都没能清楚地评估针灸的价值；③尽管有相当的证据表明针灸的效果，但是这些仅仅是在与"扳机点"注射和 TENS 相比较后得出的；④与不进行治疗相比，没有证据表明针灸治疗更有效；⑤有限的证据表明针灸

的疗效相当于安慰剂组和假手术组[73]。这篇综述的作者不推荐将针灸治疗常规用于下腰痛的治疗[73]。另一篇类似的综述中也有相似的结论[74]。

脊柱推拿

现有大量的随机对照试验和一些荟萃分析关于应用脊柱推拿治疗急、慢性下腰痛[75-77]。总体说来，这些研究的结果表明尽管推拿对于治疗急性下腰痛具有一定的疗效，但是与传统治疗相比，没有统计学数据和临床研究显示脊柱推拿对于慢性下腰痛具有优势。

生物反馈治疗

生物反馈治疗通常需要外反馈，也就是将肌肉的生理活动（通常应用肌电图）转化为视觉或听觉信号，来帮助患者减轻肌紧张和疼痛。有限的证据显示生物反馈治疗对于慢性下腰痛疗效欠佳，而且缺乏针对急性下腰痛治疗方面的研究[78]。

微创治疗

包括一系列脊柱注射（图 43-2）、神经消融技术和经皮椎间盘治疗等针对脊柱源性疼痛的微创治疗（表 43-4）将在本书相应的特殊疼痛综合征章节中详细讨论。

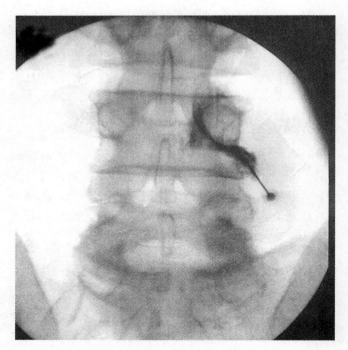

图 43-2 右侧 $L_4 \sim L_5$ 椎间孔注射类固醇的透视图。在应用类固醇前，先注射染料，以显示正确的位置，并沿 L_4 神经鞘回流

表 43-4 脊髓源性疼痛的治疗

无创治疗	
休息	
药物治疗	非甾体消炎药 麻醉性镇痛药 肌肉松弛剂 皮质类固醇 降钙素
物理治疗	健身操、工效学、姿势感知以及 日常生活活动锻炼 强化运动和伸展运动 有组织的功能锻炼计划 保健按摩 关节活动和操作 机械牵引 生物反馈 肌肉电刺激 经皮电神经刺激（TENS） 应用表皮和深部热疗 冷冻疗法
强化性训练针灸	
脊柱推拿	
微创治疗	
注射治疗	硬膜外类固醇药物注射 小关节注射 骶髂关节注射 触发痛点注射
神经消融技术	药物消融 冷冻消融 射频消融
经皮椎间盘治疗	椎间盘造影 经皮穿刺减压术 椎间盘内电热疗法 椎间盘生物治疗
脊柱手术治疗	
椎间盘减压术	椎间盘切除 传统微创椎间盘切除术 内窥镜下椎间盘切除术 椎管狭窄减压术
脊柱融合	前路融合 后路融合 圆周融合 椎体间融合
椎间盘置换	SB Charite Ⅲ ProDisc Maverick Flexcore
脊柱重建术	多种技术

外科治疗

尽管一些针对脊柱源性疼痛患者的各种外科治疗方法已经超出了本书的范畴，但是在本章节中还会进行概述。治疗脊柱源性疼痛的大多数外科治疗（表 43-4）基本上都包含神经减压和（或）椎体融合，而最近，椎间盘置换手术已经常规开展。

椎间盘减压术

椎间盘减压术主要用来治疗椎间盘突出的患者，其特异性症状包括持续的放射性疼痛，直腿抬高试验（＋），同时影像学资料明确椎间盘突出。手术减压的靶点取决于患者的症状结合影像学证据。自从 1934 年 Mixter 和 Barr 的经典文章发表以来，经典的椎间盘切除手术就开始广为流行[79]。由于经典的椎间盘切除手术在脊柱外科手术中广泛开展，其他的椎间盘手术都以此为参照。由于其创伤性小、旨在促进术后迅速恢复和早日重返工作岗位，微创椎间盘切除手术在 20 世纪 70 年代末开始流行[80-81]。尽管各种椎间盘切除手术有所不同，但是其基本步骤均包括椎板切除或椎板切开、黄韧带松解、切除突出的椎间盘组织，以及为了移除尚未突出的椎间盘而做的垂直纤维环成形。最近，内镜下椎间盘切除术已经在临床中开展，其主要通过一个 18 mm 的管状牵开器获得有限的镜下视野（图 43-3）。

对于老年人，神经根压迫的症状常常是局部退变的结果，涉及椎间盘、关节突关节和局部韧带。这些退变包括椎间盘膨出和突出、小关节和韧带的增生肥厚、骨质增生和椎体滑脱。外科减压治疗通常包括针对椎间孔、椎管和侧隐窝骨性增生的减压。许多此类病例中，特别是在椎体滑脱者和关节突关节切除超过 50％ 的患者，需要进行椎体融合手术以避免出现继发性脊柱不稳。

脊柱融合

脊柱融合手术已经开展了 100 多年，在最近几年中它的临床使用尤其普遍。脊柱融合术的传统适应证包括脊柱减压手术后继发性椎体不稳，以及各种机械性脊柱源性疼痛，例如腰椎峡部裂、腰椎滑脱、退行性关节炎、脊柱不稳、盘源性腰痛和脊柱侧弯等。在脊柱融合手术中，产生疼痛的功能失调的脊柱运动单元（包括病变的椎间盘和退变的小关节）可能被切除，同时需要使用各种机械融合装置维持脊柱的稳定性，包括椎弓根螺钉、椎弓根固定板和椎间间隔器（例如柱状支持架）（图 43-4）。但机械性脊柱融合装置

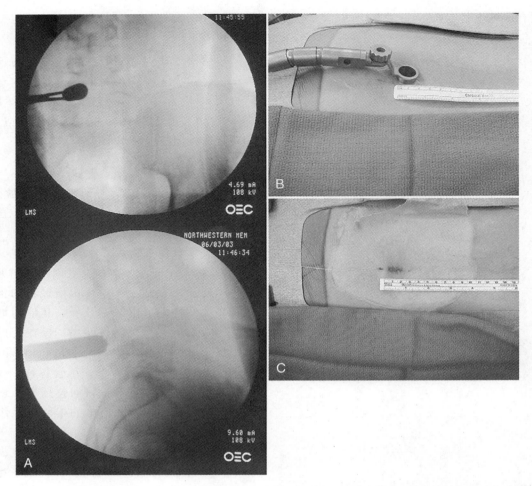

图 43-3 进行内镜下椎间盘切除术的患者。**A.** 放置在左侧 L₄～L₅椎板水平的内镜的正侧位透视图　**B.** 椎间盘内镜固定在柔性臂上　**C.** 内镜椎间盘切除术后 18 mm 切口的术后图片

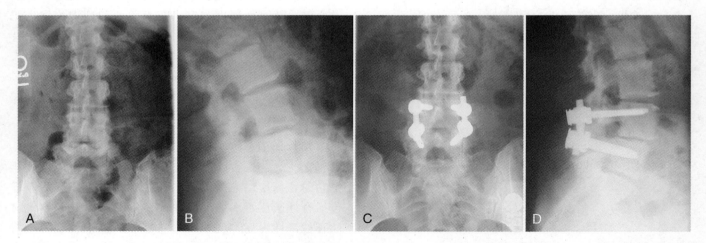

图 43-4 1 例 47 岁经保守治疗无效的难治性腰腿痛女性患者Ⅰ度腰椎滑脱的腰椎正位（A）和侧位（B）片　**C 和 D.** 术后 X 线片显示后路减压融合术后 1 年，融合稳定，请注意横突侧面的稳定融合块。患者无痛，已完全恢复运动能力，包括铁人三项和滑雪

存在着疲劳性功能丧失和最终骨折的可能，除非脊柱融合物被骨质化，经典的方法就是在富含血管床的组织中移植骨组织。脊柱骨生成的关键要素有能够转化为成骨细胞的前驱细胞、可以作为新骨形成支架的骨引导材料和可以促进原始细胞分化为成骨细胞的骨诱导生长因子[82]。自体骨移植仍然是成骨材料的金标准，

因为它包含所有的三个基本要素。然而，自体骨移植也存在局限性，包括可供移植的骨组织有限，以及大量自体骨移植带来的并发症。这些限制因素促进了其他成骨材料的使用，包括骨移植填充物——同种异体脱钙骨、碳酸钙、磷酸三钙，以及最近的骨诱导替代物，例如重组人类骨形成蛋白（recombinant human bone morphogenic protein，BMP）[83]。脊柱融合手术可以通过后方、后侧方、前方或联合环状（360°）入路。最近，一种通过椎间孔进行的腰椎融合（transforaminal lumbar interbody fusion，TLIF）技术被应用于临床，它具有通过低风险的后路完成环状融合的优势[84]。椎体融合手术的实际融合率是不同的，后外侧融合术的融合率为 80%，而环状融合术的融合率可达 97%[85]。脊柱融合手术结果的差异取决于所治疗的疾病。对于脊柱畸形和椎体滑脱患者，手术的效果总体上满意[86-87]。然而，针对退行性椎间盘疾病和盘源性疼痛的脊柱融合治疗仍然存有争议，报道的成功率有限[88]。相对来说，当切除责任椎间盘后，盘源性疼痛患者的治疗效果更加显著。

椎间盘置换

尽管脊柱融合术已经广泛开展，但是这仍然只是一个补救的方法，因为它降低了脊柱的活动性，增加了压力，并加速邻近椎体的退变。椎间盘置换的想法来自于对脊柱融合手术缺点的反思。在椎间盘置换手术中，病变的椎间盘被手术切除，取而代之的是人工椎间盘。与单纯的脊柱融合手术相比，椎间盘置换手术的主要优点包括维护脊柱的活动范围及降低邻近椎体结构退变的发生率。椎间盘置换术的主要适应证是已经磁共振和椎间盘造影确诊的继发于椎间盘病变的顽固性下腰痛。椎间盘置换术不适合伴有神经根受压、小关节病变和骶髂关节病变的患者。不同于脊柱融合手术后的长期康复，椎间盘置换术后建议早期、渐进性进行脊柱活动和功能恢复。

尽管自从 20 世纪 50 年代以来，临床上就已经开始提倡进行椎间盘置换，但是直到 20 世纪 80 年代初才出现一个效果显著的可行方案。目前市场上有多种人造椎间盘，其中包括 SB Charite Ⅲ、ProDisc、Maverick 和 Flexcore。SB Charite Ⅲ 是目前临床上最常使用的人工椎间盘。它包含两层钴铬合金的终板，中间是一个可以滑动的聚乙烯核心。在早期终板通过锯齿固定在椎体上，久而久之又通过自生骨固定住。人工椎间盘置换的生物力学研究显示脊柱前屈、背伸和扭转的范围较之前增加，但是侧屈时仍相对受限。虽然人工椎

间盘置换的初期结果是鼓舞人心的，但是这项技术仍然缺乏大量的临床应用[89]。

脊柱重建

当病情进展到破坏了脊柱结构的完整性或者是产生改变正常生物力学的畸形时，都需要进行脊柱重建。需要进行脊柱重建的情况一般包括创伤性脊柱损伤、脊柱感染和肿瘤、脊柱畸形（例如脊柱侧弯和后凸）。前期脊柱手术失败引起的不良后果近来成为了脊柱重建手术的主要原因。脊柱重建术的原则包括切除病变的组织、软组织和骨，使脊柱重新组合并机械地牢牢固定以保证脊柱的稳定性，直到发生生物性骨融合。有效的脊柱重建要求恢复腰椎的生理性前凸和胸椎的后凸。必须选择一个合适的移植长度，以保证矢状面的稳定性。典型的脊柱重建包括以椎体和椎间盘切除形式的前路松解，以及包括 Chevron 截骨术的后路松解[90]。在一些严重的脊柱侧弯病例中，因肋骨硬化导致的胸腔扩张受限需要通过切除肋骨小头、部分肋骨截除和肋弓根截除的方法来进行松解[91-92]。一旦脊柱的各节段被重新排列好，就需要牢固、整齐地机械固定，直到成功完成生物性脊柱融合（图 43-5）。目前使用的各种器械系统包括椎弓根螺钉，以及可以使其连接起来的导杆、挂钩和椎板缆线。

结论

脊柱源性疼痛患者的疼痛来自多个共存的疼痛发生器，所以特异性疼痛综合征的诊断最终很难确定。此外，由于无症状者倾向于出现阳性结果，同时许多患有脊柱源性疼痛的患者却没有确切的发现，所以现有的诊断性测试经常不能准确地诊断出患者的痛源，因此也不能有针对性地进行各种治疗，并且目前脊柱源性疼痛的治疗效果都不够理想。由于缺乏针对症状的合理解释以及治疗效果欠佳，慢性脊柱源性疼痛患者通常对接受的治疗充满厌恶就不奇怪了，并可能出现各种各样的行为异常、药物滥用、伤残和其他的社会心理问题。为了避免出现这些情况，对于慢性脊柱源性疼痛的患者来说，充分理解脊柱功能紊乱的性质，对于治疗和提供治疗者有一个合理的期望，同时对生活质量有一个现实的认识，这些是最重要的。

由于急性脊柱源性疼痛通常具有自然缓解的病程，当不伴有进行性神经缺陷或"红色预警"时，保守治疗和对症治疗就足够了。主要包括短时间的休息、适当的镇痛药物以及早期恢复功能和正常的活动。相反，

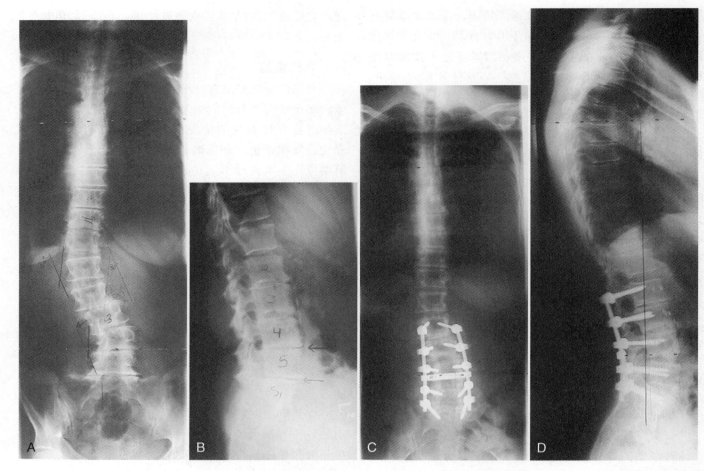

图 43-5　1 例退行性脊柱侧凸、下腰不能活动伴放射性腿痛的 64 岁女性患者。**A.** 正位 X 线片显示 $L_2 \sim L_3$ 和 $L_3 \sim L_4$ 严重侧向移位，导致症状性压缩性神经病变　**B.** 侧位片显示严重椎间盘退变，继而失去腰椎前凸。该患者接受了前后融合、器械和减压等治疗　**C.** 正位 X 线片显示侧移和倾斜已纠正　**D.** 侧位片显示同种异体植入后腰椎前凸恢复良好

由于其病程的持续性和反复性，以及经常伴随着的心理问题，慢性脊柱源性疼痛通常需要多学科的共同治疗，包括心理治疗、康复治疗和功能恢复。应该建议所有患者进行功能锻炼，以降低脊柱源性疼痛的复发率。此外，应该指导脊柱源性疼痛患者自己避免进一步的脊柱损伤，进而缓解持续性疼痛。这些常规的简单的预防性指导措施包括正确的坐姿、驾驶姿势和搬重物姿势，减肥，戒烟以及保持良好的生活方式。

因为侵入性脊柱手术通常风险较大而且费用较高，所以必须认真评估这些治疗的潜在风险性是否与其治疗作用相匹配。由于许多脊柱源性疼痛具有自限性，所以侵入性脊柱手术仅对一小部分保守治疗无效的患者比较适用。尽管可供选择的侵入性脊柱手术越来越多，但是任何一个患者在进行治疗前都要进行细致全面的评估。错误和不恰当地进行各种侵入性脊柱手术都将使脊柱源性疼痛患者面临一些不必要的风险，以及个人和社会不必要的花费[95]。

要点

- 脊柱源性疼痛很常见，而且是旷工、工伤赔偿和早龄社会保障性残疾的最常见原因。
- 急性脊柱源性疼痛通常是自限性的，而慢性脊柱源性疼痛通常病程较长、反复发作，而且常常伴发心理社会问题、行为问题、药物滥用以及残疾相关的问题。
- 椎间盘细胞存活在艰苦的厌氧环境中，并易受大量遗传和环境因素负面影响。
- 椎间盘内结构的变化可能改变椎间盘的动力学机制，进而引起整个脊柱运动功能和邻近椎体结构的退行性改变。
- 脊柱源性疼痛的起源多种多样，可源于一系列脊柱纵行结构以及脊柱的邻近结构。
- 脊柱各个结构部分的神经支配错综复杂，脊柱疼痛的定位通常是模糊不清的。

- 常见的非特异性或机械性脊柱疼痛通常源于生理性脊柱退变，这需要与一系列少见但危险的病理性病变相鉴别。
- 由于缺乏特异性诊断标准，各种脊柱疼痛综合征的诊断通常比较困难。
- 由于其高发病率和自愈性，只有在脊柱疼痛患者的临床病史出现"红色预警"时才考虑进行进一步的评估。
- 在不伴有进行性神经损伤或没有"红色预警"出现时，急性脊柱疼痛只需要进行对症治疗，而慢性脊柱疼痛最好需要多学科的共同治疗。
- 侵入性脊柱手术只适用于一小部分保守治疗效果不好的慢性顽固性脊柱疼痛患者。

参考文献

参考文献请参见本书所附光盘。

44 椎板间隙硬膜外类固醇注射治疗腰骶神经根性疼痛

Kiran Chekka ⊙ Honorio T. Benzon ⊙ Robert E. Molloy

耿祝生 译　Jiang Wu 校

硬膜外类固醇注射（epidural steroid injections, ESI）已应用 40 余年，文献对此已有详述[1-6]。Goebert 及其同事首次在美国报道了骶管注射类固醇用于治疗坐骨神经痛。他们的前瞻性研究对 113 例坐骨神经痛患者进行了骶管注射氢化可的松，发现 66% 的患者得到缓解[7]。随后大量关于 ESI 的研究发表。腰椎硬膜外注射小剂量类固醇混合液于相应神经根水平附近的技术由 Winnie 等于 1972 年所倡导[8]。Hickey 对连续 3 次 ESI（2 周/次）的效果进行观察，发现随着注射次数的增加，有效果患者的数量渐进性增加，大部分患者于注射 2～3 次后出现明显疗效，这提供了 ESI 作为一种常见的临床应用模式的依据[9]。颈椎 ESI 的临床应用于 1986 年首次在三项独立报道中进行总结[10-12]。X 线引导下骶管导管和经椎间孔途径硬膜外注射类固醇是更为精确的做法。经椎间孔 ESI 会在其他章节进行讨论。关于 ESI 的适应证、疗效、安全性、理想注射途径及 X 线引导的优点目前仍处于争议中[13]。

背痛和神经根痛的炎性模型

大多数背痛由肌肉及韧带的拉伤和痉挛引起，多见于初级医疗机构。较为复杂、严重的慢性疼痛常见于二级医疗机构。这种疼痛可能来源于位于脊椎背部区域的椎小关节及椎旁肌肉，它们由脊神经背支中间支和侧支所支配。背痛也可能来源于位于脊柱腹部区域的前纵韧带、后纵韧带和椎间盘纤维环，它们由交感神经和窦椎神经支配。机械性背痛主要是躯体痛。纤维环破裂可导致持续的髓核成分渗漏、慢性炎症反应及中枢处理过程的改变。根性疼痛来源于神经根化学性刺激和炎症反应引起的肿胀和水肿。McCarron 等[14]将自体髓核物质注入狗的硬膜外腔，发现可引起脊髓及神经根强烈的炎症反应和硬脑膜及硬膜外脂肪的纤维化。这种根性痛的炎性模型被随后的基础研究进一步证实。在动物模型研究中，注射髓核物质可导

致白细胞聚集、血栓形成、血管通透性增加[15]。椎间盘突出（disc herniation, HNP）可致大量磷脂酶 A2（phospholipase A2, PLA2）的释放[16]，从而有利于来源于细胞膜磷脂的前列腺素[17]和白三烯的生成、炎症反应形成、神经末梢敏化和疼痛产生。对腰椎间盘手术患者椎间盘组织进行活检，发现 PLA2 活性生成产物白三烯 B4 及血栓素 B2 水平升高[18]。炎性介质在不同类型的椎间盘突出组织中的表达含量不同，以破裂的椎间盘组织中表达最高。骨骼对神经根的外在压迫可导致静脉梗阻、神经水肿[19]，最终导致神经及其周围组织的纤维化。椎间盘突出患者的神经根水肿已被手术及计算机断层扫描所证实[20-21]。椎间盘突出患者手术切除的椎间盘组织内 PLA2 含量表达极高[16]。这种酶能引起细胞膜花生四烯酸的释放。退变椎间盘疾患和纤维环破裂可导致髓核内的 PLA2 的释放和神经根的化学性炎性刺激。ESI 的主要适应证是由神经根炎症、刺激和水肿引起的根性疼痛。

硬膜外注射的药物

研究最多的用于 ESI 的类固醇为醋酸甲泼尼龙和醋酸曲安西龙。两种药物典型的浓度为 40～80 mg/ml，最常见的治疗剂量范围为 40～80 mg。两种药物在疗效方面的比较尚无研究，两种药物都被认为有效、安全和长效。类固醇药物可用生理盐水或局部麻醉药稀释，二者具有等价的效果。注射的剂量因注射部位不同而不同。腰骶部硬膜外间隙通常为 3～5 ml。此剂量能将病变椎间盘邻近的神经根及附近发炎的神经根浸润[20]，而其他研究主张限制剂量，使药物只集中于同水平的神经根病变。颈部硬膜外间隙较小，2～4 ml 足以浸润几个节段的神经根。而经骶管注射需要较大的剂量（10～15 ml）才能保证药物扩散到中段腰部。

作用机制

Olmarker 及其同事[22]发现在猪的硬膜外腔注射自体髓核可导致异常的神经传导和神经纤维退化，并且这种反应可被静脉注射甲泼尼龙所缓解。Lee 等[23]研究发现轻微结扎大鼠腰椎神经根可导致热痛觉过敏和 PLA2 表达水平的升高。相比生理盐水，硬膜外注射倍他米松在这个模型中加速 PLA2 的表达水平下调和热痛觉过敏缓解。

类固醇诱导 PLA2 抑制剂的合成，阻止前列腺素合成所需原料的释放。类固醇比全身性应用非甾体消炎药（nonsteroidal anti-inflammatory drugs，NSAIDs）更早抑制炎症反应过程。因此类固醇可能对化学性刺激引起神经根性疼痛但影像学检查阴性的患者有益，而对机械性压迫引起的根性痛的患者无益。类固醇也可能对位于后纵韧带和纤维环内的神经纤维炎症反应和痛觉敏化导致的背痛有益[6]。

类固醇除了抗炎作用，也可阻断伤害性刺激的传入。皮质类固醇在实验性神经瘤研究中能够抑制慢性神经瘤持续性异常放电和防止异位神经放电的形成[24]。皮质激素通过直接稳定细胞膜来抑制神经放电。局部应用甲泼尼龙能够可逆地抑制 C 纤维的传导，但不能抑制 α 纤维[25]。

适应证

众多研究者尝试明确 ESI 的最佳适应证。White 及其同事们[26]对 304 例背痛患者 ESI 的效果进行了观察，并且分析了效果与引起背痛原因之间的关系。对 ESI 治疗有效的预测因素有神经根受刺激、症状新近发作、患者无心理问题。ESI 对椎间盘突出合并神经根激惹或受压的患者有治疗作用。椎体滑脱和脊柱侧弯的患者是否合并神经根激惹或受压与 ESI 疗效相关。ESI 对于慢性退行性腰椎间盘病变及椎管狭窄患者有短期的治疗效果。其他众多研究也表明其对于根性疼痛综合征或椎间盘突出患者有效。Benzon 对 ESI 治疗慢性下腰痛、退行性骨病或背部手术史患者的有争议的益处进行了总结[20]。

Hacobian 及其同事们[27]对 50 例腰椎管狭窄、背痛或神经性跛行患者接受 1～3 次 ESI 的效果进行了回顾性评价。初步结果显示 8% 完全缓解、52% 部分缓解、40% 无效。疼痛缓解时间超过 6 个月者为 26%、1～6 个月者为 33%、短于 1 个月者为 40%。总体上 60% 患者症状改善，但只有 15% 患者得到长期效果。Ciocon 等[28]对 30 例腰椎管狭窄合并下肢不适的老年患者采用骶管 ESI，1 次/周，共 3 次，每 2 个月随访一次，共随访 10 个月，发现患者疼痛明显缓解。Roland Morris 疼痛评分（5 分制）在各随访点明显降低，但作者只采用了这一个指标对治疗结果进行了评价。合并严重椎体滑脱及椎间盘突出的患者不包括在此研究。在一项随机对照试验中（randomized controlled trial，RCT），Fukusaki 等[29]对退行性腰椎管狭窄合并间歇性跛行及行走时间不足 20 min 的患者行 ESI，其疗效与 Hacobian 等[27]的研究结果相似，与硬膜外单独注射局部麻醉药相比，其对于步行无明显益处。

有三项研究对腰椎 ESI 效果的预测因素进行了探讨。Abram 和 Hopwood[30]对 212 例患者进行了一项前瞻性的研究，探讨了治疗有效的预测因素。治疗有效的三个因素是：①受过高等教育；②主要诊断为神经根病变；③疼痛持续时间少于 6 个月。治疗无效的三个因素是：①持续性疼痛；②睡眠经常受影响；③因疼痛而丢失工作。随后，Hopwood 和 Abram[31]对 209 例患者腰椎 ESI 治疗无效的相关因素进行了分析。患者如疼痛时间超过 24 个月、无神经根病变，其治疗失败的概率将增加 3 倍。患者如因疼痛失去工作、吸烟和症状持续 6～24 个月，治疗失败的概率将增加 2 倍。

Sandrock 和 Warfield[32]认为影响 ESI 最重要的 5 个因素包括神经根炎症诊断的准确性、症状持续时间短、无手术史、患者年龄较轻、注射位置的准确性。Bosscher[6]最近总结了 4 项 ESI 的选择性适应证：在物理治疗或康复治疗期间希望获得短期的疼痛缓解、神经根病变存在的证据、4 周的保守治疗无效、无注射治疗禁忌证。患者神经根疼痛应细分为以下几类：神经根病变的感觉症状和体征、椎间盘突出、肿瘤浸润神经根、体位性背痛合并神经根病变、慢性背痛基础上的急性背痛和神经根症状[6]。

疗效

ESI 疗效的广泛研究仍不尽人意。绝大多数研究为纯粹的经验性研究、回顾性研究和非随机对照盲法研究。研究人群在界定方面及同质性方面存在问题：患者合并急慢性背痛、部分有背部手术史、背痛继发于多种不同病因。治疗方案存在差异，研究结果评价标准不一，评估工具不足及随访观察节点缺乏统一标准。

研究者对文献进行了综述，却得出了不同的研究结果。尽管 Kepes 和 Duncalf[1]等认为 ESI 的理论基础尚未证实，但 Benzon[2]认为 ESI 对急性腰骶部神经根病变有效。对此方面的相关研究得出的结论不完全一致。Spaccarelli[33] 等认为 ESI 对低位根性疼痛有中短期疗效（2 周～3 个月），但缺乏长期疗效。Koes 及其同事们[34] 认为对于慢性背痛不合并坐骨神经痛的患者，ESI 治疗并未显示疗效。但他们指出 12 项研究中的 6 项研究表明对于合并坐骨神经痛的患者采用 ESI 比对照组更有效，其他 6 项研究发现其效果与对照组相比基本相同。他们指出 ESI 的疗效不能确定。这与先前 Benzon[2] 认为 ESI 对急性腰骶部疼痛可能有效的结论不冲突。

根据现有的对照研究的文献不能得出关于 ESI 临床疗效的一致结论。Watts 和 Silagy[35] 发表了另外一篇关于这类文献的分析。其疗效被界定为短期（60 天）和长期（1 年）疼痛缓解率在 75% 以上。ESI 使其短期疼痛缓解比值比（odds ratio, OR）提高到 2.61，长期疼痛缓解比值比提高到 1.87。其疗效与注射途径（骶管或硬膜外）无关。这项分析为通过骶管或腰椎硬膜外注射皮质类固醇治疗腰骶部神经根病变提供了定量的证据。

有三项关于确诊为椎间盘突出、疼痛时间不足 1 年的患者行 ESI 的前瞻性随机双盲安慰剂对照研究（表 44-1）。Dilke 及其同事们[36] 报道，治疗后 3 个月随访时 ESI 与棘间韧带注射生理盐水相比，前者疼痛缓解率和重返工作岗位率更优。Snoek 及其同事们[37] 报道 ESI 后患者在主客观评价症状缓解方面优于安慰剂治疗，但这种差异未达到统计学意义。他们采用 2 ml 容量未稀释的类固醇在注射后 24～48 h 进行评价（与 Dilke 及其同事们[36] 的注射后 6 天相较）。进行初步评估效果的最小间隔时间接近 1 周。这可以从 Green 等[38] 的研究中得出，他们发现 ESI 后只有 37% 的患者 2 天内症状缓解，而 59% 的患者 4～6 天缓解。Carette 及其同事们[39] 给予患者 ESI 达 3 次后发现，治疗后 3 周随访时指地距离（P=0.03）及感觉缺失有改善，治疗后 6 周时腿部疼痛有改善，其他方面两组之间无差异。这些改善发生在甲泼尼龙组治疗后 3 周、6 周，但在治疗后 3 个月差异消失。ESI 在 12 个月内约 25% 的患者未能获得明显的功能改善及减少手术治疗需要。Hopwood 和 Manning[40] 对这项研究选择极有可能行手术治疗的人群、不具有可比性的安慰剂对照、统计效力不足及非标准治疗等方面进行了批判。在一项前瞻性随机临床试验中，Buchner 等[41] 对年龄小于 50 岁的 HNP 患者行 3 次 ESI 治疗。他们报道，随访 2 周时患者下肢抬高角度明显提高及无明显统计学差异的疼痛缓解和活动度增加，但随访 6 周及 6 个月时在治疗方面无任何益处。

Bush 和 Hillier[42] 对行骶管注射类固醇或生理盐水的合并根性疼痛、感觉异常及直腿抬高试验阳性的患者进行了一项随机双盲安慰剂对照研究。他们发现，ESI 与安慰剂相比在治疗后 4 周（VAS 评分：16.0 vs. 45.0）及 52 周（14.2 vs. 29.6）均获得了显著的疼痛缓解。

Manchikanti 等[43-46] 对以下患者群：①无椎间盘突出或神经根炎的椎间盘源性疼痛；②椎间盘突出合并神经根炎；③术后疼痛综合征；④椎管狭窄行骶管注射局部麻醉药或局部麻醉药合并类固醇治疗者进行了一项前瞻性的研究。虽然样本量偏少及缺乏真实的对照，但他们指出骶管注射局部麻醉药和类固醇在改善疼痛和功能方面具有疗效。效果最好的是椎间盘突出合并神经根炎组的患者，79%～91% 的患者功能得到了明显的改善。在术后疼痛综合征组和椎管狭窄组阳性结果为 55%～70%。

关于 ESI 前瞻性的长期随访研究较缺乏。持久性的疗效在 ESI 治疗椎间盘源性疼痛合并神经根疼痛的持续效果研究中被分别报道：Dilke 及其同事们[36] 报道治疗后 3 个月随访中 36% 的患者完全缓解和 55% 部分缓解，Green 及其同事们[38] 报道 41% 的患者得到 1 年以上的缓解，Bush 和 Hillier[42] 报道治疗后 52 周随访显示早期效果可持续或继续改善。Abram 和 Hopwood[30] 也发现，ESI 早期有效的患者效果可持续 6～12 个月。同时与 ESI 无效的患者相比，早期有效的患者其疼痛明显减轻，重返工作岗位率提高。在另一项异质性研究人群中，White 及其同事们[26] 发现，34% 的急性疼痛和 12% 慢性疼痛患者治疗效果持续到治疗后 6 个月。

有一篇重要综述表明 ESI 的益处不确定或缺乏益处。Staal 等[47] 在 2009 年综合分析 18 项临床试验中 1179

表 44-1 ESI 治疗急性椎间盘突出症患者对照研究结果

研究	设计类型	发病持续时间		效果
Dilke 等[36]	P，R，DB	≤1 年	MP80 mg，生理盐水稀释到 10 ml vs. 1 ml 生理盐水、腰椎注射	60% vs. 31% 即时疼痛缓解率，镇痛药用量减少、3 个月时不能返回工作岗位人数减少
Snoek 等[37]	P，R，DB	1～3 周	MP80 mg，生理盐水稀释到 2 ml vs. 2 ml 生理盐水、腰椎注射	25%～70% 多项随访结果改善，与安慰剂组 7%～43% 的结果无明显差异改善
Carette 等[39]	P，R，DB	<1 年	MP80 mg，生理盐水稀释到 8 ml vs. 1 ml 生理盐水、腰椎注射	感觉缺失及腿痛减少，功能障碍及手术率相同

P，前瞻性；R，随机；DB，双盲；MP，甲泼尼龙；NS，生理盐水

例患者数据后声称，证据不支持 ESI 在亚急性和慢性下腰痛患者中的应用，但可能对于某些特殊的亚组有效。Argoff 和 Sims-O'Neill 在一篇述评中声明"这些注射的益处非常有限"。ESI 获得 A 级证据最大的限制因素是 ESI 作为一种治疗方法已得到广泛认可。因为 ESI 受到认可，许多研究者很难征集患者到研究中，并将安慰剂注射作为一种对照治疗方法。

颈部注射

关于颈部 ESI 治疗颈神经根病及其他各种诊断的报道始于 1986 年[10-12]。至今尚无随机双盲对照试验来评估这种方法的有效性（表 44-2）[49-51]。Stav 及其同事[49]报道了 50 例接受物理治疗及长期服用 NSAIDs 的慢性顽固性颈部及手臂疼痛的患者。所有患者有颈部椎间盘退行性疾病和（或）骨性关节炎，部分合并颈神经根病变，并且疼痛长于 6 个月。对于短期或长期的疼痛缓解、改善活动范围、减少镇痛剂用量及恢复工作能力这几个方面，颈部硬膜外类固醇注射要优于后颈部肌内注射。在 1 年的随访期中，颈部硬膜外类固醇注射的患者中有 68% 获得良好的治疗效果，而后颈部肌内注射的患者中只有 12% 获得良好的治疗效果。

Ferrante 及其同事[52]对 100 例接受颈部 ESI 的患者进行回顾性分析，试图寻找临床治疗效果的预测因子。他们发现神经根痛预示了一个更好的治疗效果，无异常放射性诊断发现或仅发现椎间盘突出预示了一个不佳疗效。作者建议选择有神经根痛并且有体检或放射诊断支持神经根痛的患者实施颈部 ESI 治疗。

Strub 等前瞻性观察 161 例颈部 ESI 治疗患者的短期获益，发现有 83% 的患者疼痛减轻。患者有神经根性手指痛或多节段退行性病变有更高的可能性获得疼痛缓解，而那些需要服用阿片类止痛药的患者获得疼痛缓解的概率低[53]。

X 线透视引导

很多报道[54-56]指出，未经影像引导所致的注射针置放不准确是 ESI 治疗疼痛失败的常见原因。Mehta 和 Salmon[54]应用落空感（loss-of-resistance，LOR）技术确定硬膜外腔后安放 Tuohy 针的报道发现，17% 的病例 Tuohy 针位置太表浅。Renfrew 等[56]指出，尾椎 ESI 注射针放置不准确发生率初学者为 48%，有经验的医生为 15%。针位置正确且回抽无血后的硬膜外注射有 9.2% 的病例证明是在静脉内。Manchikanti 和其同事[57]认为使用影像引导技术能降低 50%～60% 的 ESI 技术失败率。Stitz 和 Sommer 报道[58]，在 54 例患者中一次尾椎穿刺位置正确的成功率是 74%，在有简单的体表标志及无明显皮下气肿的情况下，一次穿刺成功率可提高到 91%。他们得出结论：在成人，影像指导下尾椎硬膜外注射仍是金标准。在一项不使用影像引导的 ESI 的研究中，200 例患者被随机分配到不同的注射部位组，其中腰椎注射正确率为 93%，尾椎注射正确率 64%[59]。在肥胖患者中，定位成功的比值比降低到 0.34（BMI＞30 vs. BMI＜30）。

使用 LOR 技术来确定腰椎硬膜外腔，硬膜外针的规格大小可能会影响其 ESI 成功率。Liu 及其同事[60]用 20 号 Tuohy 针获得了 92% 的成功率，明显低于标准的 17 号或 18 号 Tuohy 针的成功率。LOR 技术的可靠性在高龄（＞70 岁）或男性患者中较低。Fredman 等报道，经过反复尝试，盲穿进入硬膜外的成功率是 88%，但仅有 50% 位置在预期位置，造影剂扩散至病变部位的概率只有 26%[61]。对 38 例颈部 ESI 病例的回顾性分析发现，初次穿刺时 53% 出现假阳性 LOR，51% 出现单侧硬膜外扩散，只有 28% 出现腹侧硬膜外扩散。作者的结论是，应用 X 线透视与硬膜外造影可以通过确保正

表 44-2　经椎板间隙颈椎 ESI 前瞻性研究报道*

研究	设计类型	病例数	人群	效果
Stav 等[49]	P，R，D	50	慢性颈臂痛超过 6 个月	退行性颈椎间盘及脊柱病变患者治疗后 1 年随访：ESI 后优良率 68% vs. 颈椎 IM 后优良率 12%
Castagnera 等[50]	P，R，C	24	慢性颈椎根性痛超过 12 个月，但无神经压迫	71% 的患者 3 个月随访时 VAS 评分下降至少超过 75%
Bush 和 Hillier[51]	P，D	68	颈椎神经根病变合并神经体征 1～12 个月	76% 无疼痛，24% 疼痛改善（10 分评分标准，疼痛评分在 1～4 分，平均 2 分）

* 缺乏具有良好对照的颈椎 ESI 研究。
C，对照；D，描述性；P，前瞻性；R，随机；VAS，视觉模拟评分；ESI，硬膜外类固醇注射；IM，肌内注射。
Source：Adapted from，Molloy RE，Benzon HT：The current status of epidural steroids. Curr Rev Pain 1：61-69，1996

确的针头位置和药物输送到病变区域来改善盲穿行颈椎 ESI 的精度[62]。临床实践中在回抽无血的情况下血管内注射仍有发生并且可能导致并发症[63]。在对颈部 ESI 的并发症回顾后，Abbasi 等得出的结论是"X 线透视指导对减少 ESI 并发症的发生至关重要"[64]。多数证据显示使用透视与硬膜外造影结合可增加穿刺针放置在硬膜外腔和注射药物到病理部位的准确性，药物经常由单侧扩散到腹侧硬膜外腔。Parr 等检查盲穿的腰椎椎板间隙硬膜外注射的疗效，其结果虽然令人鼓舞，但不是总能达到[65]。最可能的特例是在年轻、非肥胖、非手术的患者中的初次腰椎 ESI。经椎间孔入路的方法也被推荐，以增加 ESI 的成功率。这种技术的有效性和安全性将在另一章讲解。

并发症

ESI 相关并发症可分为与注射技术有关的并发症和与注射药物相关的并发症。注射技术并发症包括注射部位疼痛、暂时性的根性疼痛增加及暂时性感觉异常。此外急性焦虑、头晕、出汗、潮红、恶心、低血压和血管迷走性晕厥可能发生，特别是发生在患者处于坐位的操作过程中。对于不能忍受生命体征剧烈改变的患者，在严密监控下及在已有的病情得到医疗改善后也许更容易耐受注射治疗。发生在意外性硬膜穿破后的头痛是硬膜外注射最常见的并发症。对于有经验的医生，这种并发症的发生率不到 1%。MacDonald 列举了 5685 例腰椎硬膜外注射，其头痛发生率为 0.33%[66]。Waldman 报道在 790 例颈椎硬膜外患者中大约有 0.25% 的硬脊膜穿破率[67]。蛛网膜下腔注入空气导致的非位置性头痛已有报道。Katz 和同事报道了因注射空气进入硬膜下腔引起的立即性头痛[68]。颈椎 ESI 后颅腔积气也曾经被观察到[69]。

眼底出血与在全身麻醉下的快速大量骶管注射类固醇有关[70]。ESI 后 10 例同样机制导致的短暂失明也有报道[71]。虽然显著硬膜外出血似乎在没有凝血功能障碍的患者中是罕见的，但是最近有关在颈部硬膜外注射后的单例硬膜外出血报道还是引起了人们的关注。Williams 和同事报道了 1 例一直规律服用吲哚美辛 6 年的患者接受第 7 颈椎 ESI 后，硬膜外血肿引起的急性截瘫[72]。Ghaly 报道使用 Tuohy 针颈部 ESI 治疗双侧上肢根性痛的患者，在注射后 30 min 内发生由脊髓硬膜外血肿引起的布朗-塞卡尔综合征[73]。Stoll 和 Sanchez 观察到 1 例没有出血危险因素的年轻患者在接受颈部 ESI 后 8 天发生大量硬膜外血肿引起的迟发性

急性颈部脊髓病[74]。早期诊断硬膜外血肿并立即进行手术减压和清除血肿才有可能减少永久性神经功能缺损的风险。Reitman 和 Watters 报道了第 1 例颈部 ESI 后脊髓前硬膜下血肿[75]。这个患者在 8 h 内发生颈部疼痛以及进行性的四肢瘫痪。患者术后部分神经功能恢复，并发脑膜炎，最终死亡。2 例患者在颈部 ESI 24 h 内发生了内在颈脊髓损伤和永久性神经系统症状，在手术过程中静脉注射镇静剂似乎干扰了患者报告急性神经症状的能力[76]。1 例椎板间 ESI 后截瘫的报道中，患者接受过从 $L_2 \sim S_1$ 后路脊柱融合术，穿刺部位是在 $L_1 \sim L_2$。研究人员推测，截瘫继发于椎间盘突出或类似的典型的椎间孔技术中主要根髓动脉损伤造成的脊髓缺血[77]。这种缺血性损伤归因于颗粒类固醇导致的血管闭塞。通过使用非颗粒类固醇或使用平均粒径较小的类固醇（如倍他米松），闭塞的危险性可能会降低[78]。Abbasi 等[79]对经椎板间隙颈椎硬膜外注射并发症的文献进行综述，发现并发症的发生率为 0～16.8%。轻微并发症发病率达 17%，可在 24 h 内完全恢复，如潮红、血管迷走性发作、疼痛症状加重、失眠。严重并发症带有长期后遗症是极其罕见的。此外，作者认为，并发症可以通过增加专业技术水平、透视引导、在 $C_6 \sim C_7$ 或更低（此处硬膜外腔有更大的空间）的位置穿刺、注射前阅读影像学检查来减少[64]。

ESI 的感染性并发症包括细菌性脑膜炎和硬膜外脓肿。脑膜炎不太可能发生，除非硬脊膜穿刺意外发生。Dougherty 和 Fraser 报告了 2 例 ESI 后的细菌性脑膜炎[79]。其中一例患者在注射类固醇前发生了腰椎硬膜意外穿破；在另一例病例中，在使用局部麻醉药试验的情况下既没有证实，也没有排除硬膜的穿破。

Shealy 于 1966 年报道了 1 例患有局部脊柱转移性肿瘤疾病的患者在连续 4 次 ESI 后发生了硬膜外脓肿[80]。虽然在脓性物质中鉴定出癌细胞，但没有培养出细菌。1984—1997 年共报道了 5 例硬膜外脓肿，1 例颈椎穿刺后，3 例腰椎穿刺后，1 例尾椎穿刺后[81-85]。5 例患者细菌培养均培养出金黄色葡萄球菌，3 例患者有糖尿病，2 例患者曾多次（3 次）注射，1 例患者硬膜外类固醇注射 2 周前有手术相关的金黄色葡萄球菌感染，1 例患者有乳腺癌并发骶骨脊柱转移。所有患者在注射后 3 天到 3 周出现发热、脊柱疼痛、根性疼痛或进行性神经功能缺损，这种情况应该高度怀疑是硬膜外脓肿。如果要想使患者恢复原有的神经功能，快速诊断和治疗是必要的，包括手术引流。磁共振成像（Magnetic resonance imaging，MRI）是诊断硬膜外脓肿的首选影像学检查[82]。糖尿病和类固醇免

疫抑制的并存可能促使硬膜外脓肿形成。另外有 2 例患者在使用布比卡因和类固醇硬膜外反复注射治疗带状疱疹病毒感染继发的神经病理性疼痛后继发了胸段硬膜外脓肿[86-87]。最近，又有颈椎和腰椎 ESI 后硬膜外脓肿的报道相继出现[88-89]，随后尾椎 ESI 后腰椎间盘炎也被观察到[90]。作为一项共识声明的一部分，Hebl 描述的无菌操作主要有以下几个重要部分组成：去除手表和珠宝、消毒剂洗手、保护性屏障、帽子和口罩、无菌手套、正确选择和使用皮肤消毒液、适当的铺巾来保护无菌区，以及合理的包扎技术[91]。

　　ESI 相关的药物并发症包括类固醇药物的药理学作用和可能的神经毒性。ESI 后暂时性的库欣综合征[92]、体重增加、体液潴留、高血糖症、高血压和充血性心力衰竭已有报道。关节内类固醇注射后观察到了卡波西肉瘤，卡波西肉瘤在 ESI 后再次出现[93]。Simon 和其同事报道了 1 例 ESI 后皮肤、呼吸道、胃肠道的迟发型超敏反应，并且接触曲安西龙后再次复发[94]，ESI 后肾上腺抑制是众所周知的结果。硬膜外注射 80 mg 醋酸甲泼尼龙后血浆皮质醇水平下降长达 3 周。Kay 和他的同事描述了 3 次（每周 1 次）硬膜外注射对人垂体 - 肾上腺轴的影响[95]。ESI 后促肾上腺皮质激素（adrenocorticotropic hormone，ACTH）和皮质醇水平降低及对合成的 ACTH 异常的皮质醇反应长达 1 个月。因此，ESI 后 1 个月内需要重大手术时，患者应以相对性肾上腺皮质功能不全者对待。多次 ESI 后，椎管内硬膜外脂肪增多症最近已观察到，它可能导致神经压迫而产生症状。停用类固醇注射后，脂肪瘤随后消失，已经被系列 MRI 扫描证实[96-97]。

　　神经毒性归因于椎管注射的类固醇药物或其中的添加剂。报道称多发性硬化患者多次鞘内注射后会发生粘连性蛛网膜炎。单独的 ESI 后没有发生蛛网膜炎的报道。Abram 和 O'Connor 回顾 ESI 相关并发症的危险因素[98]，他们在 64 个研究共约 7000 例接受 ESI 患者中并没有找到 1 例关于蛛网膜炎的报道。但是他们也搜集到许多没有椎管注射而发生蛛网膜炎的病例。有 3 例报道鞘内注射类固醇后以及 1 例报道 ESI 后发生了无菌性脑膜炎[99]。这些患者有头痛、发热等全身症状，他们的脑脊液检查结果的特点是脑脊液葡萄糖含量降低，蛋白质和白细胞数量升高。

　　Nelson 曾质疑椎管内注射醋酸甲泼尼龙的效果和安全性。他因潜在的聚乙二醇毒性而反对其鞘内使用。由于理论上可能会误入蛛网膜下腔以及意外硬膜下或鞘内注射，他还试图阐述硬膜外注射的危险性。他认为这些意外会经常发生在硬膜外注射时，尤其是曾经注射过或有背部手术史的患者。

　　关于 ESI 后神经毒性的动物实验数据是有限的。MacKinnon 和同事研究了注入或注射到大鼠坐骨神经附近的各种类固醇的效果[101]。神经损伤只发生在直接神经束内注射的大鼠。Benzon 及同事们检查了聚乙二醇对有鞘膜和无鞘膜的兔神经的电生理影响[102]。他们证明，临床相关的 3％～10％ 的浓度对兔神经电生理没有影响；在 20％ 和 30％ 的浓度，神经传导可逆性递减；在 40％ 的浓度，神经失去传导性。Abram 和他的同事研究了在大鼠鞘内连续注射类固醇对脊髓的影响[103]。他们发现，注射 21 天后用甲醛疼痛测试没有明显的镇痛，也没有组织学改变。他们得出的结论是，ESI 期间偶然的鞘内注射可能不会造成潜在的危害。

　　为了避免 ESI 后进一步的并发症，Abram 和 O'Connor 提出了几项建议[98]。他们提出了一个细致的无菌技术，尤其是针对糖尿病患者，以防止感染后遗症。他们表示，没有文献支持高剂量或反复注射（超过 1～3 次每年）。他们还建议使用局部麻醉试验剂量，以防止意外的、未发现的鞘内注射类固醇及可能的神经毒性作用。当考虑硬膜外注射生理盐水还是局部麻醉药时，必须权衡所期望的疗效与其引起的血流动力学风险。

椎板间隙入路与椎间孔入路

　　经椎间孔入路穿刺针理论上应该能更好地到达神经根和硬膜外前间隙。有几个头对头的功效研究会在第 45 章中讨论。一个设计较好的研究比较了经椎间孔和旁中线椎板间隙入路的硬膜外注射后的造影剂扩散情况。在这项研究中，Candido 使用旁中线椎板间隙入路的办法获得了更好的硬膜外前间隙扩散[104]。此外，研究者们用了明显更低的总透视次数完成椎板间穿刺。由于顾虑椎间孔注射相关神经损伤，椎板间注射仍然非常普遍，尤其是在颈椎水平注射时。此外，对于那些缺乏 X 线透视使用技巧及疼痛介入经验的人来说，椎板间注射是更易于操作的。椎板间入路的最大限制是以前的手术引起的硬膜外腔闭塞造成针头进入后硬膜外腔的困难。

当前地位

　　ESI 的功效至今尚无定论，也不太可能会有决定的研究出现[40]。即便如此，仍有许多研究表明该治疗在特定患者中有非常好的短中期疗效。Rowlingson[105]、

Abram[106]、Hammonds[107]等支持继续应用该项治疗作为急性根性疼痛、椎间盘突出或者在慢性腰痛、颈椎病基础上合并新的神经根病变的患者治疗方案的一部分。Watts 和 Silagy 的分析及 Spaccarelli 的综述都肯定了 ESI 在治疗腰骶部神经根性疼痛综合征中的作用[35]。Koes 及其同事质疑这一结论但并没有提出反证[34]。神经根刺激症状是 ESI 应用的必要条件。但这种治疗在有神经功能缺损和椎间盘明显突出的患者中的疗效可能不如单纯急性根性痛者明显[39]。全面评估患者、权衡利益和风险以及征得患者的知情同意是为患者选择治疗的必需过程（表 44-3）。可信的术后随访，物理、专科及心理康复等方面的全面治疗有助于避免过于专注而盲目的以介入方式为主的治疗。如果

患者存在局部或者全身感染、凝血功能障碍等风险，则不能进行该治疗。另外也需要考虑糖尿病患者中增大的感染风险和在有腰背部手术史、持续存在症状、药物滥用、残疾和有纠纷问题的患者中很低的治疗成功率[108]。

ESI 技术已经在前面阐述[20]。常用的类固醇药物是醋酸甲泼尼龙 80 mg 或醋酸曲安西龙。稀释剂通常用生理盐水，腰椎水平总量为 3～5 ml，颈椎水平 2～4 ml，骶尾部 10～15 ml。腰椎 ESI 通常从旁正中路穿刺至同侧椎板间的硬膜外腔外侧，尽可能接近神经根病变的水平；颈椎 ESI 主要在 C_7～T_1 水平，因 C_7 水平以上的黄韧带是不连续的，所以不建议在 C_7 水平以上行 ESI。在 X 线透视引导下置入硬膜外导管并到达理想位置。类似的技术可同样用于腰椎和骶尾部 ESI[109]。如果症状完全缓解，则不需要再次行 ESI；若只有部分缓解，则需要再次行 ESI，但很少需要行第 3 次注射。如果治疗效果是短暂的，则不建议重复治疗，如果持续的治疗效果达到 6～12 个月，则可考虑再次行 ESI。

从根本上说，尽管治疗效果仍不确定，ESI 仍然是一个非常安全的治疗方法。基于已经证明的安全性、证据支持的有效性和广泛作为治疗手段的临床应用，ESI 应该作为治疗颈部、腰背部及根性疼痛综合征的多学科计划的一部分。除了不能耐受类固醇药物（或剂量改变）、存在显著感染控制问题和易出血体质的患者，ESI 都可安全施行。透视引导和造影剂的应用可明确观察到药物注入硬膜外腔，提供了硬膜外腔注射的证据。

表 44-3 评估标准——硬膜外类固醇注射患者的选择

	正面预测因素	负面预测因素	风险因素
既往史	根性疼痛 神经根麻痹 症状持续时间短 无显著的心理问题	轴性疼痛为主 工伤 因疼痛而失业者 冗长治疗史 大量服用药物 因疼痛获得赔偿 诉讼期间 腰背部手术史 吸烟史 高疼痛评分	免疫抑制 糖尿病 消化性溃疡 肺结核 获得性免疫缺陷综合征 细菌感染
体格检查	皮肤感觉缺失 与症状一致的肌力减低 直腿抬高试验阳性	显著肌筋膜疼痛	
实验室检查	与症状相关的异常肌电图 腰椎间盘突出 颈椎病	正常的颈椎影像学检查结果 颈椎间盘突出	

Sources：Data from Rowlingson and Kirschenbaum[12]；*White et al.*[26]；*Abram and Hopwood*[30]；*Hopwood and Abram*[31]；*Ferrante et al.*[52]；*Abram and Anderson*[110]；*and Jamison et al*[111]

参考文献

参考文献请参见本书所附光盘。

45 选择性神经根阻滞和椎间孔硬膜外类固醇注射

Mehul P. Sekhadia ⊗ Honorio T. Benzon

耿祝生 译　Jiang Wu 校

前面的章节讨论了硬膜外类固醇注射（ESI）的原理。根性疼痛可以由不同的原因引起。椎间盘突出引起的机械性压缩、椎间盘破裂引起的化学刺激、继发于颈椎病的椎间孔狭窄或供应血管受压等都会引起坐骨神经痛。虽然机械性压缩被认为是最常见的原因，但有约 36％的患者磁共振成像提示存在机械性压缩但无临床症状[1-2]。在手术过程中正常神经受到机械性压缩后往往出现麻木和感觉异常，而不是疼痛。此外，也有一些研究认为根性疼痛最可能的原因是神经根周围的炎症刺激[3-4]。

人的椎间盘中含有高浓度的 PLA2 和其他炎症介质，如金属蛋白酶和一氧化氮[5]。PLA2 是炎症反应中一种促进细胞膜释放花生四烯酸的酶，它在突出的椎间盘中的浓度明显高于正常椎间盘。PLA2 还是产生炎症相关介质，如前列腺素、白三烯、血小板活化因子和溶血磷脂的催化剂[6-8]。在狗的硬膜外腔注射自体髓核可引起其硬膜囊、脊髓和神经根的炎症，而注射生理盐水没有上述发现[9]。用猪做了类似的研究，发现马尾神经根的神经传导速度明显降低[10]。

皮质类固醇的抗炎作用已经有广泛的研究[11]。实验研究表明，甲泼尼龙直接作用到神经可明显抑制炎症，这可能与类固醇抑制 PLA2 活性有关。在上述猪的研究中，甲泼尼龙可防止神经传导速度的降低[12]。此外，类固醇还具有局部麻醉和镇痛作用[13]。

ESI 虽然在一些医学团体中仍存异议，但已变成根性疼痛保守治疗的首选[14]。1952 年经椎间孔或者选择性的神经根到达硬膜外腔的方法在神经根病变的诊断中被首次描述，1992 年 Derby 在介绍腰痛治疗的方法中再次阐述[15]。在炎症神经周围注射一定浓度的类固醇比在背侧硬膜外腔注射相同浓度的类固醇有更好和更持久的缓解性，基于这一点，经椎间孔的方法不断改进。这与由椎间盘突出、挤压、髓核破裂或机械性压迫等原因引起腹侧硬膜外腔周围根性疼痛的病理学机制是相一致的。轴向的背部和颈部疼痛更加复杂，

因为它可能由腹侧和背侧两方面因素引起。刺激后纵韧带或椎间盘内破裂可引起与肌肉拉伤/扭伤、关节突关节或黄韧带疼痛相似的疼痛[16-20]。

经椎间孔入路比椎间板入路的方法更为复杂，并发症的发生率明显增加。因此，合理的医学判断和专业技术是非常必要的。越接近头侧的注射，灾难性的并发症，如脊髓损伤或脑卒中的风险性越大。

解剖学

选择性神经根阻滞（selective nerve root block，SNRB）和经椎间孔 ESI 的方法本质上是相同的，只是最后针与椎间孔的相对位置以及治疗目的稍有不同。人们对 SNRB 的定义提出质疑，因为只需 1～2 ml 的治疗液就可以覆盖一个以上的神经根。此外，最终针所在筋膜平面是相同的，即使是技术上完美的椎间孔外针的放置也可能会出现造影剂向近端硬膜外腔扩散的情况（图 45-1）。

但是，由于椎间孔及周围结构解剖学上的轻微差异，颈椎、胸椎及腰椎水平的注射剂量略有不同。颈椎水平是上述中最危险的，因为其椎间孔中的血管密集，尤其在 $C_3 \sim C_6$ 水平。Furman 等在最大的病例系列中观察了 504 例患者，报道造影剂血管内注射率为 19.4％[21]，如果使用数字减影血管造影术，检出率提高至 32％[22]。

在颈椎水平，椎间孔稍指向前侧方，因此，仰卧位或侧卧位是最优的。颈椎椎间孔后方与下椎体的上关节突（superior articular process，SAP）毗邻，前方与上椎体的下部、下椎骨的钩突及椎间盘毗邻。颈椎椎间孔的顶部和底部由连续的椎体的椎弓根组成。椎间孔的上部有静脉走行，最下部有脊神经走行。从椎动脉或上行的颈动脉分出的动脉分支供应神经根（神经根动脉）和脊髓（髓动脉）。颈动脉的分支在颈椎椎间孔硬膜外类固醇注射（cervical transforaminal epidural

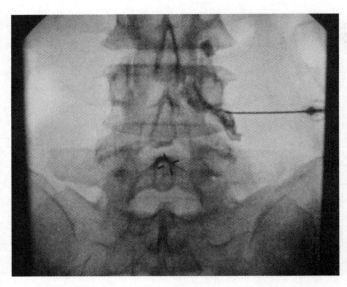

图 45-1　腰部选择性神经根阻滞　即使针尖在椎间孔外，造影剂仍可向中间的硬膜外腔扩散

steroid injection，TFESI）或 SNRB 中最可能受到穿刺损伤[20,23-25]。

在胸椎水平，椎间孔指向较颈椎更偏后侧面。椎间孔的边界组成是相似的，但在这个平面上，周围结构，如肋骨、胸膜、纵隔及下胸椎平面的根最大动脉等都存在着被穿刺损伤的风险[23]。与颈椎及腰椎相比，胸椎间盘突出症及神经根刺激并不常见，因此对应的注射治疗也较少使用。

在腰椎水平，椎间孔指向侧面。前缘由上椎体及椎间盘构成，后上方及后下方分别由下关节突（inferior articular process，IAP）、上关节突（superior articular process，SAP）构成，顶部和底部则由连续的椎弓根构成。腰膨大动脉或者根最大动脉是 2/3 脊髓的主要动脉来源，可以从 $T_7 \sim L_4$ 的任何水平进入椎管，通常从 $T_9 \sim L_1$ 之间的左侧进入[26]。若该动脉受损，可引起脊髓前动脉综合征和截瘫[23-24]。

患者筛选和设备

SNRBs 和经椎间孔行 ESI 的适应证是相同的，主要包括：

- 神经根炎/神经根病
- 无脊髓病变的腰椎间盘移位
- 轴向痛
- 模糊的症状或多节段病变的鉴别诊断
- 椎板切除术后复发性疼痛
- 椎管/椎间孔狭窄

禁忌证包括：

- 患者拒绝
- 出血性疾病
- 高凝状态

设备和材料如下：

- C 型臂 X 线机（CT 亦会使用）和 X 线床
- 显示器
- 22 号或 25 号 Quincke 针，多种长度的针（根据患者体型大小，最长 7 寸）
- 皮质类固醇——甲泼尼龙、曲安西龙、倍他米松、地塞米松
- 造影剂——Omnipaque M-185 或 Isovue M-200

技术

SNRB 和经椎间孔行 ESI 除了最后针的位置不同，在本质上是相同的。量低至 1～2 ml 通常就可覆盖一个以上的神经根，导致多个神经根麻醉，从而出现假阳性[19]。行 SNRB 最后针的位置稍靠椎间孔的外侧，其尖端指向椎间孔中心而不是椎弓根下方和前方[24]。在颈椎水平，利用更低容量的局部麻醉药以及针更靠椎间孔的外侧，以避免造影剂扩散到邻近节段[24]。

腰部技术

该治疗的体位有俯卧位和侧卧位两种，临床上更倾向于前者[23-24]。通过 X 线的方法来确定治疗方法和注射的正确平面。使用氯己定或碘常规消毒铺巾后，调整 C 型臂倾斜的角度得到椎间孔最佳显像，通常为 15°～30°（苏格兰狗视角），横突位于椎体上方。更小的倾斜角度可以使针更靠椎间孔外侧而只针对某一神经，但是正如之前提及的，即使少量的治疗液也会到达相邻的平面。在保持针与 C 型臂同轴的情况下，最终针位应在椎弓根下方，峡部侧面及上关节突上方的位置。这种方法可避免损伤神经根，从而避免出现围术期皮肤感觉异常。X 线的前后位片可以确定针的相对内外侧的位置。如果针尖触及骨质阻力，最有可能就是触及峡部，此时应该向下方、前方或者内侧调整进针方向。当针尖到达椎弓根下方内侧，旋转 X 线显像至侧面片，同时缓慢从椎间孔进针直至到达椎弓根下方，即椎间孔的前 1/3[23-24]。

患者可能会出现感觉异常，此时最好稍微退针。只有在患者感觉异常消失后方可注入造影剂。待回吸无血后，注入 1～2 ml 造影剂，使用 X 线实时观察并证实硬膜外腔腹侧扩散（经椎间孔注射后）或者沿神经根走向扩散情况（SNRB 后）（图 45-1、图 45-2、图 45-3）。在 L_1 和 L_2 水平，应用数字减影血管造影术观

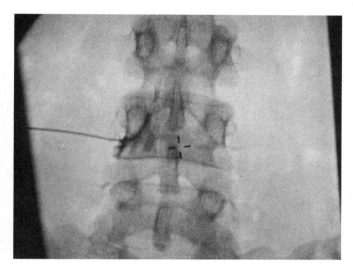

图 45-2 经腰椎椎间孔行 ESI

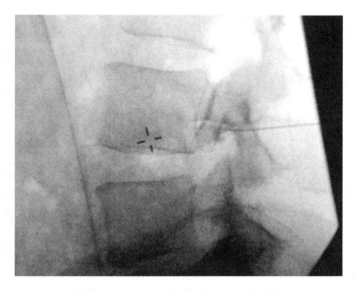

图 45-3 腰椎椎间孔行 ESI 的侧位片 显示硬膜外腔上方和下方造影剂的走向

察其前后位片及侧位片,可以更好地发现潜在的血管扩散,同时针尖应至椎间孔的稍后方,以避免触及腰膨大动脉。L₅ 水平极具挑战性,因为髂嵴与进针方向在一条线上,很可能阻碍其进入椎间孔的路径。通常先调整 C 型臂使其向头侧倾斜,达到 L₅ 椎体的下终板前时与其重叠。进针的路径是一个由 S₁ 的上关节突、L₅ 横突的下缘及髂嵴共同组成的三角区域。再调整 C 型臂的倾斜度直至可观察到该三角区域,一般倾斜角度不大[23]。针尖在上述技术的引导下,从外向内进入髂嵴内侧,直至针尖到达椎弓根的下方。

进行 S₁ 神经根阻滞时,患者一般取俯卧位。使用 C 型臂进行前后位(anterior-posterior,AP)或者同侧倾斜

5°~10°显像[23]。显像增强器位于患者上方,从尾侧向头侧倾斜可以更好地观察其骶后孔,针可从骶后孔推入,直至触及第一骶神经根部。而从侧位显像以保证针尖在骶管硬膜外腔,同时避免插入过深,进入骨盆。

在腹侧硬膜外腔观察到合适的造影剂显像后,注射额外的造影剂在 AP 片可用来进一步证实造影剂在神经周围和(或)硬膜外的扩散,同时确保没有血管或鞘内的扩散。

理论上,SNRB 技术的最终目标是将针安置于椎间孔外侧,而经椎间孔技术是将针安置于椎间孔内的前上方(图 45-1、图 45-2、图 45-3)[23-24]。一旦观察到腹侧硬膜外腔的造影剂没有在血管或鞘内扩散,由 1 ml 生理盐水(或 1%利多卡因或 0.25%布比卡因)和 40~80 mg 曲安西龙、6 mg 倍他米松或 4~8 mg 地塞米松配置的混合液随后注入(图 45-3)。

胸段技术

T₉~T₁₂ 水平与 L₁、L₂ 相似。较小斜角地旋转 C 型臂机,以避免引起气胸;停针位置较后,以避免损伤腰膨大动脉[23,26]。T₁~T₈ 水平时,C 型臂不能旋转超过15°,以避免气胸,并保证更好地观察椎间孔。在这些水平,只有俯卧位可用,理论上侧卧位也可以采用。

剩下操作类似于腰部水平,即穿刺针与 C 型臂同轴视野中,针尖到达椎间孔的内后部分。如果针尖太向头侧和内侧,针很难进入椎间孔,因为椎间孔将完全错过。一旦穿刺针位于椎弓根内下方时,实时透视下注射1~2 ml 造影剂,利用前后面和侧面成像来确认造影剂的适度扩散(图 45-4)。注射的药物与腰椎技术所用一样,但是,甲泼尼龙不推荐,因为它颗粒较大[27]。

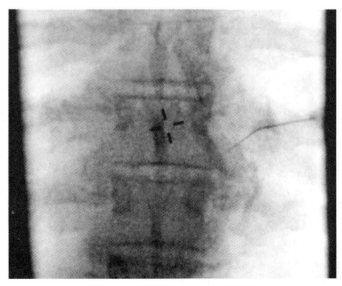

图 45-4 胸椎选择性神经根阻滞

颈椎技术

颈椎技术通常在仰卧位，头取正中位、放置肩垫。用肩垫以保证患者舒适，头位稳定。在低颈水平，头可略转以便进针。操作人员必须意识到图像是后前位而不是前后位，除非 C 型臂倒置[24]。同侧旋转透视用于观察椎间孔所有的边界。最初置针位置是椎间孔的最后下部，以避免前方的椎动脉或穿刺针向内直接进入椎管[24]，目的是首先用针接触椎间孔后部的上关节突，以测量安全界限（图 45-5A）。为此，穿刺针的同轴视图是必需的。一旦针接触椎间孔后部（SAP），针可略向前调整以进入椎间孔（图 45-5B），然后旋转 C 型臂回到后前位，确定针尖位于椎间孔内侧。如果患者出现感觉异常，可以通过实时透视或数字减影血管造影注射造影剂。数字减影血管造影术应该用于所有颈椎的椎间孔或 SNRB 注射，因为错过发现造影剂在血管内扩散将导致灾难性并发症发生（图 45-6、图 45-7）。在前后位视图下，穿刺针不应该进针超过小关节的 1/3[24]。如果神经周围或硬膜外没有造影剂扩散，在后前位平面进针可稍深点。一旦发现合适的硬膜外或神经周围造影剂扩散，同时未被血管吸收，1 ml 的生理盐水（或 1％利多卡因）和 40 mg 曲安西龙、6 mg 倍他米松或

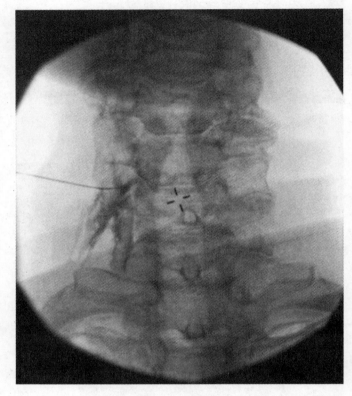

图 45-6 颈椎椎间孔 ESI 前后位针尖正确位置

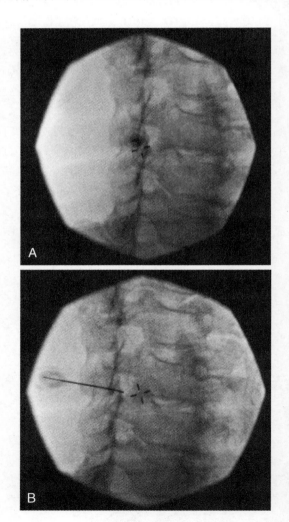

图 45-5 **A.** 针尖初步到达上关节突后方 **B.** 针尖向前越过上关节突

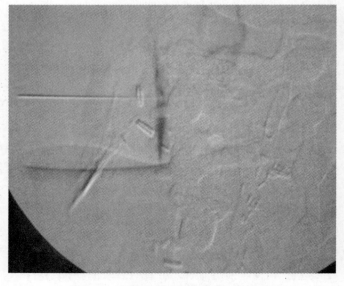

图 45-7 颈椎椎间孔 ESI 数字减影图像

4 mg 的地塞米松任选其一的混合液可缓慢注入。

对 $C_1 \sim C_4$ 水平，侧卧位可能理想，但对 $C_4 \sim C_8$，仰卧位能更好地避免肩膀对图像的影响。如果出现血管内造影剂扩散，强烈建议中止注射或经皮重新置针[24]。理论上，笔尖式针可能不太可能引起血管创伤，但迄今为止尚无发表的对照研究。

关于选择性神经根阻滞的评论

SNRB 时出现疼痛并不是碰到神经根的一个可靠标志。针可能激惹敏感结构，如关节囊、骨膜、纤维环，并可能导致下肢的牵涉痛。患者可能会很紧张，即使在不一致的情况下仍表示这种疼痛与神经根诱发的疼痛一致[28]。介入疼痛医师应该在横向透视下缓慢进针，直到针尖在椎间孔内，以减少神经根创伤。患者的诊断性局部麻醉药注射后的反应可能对确定引起患者疼痛的神经定位更重要。

有几项研究证明 SNRB 的适用性[28-30]。在对 62 例患者的回顾性研究中，Dooley 等[29] 人发现四种注射后可能的 4 种反应，分类如下：

1. 与主诉一致的疼痛，在局部麻醉药时效内疼痛完全缓解。

2. 与主诉一致的疼痛，注射局部麻醉药后疼痛无缓解。

3. 进针过程中未复制出典型的疼痛，注射局部麻醉药后疼痛缓解。

4. 与主诉疼痛不一致，注射局部麻醉药后疼痛未完全缓解。

他们的大多数的患者符合第 1 种情况，手术后取得了效果。诊断包括椎间盘突出、侧隐窝狭窄、椎管狭窄或椎弓根扭曲。符合第 2 种情况的患者有周围神经病变或多节段病变。进针过程中未复制出典型疼痛的疼痛患者有其他的疾病，如转移癌、多节段病变、椎管狭窄导致的神经根切断，或手术探查发现的异常神经根。

在另一项研究中，19 例中有 18 例患者神经根阻滞能确定症状发生的脊柱水平[30]。这些患者接受手术，并且效果很好。作者对神经根阻滞的结果同神经根造影和 CT 进行比较，发现其优于这两种模式。脊柱手术后脊髓造影术和 CT 难以解读，并不总是能确定受累的单一神经根。

并发症

椎管注射可能引起感染、心血管、神经系统和出血等并发症[31-39]。X 线辐射及对药物和造影剂产生的副作用、皮肤过敏和过敏反应的是额外的风险。椎间孔硬膜外注射和 SNRB 时的特有风险为脊神经损伤，鞘内注射或节段性硬膜外注射。腰膨大动脉损伤可能会导致截瘫，与神经根伴行的节段性动脉损伤可导致节段性脊髓缺血。颈椎椎间孔硬膜外注射和 SNRBs 本身具有更大风险。脊髓损伤、动脉损伤、视力丧失和大脑或脊髓的坏死是其他的风险。甲泼尼龙用于腰椎选择性神经根注射是有争议的，用于颈椎 SNRBs 是不建议的。这是因为所有类固醇中甲泼尼龙颗粒最大，容易沉淀[27]。如果它被注入任何动脉，包括椎动脉、颈部椎升动脉及椎深动脉[25]，可能会导致节段性脊髓梗死或沉淀在大脑末端动脉，导致小的梗死。曲安西龙为中等大小颗粒，可考虑使用。倍他米松最小，应优先使用。非颗粒状类固醇地塞米松等的功效尚未确定。

结果

两篇早期的综述得出了两个不同的结论。Kepes 和 Duncalf[40] 对全身和椎管内应用类固醇治疗背痛进行了回顾，得出的结论是这些干预措施不能有效缓解背痛。Benzon 只对硬膜外类固醇注射进行了回顾，得出其能有效缓解腰骶神经根病的结论[41]。并且指出，硬膜外类固醇注射的适应证是神经根刺激。包括 11 个随机对照试验的荟萃分析纳入 907 例患者，表明 ESI 治疗坐骨神经痛有短期疗效，且与注射途径无关[42]。即使如此，硬膜外使用类固醇仍存争议。Bogduk[43] 指出 ESI 缺乏合理的理论基础和缺乏效果确切的经验证据。Carette 等[43] 研究显示，硬膜外类固醇可以短期（3 个月）改善椎间盘突出导致的坐骨神经痛患者的腿部疼痛和感觉缺失，但缺乏功能性改善及不能减少手术的需要。尽管如此，临床注射的短期疗效是有用的，它能缓解椎间盘自发吸收（76% 的椎间盘突出通过积极的保守治疗能够部分或完全吸收[45]）过程中的疼痛，最大限度地减少阿片类药物依赖和住院治疗[42]。

Boswell 等[46]、Depalma 等[47]、Young 等[16]、Abdi 等[48] 和最近 Roberts 等[49] 发表的 TFESI 系统性综述都以"现有证据支持 TFESI 有效"为结论。Boswell、Young、Abdi 和 Roberts 均得出强有力的证据，证明 TFESI 能够短期和长期缓解神经根疼痛。De Palma 等得出中等证据证明椎间孔 ESI 的疗效，但没有结论性的证据。Buenaventura 等[50] 得出强有力的证据支持 TFESI 能够短期和长期缓解慢性腰背痛及下腰痛。TFESI 的疗效已通过对比对照组或椎板间硬膜外注射组进行研究。其结果如下（表 45-1 和表 45-2）。

表 45-1　椎间孔 ESI 前瞻性对照研究

作者	设计类型	干预措施（注射次数）	对照	结果评估指标	随访时间	结果/成功率
Weiner[51]	P，O	TFESI	无注射	下腰痛结果评分	3.4 年	78%
Lutz[52]	P，OV	TFESI	无注射	疼痛评分，站立和坐位耐受	80 周	75%
Botwin[53]	P，O	TFESI	无注射	疼痛评分，站立和坐位耐受	12 个月	75%
Vad[54]	P，R*，C，SB	TFESI（1～3 次）	TPI	F-F，RM，NRS，PSS	12 个月	84% *vs.* 48%
Riew[55]	P，R，C，DB	TFESI（1～4 次）	TF-B	避免手术	13～28 个月	71% *vs.* 33%
Karppinen[56]	P，R，C，DB	TFESI（1 次）	TF-S（1 次）	VAS，ODI，NHP，PE，花费	12 个月	2 周及 4 周时效果好，3、6、12 个月时无区别
Ng[58]	P，R，C，DB	TFESI（1 次）	TF-S（1 次）	ODI，VAS，PSS，行走	12 个月	无区别

C，对照；DB，双盲；F-F，指地距离；NHP，诺丁汉健康量表；NRS，数字疼痛评分；O，结果；ODI，Oswestry 功能障碍问卷；P，前瞻性；PE，健康体检；PSS，患者满意度评分；R，随机；RM，Roland-Morris 功能障碍评分；S，生理盐水；B，布比卡因；SB，单盲；TFESI，椎间孔 ESI；TPI，"扳机点"注射；VAS，视觉模拟评分。
* 根据患者的选择

表 45-2　椎间孔与椎板间隙 ESI 的对比研究

作者	研究类型	干预措施	对照	结果评估指标	随访时间	诊断
Kolsi[60]	P，R，O，DB	TFESI（1 次）	ILESI	VAS，F-F，Schober，EIFEL，镇痛药用量	28 天	HNP，神经根痛
Thomas[61]	P，R，O，DB	TFESI（1 次）	ILESI（双盲）	VAS，F-F，Schober，RM，SLR，D，N，手术	6 个月	HNP，神经根痛
Ackerman[62]	P，R，O，DB	TFESI（1～3 次）	ILESI	NRS，ODI，Beck，CDP	24 周	$L_5 \sim S_1$ HNP，S1 R
Candido[63]	P，R，O，SB	旁路 ILESI（1～3 次）	TFESI	CFP，VAS	6 个月	HNP，DDD，SS，UR
Lee[64]	P，R，O，DB	Bi-TFESI	ILESI	NRS，PSI，RM	4 个月	HNP 与 SS

Beck，Beck 抑郁量表；C，对照；CFP，造影剂流动模式；D，Dallas 疼痛评分；DB，双盲；DDD，退行性椎间盘疾病；EIFEL，法国版 Roland-Morris 功能障碍量表；F-F，指地距离；HNP，椎间盘突出；ILESI，椎板间隙硬膜外注射；N，神经系统检查；NHP，诺丁汉健康量表；NRS，数字疼痛评分；O，结果；ODI，Oswestry 功能障碍问卷；P，前瞻性；PSI，患者满意指数；PSS，患者满意度评分；R，随机；RM，Roland-Morris 功能障碍问卷；SB，单盲；SLR，直腿抬高试验；SS，椎管狭窄；TFESI，椎间孔硬膜外类固醇注射；UR，单侧神经根病变；VAS，视觉模拟评分

Weiner 等[51]发现椎间孔硬膜外类固醇注射对于经卧床休息及口服非甾体消炎药无效的 30 例椎间盘突出患者有效。其中 27 例症状即刻缓解。28 例患者平均随访 3.4 年，其中 22 例获得相当大的和持续的疼痛缓解。患者下腰痛评分平均结果从注射前 54 分（总分 75 分）改善到 25 分。

Lutz 等[52]发现 69 例腰椎间盘突出合并神经根病变（平均发病时间持续 22 周）患者中的 75% 椎间孔 ESI 有效。每例患者平均注射 1.8 次。他们注意到注射前症状持续时间不到 36 周的患者 79% 有效。在另一项研究中，Botwin 等[53]发现 34 例对物理治疗、抗炎药物或止痛剂等治疗效果差的退行性腰椎管狭窄患者椎间孔 ESI 后 12 个月时，75% 的患者疼痛评分降低超过 50%、64% 的患者行走距离延长和 57% 的患者站立位

能力提高。注射液由 12 mg 倍他米松和 2 ml 1% 利多卡因组成，平均每例患者注射 1.9 次。

VAD 等[54]发现，84% 接受 TFESI 的患者获得疗效优于痛点注射生理盐水。共有 48 例患者或者在腰椎椎旁区域痛点注射 3 ml 生理盐水，或者接受 1.5 ml 醋酸倍他米松（9 mg）和 2% 盐酸利多卡因混合液的 TFESI[48]。虽然该研究具有前瞻性并可控制，但随机因素是患者自主选择。术后随访患者 3 周、6 周、3 个月、6 个月和 12 个月。成功率具有统计学差异：TFESI 84%（21∶25），痛点注射生理盐水 48%（11∶23）。椎间孔组患者的 Roland-Morris 腰背痛评分平均从 9 分提高至 22 分，与之相比，痛点注射组平均得分从 10 分提高至 18 分。TFESI 组指地距离（finger-to-floor distance，F-F）从 70 cm 降到 20 cm，而痛点注射组从 65

cm 降到 24 cm。痛点注射组的改善部分原因是医生给予所有研究的患者腰椎稳定训练。该训练重点在于髋关节和腿肌腱的柔韧性以及加强腹部与腰椎旁区的肌肉力量[54]。

Riew 等[55]发现与椎间孔单独注射布比卡因相比，TFESIs 能有效减少手术的需要[55]。一项随机双盲研究比较了 TFESI 在预防腰椎手术方面的功效。55 例患者有 X 线证实的继发于椎间盘突出或椎管狭窄的神经根受压，并被推荐背部手术。患者接受使用布比卡因-倍他米松或单独使用布比卡因进行选择性神经根阻滞。药物的剂量为 1 ml 的 0.25% 布比卡因或者 1 ml 的 0.25% 布比卡因和 1 ml 的倍他米松（6 mg）。55 例患者中有 29 例患者在治疗之前要求手术治疗，但注射药物后，决定不手术。在注射布比卡因和倍他米松的 28 例患者中，有 20 例患者不拒绝手术。与之对比，27 例单独注射布比卡因的患者有 9 例拒绝手术[55]。

Karppinen 等[56]发现，与单纯注射生理盐水相比，单次 TFESI 有短期的好的效果，但生理盐水组在 3 个月随访中背部疼痛明显减轻。该研究为随机双盲试验，涉及 160 例继发于椎间盘异常（椎间盘突出、椎间盘受挤压）而罹患坐骨神经痛的患者。注射类固醇的患者有更好的短期效果（即刻、2 周及 4 周），表现为腿部疼痛减轻及增加的腰屈度、伸腿上抬和患者满意度。然而在随访的 3 个月、6 个月、12 个月的效果评估中，两组没有发现不同[56]。该实验的亚组分析显示，注射类固醇在椎间盘突出患者中可有效避免手术治疗，而在椎间盘挤压患者中则不能[57]。

Ng 等[58]研究了 86 例慢性单侧神经根痛患者，平均分为 2 组，发现 TFESI 组与布比卡因组无显著差别，二者都有一定效果。作者得出以下结论：更短的疼痛持续时间预示着更好的效果。对此研究有两项批评。一是类固醇组的症状持续时间平均比对照组多 5 个月，二是布比卡因不是真正的安慰剂。Devulder 等[59]研究了 60 例椎板切除后疼痛和慢性神经纤维性变的患者，发现 TFESI 组与注射其他物质组视觉模拟评分（visual analog scale，VAS）没有明显的差异。

其他的研究人员比较了椎板间隙硬膜外类固醇注射（interlaminar epidural steroid injection，ILESI）与 TFESI 的有效性。Kolsi 等[60]人研究了 30 例伴严重根性疼痛或股神经痛的患者，发现 X 线引导下 ILESI 组与 TFESI 组二者在缓解疼痛方面无显著差异。数据只收集第 1、7、14、21 和 28 天，记录医生和患者是双盲的。观察指标包括腿部和背部的 VAS 评分、疼痛改善的百分比、镇痛药的使用、F-F 指标、Schober 指标、

法国版 Roland-Morris 下腰痛生活障碍问卷（French version of Roland-Morris Disability Questionnaire，EIFEL），两组的所有指标均显示改善。对所有的患者进行了 8 个月的随访，其中每组有 3 例患者最终接受手术。其余 24 例患者神经根性疼痛持续缓解。

Thomas 等[61]研究了 31 例少于 3 个月的急性神经根性疼痛伴有髓核突出的影像学证据的住院患者。他发现单次 TFESI 比双盲的 ILESI 能更好地缓解疼痛。本研究是双盲试验。观察指标分别在注射后第 6 天、第 30 天以及第 6 个月采集，包括 VAS 评分、Schober 指标、指地距离指标、直腿抬高试验、Dallas 疼痛量表问卷和 RM 评分。在第 6 天，TFESI 组 Schober 指标、指地距离指标、腿绷直抬高试验表现出更明显的提高，并且只有 TFESI 组 Dallas 和 RM 功能障碍问卷表现出改善。在第 30 天，所有参数两组均表现提高，而且在 VAS 中，TFESI 组优于 ILESI 组。6 个月时，两组在 VAS 评分与 Dallas 疼痛量表问卷中均显著提高，而 TFESI 组表现出更好的 RM 分数。在手术率方面 TFESI 组（n=5）略高于 ILESI 组（n=4）。

Ackerman 等[62]研究了 90 例影像学证实 $L_5 \sim S_1$ 椎间盘突出、严重的 S_1 神经根疼痛（VAS 评分为 7 分）和肌电图表现 S_1 神经根病的患者。对照组接受 ILESI（n=30）或尾椎硬膜外类固醇注射（n=30），而干预组进行了 TFESI。所有患者被随机分配接受 1~3 次的 X 线引导下注射（如果只有局部疼痛缓解每 2 周重复一次）。观察指标在第 2、12 和 24 周分别记录，包括：0~10 疼痛评分、Oswestry 功能障碍问卷、Beck 抑郁自评量表及对比离散度。ESI 2 周后，3 组在所有参数里均有明显改善，TFESI 组是在第 2 周后疼痛评分有统计学显著差异，并表现得更好。在第 12 周和 24 周，疼痛评分在各组均有改善但无显著差异。TFESI 组平均获得 1.5 次注射，而 ILESI 组和尾部 ESI 组分别接受 2.2 和 2.5 次注射。作者的结论是，通常腹侧硬膜外药物扩散导致疼痛完全缓解的发生率较高，使用 TFESI 方法导致腹侧硬膜外扩散的发生率较高。

Candido 等[63]研究了 57 例继发于髓核突出、椎间盘退行性疾病（degenerative disc disease，DDD）或椎管狭窄的腰背和单边神经根病病例。这项研究的主要观察指标是腹侧造影剂扩散模式，相比后侧 TFESI，旁正中（parasagittal interlaminar，IL）椎板间 ESI 的腹侧造影剂扩散可能性更大。两组患者 VAS 评分虽有提高但无差异。

Lee 等[64]在与椎间盘突出（n=93）或椎管狭窄（n=95）相关的脊背痛（持续时间 3 个月以上）患者

中比较了 ILESI 与双侧 TFESI 的有效性。患者被随机分配接受其中一种治疗，并在治疗前、2 周、2 个月、4 个月接受疼痛数字量表评分、患者的满意度指数及 RM 5 分疼痛评分。更大的注射容量在各组中使用（每次 TFESI 每侧 4.5 ml，每次 ILESI 9 ml）。椎间盘突出患者中两种治疗疗效均有提高，并无差异；而椎管狭窄患者中的双侧 TFESI 组在 2 周、2 个月、4 个月随访，通过满意度指数、RM 5 分疼痛评分有更高的成功率。作者的结论是在治疗与椎管狭窄相关的脊背痛方面，双侧 TFESI 比 ILESI 更有效。

目前尚无 X 线引导下颈椎 ILESI 和 TFESI 比较的结果研究。

要点

- 硬膜外类固醇注射有益于患者的腰骶部神经根病。类固醇的有效性主要来自于其抗炎及镇痛的作用。抗炎作用可能与抑制 PLA2 相关。局部应用甲泼尼龙抑制通过 C 纤维的神经冲动传递，但不能抑制 Aβ 纤维。
- 硬膜外类固醇药物更有效地治疗急性腰骶神经根病。如果慢性神经根病患者有症状缓解期间隔或新的神经根病变涉及与以前不同的神经根，那么他们可对注射有更好的反应。
- SNRB 中诱发的疼痛不是一个可靠的神经根被针触及的信号。其他的结构，例如椎间关节、骨外膜和纤维环可以被针激惹并产生腿部牵涉痛。
- X 线透视应当用于所有 TFESI，也同样适用于 ILESI

（基于一项研究）。
- 经椎间孔注射的针尖应该被放置在"安全三角区"。它是由上部的椎弓根、出射神经根的外侧缘与椎体的两边而界定。
- 数字减影血管造影术被推荐用于 L$_2$ 以上水平注射，并且绝对应该应用于颈椎水平注射。
- 腰椎 TFESI 使用甲泼尼龙是有争议的。颈椎和胸椎水平禁用甲泼尼龙。这是因为其颗粒最大，且易于沉淀。
- 相较于 ILESI 方法，椎间孔方法注射次数少、结果更好，因为其更频繁和可靠的腹侧硬膜外扩散。
- 前瞻性、随机研究表明，椎间孔方法比"扳机点"注射对治疗神经根背部疼痛的效果更好。椎间孔注射布比卡因和甲泼尼龙混合液比注射布比卡因或生理盐水更好。
- 疼痛持续时间可预测注射效果，不足 12 个月的疼痛可获得更好的治疗结果。
- 未来的研究需要包括最佳的注射次数、最佳用量和类型的皮质类固醇、注射的性价比，以及在更多同质患者群中进行与安慰剂相对照的随机双盲多中心研究（非经椎间孔注入生理盐水或局部麻醉药）。最后，在颈部区域对 ILESI 与 TFESI 治疗结果和腹侧硬膜外扩散的比较是必要的。

参考文献

参考文献请参见本书所附光盘。

46 脊柱小关节综合征：椎间关节注射、内侧支阻滞和神经射频术

Chad M. Brummett ☯ Steven P. Cohen

刘昕 译 李昌熙 审 Jijun Xu 校

脊柱疼痛是目前世界上医疗残疾的主要原因之一，绝大部分人的一生中都要经历某种类型的颈痛或背痛。据估计，背痛的发生率达到 84%[1]，颈痛发生率达到 67%[2]。在所有肌肉骨骼疾病中，下腰痛是患者看医生的首要原因，也是引起功能障碍的主要原因。在 2002—2004 年，估计用于脊柱治疗的费用（包括务工的收入）达到 2000 亿美元以上[3]，仅次于因关节疼痛而引起的肌肉骨骼疾病治疗费用。

颈痛和下腰痛的原因很复杂，也很难诊断。病因通常是多因素的，包括肌肉、韧带、椎间盘、神经根和关节突关节等。关节突关节是颈痛、肩痛、背痛、下腰痛和腿痛的潜在根源，也是头痛的潜在原因。在美国治疗疼痛的手段中，关节突关节介入治疗仅次于硬膜外类固醇注射。2006 年，介入治疗关节突关节疼痛占所有疼痛介入的 37%，从 1997 年开始上升了 624%[4]。

解剖和功能

关节突关节是位于椎体后外侧的成对结构，和椎间盘一起构成三关节复合结构，该复合结构在同一平面上密切合作，保持关节的稳定性和产生各种动作。关节突关节是由上一个椎骨的下关节突和下一个椎骨的上关节突构成的能分泌滑液的关节。在腰椎和颈椎，该关节的容量分别是 $1\sim1.5$ ml 和 $0.5\sim1$ ml[5]。该关节在矢状位和冠状位的位置对该关节起到限制动作的作用。腰椎的小关节面在矢状位上的角度上是不同的，下关节突的突起面对前外侧，上关节突的突起面对后内侧[6]。上位腰椎关节突关节大多朝向矢状面水平（ $26°\sim34°$ ），而下位腰椎的关节突关节大多趋向于和冠状面平行[7]。胸椎关节突关节大多是垂直走向的关节，这样有利于侧屈而不需轴向旋转。在颈部，上位和下位颈椎关节突关节的形状和方向是不同的[8]，最常引起颈部疼痛的 $C_2\sim C_3$ 关节和矢状面约成 70°角，和轴面约成 45°角，这样能阻止旋转并使得 C_2 成为寰枢关节的旋转轴。在颈部，活动度最大的是 $C_5\sim C_6$。在此处，颈部关节突转为后外侧位置，内侧支是后支的终末分支，提供关节突关节的感觉神经支配（图 46-1）。这一更小的由神经根分出来的后支被分为外侧支、中间支和内侧支，腰部外侧支提供棘突旁肌肉、皮肤和骶髂关节神经支配，小的中间支提供最长肌神经支配，内侧支是最大的分支，提供关节突关节、多裂肌、椎间肌肉、韧带和椎弓骨膜神经支配。每一个关节突关节由两个内侧支提供神经支配，即同一水平的内侧支和上一水平的内侧支（也就是说，$L_4\sim L_5$ 关节突关节由 L_3 和 L_4 内侧支支配）（图 46-2）。腰部内侧支位置变化不大，它由后主支与分出并环绕上关节突和横突下水平的关节连接（也就是 L_3 内侧支位于 L_4 横突上）。神经横穿过横突和乳突副突间韧带之间的横突间韧带背叶，穿过椎板层后分成多支（图 46-2），乳突副突间韧带会发生钙化并形成神经包裹，尤其在 L_5 水平。L_5 最易变异，背侧支本身易于阻滞[9]。在神经支配方面，胸椎和腰椎相似，每一个关节突关节也由两个内侧支支配，但在胸椎根据不同的水平，内侧支呈现着各种不同的行走路线[10]。神经走向侧面环绕多裂肌，因此在去神经支配前去除多裂肌收缩，以确认针尖位置。横突上外侧角是最稳定的阻滞点（图 46-3A 和图 46-3B）。

颈部关节突关节的神经分布变异多样并且复杂。有 8 对颈神经根，经相应颈椎椎体上方出椎间孔。相似于腰椎和胸椎，$C_3\sim C_4$ 到 $C_7\sim T_1$ 关节接受来自同一水平和上位水平的内侧支的神经支配。除了第 7 和第 8 颈神经解剖变异性较大外，其余神经围绕着关节柱的中间走行[11]。高位水平内侧靠牢固的筋膜和半棘肌的肌腱连于骨膜上，这使得定位更有预见性（图 46-4A 和图 46-4B）。

大多数 $C_2\sim C_3$ 关节的神经支配来自于第 3 颈神经的后支，第 3 颈神经后支分成两根单独的内侧支，较大的

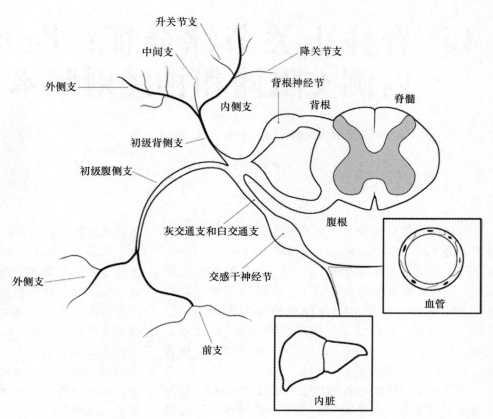

图 46-1 脊髓和脊神经节段分布 可见内侧支随中间支及外侧支从初级背侧支一起分出［From Cohen SP，Raja SN：Pathogenesis，diagnosis and treatment of lumbar zygapophysial（facet）joint pain．Anesthesiology2007；106：591-614］

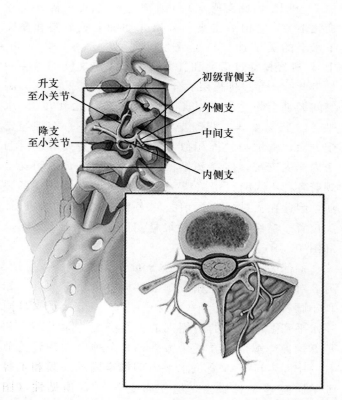

图 46-2 腰椎关节突关节神经分布 右边图形表示内侧支随着棘突旁肌肉神经分布一起支配关节突关节［From Cohen SP，Raja SN：Pathogenesis，diagnosis and treatment of lumbar zygapophysial（facet）joint pain．Anesthesiology 2007；106：591-614］

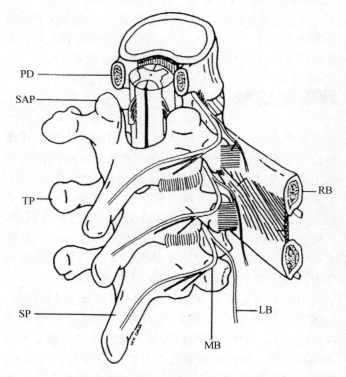

图 46-3 胸椎关节突关节神经分布 通常认为内侧支靶点是沿着横突的上外侧部分（From Chua WH，Bogduk N：The surgical anatomy of thoracic facet denervation．Acta Neurochirugia 1995；136：140-144）

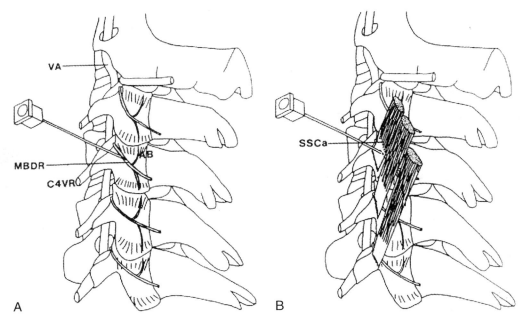

图 46-4　**A.** 在这些颈部后外侧示意图中，可见内侧支穿越关节柱 **B.** 头半棘肌位于内侧支之上，这样可以留住用于诊断性阻滞的局部麻醉药（*From Barnsley L，Bogduk N：Medial branch block are specific for the diagnosis of cervical zygapophysial joint pain. Reg Anesth 1993；18：343-350*）

一根为第 3 枕神经。第 2 颈神经后支分成 5 支，其中最大的为枕大神经[12]。病理学提示第 2、第 3 颈神经后支分支是枕部头痛的根源。关节突关节包含丰富的有包膜包裹、无包膜包裹和游离神经末梢的神经支配[13]。先前尸检已确定 P 物质和降钙素基因相关肽反应性神经纤维的存在[14]。炎症介质，包括前列腺素、白细胞介素-6、肿瘤坏死因子-α 等在接受外科手术的退行性腰椎病患者的关节突关节软骨中得到表达[14]。最近的研究表明，由腹侧关节囊渗漏出来的细胞因子可能是椎管狭窄患者根性痛的部分原因[15]。另外，软骨下骨和关节突关节内有神经末梢，预示着除了关节囊外，其可能是疼痛发生的结构[16]。

病理生理学

除了挥鞭样损伤和脊柱创伤[17-19]，关节突关节病和关节突介导的疼痛很少是因为急性损伤引起的。相反，多年的紧张、椎间盘退行性变和微小创伤与此更有牵连。类似其他退行性关节病，疼痛和炎症或者退行性变之间相关性较小。关节突关节病更多发生于老年患者，并和关节退行性变一致[20-21]。

尸体和动物实验

尸体研究表明，最大幅度的动作和张力发生于下两位腰椎的关节突关节（$L_4 \sim L_5$ 和 $L_5 \sim S_1$），向前弯曲时这两个关节的张力达到最大[22]。在近尾部关节（$L_3 \sim S_1$），对侧弯曲的同时观察到最大程度的张力，然而在 $L_1 \sim L_2$ 和 $L_2 \sim L_3$ 观察到相反的情况。椎间水平的融合可加速邻近水平节段的退行性变[23-24]。

尽管关节突关节的疼痛通常不被认为是活动性的炎症状态，但慢性张力和重复刺激可导致液体积聚和关节膨胀[25]。如果椎间孔由于其他病理状态已发生狭窄（如椎间盘突出、骨赘形成等），关节突关节过度肥大可进一步压迫神经根，结果表现为神经根痛。在有些病例中发生棘突旁肌肉痉挛[26]。

人体研究

关节突关节病在老年人中更为常见。椎间盘和关节突关节协同工作，因此椎间盘退行性变对关节突关节会产生额外张力，反之亦然[27]。两个最靠近尾部的关节突关节（$L_4 \sim L_5$ 和 $L_5 \sim S_1$）和椎间盘退行性疾病关联最大，所以最容易受影响。其他不常见的关节突源性疼痛包括炎性关节痛和假性囊肿。关节突源性疼痛也可能由创伤（特别是急促减速损伤）引起。在一项观察中，77% 的死于车祸的患者关节突关节存在关节囊和关节损害[28]。最常见的创伤引起的关节突疼痛是挥鞭性损伤，超过 50% 的车祸后慢性颈痛的患者为这个原因[29]。但创伤引起的疼痛仅仅占颈部关节突源性疼痛的一小部分（13%～23%）[30]。

流行病学

关节突关节疼痛的流行性是有争议的，腰椎关节突关节最易受影响，是因为下腰痛在一般人群中的高发生率，而颈椎关节突关节引起的慢性颈痛比腰椎关节突关节引起慢性下腰痛的比例更高。确定关节突关节疼痛的发生率的限制性因素是诊断不能由病史、体格检查或者放射学发现来确定。确定关节突源性疼痛的最可靠方法就是影像引导下内侧支或者关节突关节内阻滞[31]。

腰椎关节突关节疼痛的流行性变化较大，据估计为10%～15%[32-33]，尽管较多的内侧支阻滞已经被采用作为诊断标准，但后支的其他分支也总是被阻滞，这样就高估了流行性[34-36]。另一个错误来源就是评估腰椎关节突关节疼痛患病率的流行病学研究排除了根性症状的患者，尽管一个事实是关节突病可能造成椎间孔狭窄[37]。

评估颈部关节突关节疼痛的流行性同样具有挑战性，有些临床研究专门针对挥鞭伤患者[17-18,32]。然而，利用双阻滞研究表明慢性、非根性颈痛患者的疼痛发生率为49%～60%。在慢性中、上背痛患者中，估计疼痛发生率为40%～50%。

诊断

病史和体格检查

许多研究调查了病史和体格检查预测患者对诊断性关节突关节阻滞的反应的可靠性。尽管临床症状和疼痛模式可以帮助指导医生，但是特异性还是很低。"腰椎关节突关节综合征"和"关节突关节负荷"等词都是由一个小而设计较差的回顾性研究得来，该研究发生在1988年，样本例数为22例患者[38]。后来较大并且较完美的方法论研究没能证实这些发现[30,39-40]。然而，许多疼痛科医生持续依靠这些误导的症状和体征作为重要诊断依据。最近，两个回顾性研究发现颈部和腰部棘突旁区域压痛是预后的有效预测因素[30,39-40]，但是这些发现有待前瞻性的研究证实[30,41]。

牵涉痛模式能够为诊断提供线索。在健康志愿者身上激发疼痛（也就是扩张关节囊和刺激内侧支）和调查症状可由诊断性阻滞缓解的患者的疼痛模式的研究已开展。和其他脊柱源性疼痛相似，和关节突关节疼痛相关的牵涉痛模式并不稳定[32,39]。

尽管在不同的脊髓水平和同一水平不同结构（也就是关节突关节和椎间盘）之间存在大量的重叠，但当

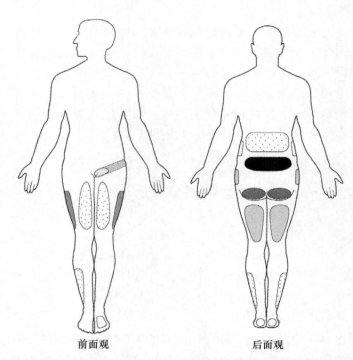

前面观　　　　后面观

图46-5 腰椎关节突关节的牵涉痛模式从最常见的低背部区域（颜色最黑的区域）到最少见的侧面和足部区域（颜色最淡的区域）。尽管有些关节突关节与特别的模式有关，但在各水平之间仍然有大量重叠。因此某个个别节段不能由牵涉痛模式来认定［*From Cohen SP, Raja SN: Pathogenesis, diagnosis and treatment of lumbar zygapophysial (facet) joint pain. Anesthesiology 2007; 106: 591-614*］

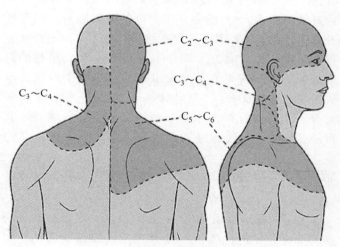

图46-6 颈部关节突关节牵涉痛模式
上位颈椎关节突关节与上颈部疼痛及头痛有关系，而下位水平的颈椎关节突关节与颈下部和肩胛部有关（*From Bogduk N, Marsland A: The cervical zygapophysial joints as a source of neck pain. Spine 1988; 13: 615*）

刺激诱发疼痛和止痛研究结合在一起的时候，有些模式就浮出水面（图46-5和图46-6）。在腰部，上位关节

突关节趋向于将疼痛放射到侧翼、臀部和大腿上外侧面[39]。对于低位腰椎水平，疼痛通常放射到大腿后外侧，偶尔到小腿。在颈部，上位关节突关节病通常放射到后侧颈上部和枕部[32]，中位颈部关节突关节病疼痛放射至下颈部和锁骨上区域，而低位颈部关节突源性疼痛典型者在颈下部和肩胛部引起疼痛。

放射学

　　尽管对于慢性脊柱性疼痛患者有多重的影像学研究，但放射检查在关节突源性疼痛的诊断中作用有限。尽管腰椎关节突关节只是慢性腰背痛的小部分原因，但 CT 影像扫描发现关节突关节病的发病率为 40%～85%，且随着年龄的增长发病率显著增加[42-43]。在进行颈部和胸部 MRI 检查的无症状的志愿者身上发现异常的比例与此类似[44-45]。使用 MRI、CT 和其他影像学检查来预测对关节突关节阻滞的反应被认为相关性很小[30,41]。

诊断性阻滞

　　通过病史、体格检查或者放射检查不能预测关节突关节疼痛，这就导致内侧支阻滞和关节突关节内阻滞广泛应用于诊断。尽管诊断性内侧支阻滞在多重研究方面得到广泛应用[46-48]，但有些技术和解剖方面的顾虑限制了内侧支阻滞的诊断性应用。研究表明小到 0.5 ml 的剂量就可覆盖 6 cm^2 的组织，因此，中间支和外侧支很可能被典型注射容积的麻醉药阻断掉，因此阻断了来自部分棘突旁肌肉组织和骶髂关节的传入纤维。一项最近的随机研究表明，与 0.5 ml 的麻醉剂用于颈部内侧支阻滞相比，使用 0.25 ml 的局部麻醉药改进了特异性而没用削弱敏感性[49]。使用关节突关节内注射可减少不经意的局部麻醉药溢出，但是该技术具有挑战性。况且，过量的局部麻醉药可破坏关节囊，导致溶液扩散到椎间孔硬膜外间隙和棘突旁肌肉组织[25,48,50]。尽管经常报道内侧支阻滞能提供和关节内注射相当的诊断性应用，但由于缺少随机交叉研究，现在尚无定论。

假阳性诊断性阻滞

　　内侧支阻滞和关节内阻滞两者都存在很高的假阳性率，腰椎假阳性率为 25%～40%[39]，颈椎假阳性率为 25%～30%[51-52]，尽管有些专家提倡局部麻醉药替代空白对照剂，但这个方案并非没有局限。一项针对挥鞭伤引起的 50 例颈部疼痛患者进行的随机双盲研究中，随机顺序使用生理盐水、利多卡因和布比卡因进行颈部

内侧支阻滞，对比阻滞（连续利多卡因和布比卡因注射）有高敏感性（88%），但是特异性较低（54%）[52]。

　　假阳性阻滞的潜在原因包括安慰剂反应、镇静、过度表面局部麻醉和局部麻醉药扩散到其他疼痛发生结构[53]。我们认为使用镇静剂来进行诊断性阻滞应该得到限制，甚至苯二氮䓬类药物也能导致肌肉松弛从而干扰疼痛缓解的评估。但有人挑战这样的设想，他们主张使用更加严格的疼痛缓解阈值（80%）来降低较高的假阳性率[54]。

　　可以采取一系列的步骤来逆转或者使假阳性阻滞因素最小化。学者 Dreyfuss 及其他人[9]发现对于腰椎内侧支阻滞，将位于横突上缘和乳突副突间韧带之间的较低点作为穿刺点，相比于经横突内上缘的传统穿刺点可以显著减少硬膜外和椎间孔扩散。Cohen 及其他学者[49]表示，在进行颈部内侧支阻滞时将注射剂的剂量从 0.5 ml 减少至 0.25 ml 就可以减少超过 50% 的邻近产生疼痛的结构的扩散。Ackerman 等[55]在一项随机双盲研究中发现，将表面麻醉剂利多卡因注射到关节突关节或者内侧支导致超过 5 倍的阳性阻滞，相比于接受生理盐水注射的患者。减少表面注射剂量的一种方法就是使用单针技术，该技术在一项随机交叉研究中表明能够减少 40% 的利多卡因剂量，并能提供和传统多针技术相当程度的疼痛缓解和造影剂扩散[56]。减少假阳性阻滞的建议列在表 46-1 中。

假阴性阻滞

　　和假阳性相比，假阴性阻滞很少引人注意，但是可以成为误诊的根源并且不能选择合适的患者进入治疗。根据一项志愿者参与的研究估计，假阴性阻滞发生率为 11%[57]。然而，此项研究结果的可能原因被认为是神经分布变异，这样取消了对于去神经支配患者的选择（也就是他们不可能再受益）。其中假阴性阻滞的主要原因之一被认为是血管吸收，据报道每个节段在 6%～30%[57-58]。一项研究发现，一旦发生血管吸收，即使改变针尖位置，只有半数情况下会有止痛效应。探测血管吸收的最可靠方法是实时 X 线透视检查[58]。关于假阴性阻滞的其他潜在原因是不能够辨别患者的基础疼痛和操作相关性疼痛，以及找不到目标神经。

表 46-1　降低腰椎内侧支阻滞假阳性率技术

1. 避免使用镇静剂和止痛剂。
2. 使用 0.5 ml 的注射容积。
3. 限制皮内局部阻滞。
4. 针对横突低位目标靶点。
5. 使用单针法。
6. 考虑使用对比局部麻醉阻滞

选择标准：50% *vs.* 80%疼痛减轻，单侧 *vs.* 双侧内侧支阻滞

许多争论集中于选择患者去神经支配，争论主要围绕着疼痛缓解率和阻滞的数量。疼痛缓解阈值研究往往是武断的，先前的研究认为疼痛下降2分或者缓解30%具有临床意义[59]。关于评估内侧支阻滞后疼痛缓解对射频效果的影响没有前瞻性研究，但是在50%和80%的疼痛缓解作为阳性阻滞效果方面，多重回顾性分析没有发现差异[30,40,60-61]。

至于应该执行多少例阻滞也是值得注意的公开辩论的问题。同意双阻滞的观点主要由不便于控制阻滞的高假阳性率支持，而那些提倡单阻滞的依据主要包括时间和费用的限制、诊断性阻滞和射频去神经支配的并发症发生率相当，以及明确的诊断性步骤没有用于选择患者进入外科手术和其他介入治疗。对腰椎关节突关节、颈椎关节突关节和骶髂关节射频去神经支配的多重回顾性研究评估在患者之间的成功率方面没能够发现差异，这些患者采用一项或者两项诊断性阻滞[61]。在一项关于性价比的多中心随机研究中，该研究在腰椎关节突关节射频之前采用1个或者2个阻滞或不采用阻滞，尽管在双阻滞组（64%）射频成功率最高，但总的成功率在无阻滞组增高了50%（33% *vs.* 16% *vs.* 22%）。在成本效益分析中，每例有效治疗费用在无阻滞组达到6054美元，在单阻滞组为16 236美元，双阻滞组为14 238美元。

治疗

药物治疗和非介入性治疗模式

脊柱性疼痛的治疗侧重于介入治疗。尽管缺乏高质量的研究比较药物和替代疗法与介入治疗，但保守治疗是一种合理的起始方案。强有力的证据表明非甾体消炎药和对乙酰氨基酚能用于脊椎性疼痛，虽然作用效果很小。抗抑郁药和肌肉松弛剂在对照试验中也提示有效用于脊柱疼痛，但肌肉松弛剂用于急性疼痛证据更强。

类似于其他疼痛，身体活动和减肥可能更有益于背痛患者。锻炼和瑜伽能够减少背痛患者的复发，似乎更有利于慢性疼痛患者，脊柱推拿术优于对照治疗急性和慢性脊柱疼痛，但是长期效果仍有待证明。针灸治疗显示也有效于脊柱性疼痛，但还没有被证明是优于其他治疗的方法。抑郁、焦虑和其他心理疾病最常伴发于慢性脊柱性疼痛患者，已经被证明能预测对治疗反应欠佳。因此，多学科的方法（包括心理疗法）对于优化结果是必要的[62]。

关节内皮质类固醇注射

尽管概念上关节内类固醇注射很诱人，但研究结果却喜忧参半。除了方法上的缺陷，许多临床试验之前未利用诊断性阻滞预选患者进入治疗。设计良好的研究未显示长期的效果[63-64]。然而，一些无对照研究发现，SPECT扫描显示活跃的炎症患者关节内类固醇注射可以获得中度疼痛缓解[39]。

内侧支射频去神经支配

治疗关节突介导的疼痛最常见的方法就是射频去神经支配，有8项关于腰椎关节突关节疼痛安慰剂对照研究及2项颈部疼痛安慰剂对照研究（表46-2）。其中一些研究未通过诊断性阻滞选择合适的患者[65]。而其他研究未能利用优化技术（即将电极和神经平行放置）[65-66]，这样使得结果难以解释。但总体说来，结果偏向于在选择好的患者身上使用去神经支配。

通过在神经位置放置射频电极针头来进行内侧支去神经支配。对于腰部，射频电极针头最好放置在横突和上关节突的侧颈部交界处与神经方向平行的位置。在颈部，电极针头应该沿着绝大部分节段关节柱中央位置放置。

表 46-2　腰部、颈部神经内侧支去神经支配随机对照试验结果

研究者及时间	研究对象	随访时间（月）	方法学评分	结果	说明
King 和 Lagger，1976 年[75]腰椎	60 例下背部/下肢疼痛及棘突旁压痛的患者，组①：脊神经后支射频组②：压痛点肌肉射频组③刺激而无射频	6	MQ=2 CR=5	第 1 组 27%缓解第 2 组 53%缓解第 3 组 0 缓解	随机分组前无诊断性阻滞。包括坐骨神经痛患者。3 个周期 120s 毁损，之前未以电刺激找寻最佳位置

续表

研究者时间	研究对象	随访时间（月）	方法学评分	结果	说明
Gallagher 等，1994 年[76]腰椎	41 例经椎间关节注射局部麻醉药及类固醇治疗的患者，其中 30 例明显缓解，11 例缓解不明显，随机分为射频组及对照组	6	MQ=2 CR=6	经注射治疗后明显缓解的患者与对照组相比，射频改善了疼痛评分。而注射治疗改善不明显的患者，射频治疗后与对照组差别不大	无法限定"明显缓解"及"缓解不明显"。解剖标志较难描述。非双盲。射频针与内侧支垂直
van Kleef 等，1999 年[68]腰椎	31 例经内侧支阻滞后疼痛缓解≥50％的患者，随机分为射频组及对照组	12	MQ=5 CR=8	随访 3 个月，射频组 15 例中有 9 例，对照组 16 例中有 4 例缓解超过 50％；12 个月后，2 组中分别有 7 例和 2 例缓解超过 50％	诊断性阻滞用 0.75 ml 局部麻醉药。射频针与内侧支垂直
Sanders 和 Zuurmond，1999 年[77]腰椎	34 例有慢性下背部痛且经单次关节内注射利多卡因疼痛缓解≥50％的患者，半数患者行内侧支去神经术，半数患者行小关节去神经支配术	3	MQ=1 CR=6	两组均有改善，但是小关节去神经支配组改善更明显	诊断性阻滞用 1 ml，内侧支射频时射频针放于小关节面下、横突上缘。行上下 3 个关节射频
Leclaire 等，2001 年[78]腰椎	70 例存在下背部疼痛的患者，经椎间关节注射局部麻醉药及类固醇治疗后，疼痛显著缓解>24 h，分为射频组及对照组	3	MQ=4 CR=8	射频组在腰椎功能障碍问卷评分及 VAS 评分方面在 3 个月时有所改善，Oswestry 功能障碍指数则无变化	无法准确定义诊断性阻滞后的"明显缓解"。如缓解大于 24 h 则非利多卡因的作用。射频针未标记，针与内侧支非平行放置
Tekin 等，2007 年[70]腰椎	60 例下背部痛的患者经 $L_1 \sim L_3$ 或 $L_3 \sim L_5$ 内侧支阻滞后疼痛缓解>50％。分为射频、脉冲射频及对照组	12	MQ=4 CR=8	射频组较脉冲射频及对照组疼痛改善明显，脉冲射频和对照组之间无明显差异。ODI（功能障碍指数）射频组及脉冲射频组均优于对照组	诊断性阻滞用 0.3 ml 局部麻醉药。阻滞及射频方法适当。治疗组之间的差异性研究不够详细
Nath 等，2008 年[79]腰椎	40 例存在下背部疼痛的患者，经 3 次局部阻滞后获得>80％的缓解	6	MQ=4 CR=6	射频组在所有结果中均优于对照组，虽然有时改善并不明显	376 例患者中随机筛选出 40 例患者。创建了 6 次无电刺激经验性毁损
Van Wijk 等，2005 年[66]腰椎	81 例存在下背部疼痛的患者，经 2 个水平的椎间关节阻滞疼痛缓解>50％，分为射频组及对照组	12	MQ=5 CR=7	3 个月时各组疼痛评分、肢体活动及止痛药摄入方面无明显差别，射频组在整体感知疗效方面优于对照组	持续缓解达 12 个月的患者单盲在 3 个月时解除
Lord 等，1996 年[19]颈椎	24 例机动车事故后颈部疼痛超过 3 个月且经保守治疗无效的患者，通过安慰剂行内侧支阻滞进行对照诊断（生理盐水、局部麻醉药）。$C_3 \sim C_7$ 内侧支 80° 射频与 37°射频对照	3（持续缓解者为 12 个月）	MQ=5 CR=8	疼痛恢复到去神经前的 50％的时间，射频组为 263 天，对照组为 8 天（$P<0.04$）。在第 27 周，射频组 12 例中的 7 例，安慰剂组 12 例中的 1 例疼痛消失	排除只有 $C_2 \sim C_3$ 疼痛的患者。射频组有 5 例患者去神经支配区有麻木感
Stovner 等，2004 年[65]颈椎	12 例患单侧颈源性头痛，经内侧支包括枕大神经阻滞的患者，行内侧支射频与对照组进行比较	24	MQ=4 CR=7	在第 3 个月，射频组 6 例中的 4 例，对照组 6 例中的 2 例获得较明显的缓解（缓解了 30％）。6 个月时两组间无差别	射频组对诊断性阻滞反应更好。在 2.9 年时间内只纳入了 12 例患者，排除了那些诉讼活跃者

MQ，研究方法质量（5 分制[80]，≥3 表示高质量）；CR，临床相关性，基于患者选择参数和射频技术描述（0～9 分）（由 Guertz 等描述）[81]

Source：Adapted from Brummett CM，Cohen SP：Facet blocks，facet joint injections，medial branch blocks，rhizotomy. In Benzon HT，Rathmell JP，Wu CL，Turk DC，Argoff CE，editors：Raj's Practical Management of Pain，ed 4，New York，2006，Mosby，pp. 1003-1037.

射频前通常先做感觉测试，专家建议测试阈值不超过 0.5 V。运动测试被认为是安全的方法，用来保证与运动神经纤维最合适的距离，尽管诱发多裂肌收缩也被用来引导电极针放置[67-68]。去神经术前，注射加或不加类固醇药物的局部麻醉药可减轻手术相关性疼痛，提高耐损伤性，预防神经炎。关于射频去神经术后的疼痛缓解时间，各研究之间的差异性较大。大部分获得了 6 个月到 1 年的缓解[19,67,69]。虽然资料有限，但一些研究表明重复去神经术可获得与第一次手术相当的效果[70]。

手术

虽然缺乏有力的数据支持，但关节突源性关节痛偶尔需要手术[39]。一些外科医生在放置椎弓根螺钉时会有意或无意地切断内侧支神经，这也可使疼痛缓解。然而，综合所有的资料，不推荐手术作为关节突关节疼痛的治疗方法。

微创治疗的并发症

射频去神经术最严重的并发症是射频针位置不当造成的腹侧神经根损伤，此种损伤在运动神经刺激技术运用后很少发生。去神经术后神经炎是最常见的并发症，但出现术后显著性疼痛的病例少于 10%。通过运用类固醇药物可以进一步减少此类并发症。有些患者描述有短暂的麻木或感觉迟钝，这类并发症通常较少或是自限性的[71]。绝缘层破坏或机器故障导致的烧伤较为罕见[37,72]。射频所引起的感染类并发症极少，甚至少于诊断性阻滞[73]。

结论

来源于椎间小关节的疼痛是很常见的疼痛及功能障碍病因，除了挥鞭伤，椎间关节疼痛多归因于慢性退行性改变。通常无病史或特征性体格检查来进行诊断，但临床评估对发现其他原因导致的疼痛并选择合适的干预措施很重要。关节内或内侧支阻滞仍是诊断的"金标准"，但有较高的假阳性率并缺乏特异性。总之，研究表明射频去神经术是安全有效的，选择合适的患者，能够使疼痛显著缓解 6 个月到 1 年。

参考文献

参考文献请参见本书所附光盘。

47 源于臀部的疼痛：骶髂关节综合征及梨状肌综合征

Steven P. Cohen ✸ Honorio T. Benzon

成信之 张新昌 朴云学 译 李昌熙 审 Jijun Xu 校

解剖、功能及神经支配

骶髂关节是人体与脊椎连接的最大的关节，尺寸平均为 $17.5 cm^2$。因包含各种连接，如含有滑液的纤维关节囊、关节软骨面及复杂的韧带等，其通常被划分为耳状可动关节（图 47-1）。但是，不同于其他滑膜关节的是，它不易活动。其关节囊后部不连续，薄的髂骨面由纤维软骨而非透明软骨组成[1-2]。

骶髂关节由网状肌筋膜系统支撑以加强其运动、支持功能并具有稳定性。这些结构包括臀大肌、臀中肌及股二头肌、梨状肌、经过胸腰筋膜的背阔肌及竖脊肌。虽然骶髂关节存在较小的旋转（$<3°$）和移动（$<2 mm$）能力，但其主要功能为稳定和承重[3-4]。试图在疼痛和异常运动之间发现关联似乎并未成功[5]。

骶髂关节的神经支配存在较大争议，和疼痛介入治疗医师具有相关性。综合文献，简言之，关节靠后部分及韧带受 $S_1 \sim S_3$ 神经后支的支配，也有很多研究认为 L_5 也参与了支配（图 47-2）。近来的尸体研究表明，59%的关节的骶髂后长韧带接受 S_4 的传入神经支配[6]。尽管有许多专家认为尚有其他来源的神经支配，如 L_4 后支、臀上神经及闭孔神经，但这些参考文献大部分来源于 19 世纪晚期和 20 世纪早期的一些较早期的研究[7-8]。

关于腹侧骶髂关节的神经支配，虽然临床意义不大，但依旧存在争议。许多研究认为存在来源于 $L_4 \sim S_2$ 腹侧支的神经纤维，另有一些专家引用文献认为神经来源偏向头侧（如 L_2）[9]。更多的争议在于很多人未能发现支配骶髂关节的腹侧支神经[10]。

有一个前提，即无论关节内还是关节外的结构均可能成为疼痛来源，这一点是无可争议的。一项关于猫的电生理研究发现，机械感受器存在于骶髂关节的关节囊及大部分（26/29）止于关节囊内的周围肌肉[11]。在这些感受器中，有 28 个被归类为伤害性感受器，一个为本体感受器。按部位分，在近端 1/3 发现了 16 个感受器，中间发现了 11 个，远端 1/3 有 2 个。尸体免疫组化同样发现在关节囊和韧带上存在降钙素基因相关肽和 P 物质感受器的证据[12]。在患者及无症状志愿者进行的临床研究发现扩张关节囊及刺激韧带均会引起疼痛发作[13-17]。

流行病学

要弄清楚骶髂关节痛的普遍原因存在很多困难。包括但不限于缺乏诊断的"金标准"、观点（例如，较之外科医生，介入疼痛专家常常把很大一部分下背部疼痛归咎于骶髂关节痛）、种群研究及诊断方法。

在 5 项使用利多卡因和布比卡因阻滞后疼痛缓解的参考标准作为诊断标准的患病率研究中[18-22]，假阳性率为 $0^{[21]} \sim 43\%^{[22]}$，中位值为 17%。在这些相同的研究中，下背部疼痛的患者骶髂关节痛的患病率报道差异较大，为 10%～45%，中位值为 26%。这些研究的不足之处在于他们的研究都以单一关节内注射为标准，这就可能排除了以关节外病变为主的患者（表 47-1）。

以不同的诊断标准所进行的研究得出了相似的研究结果。Schwarzer 等[17]针对 43 例主要为 L_5 以下下背部疼痛的患者进行了连续研究，他们在 X 线透视引导下进行了骶髂关节注射。该研究者以 3 个标准来诊断骶髂关节痛：骶髂关节局部麻醉药注射后疼痛减轻75%以上，造影后 CT 扫描可显示前侧关节囊撕裂，关节囊扩张时可诱发相应疼痛。以对镇痛药物的反应为唯一诊断标准所进行的骶髂关节痛的流行病学研究表明，患病率为 30% [95%置信区间（CI）为 16%～44%]。当以前侧关节囊撕裂合并疼痛减轻为诊断标准时，患病率下降到 21%。只有 7 例患者同时符合上述 3 个诊断标准，作为患病率的下限 16%。在一个针对 1293

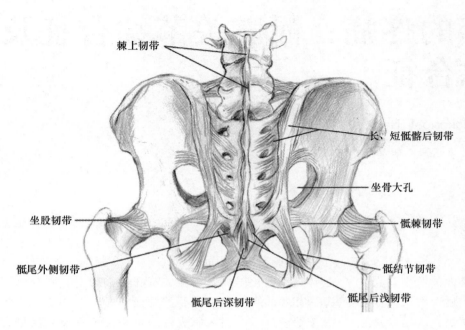

图 47-1 骶髂关节（包括韧带、关节）及其周围结构的后面观。*Source:Drawing by Jee Hyun Kim. From Cohen SP: Sacroiliac joint pain: acomprehensive review of anatomy, diagnosis and treatment. AnesthAnalg* 101:1440-1453, 2005

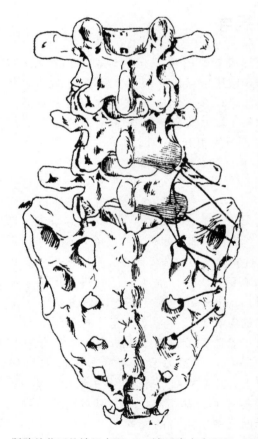

图 47-2 骶髂关节区的神经支配　L_4 神经降支支配 $L_5 \sim S_1$ 关节面及骶髂关节。L_5 和 S_1 神经发出的侧支也支配 $L_5 \sim S_1$ 关节面及骶髂关节。S_2、S_3 神经也支配骶髂关节。*Source:Paris SV: Anatomy as related to function and pain. Symposium on Evaluation and Care of Lumbar Spine Problems. Orthop Clin North Am* 14:475, 1983

例非特异性下背部疼痛患者所进行的患病率调查中，Bernard 和 Kirkaldy-Willis[23]基于病史及体格检查，估计骶髂关节痛的患病率为 22.5%。总体来说，在患有慢性 L_5 以下下背部轴性疼痛的患者中，15%～30%是骶髂关节病变源性痛。

病因学

骶髂关节的损伤机制之前一般被描述为轴向负荷和突兀旋转运动所致[1]。在解剖学水平，病理性改变影响众多结构（包括骶髂关节），会导致痛性感受。这包括关节囊及滑液的破坏、韧带的损伤、肌筋膜痛、活动过少或过度、外力挤压或剪切、囊肿、不正常的关节力学、微小或大型骨折、软骨软化及炎症。对于那些存在持续性伤害感受的患者，中枢敏感化也参与了致病（表 47-2）。

机械力学方面，有为数众多的关于骶髂关节痛的病因学报告。简言之，这些原因可被分为关节内和关节外两种。关节炎和感染是引起骶髂关节痛的两种关节内原因，关节外因素包括肌腱止点病、骨折、韧带损伤及肌筋膜痛。临床观察支持上述各种病因学因素，即针对骶髂关节痛所进行的关节内或关节周围注射会使疼痛明显缓解[24-27]。

区分疼痛源于关节内还是关节外与临床治疗相关。Dreyfuss 等一项最近的研究发现，外侧支的多点阻滞，相对于缓解关节囊扩张时的不适感，对抑制韧带探查时

表 47-1　采用双阻滞为参考标准的诊断患病率研究特征

作者	研究对象	干预措施	诊断标准	结果
Maigne et al.[20]	54 例慢性单侧下腰痛患者，有或无放射到大腿后侧	在不同时间关节内注入 2 ml 利多卡因和布比卡因进行阻滞，作者避免麻醉关节周围韧带	>75%疼痛缓解，使用布比卡因阻滞持续时间>2 h	患病率 8.5%，假阳性率 17%
Manchikanti et al.[19]	20 例慢性下腰痛患者，无神经系统症状	在不同时间关节内注入利多卡因和布比卡因进行阻滞，注入剂量未指明	没有记录	患病率 10%，假阳性率 20%
Irwin et al.[22]	158 例慢性下腰痛患者，有或没有下肢疼痛	在不同时间关节内注入 2 ml 利多卡因、2 ml 布比卡因和类固醇进行阻滞	>70%疼痛缓解，使用布比卡因阻滞持续时间>4 h	患病率 27%，假阳性率 43%
Laslett et al.[21]	48 例臀部疼痛患者，有或没有腰或下肢症状，没有神经根受压的迹象	在不同时间关节内注入小于 1.5 ml 利多卡因＋布比卡因＋类固醇进行阻滞	>80%疼痛缓解，使用利多卡因和布比卡因	患病率 26%，假阳性率 0%
van der Wurff et al.[30]	60 例 L₅ 以下慢性下腰痛患者，有或没有下肢症状，没有神经系统症状	在不同时间关节内注入 2 ml 利多卡因和布比卡因进行阻滞	>50%疼痛缓解，使用利多卡因和布比卡因，使用布比卡因阻滞时间>4 h	患病率 45%，假阳性率 12%

表 47-2　骶髂关节疼痛关节内和关节外的原因

关节内	关节外
关节炎（例如骨关节炎、类风湿）	创伤/骨折
脊柱关节病	韧带损伤
创伤	肌筋膜疼痛
感染	起止点病变
囊肿病	妊娠
	囊肿病

的疼痛更有效[15]。相对于关节内病变，关节外病变多为单侧性，好发于年轻个体，具有显著压痛并和某些特殊刺激因素及生物力学因素相关。

众多因素均可促进骶髂关节痛的发展。增加骶髂关节应力负荷的危险因素包括肥胖、下肢不等长、步态异常、持续的紧张、轻度损伤（如慢跑）、脊柱侧弯、妊娠和手术，尤其是骶骨融合。脊柱外科手术或许会通过增加承重、减弱周围韧带、医源性侵犯骶髂关节复合体以及术后过度活动等导致术后骶髂关节疼痛[1]。妊娠易通过体重增加、过度的前凸姿势、分娩的机械性创伤以及激素引起的韧带松弛等作用使女性患骶髂关节疼痛，少数情况下骶髂关节半脱位也与妊娠腰痛有关。

40%～50%经注射确诊骶髂关节疼痛的患者引证了具体的诱发事件。由 Chou 等、Schwarzer 等和 Cohen 等实施的调查显示，由外伤引起的骶髂关节疼痛主要的诱发事件按降序排列为机动车辆碰撞、跌倒、累积扭伤和妊娠[17,28-29]。

诊断和临床表现

病史和体检

骶髂关节疼痛很难与其他原因引起的下腰痛进行区分。许多研究已经证实，没有任何单一的病史或体检征象能够可靠地诊断出骶髂关节疼痛[16-17,19]。

一些综述已试图评价一连串的体格检查作为诊断骶髂关节为主要疼痛源的有效性。这些综述显示检查活动性和线向性不足以识别骶髂关节引起的疼痛[1,30]。骶髂关节刺激手法的结果也是不确定的。尽管一些综述认为联合应用几种刺激手法可以准确区分骶髂关节和其他来源的脊柱疼痛[31,33]，但其他研究得到的是模棱两可[30,33-34]或负面[35]的结论。

然而研究表明，完整的病史和检查可对病因提供重要线索，并有助进一步的诊断检查。一些用于选择骶髂关节阻滞患者的比较常见的症状包括：疼痛主要位于 L₅ 以下、从坐位起立时疼痛加剧、关节有压痛。与其他原因，如肌筋膜、小关节源性和椎间盘源性疼痛引起的机械性下腰痛相比，骶髂关节痛更可能是单侧的，且有特定的刺激事件[17,28-29]。

牵涉痛模式

一些调查人员试图确定骶髂关节疼痛的牵涉痛模式。疼痛可能从臀部放射到同侧大腿、腹股沟、腰部或大腿后侧及小腿，没有特征性的放射模式（图47-3）。由 Fortin 等[13]对 10 名无症状志愿者进行的刺激手法研究发现所有受试者经历了同侧臀部疼痛，有时放射到大腿后外侧。在由 Slipman 等[36]对 50 例注射确诊骶髂关节疼痛患者进行的回顾性调查中，作者发现最常见的牵涉痛模式是臀部局部疼痛（94％）和下腰椎区域（72％），并扩展到同侧下肢（50％）、腹股沟区（14％）、上腰区（6％）和腹部（2％）。28％的患者疼痛放射至膝盖以下，12％患者报告足部疼痛。

最后，Cohen 等[29]研究了 77 例阳性阻滞患者，在分析骶髂关节射频去神经支配的预测因素时检查了牵涉痛模式。43％的患者症状局限于臀部和腰部疼痛症状，35％患者疼痛放射到大腿部。与 Slipman[36]相一致，作者还注意到比例很高的不寻常的疼痛模式，有23％报告下肢疼痛，20％主诉疼痛延伸到他们的腹股沟。

放射成像

影像学表现的研究结果与诊断性阻滞结果同样令人失望。Slipman 等[37]和 Maigne 等[38]的研究发现，使用放射性核素骨扫描识别骶髂关节疼痛的敏感性分别为 13％ 和 46％。尽管在这些研究中特异性很高（Maigne，90％；Slipman，100％），低敏感性表明，骨扫描将无法检测到大多数病例。症状和诊断性注射之间缺乏相关性也被 CT 和 X 线立体摄影测量术所发现。Elgafy 等[39]的回顾性分析发现，CT 成像对诊断骶髂关节疼痛有 57.5％ 的敏感性和 69％ 的特异性。

相反，MRI 和 CT 扫描是检测血清阴性脊柱关节病患者骶髂关节受累的"金标准"。然而，MRI 对检测炎症和伴随的结构改变可能更敏感，CT 仍然是存在骨破坏或骨化疾病状态的参考标准。

注射

现已公认骶髂关节注射的止痛反应是诊断骶髂关节痛最精确的方法（图47-4）。在试图确定病史、体检征象、病因和牵涉痛模式预测价值的研究中，小剂量（<2 ml）骶髂关节阻滞的反应普遍作为参考标准。在几乎所有的病例中，这些注射都在关节腔内。虽然有些注射液可能渗出到邻近的韧带和肌肉，但是诊断性关节囊注射可能因未能麻醉周围的软组织而低估骶髂关节复合体疼痛的真实患病率。

无对照的骶髂关节阻滞的假阳性率约为 20％，这使得一些专家推荐使用双阻滞——采用两种不同半衰期的局部麻醉药或安慰剂对照阻滞——作为确定骶髂关节疼痛的最佳方法。双阻滞模式的主要问题是，效益的持续时间和活性局部麻醉药药动学之间的相关性很弱[40]。对怀疑存在颈椎小关节病的患者使用双对比

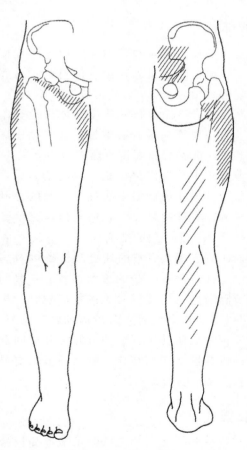

图 47-3 骶髂关节综合征患者的疼痛位置

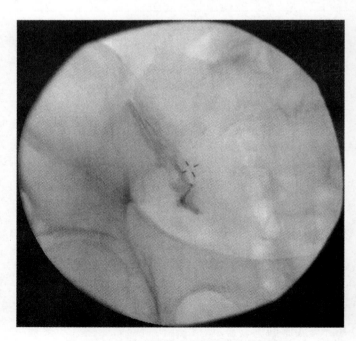

图 47-4 注射造影剂后的骶髂关节透视成像

阻滞进行的一个研究发现这种诊断模式可能与显著假阴性率有关联，这意味着许多这种状况的患者将会被误诊[41]。当选择候选患者进行射频去神经支配时，双阻滞诊断也不是性价比更优的[42]。当基于对照阻滞的反应选定候选患者进行射频去神经支配时，虽然可能期望有较高的成功率，然而迄今为止，在对骶髂关节疼痛进行的临床研究中，直接比较并没有证实这一点[29]。

治疗

保守治疗

　　理想的情况下，骶髂关节痛的保守治疗必须明确潜在的病因。真性或者功能性腿长不等可以分别使用鞋垫和物理治疗。真性的腿长不等会导致压力增加和同侧下肢异常的压力向量。由于这些在无症状的个体中非常常见，并且许多人因其下肢长度不等已代偿性改变他们的步态或者姿势，很多专家推荐谨慎使用镶嵌件只纠正一半的不协调，然后逐渐实现完全矫正。在一项研究中，798 例慢性下背部或者髋部疼痛的患者和 359 个对照组成员，Friberg[43] 发现 75% 的患者腿部长度不对称，至少相差 5 cm，而无症状组只有43.5%。功能性腿部长度的差异通常是由于骨盆或者踝部肌肉虚弱或者不灵活所导致。特殊的原因包括骨盆倾斜、内收或者髋部的屈曲和挛缩以及膝外翻和膝内翻。治疗明显的腿部长度差异需要针对潜在病因进行积极的物理治疗。如果怀疑存在排列紊乱，虽然缺乏前瞻性的对照研究，但有报道称整骨疗法或者脊椎按摩疗法处理具有一定的价值[44]。对于脊柱关节病患者，免疫调节药物，如细胞因子抑制剂和甲氨蝶呤可以延缓疾病的进展、缓解疼痛以及改善功能。

　　实践指南发现锻炼对于非特异性的慢性下腰痛有益，可能对于骶髂关节疼痛患者尤其有益[45]。生物力学模型显示腹肌的横向收缩能够降低骶髂关节的松弛，表明单纯横向分布的肌肉的收缩（例如盆底肌肉和梨状肌）可以稳定关节[46]。Mooney[47] 的一项研究中，作者发现 5 位女性注射后骶髂关节痛加重并且肌电图证实与无症状对照组相比，其同侧的臀肌和对侧的背阔肌存在高反应性。经过 2.5 个月的锻炼，所有患者的疼痛显著减轻，且肌电图恢复到正常。在大部分病因未得到纠正的患者，药物治疗成为多学科治疗方案中的一个重要手段。没有特定针对骶髂关节痛患者的研究，因此对非特异性下腰痛患者中进行临床试验的结果必须进行推测。对于急性非神经病性背部疼痛患者，非甾体消炎药和肌松剂均是有效的，虽然治疗效果非常有限。而对于慢性下腰痛患者，支持使用三环类抗抑郁药的证据非常弱[48]。

注射治疗

　　多篇综述、指南以及荟萃分析关于骶髂关节注射的评价报道了不同的结果。然而有些综述得出结论称对于中等病程患者（超过 6 个月）给予关节腔内注射具有充分的依据，而其他类似文章则给出阴性的证据[1,49]。在分析的文章中指出这些分歧似乎是源于观点（例如，介入疼痛医师写作的综述较流行病学家观点更积极）和文章分析的不同。4 个随机对照试验（其中 3 个有安慰剂对照）均表明具有明显的益处[24,26-27,50]。其中 3 个是在脊柱关节病患者中施行的[24,26-27]，并且 1 个试验对象是儿童[50]，其中由相同的研究小组施行 2 个试验评价关节周围注射的效果[26-27]。然而，只有 1 个安慰剂对照试验随访患者超过 2 个月，并且该研究只纳入了 10 例患者[24]。由于病例较少，治疗组与对照组之间在药物的使用及功能恢复方面没有显示出统计学差异。然而 12 个关节中有 7 个注射了皮质类固醇，且在随访的 6 个月后很好地缓解了疼痛。但评估关节周围注射的两项研究均表明其减缓了自发痛、激发痛和压痛，二者均未评估功能水平的变化[26-27]。

　　除此之外，还有大量非对照试验评估骶髂关节注射的长期效应。在四项观察性研究中，观察超过 100 例脊柱关节病患者，数据合并后，超过 85% 的受试者疼痛得到明显的缓解，平均持续达 10 个月[51-54]。进行反复注射后[57]，无脊柱关节病的患者也得到了类似的结果[55-56]。虽然这样喜人的结果均声称盲穿后进行的注射[58]，而一项由 Rosenberg 等进行的研究发现在非放射引导下的骶髂关节注射只有 22% 进入关节腔[59]（表 47-3 和表 47-4）。

神经消融

　　神经消融技术，特别是射频去神经支配，对于保守治疗不能提供长期症状缓解的患者已经成为首选的治疗方法。

　　Ferrante 等[60] 首次报道了在关节的后下方实施连续射频毁损（通过跨越间隔小于 1 cm 的电极），在该回顾性研究中，只有 36% 的患者报告超过 50% 的疼痛缓解，持续时间至少有 6 个月。考虑到只有一小部分的

表 47-3　随机对照研究评价骶髂关节注射

作者，年份	研究类型	研究对象	干预措施	结果	结论
Fischer，2003 年[50]	随机对照	89 例脊柱关节病患儿。56 例对 NSAIDs 有反应，为对照组；33 例没有反应，为治疗组	治疗组接受类固醇（没有局部麻醉药）注射，加 NSAIDs；对照组继续单独予 NSAIDs	随访 20 个月，87.5% 接受注射的患者减少疼痛主诉（VAS 疼痛评分降低，从 6.9 到 1.8）。对照组疼痛评分有相似的改善。两组没有差异	以临床表现及骶髂关节炎的 MRI 表现确诊。1/3 接受注射的患者表现出连续关节破坏
Luukkainen，2002 年[27]	随机对照研究	24 例患者，没有脊柱关节病	所有患者均行单侧关节周围注射；13 例接受类固醇和局部麻醉药，11 例予盐水和局部麻醉药	随访 1 个月时，VAS 疼痛评分，类固醇组与盐水组相比显著降低	关节周围注射，非关节内。诊断依据体格检查，没有患者有骶髂关节炎影像资料
Maugars，1996 年[24]	安慰剂对照，双盲	10 例脊柱关节病患者，13 个关节	总计 13 个关节注射；6 个为类固醇和局部麻醉药，7 个为盐水；7 例安慰对照患者中有 6 例在 1 个月后再次类固醇注射	1 个月时，良好或很好的疼痛改善，类固醇组有 5 个，安慰对照组 1 个。总体来看良好或很好的结果，1 个月时，12/14 的关节；3 个月时 8/13；6 月时，7/12	诊断依据体格检查和影像研究。1 例患者发展为根性疼痛，持续 3 周
Luukkainen，1999 年[26]	随机对照研究	20 例血清阴性脊柱关节病患者	所有患者均行单侧关节周围注射。10 例予皮质类固醇，不含局部麻醉药；10 例予盐水和局部麻醉药	随访 2 个月，VAS 疼痛评分，类固醇组显著减低，但盐水组没有	关节周围注射，非关节内；诊断依据体格检查和影像研究

VAS，视觉模拟量表

表 47-4　骶髂关节疼痛的替代疗法

黏弹剂填充
针刺
替代锻炼项目（如瑜伽、太极）
认知行为疗法、放松压力
神经调节
增生疗法（保络治疗）

关节去神经支配，这些结果并不让人吃惊。其他人尝试关节内苯酚神经松解术，有更好的结果，但其固有的风险减少了其应用[61]。

后续针对初级神经后支的外侧支进行射频消融的尝试遇到更好的结果，大多数的研究报告超过 60% 的受试者持续缓解时间至少 6 个月[62-65]。然而，这些研究应用不同的选择标准，且针对不同的神经，从 $L_4 \sim S_4$ 到 $S_1 \sim S_3$ 水平（图 47-5）。一项研究只针对 L_5 背支，但在骨间背侧韧带造成额外的损伤[66]，而另一组选定的神经基于一致的感觉刺激[64]。

在使用不同研究方法的无对照研究中，一致高的成功率产生一些问题关于选择标准、技术及结果的可信度[67]。

解剖学研究表明，来自骶髂关节的提供痛觉和本体感觉输入的外侧支对不同的患者、方向、水平，其数量和位置也不尽相同[64]。这使得采用传统的射频技术（典型毁损灶的直径在一个平面上为 3~4 mm 的范围）阻断所有的传入输入技术上具有挑战性。一些技术已经被用于增强毁损灶的大小和克服这一障碍，包括双极损伤、内部冷却电极、更换射频电极为冷冻探头[68-69]。虽然双极电极报道有良好的结果[68]，可在两个电极之间生成连续带状毁损，但是这项技术受限于骶后孔周围的组织阻抗的变异，这可能会导致不对称的加热模式。对于冷止痛法，主要缺点是有效的持续时间较短[69]。

对照和非对照研究支持冷却射频的使用[65,70]。在对 28 例患者进行的一个随机安慰剂对照研究中，Cohen 等[70]随访发现分别有 57% 和 64% 的患者在 3 个月和 6 个月时获得了 50% 以上的疼痛缓解，分别体现在功能恢复和药量减少。在疼痛缓解的受试者中，平均有效的时间大约是 8 个月。

神经根射频疗法并非适用于所有骶髂关节痛患者。针对背侧神经分布的治疗不能解决源自关节腹侧的疼痛。并且 Dreyfuss 等[15]的一项研究发现，外侧支阻滞

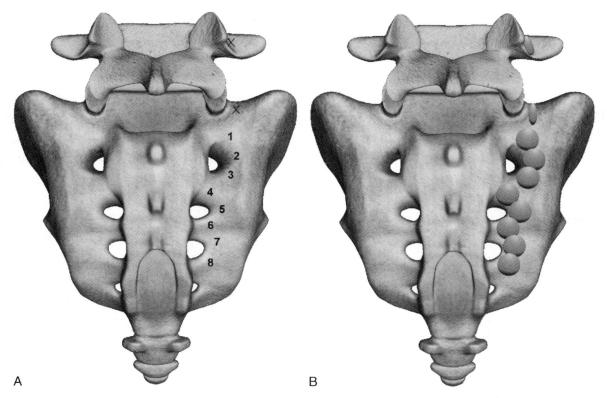

图 47-5 图解 **A**. 常规在 L_4 和 L_5 右侧进行标记，并冷却位于 L_5 上关节突和横突（L_4 神经根后支）交叉点的射频后的神经根、骶骨翼（L_5 神经根后支）和 $S_1 \sim S_3$ 骶孔（外侧支） **B**. 各靶点的预期损伤 *Source：Cohen SP，Hurley RW，Buckenmaier CC 3rd，et al：Randomized，placebo-controlled study evaluating lateral branch radiofrequency denervation for sacroiliac joint pain. Anesthesiology* 109：279-288，2008.

对继发于关节外（即韧带）刺激的疼痛的效果好于关节囊肿胀。为了更好地阐述 SI 关节神经根射频对哪些患者更有效，Cohen 等[29]对 77 例患者进行了人口统计学和临床影响因素的结果分析。77 例患者中 52％ 在术后 6 个月随访有大于 50％ 的疼痛缓解。

毫无疑问，年龄大于 65 岁（可能因为老年人更有可能存在关节内病变）、更高的术前疼痛评分、阿片类药物用药史和膝部以下的持续疼痛等因素与治疗无效有关。有研究发现，好的疗效可能与使用冷却的射频探针有关。因为内部冷却电极可消除组织肿胀炭化造成的限制，提高损伤直径 200％～300％，损伤量提高 8 倍。

外科手术稳定化

骶髂关节融合术一直以来用以治疗骨折、不稳定/脱臼和继发于退行性变的疼痛。在这些适应证中，SI 关节病变是最有争议的，研究结果因缺乏选择标准和多样化的数据分析而混乱，在一项近期回顾中，Cohen 和 Hurley[71]发现了 SI 关节融合术治疗关节炎的证据有限。当稳定性或稳定化是主要适应证时，尽管方法学缺陷排除了

任何明确的结论，但诊断性阻滞无助于改善预后。

结论

骶髂关节疼痛是一种常见的长期后背痛的病因，占全部病例的 15％～30％。虽然一些报道发现联合应用刺激手法是诊断 SI 关节痛的合理方法，但诊断的"金标准"仍然是诊断性阻滞。但无对照的阻滞与假阳性率显著相关。

骶髂关节疼痛可以按病因分为关节内和关节外。对于这两种情况，治疗都是一个巨大的挑战。当有明确的、可治疗的病因时（例如腿的长度差异或肌无力），应基于根本病因进行治疗。皮质类固醇注射可能短期或中期缓解关节内、外原因的疼痛，但尚无长期有效的证据。有部分证据支持神经根射频治疗骶髂关节疼痛。

梨状肌综合征

梨状肌综合征是一种罕见并经常被误诊的导致臀部和腿部疼痛的疾病。有报道发病率通常为 5％～8％，

偶有报道在下腰痛患者中高达 36%[72-75]。在本节中，下面的主题是讨论：①梨状肌的解剖学和导致梨状肌综合征的解剖畸形[76-77]；②病因学；③相关的症状和体征；④治疗。

梨状肌和坐骨神经的解剖学

梨状肌起源于 $S_2 \sim S_4$ 椎骨前面、骶髂关节囊和邻近髂嵴后面髂骨臀面[76]。横向穿过坐骨大孔，变成肌腱，插入股骨大转子内侧面的梨状肌窝，梨状肌受 L_5、S_1 和 S_2 脊神经腹侧支的分支支配。坐骨神经、后股骨皮神经、近臀部神经和臀部血管在梨状肌下面穿过。

坐骨神经和梨状肌之间可能存在 6 种解剖学关系[72,78-79]：包括 1 条完整的坐骨神经在梨状肌下面或上面穿过，1 条完整的神经穿过梨状肌，2 条神经分支在梨状肌下部和中部或上部和中部穿过，2 条神经分支在梨状肌下部和上部穿过。

一些研究[78-80]显示最常见的解剖分布是一条完整的神经在梨状肌下面穿过（84%～98%），其次是坐骨神经分布在梨状肌中部或下部（12%）。切开梨状肌，坐骨神经的胫神经部分在梨状肌下面穿过，此时腓总神经穿过梨状肌[80]。梨状肌和坐骨神经病变可导致坐骨神经痛。压迫常出现在梨状肌肌腱相关部分和骨盆之间。梨状肌在坐骨神经前面走行的患者，神经压迫出现在梨状肌上缘和坐骨大孔上缘之间。

一则病例报告描述了一例坐骨神经痛患者在外科切除双侧梨状肌下部后，疼痛得到缓解[76]。另外一例患者在坐骨神经周围有一个筋膜压缩带并且在神经前面有梨状肌走行[77]。纤维环和梨状肌切除修复了梨状肌和神经的正常关系并解除了患者髋、臀部疼痛和坐骨神经痛。一些作者建议梨状肌综合征造成的坐骨神经卡压可外科手术释放肌肉及其肌筋膜[81-82]。

病理生理学、症状、体征和治疗

梨状肌综合征的病因和诱发因素包括骨盆和臀部的外伤[72]、梨状肌和（或）邻近肌肉的增生或痉挛[76]、女性、妊娠、梨状肌或坐骨神经的解剖畸形[76-77]、腿长差异（腿长至少半英寸差异）、肥胖、继发于肌肉高张性的脑性麻痹、腰椎脊柱过度前凸和感染[83]。梨状肌的损伤可源自运动员或从事重体力劳动的人身上的陈旧性损伤。大约 50% 的病例存在外伤史：外伤通常被忽略，并可能在临床症状出现前存在数月。臀部外伤导致炎症和肌肉痉挛。红肿的肌肉释放炎性物质，例如前列腺素、组胺、缓激肽和 5-羟色胺，并刺激坐骨神经，导致疼痛-痉挛-炎症-刺激-疼痛的恶

性循环[80,84]。过度拉伸、痉挛和发炎的梨状肌压迫骨盆和肌肉之间的坐骨神经。

其他研究者认为梨状肌综合征是一种肌筋膜痛综合征。单独的梨状肌损伤是很罕见的，通常是以髋部和躯干旋转和（或）弯曲造成的软组织损伤的形式存在[73]。除了梨状肌本身，上下孖肌和闭孔内肌病变也会导致臀部疼痛伴或不伴有下肢放射痛。很多时候，梨状肌肌腱部分是病变的主要位置（例如起止点病变），在插入大转子之前与闭孔和孖肌结合。梨状肌综合征可能在全髋置换术或椎板切除术后出现[81]。椎板切除术后的瘢痕组织压迫神经根并"缩短"坐骨神经，使其容易持续紧张并由梨状肌造成损伤。

梨状肌综合征的鉴别诊断包括多种下腰痛和坐骨神经痛的病因；梨状肌综合征患者除非存在坐骨神经受到压迫或者刺激，否则通常没有神经病学缺陷。梨状肌综合征的鉴别诊断需考虑到关节突综合征、骶髂关节功能障碍、转子和坐骨滑囊炎、肌筋膜疼痛综合征、盆腔肿瘤、子宫内膜异位症和坐骨神经刺激的情况。这些情况可以通过完整的病史和体格检查排除，梨状肌综合征的诊断通常是排除这些可能性后才能确定[80]。

梨状肌综合征的基本特征包括[72,80]：

- 骶骨关节和臀部的外伤史。
- 臀部疼痛放射到同侧髋关节或向下放射到同侧腿部。
- 梨状肌伸展动作时疼痛（Lasegue 和 Freiberg 试验）。

梨状肌综合征患者常诉一侧臀部疼痛，有或没有放射到同侧腿部[72]。由于肌肉插入到大转子的内侧，一侧臀部痛会从骶骨放射到大转子[72-73,80]。部分患者可能有腰椎旁疼痛。梨状肌收缩刺激坐骨神经常引发臀肌疼痛放射到同侧腿部[80]。疼痛常在久坐、驾车或骑自行车、从坐姿站起时加重[72-73]。排便时疼痛是因为梨状肌与外侧盆壁相邻，并且在坐于硬物后更严重。女性患者可能诉性交困难[72]。

体检可能发现一侧臀部从坐骨大孔内侧缘到大转子骨盆倾斜或压痛[72]。可感觉一侧臀部有梭状包块并可能在直肠或骨盆检查时有梨状肌压痛[72-73]。疼痛会因臀部弯曲、内收、内旋加重。尽管可能因梨状肌收缩压迫坐骨神经导致小腿或足部麻痹，但通常无神经体征。直腿抬高试验可能正常或受限，刺激坐骨神经时会有麻痹症状。以下体检可能有助于诊断梨状肌综合征：

- Pace 征：患者坐位（即屈髋）时臀部压痛明显，

尤以梨状肌部位为甚，可伴有肌肉萎缩[80]。

- Lasegue 征：臀部主动弯曲、内收、内旋时疼痛[80,84]。
- Freiberg 征：强制内旋伸直的大腿时诱发疼痛[80]，这是因为梨状肌的拉伸在骶棘韧带压迫坐骨神经。

Lasegue 和 Freiberg 征的差异是由梨状肌的功能决定的：梨状肌在屈臀时是内收肌[73,80]，在展臀时是外旋肌。

尽管肌电图（EMG）、计算机断层扫描（CT）和磁共振成像（MRI）可能会显示异常，但梨状肌综合征的诊断仍主要靠临床症状。EMG 可以诊断肌源性疾病和神经源性病变，后者包括相比于正常解剖位置，受累腿部在弯曲、内收、内旋位置时 H 反射延迟[85]。新近推荐把 3 个标准差的反射延迟作为梨状肌综合征的生理学指标。骨盆软组织的 CT 和 MRI 经常显示梨状肌增大[84]，而骨骼扫描可能显示放射性物质摄取增加[86]。

治疗梨状肌综合征包括物理疗法结合使用抗炎药，镇痛药和肌肉松弛剂予以抗炎、止痉和镇痛[72-73]。物理疗法包括通过屈曲、内收、内旋髋部来拉伸梨状肌[72-73]，并加压梨状肌。由体位、骨盆倾斜、腿长不等造成的不正常的生物力学应予纠正。超声治疗有助于减轻疼痛。使用非甾体消炎药、物理治疗和注射疗法的早期治疗有效率为 75%～80%[87]。保守治疗无效的患者可行局部麻醉和类固醇注射治疗。多数注射进入梨状肌，伴或不伴有围坐骨神经注射。有很多骶管注射类固醇和局部麻醉药有效的报道，可能是由于注入的药物沿神经根鞘到达邻近的坐骨神经并阻滞了支配梨状肌的神经[88]。

梨状肌技术和围坐骨神经注射

早期报道的梨状肌注射是盲打[72-73]。Hanania 和 Kitain[89] 的围坐骨神经注射类似于经典的后路（Labat）坐骨神经阻滞。使用神经刺激器定位坐骨神经，退针几厘米，将 40 mg 甲泼尼龙稀释在 5～10 ml 局部麻醉药中注射。新技术致力于通过 EMG 或 CT 引导识别梨状肌。Fishman 法[90]、荧光透视法和肌电图已应用于识别梨状肌。通过肌电图和注射造影剂确认针的位置，然后将类固醇注射到梨状肌。

通过 CT 引导[91]，识别肌肉并进针行局部麻醉药（2 ml 0.5% 布比卡因）和类固醇肌内注射。如果肌肉痉挛或显著肥大，可用 100 U A 型肉毒毒素注射到肌肉。这种方法的优点是可能更好地定位注射点为臀外回旋肌

肌腱附着处（例如梨状肌、孖肌、闭孔内肌）。

另一种技术是以骶髂关节的下缘为标记点[80]。将患者置于俯卧位，使用荧光透视法鉴别骶髂关节下缘、坐骨大孔和股骨头。将 15 cm 绝缘针连接到神经刺激器后向外侧 1～2 cm、尾侧 1～2 cm 进针，到达骶髂关节下缘（图 47-6）。垂直进针 7～10 cm 深度，获取坐骨神经运动诱发电位反应。运动诱发电位反应的足会出现倒转、外翻、背屈、跖屈。撤针 0.3～0.5 cm，以避免神经内注射，注射类固醇（40 mg）和生理盐水混合液以避免坐骨神经阻滞。即便在没有坐骨神经卡压症状时，仍建议注射类固醇，因为此时常有神经炎症。继续退针 1 cm，使针尖在梨状肌内。注射更多类固醇（40 mg）之前，先注射少量造影剂，以便确认针的位置，这时注射局部麻醉药混合液，以便减少肌肉肿胀和（或）痉挛（图 47-7）。可将甲泼尼龙（40 mg）（或 40 mg 曲安西龙）混于 6～8 ml 局部麻醉药中，注射到肌肉以便减少肿胀和（或）痉挛[80]。据我们的临床经验，一些患者可在局部麻醉药-类固醇注射后，症状缓解长达 3 个月[80]。

如果患者对类固醇和局部麻醉药有瞬时反应，可在肌肉中注射肉毒素。肉毒素可抑制神经肌肉节点处乙酰胆碱的释放，达到持久的肌肉松弛。复苏取决于神经芽生和肌肉的再生，而这需要数周到 1 个月。一项针对 29 例注射小剂量（150 U）A 型肉毒毒素的患者的前瞻性研究显示注射后疼痛缓解和生活质量提高持续超过 12 周[92]。一项更早的随机研究对比了肌筋膜

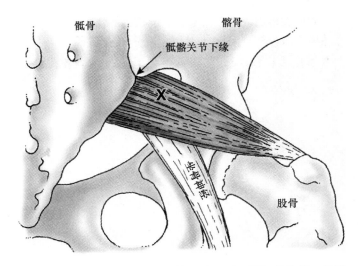

图 47-6 骶骨、髂骨和股骨大转子后面观，图解梨状肌、坐骨神经和注射的部位（标记"X"）。*Source：Benzon HT，Katz JA，Benzon HA，Iqbal MS：Piriformis syndrome：anatomic considerations，a new injection technique，and a review of the literature. Anesthesiology 98：1442-1448，2003，with permission.*

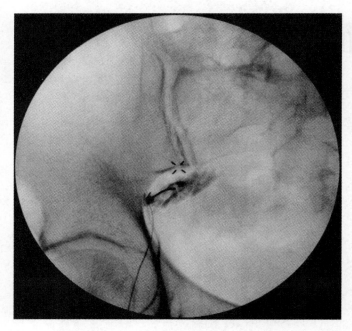

图 47-7　梨状肌注入造影剂显像时肌肉内绝缘针的 X 线透视图像

梨状肌疼痛患者使用肉毒素和甲泼尼龙的情况[91]。记录两组患者治疗后 30 天的疼痛评分,发现两个组别没有显著差异。但接受肉毒素注射的患者在治疗后 60 天疼痛评分有显著降低[91]。

肉毒素的标准使用剂量是 100 MU (mouse units) A 型肉毒毒素和 5000～10 000 U B 型肉毒毒素 (Myobloc)[93]。已报道的并发症包括神经丛病变、多神经根神经炎和局部银屑病样皮炎。

顽固性疼痛或当有结果表明梨状肌解剖畸形时可以考虑外科手术治疗。可将肌肉切除、分离或切薄[72-73,76,82]。手术治疗可以使 75% 的患者恢复日常生活,重返工作

岗位[94]。闭孔内肌、孖肌和股方肌共同承担梨状肌的功能,并能弥补梨状肌功能丧失[72,80]。

要点

- 关节内和关节外的因素都可以导致骶髂关节疼痛。
- 联合几项刺激试验可确诊骶髂关节综合征。骶髂关节内麻醉剂注射是最准确的骶髂关节疼痛诊断依据。
- 皮质类固醇注射可以短期或中期缓解患者疼痛,但对于长期效果没有确切依据。
- 有中等证据支持神经射频治疗源于骶髂关节的疼痛。
- 梨状肌综合征的疼痛部位在臀部并向同侧髋部放射。如果坐骨神经受累可以放射到 L_5～S_1 支配的腿部区域。
- 诊断梨状肌综合征的体格检查包括 Pace 征、Lasegue 征和 Freiberg 征。
- 梨状肌综合征诊断需有上述临床症状和有外伤史的患者刺激试验阳性。
- 围坐骨神经和梨状肌注射类固醇和局部麻醉药后症状可明显缓解持续数月。如果短暂缓解,可注射肉毒素提供长期疗效。

参考文献

参考文献请参见本书所附光盘。

48 肌筋膜疼痛综合征

Matthew T. Crooks ✿ Eric S. Hsu ✿ F. Michael Ferrante

周昊 夏江燕 译 孙岩军 审 Xiaobing Yu 校

肌筋膜疼痛（myofascial pain，MP）是一种软组织疼痛综合征，症状是局部疼痛及由触发点（trigger points，TPs）产生的牵涉痛。William Osler 时代的术语肌肉风湿病逐渐被非关节性风湿病替代，最近又被新术语软组织疼痛综合征（soft tissue pain syndromes，STP）所取代[1]。局部 STP 包括滑囊炎（肩峰下、鹰嘴、转子、髌前、鹅足滑囊），腱鞘炎（肱二头肌、冈上肌、髌下、跟腱）和韧带附着端病（肱骨外上髁炎、内上髁炎）。区域性 STP 包括肌筋膜疼痛综合征（躯干及四肢肌肉的肌筋膜疼痛综合征）、肌筋膜疼痛功能障碍综合征（面部肌肉的肌筋膜疼痛综合征）以及复合性局部疼痛综合征（Ⅰ型、Ⅱ型）。全身性的 STP 包括纤维肌痛综合征（fibromyalgia syndrome，FMS）、慢性疲劳综合征（类似 FMS 的广泛躯体疼痛）和关节过度活动综合征。区域性 STPs（例如 MP）局限于身体特定区域或象限。

MP 中的 TPs 位于骨骼肌疼痛区域，这些区域有对指压极为敏感的紧绷带。TPs 有活动和潜在两种状态：前者表现出局部疼痛；后者并无症状，仅在体格检查深部触诊时可能引起疼痛。在 45%～55% 的健康成年人的肩带肌群中存在着潜在 TPs[2]。

肌筋膜疼痛常与其他急慢性肌肉骨骼疼痛并存，包括：①头颈痛（颞下颌关节紊乱、颈椎间盘退行性疾病、颈椎小关节病、颈椎过度屈伸损伤引起的颈痛、颈臂综合征、颈源性和慢性紧张性头痛）。②胸腰背部疼痛（椎间盘退行性疾病、脊柱后凸畸形、脊柱侧弯、腰椎小关节病）。③骨盆疼痛。④上、下肢疼痛。肌筋膜疼痛常见于女性，并且可在无其他疼痛原因时单独出现[3]。MP 不同于纤维肌痛（见第 49 章）。对于 MP 采用多模式治疗方案（包括注射、物理治疗、姿势或工效学矫正，以及潜在肌肉骨骼疼痛诱因的治疗）的效果会更好。

患病率

对于肌筋膜疼痛综合征（myofascial pain syn-drome，MPS）尚缺乏广泛认可的诊断标准，使得明确 MPS 的患病率并不容易。Skootsky 及其同事[4] 开展了一项旨在评估医院内科患者中 MPS 患病率的研究，他们从最初筛选的 201 例患者中选出最初主诉肌肉骨骼疼痛的 54 人，并对那些疼痛情况可能与 MPS 相关的患者进行了仔细的 TP 检查。在这项研究中，所采用的 MPS 的诊断标准为：对 TPs 进行标准化时长的指压后局部产生剧烈疼痛，并且其牵涉性疼痛与牵涉痛的体表放射部位一致。最终 16 例患者被诊断为 MPS，他们占最初筛选的 201 人的 8%，占有肌肉骨骼疼痛症状患者的 30%。

MPS 在特定的患者人群中普遍存在，与一般患者相比，MPS 在患有慢性紧张性头痛[5]、颞下颌关节紊乱、面颌区疼痛[6-7] 以及挥鞭后综合征[8] 的患者中更常见。一项横向研究调查了 111 例有慢性背痛的老年患者以及 20 例没有疼痛症状的老年患者[9]。研究依据临床病史及体格检查，结果显示，在慢性腰背痛的老年患者中生物力学及软组织病理改变（90%）较没有背痛的 MP 患者（10%）更为常见。

病理生理学

尽管对于 MPS 的病因仍有许多不明之处，但近年来关于其病理生理学的诸多理论已经取得了一些进展。潜在的生物力学及姿势因素有可能与多种因素共同作用，如神经病学因素（如神经根病）、包括抑郁和焦虑在内的心理学因素、激素及营养失衡。这些因素（部分或全部）很可能会引起自主神经失调，最终导致中枢脊髓敏化，进而放大 MPS 的相关症状。在应激过度的 TPs 上[10-12]能够发现血管活性介质、与疼痛产生相关的神经递质以及炎症介质（缓激肽、去甲肾上腺素、血清素、降钙素基因相关肽、P 物质、肿瘤坏死因子 α、白介素 1-B）。这些物质敏化疼痛感受器引起包括牵涉痛及局部抽搐反应（local twitch response，LTR）在内的 MP 的感官体验。

对于 MP 的运动反应现象，人们猜测是由于乙酰胆碱（acetylcholine，Ach）释放过量，导致终板功能失调，进而引起肌肉紧绷带的形成。乙酰胆碱的过度释放引起终板膜去极化增加，导致肌肉持续收缩。在狗及人类的研究项目中，人们已经发现 TPs 处肌小节最大化收缩的相关证据[13]。乙酰胆碱释放的增加、肌节收缩和致敏感化物质的释放，这三者之间有可能存在一个正反馈循环。在一项对下丘脑-垂体-肾上腺皮质及交感神经-肾上腺-脊髓系统的研究中发现，在实验诱导性应激时，MP 患者皮质醇、肾上腺素和去甲肾上腺素的血浆浓度都要明显高于健康人对照组[14]。

在 MPS 患者的肌肉紧绷带内，静息张力较高且含有高度收缩的肌纤维。长此以往会引起局部能量消耗增加，局部组织缺血和灌注不足。缺血引发的血管活性介质的释放又进一步导致乙酰胆碱释放的增加，加重局部缺血、使外周疼痛感受器敏化而致疼痛。在对神经肌肉接头的电生理研究中，TPs 处发现有反常的自发电活动，伴随着由乙酰胆碱过度释放引起的终板噪声[15]。这种自发电活动由两部分组成：约 $50\ \mu V$ 连续性小振幅背景电活动和 $100 \sim 700\ \mu V$ 间断性大振幅高峰电活动。相较于正常组织，TPs 更容易产生自发电活动，且呈现出异常模式。因此，这种自发的电活动与正常的微终板电位并不相同。TPs 处的这种异常的电活动与乙酰胆碱的过度释放直接相关。

TP 点异常电活动在临床上表现为 LTR，目前认为这是由节段性脊髓反射介导的[16]。对 TP 点进行快速强烈的触诊或是针刺会引起紧绷带肌肉的小幅度快速收缩。LTR 发生的部位称为"感觉部位"，已经发现其在组织结构上与感觉感受器相关[17]。而"活性位点"是指能够记录到自发电活动的部位，其波形与已报道的运动神经肌肉终板噪声相似。将二者结合来看，感觉部位、活性位点分别相当于疼痛受体感受器与运动神经肌肉终板，并且分布贯穿于肌肉之中。我们在TPs 中观察到这些结构高度集中（框 48-1）。

在 MP 紧绷带中释放的血管活性介质能够敏化外周疼痛神经纤维，例如骨骼肌中发现的疼痛神经纤维。在敏化状态下，疼痛感受器会自发放电，对疼痛刺激的阈值下降，甚至对非疼痛刺激也会放电。这种异常增高的外周刺激输入久而久之会使中枢神经处于敏感状态。

诊断

在一项对 403 名美国疼痛协会临床医生的调查中，

框 48-1　被普遍接受的肌筋膜触发点的诊断特征

诊断性病史
- 局部疼痛
- 肌肉突然超负荷诱发
- 短时间内持续肌肉收缩诱发
- 反复活动诱发（随着压力增加，症状增多）

体格检查
- 紧绷带
- 局部肌肉压痛
- 压力引起的牵涉痛
- 如果活动增加，压力引发的疼痛可反复发生

其他临床症状
- 局部抽搐反应——确定的，难以诱发
- 特殊的肌筋膜触发点经治疗可及时缓解绷紧带
- 主要的/附加的肌筋膜触发点

Simons DG：Review of enigmatic MTrPs as a common cause of enigmatic musculoskeletal pain and dysfunction. J Electromyogr Kinesiol 2004；14：95-107

88.5％的医生认为 MPS 是一种确实存在的临床疾病，81％的医生认为 MPS 不同于 FMS[20]。详尽的问诊及体格检查仍然是保证诊断准确的基础。MPS 最常见的表现包括以下诊断标准：身体局部疼痛和僵硬，受影响肌肉出现局部活动受限，紧绷带处引发的抽搐反应，由 TP[21] 向牵涉部位的牵涉痛，以及对 TP 局部麻醉后症状的缓解。MP 可能在伤后或长期的肌肉紧张伴随反复微创之后发生，也有可能没有明确的诱因。异常的身体力学或不稳定的姿势会引发或进一步加剧这些问题。疼痛的性质为强度可变的深部钝痛，牵涉痛的分布局限于特殊的解剖区域。典型的牵涉痛与特殊的肌肉有关，尽管这些牵涉痛模式经常不是很可靠[22]。

为了得到可靠的结果，关于 MP 和 TPs 体格检查的正规临床实践训练十分重要[1]。另外，肌肉骨骼检查是必要的，目的是为了鉴别可能引发 MP 的骨科或神经功能紊乱。尽管 MP 没有广泛认可的诊断标准，体格检查的结果仍有助于确立诊断。给予特定刺激后 TP 的发现有助于 MP 的诊断[8]。活动的 TPs 可由触诊（即垂直于交叉纤维的轻指压）确定。TPs 表现为骨骼肌中的肌肉紧绷带，对这些点进行触诊会引出非随意肌的收缩，即抽搐反应或跳动现象。这些 TPs 限制了受累肌群被动活动的程度。尽管这些发现被认为是诊断的标准[23-25]，但研究者发现在盲法研究中医生的检查结果很难达成一致[26-28]。这种不一致可能是由于目前缺乏标准化的检查方法以及对检查结果不同的理解。不同的肌肉解剖结构、锻炼程度以及去适应作

表 48-1　肌筋膜痛和纤维肌痛症状的临床区别

临床特征	肌筋膜痛	纤维肌痛
疼痛类型	局部或区域	普遍
分布范围（至少）	1 块肌肉	11 个压痛点
肌肉痉挛	＋＋＋	＋＋
触发点	局部、区域	不典型
压痛点	不典型	常见，广泛
绷紧带	＋＋	－
抽搐反应	＋＋	－
牵涉痛	＋＋＋	－
疲乏	＋	＋＋＋＋
睡眠紊乱	＋＋＋	＋＋＋＋
感觉异常	局部	末梢
头痛	牵涉性头痛	源于枕部
肠易激症	不典型	＋＋＋
肿胀感	＋	＋＋

注意：加号的数量反映的是该临床特征与该疾病的相关性大小。
Source：McMahon SB，Koltzenburg M，editors：Wall and Melzack's textbook of pain，ed 5，Philadelphia，2006，Elsevier，pp 669-681

用同样会造成这种不一致。体格检查时，可重复性最高的诊断包括：受累肌肉 TP 点的发现、疼痛牵涉到的牵涉区以及体检时引发的患者的疼痛。

MP 的鉴别诊断应该包括：①骨骼肌肉及神经性疾病，如关节炎、腰椎退行性椎间盘病、神经根病、滑囊炎、肌腱炎；②自身免疫或传染性病因；③代谢和内分泌功能障碍，包括甲状腺功能减退；④精神疾病，包括抑郁和焦虑；⑤纤维肌痛。有假说认为 MPS 是 FMS 演进过程中的一部分。尽管表面上二者有许多相似之处，但一些证据充分的结果却说明 MPS 与 FMS 之间没有相关性（表 48-1）。FMS 患者骨骼肌中并没有广泛存在的皮下压痛结节，而且 FMS 的压痛点并不会像 MPS 中的 TPs 那样向牵涉区放射牵涉痛。MPs 中的 TPs 可以与 FMS 中的广泛存在的痛点同时存在。

治疗

物理方式

MPS 适合使用多模式综合疗法，目标是教育患者、减轻疼痛以及恢复功能。这就需要临床医生多了解多掌握，系统地调整治疗方案。由于 MP 的发病常常涉及姿势不正常、反复微创及肌纤维缩短，合理的治疗方案中指导针对性物理治疗应该起到重要作用。另一方面，尽管目前尚无充分证据支持其显著疗效，人体工效学及行为学矫正仍为常用治疗手段。

指导下的牵拉已经被证明有助于减轻 MP，这与 MPS 肌节缩短相吻合。Travell 及 Sirnons 描述了喷射挥发性冷却剂后，肌肉群被动的拉伸方法[17]。局部使用挥发性冷却剂的突然降温可减少由肌肉牵拉引起的不适，从而能耐受高强度的伸展。由于这种方法的显著效果，Travell 及 Sirnons 将它称为治疗 TP 疼痛"单一的最有效的方法"，有计划的、分步骤的物理疗法加上训练有素的专业人员能够将这些技术与肌肉强化、姿势调整、放松技巧和按摩有效地融合在一起。

Gam 及其同伴在一项随机对照试验（randomized controlled trial，RCT）中研究了超声、按摩对于颈肩部 MP 患者的作用[29]。超声组中疼痛的降低虽然没有相对的差异，但 TPs 数量却有所下降，尽管下降并不多。在另一项对肌筋膜 TPs 进行超声治疗的 RCT 中，Srbely 等发现，超声 1 min、3 min、5 min 对于冈下肌及臀中肌疼痛的压力阈值有明显的镇痛作用，但 10 min、15 min 后疗效消失[30]。

另外一些研究证明了辅助疗法、手法、锻炼疗法的作用，但这些研究的方法学质量有一定缺陷[31]。作为综合疗法的一部分，针灸、经皮电神经刺激（transcutaneous electrical nerve stimulation，TENS）及激光疗法也许对病情顽固的患者有一定作用。值得注意的是（尽管有争议）传统的针灸穴位有可能与临床的 TPs 位置相符合[32]。Melzack 等报道了肌筋膜 TPs 与传统穴位在解剖学上 100％ 一致，临床疼痛上 71％ 一致[33]。我们还需要更多的研究（尤其是 RCTs）才能得出针灸、TENS 以及激光疗法对于治疗 MPS 作用的明确结论，而目前的证据还不够充分，甚至出现一些互相矛盾的情况[34]。

药物疗法

系统的药物治疗对于综合治疗计划往往是一种有效的补充。尽管很少有 RCTs 支持其功效，但非甾体消炎药（anti-inflammatory drugs，NSAIDs）及抗抑郁药已经被应用于缓解 TPs 相关的疼痛。NSAIDs 能够缓解症状，但会引起长期副作用，包括心血管疾病发病率及死亡率、胃炎、肾功能不全。目前缺乏 RCTs 详细的证据来证明 NSAIDs 在 MPS 中的有效性。但是，其他疼痛（关节炎、纤维肌痛）的实验数据被用来指导 MPS 的治疗。在一项对 77 例急诊室患者的研究中，布洛芬对于急性肌筋膜牵拉有着明显的减轻疼痛的作用，增加肌松药环苯扎林后效果并没有明显改进[35]。有研究将三环类抗抑郁药阿米替林用于慢性紧张性头痛的患者，试验使用双盲安慰剂对照的交叉研究，结果显示阿米替林相比于安慰剂明显减轻了肌筋膜压痛及头痛[36]。

肌松药在 MP 中被广泛用来减缓肌肉痉挛、减轻疼痛、改善由 MPS 疼痛引起的睡眠质量下降。在一篇综述中，α_2 肾上腺素激动剂替扎尼定被用于改善患者颈部及背部疼痛。然而，目前仍然缺乏针对肌松药疗法利弊的 RCTs 和评估[37]。

系统性阿片类药物（包括混合阿片类止痛药，如曲马多）被广泛应用，尤其是当保守的药物治疗对患者无效时。临床试验证明曲马多能够减轻纤维肌痛患者的疼痛及主要症状，但却不能减轻如 MP 的局部疼痛综合征[38]。阿片类药物在 MPS 中的作用尚缺乏证据，但其长期使用的副作用却很受人们关注。随着时间推移，耐药的出现使得药效下降，往往导致剂量的递增。长期使用和剂量的递增会带来阿片类药物诱发的痛觉过敏的风险［一种由天冬氨酸（N-methyl-D-aspartate，NMDA）介导的现象］，其特点是随着阿片类止痛药剂量的增加，疼痛的程度也逐渐增加（往往不知不觉地）[39]。除了胃肠蠕动减慢、恶心、镇静、呼吸抑制、瘙痒及烦躁这些副作用，阿片类药物还能造成体内激素水平改变，通过影响下丘脑-垂体-肾上腺轴及下丘脑-垂体-性腺轴引起骨质疏松。近些年，阿片类药物不当的使用（包括成瘾和滥用）已经成为一个社会问题，这需要医生有责任在阿片类药物知情同意协议的指导下给予并监督患者使用。

对于一部分合适的 MP 患者，利多卡因贴剂可能是一种有效的无创的治疗方法。一项 MPS 患者的随机对照试验中，60 例患者接受了利多卡因贴剂、安慰剂贴剂及 TP 局部麻醉药注射[40]，其中利多卡因贴剂组和注射组患者的主观疼痛相关的症状明显缓解，痛阈也相应地明显增高；而安慰剂贴剂组患者的两种指标都没有明显改变。利多卡因贴剂比注射给患者带来的不适更少。

触发点注射

触发点注射（trigger point injection，TPI）是一种广泛应用的介入性治疗，在体格检查确定 TP 之后，针头被引导刺入 TP。TPI 运用一系列的注射，并与有指导的物理治疗共同组成一个综合的治疗计划。首先采用 TPI 来减轻患者疼痛，使患者能够耐受物理治疗或牵拉，从而使物理方法及整套方案更加有效[41]。生理盐水、皮质类固醇、局部麻醉药（如利多卡因、布比卡因）、A 型肉毒毒素（BoNT-A），以及直接针刺疗法都已经被研究并且付诸应用。直接针刺 TPs 造成局部抽搐反应，可达到立竿见影的效果[42]。目前有很好的证据证明不同注射疗法以及药物注射与直接针刺疗法之间没有明显的优劣之分[43]，在系统性分析了 23 项随机对照试验后，Cummings 与 White 认为 TPI 所引发的疗效都有可能仅仅是由针刺本身造成，而与任何注射的物质无关，因为"湿"针与"干"针在疗效上并没有差异。这篇综述还提到，生理盐水 TPI 达到的疼痛减轻的程度与局部麻醉药 TPI 相同。尽管在局部麻醉药注射时添加皮质类固醇制剂是常用做法，但并没有可靠证据显示这种做法的效果要强于单纯的局部麻醉药 TPI。虽然 TPI 被广泛应用于 MP，但目前对于注射点数量、注射频率、注射用药的种类及用量并没有一致的意见。我们仍需要做大量的比较研究来对比不同 TPI 疗效的差异，及其对于远期疼痛的减轻的潜在作用。

肉毒杆菌毒素

A 型肉毒毒素（BoNT-A）是一种抑制中枢敏化的镇痛剂，它通过抑制运动神经肌肉终板内乙酰胆碱的释放来达到肌肉长期、持久的松弛[44]。鉴于商业用 A 型肉毒毒素的价格较高，应该由资深医生来决定它的临床使用。虽然这种治疗是很有前途的，但随机对照试验的结果却有好有坏。Ferrante 等发现在颈胸部的 MP 中，TPs 注射 BoNT-A 的效果与安慰剂相比没有显著的提高[45]。他们认为，尽管临床医生主观地将 BoNT-A 注射作为 MP 的一种疗法（考虑到其类似于 TPI），但毒素的使用有其不同于针刺疗法或局部麻醉药的特性（如毒素是通过筋膜扩散开），必须注意毒素剂量的影响、注射量、注射肌肉的选择、身体姿势和异常以及注射技巧。Harden 及其同伴[46]发现对比安慰剂，BoNT-A 注射能够在短期（12 周）内减轻慢性紧张性头痛的 MP。Graboski 等[47]发现对 MPS 患者进行 TPs 注射 BoNT-A 与注射 0.5% 的布比卡因相比，效果没有明显的差异，二者都能将疼痛降低至基线水平之下。Venancio 及其同伴[48]将 45 例 MP 患者随机分为 3 组，分别给予针刺疗法、0.25% 利多卡因 TPI 和 BoNT-A TPI，连续评估 12 周，结果显示三种疗法都有治疗效果，BoNT-A 注射后最少使用镇痛药物，以及更少地发生注射后的局部过敏[48]。

关于肉毒杆菌毒素用于 MP 治疗的新理论已不再强调 TP 本身的注射，而是关注于患者的选择，这些患者显著的特点是同时具备颈部 MPS、头痛和痉挛性斜颈。联想到痉挛性斜颈（伴或不伴有头痛）的治疗，人们假设肉毒杆菌毒素疗法能够有益于患有颈臂综合征 MPS 的患者。肉毒杆菌毒素可能有助于恢复及康复理疗，帮助患者恢复异常的生物力学和姿势畸形[49]。

结论

MP 广泛存在于许多具有局部肌肉骨骼疼痛的患者中。肌筋膜疼痛综合征中，生物力学、神经病学以及心理学这些复杂的潜在因素相互作用，无疑使其成为对临床医生的一种挑战，这就要求医生不仅要敏锐和训练有素，还要尽早诊断并给予有效合理的治疗。目前的数据显示，MP 患者的预后情况似乎比怀疑有肌肉骨骼（如椎间盘突出）疾病的患者[50]更糟糕，MP 往往更难以治疗。当患者由于疼痛的限制而不能主动参与到功能恢复计划中时，就应该考虑增强身体控制意识的治疗。多学科的治疗包括：心理辅导、放松技巧和生物反馈治疗、认知行为治疗以及除标准的医疗评估和管理之外的补充和替代医学。对于挥鞭伤及其他 MPS[51]，综合治疗在疾病早期的运用能够有效地缩短病程，增加应对能力，提高生活满意度。如果疼痛持续，那么对与 MP 共存的肌肉骨骼或神经病变所起的作用进行评估就十分重要了。认真仔细的临床医生应努力查明和消除产生疼痛的任何诱因。然而，尽管拥有丰富的临床经验及许多成功的案例，在肌筋膜疼痛方面我们仍需要设计更合理的短期、长期预后研究来评估传统及新兴治疗方案的有效性及治疗效率。

要点

- 肌筋膜疼痛综合征是一种局部软组织疼痛综合征，影响躯干及四肢肌肉。
- 尽管肌筋膜疼痛可能累及全身，但其仍然不同于纤维肌痛。
- 应激过度的触发点中包含血管活性介质、产生疼痛的神经递质及炎性介质。
- 目前认为运动终板功能失调主要是由于乙酰胆碱过度释放引起，造成肌肉持续收缩，形成紧绷带。
- 临床上触发点异常电活动表现为局部抽搐反应，可能由节段性脊髓反射介导。对触发点进行快速强烈的扣诊或是针刺会引起肌肉紧绷带的小幅度快速收缩。
- 体格检查中的诊断性发现包括肌肉 TP、牵涉区以及重新引发困扰患者的日常疼痛症状。
- 尽早诊断及使用综合性的多方法治疗才是最理想的。
- 喷洒挥发性冷却剂后被动拉伸肌肉是一种证据充分的有效疗法。
- 尽管有证据证明触发点注射对肌筋膜疼痛有效，但却没有证据证明不同注射技术之间及药物注射与针刺疗法之间的优劣。
- 注射肉毒杆菌毒素是一种新型的疗法，可以考虑用于病情顽固的肌筋膜疼痛，尽管目前尚缺乏其功效的证据。

参考文献

参考文献请参见本书所附光盘。

49 纤维肌痛

Howard S. Smith ✿ Richard E. Harris ✿ Daniel J. Clauw

周昊 夏江燕 译 孙岩军 审 Xiaobing Yu 校

纤维肌痛（fibromyalgia，FM）是一种传入神经出现紊乱并伴有多种症状的疾病，其症状包括：全身性的慢性疼痛、疲劳、睡眠障碍、认知改变、情感障碍、感觉迟钝、肢体僵硬、平衡不良、口腔及眼部症状（如干燥性角结膜炎）、头痛、性功能障碍、身体功能受损以及心理疾病（图 49-1）。FM 及其他许多"中枢"疼痛综合征的核心症状包括多发性疼痛、疲劳、失眠、认知或记忆问题，许多情况下还会存在心理困扰。个别患者仅存在一种症状，但大部分患者同时存在多种症状，且疼痛部位和主要症状会随着时间推移而发生改变。许多功能紊乱还与纤维肌痛共同存在，包括局部肌肉骨骼疼痛综合征［如腰痛、颞下颌关节紊乱（TMD）］、慢性疲劳综合征、肠易激综合征（IBS）、膀胱激惹综合征或间质性膀胱炎、头痛、外阴痛及盆腔疼痛（主要是子宫内膜异位症）。因此，当临床上患者具有多发性疼痛伴其他身体症状时，需要考虑是否是纤维肌痛或中枢敏感综合征。

据估计，2%～4% 的人有纤维肌痛，它是目前位列第二的风湿病，仅次于关节炎[1]。这些症状在女性中的发生率比男性要高 1.5～2 倍[1]。如果按照美国风湿病学会（ACR）的标准，符合标准的女性大约是男性的 10 倍。ACR 的 FM 标准是多于 11 个压痛点且有大范围的慢性疼痛，而女性明显比男性更容易感知疼痛。

纤维肌痛对功能及生活质量的影响

纤维肌痛会对日常身体功能的各个方面产生影响。与患有其他慢性疾病［如类风湿关节炎（RA）、慢性阻塞性肺疾病（COPD）、糖尿病］的女性相比[2]，患 FM 女性的生活质量更差。FM 会给患者的许多活动带来困难[3]，62% 存在爬楼困难，55% 很难行走 2 个街区，35% 日常活动都感到困难[3]。纤维肌痛还会给人际关系、职业前景以及心理健康带来消极影响。

纤维肌痛的病理生理学

疼痛与感觉的加工处理是该病最典型的病原学特点，然而产生纤维肌痛明确的机制目前尚未知晓。

一旦纤维肌痛诊断确立，最常见的异常项目就是疼痛和感觉的整合系统。由于 FM 部分是通过存在压痛来定义的，目前很多工作都在探究这种现象的原因。20 多年来关于纤维肌痛心理物理学压力疼痛的研究结果有十分重要的意义。最早研究发现，FM 的压痛并不局限于压痛点，而是扩展延伸至全身[4]。理论上，这种弥漫性疼痛有可能是由心理因素（如过分紧张）或者神经生物学因素（如某些可造成暂时性或永久性感觉输入放大的因素）造成的。

这些患者不仅对压力的敏感性提高，而且对其他类型的刺激也会更敏感。FM 患者表现出对热、冷及电刺激阈值的降低[5]。在那些有大范围慢性疼痛但压痛点少于 11 个的患者中发现有类似的疼痛阈值的降低[6]。一些研究者发现[7]，FM 患者对听觉音调等感觉刺激表现出伤害性刺激阈值的降低，这可能是由于所有感觉输入的生物放大造成的。功能性成像的结果支持了这一理论，显像中的前脑岛、额皮质、扣带回及脑部其

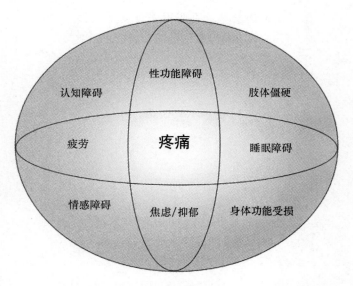

图 49-1 纤维肌痛分布

他区域表现出高度的活跃[8]。

基于实验性疼痛研究，目前得出 FM 2 个不同的致病机制：①降低了下行镇痛活性；②增加了疼痛上扬（wind-up）或短暂积聚现象。

纤维肌痛中衰减的弥漫性伤害抑制性控制

健康人及实验动物在强烈疼痛刺激 2～5 min 后，会产生整个身体的痛觉缺失。这种镇痛作用被称作弥漫性伤害抑制性控制（DNIC）。与健康对照组相比，FM 或 IBS 患者的这种作用有所衰减或消失。必须提出的是，并不是所有 FM 或 IBS 患者都有这种情况[4]。这种 DNIC 的下降只是在与正常组比对时更常出现（图 49-2）。

DNIC 被认为部分是由阿片能及 5-羟色胺-去甲肾上腺素下行通路介导的。大量数据显示，FM 患者中阿片能活性正常甚至升高，在 FM 和特发性腰痛患者的脑脊液（CSF）中，脑啡肽的水平大约是正常对照组的 2 倍[9]。生化和影像学检查结果提示内源性阿片系统活性增加，这与我们以往的经验一致，即阿片类药物对 FM 及相关病症通常是无效的。相反，研究发现 FM 中 5-羟色胺和去甲肾上腺素的活性下降。去甲肾上腺素的

主要代谢产物 3-甲氧基-4-羟基-苯乙二醇（MHPG）在 FM 患者的 CSF 中的含量有所降低[10]。临床治疗研究为这一机制提出了更进一步的证据，几乎所有能够同时升高 5-羟色胺和去甲肾上腺素的复合物（三环类、度洛西汀、米那普仑、曲马多）都能够有效治疗 FM 及其相关病症。

纤维肌痛中的疼痛上扬增强现象

疼痛的实验性研究表明，一些 FM 患者可能有疼痛上扬现象，提示中枢敏化[11]。在动物模型中，这一发现与兴奋性氨基酸和 P 物质的活动过度有关[12]。独立研究显示，FM 患者 CSF 中 P 物质浓度几乎是正常人的 3 倍[13]。其他慢性疼痛综合征，如关节炎、慢性腰痛也与 P 物质升高有关。P 物质一旦升高，它的水平似乎就不会再出现急剧的变化，也不会因为急性疼痛刺激而升高。因此，高水平的 P 物质可以作为慢性疼痛的生物学标志。

在 FM 疼痛过程中起到一定作用的神经递质是谷氨酸盐，它是一种兴奋性的神经递质。FM 患者 CSF 中谷氨酸盐水平是正常人的 2 倍[14]。最近一项运用质子光谱的研究证明，无论是临床还是试验中，FM 患者

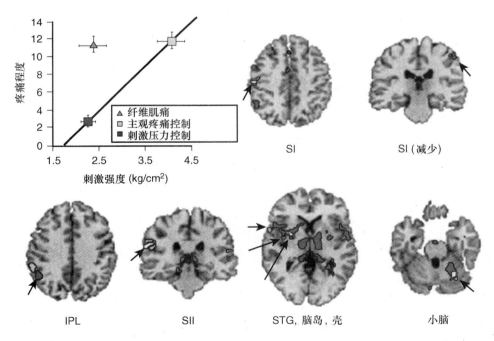

图 49-2 在疼痛 fMRI 扫描时的刺激和应答　纤维肌痛患者面对相同疼痛刺激产生的镇痛作用有所衰减，导致对侧初级躯体感觉皮层、顶下小叶、次级躯体感觉皮层、颞上回、脑岛、壳和同侧小脑同时或依次激活，在纤维肌痛时，相对低的刺激强度（2.4 kg/cm²）产生高的疼痛水平（平均值＝11.30，标准差＝0.90）。在刺激压力控制下，类似的压力刺激（2.33 kg/cm²）使机体产生相当低的疼痛（平均值＝3.05，标准差＝0.85）。在主观疼痛控制中，更大的压力刺激（4.16 kg/cm²）使患者产生与低压力刺激相似的疼痛水平（平均值＝11.95，标准差＝0.94）（*Source：Gracely RH，Petzke F，Wolf JM，et al：Functional magnetic resonance imaging evidence of augmented pain processing in fibromyalgia*. Arthritis Rheum 46：1333 - 1343，2002）

脑岛中谷氨酸盐水平会随针刺疼痛的改变而改变。

　　脑成像研究也证明 FM、IBS 及其他相关情况中存在着中枢疼痛放大[15-16]。Gracely 等在 2002 年首次完成了纤维肌痛患者的功能性磁共振成像（fMRI）的研究[15]。当给予同量级的疼痛刺激后，FM 患者相比于正常人有局部脑血流的增加。活动增加的区域包括初级躯体感觉皮质、次级躯体感觉皮质、脑岛、前扣带回，以及正常人在疼痛刺激时血流量增加的区域[15]。

　　疼痛和感觉处理似乎与身体很多其他系统一样是由一种"阴-阳"平衡来控制的，某些激素或神经递质系统增高，其他就会降低。例如，当体内促炎性细胞因子水平增高时，抗炎症细胞因子水平降低，个体就会表现出超免疫功能，类似地，中枢神经系统中也存在类似的神经递质，有的可以促进疼痛传输，有的能够阻碍疼痛传输。总体来说，关于疼痛及感觉处理增加的"信号大小的控制"或"信号的增益控制"的比喻被很多研究所支持。类似于原发性高血压，许多根源可以导致全身血压的升高，这些紊乱形成了"疼痛和

感觉处理中的原发性高血压"。神经递质水平的升高会促进疼痛（图 49-3，左侧），神经递质水平的下降会抑制疼痛传递（图 49-3，右侧），二者有增加"信号大小的控制"的倾向，那些能够阻断左侧神经递质传导和增加右侧神经递质作用的药物通常都有很好的疗效。

　　图 49-3 中的箭头表示的是纤维肌痛中神经递质水平异常的方向。研究已经表明，纤维肌痛明显存在着家族遗传，纤维肌痛患者的直系亲属患纤维肌痛的风险比普通人高 8 倍。这些研究还显示纤维肌痛患者的家庭成员比对照组的家庭成员更易患病，不论他们是否有疼痛[17]。纤维肌痛患者的家庭成员患 IBS、TMD、头痛及其他许多局部疼痛综合征的可能性更高[18]。这种功能性疼痛综合征的家族及个人共聚现象最初被命名为情感谱系障碍[19]，后来被命名为中枢敏感综合征和慢性多症状疾病[20]。双胞胎研究表明，引发这些情况的风险一半源于遗传因素，一半是环境因素[21]。

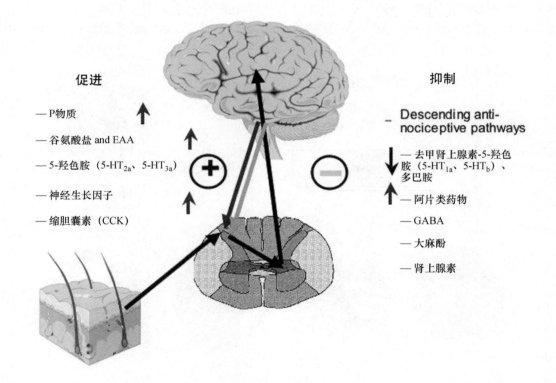

图 49-3　神经元对疼痛和感觉处理过程的影响。最近的研究已经阐明每一个个体的疼痛阈值及可耐受的疼痛范围是由一系列因素决定的，包括促进疼痛的传递（左边）或抑制疼痛的传递（右边）的神经递质的水平。因此，左边的神经递质水平过高或右边的神经递质水平下降能够导致痛觉过敏，这种情况在许多慢性疾病中都能见到。箭头表示在纤维肌痛患者脑脊液中上述神经递质水平升高或降低。可以看到左边的神经递质明显上升（高于正常对照组 2～3 倍），右边的神经递质（5-羟色胺、去甲肾上腺素、多巴胺）明显下降。纤维肌痛患者中唯一没有发生异常且对痛觉过敏不产生影响的递质系统是阿片系统，并且似乎是略微升高的。这也可以帮助解释为什么阿片类药物对于中枢性疼痛（如纤维肌痛）没有特别好的治疗效果

纤维肌痛的诊断及评定

ACR 对 FM 制定的标准是[22]，患者必须同时具备大范围慢性疼痛的病史，并在检查的 18 个潜在痛点中，压痛点多于 11 个。但这个标准因没有将急需治疗的、与 FM 相关的症状纳入其中[23]而受到批评。ACR 中 1/3 的风湿病学者并不使用 ACR 的标准，而且风湿病学者治疗的 FM 患者中 25.5% 的人并不符合这一标准[24]。目前的 FM 标准综合并混淆了诊断状态、症状的严重程度及特点，应将这些分开，以便更好地评估和管理。自从 1990 年纤维肌痛标准首次发表，对于压痛点的关注也开始减退[22]。用于流行病学研究的曼彻斯特标准采用全身疼痛图来表示疼痛的区域[25]，从而使压痛点的检测不那么必要了。

分析 12 799 例类风湿关节炎、骨关节炎或 FM 患者回复的调查问卷，Wolfe 等发现[26]FM 患者中 19 个主要的非关节部位的疼痛与另两种疾病的患者并不一样[26-27]。这些研究建议[28]诊断标准应该同时评估大范围疼痛以及疲劳、睡眠障碍、认知功能障碍这些症状。这些标准不包括疼痛点，而纳入了疼痛以外的其他症状，扩展了症状严重程度的评估。

纤维肌痛的药物治疗

关于纤维肌痛最佳治疗方案的证据支持包含药物治疗与非药物治疗（对患者的教育、运动及认知行为疗法）的多因素治疗方案[29]。

纤维肌痛的药物治疗方案

2007 年之前，美国食品和药品监督管理局（FDA）并未批准任何一种药物用于纤维肌痛的治疗，因此那时的药物治疗完全是超适应证用药。2007 年以后，FDA 陆续批准的用于纤维肌痛的药物有：2007 年批准的普瑞巴林（α-2-δ 配体及抗癫痫药）、2008 年的度洛西汀［选择性 5-羟色胺-去甲肾上腺素再摄取抑制剂（SNRI）］、2009 年的米那普仑（也是 SNRI）。

抗抑郁药：大多数临床试验已经对抗抑郁药用于 FM 进行过评估，其中大多数包含了过去的三环类复合物。在 Uceyler 等的一篇关于抗抑郁药治疗 FM 效果的综述中总结了 13 项随机对照试验（RCTs），发现阿米替林在一定程度上能够减轻疼痛（平均减缓 26% 的疼痛，改善 30% 的生活质量）[30]。

三环类抗抑郁药（TCAs）：RCTs[31]的结果证实了 TCAs（尤其是阿米替林和环苯扎林）对于疼痛、睡眠不好及疲劳等这些与纤维肌痛相关症状的疗效。环苯扎林是一种作用于中枢的肌松药，它的结构类似于阿米替林，目前已经被用于治疗 FM 相关的肌肉骨骼疼痛及睡眠障碍[32]。

5-羟色胺-去甲肾上腺素再摄取抑制剂（SNRIs）：大多数临床有效的 5-羟色胺-去甲肾上腺素再摄取抑制剂（SNRIs）对于 5-羟色胺再摄取的抑制效果要强于去甲肾上腺素。其中对去甲肾上腺素再摄取的抑制效果要强于 5-羟色胺的一些药物往往被称为去甲肾上腺素-5-羟色胺再摄取抑制剂（NSRIs），例如米那普仑。SNRIs 比过去的文拉法辛更容易吸收，文拉法辛属于 TCAs 药物，它是美国最初使用的 SNRI。文拉法辛仅在较高剂量时对去甲肾上腺素再摄取有明显抑制作用，也就是说较高剂量时可能对 FM 有效[33]。

度洛西汀和米那普仑是两种对 FM 有效的、在美国获批准[34-35]的 SNRIs。Choy 等分析了对 FM[36]患者使用的度洛西汀进行评估的 4 个双盲安慰剂对照研究及 1 项为期 1 年的开放性安全试验的合并数据[37]，大多数不良反应的程度是轻至中度，大约 20% 的患者需要停药。Arnold 及其同事对 4 项安慰剂对照试验的结果进行了一次综合分析，结果证明度洛西汀在 12 周（每天用量 60~120 mg）的治疗后对 FM 症状有明显的改善作用，其效果不仅仅是疼痛的缓解。米那普仑也被证明对 FM 有效，包括改善疲劳、身体功能及不适症状[38-40]。

Häuser 等对 18 项 RCTs 进行了一项大规模分析，有 1427 例患者参加了试验，试验周期从 4 周至 28 周，中位数为 8 周[41]。总体来说，存在有力证据证明抗抑郁药的使用能够减轻疼痛、疲劳、抑郁情绪、睡眠障碍及改善生活质量。对于疼痛减轻的效果是 TCAs 最好，MAOIs 中等，SSRIs 和 SNRIs 较差。

α-2-δ 配体：普瑞巴林是一种 γ-氨基丁酸（GABA）结构衍生物，其作为抗癫痫药能与钙离子通道的 α-2-δ 亚单位结合。纤维肌痛复发评估及有意义的缓解的持久性效力（Fibromyalgia Relapse Evaluation and Efficacy for Durability of Meaningful Relief，FREEDOM）的双盲试验中，对 1051 例最初对普瑞巴林产生作用的 FM 患者进行研究，评估了普瑞巴林的持久性，双盲阶段结束时[42]，安慰剂组中 61% 患者的治疗反应已经消失，而普瑞巴林组为 32%。Häuser 等对此项及其他 4 项研究的结果进行了大规模分析[43]，存在有力的证据证明普瑞巴林能够减轻疼痛、改善睡眠及健康相关的生活质量（health-related quality of life，HRQOL），但却不能改善抑郁情绪。各种研究的体外有效性已经引起了人们的关注，因为目前的研究一般都会将伴发重度抑郁症及残疾患者排除在外[44]。

加巴喷丁是一种较早的抗癫痫药，其结构类似于α-2-δ配体，虽然并未被 FDA 批准运用于 FM，但却有潜在的效果。一项 12 周的双盲安慰剂对照研究中，Arnold 等发现加巴喷丁（每天用量为 1200～2400 mg）对于治疗 FM 安全有效[45]。

其他作用于中枢的药物：γ-羟基丁酸是 GABA 的一种前体，具有很强的镇静作用，能够对 FM 的治疗起到作用[46]。Russell 等为 118 例患者随机提供 4.5g 或 6g 羟丁酸钠或两种剂量的安慰剂（每晚 1 次，持续 8 周）[47]。结果显示，两种剂量的羟丁酸钠对于疼痛的缓解、主观睡眠质量的改善都有明显的作用。疼痛强度视觉模拟量表中的改善效果明显与睡眠质量相关[48]。

普拉克索是一种用于帕金森病及下肢不宁综合征的多巴胺激动药。一项对照研究显示，该药与止痛药一同给予 FM 患者时，可以改善患者的疼痛及睡眠状况。

目前尚没有关于纯阿片类药物在 FM 中使用状况的充足 RCTs 试验，然而以往的经验并未发现这类镇痛药有效。疼痛领域的许多学者认为：FM 及其他中枢疼痛患者使用该类药物后，可能存在阿片类诱发的痛觉过敏的风险，但这并未被研究过。

曲马多通过与 μ-阿片受体的结合能够产生较弱的镇痛效果，但其镇痛作用大部分可能源于对 5-羟色胺/去甲肾上腺素再摄取的抑制。曲马多单独或与对乙酰氨基酚固定剂量的组合对 FM 都能表现出一定的疗效[49-50]。

纤维肌痛非药物治疗

锻炼

20 世纪 70 年代早期开始，至少有 70 项已发表的关于 FM 锻炼的评估，1988—2008 年[51]，一共有 4385 例患者参加了 56 项 RCTs。这些研究总体显示，对于 FM 患者，无论是在改善身体症状方面还是提升功能能力方面，锻炼都有益处。

低强度、低冲击力项目的运用以及个性化的、易于坚持的最优方案是很重要的。有氧或混合型运动对治疗有效的证据最为充分，但是也有越来越多的证据证实了力量训练的有效性[52-55]。

关于柔韧性训练（包括瑜伽）研究的结果表明，柔韧性训练是有效的，但并没有足够证据证明其作为单独锻炼方法的有效性[55-56]。最新的证据表明以活动为基础的疗法（如气功、太极）对 FM 患者是有效的，但仍需要更多研究来进一步评估其有效性[57-58]。

教育

Rooks 及其同事[59]进行了一项 RCT，将 207 例 FM 患者分为 4 组：①有氧及柔韧性锻炼组；②力量、有氧、柔韧性锻炼组；③纤维肌痛自助课程组；④前 3 组的综合。结果显示第 4 组的改善最明显。这说明当与多种疗法共同实施时，对患者的教育是最有效的。

行为医学方法

恐惧，或者说认为最糟糕的情况可能就要发生的想法与 FM[60]中疼痛的严重程度、功能的下降及情感的痛苦是密切相关的。在认知疗法中，将这种灾难性的想法（例如"我的疼痛太严重了，我根本不知道用什么办法来改变它"）转变为"即使我的疼痛再严重，我也有办法让它变好，哪怕只有一点"。行为疗法的理论依据是，对于通过正、负强化增强适应性行为及运用惩罚来消除适应不良性行为，改变行为模式的重要性要强于内心状态（想法和感受）[61]。

所有认知行为治疗（cognitive behavioral therapy，CBT）干预手段并不一样，许多治疗只包括依赖行为干预的适度认知治疗[61]。此外，CBT 多少可能受到操作者本身的影响，并且要根据特定情况/症状制订特定的方案［如失眠（CBT-I），疼痛（CBT-P），压力（CBT-S）］。

放松技巧常常是 FM 的 CBT 的一部分[62]。放松技巧可能对改善 FM 症状有帮助，包括渐进式肌肉放松法（PMR）、自我暗示训练、意象导引及冥想。

Thieme 和 Gracely 进行了一次文献检索，挑选了 14 项评估 CBT 及改变行为治疗（operant-behavioral therapy，OBT）的 RCTs[63]，其中 5 项评估了放松的 RCTs，5 项评估生物反馈的 RCTs，5 项评估催眠疗法的 RCTs，及 2 项评估记录治疗的 RCTs。疼痛减轻最高的程度（$r = 0.53 \sim 2.14$）出现在 CBT 及 OBT 治疗组[63]。

纤维肌痛的多元治疗

Häuser 等对 9 项 RCTs 的 1119 例患者（治疗周期中位数为 24 h）[64]进行了大规模的分析，存在有力的证据证明多元治疗减轻了疼痛、疲劳和抑郁症状，改善了生活质量及治疗后的健康状况[64]。然而，对于疼痛、疲劳、睡眠障碍、抑郁症状、生活质量或疼痛的自我效能感的长期效果却没有明确证据。但有证据表明其对身体健康有长期效果（随访时间中位数为 7 个月）[64]。美国疼痛协会及德国的社会科学医学协会都将有氧运动、CBT、阿米替林及多元治疗定为最高级别推荐的治疗方式。相反，欧洲抗风湿联盟将包括阿米替林、曲马多、α-2-δ 配体（如普瑞巴林）及 SNRIs（如度洛西汀）在内的药物治疗定为最高级别推荐的治疗方式。

结论

在过去的几十年中，我们对于 FM 的认知发生了极大的演变，研究结果让我们更多地理解了 FM 患者慢性疼痛或其他身体症状的潜在机制。对风湿病学家来说，更好地理解此类疾病的潜在机制及最有效的疗法是十分重要的，因为 Wolfe 等已经教会我们，许多有慢性疼痛情况的患者都有或多或少的类似 FM 的症状。当发生这种情况时，我们必须要处理外周和中枢疼痛以及其他身体症状。

要点

- 纤维肌痛可以被理解为一个独立的状态，可以帮助

我们去解释在缺乏足够的疼痛刺激（如外周损伤 / 炎症）的情况下，患者是如何 / 为何会产生多病灶的疼痛及其他身体症状的。

- FM 及相关的疼痛综合征中主要的异常是增加了信号的增益控制或者说信号大小的控制（如二级痛觉过敏 / 触诱发痛）。
- 这种疼痛信号的增益控制及感觉处理很可能部分是由兴奋性神经递质（如谷氨酸盐、P 物质）的增多和（或）抑制性神经递质（5-羟色胺、去甲肾上腺素、GABA、大麻类）的减少而引发。
- 对于外周 / 伤害性疼痛综合征有效的镇痛药（如 NSAIDs、阿片类）大部分对 FM 无效。
- 对 FM 最有效的药物是作用于中枢的镇痛药（如三环类、SNRIs 及 α-2-δ 配体）。
- 非药物治疗（如教育、锻炼及认知行为疗法）对于 FM 的治疗是十分有效的，但在临床常规治疗中通常没有得到充分的利用。

参考文献

参考文献请参见本书所附光盘。

50 复杂性区域疼痛综合征

Kayode Williams ✪ Anthony Guarino ✪ Srinivasa N. Raja

缪秀华 译　Xiaobing Yu 校

复杂性区域疼痛综合征（complex regional pain syndrome，CRPS）Ⅰ型和Ⅱ型曾分别称为反射性交感神经萎缩（reflex sympathetic dystrophy，RSD）和灼性神经痛。一个世纪前，Weir Mitchell 报告说，他发现南北战争中枪伤引起的周围神经损伤能够发展成持续的灼性疼痛，并将这种疼痛命名为灼性神经痛。此后过了大约半个世纪，在 1900 年 Sudeck 观察到，在四肢发生了感染并发症后，还会发生肌肉萎缩和骨质疏松。X 线的表现起始于手、脚的小块骨头和前臂、胫骨的远侧干骺端的斑片状骨质疏松，因此命名为 Sudeck 萎缩，其归因于存在斑片状骨质疏松。又经过了大约 50 年，在 1947 年 Evans 观察到在外周的交感神经发生的异常变化，并将其称为反射性交感神经萎缩。

在 1994 年，国际组织世界疼痛研究会召开，研讨了 CRPS/RSD 患者的临床诊断标准。由于这类患者存在非固定的症状和体征，医生需要有处理这类患者的共识。因为缺乏反射机制和不同程度肌肉萎缩存在的证据，复杂性区域疼痛综合征包含了患者在病程中伴有的交感神经系统不同程度的参与，因此又被称为交感神经介导的疼痛（sympathetically mediated pain，SMP）或交感神经依赖的疼痛（sympathetically independent pain，SIP）[1]。

流行病学

由于缺乏 CRPS 症状和患者体征的统一的诊断标准，因而流行病学数据及预后研究的结果也较少。CRPS 的真实发病率尚不清楚，但是两项流行病学研究结果提示，发生这类疾病的风险[2] 为 5.46/100 000～26.6/100 000 每人年。女性的发生率高于男性，随着年龄的增长为 2∶3～3∶1[3]。Veldman 等对 829 例患者的前瞻性研究，76％的患者为女性，发病年龄范围为 9～85 岁（平均 42 岁），仅仅 12 例患者小于 14 岁[4]。Allen 与他的同事从一个三级疼痛中心回顾性研究了 134 例患者的流行病学数据，他们发现 CRPS 的症状在就诊前已经平均存在了 30 个月[5]。而且，他们的数据显示，很多患者在被介绍到三级疼痛中心之前，已平均被 4.8 位医生治疗过。17％的患者已经提出法律诉讼，54％患者已经提出 CRPS 相关索赔[5]。超过半数患者报告 CRPS 病程和肌筋膜功能障碍有显著的相关性，这也是第一个有关 CRPS 患者工伤时检查职业类型的研究[5]。数据研究显示，服务行业人群，如餐厅服务员和警察患者几乎是其他行业的 2 倍。这或许与职业的体力活动相关。其余的相关特点已经被鉴别，包括在发展过程中存在的社会压力。尽管如此，没有发现特异性的心理学因素和人格特征会更容易造成某些个体发生 CRPS[6]。

有人在该疾病患者中检查流行病学变量，以加强对该疾病的理解。在最近网络流行病学观察 CRPS 中，Raja 和他的同事观察 1359 名受试者，以检查多种变量（风险因子），包括社会人口统计学因素。作者推断 CRPS 通常发生在年轻的女性，通常与工作损伤和外科手术相关。该研究同时显示，CRPS 和睡眠障碍、功能损伤、自杀观念相关。最近 De Mos 等研究了关于长期损害的程度及范围对疾病结果的影响[7]。在一个平均 5.8 年的回顾性分析中，102 例 CRPS 患者与发生类似损伤而未发生 CRPS 的患者比较。16％的 CRPS 患者报告 CRPS 持续进展，31％患者失去工作能力，最差的结果是累及上肢的患者。作者推断尽管严重结果是罕见的，但多数 CRPS 患者经历了病损持续存在 2 年或者出现更多的继发情况[8]。

病理生理学

CRPS Ⅰ型和Ⅱ型的区别在于是否存在（Ⅱ型）或者缺乏（Ⅰ型）神经损害的证据。疼痛是该情况的标志，通常表现为有痛觉过敏和触诱发痛的自发性疼痛。相关体征包括血管收缩引起皮肤和体温变化、汗腺分泌异常、水肿和被动性运动障碍加上萎缩性变化。CRPS Ⅱ型一般发生在明确的神经伤害之后；反之，CRPS Ⅰ型常伴有轻微或严重的创伤，但没有明确的四肢神经损伤或没有损害。

虽然有很多人试图简化参与 CRPS 发展的病理生理学机制，然而，日益增加的证据显示是多机制参与了该疾病的发展。

损害后皮肤的神经支配变化

现有的证据支持一定程度，甚至轻微的神经损伤引发 CRPS 这一假设[9-10]。Oaklander 等证明持久轻微的末端神经损害（minimal distal nerve injury，MDNI），尤其对疼痛和功能有关的末端小轴突的退化应是 CRPS I 型症状的诱因。作者发现，患肢表皮的神经密度比其对侧肢体表皮的神经密度低（平均低 29%），其中主要受累的是疼痛纤维[10]。值得一提的是，关节炎等非 CRPS 疾病中没有发现类似的密度变化。在 CRPS I 型中是否存在神经损害的客观证据的研究中，Albrecht 等检查了 2 例截肢患者的皮肤样本，应用免疫荧光技术检测 CRPS 患者神经损害的证据。他们发现，与未患 CRPS 的肢体部位相比，患 CRPS 的肢体上的 C 和 Aδ 纤维密度减少，并且其周围的毛囊和汗腺的神经支配也观察到异常。这些改变与 CRPS 发病的关系仍然不清楚[11]。

外周致敏

外周致敏起源于最初的组织伤害导致的持续疼痛感受器的激活[12]。局部损害后，受伤区域初级传入神经纤维释放神经介质，例如缓激肽和 P 物质，结果增加了伤害性刺激导致的疼痛感受器的激活，对机械、温热刺激的耐受阈值降低，这或许可以解释 CRPS 的痛觉过敏异常[13]。此外痛觉过敏只限制在患肢，而没在对侧未患病的肢体上发现[14]。在 24 例 CRPS I 型患者神经感觉功能的检查中，超过半数的慢性 CRPS I 型患者在患侧或患侧的上 1/4 象限处产生针刺和温度感觉过敏[15]。CRPS 患者存在疼痛过敏和机械性触诱发痛及运动功能损伤。患者的这些变化提示，在 CRPS 患者群的病理生理学中存在更广泛的感觉异常。

中枢致敏

中枢致敏发生的机制与外周致敏类似[16]。组织损伤相关的神经损害持续性刺激感受器，导致脊髓疼痛神经元的活性增加。中枢致敏是由神经介质（如缓激肽和 P 物质）的释放和兴奋性神经递质谷氨酸盐（作为 N-甲基-D-天冬氨酸受体）介导。这个激活的结果是非伤害性刺激的反应增强（触诱发痛）和伤害性刺激的增强（痛觉过敏）[16]。CRPS 患者中，重复刺激对患肢引起的增强的作用要远远大于未受影响的对侧肢体的[18-19]。所有这些研究提示中枢致敏的症状持续机制

与 CRPS 相关的可能性。

交感神经介导的疼痛

有研究显示，外周的去甲肾上腺素能交感神经与初级上行神经元存在相互作用。它是 CRPS I 型患者的交感神经控制疼痛（sympathetically maintained pain，SMP）的部分机制。CRPS 患者在接受皮内注射肾上腺素后，会重新诱发已被交感神经阻滞而减轻的自发性疼痛和触诱发痛。这些现象提示，在部分患者中存在外周肾上腺素受体的介导[20-21]。自发性疼痛也可以通过注射 a-肾上腺素能阻断剂酚妥拉明缓解。这也提示，深度体细胞组织的交感神经系统神经支配与皮肤神经支配同等重要作用的交感神经传入偶联在急性 CRPS 病例中具有决定性作用[22]。该偶联也可能发生在疼痛传入感受器以及机械感受器和温度神经元中[23-24]。

炎症介质

炎症机制被部分人推测，在 CRPS 急性期中起重要作用。这些相关机制或涉及组织损伤后肥大细胞和淋巴细胞炎症细胞因子释放的级联反应（IL-1β、IL-2、IL-3、TNF-α）；或继发于神经性炎症，诱发细胞因子和神经肽类的释放［包括 P 物质和降钙素原（CGRD）][12,25-26]。这些神经肽类可以增加组织的通透性和导致血管扩张，从而发生"温暖型 CRPS"和水肿。P 物质和 TNF-a 在 CRPS 可以引起破骨活力增加，而加重骨质疏松症。此外，在 CRPS 患者中发现 CGRP 导致毛发生长增加和汗腺活动增强[9,27]。

皮质重组

近年来，影像学的发展，如功能性磁共振（fMRI）和单光子发射计算机断层成像（SPECT）以及以脑电图（EEG）和脑磁描记术（MEG）为基础的定位技术显示，中枢神经系统在 CRPS 发病机制中扮演重要角色[28]。有报道揭示，中枢神经躯体感觉和运动网络的皮质重组可以改变触觉疼痛刺激的中枢处理[29]。如 Maihofner 等观察到，触觉刺激受累手后磁场增强，大拇指和小指在对侧大脑皮质 S1 投射区的距离减少[30]。而且他们还观察到，受累手皮质 S1 投射区向嘴唇投射区移近，并且发现皮质重组的数量和 CRPS 疼痛程度之间和机械痛觉敏感之间存在相关性。在同一批患者治疗一年或多年后的随访研究中，Maihofner 等发现，随着症状缓解，皮质重组可以恢复如常，这提示 S1 区域和慢性疼痛的关系[31]。皮质代表区域的改变不仅仅可以用来解释疼痛，也可以用来解释一系列其他的临

床症状。以恢复神经功能为目标的神经康复，例如采用镜像治疗的神经康复策略正在研究中。

临床特点

自从 1994 年国际疼痛研究协会（IASP）制定 CRPS 诊断共识性标准，更多人利用体内和体外有效性的研究致力于完善更加明确的诊断标准（表 50-1）[32-33]。2007 年在布达佩斯，诊断标准得到一致通过，包括更严格的临床诊断和研究标准。1994 年 IASP 定义的诊断标准发布后，在 1996—2000 年间发表的文章中符合这个诊断标准的少于 40%。体内和体外有效性研究表明 CRPS 可能被过度诊断[34-35]。运动和营养性症状及体征的纳入以及血管舒缩与出汗诊断的分离，在不影响敏感性的前提下改善了诊断的特异性[33]（表 50-2 和表 50-3）。

CRPS Ⅰ 型和 Ⅱ 型的区别是存在可解释的神经损伤（CRPS Ⅱ 型）。两种情况的症状和体征在临床上几乎无法区别，都出现感觉变化、水肿、血管舒缩和汗腺分泌异常等症状。疼痛是 CRPS Ⅰ 型和 Ⅱ 型的主要特征。对于 CRPS Ⅰ 型，疼痛和伴随的临床症状和体征与诱发事件通常不成比例。典型的疼痛被描述为深度的放射性灼痛并伴随触觉过敏和痛觉过敏[36]。高达 81% 的符合 CRPS 诊断标准的患者存在疼痛，86.9% 患者有血管舒缩异常的症状，52.9% 的 CRPS 患者出现汗腺分泌异常（包括多汗和少汗）。据报道，运动恐惧和运动力下降的发生率为 74.6%，水肿发生率 79.7%[37]。

表 50-1　国际疼痛研究协会制定的 CRPS Ⅰ 型与 CRPS Ⅱ 型诊断标准

CRPS Ⅰ 型（反射交感性萎缩）*	CRPS Ⅱ 型（灼性神经痛）†
1. 存在刺激诱因，四肢固定制动	1. 神经损伤后存在持续性疼痛、触诱发痛或痛觉过敏，这种疼痛并不一定局限于受伤的神经分布
2. 持续性疼痛、触诱发痛或疼痛过敏的程度与诱发原因不相称	2. 某些水肿的表现，皮肤血流量的变化，或在疼痛部位汗腺分泌异常
3. 某些水肿的表现，皮肤血流量的变化，或在疼痛部位汗腺分泌异常	3. 诊断排除其他导致同样程度的疼痛以及功能性障碍的疾病
4. 诊断排除其他导致同样程度的疼痛以及功能性障碍的疾病	

* 必须符合准则 2 到准则 4。
† 必须符合 3 条准则。

Source：Stanton-Hicks M：Complex regional pain syndrome. Anesthesiol Clin North Am 21：733-744, 2003

表 50-2　CRPS 临床诊断准则

该综合征的定义：
CRPS 描述的一系列疼痛症状是一种持续的（自发或诱发）区域性疼痛，在时间与程度上似乎与任何已知的创伤或其他病变都是不符合的。那种疼痛是区域性的（不是在一个具体的神经领域或者皮层分布），并且在感觉异常、运动、汗腺分泌、血管收缩和（或）营养情况上有末梢优势。随着时间的推移，该症状会发生一系列的变化。

作出临床诊断，必须符合以下标准：
1. 持续性疼痛，这种疼痛程度与任何诱因都是不相称的。
2. 在以下四个类别中必须至少有三个类别的症状：
   感觉： 有痛觉过敏和（或）疼痛异常。
   血管收缩： 报告显示体温异常和（或）皮肤颜色改变和（或）皮肤颜色不对称。
   分泌汗的运动神经/水肿： 有水肿的表现和（或）出汗异常和（或）出汗不对称。
   运动神经/营养性： 报告显示关节活动度降低和（或）运动功能障碍（虚弱、发抖、肌张力障碍）和（或）营养性变化（头发、指甲、皮肤）。
3. 在诊断时必须在以下两个或者更多的类别中至少呈现出一种信号：
   感觉： 痛觉过敏（对于针刺）和（或）疼痛异常［对轻微的触碰和（或）温度的感觉和（或）身体的重压和（或）关节运动］。
   血管收缩： 温度不对称（<1 ℃）和（或）肤色改变和（或）不对称。
   分泌汗的运动神经/水肿： 有水肿的迹象和（或）出汗异常和（或）出汗不对称。
   运动神经/营养性： 有关节活动度降低和（或）运动功能障碍（虚弱、发抖、肌张力障碍）和（或）营养性改变（头发、指甲、皮肤）。
4. 没有其他诊断结论可以更好地解释上述体征和症状

注：以研究为目的时，诊断结论规定应该在四种症状种类中每种至少呈现出一种症状，并且在两个或更多的征象类别（诊断观察）中每种至少呈现出一种征象

表 50-3　诊断标准总结

提议的诊断标准	敏感性	特异性
2＋体征类别 2＋症状类别	0.94	0.36
2＋体征类别 3＋症状类别	0.85	0.69
2＋体征类别 4＋症状类别	0.70	0.94
3＋体征类别 2＋症状类别	0.76	0.81
3＋体征类别 3＋症状类别	0.70	0.83
3＋体征类别 4＋症状类别	0.86	0.75

Source：Harden N，Bruehl S，Stanton-Hicks M，et al：Proposed new diagnostic criteria for complex regional pain syndrome. Pain Med 8：326-331, 2007

诊断

　　Ⅰ型和Ⅱ型 CRPS 的诊断依据仍是基于患者症状和体征。当前修正的诊断标准增加特异性和早期诊断敏感性。IASP 标准内外证实的研究建议应在以下几项标准中最少出现其中一项症状：感觉（感觉过敏——对感觉刺激的敏感性增强）、血管舒缩变化（体温异常，包括皮肤及颜色变化）、汗腺分泌异常（液体潴留、出汗异常、水肿）、运动障碍（关节活动度减弱、无力、颤抖、运动障碍或忽视）。此外，以上四项标准里至少两项应在体检时注意到。完整的病史和体格检查（包括全面的神经系统和血管检查）将帮助区别更多与 CRPS 相似的病情。这些包括神经系统疾病，如糖尿病性神经痛、卡压综合征、椎间盘源性疼痛和胸廓出口综合征。此外，必须要注意血管源性疾病的鉴别诊断，包括深部血栓形成、蜂窝织炎、血供不足、淋巴水肿和红斑性肢痛症[38]。现今没有一个诊断测试被称为 CRPS 诊断的"金标准"或特异性的客观标准。下述测试有助于 CRPS 的诊断，但是即使是阴性结果也不能完全排除 CRPS 的可能。

定量感觉测试

　　测试包括利用振动、温度、热疼痛阈值的心理物理学测试来评估粗纤维、髓鞘细纤维和无髓鞘的细传入神经纤维的功能。CRPS 患者可以存在一系列的异常，包括静止的和动态的触诱发痛、小刺激相关的异常疼痛、机械和热刺激引起的痛觉过敏，以及反复刺激后疼痛增强[38]。CRPS 没有特异的感觉模型被公认，对体征及其随时间的变化的评估或许可以用来评估治疗的反应。

自主神经功能测试

　　这些检查包括红外温度测量和温度图、定量的催汗神经轴突反射试验、温度调节发汗试验和激光多普勒流量检查[38]。这些检查需要特殊的设备及安装调试，从而极大限制了这些检查的临床应用。此外，其诊断 CRPS 的特异性、治疗的有效性及前瞻性评估仍缺乏证据。

温度测量法

　　利用红外线温度测量和温度图来记录两侧肢体温度的差异，可以达到 76% 的敏感性和 100% 的特异性[39]。临床上这个检验依赖于测试中保持可控的体温调节，这在临床上常常很难实现。因此，该测试必须在体温调节可以被控制的条件下来检测两侧温度的不同，以增强检查的准确性。温度升高或降低的变化与病程有关。在疾病的早期，受累的肢体温度可以升高，当在疾病的慢性期，大多患侧的体温要比健侧的体温低[39]。

血管异常

　　患者的病程如果少于 4 个月，可以利用多普勒流量来评估血管反射程度。患肢可能会显示高灌注[40]。如果病程少于 15 个月，皮肤灌注可能升高也可能下降。此后，当平均病程达 28 个月时，患肢灌注降低，最终导致温度下降[40]。

营养性改变

　　三相骨扫描的价值在于显示指骨或者掌骨等远端骨的摄取能力有病理性延迟。尽管其诊断 CRPS 的特异性仍存在争议，该检查却有着极高敏感性[38]。也有报道，X 线骨密度测定对 CRPS 诊断有较高的敏感性和特异性。这些变化大多发生在疾病第一年。

治疗

　　CRPS 诊断标准的改进和其病理生理学机制理解的深入有助于开展以病理学机制为基础的新的临床治疗试验。目前，仅有少量的治疗方案是以临床证据为基础[38]，大多数的治疗方案是建立在其他神经痛治疗的证据基础上。治疗原理仍然是以多模式的药理学治疗（表 50-4）和多学科协同为中心，辅以有效的疼痛控制、功能恢复和心理学改善[41]（图 50-1）。

药物治疗

　　NSAIDs 类：尽管 NSAIDs 类药物在治疗 CRPS 上未被广泛研究，但临床经验显示 NSAIDs 提供轻到中度的疼痛缓解[42]。一项回顾性调查研究表明，NSAIDs 药物酮咯酸静脉局部麻醉使用后，超过 69% 患者取得了不同程度的疼痛缓解[43]。

　　抗抑郁药：抗抑郁药已经被广泛用于治疗神经性疼痛。去甲肾上腺素和 5-羟色胺阻断剂（如阿米替林）和选择性去甲肾上腺素阻断剂（如地昔帕明）通过调整去甲肾上腺素能和其下行通路来发挥作用。这些药物的通常剂量范围为 10~75 mg（每晚口服）[44-46]。没有证据显示选择性 5-羟色胺再摄取抑制剂比上述药物更有效。而选择性去甲肾上腺素和 5-羟色胺再摄取抑制剂度洛西汀被证实对糖尿病性神经痛有效[46-47]。这些药物的夜间使用能进一步改善情绪、睡眠、卫生。值得注意的是，超

表 50-4　在 CPRS 中的药物治疗概况

药物	剂量	频率	常见副作用
抗抑郁药			
阿米替林	10～75 mg/d	一天一次（夜间）	镇静、抗胆碱能反应
去甲替林	10～75 mg	一天一次（夜间）	镇静、抗胆碱能反应
地昔帕明	10～75 mg/d	一天一次（夜间）	弱镇静、抗胆碱能反应
文拉法辛	37.5～340 mg/d	BID～TID	
抗癫痫药			
加巴喷丁	900～3600 mg/d	TID	嗜睡、记忆缺损、颤抖
普瑞巴林	150～600 mg/d	BID～TID	眩晕、嗜睡、周围水肿
卡马西平	100～1000 mg/d	BID～QID	共济失调、镇静、恶心、肝损害、皮疹、骨髓损害
阿片类药物			
吗啡	15～60 mg	BID～TID	恶心、呕吐、便秘、镇静、瘙痒
羟考酮	10～60 mg	BID～TID	同吗啡
美沙酮	5～20 mg	BID～TID	同吗啡

Soura：Williams KA，Hurley RW，Lin EE，et al：Neuropathic pain syndromes（CRPS，PHN，PDN）. In Benzon H，et al，editors：Raj's practical management of pain，ed 4，New York，2008，Mosby，pp 427-431

过 65 岁的患者使用三环类抗抑郁药可能对心脏有潜在的副作用。

抗惊厥药：加巴喷丁和普瑞巴林有效地使用于糖尿病性神经痛和疱疹后神经痛患者。研究显示，加巴喷丁对 CRPS 患者有镇痛作用。FDA 已经批准卡马西平作为三叉神经痛的治疗药物，也被考虑为 CRPS 的二线药物。没有肝和骨髓毒性的奥卡西平具有卡马西平的类似结构，可作为备选药物。

阿片类：对长期使用口服阿片类药物治疗 CRPS 或其他神经痛方面的研究仍比较匮乏。在随机安慰剂对照试验中，Raja 提示 PHN 患者选择阿片类（54%）要多于三环类抗抑郁药（30%），阿片类对缓解疼痛的优势仅仅稍优于三环类抗抑郁药[44]。阿片类药物仅作为多模式药物治疗计划的一部分，特别是用在其他药物不能提供最佳镇痛效果的情况下[45,47,50]。

新疗法：自由基清除剂作为治疗的可能性进行了探索性研究。在安慰剂对照试验中发现，外用 50% 二甲亚砜（DSMO）（DSMO-Benzon），结合口服 N-乙酰半胱氨酸对 CRPS I 型患者有效[51]。对闭合性桡骨骨折需要内固定的患者预防性使用维生素 C，与对照组相比有较低的 CPRS 发病率[38]。虽然钙调节药物（如降钙素）的作用机制在 CRPS 患者尚不清楚，鼻内降钙素被建议应用，以提供 CRPS 患者的疼痛缓解。钙调节药物也已被用于治疗 CRPS。在安慰剂对照 RCTs 中，双膦酸盐药物可减少疼痛及水肿，并增加关节活动度。降钙素也由于其分泌 β-内腓肽类的镇痛效果而受到关注。然而在许多临床试验中，CRPS 应用降钙素并没有显示疗效[52]。NMDA 受体拮抗剂已被试用于 CRPS 患者，给药途径包括外用、与布比卡因和吗啡硬膜外联合应用，以及最近的静脉内应用[38]。但我们需要更多调查研究，以确定这些新疗效在 CRPS 治疗中的地位。

介入治疗

静脉局部麻醉（IVRA）：阻滞交感神经的 CRPS 治疗中，IVRA 治疗的有效性缺乏强有力的证据。胍乙啶、利血平、氟哌利多、酮色林、阿托品和利多卡因-甲泼尼龙已经被使用[52]。两个小样本的研究结果提示：含有溴苄铵或肉毒杆菌毒素的局部麻醉药联合应用能分别增加 IVRA 和腰椎交感神经阻滞的止痛时间[52]。丙胺卡因和胍乙啶与安慰剂比较在 4 次阻滞后没有不同。但利用布比卡因在星状神经节阻滞中和胍乙啶的局部阻滞中效果显著[38]。

交感神经阻滞：交感神经阻滞已作为诊断工具，以确定神经性疼痛是交感神经依赖（SMP）还是非交感依赖（SIP）。Price 等评估局部麻醉药与盐水在交感神经阻滞的诊断与治疗上的价值，他们发现对疼痛和机械性敏感性触痛（持续数小时）的疗效上，两组是相似的；但是局部麻醉药组疗效的持久远超过了局部麻醉药的作用时间（3～5 天）[53]。他们认为即刻效应

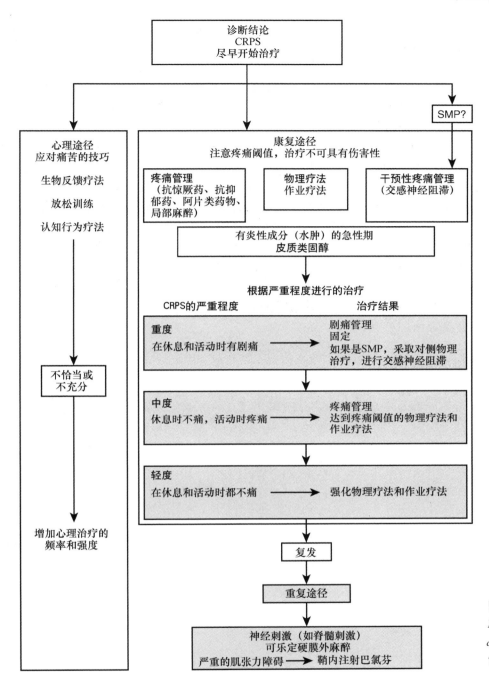

图 50-1　治疗流程。*From Stanton-Hicks M：Complex regional pain syndrome. Anesthesiol Clin North Am* 21：733-744，2003

可能归因于一种非特异的机制。对交感神经阻滞有较好反应的患者中，交感神经阻滞伴随着持久的疼痛缓解，有助于区分 SMP 和 SIP 的不同。最终，交感神经节阻滞的疗效源于其镇痛功能，使患者可以耐受强化的物理治疗，再辅以脱敏治疗，从而改善了患肢的功能恢复。

鞘内巴氯芬：CRPS 可能导致对常规治疗无反应的肌张力障碍，而巴氯芬的一个 GABA（B）受体激动剂抑制感觉传入脊髓，在某些张力障碍患者被证实是有效的。巴氯芬因此被试用于治疗有张力障碍的 CRPS。

7 例 CPRS 患者在应用苯二氮䓬类、左旋多巴、抗癫痫药、肉毒杆菌毒素、甘露醇、外科/化学交感神经切断术和口服巴氯芬无效后，鞘内巴氯芬成功应用于治疗。但鞘内巴氯芬在 CRPS 的应用需要做更多的研究[52]。

脊髓电刺激（SCS）：更多的证据支持 SCS 在普通疗法疗效欠佳的 CRPS 患者中的治疗价值。因为 CRPS 病理生理学的挑战，SCS 疼痛控制的机制仍未澄清，这包括刺激参数的特异性、刺激模式、成功的 SCS 试验的标准，以及 SCS 对病程的影响[54-58]。有一个成人病例报告和一个 11～14 岁青春期女性系列 CRPS 病例，应用 SCS 后症状完全缓解，并持续 1～8 年。在 5 年对 CRPS I 型患者的随访中，Kemler 等报道了随机对照试验患者接受 SCS（脊髓电刺激）＋物理治疗（PT）或单独的 PT 的结果[59-60]。作者发现在植入的最初 2 年，SCS＋PT 的患者更多地减少了疼痛。然而在后续的 3 年和以后的时间里，SCS＋PT 组与单独 PT 组相比，在疼痛缓解和其他各种判断标准中有相似的结果。然而，在亚组分析中，SCS＋PT 组比单独 PT 组获得了更明显的认同[61]。在一个临床系统回顾和临床费用效益的研究中，Taylor 等发现 SCS 的有效性和节省成本方面，CRPS I 型为 A 级，II 型为 D 级[62]。

功能恢复：功能恢复仍然是 CRPS 治疗成功的重要标志。多学科的合作达到最佳治疗效果，通过早期的脱敏过程和理疗师帮助下的肌肉运动、弹性训练和克服与 CRPS 相关的运动恐惧都与 CRPS 的治疗相关。疗养师可以在康复的后期介入，以帮助患者回归社会和参加娱乐活动[38,58,63]。

运动想象：运动想象（MIP）包含肢体偏侧化的认可、运动想象和镜像运动。一个随机对照研究中纳入了上肢腕骨骨折引起上肢出现 CRPS 的患者，患者接受常规治疗或 MIP。6～12 周共 6 次完整治疗以后，MIP 组患者疼痛明显减轻和肿胀减少。这样的治疗效果可以通过 MIP 被复制。这种治疗模型是有希望的，但仍需要更多研究[52]。

精神疗法：抑郁和焦虑通常发生在慢性疼痛患者，在 CRPS 患者中更为加重，这是因为 CRPS 不确定的结果和病程，以及目前尚没有规范的治疗。担心 CRPS 会毫无先兆地发展或复发的患者可能有发生创伤后紧张性精神障碍的风险。认知行为治疗法是最有效的心理干预措施，该措施可以长效地减少儿童和成人 CRPS 患者的心理症状[38,58,63]。

参考文献

参考文献请参见本书所附光盘。

51 带状疱疹和疱疹后神经痛

Kenneth E. Schmader ❋ Robert H. Dworkin

缪秀华 译　Xiaobing Yu 校

本章概述带状疱疹和疱疹后神经痛的流行病学、自然病史、病理生理学、治疗和预防。带状疱疹是一种病毒感染，大多数患者伴随有急性疼痛。这种带状疱疹相关性疼痛在部分患者不能消退，如果持续存在可被诊断为疱疹后神经痛（PHN）。有关 PHN（一种慢性外周神经病理性疼痛）的研究大大增加了神经性疼痛的病理生理学和治疗的相关知识。

带状疱疹

带状疱疹的流行病学

在原始水痘病毒的感染后，水痘带状疱疹病毒（VZV）在神经系统的感觉神经节中潜伏。带状疱疹是这种病毒复活而诱发，病毒可由单一的背根神经节或者脑神经节扩展至相应的皮区或相同节段的神经组织[1-2]。带状疱疹在神经系统疾病中拥有最高的发生率，在美国每年有大约 1 000 000 例患者，在一生中 20%～30% 的人会患病。在生存到 85 岁的患者发生率高达 50%[1,3-6]。然而疱疹的复发率被报告约为 5% 或者更低[1,5-7]，真实的发生率或者更低，因为部分病例可能是由疱疹样的复发性单纯疱疹病毒感染引起的。

带状疱疹重要的流行病学特点是随着年龄增长发生率增高。最近，美国回顾性数据研究了每年带状疱疹的发生率：年龄为 40～49 岁的发生率是 2.1/1000，年龄 50～59 岁是 4.2/1000，60～69 岁是 6.0/1000，70～79 岁是 8.6/1000，80 岁以上是 10.7/1000[7]。在一项前瞻性预防带状疱疹的疱疹疫苗试验研究中，利用了严格的社会检测团体，并应用 PCR 技术来确诊带状疱疹，结果发现安慰剂组的 60 岁及 60 岁以上的人群中，每年的发生率高达 11.8/1000[8]。

带状疱疹的患病率在细胞免疫抑制的患者更是显著增加，诸如人类免疫缺陷病毒携带者、获得性免疫缺陷综合征患者、癌症患者、器官移植患者（特别是骨髓移植患者）、免疫性疾病以及免疫抑制治疗的患者。

疱疹的流行最终取决于 VZV 在人群中的扩散与传播。VZV 得以扩散的最重要的条件是原始水痘病毒的感染，但是 VZV 的潜伏和再活化在人群持续 VZV 感染中扮演着重要角色。潜伏的 VZV 更容易在老年人和免疫抑制患者中再活化[9]。当带状疱疹发作时，VZV 可以在水疱期传染，引起血清抗体阴性的个体发生初次感染。如果血清抗体阳性，可能出现亚临床症状的再感染，发生体液和细胞免疫力的增强，几乎不会再有水痘或者带状疱疹的发作[9]。

带状疱疹的自然病史

带状疱疹的疼痛表现具有多样性。大多数患者的皮肤疼痛多发生在特征性的单侧疱疹出现之前[10-12]。在几乎所有的病例中，疱疹出现前几天即开始有皮肤疼痛的前驱症状，但在部分患者中有前驱疼痛的患者在 7～100 天后才出现疱疹[13]。胸部皮区是带状疱疹最常见的受累区域，占总病例数的 50%～70%；脑神经（特别是三叉神经眼支）、颈部及腰部皮区分别占 10%～20%；骶部皮区占 2%～8%[14]。皮疹在几天后变成为水疱，然后结痂，在 2～4 周后结痂脱落。

在大多数患者，受累皮区的疼痛通常伴随着疱疹的发生。没有典型疼痛的前驱症状的患者，皮疹开始出现时或者稍后感觉疼痛（图 51-1）。在大多数病例，带状疱疹的急性疼痛在疱疹愈合之前或者稍后逐渐消退。严重的带状疱疹急性疼痛妨碍患者日常活动能力，需要伴有相应的大量镇痛药物[15-16]。

没有疱疹的皮区疼痛指的是有持续的神经根性疼痛，但无疱疹。这些患者的脑脊液中发现有 VZV 的 DNA，为这类症状提供了证据[17]。

除了急性疼痛之外，带状疱疹还包括神经功能障碍和眼部、皮区、内脏并发症。神经系统并发症类型包括运动神经元疾病、多发性脑神经炎、横贯性脊髓炎、脑膜脑炎、大脑血管炎、眼部疱疹后脑卒中[7,16]。眼科并发症报道占疱疹病例的 2%～6%，包括角膜炎、葡萄膜炎、虹膜睫状体炎、全眼球炎和青光眼[18]。老年人和免疫抑制患者是带状疱疹并发症的最大的风险。

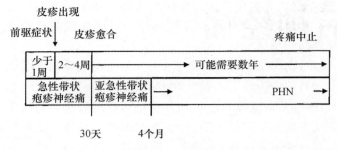

图 51-1   带状疱疹患者的疼痛时间分布情况

带状疱疹的治疗

带状疱疹治疗的主要目标是缓解急性疼痛和防止疱疹后神经痛的发生。带状疱疹患者的抗病毒治疗包括阿昔洛韦、泛昔洛韦、伐昔洛韦、溴夫定（仅在某些欧洲国家可以使用）可以限制病毒复制和减少病毒排出的时长，促进疱疹的愈合，减少急性疼痛的程度和持续时间[2,19]。虽然在某些抗病毒临床试验中发现疼痛的持续时间缩短，但随机对照研究结果和荟萃分析发现，在抗病毒治疗是否可以预防 PHN 的发生上出现了不一致的结论，部分原因是 PHN 的定义和实验设计不同[2,19-21]。因此，基于急性疼痛程度的减轻和疼痛持续时间缩短的可能性，对 50 岁以上有中度或严重的疱疹、中度或严重急性疼痛、累及眼睛或者免疫受损的带状疱疹患者，抗病毒治疗是推荐的首选治疗[2,22]。泛昔洛韦、伐昔洛韦、溴夫定比阿昔洛韦提供更方便的剂量和更可靠的抗病毒活性的血浆浓度水平。

抗病毒和简单镇痛治疗无法充分控制某些患者的急性疼痛。大约 20% 的年龄超过 50 岁的患者，尽管他们在疱疹发生后 72 h 内接受抗病毒治疗，但疼痛在疱疹消失后仍持续 6 个月[20]。目前的抗病毒治疗以外，如何能更进一步减少急性疼痛和降低慢性疼痛发生的风险？皮质类固醇、阿片类、加巴喷丁、三环类抗抑郁药和神经阻滞已经被尝试来达到这个目标[22]。

随机临床对照试验显示添加皮质类固醇与单独抗病毒相比能减轻急性疼痛，但是无助于减少疼痛的持续时间[23-24]。这些研究证据显示，皮质类固醇不能预防 PHN。

羟考酮、加巴喷丁、安慰剂在治疗老年带状疱疹患者的对照试验中发现，羟考酮而不是加巴喷丁比安慰剂能够明显地缓解疼痛[25]。这个试验不是专注于分析 PHN。目前，没有其他对照试验来比较阿片药物和加巴喷丁（在疱疹的急性期使用时）对 PHN 的疗效。仅有一项交叉研究显示，900 mg 加巴喷丁的单次剂量比安慰剂能更好地缓解疼痛[26]。

一项安慰剂对照试验中，在疱疹出现的 48 h 内开始，每日给予一次 25 mg 的阿米替林，持续 3 个月。这个试验与同时接受抗病毒治疗亚组的试验进行对照分析后，发现阿米替林可减少 6 个月时 PHN 的患病率[27-28]。然而，阿米替林在老年患者中使用可能引发更多的副作用，这个研究也有待重复检验。目前还没有试验来研究三环类在急性带状疱疹神经痛中的应用。

关于神经阻滞，一项接受抗病毒治疗的带状疱疹患者的随机对照试验显示，类固醇和局部麻醉药单次硬膜外注射可以缓解急性疼痛，在疱疹出现的 1 个月内的疗效明显好于常规的治疗，但是不能减少发生 PHN 的风险[29]。随机对照研究显示，多次硬膜外注射、持续硬膜外输注、反复椎旁注射局部麻醉药和类固醇可以减少 PHN 的发生或缩短疼痛完全缓解的时间[30-33]。虽然多次硬膜外注射或者持续硬膜外输注治疗带状疱疹在多数情况下是不可能的，但是这些数据提示，带状疱疹的积极镇痛可以有效治疗带状疱疹和被困扰的重度急性疼痛。

即使通过联合抗病毒和镇痛剂或者皮质类固醇不能减少 PHN 发生的风险，有效缓解急性疼痛也是一个关键的治疗目标。对中至重度疼痛的患者，推荐强阿片类镇痛剂（如羟考酮）与抗病毒治疗的联合应用。如果中至重度疼痛的带状疱疹患者对阿片类镇痛和抗病毒联合治疗没有快速反应，可以考虑加用皮质类固醇。通过抗病毒联合口服镇痛药和（或）皮质类固醇治疗，疼痛控制仍不充分的情况下，推荐转至疼痛专科医师或疼痛中心，以评价是否考虑神经阻滞治疗[22]。

带状疱疹的预防

疱疹减毒活疫苗可以诱导老年人产生显著的疱疹病毒细胞免疫反应。因为疱疹病毒的特定细胞免疫力随着年龄而下降。带状疱疹预防的研究定位于抗 VZV 疫苗能否减少带状疱疹在老年人中的发生率和严重程度以及 PHN 的发生率[8]。

一项研究是在 38 546 位年龄 60 岁及 60 岁以上的居民中进行的，他们参加了随机双盲安慰剂对照试验，并平均被跟踪随访了 3 年。总共 957 例带状疱疹确诊病例（315 例接种疫苗和 642 例安慰剂对照）和 107 例 PHN 患者（27 例接种疫苗和 80 例安慰剂对照）被包括进来进行有效性分析。带状疱疹疫苗减轻了 61.1% 该疾病导致的痛苦（测量持续时间得出的疼痛严重度）（$P<0.001$），PHN 的发生率减少 66.5%（$P<0.001$），带状疱疹发生率减少 51.3%（$P<0.001$）。在接种疫苗

中局部注射反应更常见，但是通常较轻微。基于这些发现，美国食品药品监督管理局（FDA）2006 年批准疱疹疫苗用于 60 岁以上具有免疫反应能力的患者的带状疱疹的预防。疾病控制与预防中心（CDC）的免疫咨询委员会（ACIP）全体一致推荐在 60 及 60 岁以上具有免疫反应能力的成人应用疫苗，以预防带状疱疹并将该疫苗加入成人预防接种计划。疫苗对带状疱疹疼痛和 PHN 的影响依赖于疫苗在人群中的推广程度和疫苗反应的持久力，目前正在调查研究中。

疱疹后神经痛

流行病学和自然病史

很多种疱疹后神经痛（PHN）的定义被临床医生和研究者应用，从"疱疹愈合后持续疼痛"到"疱疹发生后疼痛持续至少 6 个月"。然而最近研究结果显示带状疱疹相关性疼痛分为三个阶段：急性疱疹神经痛伴随着疱疹且疱疹发生后疼痛持续大约 30 天，亚急性疱疹神经痛持续时间为疱疹发生后 30～120 天，PHN持续至少 120 天（图 51-1）[36-38]。虽然这为 PHN 研究提供了一个确切的定义，但对于患者的治疗来说，根据疱疹痊愈后疼痛持续时间区分亚急性疱疹神经痛与PHN 或许是不必要的。

因为有疼痛症状的疱疹患者的比例随时间会减少，故评价发生 PHN 患者的比例依靠它的定义。在不同的临床和社区研究中，PHN 被定义为疱疹愈合后疼痛持续或疱疹发生后至少持续数月，故成人疱疹患者中的 PHN 发生率为 9%～34%。目前，还没有一个 PHN 的流行病学系统调查尝试，在美国，病例数估计为 500 000～1 000 000[39]。

PHN 是一种慢性疼痛综合征，可以持续数年，导致异常痛苦并严重地影响生活质量。相对于其他慢性疼痛综合征，患者容易有抑郁和其他心理压力，除身体疼痛外，还有心理痛苦，不断疼痛的结果是职业和社会能力的丧失[40-42]。

有证据证明，PHN 疼痛可能是不连续的，有疼痛-缓解的周期变化[43]。实际上，PHN 甚至可能发生在没有急性疼痛的带状疱疹的患者身上[44]。

多项研究针对 PHN 疼痛特点和带状疱疹的对比[45-47]。尖锐的刀扎样疼痛多发生于带状疱疹患者。然而，火烧样疼痛在 PHN 患者更常见，很少出现在疱疹患者中。研究者注意到敏感一词被两组患者都选用来描述触诱发痛（通常不会引起疼痛的刺激导致了疼痛）。这些形容词汇已经被用来区分三种不同类型的疼痛：稳定的跳动性或火烧样疼痛、间歇性锐痛或枪击样疼痛和触诱发痛。

近期大量的研究提供了 PHN 发生的危险因素。老龄是目前最为确定的发生 PHN 的危险因子[3,7]。例如，早在 50 年前就报告，40 岁以下的带状疱疹患者持续疼痛是不常见的。但在超过 70 岁的患者，其疼痛持续时间超过 1 年者接近 50%[48]。许多独立研究报告严重的急性疼痛患者有更大的发生 PHN 的风险[38,49]。大多数带状疱疹患者在疱疹出现前有疼痛的前驱症状，一些研究发现这类患者比没有前驱症状的患者有更高的发生 PHN 的风险[38,49]。另外，有多项研究证实，带状疱疹的严重性和持续时间是发生 PHN 的附加风险因素[38,49]。

病理生理学

除了年龄和心理学因素，伴随严重的感染被确认是 PHN 的风险因素，越严重的疱疹感染伴随着越严重的神经损伤，而神经损伤被认为是 PHN 的主要诱因[50]。这种损伤的本质和导致 PHN 持续疼痛的特定机制仍然不清楚，有限的 PHN 的病理生理学知识来源于神经病理学、感觉功能障碍和药理学反应的研究。在现阶段，更多人认为不同的外周和中枢机制导致PHN，PHN 疼痛表现的不同类型可能基于不同的潜在机制。这提示 PHN 患者存在不同的病理生理学亚群，涉及 1 个以上的机制[51-52]。

Watson 及同事[53]进行了一系列的尸检研究，包括在死亡时仍被 PHN 疼痛困扰的患者以及疱疹治愈后无持续疼痛的患者，在这个研究中，PHN 患者的患侧感觉神经节背侧角有萎缩和病理改变（这种现象并未在健侧发现），而疱疹后无持续性疼痛患者中没有发生相应的改变。最近的一组研究利用皮肤组织活检发现，在患侧受累的皮区，表皮神经纤维密度减少，而对侧未见改变[54-55]。在这两项尸检和皮肤活检中，PHN 患者仅在患侧有特征性的病理改变，而疱疹后没有持续疼痛的患者未见此改变。

Rowbotham、Fields 和 Petersen[51-52,56-57]进行了一系列感觉功能障碍和药理反应的研究来阐明 PHN 的病理生理学机制。有显著触诱发痛的 PHN 患者（通过热阈评估）显示出相对正常的感觉功能，与持续疼痛患者相比，更可能报告利多卡因浸润后疼痛缓解。作者推断至少 2 种不同的机制参与 PHN 发病，PHN 触诱发痛的机制为带状疱疹病毒破坏的初级传入疼痛感受器的活性异常，但它们仍保留与中枢的联系。受困扰的疼痛感受器可能诱发和（或）维持中枢敏感状态。非疼痛性机械刺激经粗纤维传入神经引起触诱发痛。

与显著的触诱发痛相反，持续性疼痛的 PHN 患者在主要疼痛区域常有感觉缺失，这提示 PHN 患者的持续疼痛与触诱发痛发生的机制不同，或许包括中枢结构和功能的变化，同时伴随着去传入。这可能包括突触的异常联系而引发的脊髓结构的重组，脊髓背角神经元异常兴奋而导致的传入功能障碍。

治疗

自从 20 世纪 80 年代早期第一项随机对照试验的发表，三环类抗抑郁药（TCAs）被用于 PHN 治疗的首选用药[58]。加巴喷丁、高浓度辣椒碱贴剂、5％利多卡因贴剂、阿片药、普瑞巴林、曲马多已经被随后的随机对照试验证明了它们对 PHN 患者的疗效。这些药物提供 PHN 治疗的循证方法[59-65]。

用药的最初的选择应该是根据不良反应资料，可能的药物间的相互作用、患者基础疾病和治疗的偏好而定。尤其是因为没有重复的数据来证明一个药物超过另外一个药物的有效性。一般而言，加巴喷丁、高浓度辣椒碱、5％利多卡因贴剂和普瑞巴林被考虑为 PHN 治疗的一线用药，而阿片类镇痛药、曲马多、TCAs 是典型的二线治疗用药，因为它们在老年 PHN 患者中需要更谨慎使用[66]。

加巴喷丁：PHN 患者使用抗惊厥药已有多年，加巴喷丁（一种第二代的抗癫痫药物）在两个大样本临床试验中，日用剂量在 1800～3600 mg 可以显著减少日常的疼痛，改善睡眠、情绪和生活质量[67-68]。加巴喷丁的副作用包括困倦、眩晕和极为少见的轻度外周水肿，因此可能需要监护和药物剂量的调整，但通常不需要中断治疗。加巴喷丁在老年患者可能会引起或加重步态和平衡问题以及认知障碍。在肾功能不全的患者剂量需要调整。总体上，加巴喷丁耐受良好、安全，没有与其他治疗 PHN 口服药物之间的相互作用。

为减少副作用，提高患者的依从性，加巴喷丁必须从低剂量开始，每天 1 次服用 100～300 mg（在睡前服用），或者每天 3 次，每次 100 mg。然后逐步调整，每次增加 100 mg（每日 3 次），到不能耐受为止。由于加巴喷丁吸收的差异性，最终剂量可由疼痛的完全缓解而定（虽然这很少见），或者用药止于不能耐受的、数周不能缓解的副作用。

高浓度辣椒碱贴剂：两项随机对照试验结果显示，在 PHN 患者单独使用辣椒碱贴剂后的第 2 周至第 11 周期间，高浓度辣椒碱贴剂同低浓度辣椒碱贴剂相比，高浓度辣椒碱贴剂能够更有效地减少疼痛，此结果在超过 12 周的二次分析中同样被证实[68-69]。PHN 患者使用高浓度辣椒碱贴剂安全、耐受性良好，不良反应仅限于暂时的和局部用药反应（如红斑）造成的疼痛。

因为单独使用辣椒碱贴剂可以使疼痛减轻持续 2～3 个月，所以高浓度辣椒碱贴剂有望提供一个新的辅助的 PHN 治疗方法。高浓度辣椒碱的长期疗效尚不清楚，其反复应用的安全性和有效性仍有待评估。

5％利多卡因贴剂：目前有两项有关 5％利多卡因贴剂随机双盲安慰剂对照试验[70-71]。与不是使用利多卡因贴剂者相比，5％利多卡因贴剂对有触诱发痛的 PHN 患者有显著的统计学意义上的疼痛缓解。5％利多卡因贴剂是一种局部用药，有很好的安全性和耐受性，唯一的副作用包括轻度的皮肤反应（如红斑、皮疹）。系统吸收量很小，但如果患者服用抗心律失常 I 型药（如美西律），仍需密切关注。

5％利多卡因贴剂的治疗包括每日最多使用 3 片，最常贴 12 h，直接应用在 PHN 和触诱发痛的最疼痛区域，尤其是典型的受累皮区。5％利多卡因不可以用于有疱疹的患者，也通常不用于有开放性损害的患者，因为贴剂的有些成分不是无菌的。重要的是，患者使用 5％利多卡因贴剂是否可获得满意的缓解通常在 2～3 周内显现，不需要长时间的剂量调整。

阿片类镇痛药：阿片类镇痛药对 PHN 患者的有效性在一个采用静脉注射吗啡和安慰剂的双盲对照研究中被首次证明[72]。基于 PHN 疼痛可以通过注射阿片类镇痛药暂时缓解，此研究提出设想长期口服阿片类镇痛药或许也是有效的。在两个随机双盲安慰剂对照试验中，PHN 患者羟考酮控释制剂调整至最大日剂量 60 mg 提供了有显著统计学意义的疼痛、功能障碍和触诱发痛的改善。吗啡控释制剂调整至最大日剂量 240 mg 提供了有显著统计学意义的疼痛和睡眠改善，但是没有身体功能和情绪的改善[74]。

阿片类镇痛药最常见的副作用是便秘、过度镇静和恶心，还有通常发生在老年人的认知功能和行动障碍。阿片类镇痛药必须慎用于有药物滥用史或自杀倾向的患者，超量使用可导致意外死亡或自杀。使用阿片类镇痛药的患者虽然通常能达到一个稳定的剂量，但仍可能会发生镇痛药的耐受（如随着时间推移，镇痛效应下降）。所有的患者都发生生理性依赖（如突然停药或快速减少剂量会有戒断症状），建议一定不能突然中断用药。没有药物滥用史的患者发生药物滥用的风险尚不清楚。但常认为在老年 PHN 患者中，药物滥用的风险是较低的。

有多种短效或长效的阿片类类镇痛药可以使用，治疗可以从短效阿片类开始，每 4 h 给予口服等效剂量为 5～15 mg 的吗啡。治疗 1～2 周后，每日剂量可改为等效剂量的长效阿片类镇痛药物（如吗啡控释制剂、羟考酮控释制剂、芬太尼透皮贴、左啡诺、美沙酮）。通过仔细调整剂量和监测，阿片类镇痛药没有最大剂量的上限，但是如果每日的吗啡等效剂量超过 120 mg，可考虑疼痛专科医师的会诊。

普瑞巴林：普瑞巴林和加巴喷丁有相似的结构，其有效性已在 PHN 随机对照试验中被证实[75-77]。在 173 例 PHN 患者的多中心试验中，普瑞巴林比安慰剂更多地减轻了患者的疼痛（最终疼痛分数平均为 3.60 vs. 5.29，P=0.0001）[75]。疼痛减轻超过 50% 的患者所占的比例在普瑞巴林治疗组中要明显超过安慰剂对照组（50% vs. 20%，P=0.001）。头晕、困倦、外周性水肿、弱视、口干、步态不稳是该药最常见的不良反应。

普瑞巴林开始剂量可为每天 150 mg（分 2～3 次服用），虚弱的老年患者常需要更低的起始剂量。可以根据患者的临床反应和不良反应的情况来调整剂量，在 1 周内增至每天 300 mg（分 2～3 次服用）。如果患者没有足够的疼痛缓解，可以考虑每天 600 mg（分 2～3 次服用）的最大剂量，当然发生不良反应的风险会显著增加。

曲马多：曲马多是一种去甲肾上腺素和 5-羟色胺再摄取抑制剂，其主要代谢产物是阿片 μ 受体激动剂。有 1 项曲马多治疗 PHN 的双盲安慰剂对照随机临床试验[78]。曲马多对 PHN 的治疗结果与其他慢性神经性疼痛综合征的治疗结果是一致的[59]。曲马多的最大剂量可达每天 400 mg。对比安慰剂可以显著缓解疼痛，减少急性止痛药物的使用。曲马多的副作用包括头晕、恶心、便秘、困倦和直立性低血压，常见于剂量快速增加期间和同时使用其他具有相似副作用的药物时。有癫痫发作史的患者或同时服用抗抑郁药、阿片药或其他降低癫痫发作阈值的药物的患者应用曲马多有增加发作的风险。如果曲马多同 5-羟色胺药物共同使用，尤其是选择性 5-羟色胺再摄取抑制剂（SSRIs）和单胺氧化酶抑制剂，则可能发生 5-羟色胺综合征。曲马多可能引起或加重老年患者的认知功能障碍，有肝肾功能障碍患者的用药剂量需要调整。曲马多的滥用虽然很少，但仍有发生。

为减少不良反应，曲马多应从低剂量［每天 50 mg（分 1 次或 2 次服用）］开始。然后每隔 3～7 天，将日剂量增加 50～100 mg（分几次服用），最大剂量是每次 100 mg（每天 4 次）。在超过 75 岁患者，曲马多最大日剂量是 300 mg（分几次服用）。

三环类抗抑郁药（TCAs）：13 例连续性随机对照试验显示，抗抑郁药可以减轻糖尿病性神经病变和疱疹后神经痛患者的疼痛，这篇综述总结了三环类抗抑郁药 TCA 的效能[58]。最近荟萃分析推断 TCA 显著减少 PHN 患者的疼痛[79]。阿米替林是 PHN 患者临床上应用最广的 TCA 药物，该药物最广泛地使用在 PHN 和其他神经性疼痛综合征中。然而，阿米替林的耐受性低，并禁止在老年人中使用[80-81]。一项双盲对照试验比较了用于 PHN 治疗的两种药物，去甲替林和阿米替林的疗效相当，但前者有较好的耐受性[82]。基于该研究结果，去甲替林被认为是治疗 PHN 的 TCA 中的首选药物；地昔帕明也被用于去甲替林引起过度镇静的患者。

尽管 TCA 治疗 PHN 有效，但须慎用于老年患者，其心脏毒性[83]和副作用需要十分注意。口干是最常见的副作用，便秘、出汗、眩晕、视觉障碍和嗜睡也可能发生，所有的 TCA 应慎用于有心血管疾病史的患者和患有青光眼、尿潴留和自主神经病变的患者。建议在用药之前进行心电图检查，注意是否存在心脏传导系统异常，尤其是 40 岁以上的患者必须十分谨慎。TAC 可能有自杀或过量用药导致意外死亡的风险。老年人服用 TCA 可发生平衡问题和认知功能障碍。TCA 可以阻断某些特定降压药物的效果和与通过 P450 2D6 代谢的药物（如西咪替丁，IC 型抗心律失常药）的相互作用。因为所有的 SSRIs 抑制 P450 2D6，在合用 TCAs 和 SSRIs 时，须预防 TCA 血浆浓度中毒。

为减少副作用，所有 TCA 应从最小日剂量［10～25 mg（睡前服用）］开始，然后根据耐受程度缓慢调整剂量。通常 TCA 用于镇痛的剂量比抗抑郁用的剂量要低，但是这些没有对照性证据。进一步，TCA 应调整到最小日剂量 75～150 mg，血浆浓度水平和 EKG 需要定时监测。必须让患者知晓治疗原理，TCA 有镇痛效果已经被证明，而不是依赖于它的抗抑郁效应[82]，特别需要指出的是，选择性 5-羟色胺再摄取抑制剂和去甲肾上腺素再摄取抑制剂在 PHN 应用目前缺乏随机对照临床试验，尚不清楚该类别的抗抑郁药在 PHN 是否有效。

序贯服药和联合用药：有数项临床试验按照对 PHN 的疗效直接进行了各种药物间的对比[74,82,84-85]。这些比对不仅能够直接确定各种药物在治疗效果、安全性和耐受性上是否有差别，也能够用一种药物的治疗效果来评估其他药物的疗效，以指导同样患者的治疗。一项三阶段的安慰剂对照交叉试验显示阿片类镇痛药和 TCA 的治疗反应是不相关的，这提示当患者对一种药物没有效应，可能会对另一种药物产生效应[74]。

联合用药在治疗 PHN 中很常见，其有效性在联合用药产生的叠加和协同效应的试验研究中接受了检验。在一个 5 周的双盲交叉试验中，糖尿病多发神经病变或 PHN 患者被随机分到不同的治疗组：安慰剂组、持续缓释的吗啡组、加巴喷丁和吗啡联合使用组[84]。每日平均疼痛（0～10 分）是 5.72 分。在最大耐受剂量下，疼痛在安慰剂组为 4.49 分。加巴喷丁组为 4.15 分，吗啡组 3.70 分，加巴喷丁和吗啡联用组为 3.06 分 [$P < 0.05$（联合组 vs. 安慰剂组、加巴喷丁组、吗啡组）]。PHN 的疗效未被单独报告。便秘、过度镇静、口干是最常见的不良反应。在另一项 6 周双盲交叉试验中，糖尿病多发神经病变或 PHN 患者随机接受每日口服加巴喷丁、去甲替林或其组合之中的一项治疗。治疗前，基线平均疼痛程度是 5.4 分（0～10 分）。PHN 的患者联合用药降低疼痛 [平均 2.5 分，置信区间（CI）= 1.4～3.6 分] 比单独使用去甲替林（平均 2.9 分，CI = 1.7～4.0）或加巴喷丁（平均 3.4 分，CI = 2.2～4.5 分）有效，但药物疗法的整体效果无显著区别（$P = 0.054$），或许因为样本病例较少所干扰[85]。最常见的不良反应是去甲替林继发的口干。这些结果提示，对某些 PHN 患者联合治疗可以比单一治疗更有效地缓解疼痛。其缺点包括不良反应随着药物数量的增加而增加。

一线和二线治疗之外：相当多的 PHN 患者对单一或联合用药都没有反应。对这些患者，辅助治疗之外，可以考虑尽早介绍到疼痛控制中心就诊。当常规治疗无法提供患者满意的疼痛缓解，可以考虑介入性治疗。这包括交感神经传导阻滞，以提供 PHN 患者的暂时缓解，但不能提供长期的效果[86]。一项针对 77 例患者的回顾性研究报告，星状神经节阻滞为 50% 的疼痛少于 1 年的 PHN 患者提供好的疼痛缓解，但仅对 25% 的超过 1 年的患者有效[87]。Winnie 和 Hartwell[88] 等也提供了类似的证据，他们比较了神经阻滞在带状疱疹出现 2 个月以内和超过 2 个月注射的疗效。遗憾的是两组研究均无对照。带状疱疹和 PHN 早期介入的疗效与自然病程的疼痛缓解很难区分。

一项对 PHN 患者甲泼尼龙鞘内给药的研究因其引人关注的效果而引起相当的重视。然而，鞘内注射甲泼尼龙未被 FDA 批准[89]。众所周知，鞘内给药的风险包括神经系统并发症和粘连性蛛网膜炎。

另一项无对照研究发现接受脊髓电刺激的 28 例 PHN 患者中的 82% 有生活质量的提高[90]。作者发现在电刺激关闭后疼痛会复发，从而排除了自发缓解的可能性。证明脊髓电刺激对 PHN 患者的疗效时需要足够的对照组。

最后特别强调的是，当前药物和介入性治疗很少会完全缓解 PHN 疼痛。它们对生活质量有效的证据也是有限的。对 PHN 患者来说，药物和介入性治疗可作为综合性治疗方法的一部分，其他包括非药物治疗和心理咨询[91]。

要点

- 带状疱疹是原发感染（水痘）后，潜伏在感觉神经节中的水痘带状疱疹病毒（VZV）复活引起。
- 特征性的单侧皮区水疱在 2～4 周治愈，大多数患者伴随疼痛。
- 老龄与带状疱疹风险增加相关，由于 VZV 特异性细胞免疫功能随年龄减退。
- 带状疱疹患者接受阿昔洛韦、泛昔洛韦、伐昔洛韦或溴夫定等抗病毒治疗抑制病毒复制，减少病毒分离的持续时间，加速疱疹愈合，减少疼痛的时间。
- 抗病毒治疗辅以阿片类或皮质类固醇，可进一步缓解带状疱疹患者的中重度疼痛。
- 周围神经阻滞、交感神经阻滞和硬膜外神经阻滞 [给予局部麻醉药和（或）皮质类固醇] 可缓解带状疱疹患者的急性疼痛。然而，由于缺乏足够的随机安慰剂对照试验，其预防 PHN 的作用仍不确定。
- PHN 是带状疱疹愈合后的持续疼痛，该外周神经痛可持续多年，引起显著的压力和残障。
- PHN 的危险因素包括高龄、更重的急性痛、更重的带状疱疹和疱疹出现前先兆皮区疼痛。
- 不同的外周和中枢机制可能参与 PHN，其不同类型的疼痛反映其内在的不同机制。
- RCT 证实加巴喷丁、高浓度辣椒碱贴剂、5% 利多卡因贴剂、曲马多、三环类抗抑郁药和阿片类镇痛药都对 PHN 患者的疼痛有疗效。药物组合使用，如阿片类-加巴喷丁、三环类-加巴喷丁可能比单一用药更为有效。

参考文献

参考文献请参见本书所附光盘。

52 截肢后疼痛

Karsten Bartels ✹ Steven P. Cohen ✹ Srinivasa N. Raja

潘寅兵 译　Xiaobing Yu　校

肢体截除后可出现一些伴有或不伴有疼痛的后遗症状，如幻觉、伸缩现象、残端痛和幻肢痛。这种截肢后异常的感觉和疼痛很早就受到关注，Weir Mitchell 在美国南北战争期间观察到这一现象，并创造了"幻肢"一词来描述相关的临床表现。这些临床表现在性质、频率、强度和伴随症状呈现多样性，但有一共同点，即多出现在截肢后的患者中[1-2]。截肢术后的患者中有 80% 出现幻肢痛，残端痛的发病率约为 68%，在下肢截断的患者中约 62% 出现背痛。当前，190 个美国人中有 1 人就存在肢体不全。2005 年有 160 万的截肢人群，到 2050 年这一数据将达到 360 万。42% 的截肢是大的肢体（不仅限于手指和脚趾）。在截肢患者的病因中血管性疾病是首要因素，约占 77%。创伤（21%）和肿瘤（2%）是次要因素[3-4]。上肢截除则主要是由创伤引起。

幻觉

幻觉是指在创伤或截肢后，对已经失去的肢体或器官存在的非痛性生理感觉。约 90% 的截肢患者在术后 6 个月内出现幻觉。约 1/3 的患者在术后 24 h 内就会出现幻觉。切除身体的一部分并不是出现幻觉必须条件。有文献报道[6]：患者在保留上肢的臂丛神经切断术后出现了上肢幻觉。切除身体的其他部分，如舌头、膀胱、直肠、乳房和生殖器，同样也会出现幻觉[6-7]。

幻觉是无痛的，包含了多种感觉现象，如运动觉、本体错觉（kinesthetic perception）和刺激感觉。运动觉是指截断肢体的运动感觉，如切除脚趾的屈曲和伸展运动。本体错觉是指感觉截断肢体在大小或解剖位置发生改变（如：感觉手或脚发生扭曲）。刺激感觉包括感觉异常、麻刺感觉、触摸感觉、压力感觉、痒感觉以及冷、热、湿的感觉。完全截瘫的患者和四肢瘫痪的患者也可能有幻觉。幻觉常出现在运动肢体，如手或脚，这可能与肢体末梢神经分布广泛以及其在相应的大脑皮层代表区较大有关。

伸缩现象

幻肢还可能出现肢体的"伸缩现象"：患者感觉幻肢部分渐进性缩短，从而出现幻肢的远端向近端靠拢的幻觉[5]。出现这种现象之初，患者常有真切的幻觉，而作出使用幻肢触摸物体或行走的动作[6]。随着时间推移，截断肢体的幻觉不再清晰，患者对上臂或前臂的幻觉逐渐丧失，出现了手越来越接近残端幻觉。1/4 到 2/3 的截肢患者有伸缩现象的体会。

幻痛

幻痛是对身体丧失部分或失去神经支配的部分不愉快的疼痛感受。约 2/3 截肢患者在术后最初的 6 个月出现幻肢痛，约 60% 的患者在术后 2 年仍然有较明显的幻肢痛。术后几年累积幻痛的发病率可以高达 85%[7,9]。幻痛在疼痛性质、持续时间、发作频率和疼痛程度均呈多样性，可以表现为锐痛、钝痛、烧灼痛、挤压痛、约束感、枪击痛、电击样疼痛。突发的幻痛偶伴有肢体残端的间歇性震颤或肌肉痉挛痛。

一项纳入了 58 例截肢手术患者的前瞻性研究中，Jensen 团队观察到术后最初的 6 个月里幻痛的描述是不断变化的。特征性变化是开始时整个幻肢或幻肢的近端多表现为刺激样疼痛（刀割或刺痛），到后来的远端幻肢本体感受样疼痛（挤压痛或烧灼痛）[9]。截肢术后 24 h 内，47% 的患者诉有幻痛；术后 4 天则高达 83%。这项研究也证实：在术后最初的 6 个月里，幻痛的性质无明显变化。在患者疼痛的发作频率、持续时间和疼痛程度呈下降趋势之后，有时幻痛可自愈。与其他病理性神经痛相似，持续时间超过 6 个月的幻痛治疗起来比较棘手。

幻痛的发生率与患者年龄、性别、身体状况和截肢的病因均不相关[7]。截肢前患肢疼痛则是增加截肢术后幻痛发生率的一个因素[5,9-10]。一项纳入 56 名下肢截除患者的前瞻性研究中，Nikolajsen 团队注意到：术前患肢疼痛可显著增加一周后的残肢痛和幻痛的发生率，以及术后 3 个月的幻痛。约 42％患者的幻痛与患肢截断时的疼痛相似[10]。幻痛和幻觉之间的联系，以及幻痛和残端痛的关系在截除上肢的患者中同样得到证实[11]。

残肢痛

残肢痛或残端痛是截肢术后，局限于残余肢体的疼痛。纵向的研究表明：截肢术后两年残端痛的发生率约为 20％。然而，对退伍军人的调查发现残肢痛的发生率高达 56％，新近的文献报道这一发生率甚至达到 74％[12]。有文献报道较小的年龄是术后出现慢性疼痛的危险因素[13-14]。残端痛常继发于局部病理改变，如：感染、局部皮肤、软组织或骨质的破损、异体骨化（在创伤性截肢中出现比例大于 50％[15]）以及局部缺血。按疼痛病理过程可分成下列几大类：术后疼痛、神经性疼痛、假肢源性疼痛、关节源性疼痛、缺血性疼痛、牵涉痛、交感神经相关性疼痛和残端组织异常导致的疼痛（如粘连的瘢痕组织）。残端痛可以表现为浅表的皮肤痛（局限在切口疤痕处）、残端深部的疼痛和整个残肢的疼痛。典型的残端痛常在使用假肢时出现，因其压迫或牵拉残端诱发疼痛，这与幻肢痛有着明显的不同。残肢痛的诊治常包括一份详细的病史、体格检查以及对假肢的评估。步态异常和非对称负重体位是残端骨源性疼痛和牵涉痛的继发表现，这是相邻关节和（或）腰骶结构受累所致，常出现关节滑囊炎、骨性关节炎、骶髂关节炎、盘源性和小关节源性疼痛以及腰神经根性疼痛等相关病变。

乳房切除术后的幻觉现象

乳房切除术后，15％～64％的患者诉乳房幻觉，平均发生率为 30％。多数患者的幻觉是呈间歇性，每 2～4 周发作一次。乳房切除术的幻痛发病率从 0～44％，平均发病率为 20％，低于截肢手术的幻肢痛发生率[16]。究其原因可能与乳房的皮层投射区较小，以及乳房缺乏相应的肌肉运动感官刺激有关[17-18]。幻觉和（或）幻痛多数在术后 3 个月内出现，第一个月发病率最高。幻痛局限在整个乳房或在乳头周围。与截肢手术相比，乳房手术前疼痛和术后幻痛之间的关联度较少。实际临床中，截肢前疼痛与幻觉之间的关联程度比幻痛更强。同时，在出现幻痛的患者中，乳房术前和术后的疼痛部位及性质有着惊人的相似[16]，这一征象也在截肢

手术患者中出现[19]。乳房切除后的第一个月内，幻痛和术前乳房疼痛有着更为显著联系。总体而言，乳房术后疼痛呈高发状态，区别"幻痛"还是手术后其他原因的疼痛（如：肋间臂神经痛和神经瘤），临床医师需要通过详细的病史询问和体格检查做出鉴别诊断。

推测机制

在过去的二十年里，幻觉的机制研究不断升温。有一些迹象表明幻觉是外周神经、脊髓和脊髓上神经之间的异化所致。有证据表明神经切断的近端有神经自发性活动[20]，一些幻肢痛患者的残端就存在上述病理改变。残端的疼痛部位注射局部麻醉药后，幻肢痛得到缓解，这视为幻肢痛的外周神经机制的有力证据[5,20]。截肢后受损神经的变化是先出现神经轴突再生，然后形成神经瘤。Tinel 征阳性（轻叩受损神经或神经瘤，触发残肢或残端疼痛）是体检的典型特征。神经瘤的传入纤维可以出现电活动异常，或机械刺激敏感性增加，或对儿茶酚胺敏感性增加。随着神经瘤中电压敏感性钠离子通道表达上升、钾离子通道表达下降，以及新的神经感受器表达，改变了受损神经元的兴奋性并增加传入信号的输入。受损神经元可以产生新的、无功能的链接（神经元之间的干扰），导致传入脊髓的信号增加[21]。上述改变可导致自发疼痛，患者在情绪低落和（或）暴露在寒冷中时，由于交感神经系统活跃和循环内儿茶酚胺增加，使疼痛程度得到放大。然而脊麻、脊髓前侧柱切断术、脊髓索带切除术和脊髓电刺激等这些治疗手段的最好疗效只是一般程度地缓解幻痛。有报道发现，脊麻可引起或重新诱发先前缓解的幻痛[22-23]。因此，可以想象脊髓、脑干和丘脑这些中枢神经区域的变化很可能参与了幻肢痛的形成过程。

周围神经损伤导致神经传入信号缺失（脊髓后索的传入丢失），造成中枢神经元的细胞结构、神经递质和生理功能都发生了改变。这些传递信号的中枢神经元发生了可塑性功能改变，从而出现中枢传递的自发性疼痛。在脊髓层面，外周感觉信号的传入对疼痛信号的传递有抑制作用。正常情况下，脑干网状系统对感觉信号的传递起到抑制作用，但在脊髓背角发生改变和感觉传入信号缺失的情况下，脑干网状系统释放的冲动减少[22]。随着截肢肢体感觉传入的抑制作用缺失，背角神经元的自发性电活动增加，具体表现为"感觉性癫痫样释放"[7,9]。使用抗惊厥类药物和进行脊髓胶质毁损对幻痛治疗是有效的，这从另一方面支持了幻痛的脊髓机制[17]。

大脑皮层的运动和感觉也出现了神经可塑性变化。皮层代表区发生了变化，幻肢的疼痛或非疼痛感觉是体觉皮层对众多知觉相互关联的重构过程[21]。Ramachandran 等报道了上肢截除的患者在摩擦脸部时可诱发出幻肢感觉。皮层成像技术的研究显示在上肢截除患者口腔的体觉皮层区迁移到了原先代表上肢和手的皮层带（发生了皮层重组）[25]。研究也证实了皮层表达区的改变和幻肢痛的程度有着高度的相关。幻肢痛形成的相关因素详见图 52-1。

治疗

肢体截除对患者的身体、精神、社交都产生影响，因此截肢患者的早期积极治疗有非常重要的意义。调查显示处方药只使不足 10% 患者的疼痛得到持续缓解。很少有临床研究能对截肢后疼痛提供指南性的最佳方案，许多治疗手段大多只是借鉴其在其他神经病理性疼痛治疗的经验。

术前和术后早期干预的对照研究

Halbert 等人系统回顾了 8 个研究项目，针对早期幻肢痛采取的术前、术中、术后早期（小于 2 周）治疗手段［如：硬膜外麻醉、局部神经阻滞、静注降钙素和经皮电刺激（TENS）］进行详细了分析[26]。一项关于术后早期静脉注射降钙素的对照研究显示：在随后 1 年的时间内大多数患者的下肢幻肢痛有所减轻[27]。一项评估经皮电刺激疗效的临床研究表明：幻肢痛患者的疼痛可获得短时间的缓解，但其长期疗效不明显[28]。

术后的 1～30 天口服加巴喷丁，对随后 6 个月的截肢后疼痛未有明显改善[29]。术前硬膜外麻醉的疗效仍不明确，与现有的相关研究意见相左。有研究显示[30]术前 72 h 联合使用丁哌卡因和吗啡的硬膜外麻醉，可以减少截肢术后 1 年的幻肢痛发生率。Jahangiri 等报道了类似的结果[31]，下肢截除术前 24～48 h 硬膜外持续给予丁哌卡因、海洛因和可乐定，直至术后 72 h，可减少术后 1 年幻肢痛的发生率。一项大样本、随机、双盲并设置安慰对照组的研究[32]，对比了术前 18 h 给予吗啡和布比卡因的硬膜外麻醉和口服或肌注吗啡，并未得出上述相似的结论。最近一项随机、对照的研究[33]对比了硬膜外给予氯胺酮-丁哌卡因和丁哌卡因-生理盐水，也未能证实硬膜外麻醉的治疗效果。总之，这些研究均认为术前提前给予局部麻醉的时机最重要。支持预先对外周神经进行局部麻醉的研究则更少。Pinzur 的一项小样本（$n=21$）随机对照研究[34]显示：术前坐骨神经阻滞虽然能减少术后吗啡的消耗量，但不能预防幻肢痛的发生。

术后晚期治疗的对照研究

4 项研究评估了慢性幻肢痛（36 天至 46 年）的治疗：利用 Farabloc（一种带金属线的袜子）、氯胺酮注射和振动刺激，这些治疗只是适度减少了幻肢痛的疼痛强度，且持续时间较短。

残肢痛

残肢痛的治疗首先需明确病因，治疗方案应以此为中心。Tinel 征阳性常提示有神经瘤，故需要对相应

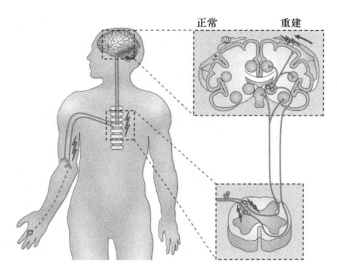

正常　　重建

中枢变化
• 中断屏蔽
• 芽生
• 常规抑制
• 投射区重塑
• 神经元以及神经元功能丧失
• 去神经支配
• 神经元和神经胶质活性改变
• 感觉-运动和感觉-感觉矛盾

外周变化
• 神经元和轴突的结构改变
• 异位性冲动
• 神经元间接触的传递
• 交感-传入耦合
• 下行和上行系统的传递
• 离子通道以及信号转换的改变
• 无髓鞘纤维选择性丧失

图 52-1　截肢后疼痛的可能机制（*Source：Flor H，Nikolajsen L，Staehelin Jensen T：Phantom limb pain：a case of maladaptive CNS plasticity？Nat Rev Neurosci 7：873-881，2006.*）

的压痛点进行仔细检查。残端的检查还包括有无溃疡、潜在的感染灶、骨质异常、缺血或肿瘤复发。患者在使用假肢时出现疼痛加重，甚至出现幻肢痛或幻觉，这时应首先考虑由假肢专家对不适假肢进行调整。这可能是不适的假肢挤压了神经瘤。此外，步态的变化和身体姿势的改变也可导致骨骼肌肉疼痛。矫正步态和身体姿势的康复治疗，对由此引起的关节或相关部位疼痛是有帮助的。

25%～50%的残端痛患者可从经皮电刺激（TENS）的治疗中受益。药物治疗需先区别躯体痛还是病理性神经痛。前者可以使用非甾体类抗炎药（NSAIDs）、环氧化酶2（COX-2）抑制剂以及阿片类药物，而神经瘤引起神经病理性疼痛的治疗需要使用抗抑郁药（如去甲替林）和抗惊厥药（如加巴喷丁）。

手术治疗只适用于有明确可修复病理改变的患者。突出的骨质、外生骨疣、创面均感染以及愈合不良的创面均应采取手术。神经瘤经常受压或邻近关节反复受牵拉，需要进行手术切除并将切除的神经末端置于肌肉或骨质内。约超过50%的创伤截肢患者存在异位骨化现象，对这类患者同样也可以采取手术治疗。如果选择性神经阻滞对疼痛治疗有效，则预示着神经瘤切除的疗效[35]。一个临床的系列研究显示，在神经周围注射肿瘤坏死因子抑制剂依那西普，对少于1年的残端痛的缓解是有效的[36]。单纯的残肢痛患者行背根入口（DREZ）毁损术的疗效欠佳。脊髓背柱电刺激早期疗效可达到52%有效，5年后的有效率下降到39%[37]。

幻肢痛

在实施截肢术前，对截肢患者必须进行告知，并将手术后身体状况、康复过程和假肢的选择做充分说明。大量的治疗手段用于幻肢痛治疗，这包括各种药物、理疗、心理治疗（如认知行为疗法）、互补和替代疗法、神经电刺激以及在外周和中枢神经多处的切断术。目前尚没有一种治疗方法得到一致的认可，对于各种不同方法还缺少对照研究。

推荐用于幻肢痛治疗的药物较多，有对照研究的药物只有阿片类药物、降钙素和氯胺酮，上述药物在短期的治疗时间内均能减轻幻肢疼痛。病理性神经痛的一线药物包括，类似加巴喷丁的抗惊厥和抗抑郁药物也推荐在幻肢痛患者中使用[7,22]。有研究显示[38]加巴喷丁和去甲阿米替林联合治疗病理性神经痛，与单用这两种药物的任何一种比较，可以取得更好的镇痛效果和较小的副作用。当一线药物疗效欠佳时，可以改用或联用其他类的药物，如：β受体阻断药、安定类药

物、美西律和辣椒素等。对伴有绞痛、残端运动失调、屈肌痉挛的患者可以使用巴氯芬或可乐定[22]。阿片类药物对残肢痛和幻肢痛仅有短期的疗效[39-40]。一项随机、双盲、设有空白对照的研究显示；美施康定的疗效优于美西律和安慰剂组，但镇痛效能较低且副作用明显[41]。

众多的理疗手段如超声波疗法、振动疗法、经皮电刺激（TENS）和针灸，可以使疼痛得到短暂的缓解，但长期疗效缺乏证据[42]。这些治疗依据的是疼痛传递的闸门控制理论，即对外周主要神经进行刺激从而关闭闸门，起到抑制疼痛信号向中枢传递的作用。

幻肢痛的手术治疗没有明显优势[7]。脊髓电刺激推荐用于替代脊髓背柱传入信号的缺失和增强疼痛信号传递的下行抑制系统。脊髓背柱电刺激的疗效不稳定，相较于其他病理性疼痛，其镇痛效果令人失望[43-44]。背根神经入髓区（DREZ）毁损的疗效与脊髓电刺激的相似。对于神经撕脱后导致疼痛的患者来说，背根神经入髓区毁损是一种有前途的治疗方法，其对幻肢痛的长期疗效仍需深入观察。

心理干预疗法包括催眠疗法、生物反馈疗法、行为认知疗法和支持治疗[46-47]。这些干预手段促进患者顺应身体外形的变化，适应慢性疼痛以及减少悲伤和愤怒的情绪[48]。镜子疗法是利用大脑处理视觉刺激要优先于本体感受和体表感觉这一特点，已经成功用于缓解幻肢痛[49]。具体做法是将镜子放置在完整肢体一侧，造成一种截肢部分仍然存在且可运动的假象。视觉信号激发了感觉体验，从而增强了脊髓和皮层的活跃度（图52-2）[50-51]。这种简单而又无创的治疗模式不仅用于治疗截肢后疼痛而且也用于预防截肢后疼痛[52]。

在截肢前和截肢手术后为患者提供应有的宣教和咨

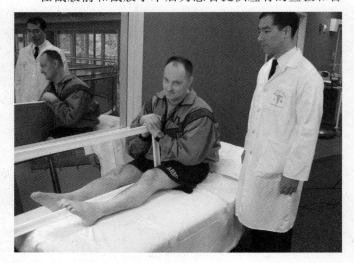

图52-2 镜子疗法［*Photograph courtesy Steven P. Cohen, MD. (Permission for publication obtained from patient and physician.)*］

询，并让患者做好心理准备，这些对患者来说是有益的。这些内容包括早期假肢的合理使用及注意事项、残端护理和处理的相关注意事项、康复的过程，甚至还要包括必要的职业再培训。

总之，随着平均寿命的延长，血管因素和肿瘤因素导致截肢人群增加，同时创伤后截肢患者的生存率增加，截肢后疼痛的治疗任重道远。大肢体截除后，患者出现持续性疼痛的比例较高，据最近统计，残端痛和幻肢痛的累积发病率超过 50%。截肢后疼痛的治疗受众多因素困扰，如截肢患者常伴随高发的精神心理改变、截肢后疼痛的病理生理机制未能明确而导致药物治疗效果欠佳、相关的临床研究较少和涉及中枢机制的疼痛总体治疗成功率偏低。目前截肢后疼痛最佳方案应是多途径联合治疗，这包括术前镇痛、心理治疗、加强教育并回归正常社会状态，药物治疗，以及有适应证时进行相应的手术治疗。

参考文献

参考文献请参见本书所附光盘。

53 中枢性疼痛

Chad M. Brummett ⬤ Srinivasa N. Raja

周晓凯 译　潘寅兵 审　Xiaobing Yu 校

中枢性疼痛是指各种中枢神经系统（central nervous system，CNS）失调相关的疼痛。尽管这些病变或失调在本质上千差万别，但探究其诱发疼痛的核心机制及治疗方法，仍可发现诸多因素紧密相连。国际疼痛研究协会（the International Association for the Study of Pain，IASP）将中枢性疼痛定义为"中枢神经系统原发性病变或功能失调所引发的疼痛"[1]。经典研究认为中枢性疼痛的失调包括卒中后、脊髓损伤（spinal cord injury，SCI）、外伤性脑损伤以及多发性硬化（multiple sclerosis，MS）[2]。中枢性疼痛往往难以治疗且很少能够完全缓解。其他慢性疼痛，诸如纤维肌痛，与中枢性疼痛有着相似的中枢神经递质关联，倾向于对类似的治疗有效[3]。在本章中，我们将讨论脑源性和脊髓源性的中枢性疼痛的临床表现、病理生理以及治疗选择。

中枢性疼痛的流行病学特征

脑源性的中枢性疼痛首要病因为脑卒中。除多发性硬化患者以外，与中枢性疼痛相关的失调（脑卒中、SCI 等）多见于男性。卒中后疼痛患者多为年长者，而SCI 疼痛及 MS 疼痛更倾向于影响年轻患者[4]。脑卒中患者中约有 2%～8% 的人受到卒中后疼痛的影响，仅在美国就有大约 30 000 例患者[5]。1906 年，两位法国神经学家首次将这种卒中后疼痛描述为"丘脑痛综合征"，为表达对他们的敬意，其又被称为"Dejerine-Roussy 综合征"[6]。首批关于 Dejerine-Roussy 综合征的尸检研究显示，许多 Dejerine-Roussy 综合征患者都有丘脑以外的病变，这些发现结果已得到现代成像技术所证实并扩充。引起疼痛的病变部位从脊髓后角的第一突触或三叉神经核到至大脑皮层中解剖结构，其主要病因源于血管病变，占脑源性的中枢性疼痛中的 90%（幕上占 78%，幕下占 12%）（图 53-1）。50%～75% 的卒中后疼痛的病例伴有丘脑外的病变[5,7]。慢性卒中后疼痛更常见于右侧丘脑病变患者[8]。

脊髓源性的中枢性疼痛主要由创伤所致（见图53-1）。此外，脊髓肿瘤以及脊髓脱髓鞘病变也可引起脊髓源性的中枢性疼痛。据报道，在 SCI 患者中，中枢性疼痛的发生率为 34%～94%[9-10]，而在 MS 患者中大约只有 29%[11]。

中枢性疼痛在 CNS 慢性退行性病变的患者中也相当普遍。例如，约 10% 的帕金森患者可能伴有包括疼痛在内的感官上的并发症[12]；癫痫能表现为疼痛性发作。此外，与侵犯大多数 CNS 的病理过程不同的是，临床医生无法根据病变部位预测中枢性疼痛的发生。多数中枢性疼痛患者保有对于触觉、振动的感知能力以及关节运动功能，这佐证了中枢性疼痛涉及脊髓丘脑束及其丘脑皮质投射的观点。据报道，病变部位位

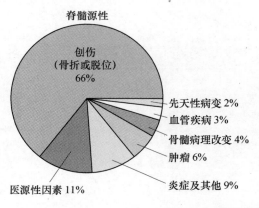

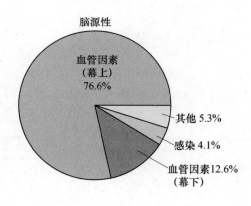

图 53-1 中枢性疼痛状态的病因

于脊髓、延髓以及丘脑腹侧部，其中枢性疼痛的发生率最高。

分类学

国际疼痛研究协会的专门工作小组制订了关于 SCI 相关疼痛的标准（表 53-1）[13-14]。SCI 疼痛大致分为伤害感受性及神经性两类，又根据涉及的解剖结构、疼痛的部位及病因的不同继而进行第二、第三级的子分类。伤害感受性疼痛本质上可能是肌肉骨骼疼痛或者内脏疼痛，前者可能继发于局部瘫痪而导致的特定部位肢体过度代偿性使用，或是由于骨关节的继发性改变造成。神经性疼痛通常出现在感觉异常的区域，根据疼痛部位细分为同级水平（神经根型或中央型）、上级水平、下级水平疼痛，以便于判定引发痛的病变部位[15]。据报道，91％的 SCI 患者在损伤 2 周后出现疼痛，6 个月时比例降至 64％。在损伤后 2 周，出现同级水平的神经性疼痛的比例为 38％，并在伤后 6 个月时保持不变。而损伤后 2 周，14％的患者出现下级水平的神经性疼痛，在伤后 6 个月时增加至 19％。图 53-2 描述了 5 年时间内，SCI 导致疼痛的流行性和类型[16]。疼痛可以是自发性的或刺激诱发的。纵向研究表明，同级水平疼痛发作较早，而脊髓损伤后下级水平疼痛的发作需要长达数月至数年的发展期[16-17]。

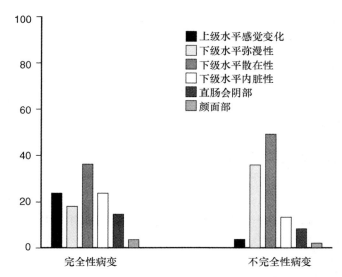

图 53-2　脊髓损伤后疼痛。脊髓损伤后出现急、慢性疼痛是常见的。据报道，疼痛的类型似乎是随时间变化而改变；然而，肌肉骨骼性疼痛仍最常见，神经性疼痛可见于损伤水平以上（A）或以下（B）（*From Siddall PJ，McClelland JM，Rutkowski SB，et al：A longitudinal study of the prevalence and characteristics of pain in the first 5 years following spinal cord injury. Pain103：249-257，2003.*）

中枢性疼痛失调是多种类型的"神经性疼痛"之一。神经性疼痛的定义和诊断经过全世界范围内的研究人员详细探讨，IASP 将其定义概括为"神经系统原发性病变或功能失调所引发的疼痛"。现如今，一些专家认为应将中枢神经性疼痛与周围神经性疼痛区别开来[18]。表 53-2 展示了新版神经性疼痛评级系统[18]。尽管开展了大量的问卷调查和标准化的自主报告措施以诊

表 53-1　脊髓损伤疼痛的分类

初级分类（第一级）	初级体系（第二级）	特定的结构和病理（第三级）
伤害感受性	骨骼肌肉源性	骨、关节、肌肉外伤或炎症
		力学不稳定
		肌痉挛
		继发性过度使用症候群
	内脏源性	肾结石、肠道功能障碍、括约肌功能障碍
		反射障碍性头痛
神经性	上级水平	抗压单神经病
		复杂的区域疼痛综合征
	同级水平	神经根受压（包括马尾）
		脊髓空洞症
		脊髓外伤/缺血
		脊髓髓质束根外伤
	下级水平	脊髓外伤/缺血

From Siddal PJ，Yezierski RP，Loeser JD：Pain following spinal cord injury：clinical features，prevalence and taxonomy，Seattle，2000，IASP Press，Seattle.

表 53-2　神经性疼痛的评级系统

评价每个患者的标准：
1. 疼痛有着明确的神经解剖学上的合理分布 *
2. 有暗示相关损伤或疾病影响外周或中枢躯体感觉系统的病史 †
3. 有至少一个确证试验显示明确的神经解剖学上的合理分布 ‡
4. 有至少一个确证试验显示相关的损伤或疾病 §

神经性疼痛存在的确定性分级：明确的神经性疼痛：都具备（1～4）；很可能的神经性疼痛：1 和 2，加上 3 或 4；可能的神经性疼痛：1 和 2，3 或 4 没有明确证据

* 与外围神经支配区域相对应或与中枢神经系统的体表分布相一致

† 据报道，疑似的损伤或疾病与疼痛相关联，包括典型病情发展的时序关系

‡ 作为神经检查的一部分，这些检查证实了阴性或阳性神经体征的存在与疼痛的分布相一致。临床感官检查可能会辅以实验室检查和客观测试来揭示亚临床的异常征象

§ 作为神经检查的一部分，这些检查证实了疑似的损伤或疾病的诊断。这些确证试验取决于导致神经性疼痛的损伤或疾病

断神经性疼痛，但上述评级系统仍需结合体格检查。此评级系统能否改善临床护理以及推进科学研究尚未可知。诸如复杂区域疼痛综合征和纤维肌痛等疾病在此系统中尚处于灰色区域，其原因在于通过测试进行疾病诊断并未被广泛接受，这些疾病的特殊性及合理性仍因现存的一些证据而饱受争议。

病理生理机制

中枢性疼痛很可能是中枢的疼痛传导通路受到刺激及损害后产生病理生理变化所致，引发并维持中枢性疼痛可能的病理生理机制复杂且尚不清楚（供参考，见于 Finnerup[2] 及 Hulsebosch[19]）。CNS 损伤可能引起解剖、神经化学性、炎性或毒性兴奋性改变，从而造成中枢神经系统的激活和异常兴奋。

诸如谷氨酸、γ-氨基丁酸（gamma-aminobutyric，GABA）、去甲肾上腺素、5-羟色胺、组胺和乙酰胆碱在内的一些神经递质参与了疼痛传导通路中伤害性传入信号的处理。通过去甲肾上腺素能、血清素能、胆碱能等神经递质激动丘脑网状和传导细胞，使信号传递从节律性爆发到单峰冲动的转变。与此相似，诸如谷氨酸等兴奋性氨基酸释放到脊髓损伤区域内可引发

神经元兴奋性异常增高。脊髓 P 物质和胆囊收缩素（cholecystokinin，CCK）可通过影响电压门控的钠离子、钙离子通道而发挥作用。钾离子通道则在维持神经元静息电位和控制神经元兴奋性中时发挥至关重要的作用。此外，钾离子通道和 M 通道对中枢和周围神经元兴奋性的调节在神经性疼痛形成过程中也发挥作用[20]。

SCI 的中枢性疼痛可能是由于脊髓上区去神经信号传入引发的可塑性变化，以及脊髓疼痛源的异常传入信号共同引起（图 53-3）[21]，中枢性神经系统的变化包括神经元兴奋性异常升高。SCI 发生后，门冬氨酸受体的激活诱发了细胞内的级联反应，导致神经元活性/兴奋性上调，而出现自发性和诱发性的神经元活化/兴奋性异常升高，产生异常的疼痛感知。此外，电压敏感钠离子通道的变化也参与了神经细胞膜兴奋性的改变。其他重要机制可能还有内源性抑制物的丢失，包括 GABA 能递质、阿片样物质的减少以及单胺能的抑制。兴奋毒性或缺血性 SCI 模型超敏性的广动态范围神经元（wide dynamic range，WDR）揭示了类似于外周神经损伤后中枢致敏化的改变。类似于癫痫，SCI 引起一部分神经元超活化，另一部分则对此混乱的活化做出反应。现在看来，这一群体的数量必

图 53-3 脊髓损伤源性的中枢性疼痛的假定机制使传入初级传入纤维信号扭曲有两种机制。脊髓损伤平面以下的脊髓丘脑束投射神经元可能被损伤，并引起包括丘脑在内的高级神经传入神经阻滞而过度兴奋的作用。因兴奋毒性变化及损伤水平使受损的 GABA 神经元抑制解除，脊髓损伤部位上端的背角二级神经元兴奋性可能过度增高。脊髓病变上端二级神经元异常输入信号可通过脊髓固有系统传到传入神经元阻滞的丘脑神经元从而导致低于损伤平面的疼痛（From Finnerup NB, Jensen TS: Spinal cord injury pain—mechanisms and treatment. Eur J Neurol 11: 73-82, 2004.）

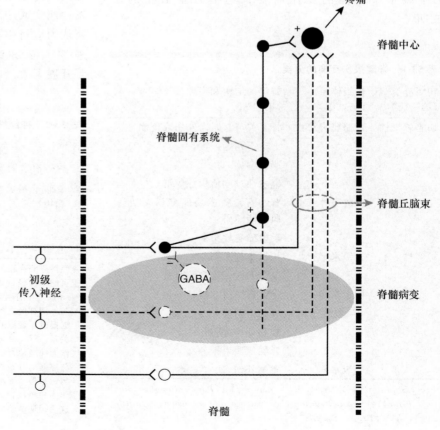

须达到一定的临界阈限，患者才会感受到自发性疼痛[10,22]。

功能成像技术的发展丰富了我们对于多种疼痛状态下脑的变化的理解[23]。众所周知，健康人群中枢的谷氨酸水平在疼痛状态下会反应性增高[24]；纤维肌痛患者中枢的谷氨酸增高水平直接与疼痛刺激相关[25]，其前脑多巴胺和阿片受体利用率下降。另外，证据显示，卒中后疼痛患者其疼痛处理区的阿片类物质结合力下降[26]。可以推想，兴奋与抑制机制的不平衡性，在某种程度上能够解释中枢性疼痛。有趣的是，慢性疼痛患者其灰质成分是减少的[27-28]。至于灰质的变化是在疼痛发生前就已出现，或是由于损伤后退变导致，或是兴奋性神经递质（即谷氨酸）的炎症反应所引发的，目前尚不明确；不过，在一例周围神经损伤的大鼠模型中发现，额叶皮质减少的多少与伴发的焦虑相关。根据先前在截肢患者中的发现[30]，完全性脊髓损伤患者会完成与疼痛强度相关的躯体感觉皮质的伤后重组[29]。尽管神经影像为疼痛领域提供了有价值的线索，但随着很多新问题的陆续出现，我们仍需要对此进行大量的研究工作。

包括中枢性疼痛在内的多种疼痛状态均与感觉传导通路的改变及下行抑制机制受损相关。Craig 及其同事的研究表示，在正常情况下，冷感觉在脊髓丘脑束（spinothalamic tract，STT）的传导通路可抑制前脑对于伤害感受性刺激在脊髓丘脑束传导的响应[31]；因而，中枢性疼痛状态的一些表现可以用此传导通路的受损来解释。他们猜测，中枢性疼痛的出现，需要脊髓丘脑皮层传导通路的脊髓背角Ⅰ层病变足够大才能产生对侧的感觉症状。这里假设中枢性疼痛是因正常感觉处理的综合控制受到破坏而造成的一种解除现象。温度敏感性的破坏导致冷感觉诱导的疼痛抑制丢失，以及因而产生的冷感觉诱发的烧灼样疼痛的抑制解除。Craig 及其同事认为，丘脑腹内侧后（ventromedical posterior，VMPo）起着至关重要的作用。然而，灵长类动物的调查研究结果强烈支持起自脊髓背角Ⅰ层和脊髓后角深层至对侧腹后外侧（ventral posterior lateral，VPL）的脊髓丘脑皮质传导通路的存在，通路延伸至 S1 躯体感觉皮质的 1 区。类似的传导通路可激活 SII 皮质神经元，因为存在腹后外侧和腹后下侧到 SII 及 SI 到 SII 的直接投射[32]。

脊髓丘脑皮质传导通路的病变能引起脊髓及脑各个神经元的异常放电。因 STT 的内（兴奋）、外（抑制）侧束的平衡紊乱，这种神经元异常放电能够产生因伤害性传入信号而造成的错误感觉，这就能解释为

何脊髓及丘脑的部分性病变患者发生的疼痛多于脊髓及丘脑完全性损伤患者。严重的中枢神经系统病变伴有上行性感觉传导系统的完全性损伤似乎不会引起中枢性疼痛症候群，而轻、中度或重度上行传导系统前外侧的破坏伴有脊柱/内侧丘系的部分性或完全性功能保留则更易引起中枢性疼痛症候群。此外，即使是处于缓解期，触觉敏感及疼痛也可因大纤维/脊柱/内侧丘系系统的额外传入信号而诱发；一旦连接建立，切断传入信号也不能消除疼痛。

感官刺激作用于已被先前传入信号改变后的神经系统，这种"记忆"极大地影响到疼痛行为。这种记忆并不是由病变发展所激活，这能解释一些患者中枢性疼痛的长时间的延迟发作。这种记忆是由 NMDA 受体及其对钙离子通道活性的影响所介导，长时间的强化作用对其形成至关重要[33-34]。因此，中枢性疼痛通常在病变出现数周至数月后逐步发展起来，这涉及脊髓丘脑传导通路的感觉改变，尤其是温度感知的变化。

神经小胶质细胞在中枢性疼痛中所发挥的作用是一块非常吸引人的研究领域。神经小胶质细胞是脑和脊髓的巨噬细胞，在发生损伤或感染时释放炎症介质，其活化及随后的炎症反应被认为是促成进一步炎症反应及星型胶质细胞活化恶性循环的原因[2,19]。

临床表现

据报道，中枢神经病理性疼痛常在中枢神经系统病变后数天至数周才出现，表现为一种持续的触摸痛或神经痛，有可能合并触发痛。许多测试方法推荐应用于中枢性疼痛的诊断，由于中枢性疼痛失调的类型和临床表现的多变性，暂时没有哪一种诊断方法既敏感又特异。疼痛的性质可表现为烧灼痛、酸痛、枪击样痛、针刺样痛以及酸麻痛。这种疼痛的不适感通常是持续的，程度时轻时重，身体部位可深可浅。只有少数患者，疼痛是呈间歇性的和每天发作。非痛性的触觉、温度觉、振动觉、听觉、视觉和嗅觉，以及内脏刺激即可诱发或加剧自发性疼痛、焦虑和（或）恐惧亦可加剧疼痛症状。在临床实践中，部分中枢性疼痛患者能够表现出最显著的症状。经典 Dejerine-Roussy 综合征者有快速的患侧逆行性偏瘫痪，以及触觉、温度觉和痛觉的感觉缺失。偏瘫痪的患侧肢体也常出现触摸感觉倒错、感觉过度和严重的自发性阵痛，这些患者也可能出现偏身共济失调、偏身立体感知功能障碍、舞蹈样手足徐动症样运动。根据病变的基本位

置不同，中枢性疼痛患者有可能表现出上述任何一种或所有特征表现。丘脑病变患者的感觉检查系统征象包括了所谓的丘脑中线分裂引发的感觉缺失和疼痛感。任何原因引起的中枢性疼痛均伴随迟发性的痛觉过敏，这一事实支持了多突触应答这一假说。脑干及丘脑上部病变的疼痛强度为中等，分别为平均 61 mm 和 50 mm（基于 100 mm 视物模拟评分表），而丘脑病变的疼痛强度剧烈（平均 79 mm）[35]。为了制定明确的治疗步骤以及进一步的科学研究工作计划，现已制定出多种标准化策略，从不同方面对神经性疼痛进行评估。

有自发性或诱发的感觉迟钝、感觉过敏或感觉异常病史的患者应进行简明扼要的床边检查。疼痛部位局部的感官测试通常表现出反常的痛觉减退（痛性刺激的敏感性降低），且患者感到疼痛的部位常表现对温度刺激的敏感性降低，尤其是冷刺激。事实上，疼痛的强度似乎也与温度感觉的丧失程度相关。温度感觉失常的测定可以通过冷的金属工具、冰或是氯乙烷喷雾剂来完成，触觉测定可以通过棉花检测，而针刺觉的测定需与对侧进行对照。慢性卒中后疼痛患者拥有完整的振动感觉。患者可能表现为 Mitempfindung（感应作用），即身体的一个区域受到刺激引起身体另一个部位同时感觉到刺激感的现象；这些患者可能也存在异位感觉，即一侧身体受到的感官刺激却被另一侧身体所感知。能够感受到烧灼痛的一部分患者同时也失去了对于冷、暖的温度感觉及敏锐的感觉。能够感受到枪击样痛、针刺样痛、钝痛的患者，其触觉异常痛敏是主要表现。尽管许多患者的感觉功能紊乱几乎总能在体格检查中呈现出来，但其临床表现却少或轻微。定量的感觉测试将有可能揭示感觉阈限下，出现左右两侧不对称的冷、暖、热痛觉。

自主神经系统功能丧失的检测对于脊髓损伤患者可能至关重要。病变位于第 6 胸椎水平（内脏流出道）之上常常伴有自主神经反射失调，这种自主神经反射失调是由感觉传入（如膀胱充盈）而引发的突发性血压剧烈升高、心率加速或减缓，以及剧烈头痛。脊髓损伤患者，如需进行低于脊髓损伤平面的手术，术前必须进行泌尿系统检查和胃肠系统检查（即膀胱镜和结肠镜检查），这是因为内脏在手术过程中易受到刺激而诱发自主神经反射失调，需要格外谨慎。尽管患者可能对于其手术区感觉缺失，但强烈的刺激仍可引发血流动力学不稳定，并发症包括有癫痫发作及脑出血等。

继发于脊髓损伤的中枢性疼痛实验模型

在大鼠的实验性模型中，我们已经获得了关于脊髓损伤后中枢性疼痛机制，以及相关药物对疼痛行为学表现潜在作用的认识。由 Wiesenfeld-Hallin 牵头的斯德哥尔摩工作小组开发了光化学诱导的脊髓缺血模型[36-37]，而 Yezierski 等开发了兴奋性毒性脊髓损伤模型[10,38]。脊髓白质及灰质同时存在病变的大鼠产生瞬时抗吗啡的触觉异常却能够对系统 GABA-B 受体激动剂巴氯芬有反应，并能够通过预先给予 NMDA 拮抗剂 MK 810 而预防触摸痛。鞘内给予吗啡和可乐定能够减轻异常痛觉敏感，而注射 CCK-B 拮抗剂同样也能够减少异常痛觉敏感。

治疗方式

中枢性疼痛的治疗是复杂的，需要对患者疼痛及治疗目的的全面评估。中枢性疼痛患者的治疗中，很重要的一点就是明确并不断回顾治疗目的。必须告知并定期提醒患者，疼痛是不可能完全消除的。因此，治疗的目的是在不产生过多副作用的前提下，改善功能并减轻疼痛。此外，对中枢性疼痛症候群中多个组成都有治疗策略也是至关重要的；然而，伴随着大多数慢性疼痛和机体功能丧失而出现的多种心理症状也必须被治疗。中枢性疼痛的有效治疗选择有药物疗法、行为疗法、物理疗法、神经调制、其他介入疗法以及神经外科消融术。表 53-3 展示了基于 Que 等提出的脊髓损伤治疗策略修改后的治疗步骤[39]。

药物疗法

药物疗法是以渐近性协同治疗为准则，该疗法以抗抑郁药为基石，其可能通过调节丘脑作用于蓝斑去甲肾上腺素能神经元和中缝背侧 5-羟色胺激活细胞的猝发性活动而发挥作用[40]。阿米替林通常对于中枢性卒中后的控制及脊髓损伤的疼痛是有效的[41]，然而一些研究却显示是无效的[42]。阿米替林的有效部分源于其对阻止去甲肾上腺素及 5-羟色胺的再摄取作用。三环类抗抑郁药（tricyclic antidepressants，TCAs）应以 50~100 mg/d 的量调整，此剂量下，三环类抗抑郁药的血浆浓度不足可能提示需给予更高剂量。一个小样本实验性研究发现，在发生丘脑卒中时，给予阿米替林并不能改变慢性卒中后疼痛发生的时间或其潜在发

表 53-3　中枢性疼痛治疗策略

步骤 1　明确问题
明确存在的问题和潜在不良后遗症
确定疼痛的生物、心理因素及其对个体疼痛经历的影响
明确疼痛对于患者功能的影响
明确患者对引起中枢性疼痛的疾患（脊髓损伤、脑卒中、多发性硬化）的适应程度
明确中枢性疼痛潜在疼痛和失调的额外后果的风险和（或）存在压疮、肌萎缩、药物副作用

步骤 2　为患者及治疗医师明确合理的目标/目的
疼痛缓解/减轻
治疗痉挛—减低频率和（或）强度
增强运动耐量和功能改善
实现独立生活
回归工作

步骤 3　构建多学科方法

药理治疗	介入治疗	物理疗法和职业疗法	社会心理疗法
一线用药	特定的条件	结构化疗法和家庭练习	精神治疗
AEDs（加巴喷丁和普瑞巴林）	有限的证据	姿势再训练	药物治疗
二线用药	主要用于难治性患者	痉挛治疗	心理咨询
TCAs	神经调制	肠道/膀胱治疗管理	CBT
SNRIs	SCS	支撑和设备以帮助家庭和工作功能	疼痛应对技巧
AED 联合应用	DBS	家庭/工作重新改造	放松
三线用药	MCS	语言疗法	家庭支持和教育
阿片类药物	鞘内疗法		
SSRI	巴氯芬		
四线药物	吗啡		
氯胺酮输注	可乐定		
利多卡因输注	齐考诺肽		
	针刺疗法		
	消融疗法（DREZ，脊髓索离断术）		

注意：中枢疼痛的治疗需要对于疼痛和患者潜在失调的仔细评估。理解目标并设立期望值对于构建合适的多学科治疗方案是必要的。AEDs，抗癫痫药物；CBT，认知行为疗法；DBS，脑深部电刺激；DREZ，脊髓背侧神经根入髓区毁损术；MCS，运动皮层刺激；MS，多发性硬化；SCI，脊髓损伤；SCS，脊髓激；SNRIs，5-羟色胺和去甲肾上腺素再摄取抑制剂；SSRIs，选择性 5-羟色胺再摄取抑制剂；TCAs，三环类抗抑郁药

From Adapted from Que JC，Siddall PJ，Cousins MJ：Pain management in a patient with intractable spinal cord injury pain：a case report and literature review. Anesth Analg105：1462-1473，2007.

生可能[43]。类似的，对照试验的结果也不支持阿米替林的使用对于脊髓源性的慢性中枢性疼痛的治疗有效性[42]。阿米替林是在中枢性疼痛中研究最多的一种三环类抗抑郁药，但是去甲替林已被证明是具有类似于阿米替林的镇痛功效，且更少副作用的药物[44-45]。然而，据报道，一种三环类抗抑郁药（例如阿米替林）、氯硝西泮、一种苯二氮䓬类药物与一种非甾体类抗炎药（nonsteroidal anti-inflammatory drug，NSAID）的药物组合，是控制中枢性疼痛中常见的、持续的、烧灼样、触摸痛组成的不错方案[46]。

抗癫痫药物（antiepileptic drugs，AEDs）对于神经性疼痛的治疗是有效的。目前，最常用的 AEDs 为加巴喷丁和普瑞巴林，两者均对中枢性疼痛的治疗有效，但尚无两者疗效直接比较的研究结果[47]。最近 Gilron 等进行的一项研究结果显示[48]，对于神经性疼痛合并糖尿病神经病变及带状疱疹后遗神经痛的治疗，TCA 与加巴喷丁联合使用较两者单独使用疗效更好。一项对照研究显示，卡马西平的使用对于中枢性疼痛的治疗没有帮助，但是研究中，无反应者没有神经痛[35]。新型 AEDs 似乎可作用于多种类型的受体。一

组对照研究结果显示，卒中后疼痛患者予以拉莫三嗪200 mg/d 治疗，疼痛评分从 7 分降至 5 分（10 分数字等级量表）[49]。不完全性脊髓损伤患者予以拉莫三嗪400 mg/d 静脉滴注可显著降低损伤水平及以下的疼痛。相较于没有诱发性疼痛的患者，拉莫三嗪对于在疼痛显著部位存在严重感觉倒错的患者似乎更加有效。然而，这项试验没能显示拉莫三嗪对完全性脊髓损伤患者的自发性与诱发性疼痛的效用[50]。Chiou-Tan 和他的同事发现，美西律对于脊髓源性中枢性疼痛的治疗是无效的[51]。

尽管阿片类药物对于一些患者的治疗是有效的，但是其仍不属一线治疗药物。对阿片类药物试验性治疗有效者，可能会使用长效阿片类药物进行治疗，诸如缓释剂型或经皮给药。一项对照研究结果显示，大剂量（0.75 mg）给予 μ 受体兴奋剂——左啡诺治疗神经性疼痛治疗后，疼痛强度的降低明显优于小剂量治疗[52]。然而，关于左啡诺对于卒中后中枢性疼痛患者治疗有效却鲜有报道。另一个对照试验显示，静脉输注吗啡能够引发对中枢神经性疼痛症候群部分组成的镇痛作用，但是仅有一小部分患者能够从长期的阿片类药物治疗中受益[53]。吗啡能够显著降低触诱发的异常性疼痛的强度，但却对其他刺激引起的疼痛（即静态机械性、温度的异常性疼痛/痛觉过敏）无效。

利多卡因全身给药（5 mg/kg 静脉注射超过 30 min）的疗效评估是通过一组双盲、安慰剂对照的交叉试验进行的，研究对象包括 16 位自发性疼痛和诱发性疼痛（异常性疼痛和痛觉过敏）的患者，分别为慢性卒中后疼痛（$n=6$）或脊髓损伤疼痛（$n=10$）[54]。通过利多卡因全身给药的方式，能够显著降低由中枢神经系统损伤引起的某一部位疼痛。所观察到的利多卡因全身给药后，选择性抗痛觉过敏及抗异常性疼痛的作用表明，其选择性中枢作用与诱发痛的机制相关。

还有很多其他非传统的中枢性疼痛治疗药物已在研究，其他的神经病理性疼痛状态虽可能限制药物的实用价值，但却能进一步推进科学研究。自 1960 年以来，氯胺酮的有效性已然被发掘，但是由于其所具有的副作用及潜在的成瘾性，限制了其在围术期以外的使用[55]。一些研究报告指出，氯胺酮之所以能够在中枢性疼痛中发挥作用，原因可能在于其独特的 NMDA 拮抗特性，此特性对于中枢性疼痛的表现形式具有重要意义[56-58]。氯胺酮最优的给药方式、给药剂量、持续时间和实用性仍不明确[59]。难治性的中枢性疼痛中另一个有趣的领域即为大麻类药物的使用。尽管大麻目前仍属受控的物质，但是美国的一些州已经允许使用医用大麻。在一组随机双盲对照研究中，以大麻为基本组成的药物经口腔黏膜吸收的喷雾剂型对比安慰剂组，发现能够明显改善疼痛和睡眠障碍[60]。目前的研究的中心是在于选择性大麻受体激动剂，以减少其不良的精神影响。

行为疗法

推动一般心理活动的行为包括注意力分散术和物理疗法，其似乎也能对中枢性疼痛状态的缓解中发挥作用。外周感觉信号传入和脑部额框区的激活抑制了特异性及非特异性疼痛传导通路。Haythornthwaite 和他的同事基于对一系列病例报告的详尽研究，认为生物反馈疗法、催眠和认知行为干预都有益于神经性疼痛的治疗[61]。

物理疗法和职业疗法

物理疗法是有益的，但诸如针灸、超声波和按摩在内的疗法对中枢性疼痛状态的长期治疗无效，而经皮神经电刺激疗法（taneous electrical nerve simulation, TENS）则能够为卒中后以及不完全脊髓损伤后的中枢性疼痛提供长期疗效[35,62]。患者因中枢性疼痛引发的功能受限或障碍，能够很大程度地受益于职业疗法，使得他们在家庭或工作环境中更好地活动[39]。一些患者需要物理支架或是一些辅助设备，这些将为患者提供更大的独立性并使他们心理上受益。

神经调制

作为更具介入性和更昂贵的一种中枢性疼痛的治疗模式，神经调制能够有效地治疗有适应证的患者。对于脊髓损伤患者，脊髓电刺激（spinal cord stimulation, SCS），也被称为脊柱刺激，通常是比脑深部电刺激（deep brain stimulation, DBS）和运动皮层刺激更好的一种选择，这是因为脊髓电刺激是安全、可逆，操作相对安全的。损伤平面上方的脊髓应仍有功能，以保证异常感觉的产生。痛性感觉缺失（感觉缺失部位感到疼痛）的患者和不完全性脊髓损伤患者都不是神经调制治疗合适候选人。在测试电极期间，疼痛缓解超过 50% 即可考虑永久装置的植入。脊髓刺激治疗无效的患者，丘脑触觉传导核的 DBS 或丘系辐射可能有作用。Bendok 和 Levy 的研究数据显示，产生异常感觉的 DBS 能够缓解神经性疼痛[63]。脑室周围/中脑导水管周围的灰质（periventricular gray/periaqueductal gray，PVG/PAG）的 DBS 适合于伤害感受性疼痛。

Tasker 和他的同事的研究数据说明，对于脑源性中枢性疼痛，脑刺激能够缓解 53% 患者的持续性触摸痛及 25% 患者的诱发痛，但是对于神经痛没有任何作用[64]。部分神经痛有时对于神经外科消融术有所反应。在 SCS 试验性治疗中，患者可能会描述疼痛有所缓解，但是 SCS 对于治疗脑源性中枢性疼痛没有任何帮助。产生异常感觉的 DBS 和运动皮层刺激适合于疼痛的持续状态。对于那些伴有异常性疼痛或是痛觉过敏的患者，PVG/PAG 的 DBS 效果不错。

刺激运动皮层为中枢性疼痛的神经调制提供了一个新目标。Yamamoto 和他的同事得到的结论是，使用硫美妥和氯胺酮而不是吗啡缓解疼痛的患者，其对于运动皮层刺激的效果反应最好[65]。Canaevo 和他的同事推论出，运动皮层刺激能够控制自发性和诱发性疼痛，而不能控制无痛性的感觉异常[66]。对运动皮层刺激反应良好的患者也能够对经颅磁刺激以及 GABA 激动剂（例如丙泊酚）有所反应。

其他介入疗法

鞘内泵

鞘内泵常用来治疗众多的疼痛以及肌痉挛[67]。鞘内药物的使用常会带来诸如时间、成本，以及发生额外严重并发症的潜在风险等问题[67-68]，最常用的鞘内药物是阿片类药物（吗啡、氢吗啡酮和芬太尼）、可乐定和丁哌卡因。可乐定与吗啡联合使用治疗 SCI 疼痛的效果优于任一种单独使用的效果[69]。齐考诺肽，一种非阿片类鞘内药物，是通过美国食品药品管理局批准用于慢性疼痛治疗的合成型锥形蜗牛毒素。齐考诺肽是为数不多的疗效经过随机对照试验证明过的鞘内药物之一[70]。然而，它的副作用也很明显[71]，且一部分专业人士也在质疑其在疼痛治疗中的作用。

巴氯芬，一种 GABA 受体激动剂，具有抗伤害感受性作用，其在中枢性神经痛的动物模型内进行鞘内用药能够有效减少异常性疼痛[72]。精心设计的临床研究结果表明，巴氯芬鞘内注射治疗复杂区域疼痛综合征是有效的，而复杂区域疼痛综合征与本章所讨论的中枢性疼痛具有许多共同属性[73]。巴氯芬鞘内注射在治疗疼痛、痉挛以及多种类型的中枢性疼痛，包括卒中后疼痛、脊髓损伤及多发性硬化的疼痛等很有帮助[73-75]。巴氯芬鞘内注射可以是从单次注射到持续的鞘内导管注射。一旦鞘内泵置入体内，每日的注射剂量逐步调整直到起效。与其他所有鞘内泵相同，也存在泵的潜在机械故障并发症，因而需要密切观察和定期随访[73]。

神经外科消融术

神经外科消融术在部分中枢性神经痛的治疗中发挥重要作用，经皮背侧神经根射频消融术是治疗单侧神经根疼痛症候群的一种选择。消融手术包括脊髓索离断术、索带切除术及脊髓背侧神经根入髓区（dorsal root entry zone，DREZ）毁损术。脊髓索离断术和索带切除术的目的在于切断脊髓丘脑束。索带切除术虽是最简单的破坏性操作，但却能使完全性损伤的患者受益。但大多数患者不能接受，因为这浇灭了他们对于脊髓功能最终恢复的希望。经皮/开放的脊髓索离断术能够达到与索带切除术相同的结果，建议面向不完全损伤患者，但其存在加剧膀胱功能障碍和诱发同侧肢体局部瘫痪的风险。DREZ 手术对于脊髓源性的中枢性疼痛中的神经痛及触发痛同样有效。Nashold 和他的同事认为，这对于末端痛（疼痛开始于损伤平面，并向远端扩展）的缓解最有帮助[76]。分布广泛的疼痛，沿骶骨分布的疼痛、远距离分布的疼痛、主诉为虚幻或弥漫的烧灼样疼痛对于 DREZ 手术效果欠佳。DREZ 毁损术保存了未来脊髓功能恢复的可能，也避免了肢体局部瘫痪的风险，但手术可能妨碍残余的膀胱功能，且需要进行一次椎板切除手术，这对主诊医师的医疗技术水平有较高的要求。

在过去，外科医生还试图通过脊髓索离断术、三叉神经的 DREZ 手术、内侧丘脑切开术以及中脑神经束切断术来缓解脊髓源性的中枢性疼痛。大脑皮层的破坏性操作过程仅在历史记录中有所记载。

未来发展方向

正在进行和未来的研究将有助于我们把包括中枢性疼痛在内的疼痛作为一种疾病来探究其病理生理机制。在不久的将来，神经调制似乎蕴含着巨大的希望。以慢性疼痛相关神经递质变化为靶向的新型非阿片类镇痛药物将很可能带来益处，特别是能够调节中枢谷氨酸盐水平以及神经小胶质细胞活化的药物治疗，可能对于治疗神经性疼痛患者尤为有效。关于疼痛相关遗传因子的研究进展，使得损伤（即脊髓损伤）后处于慢性中枢性疼痛风险中的患者有希望能够及早发现，但早期发现以及积极治疗是否能够改善预后尚未明确。药物基因组学领域发展迅猛，使得基于每个患者的基因组成及疼痛状况提供"个体化镇痛"成为可能。

要点

- 中枢性疼痛是 SCI 和脑卒中的常见后遗症。
- 中枢性疼痛的病理生理机制尚未被理解。
- 包括谷氨酸盐、GABA、去甲肾上腺素在内的一些神经递质发生变化。
- 脊髓丘脑皮层通路的涉及在动物模型中得到强烈支持，但其在人类中的准确通路尚未可知。
- 中枢性疼痛的三个部分（持续性触摸痛、间歇性神经痛和触发痛）都必须治疗。脑源性的中枢性疼痛，持续的触发痛占据主导地位；而脊髓源性的中枢性疼痛，占据主导地位的是持续的神经痛。
- 中枢性疼痛控制不佳会有很高的自杀风险，心理支持至关重要，因而推荐多学科协作的治疗方案。
- 药物治疗应以三环类抗抑郁药开始。
- 药物治疗第二步应考虑将膜稳定剂与三环类抗抑郁药物联合应用。
- 小剂量阿片类药物在部分患者的治疗上可能获得良好效果，但其不能作为一线用药。
- 疑难病例中应考虑到更多的治疗方法，其中包括神经调制、鞘内注射疗法以及神经外科破坏法。

参考文献

参考文献请参见本书所附光盘。

54 盆腔痛

Rajpreet Bal ❋ Sudhir Diwan ❋ Karina Gritsenko

林泓怡 译　Xiaobing Yu 校

　　尽管慢性非癌性盆腔痛已有详细的定义，但人们对它仍知之甚少，治疗起来往往也很困难。这一现状困扰着患者和医护工作者。此类患者往往被病痛折磨多年，反复专科就诊，并出现抑郁症状。有的疼痛医师认为此类综合征可能是一种心理疾病，甚至有人怀疑它是否真正存在。然而，越来越多的文献证实了此类综合征的存在和与其相关的组织变化。慢性盆腔痛（chronic pelvic pain，CPP）是一种发生在脐以下的、与月经周期无关的疼痛，并且迁延 6 个月以上。它会导致功能残疾，需要较长时间的药物治疗和介入性治疗。虽经全面评估，该综合征的病因尚不明确，其病理和临床表现也不一致。本章节综述了慢性非癌性盆腔疼痛综合征的流行病学、临床表现、鉴别诊断和目前所采用的治疗方式。尽管控制此类疼痛是一种挑战，但还是有相当一部分患者可以得到有效的治疗。

流行病学

　　慢性盆腔痛有其独特的流行病学特征。女性发病率为 5%；在患过盆腔炎的女性中，此病发病率增加到 20%[1-2]。为了了解盆腔痛的普遍性，Mathias 等[2]在美国对 18～50 岁的女性进行了一次电话问卷调查，他发现 1/7 的人患过不同表现形式的盆腔痛[3-4]。近期研究表明在基层医疗机构内就诊的育龄期妇女中，39% 的人有盆腔疼痛[5-6]。而在所有医疗机构中的育龄期妇女中，有 14.7% 的患者有盆腔痛，尤其多见于 26～30 岁的女性。在推荐给妇科医生的患者中，10% 的人是为了咨询与盆腔痛相关的问题，在这些人中，大约 20% 的人最终会接受子宫切除，40% 的人会接受腹腔镜手术[7-8]。

　　尽管大多数盆腔疼痛发生在女性，男性也可能被诊断为慢性盆腔痛。男性患慢性盆腔痛的常见发病原因与女性类似，常与炎症有关，包含慢性非细菌性前列腺炎、慢性睾丸痛和前列腺痛[9]。此外，男性盆腔痛还可见于其他疾病，是男性特有的盆腔痛诱发因素，包括泌尿功能障碍和肠易激综合征。值得一提的是，单单一个慢性前列腺炎或慢性盆腔痛综合征就是泌尿

外科的一个重要疾病，在美国，每年门诊量可达两百万[10]，这种疾病造成了巨大的医疗负担。从国际层面上来说，其他一些国家的报道也证实慢性盆腔痛在男性与女性间的发病率近似[11]。在英国，慢性盆腔痛的发病率与偏头痛、背痛、哮喘的发病率近似。20 世纪 90 年代初期（特别是 1994 年），对美国 18～50 岁女性的直接门诊医疗花费估计为每年 881.5 百万美元，在这些人群中 15% 的人因盆腔痛不得不中断的工作。总的来说，随着巨额医疗花费和对生活质量的影响慢性盆腔痛被越来越多的人认识到，人们应该加强对该综合征的医疗研究和治疗方法的探索。

　　肿瘤患者的盆腔痛是一种独特的盆腔痛，一般与肿瘤侵犯、放化疗或外科手术有关。值得一提的是，1986 年世界卫生组织确立了癌痛患者的阶梯镇痛治疗方案。这一方案的实施使得 70%～90% 的癌痛患者的疼痛得到改善。这一阶梯治疗方案的第一阶梯从非阿片类药物开始，根据患者病情调整用药，加入一些辅助镇痛药，包含抗抑郁药、抗惊厥药、局部用药、非甾体类抗炎药、抗焦虑药和皮质类固醇激素等。更进一步还包含注射治疗、交感神经阻滞。这一指南至今仍对我们治疗患者疼痛起到指导作用。肿瘤患者的盆腔痛在本章节中只作了简短的介绍，它的治疗有别于其他类型盆腔痛的治疗，且治疗效果往往受生存期、患者的耐受力和肿瘤生长情况的影响[12]。

盆腔痛的病因

　　不幸的是，人们对慢性盆腔痛的病因知之甚少，因此这类疾病也没有得到很好的管理。50% 的慢性盆腔痛患者中有 30% 的患者没有明显的病理改变[13]。那些受慢性盆腔痛困扰并寻求外科手术治疗的患者并不都能获得好的疗效。在接受子宫摘除术的女性慢性盆腔痛患者中，25% 的患者在术后仍被盆腔痛所困扰[13]。对慢性盆腔痛患者进行腹腔镜检查，其临床诊断结果通常如下：1/3 的患者可见子宫内膜异位，1/3 患者可见盆腔粘连，剩下 1/3 的患者通常没有明显的阳性发

现[14]。迄今为止的研究表明，因子宫内膜异位症引起慢性盆腔痛的患者在接受腹腔镜下治疗后，67%的患者疼痛可以缓解至少一年[15]。然而，腹腔镜检查也可以在没有慢性盆腔痛的患者体内找到很明确的病理改变[15]。此外，Peters 等人在他们进行的一项随机对照研究中发现，对于由于严重盆腔粘连引起的慢性盆腔痛患者，使粘连溶解可以获得短暂的疗效[16]。然而对于只有轻微或中度粘连的病患来说，这样的治疗并没有明显的作用。因此，对于慢性盆腔痛来说，其诊断和随后采取的适当治疗均没有简单的模式可循。

在对慢性盆腔痛患者评估时，需要用多种学科综合评价的方法。对于这些患者的诊断和治疗，要综合考虑盆腔器官系统及其他相关系统的相关知识，包括肌肉骨骼，神经系统及精神病等。相当一部分患者可能在不同程度上出现与膀胱、肠道功能障碍、性功能减退等其他系统或全身症状。另外也可能并发抑郁、焦虑以及吸毒等相关问题。盆腔疼痛的性别原因和器官原因见表 54-1 和 54-2。

慢性盆腔疼痛病理生理假说

CPP 的病因很难确定，目前尚缺乏一个特异的病理生理学解释，有以下几种关于 CPP 发生发展的假说。

血管假说

血管假说，最早由 Taylor 在 1949 年提出，并由 Beard 于 1984 年更新，它提供了研究 CPP 病理的一个线索，并认为在血液流动明显减少的情况会导致盆腔疼痛[17-19]。盆腔疼痛的女性患者中，盆腔静脉瓣关闭不全的占 10%，这其中高达 60%的人会发展为盆腔淤血综合征（PCS）。通过对静脉曲张的治疗，能降低患者的疼痛感[20-21]。具体方法如泡沫硬化剂注射治疗，

随后在静脉起始端 1 cm 内进行线圈栓塞。根据记载，每日口服 30～50 mg 的醋酸甲羟孕酮能使病情好转[22-23]，除此之外，Foong 在 2000 年的研究中发现，外周静脉充血反应，在健康无痛女性和患有 CPP 女性中有很大的不同。在抑制卵巢的活动后，周围性血管反应和盆腔静脉充血现象也都趋于正常。一些观察研究显示，对于那些在激素疗法[24]后充血现象能明显消除的患者，她们的疼痛感也能随之降低。女性盆腔痛患者卵巢功能的改变导致在静脉压升高时盆腔血流的改变，这点已被观察到。

改变刺激过程或器官功能的假说

慢性盆腔痛的发生与器官功能的改变及对外界刺激应答的改变有关。Rapkin 在 1995 年独立发现，在女性 CPP 患者中，她们的脊髓和大脑对于刺激信号再处理的过程存在异常[25]，并且这种情况在其他慢性疼痛疾病中也会出现[26]。事实上，未被发现的肠易激综合征存在于超过一半的妇科疾病就诊患者中。而且，有研究报道了在肠易激综合征患者中，可见由盆腔结肠膨胀而致的盆腔疼痛。与对照组相比，低容量气囊扩张即可引发疼痛[26-27]。内脏传入纤维有可能像躯体传入神经一样出现功能变化。这也引出个问题：CPP 能认为是盆腔的 CRPS（复杂的局部疼痛综合征）吗？这必须要进行更多的研究才能确定。

病因学

慢性盆腔疼痛是一个模糊的诊断，因为这一疼痛可以来源于任何器官系统的病变，因此，一个全面的系统检查对于患者疼痛的评估来说是十分必要的，不论它是以系统为基础的还是以性别特异性为基础的检查，详见表 54-1 和 54-2。

表 54-1　盆腔疼痛的性别特征区分

女性	男性
感染、子宫内膜异位症、痛经（原发性：月经，排卵疼；继发性：肌瘤，子宫内膜异位，IUD），性交困难，单神经病，肌筋膜疼痛，外阴炎，膀胱炎，卵巢遗迹综合征，交感神经介导疼痛，盆腔充血，盆腔纤维化，盆腔神经性张力障碍，特发性盆腔痛	慢性前列腺炎和前列腺痛，睾丸痛，间质性膀胱炎，输尿管梗阻
肠易激综合征和其他胃肠道功能紊乱	肠易激综合征和其他胃肠道功能紊乱
性虐待/身体虐待	性虐待/身体虐待
癌症疼痛精神疾患	癌症疼痛
术后并发症（粘连）	精神疾患 术后并发症（粘连）

表 54-2　盆腔疼痛的器官特异性原因

生殖系统	内脏：子宫，卵巢，膀胱，尿道 躯干：皮肤，外阴，阴蒂，阴道 粘连子宫内膜异位症，输卵管卵巢炎，生殖系统肿瘤
血管	盆腔静脉扩张/盆腔充血扩张理论
肌肉皮肤	韧带结构，肌肉（梨状肌，腰方肌，骶髂关节，关节，闭孔内肌，耻骨尾骨肌） 骨骼（反射痛），肌筋膜综合征，盆底肌张力/痉挛
脊髓	退行性骨关节病，椎间盘突出症，颈椎病，脊髓/骶骨肿瘤，神经退行性疾病，尾骨痛
神经系统	神经痛/皮神经卡压（下腹部的手术瘢痕），髂腹下神经，髂腹股沟神经，生殖股神经，股外侧皮神经，带状疱疹（带状疱疹感染），脊柱相关神经压迫
胃肠道	肠易激综合征，腹型，癫痫，腹型偏头痛，复发小肠梗阻，疝
泌尿系统	膀胱功能障碍，慢性（无菌）前列腺炎，慢性睾丸痛，和前列腺痛
心理（心理/性别）	焦虑，抑郁，躯体化，物理或性虐待，吸毒成瘾，依赖，家庭问题，性功能障碍

多学科的诊断与评估

基于上述繁多类型的鉴别诊断，很容易意识到盆腔疼痛涉及问题的广泛，需要多学科的医疗人员参与患者的诊治。要有一个多学科小组以多专科会诊为基础，结合各种专科的诊断和治疗手段。小组成员为：妇科医生，心理学家，物理治疗师，泌尿外科医生，胃肠科医生，神经学家，心理医生，社会工作者，内科医师，普通外科医生和疼痛医生。

我们将在本章重点从疼痛医生的角度介绍和讨论该病的治疗方法。作为疼痛顾问，他们的工作包括评价多器官系统，了解常见的治疗方法，提供循证医学为基础的介入治疗的指南，以及提出进一步治疗的方案。

病史记录和体格检查

有许多 CPP 病因潜伏在各种器官系统中，全面的病史和身体检查对于评估、诊断和治疗盆腔疼痛问题是至关重要的。

病史采集必须包括对全身状况的系统评估，包括胃肠道、骨骼肌、血管、泌尿生殖系统、神经系统和心理学（表 54-3）。

表 54-3　病史的评估

发病模式	过去所有药物的效果和毒性
刺激反应诱发因素	与月经周期的关系
性质（烧灼感，疼痛，钝痛，锐痛，抽痛）	失禁 怀孕
持续时间与疾病进程	性生活
持续或间歇性发作特点	突然的体重增加或体重减轻
加重因素（体位，进食，排尿，排便，屏气）	乳腺癌或内分泌失调，卵巢癌家族史，子宫或乳腺癌
减轻的因素	卵巢、子宫、乳腺的肿瘤家族史

体检必须包括腹部、骨盆、肌肉骨骼、神经和精神的评估。本文将集中深入地描述对肌肉骨骼和神经系统的评价，同时腹部和盆腔检查也是体格检查中不可缺少的。

有重点的腹部检查是体格检查的核心部分，这对盆腔疼痛的评估尤为重要。听诊是否存在杂音，判断是否存在脏器肿大以及四象限触诊都是腹部查体的重要组成部分。

盆腔检查是评估盆腔疼痛的一个重要的部分。一个有经验的医师应进行全面的妇科、泌尿系统和盆腔的检查。

所有的器官系统都是重要的，贝克在 1993 曾提出："骨骼肌肉功能失调在许多情况下可能是导致 CPP 的主要因素[28]。"此外，盆底肌肉和盆腔器官之间的协调是保持正常功能和盆腔器官完整性所必不可少的。骨盆肌肉功能的异常可能是疼痛的来源，必须进行评估[29]。关于肌肉骨骼检查方面的详细资料见表 54-4。

神经系统检查是盆腔疼痛全面评估、鉴别的一个基本的组成部分，表 54-4 概括了对下胸段、腰段和骶段神经功能进行全面体检的方法和它们之间的相互关系。

患者体检中经常被忽视的一项重要的体检项目就是对精神的评估。当器质性疾病被排除，或者精神障碍被怀疑时，需要对患者的心理、社会关系或性心理进行彻底的检查和询问。精神病史的充分评估包括评估是否存在抑郁状态，焦虑障碍，躯体症状，是否有过身体虐待或性虐待，药物滥用或依赖，患者的家庭状况、婚姻或性问题等。在病因不明的慢性盆腔痛患者中，30%~50%的患者遭受过身体虐待或性虐待[30]。有证据显示，在 15 岁之前遭受过性侵犯与 CPP 的发生与发展有关[31]。

诊断检查方法

实验室检查的选择主要依赖于体检的结果，可以从

表 54-4   神经肌肉骨骼检查

肌肉	神经支配	支配区域	症状
髂腰肌	L1～L4	下腹部，腹沟部，大腿前部，腰部，躯干侧方	髋关节伸展和负重引起疼痛，特别是在脚跟触地时
梨状肌	L5～S3	臀部，盆底，腰背部	站立、行走或者坐着都会感到疼痛
腰方肌	T12～L3	下腹部，躯干前侧部，大腿前部，臀部和骶髂关节	站立或行走时外侧腰疼
骶髂关节	L4～S3	大腿后侧的臀部，盆底，腰背部	站立或行走时腰疼，弯腰时可能受影响
闭孔内肌	L3～S2	骨盆底，臀部，大腿后侧和尾骨	盆底下坠感
耻尾肌	S1～S4	盆腔底，直肠，阴道，臀部	坐着或性交时感到疼痛

血液检测到影像学评价。这些检测包括血液的检测和培养、妊娠试验、超声检查、计算机断层扫描（CT）扫描、磁共振成像（MRI）和诊断性神经阻滞。

疼痛管理理念

CPP 是一种常见的疾病，因其病因不明，病史复杂并缺少有效的治疗方法，对医务人员来说是一个重大的挑战。为了有效地治疗患者，正确识别疼痛的类型是绝对必要的（表 54-5）。

因此，识别伤害性疼痛，躯体痛和内脏痛对于医生来说非常重要。伤害性疼痛由躯体的疼痛感受器被激活而产生，这些感受器包括温度感受器（感受寒冷和热）、机械感受器（感受拉伸或挤压）和化学感受器。躯体痛可能来自肌肉骨骼系统。它是一种以锐痛为主要表现，可以精确定位，并能够被复制的疼痛。内脏痛常为一种钝痛，常常难以精确定位。神经病理性疼痛是一种独特的疼痛，常表现为烧灼感，麻刺感或电击样疼痛。这种疼痛可来源于外周神经系统或中枢神经系统[32]。神经病理性疼痛也可以被交感神经介导。典型的例子是复杂性区域疼痛综合征[32]。此外，不同的疼痛发生机制可以同时存在，因此患者可能会出现复杂的多重性质的疼痛。同时我们一定要了解内脏的痛觉过敏和内脏牵涉痛。"内脏躯体会聚现象"的发生机制是支配内脏的神经与支配躯体的神经汇聚于同一个脊髓

节段。因此，有时很难区别疼痛是来源于内脏还是来源于躯体[33-34]。本文综述了以往的研究结果，发现只有 15％的腹痛患者存在准确的器官特异性的诊断，这可以归因于内脏躯体会聚[35-36]。

治疗

确定了疼痛的类型以后，可以针对患者的诊断结论采用合适的治疗方法。表 54-6 对现行的药物和介入疗法作了详细的归类。另外，康奈尔医疗中心对骨盆和会阴/直肠疼痛的治疗步骤也在本章列出。

药物治疗

由于引起骨盆痛的原因的多样性，所以治疗的方法需要因病而异。不同类型的药物通过不同的机制来治疗盆腔疼痛，联合用药可能成功地缓解部分 CPP 患者的疼痛。药物治疗既是一门艺术也是一门科学，它一方面要平衡药物的副作用，另一方面要获得最大的疗效和患者满意度。

非甾体类抗炎药（NSAIDs）。这些药物降低全身前列腺素的产生，对治疗盆腔疼痛有一定作用。由于前列腺素可以保护胃和促进血小板聚集使血液凝固，所以 NSAIDs 可能导致胃溃疡和凝血障碍。因此要关注药物的相互作用，例如抗凝剂华法林，可以增加潜在的或诱发严重的出血风险。非甾体类抗炎药可减少肾血流量，影响肾功能。NSAIDs 也可拮抗降压药物，使血压升高。通常这些药物的最大剂量高达每次 800 mg

表 54-5   疼痛种类

疼痛类别	传导
伤害性疼痛/躯体疼痛	A δ 和 C 纤维传入
内脏疼痛	实质性或空腔的脏器
交感性疼痛	神经或肢体损伤后，弥散性烧灼感，感觉倒错，反复刺激后引发痛觉过敏，排汗功能障碍，血循环受损
神经性病理性疼痛	尖锐撕裂痛

表 54-6   治疗方式

药物治疗	NSAIDs，抗抑郁药，抗惊厥药，阿片类药
介入性治疗	触发点注射，神经阻滞，交感神经阻滞，硬膜外的类固醇注射
外科治疗	脊髓电刺激，鞘内阿片类药物输注系统植入

（每 6 小时一次），但它们的使用受限于患者的合并症，如慢性溃疡或凝血障碍[36]。

阿片类药物。阿片类药物常用来治疗许多种疼痛性疾病。但它可产生许多副作用，包括恶心、呕吐和呼吸抑制，并可产生耐药性以及潜在的药物成瘾和滥用等问题。本章将不讨论该种药物对慢性盆腔痛的治疗。

口服避孕药。口服避孕药通过另一种机制来治疗盆腔疼痛。有些妇女可能会有周期性盆腔痛，这种疼痛与排卵、子宫内膜异位，经前期综合征（PMS）的一种严重表现经前烦躁症（PMDD）有关。通过激素调节来阻止排卵，这种类型的疼痛可能会减轻[37]。OCP 和 NSAIDs 的共同使用可以提高慢性盆腔痛的疗效。尽管目前有各种 OCP 剂型可供选择，建议应用之前，咨询妇科医生，以挑选最合适的 OCP[38-40] 剂型。

抗抑郁药。抗抑郁药的镇痛效果来源于单胺再摄取抑制作用机制的假说，它能增加 5-羟色胺（5-HT）和去甲肾上腺素（NE）的可利用性，增强脊髓下行抑制通路，同时抑制伤害性信息的上行传递功能[39]。但这些机制的病理生理仍有进一步探索的空间。目前还不清楚是否主要是 5-羟色胺和去甲肾上腺素的增加介导了镇痛作用。最近一项对抑郁症患者的研究表明，三环类抗抑郁药（TCAS）、选择性 5-羟色胺再摄取抑制剂（SSRIs）和混合再摄取抑制剂三者同等有效[39-41]。其他的研究表明，去甲肾上腺素在疼痛抑制机制中更重要；因此，混合再摄取抑制剂比选择性 5-羟色胺再摄取抑制剂更有效[42-44]。

在荟萃分析中，三环类抗抑郁药已被有效应用于神经病理性疼痛、纤维肌痛、肠易激综合征和许多交感神经介导的疼痛综合征的治疗。这些药物也可能增强阿片类镇痛药的效果，因而可有效地超前镇痛[45-46]。在一些研究和荟萃分析中，比较了三环类抗抑郁药和 SSRI 类药物治疗各种疼痛状况的疗效，证明三环类药物有更大的优势，而且产生镇痛效应的血药浓度小于治疗抑郁症的血药浓度，所使用的剂量远低于治疗抑郁症所需剂量，起效也较抗抑郁治疗要早（例如，发病 1 周内）[45-46]。

抗惊厥药。在治疗神经病理性疼痛时，抗惊厥药有显著的作用。有大量的研究比较了抗惊厥药（加巴喷丁）、抗抑郁药（阿米替林）以及它们联合用药时对神经病理性神经痛的疗效。结果表明，治疗女性 CPP 时，单独应用加巴喷丁或者与阿米替林联合用药的疗效都优于单独应用阿米替林。此外，单独应用抗惊厥药治疗的副作用也较小[47-50]。

其他抗惊厥药也已用于 CPP。根据以上的研究，大部分的证据证实抗惊厥药物对缓解神经性疼痛的相关症状是有益的。此外，越来越多的成功案例证明，抗癫痫药物单独使用或者抗抑郁剂和抗癫痫药物联合使用，对于治疗 CPP 都是有效的，这更进一步推广了这些药物在治疗 CPP 中的使用[47-49]。

介入治疗

介入治疗可用于诊断或（和）治疗。因此，为了进行有效的阻滞治疗，必须对盆腔器官的解剖神经支配有明确的了解（表 54-7）。

如果神经阻滞能肯定地暂时使症状缓解，则可以应用脉冲射频神经调节或神经毁损术来达到长期缓解疼痛的目的。通常情况下，神经化学毁损术的适应证是癌症疼痛。具体参看本书所附的 Weill Cornell 医学中心的盆腔疼痛介入治疗步骤。在进行任何介入治疗时，都要注意它的安全性和无菌操作。此外，还需要有熟练的护士，并配备适当的监测和复苏设备。另外，选用适合的阻滞针头、神经定位设备，以及成像设备（如，X-线图像增强器、超声或 CT）也都是非常重要的[49]。

常用的介入治疗有以下几种：

- 触发点注射／A 型肉毒毒素
- 外周神经阻滞（腹股沟神经／生殖股神经／阴部神经）
- 硬膜外类固醇注射（胸段／腰段／尾段）
- 交感神经阻滞（下腹下丛／奇神经节）
- 脊髓电刺激
- 鞘内药物输注泵植入

触发点注射。这些注射主要用于局限于特定部位的

表 54-7　盆腔结构及相关神经阻滞的神经支配

盆腔器官	脊神经支配	交感神经和外周神经
输卵管，子宫下段，输尿管的上部，膀胱，阑尾，阔韧带，近端大肠	T9～12，L1	腹腔神经丛，腹下神经丛
腹壁	T12～L1，L1～L2	髂腹股沟神经，生殖股神经
子宫下段部分，输尿管和膀胱，阴道，直肠，结肠，宫骶韧带	S2～S4	下腹下丛神经，腹股沟神经，生殖股神经
低位阴道，外阴，会阴	S2～S4	奇神经节神经，阴部神经，生殖股神经，腹股沟神经

压痛，这些压痛往往与肌筋膜疼痛或神经瘤有关。这种方法治疗肌筋膜疼痛有效，多种药物可以使用（例如，局部麻醉剂或盐水），甚至简单的干针治疗也是有效缓解疼痛的方法[49-50]。同时，肌筋膜触发点也被认为是引起神经源性膀胱患者疼痛和排尿症状的原因，这一现象也见于间质性膀胱炎和尿道综合征的患者[51]。

肉毒杆菌毒素。 本剂主要用于美容，但 A 型肉毒毒素也可有效地用于辅助治疗慢性疼痛。随机对照试验（RCT）显示，A 型肉毒杆菌毒素（肉毒杆菌）能有效地治疗 CPP 和女性盆底肌肉痉挛引起的相关疼痛[52]。在这项研究中，在年龄 18～55 岁的妇女经阴道内向盆底肌肉注入肉毒杆菌能显著改善大便困难和性交痛[52]。格拉博斯基[53]等人比较了分别采用 A 型肉毒毒素和布比卡因进行触发点注射对缓解肌筋膜疼痛的疗效，受试者均同时接受了家庭辅助康复计划。该研究发现两药注射后有相同的镇痛效果，在疼痛缓解的持续时间缓解的程度、患者满意度或医疗花费（注射液成本除外）等方面，两组之间没有显著差异。值得一提的是，布比卡因注射仍然是一种更划算的治疗方法[52-55]。

硬膜外类固醇和小关节注射。 硬膜外类固醇和小关节注射是针对特定皮区疼痛而进行的一种介入治疗。明确评估皮节分布的疼痛来源是治疗能否有效的关键[55-56]。

神经阻滞和神经毁损术。 一般情况下，神经阻滞是一种为诊断提供依据的局麻药注射。许多医生观察到了对慢性非癌性神经性疼痛的患者进行一系列局部麻醉注射（有或没有类固醇）后会改善疼痛。这种使神经重塑发生逆转的机制尚不明确。通过神经阻滞，一旦确定了伤害性刺激传导通路，神经毁损可能是长期有益的。神经毁损的并发症有：神经瘤的形成、由于传入神经阻断而引起的疼痛、长期的运动障碍和感觉障碍、体位性低血压、腹泻、性功能障碍和大小便失禁等。神经瘤的形成与毁损技术选择有关。外科手术或射频消融比使用乙醇、苯酚或冷冻更容易诱使神经瘤形成，因为这些切割或燃烧手段会破坏神经鞘[57-59]。神经炎是另一种风险，但它很少发生于交感神经或内脏传入神经的毁损。

外周神经阻滞。 这些阻滞能缓解盆腔、肌肉、骨骼等躯体神经的神经病理性疼痛或神经瘤引起的疼痛。神经毁损术应谨慎应用于保守治疗难以缓解的重度非癌性疼痛。

上腹下丛（骶前神经）阻滞。 骶前神经切除术用于缓解盆腔内脏痛已有悠久历史。经皮上腹下丛阻滞已被证实可以治疗盆腔癌性疼痛。该神经丛位于髂总血管分叉处，L5 椎体和骶骨的前方。该神经丛的内脏传入神经胞体位于从 T10 到 L2 的背根神经节处。有报道称，上腹下丛的阻滞可缓解 70％患有宫颈癌、前列腺癌或睾丸肿瘤患者的盆腔疼痛，且无明显并发症。这种治疗可以在 X 线引导下，从背部脊柱双侧进针来完成。

奇神经节（Walther 神经节）阻滞。 奇神经节由成对的椎旁交感神经链汇聚而成。该神经节的末端是一个位于骶尾连接前方的单一神经节。在过去的 10 年里，阻滞这个结构已被用于治疗棘手的、涉及交感神经系统的会阴癌痛。奇神经节阻滞和神经毁损术据说可以减轻 70％～100％由宫颈癌、结肠癌、直肠癌、膀胱癌或子宫内膜癌引起的会阴疼痛。这一介入治疗的操作是直接通过骶尾韧带刺入针管来进行的。这个位置可以在透视下注射对比剂来确认。局部麻醉或破坏神经的溶液随后注入，通常使用 4～6 ml。这种治疗虽然有效，但是注射神经破坏液的治疗必须针对一个特定的人群，他们大多数是慢性的姑息治疗的癌症患者。De Leon Casasola 等人发现这一方法与上腹下丛神经阻滞时可使 69％的恶性 CPP 得到缓解[58-59]。此外，奇神经节阻滞可能引起一些并发症，这些并发症可能会导致新的功能障碍，包括神经瘤形成、神经炎、传入神经阻滞疼痛、永久性的运动和感觉缺失、低血压、腹泻、性功能失调和大小便失禁等。由于这些神经毁损是不可逆的，并且存在副作用，因此在用于治疗严重的非癌性盆腔疼痛时必须谨慎为之。

鞘内或硬膜外阻滞及神经毁损术。 躯体神经参与的、顽固的盆腔癌性疼痛也许能通过破坏相应的躯体感觉纤维来得到缓解。鞘内神经毁损术是缓解单侧躯体疼痛的首选方法，这种治疗方法降低了运动神经纤维被破坏的风险。经历了尿路改道和结肠造口术的患者，硬膜外或鞍区神经毁损术是缓解疼痛的有效手段，但尿失禁或下肢瘫痪的风险会较高[58-59]。

神经调制。 脊髓电刺激（SCS）对保守治疗无效的患者来说是一种先进的治疗选择。脊髓电刺激的试验性治疗可以在门诊进行，没有涉及手术，因此是可逆的。经试验刺激有效的患者可以考虑进行永久植入。研究[60-65]显示许多慢性 CPP 的患者在接受该治疗后获得了积极的效果。Kapural 等人证实了 5 例对药物治疗、注射治疗及其他保守治疗反应不佳的慢性盆腔内脏疼痛患者在接受该治疗后疗效明显。这些患者在接受刺激试验或永久植入之前，接受了上腹下丛神经阻滞，有 1～4 周的完全疼痛缓解。对他们进行了长达

33.6 个月观察，数据显示他们的平均视觉模拟量表（VAS）评分从 8 分下降到 3 分，疼痛残障指标从平均 58 变化至 19.7，阿片类药物的使用从平均每日口服 26 mg 吗啡降低到每日口服 5 mg 吗啡。虽然 SCS 治疗时可以将电极放置于疼痛相关的解剖平面，但 SCS 导管放置的最好位置到底是胸段还是骶段仍然存在争议。Kapura 等人已报道，6 位难治性盆腔疼痛的女性患者接受了双电极植入治疗的情况，电极被放置在 T11～L1 水平的位置，患者接受了超过 30 个月的观察，平均疼痛缓解率超过了 50%[62]。哈克等人报道了几例应用双侧八触点电极治疗严重的盆腔、直肠非伤害性疼痛的病例，这些患者的电极被安置在骶神经根处（S2，S3；逆行放置），疗效确切[63]。胸段和骶段电极放置对疗效的影响已经在一些其他的研究中得到评估。大多数结果支持电极放置在胸段能更好地缓解疼痛。可能的原因包括逆行的电极放置技术充满挑战性，且骶神经电刺激电极放置后容易发生移动[61-64]。

鞘内药物泵植入。 鞘内吗啡泵药物输注系统也可以用于治疗 CPP，但需要选择合适的患者。最重要的是，这些患者在考虑接受这种疗法之前必须做一个全面的心理评估。

神经毁损术/外科消融技术。 对选定的神经进行神经消融可以采用多种不同的方法，包括热凝固术（射频热凝消融）、低温冷冻治疗或注射化学药剂（酒精、高张盐水、苯酚）。治疗 CPP 可以采用很多外科手术，具体手术包括：骶前神经切断术（上腹下丛切除术）、宫颈旁去神经化［腹腔镜下子宫神经消融术（LUNA）］和子宫阴道神经节切除术（下腹下丛切除术）[65-68]。

骶前神经切除术 这是对骶前神经丛的外科手术切除，这些骶前神经丛负责从子宫到大脑的疼痛信号传导。这一手术也可在腹腔镜下完成。在一个为期一年的观察研究中发现苯酚骶前神经切断术后，受试患者的镇痛药剂量减少了 73%，且提高了患者的性功能。此外，2003 年一项前瞻性随机双盲试验，比较了骶前神经切断术和腹腔镜检查，发现接受骶前神经切断的妇女与对照组相比，疼痛强度有显著地降低。这表明骶前神经切断术能给 CPP 患者带来一定的好处。该治疗有损伤下腔静脉的潜在风险，因此必须安排一个血管外科医生共同参与。

腹腔镜下子宫神经切除术（LUNA） LUNA 可以使子宫和骨盆的神经联络中断。Sutton 等人进行了一项前瞻性的随机研究，接受腹腔镜下子宫神经切除术治疗的患者有 62% 的人症状缓解，而对照组仅有 23% 的缓解率。但这一结果最近被学者质疑。根据 Daniels 等人最近的随机对照试验，在至少 69 个月的跟踪观察中，发现实验组与对照组的受试者对疼痛程度、疼痛频率、痛经、性交痛或生活质量的评分无显著性差异。

疼痛的作业治疗

与治疗其他的疼痛综合征一样，CPP 可进行多模式治疗。除了药物和介入治疗外，康复医学范畴内的作业治疗是一种有效的治疗方式。随着作业替代疗法越来越普及，在美国已有 1/3 以上的人在使用这些方法[69-71]。这些方法包括利用物理治疗、心理咨询、行为放松、按摩、热疗、冰疗、电刺激、针灸、镁剂治疗、口服维生素 B1、咨询服务和矫正装置等对患者进行辅助治疗，但这些方面仍有待医疗团队做进一步探索。对由原发性痛经引起的 CPP 患者进行每天 12 小时的局部 38.9 ℃ 的热敷可以产生和口服布洛芬同样的治疗效果[72-73]。在一项对 556 例患者进行的研究中，每天以硫胺素（100 mg）进行疗程为 90 天的治疗，在 2 个月后疼痛的治愈率达到了 87%。盆底按摩可以减少盆底肌张力，用于治疗有排尿里急后重或尿频症状的间质性膀胱炎患者也是有效的[73-75]。对这些疗法的进一步临床探索会有很好的前景。

经皮神经电刺激疗法

经皮神经电刺激疗法（TENS）。 该疗法在现今实践中越来越受欢迎。经皮神经电刺激（TENS）装置包含有放大器和电极脉冲发生器，用来提供连续或间断的神经电刺激从而缓解疼痛。这种积累刺激使脊髓传入神经活化，从而激活抑制性环路。每日的刺激时间根据患者疼痛情况而定，一般推荐每天两次，每次 30 分钟至 2 小时。通常，病患可在 0～100 Hz 之间对刺激频率进行调节[73]。研究表明，提供适度的经皮神经电刺激治疗可以缓解患者的疼痛感[77-78]。当然适当的咨询服务、设备使用的培训、选择适合的患者均是治疗显效的必不可少的要素。

针灸治疗。 其多用于辅助治疗，仅在美国，每年有 200 万人接受此治疗。针灸是使用金属针穿透皮肤刺激体内的特定点，其镇痛机制包括神经体液机制，即通过释放内源性阿片类物质和单胺类物质对脊髓背角神经元持续抑制。2001 年，一个针对 32 000 名医生和物理治疗师进行的前瞻性咨询研究认为，针灸疗法的副作用很少。使用针灸一年内，91% 的人 CPP 症状有所缓解，41% 的人减少了止痛剂的使用。一项多中心的临床研究评估了针灸、规律的锻炼、标准化的医学治疗用于治疗女性盆腔相关疼痛的疗效，结果认为把针灸治疗和标准化的医学治疗结合在一起后所获得的疗效会更好[82-85]。对于盆腔疼痛的经典针灸穴位评估揭示了所选择的针灸治疗穴位事实上就是盆腔疼痛的触发点。同时，患者的合理的期望值以及执业医师的行为能像安慰剂一样减少患者疼痛。事实上，有些人认为针灸有"增强安慰剂的效果"[86]。因此，对于针灸镇痛疗效的评估还有很多值得探索的地方。

结论

对于 CPP 的综合学科治疗法涵盖了妇科、心理、饮食和物理治疗等多种领域，这些领域的治疗效果有时反而比单纯的药物和外科手术治疗还有效[87]。由于盆腔疼痛往往难以诊断和治疗，这就造成了此类患者缺乏应有的社会支持，因此，合理应用诊断方法和神经阻滞对多种器官系统做全面评估就显得十分重要。循证医学更进一步支持，使用三环类抗抑郁药、抗惊厥药和阿片类药物对 CPP 的治疗有效。除此以外，对于医学和诊断治疗无效的患者，可考虑进行植入治疗。从长远来看，对 CCP 进行更充分的病理生理机制的研究，将会提供新的治疗策略。

要点

- 慢性盆腔痛（chronic pelvic pain，CPP）通常指持续 6 个月以上的盆腔疼痛。其病因不明，且病理状况和疼痛情况是多变的。
- 女性盆腔痛的发病率大约占育龄期女性的 1/7，国际上，该病的发病率与哮喘、背痛、偏头痛的发病率相当。
- 对于该疾病的诊断和治疗要求多学科的参与，除了对盆腔脏器的了解，还需要对肌肉骨骼系统、神经系统及心理状况有全面的评估。
- 相当一部分盆腔痛患者同时存在其他问题，这些问题包括：膀胱或直肠功能的障碍、性功能障碍和其他系统或全身的症状。其他可能存在的问题包括：抑郁、焦虑和药物成瘾。
- CPP 的病理生理存在许多假说。静脉充血学说和神经系统对刺激加工处理的改变学说是引起 CPP 的两种具有主导性的病理生理假说。
- CPP 的病因可来源于许多器官系统，因此全面的器官系统检查对于恰当评估患者的疼痛是至关重要的。这种对疼痛的评估可以通过系统全面的检查和对性别有区分性的分析来完成。同时对妇科相关盆腔痛的痛区皮神经分布的了解也十分重要，这些皮神经一般受 T9～S4 脊神经支配。
- 在系统的检查和评估中，还需要充分了解患者的病史，包括胃肠道、肌肉骨骼系统、血管系统、生殖泌尿系统和心理状态。
- 检查可以包括血液学检查和影像学检查，这些检查的选择基于体格检查的阳性发现。这些检查包括：血常规和血培养、妊娠试验、超声检查、X 线检查、CT、MRI 和诊断性阻滞。
- 多模式药物镇痛对 CPP 治疗是有效的，这些药物包括 NSAIDs、抗抑郁药和抗惊厥药。然而，越来越多的成功案例证明，联合应用抗抑郁药和抗惊厥药对于治疗 CPP 是有效的。
- 介入治疗可以用于诊断和治疗。因此，明确盆腔脏器的神经支配，对进行准确的阻滞治疗至关重要。神经阻滞后短暂的或持久的疗效是进行较为长久的神经毁损治疗的依据。毁损治疗方法包括射频热凝、神经调制和神经破坏药物的注射。
- 除了药物和介入治疗之外，康复医学治疗也可对 CPP 产生一定的疗效。这些辅助治疗包括：物理治疗、心理疏导、行为学的放松治疗、推拿、热疗、冰疗、电刺激治疗、针灸、镁剂治疗、口服维生素 B_1、咨询服务和矫正设备的使用等。

参考文献

参考文献请参见本书所附光盘。

55 痛性周围神经病

Robert W. Hurley ✱ Heidi V. Goldstein ✱ James P. Rathmell

张弘弘 译 徐广银 审 Xiaobing Yu 校

神经病变是常用来描述神经功能和结构性病变的术语。神经病变的病因很多，包括糖尿病外周神经病变、带状疱疹后神经病变、化疗诱导的神经病变、艾滋病或慢性肾衰竭相关的神经病变。可表现为痛性或无痛性。神经病变可以仅累及中枢神经系统、外周神经系统，或两者同时受到影响。物理损伤、遗传性疾病、自身免疫紊乱、感染和多种系统性疾病均可导致神经病变。神经病变若仅累及单支神经，则称为单神经病变，若同时累及多支神经，称为多神经病变。颅神经也可受累，但相对较少。

疼痛是一种正常的适应性的或生理性反应，当机体疾病或组织损伤激活疼痛感受器，即可产生伤害性痛觉。相对而言，神经病理性疼痛则是由于神经系统的自发性激活，或对正常刺激产生异常反应（如轻触皮肤诱发疼痛）。神经病理性疼痛在门诊患者中非常多见，仅次于肌肉骨骼痛[1]。

本章概述了周围神经病变的评估方法，疾病的鉴别诊断，并简述了对患者神经性疼痛可能有效的治疗方法，其中主要讨论的疾病是糖尿病周围神经病变。

术语和分类

神经病变是指神经的功能发生紊乱或者神经发生病理性改变。单神经病变反映的是单支神经的病变；多发性单神经病变反映的是多发性单支神经的改变。多神经病变是弥散的感觉病变，常为双侧病变，病变不只局限于单支神经。神经炎是神经病变的一种亚型，是神经发生炎症的过程。神经病变不包括打击、牵拉或癫痫放电导致的神经功能性麻痹，"神经源性"一词是指"短暂的"神经功能紊乱。

神经病理性疼痛最初的定义是神经系统原发性损伤或功能紊乱激发或导致的疼痛[2]。现在转变为"影响到躯体感觉神经系统的损伤或疾病所引起的疼痛"[73]。因为还没有一个明确而具体的诊断工具用来诊断神经病理性疼痛，并将它区别于其他类型的持续性痛，所以它的定义里面包含分级系统。神经病理性疼痛可以分级为："可能的""很可能的"及临床疑似基础上的"明确"。

神经病理性疼痛的病因众多，可以根据损伤的部位如中枢神经系统、外周神经系统，或二者的混合性，以及引起疾病的条件进行分类（表 55-1）[4]。神经系统中，从周围神经末梢到大脑皮层，任何部位的损伤均可能引起持续性痛。尽管损伤的部位和病因不同，但神经病理性疼痛患者常常具有相似的异常感觉（表 55-2）[5]。

表 55-1　引起神经疼痛的常见原因

病因	术语	外周与中枢神经系统的病因
物理性损伤或创伤		
	复杂性区域疼痛综合征（CRPS）Ⅰ型（反射交感性营养不良或 RSD）	混合型
	CRPS Ⅱ型（灼痛）	混合型
	神经根病	周围＞中枢
	卒中（脑血管意外）	中枢
	脊髓损伤	中枢
遗传/基因	腓骨肌萎缩征、法布里病	混合
感染/自身免疫	人体免疫缺陷病毒（HIVS）	周围
	单纯性疱疹病毒	周围＞中枢
	急性炎性脱髓鞘神经病变	混合
全身性疾病		
	糖尿病	周围
	肾病/肾衰竭	周围＞中枢
	维生素缺乏（脚气病，酒精性糙皮病，维生素 B_{12} 缺乏）	混合
	血管疾病	周围＞中枢
	化学药物中毒（异烟肼，化疗药物）（铂，长春碱类，紫杉烷），砷，铊	混合
	甲状腺功能减退	周围
	淀粉样变性	混合
	多发性骨髓瘤	混合

表 55-2　神经性疼痛的异常感觉

感觉异常：可为自发或诱发的无痛性的感觉异常（有刺痛）
触物感痛：可为自发或诱发的异常疼痛（不适感）
痛觉过敏：由有害或无害性的刺激诱发的加重的疼痛反应
触摸痛：对正常的无害刺激的疼痛反应（如，轻微触摸即可引起烧灼痛），超敏疼痛
自发疼痛：没有明显外部刺激而产生疼痛感觉
正常的疼痛刺激造成过度的疼痛反应

流行病学

总人群中的 2%～3% 患有神经病理性疼痛[6]，这种状态导致严重的躯体和社会功能的障碍。它影响患者的情绪、日常生活活动、生活质量和工作表现。据估计，美国直接用于治疗神经病理性疼痛的花费为 400 亿美元[7]。保健系统不仅有巨额的直接损失，而且，还会因解决疼痛的相关问题，给保健系统造成的间接损失。这些患者的保健花费是正常人群的 3 倍之多[8]。

神经病理性疼痛的机制

多种机制被认为与引起神经病理性疼痛相关，这些机制包括离子通道数目和密度变化介导的中枢和周围性敏化，还包括皮层重塑、神经环路去抑制和神经损伤诱导免疫反应，进而引起细胞和分子的改变。交感神经系统在神经病理性疼痛中也发挥了重要的作用[9]。

外周

神经外伤后，在神经损伤区域轴突的钠离子浓度明显高于正常值，这导致神经和异位病灶处于高敏状态。这是在神经病理性疼痛中，应用钠离子通道阻断剂及膜稳定剂进行治疗的理论基础[10]。神经损伤可以诱导神经肽的释放，介导神经炎症，进一步导致外周敏化[2]。神经损伤还能导致交感神经纤维发芽长入受损神经投射的脊髓背根神经节内。在部分损伤的神经中，未损伤的神经纤维上 α-肾上腺素能受体表达增加。上述机制均能形成交感介导疼痛。这种疼痛是暂时地能被交感神经阻滞术或全身应用 α-肾上腺素能受体拮抗剂（酚妥拉明）所阻断[2]。近来，人们不只关注神经损伤后神经元通路的改变，而且关注神经支持细胞与神经元的相互作用。这些支持细胞包括：Schwann 细胞、背根神经节的卫星细胞、脊髓小胶质细胞、星形胶质细胞和周围免疫系统的成员。它们与神经元之

间相互作用的过程可能促进神经病理性疼痛的形成和发展[11]。另一个被提及但记录较少的理论是假突触传导机制：周围神经损伤导致周围神经纤维"交叉环路"的形成。在理论上，交感神经传出纤维能够激活疼痛的传入纤维，这可以解释一些交感神经系统激活会引起神经痛患者出现自发痛和疼痛加重。然而，几乎没有证据支持这一学说[12]。

中枢

周围神经损伤时，中枢神经系统也发生着变化。事实上，在某些情况下，这一机制可能是主要的机制，比如带状疱疹后神经痛及糖尿病神经病变，周围神经损伤导致从外周到中枢神经系统的传入信息减少。在糖尿病神经病变，除了有证据支持从外周到中枢神经系统的传入信息减少外，几乎没有证据支持外周敏化（如钠通道表达增加或假性突触传递）[13]。

有多个潜在的机制用来阐明中枢神经系统在周围神经病变性疼痛中的作用。粗的感觉传入神经纤维（Aβ）的缺失可能导致非痛觉感觉的传入减少，从而减轻了 Wall 和 Melzack 提出的"门控"作用[14]。在神经损伤的动物模型中，阿片样物质的受体和 γ-氨基丁酸受体（两者均与中枢神经系统痛觉传递抑制有关）表达下调，并且背侧角 γ-氨基丁酸含量降低。另一种机制表明兴奋性氨基酸（EAA）的过度作用导致脊髓后索第 II 层中间神经元死亡，而这些中间神经元中很多是参与抑制痛觉传递的。在实验性神经损伤的模型中，脊髓中参与阿片受体抑制的胆囊收缩素表达明显上调[2]。上述这些改变的净效应是脊髓痛觉传导的"去抑制"，从而导致痛觉传导和非痛觉传导冲动的不平衡。这些改变也可能用来解释神经病理性疼痛中存在的阿片类药物耐药现象。

有一个中枢机制可以解释一些外周神经病变中的异常疼痛，即 A-β 纤维出芽或 A-β 纤维"表型转变"。除了以 C 纤维传入占主导的第 II 层之外，A-β 纤维与其他脊髓各层均有突触联系。然而，当外周 C 纤维神经损伤后，A-β 纤维出芽长入第 II 层，非疼痛传入信号通过外周 A-β 纤维传入脊髓第 II 层，触发二级疼痛通路。正常情况下，脊髓后索的 A-β 纤维不表达在 C 纤维中常见的 P 物质，但是当周围神经损伤时，A-β 纤维则能表达 P 物质（表型转换）。由于上述改变的发生，非疼痛传入信号能够触发中枢神经系统疼痛的传播[2]。

上述这些机制可能还远不能解释外周神经损伤时中枢神经系统发生的改变。即使没有直接参与周围损伤，整个脊髓很有可能也都发生了显著的变化，包括

脊髓对侧部分、中脑和大脑皮层[15]。机体对周围神经损伤的反应的不同可能是基因组差异的结果。不同患者，A-β纤维或交感神经出芽，外周可释放的神经肽的数量，脊髓背角抑制性中间神经元对兴奋性氨基酸（EAA）的敏感性都很可能是不同的。这或许可以解释相同疾病的患者（如糖尿病神经病变）为什么有的有疼痛而有的没有疼痛[2]；神经病理性疼痛的动物模型之间，不同的旅系对周围神经损伤和镇痛药的反应有明显的差异[16]。

神经病理性疼痛患者的评估

当一个患者出现神经病理性疼痛的症状及体征，如常见的痛觉超敏、痛觉低敏或高敏，以及感觉异常时，一个有用的鉴别方法就是起病的模式。周围神经的局部损伤（单神经病变）常常是由神经压迫、机械损伤、热或电或辐射损伤、血管病变、肿瘤或炎症等引起，导致神经的局部损伤。而多神经病变是由于毒物、营养不良、代谢紊乱和免疫反应等对周围神经系统弥漫性作用所引起，常导致双侧对称性的功能紊乱。诊断疼痛性多发神经病变常需要了解其病史及进行常规的神经检查，某些情况下记录某些疾病过程的辅助研究也是需要的[13]。

病史

疼痛是多神经病变的常见主诉，并常伴有其他的感觉异常。常用来描述这些感觉异常的术语见表55-2，其中，麻木和针刺感最为常见。然而，即便神经病理性疼痛的特征是复合多样的，如同时有烧灼感、针刺感、疼痛等，这些症状并不能用来指导神经病变病因的判断[13]。疼痛的部位和其他症状常常是病史信息的重要组成部分。

神经病学检查

对疑似多神经病变的患者，临床医师要注重感觉评估。很多多神经病变患者的肌张力和深腱反射是存在的。除了测定震动觉、本体感觉和轻触觉之外，感觉功能检查还应该包括几个特有的刺激方法，包括轻触摩擦、冰刺激、单次针刺和重复针刺。用手指轻抚病变部位是为了评估痛觉超敏（即非伤害性刺激诱发的疼痛）。冰刺激是为了测试温度觉和病觉及感觉延迟等异常感觉。单次针刺能检出感觉缺失和痛觉过敏（即对一般疼痛刺激的夸大反应）。重复针刺能检出多神经病变的常见体征：疼痛的叠加（随着刺激次数的

增加，痛觉越来越剧烈）或感觉延迟。

电生理检查

疑似多神经病变的患者可考虑做肌电图和神经传导速度检查，通过这项检查能获知是脱髓鞘病变还是轴突病变，前者导致神经传导速度降低，后者导致诱发反应的振幅减弱。但是，这一区别不会给神经病理性疼痛的治疗带来影响。这些检查用来检测粗神经纤维是否受累是最好的，但是由于痛性神经病变常侵犯小神经纤维，所以在痛性神经病变的患者中，这些检查很可能是完全正常的[17]。评估和纵向监测痛性神经病变，定量感觉测试可能是最有用的。正如振动觉阈值可用来评价粗神经纤维，热刺激、痛性热刺激及冷刺激、痛性冷刺激阈值可用来评估小神经纤维功能。尽管有文献发表温度图测量的方法，温度记录法在评估、治疗及跟踪痛性外周神经病变方面的作用有限。对皮肤活检的作用还存在争议[18]，但是它已经被成功地用于检测外周细神经纤维（如痛觉传入纤维）的缺失[19]。

鉴别诊断

综合分析了病史、神经学检查、电生理检查结果之后，潜在的病因常常就显而易见了。神经病理性疼痛常常是有多神经病变导致的[18]。

周围多神经病变的代谢性病因—糖尿病

据报道，4％～8％的初诊糖尿病患者出现合并神经病变，病程20～25年的糖尿病患者中的15％～50％发生合并神经病变[20]。据另一个研究报道，糖尿病神经病变（不一定伴有疼痛）的发生率是66％，当然，随着病程的增加，糖尿病神经病变的可能性也越大[21]。有研究报道，在1型糖尿病患者中，痛性神经病变的发生率是11.6％，而在2型糖尿病患者中，其发生率是32.1％[22]。糖尿病神经病变的原因仍未明确[23]。目前认为可能与代谢和缺血性神经损伤有关[24]。糖尿病患者神经组织的病理检查证实有微血管病变存在，这支持了缺血性神经损伤的理论。代谢异常包括：①过多的葡萄糖在醛糖还原酶的催化下转化成山梨醇，导致山梨醇在糖尿病患者神经组织内积聚；②葡萄糖自氧化导致活性氧分子增加；③蛋白激酶C的不适当激活[25]。还有通过对神经损伤的动物模型的研究，发现神经再生受损将会导致多神经病变[26]。

针对山梨醇积聚的治疗策略（醛糖还原酶抑制剂）

对神经病变的改善作用较小。然而，大量证据显示不管是 1 型糖尿病还是 2 型糖尿病，良好的血糖控制能够阻止多神经病变的发生和进展。一项大的临床研究显示，超过 5 年的强化降糖治疗后能减少 60％的糖尿病神经病变发生率[27]。

糖尿病神经病变可以根据受损神经的分布进行分类（表 55-3），最为常见的是对称性肢端多神经病变。主要的表现是感觉的异常。患者常表现为逐步出现的感觉异常和下肢疼痛。症状起初从足趾开始，数月至数年后，逐步上行向近端发展。一般当下肢症状发展到膝盖水平，手和指尖将受侵犯。异常疼痛（比如，与床单的轻微接触引起脚的疼痛）和灼痛很常见，并在夜晚加重。检查显示逐步发生的肢端感觉缺失主要影响振动觉和位置觉。神经反射可减退或消失。电生理检查显示随着神经病变的进展，诱发电位的振幅减低比神经传导速度的减慢更为明显[2]。这反映主要病变是神经轴突的变性，而不是脱髓鞘病变。严重的感觉缺失导致不能及时对反复的创伤的感知，从而导致糖尿病足和神经病性关节（Charcot 关节）。如糖尿病患者出现单侧足部疼痛伴水肿需排除 Charcot 关节。

糖尿病患者也可出现急性的痛性神经病变[28]。这种情况并不多见，其症状常表现为下肢末端快速出现严重的疼痛，伴有足部持续的烧灼感、麻木、异常疼痛或腿部的针刺感。检查显示无明显感觉缺失，神经反射也正常存在。电生理显示感觉电位的振幅降低、消失，但也可能是正常的。这种类型的神经病变在血糖控制后的一年内常常自行缓解。

20％～40％的糖尿病患者伴有自主神经病变，表现为自主神经功能异常[28]。症状性自主神经病变常与肢体远端对称性多神经病变同时出现。自主神经系统异常包括体位性低血压、心率控制异常（静息时心动过速和固定心率）、食管运动功能障碍、胃轻瘫和勃起障碍。

表 55-3　糖尿病神经病变的分类

单神经病变	颅神经病变
	压缩性神经病变
单神经病变多发	近端运动神经病变
	躯体神经病变
多神经病	远端对称性多发神经病变
	糖尿病神经病变
	自主性多神经病变

下肢近端运动神经病变是不常见的糖尿病相关的痛性病变。表现为急性或亚急性的，中度到重度的，骨盆近带肌群的无力和萎缩，伴有背部、臀部、腿部的疼痛，而疼痛部位的感觉存在。有时是没有疼痛的，有时伴有持续的、严重的钝痛。60％的患者在 12～24 个月内会完全康复。

糖尿病性腰骶神经根丛病变有时用来表示糖尿病性肌萎缩、近端糖尿病神经病变、糖尿病多发性神经根病、布-加综合征和糖尿病腰骶神经丛病。它多出现于 50 岁以上的 2 型糖尿病患者。表现为非对称性下肢无力并伴有疼痛，并在数周至数月内逐步加重。虽然运动功能恢复缓慢且不完全，但疼痛常常能缓解[29]。可能涉及微血管炎症和自身免疫机制致病机制，但没有特别有效的治疗措施[30]。

糖尿病躯干部的神经病变包括急性或渐进性发生于单侧胸腹部的疼痛，易与心梗、腹部疾病、脊柱疾病混淆[31]。体格检查显示在疼痛部位存在明显的异常疼痛和痛觉过敏。躯干的神经病变通常发生于病程较长和超过 50 岁的患者。肌电图可以有代表性地显示腹部或肋间肌群的去神经支配现象。

糖尿病患者可能出现颅内的单神经病变，累及动眼神经、外展神经、滑车神经和面神经[32]。其中最常见的是动眼神经病变，表现为眼肌麻痹和眼睑下垂，眼球向外侧偏移，有上下运动和向内运动的障碍。50％的患者出现疼痛，数天后可能出现眼肌麻痹。

神经卡压病更易发生于糖尿病患者[28]。糖尿病患者腕管综合征的发病率是非糖尿病患者群的两倍多。当我们用单一的周围单神经病变评估糖尿病患者的时候，必须要注意它们之间的联系。

其他代谢因素引起的痛性周围神经病变

除糖尿病外（不含带状疱疹后的神经痛），代谢因素引起的周围神经痛并不常见。淀粉样变是由细胞外淀粉样蛋白（一种纤维状蛋白）的沉积引起的。淀粉样变性可以是原发性的，家族性的或其因素引起的如多发性骨髓瘤、慢性感染或炎症、衰老、长期血液透析。淀粉样蛋白的生化成分随相关的疾病状态的不同而改变。淀粉样变性外周神经痛的特征主要是深部痛或突然的电击样疼痛，远端感觉的丧失，并涉及自主神经和运动神经[28]。随着神经病变的发展，所有神经结构均会受到影响，神经反射消失，运动受累。淀粉样变性神经病变的治疗的目标是治疗潜在的已明确的病因。

多发性骨髓瘤是由于恶性浆细胞的生长引起。痛性神经病变可发生在出现或未出现淀粉样变性的骨髓瘤。从轻微的感觉神经病变，到整个四肢的瘫痪[33]。成功的化疗、放疗（尤其是对于孤立的浆细胞瘤）或血浆去除疗法可以有效减轻骨髓瘤的疼痛。

未经治疗的甲状腺功能减退的患者同样有可能出现痛性感觉运动神经病变[33]。这种不常见的疾病可出现手或足的长期疼痛，并伴随远端肌群的无力。这种神经病变通常可以用甲状腺激素替代疗法来有效解决[33]。

营养因素引起的痛性神经病变

硫胺素缺乏常见于酗酒者、慢性透析患者以及限制饮食的人群。硫胺素缺乏可引起脚气病和伴有多器官的病变。如，心力衰竭、血管舒张和外周神经痛的疾病。神经病变以手、足和小腿的异常疼痛、感觉减弱、运动神经受累为特征。补充硫胺素可以减轻包括疼痛在内的神经症状。

神经病变在慢性酒精中毒中发病率为9%[33]，酒精性神经病变以运动和感觉功能减退为特征，常伴有疼痛[33]。疼痛表现为腿脚的酸痛伴间歇性刺痛。上肢很少累及。足底烧灼样疼痛和异常疼痛也经常发生。酒精性神经病变只发生在慢性或严重酒精成瘾的情况下，并且都伴有严重营养不良。从病理角度来说，酒精性神经病变与脚气病难以区分，二者可能都是因为硫胺素缺乏引起的，治疗方法主要是戒酒和补充硫胺素[33]。

糙皮病是因为烟酸缺乏引起，在发达国家非常少见。体征和症状包括皮肤炎、胃肠道不适、神经衰弱和脊髓功能障碍。糙皮病与脚气相似，是一种混合的，痛性的多神经病变。感觉运动神经病变的主要特征是足部、下肢的自发性疼痛，伴有腓肠肌压痛和足部皮肤的感觉过敏。补充烟酸来治疗糙皮病可以解决周围神经病变之外的其他症状[33]。

毒物引起的周围神经病变

异烟肼是常用的抗结核药物。代谢缓慢的患者（慢乙酰化表型）长期应用该药物与痛性神经病变的发展密切相关[9]。最初的症状是远端麻木和异常的刺痛感，随后会伴有疼痛的症状，表现为深部痛或烧灼样疼痛。腓肠肌出现痛觉高敏，行走可加重疼痛症状。这些症状在夜间更为明显。服用异烟肼时，同时预防性服用吡哆醇（维生素B6）可以防止神经病变的发生，然而神经病变一旦发生，该药物就没有治疗效果。

抗肿瘤治疗最常见的神经系统并发症是化疗引起的周围神经病变（CIPN），它是铂类抗肿瘤药物、紫杉烷、长春花生物碱化疗药物的常见副作用[34]。这些化疗药物通过结合DNA，产生DNA链和链间交联，影响DNA的合成和转录，从而发挥细胞毒性作用。这些药物是治疗实体肿瘤的一线化疗药物，尽管药物渗入中枢神经系统的量相对少，而在脊髓背根神经节和外周神经中却有较高的水平[35]。CIPN的出现是导致以铂类药物为基础的化疗方案改为其他方案的最常见原因，并且改为更低的药物应用剂量，或减少给药频次[36]。这种治疗方法的改变偏离了最佳的延长生命的治疗方法。因此，CIPN的症状可直接增加并发症，或者间接增加了死亡率。早期神经病变的表现是脚趾震动感觉的减退和足踝反射的消失。随着剂量增加，可能出现感觉异常并发展为严重的感觉迟钝。这种神经病变是可逆转的，但常需要在停止用药一年以上才可能恢复。

遗传因素引起的周围神经病变

其他的遗传性神经病变在临床和遗传上呈现多样性。这组疾病最常见的类型是进行性的神经病性肌萎缩（CMT），根据肌电图传导检测，可分为脱髓鞘型和轴索型。CMT的最常见症状是下肢运动症状（足部畸形、行走困难），生理反射减退，感觉丧失。其他罕见的遗传性神经病变有遗传性感觉和自主神经病变（HSAN），根据亚型不同，在出生后20年或30年，出现足部和小腿的感觉减退，这些部位容易形成溃疡，并可能发生蜂窝织炎和骨髓炎。还有一些先天性疾病包括远端遗传性运动神经病（dHMNS），典型表现是长度相关的乏力（远端肢体乏力），不伴有感觉的丧失。除了包括矫正器矫正。矫正手术（如对脊柱侧凸、足部畸形的矫正）和疼痛治疗的支持治疗外，目前尚无有效的治疗方式[37]。

感染或炎症引起的周围多神经病变

在发展中国家，感染引起的神经病变很常见，麻风分歧杆菌尽管在北美和欧洲很少见，却是引起该病的主要原因之一。它通常会影响皮肤和神经，但同样存在纯粹的神经性麻风病，占所有麻风病患者的4%～10%[40]。症状主要是单神经炎和多发性单神经炎。

丙型肝炎同样与神经病变有关，尽管临床表现多种多样，从多神经病变到单神经病变（涉及多个或单一神经）再到颅脑神经病变。患病率高达10.6%。伯氏疏螺旋体与慢性弥散性远端多神经病变有关，北美比欧洲更常见[38]。

随着高活性抗反转录病毒疗法（HAART）的发展及广泛应用，以及由此带来的中枢神经系统条件致病菌感染机会的减少。多神经病变现在成为人类免疫缺陷病毒（HIV）感染最常见的并发症[39]。尽管在 HIV 病毒血清反应阳性人群中有症状的神经病变发生率为 10％～35％，但是病理异常几乎出现在所有晚期的艾滋病患者中[40]。根据起病的情况，推定的病因，神经损伤的病理改变，运动或感觉受累，HIV 引起的神经病变可分为多种类型。HIV 相关的感觉神经病变包括由病毒感染导致的远端感觉神经病变（DSP）和由药物治疗引起的抗反转录病毒中毒性神经病变（ATN）。在这两种病变中 DSP 更常见。尽管这些 HIV 相关的感觉神经病变具有两种不同的本质[41]，但它们的临床症状和病理生理改变是难以区别的。疾病的病程和开始抗反转录病毒治疗的时间的差异呈现出不同的临床特征。DSP 可起病于亚急性或慢性期，或跟随着 AIDS 的发展而出现。ATN 临床症状出现在开始使用抗反转录病毒疗法的 1 周到 6 个月，并可能在终止药物后消退。痛性神经病变有两个原因，一是直接的神经炎损伤神经本身（DSP），二是应用 HAARTs 的治疗引起线粒体功能障碍。HIV-SN 的临床特征主要是感觉障碍，异常性疼痛和痛觉过敏。起病通常缓慢，最常见始于双下肢。神经病变进展是一个从身体远端到近端逐步恶化的过程。感觉障碍通常首先发生在脚底，并逐步向近端发展；当症状延及膝盖皮肤时，患者常常也会出现手指的症状。首先出现的最显著的症状是麻木和烧灼样感觉，且在夜间加重。接着，患者会出现异常性疼痛和痛觉过敏。之后，穿鞋和走路都会疼痛，患者的步态也会发生改变。微小的主观或客观运动功能收到累及，且一般局限于足内肌群。物理检查可发现除感觉异常外，踝反射也会减弱或消失。

位于三叉神经节和脊髓背根神经节的潜伏感染的带状疱疹病毒（人疱疹病毒-3）的复活可以引起受感染神经支配的面部或外周神经痛。这种条件带状疱疹非常痛，并可导致慢性带状疱疹后神经痛（PHN）。在美国，每年大约有 500 000 新发的带状疱疹病例，这其中有 9％～35％的患者发展为 PHN[42]。年龄大、皮疹严重以及皮疹前出现过严重的疼痛前驱症状都是作为是否形成 PHN 的、行之有效的评估因素。最常见的临床表现在胸腰区，在前驱期单处或多处皮损之后快速发出水泡样的斑丘皮疹。疼痛常被描述为烧灼样，刺痛感和或跳痛，常伴有皮损区的皮肤异常性疼痛。在 51％～66％的接种水痘疫苗人群中实现了带状疱疹和 PHN 的一级预防[43]。使用阿昔洛韦可有效预防带状疱疹病毒复活患者发生 PHN。在皮疹出现的 90 天内接受阿米替林的患者中，PHN 的发病率从 35％降低到 16％[44]。

吉兰-巴雷综合征（Guillian-Barre syndrome，GBS）导致的急性炎性脱髓鞘性多神经根神经病（AIDP）的特点是神经反射消失，上行性运动麻痹，同时伴有感觉障碍。发病前，通常有感染，尤以急性上呼吸道感染或急性胃肠炎症状多见。虽然疫苗及其他病毒可能与格林-巴利综合征有关，但是 EB 病毒、巨细胞病毒、肺炎支原体和弯曲杆菌等微生物更常被发现[45]。其他罕见的病因包括肿瘤和某些毒素[46]。出现症状需数天或数周。疼痛是一种常见的早期症状，肌无力通常首发在下肢，最终可能发展为呼吸衰竭并需要机械通气。通常感觉症状包括感觉异常，表现为以手套状区域分布的感觉功能减退。自主功能障碍以心动过速和直立性低血压为多见。疼痛发生率可高达 80％，疼痛表现以大腿或臀部的酸痛、牵张性或烧灼感，常转为更严重的症状。AIDP 相关的疼痛虽然很严重，但通常是暂时的，疼痛通常在晚上更为严重。神经传导检查和腰椎穿刺术提高了该疾病的诊断率。AIDP 的一般治疗包括血浆置换和注射丙种球蛋白，同时辅以支持疗法。糖皮质激素和其他免疫抑制剂被证明是有益的。

特发性小纤维神经病变

该病常表现为年龄超过 60 岁的患者的足部疼痛。虽常被定义为特发性，但自身免疫机制很大程度上被认为与这些疾病的发生有关。尽管前面提及的糖尿病和代谢/遗传等原因可导致小纤维神经病变，但该类型病变亦可发生在无糖尿病或代谢/遗传疾病等情况下[47]。当存在感觉异常（通常为疼痛）且无大神经纤维功能障碍（如萎缩、震动觉的缺失或反射损失）时可定义为该疾病。诊断通常是通过测试自主功能，定量感觉测试，或皮肤活检而被证实。

神经病理性疼痛的治疗

在过去的几十年中，对神经病理性疼痛患者的治疗有了实质性的改良和发展（表 55-4）。目前有多种药物可供临床医生选用，并有不断增加的随机、双盲和安慰剂对照试验来评估这些药物。尽管如此，即使是最好的药物，其有效性也是不确定的，且常伴有副作用，止痛起效慢，剂量复杂等问题。随着新疗法的出现，治疗指南被不断更新[48]。此外，尽管各类药物的有效性优于安慰剂的证据越来越多，但是尚缺乏各种药物之间一对一的对比和联合用药疗效评估的研究。此外，因为大多数神经病变的不一致性及可变性和患者基因组高度可变性，来自一组神经病变患者的研究结论可能不适用于其他患者。

表 55-4　治疗神经性疼痛的药物使用情况

药物	开始剂量	最大剂量	有效种类	副作用
加巴喷丁	100～300 mg/d	3600 mg/d	PHN，PDN，HIV，混合型神经痛	镇静，眩晕，水肿
普瑞巴林	50～150 mg/d	300 mg/d（纤维肌痛 600 mg/d）	PHN，PDN，混合型神经痛，纤维肌痛，中枢痛	镇静，眩晕，水肿
三环类抗抑郁药	10～25 mg/d	50～150 mg/d	PHN，PDN，中枢痛，混合型神经痛	强心，抗胆碱反应，镇静
去甲替林				
去郁敏				
曲唑酮				
特定的去甲肾上腺素激活再摄取抑制剂	37.5 mg/d　20 mg/d	25～375 mg/d　60 mg/d	PHN，PDN，纤维肌痛	镇静
文拉法辛				
度洛西丁				
卡马西平	300 mg/d	1200～1800 mg/d（比奥卡西平剂量高 1/3）	三叉神经痛	镇静，眩晕，共济失调，血质不调
曲马多	50～150 mg/d	400 mg/d	PHN，PDN	镇静，眩晕，惊厥
拉莫三嗪	25 mg/d	400～600 mg/d	纤维肌痛，HIV，卒中前中枢性疼痛	镇静，震颤，皮疹
阿片类	5～10 mg/d，滴定换用长阿片类药物	可变的，100～200（OME）mg/d	PHN，PDN，卒中前中枢性疼痛	镇静，眩晕，耐受，药物滥用
利多卡因	5%	每天 3 片	PHN，外伤性神经损伤	过敏反应
辣椒碱乳膏	0.025% 和 0.075%		PHN，PDN，HIV	

PHN，带状疱疹后神经痛；PDN，糖尿病周围神经病变；HIV，人类免疫缺陷病毒；OME，吗啡类似物

诊断和评估神经性疼痛往往是具有挑战性的。由于它通常与其他相关病因（如肌肉骨骼障碍、矫形畸形）导致的其他类型的疼痛并存，同时神经性疼痛可能产生各种后遗症。诸如，从睡眠障碍、焦虑到重性抑郁症，以及自杀意念等心理或精神问题，所以，多因素、多专业的治疗方法被认为是必要的。显然，一些用于治疗神经性疼痛的药物也可能通过减缓病因而使症状得以缓解，如三环类抗抑郁药可用于患有神经性疼痛和抑郁症患者的治疗。

在用于治疗周围神经性疼痛的药物中，研究得最彻底的是抗抑郁药[49]。在这组药中，主要有三个亚组已经被证实有治疗作用：三环类抗抑郁药（TCAs）、选择性 5-羟色胺去甲肾上腺素再摄取抑制剂（SNRIs）和选择性 5-羟色胺再摄取抑制剂（SSRIs）。虽然到目前为止，没有关于各组药物治疗周围神经病变和神经性疼痛的疗效的对比研究，但在这三种组药中，三环类抗抑郁药（阿米替林、去甲替林、去郁敏、丙咪嗪）是研究得最完善也是最有效的，其次是选择性 5-羟色

胺去甲肾上腺素再摄取抑制剂（度洛西汀、文拉法辛），然后是选择性 5-羟色胺再摄取抑制剂（西酞普兰、帕罗西汀）[50]。三环类抗抑郁药的副作用主要是抗胆碱能作用，限制了其广泛的应用，尤其是在患有自主神经病变、青光眼、心律失常、尿潴留的患者中应慎用。

抗惊厥药物也频繁且成功地被应用于临床。其中，加巴喷丁和普瑞巴林的结构类似于 γ-氨基丁酸（GABA），是用于治疗多种神经性疼痛综合征的一线药物，可治疗神经根病、Ⅰ 型和 Ⅱ 型复杂性局部疼痛综合征、糖尿病神经病变、带状疱疹后遗神经痛和混合性神经性疼痛。除了在众多随机对照研究显示有效性外，他们一般具有良好的耐受性，镇静、头晕、胃肠道的不适和下肢水肿等是常见的不良反应[51]。其他抗惊厥药物，如拉莫三嗪、拉科酰胺和丙戊酸能使艾滋病毒神经病变（拉莫三嗪）、痛性糖尿病神经病变（拉科酰胺）和带状疱疹后遗神经痛（丙戊酸）的症状缓解，但这些研究结果并不一致，不是总能在后续

研究中得到重复。左乙拉西坦，另一种抗惊厥药物，尚未在神经性疼痛的治疗中显示有效性[52]。其他口服药物虽然同样显示有治疗效果，但通常应用于难治的病例或作为二线药物，这包括阿片类药物，如吗啡或曲马多。其他可以改善神经性疼痛的治疗药物有：局部药物，如利多卡因贴剂（治疗带状疱疹后遗神经痛、创伤后神经痛），以及在实验研究中的高浓度（8%）辣椒素霜（治疗艾滋病神经病变和带状疱疹后遗神经痛）[53]。

在最近的一项随机对照试验表明，联合去甲替林和加巴喷丁的治疗比单独使用其中任一种有更好的镇痛效果[54]，重要的是，联合药物的剂量要比患者平时应用单一药物治疗的剂量更低。相比单一药物治疗组，接受联合治疗的患者得到很好的镇痛效果且副作用显著减少。虽然，正如作者报告，他们没有适当的设想确定药物之间的协同作用，但是他们的结果高度支持药物的协同镇痛效应。

基于 α-肾上腺素能受体在受损的周围神经表达，交感神经阻滞剂已被用于周围神经性疼痛的诊断和治疗。静脉注射酚妥拉明药物的镇痛作用可能预示着其对交感神经节区域的阻断[55]；然而，由于较高的假阳性率和安慰剂的反应，这已不再作为常用的方法。有报道称，α2 肾上腺素受体激动剂已作为一种有效的神经痛治疗的镇痛药[12]。

基于经验，糖皮质激素已被全身性或外周性地广泛使用。在有神经损伤和神经瘤时，当外周性（而非全身性使用）注射皮质类固醇激素，可能由于膜稳定性作用，可以减少自发的异位放电率。在正常的 C 类纤维中也发现了有一短暂持续的、对传递作用抑制的效应，但最近更多的关于外周神经损伤老鼠模型的研究证实，在受损神经处，区域性使用类固醇激素可能会由于对外周异位点的阻滞而产生了镇痛效果[56]。

很久以来，神经性疼痛被认为是因为对"阿片耐药"[57]。但近年来，这一概念受到了挑战，因为越来越多的证据显示，阿片类药物是治疗神经痛的有效方法，并且研究已证明，不论是单药治疗还是联合其他治疗方案，在疼痛症状治疗方面都有显著改善[58]。如果它们的有效性没有因对其有关应用的担忧而受到限制，那么它们甚至可能成为一线治疗药物。成瘾性，耐受性的发展，误用和滥用以及包括便秘、恶心等显著的副作用都或多或少地减少了这些药物用于神经痛常规治疗。此外，对于需要长期使用阿片治疗的神经性疾病的患者，可能会出现性腺功能减退、反常的痛觉过敏以及免疫系统的损害[59]。

即使广泛地使用上述药物和治疗方案，仍然有大量的患者，经常是超过 50% 的患者未能明显地缓解他们的神经痛。在这种情况下，各种替代方案就出现了，这包括交感神经阻滞、脊髓刺激（SCS）、脑深部电刺激（DBS）、经皮电神经刺激（TENS）和重复经颅电磁刺激（rTMS）。由于 TENS 和 rTMS 是无创的治疗方法，故 2006 年欧洲神经病学联合会特别小组将它们视为恰当的初步的或附加的治疗方法[60]。尽管更多的介入性方法，如深部脑刺激的确显示了其优势，但考虑到所需的介入程度，在这类方法被更大范围广泛采用之前，仍然需要更多的研究去证实[61]。脊髓电刺激疗法已很好地应用于椎板切除术后综合征、Ⅰ 型复杂性局部疼痛综合征（CRPS）和糖尿病性周围神经病变等一系列神经性疼痛的治疗上[62-65]。

要点

- 神经性疼痛是由周围神经系统受损引起的。尽管周围神经系统的病因有很多种，但不是所有的病因都会引起疼痛。最突出和常见的是糖尿病周围神经病变。

- 人们提出了很多发生机制来解释外周神经病变疼痛。疼痛的发生机制包括中枢和外周。外周机制包括病灶的异常形成、假突触的形成（可能性小）、神经炎症反应释放神经肽和 a-肾上腺素能受体的表达增加。

- 神经性疼痛的中枢机制包括大纤维疼痛去抑制，阿片类受体和 r-氨基丁酸受体的下调，r-氨基丁酸的释放减少，抑制性中间神经元的死亡，A-β 纤维的再生，A-β 纤维的表性转换和缩胆囊素的表达增强。

- 病史和体格检查在评估和追踪周围神经痛中仍发挥重要作用。肌电图对大神经纤维的改变提供了证据，但很少会影响治疗策略。定量感觉检查可对诊断细微的外周神经病变有帮助，并可为科学研究提供监测数据。皮肤的活检也是有用的诊断工具。

- 有证据显示糖尿病神经痛患者外周神经感觉传入信息减少，所以中枢机制可能参与了糖尿病神经病变的疼痛形成。糖尿病痛性神经病变有特殊的症状，包括快速出现的症状和明显的运动受累。Charcot 关节是糖尿病痛性神经病变中不容忽视的病变，如果漏诊，疼痛可能衍生成严重畸形。

- 治疗神经性疼痛主要包括抗抑郁药、抗惊厥药和钠离子通道稳定剂。去甲替林、去郁敏、度洛西丁、加巴喷丁和普瑞巴林是适用于多种神经疼痛的一线药物。阿片类药物虽然有效，但考虑到其相关的副作用和依赖性，以及药物滥用的可能，须谨慎使用。在特定情况下，交感神经阻滞剂可以有效地应用在一些合适的病例中。在广泛的神经性疼痛治疗中加巴喷丁加去甲替林联合治疗是一种较新的有效方法。

参考文献

参考文献请参见本书所附光盘。

56 卡压神经病变

Michael M. Minieka ☉ Takashi Nishida ☉ Hubert A. Benzon

肖颖 译　徐广银 审　Xiaobing Yu 校

许多解剖学位点容易导致神经受卡压损伤，压迫或卡压综合征的症状已经有了清楚的描述，并且是造成疼痛的常见原因。表 56-1 列出了卡压的主要神经和可能的解剖位点（图 56-1 和图 56-2），以及这些神经损伤导致的卡压综合征与对应的名称。我们在这里详细总结了六种症状：腕管综合征、肘部尺神经病变、胸廓出口综合征、感觉异常性股痛综合征、跗骨管综合征和莫顿神经瘤。我们选择这六种综合征是因为这些综合征都很常见并且都经常伴随疼痛的感觉。其他常见的一般不造成疼痛的卡压神经病变，比如腓骨小头的腓神经麻痹，就不在这里重点讲解了。

我们能够根据肌无力和感觉丧失的特点，可以确定是哪个神经被损伤和定位损伤的部位。短暂地增加压迫部位的压力，通过重新产生或者加剧症状来帮助诊断。

当临床怀疑卡压神经病变后，应该采用电生理来确定诊断，刺激性的检查试验可排除其他神经疾病。如果电生理诊断测试提示压缩或者卡压位点不典型，比如正中神经压缩在前臂而不是腕管，就应该采用磁共振成像或者超声（波）检测技术来确诊压迫的部位。成像可能会漏掉较小的压缩损伤，因此如果临床允许，必要时进行手术检查。

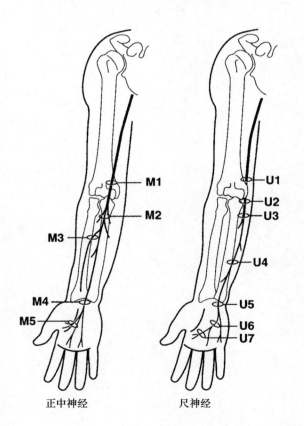

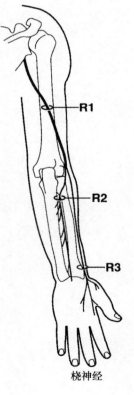

图 56-1　正中神经、尺神经、桡神经可能的卡压位点（细节见表 56-1）

表 56-1　主要神经、可能的卡压位点和造成的卡压综合征及名称

神经	卡压位点	综合征
上肢		
臂丛神经	前、中斜角肌	前斜角肌综合征
	锁骨下肌	肋锁综合征
	胸小肌和喙突	外展综合征
	颈肋或带、前臂内侧皮神经	胸廓出口综合征
胸长神经		"背包"麻痹
肩胛上神经	肩胛横韧带、肩胛切迹或孔	
	肩胛下横韧带或缺口	
肌皮神经	喙肱肌	
	臂筋膜、前臂外侧皮神经	
腋神经	四边形孔或腋外侧裂（肱三头肌的长头，大圆肌和小圆肌）	四边孔综合征
桡神经	外侧肌间隔	"星期六晚上"麻痹，"蜜月"麻痹
	Frohse 弓（旋后肌），亨利索（肱桡肌，桡侧腕短伸肌），蒙泰贾损伤	旋后肌综合征，骨间后综合征，桡管综合征，迟缓的桡神经麻痹，"网球肘""扔飞盘"手痛
	浅支	感觉异常性手痛，Wartenberg 疾病，"手袖"或"手表"神经病
正中神经	斯特拉瑟斯韧带（髁上突：正中上髁）	
	旋前圆肌，浅桥（指浅屈肌），腱膜纤维化	旋前肌综合征，浅屈肌腱综合征
	Gantzer 肌肉（拇长屈肌）	骨间前综合征，前臂骨间掌侧神经综合征
	腕横韧带	腕管综合征
	掌横韧带	掌骨间管综合征，投球手的拇指
尺神经	Struthers 弓（内臂韧带，肱三头肌内侧头，内侧肌间隔）	
	上髁鹰嘴韧带，肘管支持带，奥斯本弓状韧带	肘管综合征
	肱尺关节腱膜（尺侧腕屈肌）	"迟缓的"的尺神经麻痹
	深屈肌旋前肌腱膜	
	腕尺管（豆钩韧带，掌侧和横向腕关节韧带）	腕尺管综合征，"自行车"麻痹豆钩裂综合征
	深支	
	拇收肌的横向头和斜头	
下肢		
T2～6 脊神经后支		感觉异常性背痛
L5 脊神经	髂腰韧带（第五腰椎：髂骨翼）	腰骶管综合征
髂腹股沟神经	腹横肌	
生殖股神经	腹股沟管	
股外侧皮神经	腹股沟韧带髂前上棘	感觉异常性股痛，Roth 的 meralgy，Bernhardt 综合征
股神经	髂耻弓	髂肌管综合征
	亨特管（股内侧肌，内收长肌，缝匠肌），缝匠肌下管	
	隐神经髌下支	感觉异常性膝痛，"女佣膝"
闭孔神经	闭孔肌管	Howship Romberg 综合征
坐骨神经	梨状肌	梨状肌综合征
	大、小坐骨孔，坐骨切迹，直布罗陀臀肌	
腓总神经	腓骨颈，腓骨长肌	"跨腿"麻痹
	小腿筋膜，浅支	
	外下部支持带（十字韧带）	（前）跗管综合征
胫后神经	calcaneen de 里歇管（分裂韧带）	（后）跗管综合征
	足底内侧神经	"跑步者的脚"，拇展管综合征
	足底内侧指固有神经	乔普林神经瘤
	跖横韧带	莫尔顿神经瘤（跖骨痛症）

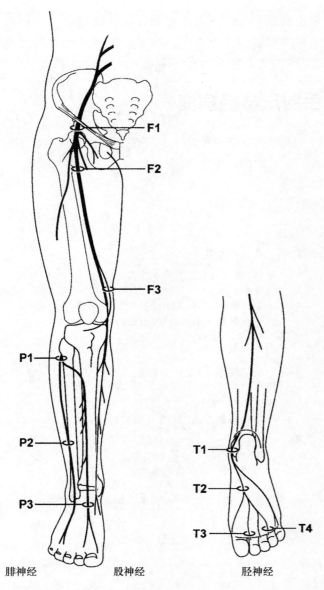

图 56-2 腓神经、股神经和胫神经可能受卡压的部位（细节见表 56-1）

腓神经   股神经   胫神经

诊断为一种卡压神经病变并不能排除是另一种卡压神经病变的可能。对一个患者来说，在同一肢体同一神经的不同位点有两个神经病理损伤并不少见，比如腕管综合征和颈部的神经根病，这种现象被称作"双压"，症状和体征亦能够重合。电生理诊断测试能够确定多发损伤并评估损伤的严重程度，也有助于给各种治疗方案提供合理的预期。比如，如果没有同时治疗所伴随的神经根病，那么在成功的腕管松解后，可能仍持续存在感觉异常症状。

电生理诊断测试也能够提供预后信息。电生理诊断测试还常常能够将轴突的损伤与髓鞘的功能异常区分开来。当压缩损伤仅造成局部的脱髓鞘，这种损伤

被称为机能性麻痹，预后较好，有可能完全恢复。如果发生了轴突的损伤，恢复将较慢并可能是不完全的恢复。

腕管综合征

腕管综合征是最为常见，也是研究得最多的卡压神经病变。在普通人群中的发病率为 1/1000，在高危人群中的发病率更高。

病理学

正中神经在通过腕管时可能会被压迫。腕管在手的基底部分。腕骨或者腕关节骨形成管的底部，而屈肌支持带形成管的顶部。九个屈肌腱也通过腕管。在这种拥挤的空间中，任何腱鞘增生、积液或者关节炎等都能导致腕管综合征。当腕关节伸展或者屈曲时，管内的压力增加数倍。在腕管综合征患者中，腕关节伸展或者屈曲时管内的压力能超过 100 mmHg，压力高得足以阻止营养神经的动脉血流的血供，造成神经缺血。在某些较低的压力下，静脉回流会减少，导致静脉停滞和神经内水肿。

症状

症状典型的患者会报告拇指、示指、中指和无名指的中部朝向手掌一面的皮肤表面有麻木感。然而实际上常常累及部分正中神经分布，特别是中指和示指。患者常常不清楚麻木感的准确位置，仅报告所有 5 个手指都有麻木感。然而当患者被要求观察到底是哪个手指麻木时，他们会发现是第 5 个手指没有麻木感。

腕管综合征会造成疼痛。疼痛点可能在压缩位点的远端和近端都有。患者会主诉手掌、腕关节、肘部和肩膀有疼痛感。任何明显的手臂疼痛都应该考虑腕管综合征。

当腕关节屈曲和伸展时，自诉疼痛和麻木会加重。因为这个原因，患者经常自诉当他们晚上腕关节屈曲着睡觉时出现这个症状。许多患者自诉需要醒着抖动他们的手以减轻他们的麻木感。有时候把这称作"轻弹征兆"。开车的时候，腕关节可能屈曲一段较长的时间，从而引发腕管综合征症状。

患者一般不抱怨手无力。他们可能会报告手常丢落东西或者某些运动活动完成困难，比如扣扣子或者开罐子。这些症状可能是轻微鱼际隆肌无力和感觉丧失的综合结果。

体格检查

正中神经在离开腕管后，为拇指、示指、中指和

无名指的一半手掌面提供感觉。正中神经也为这些手指的背侧末端提供感觉。正中神经的手掌分支，为手掌和鱼际隆起的近端部分提供感觉，不经过腕管，因此不受腕管综合征影响。两点区分和针刺测试常常能探测出在正中神经范围内感觉缺失的部分。这些缺失常常只在与正常手作直接比较的时候才被注意到。

正中神经在离开腕管后支配许多手上的肌肉。鱼际隆起的肌肉，特别是拇短展肌，是最容易被测试的。要测试拇短展肌的力度，患者要将让拇指垂直于手掌平面，然后发力对抗测试者，试图将拇指推向手掌平面。在许多患者中，只有与正常的手比较，或者与患侧的拇长屈肌比较，才能发现肌力减弱。

暂时增加腕管的压力会引发症状。Phalen 试验通过让患者的腕关节过度伸展或者过度弯曲来增加压力。许多有腕管综合征的患者在腕关节伸展或者弯曲的 60 秒内会报告麻木、麻刺感或者有疼痛感。Tinel 征兆包括了轻敲腕管以引发短暂的症状。要注意如果敲击力足够大，在任何人身上都能引发短暂的症状。

电生理诊断

电生理诊断是一种确认诊断腕管综合征非常敏感的方法，一些研究报告说，其灵敏度高达 95%。正中神经传导远端潜伏期的延迟是电（刺激反应）诊法确认腕管综合征的标志。这表明神经传导通过腕管有一个延迟。电生理诊断也有利于排除其他有类似症状的疾病，如颈椎神经根病变、胸廓出口综合征和弥漫周边的神经病。

治疗

腕管综合征的第一线治疗是用夹板保持手腕处于中立位置，从而尽量减少对腕管的压力。夹板在白天和夜间都应佩戴。消炎治疗方法包括注射类固醇对某些患者有用。如果保守措施失败，那么需要进行手术减压。

风险因素

腕管综合征是众所周知的、在电脑使用中发生的重复应力性损伤之一。事实上，任何需要反复屈伸手腕的职业都可以使一个人具有患腕管综合征的风险；其他风险因素包括肥胖、关节炎、糖尿病和甲状腺功能减退。

手腕的形状也可以成为患腕管综合征的一个危险因素。当背掌侧的距离接近内侧和外侧距离，且比例大于 0.7 的手腕称为正方形手腕。有正方形手腕的人发生腕管综合征的风险增加，也许这就是腕管综合征经常出现在双手的原因，这也许能够解释为什么许多患者有阳性腕管综合征家族史。

手肘尺神经病变

手肘尺神经卡压是第二个最常见的上肢神经病变，卡压可以发生在尺骨槽或在肘管。此术语可能会造成混淆因为有人将靠近肘部尺神经的所有损伤，即使是那些在尺槽处的损伤也称为肘管综合征。

病理学

尺神经在穿过肘并穿过肘管时特别容易受压缩或伸展的损伤。神经受压迫的原因很多，它可以在穿过尺侧沟进入肘管长达几个厘米的地方受到压迫。

尺侧槽由肱骨内上髁和鹰嘴形成，尺神经在跨越手肘时通过这个槽，当手臂在肘部被伸展时这个槽是很容易被摸到的。当手肘弯曲时，槽消失，尺神经就会比较表浅。长时间靠在弯曲的手肘上会压迫尺神经，快速的打击弯曲的手肘会损害的尺神经，如很多人描述的"击中了他们的滑稽骨"。如果有一个骨畸形或瘢痕形成，神经也容易受到损伤。一个有肱骨髁上骨折史的患者可能发展成被称为尺神经麻痹的骨性畸形和神经冲击。某些人在弯曲肘部的时候，尺神经会半脱位出尺槽的内侧而位于肱骨内上髁，从而会更容易受到损伤。

在手肘远端，当尺神经离开尺槽时，它从肱骨内上髁延伸到尺骨的鹰嘴的韧带下方穿过，然后汇合到尺侧腕屈肌肌肉的两头腱膜。这个肱尺腱膜的拱道或肘管可以距离远端肱骨内上髁或尺槽末端 0.5～2 cm 远。当肘部弯曲时，肘管压力增加。

症状

尺神经分布区域出现间歇性麻木和刺痛往往是尺神经麻痹的首发症状。患者可能被肘部疼痛唤醒，这种疼痛会放射到第五个手指，小鱼际肌也可能有痉挛和疼痛，症状可被前屈肘部加剧，患者可能会抱怨手部广泛的无力感或者丧失手的灵巧性。

体格检查

尺神经为第五小指的手掌和背部表面及无名指的一半提供感觉。分裂无名指的感觉障碍是尺神经损伤的典型症状。然而，在某些人中尺神经可能为整个无名指甚至中指提供部分感觉。在这些人中可能很难将尺侧感觉缺失与 C8 神经根病变区别开来。轻触摸和两点辨别对于检测尺侧感觉障碍往往比针刺或温度测试更敏感。

尺侧感觉区域近端大约在腕横纹结束。前臂尺骨的一半是由前臂内侧皮神经即臂丛神经的一个分支提供感觉的。肘部尺神经损伤不会累及这一区域。

尺神经损伤可削弱把握力和捏力。但是，测试尺神经损伤最容易的肌肉是在第一骨间背侧和小指展肌。让患者将手平放在一个平面上，然后要求患者将手指分开，并抵抗测试者的欲将分开的手指合并的企图。经常可以看到小鱼际和第一骨间背侧的萎缩。在慢性病例多见"爪样"无名指和小指。

在尺槽和肘管上的触诊常常可以引起压痛，因此可以帮助定位尺神经损伤。肘关节屈曲超过 90°常常会引起感觉异常或疼痛。

电生理诊断

电生理诊断测试用以确诊并排除其他原因（包括臂丛神经丛病变、颈神经根病和手腕的尺神经卡压）所必需的。神经传导研究通常会显示，经过肘部的传导速度减慢，并且有时在经过肘部时反应的幅度也会下降。缓动技术有时可以定位尺侧沟或肘管被压迫的部位。

治疗

肘部轻度尺神经麻痹可以通过在肘部加一个手肘垫，以减少神经的创伤或避免长时间屈曲肘部来成功治愈。严重的病例可能需要手术治疗。压迫的确切部位将决定手术的细节，包括神经换位、腱膜减压甚至内侧表踝突切除术。

风险因素

将弯曲的手肘搁在坚硬的表面的行为容易引起尺神经麻痹。例如，卡车司机在驾驶时将他们的手肘放在窗户上休息可能发展成左尺神经麻痹。长途飞行的旅客在扶手上休息会造成麻痹。那些卧病在床的患者要坐起来，当自己的手肘搁在床上时，可造成尺神经麻痹。直接外伤包括肘部骨折可引起急性尺神经损伤。延迟或慢性的尺神经麻痹可由外伤或断裂以后发展的骨畸形所导致。

胸廓出口综合征

有许多组织可能压迫或挤压下降入手臂的臂丛。

神经血管组织也可能以相同方式被压缩。肩膀的不同位置也可能影响胸廓出口的血管和神经结构，这导致了许多关于什么是胸廓出口综合征的混乱和分歧。在我们看来，最好将胸廓出口看做是几种血管性、神经性和位置性综合征的发源地，这些综合征并不是相互排斥的。

病理学

胸廓出口的各种结构可能是造成压迫或挤压的来源。颈肋是胸廓出口综合征中讨论得最多的病症，这可能是因为它很容易被 X 线识别，而其他结构不容易成像。从最后一个颈椎的横突至第一肋的异常纤维束带是一个常见的挤压原因。由斜角肌、锁骨下肌和胸小肌造成的卡压都有报道。颈部的过伸损伤可导致内斜角肌肉出血和肿胀，并由此在肌肉或周围的臂丛神经形成瘢痕。神经源性胸廓出口综合征最常涉及臂丛神经下干。血管性综合征通常累及腋窝和锁骨下的血管。血流检测可能对于诊断血管成分以及更好的定位压缩位点有用。

症状

胸廓出口综合征的症状取决于压迫的是否是主要的动脉、静脉或神经系统，并且肩部位置不同症状也会不同。

如果是动脉压迫，症状实质上是局部缺血并且包括疼痛、感觉异常、发凉和皮肤颜色的改变。有些患者会抱怨疲劳和手臂酸痛。静脉症状包括肿胀、发绀以及疼痛和感觉异常。

最初的神经症状通常包括手的前臂内侧和尺骨侧的麻木，其次是筋骨疼痛，在手臂和前胸很难定位。患者随着病程进展可能会抱怨手和手指笨拙或无力。可以看出大鱼际和小鱼际的萎缩。

肩膀前屈可诱发症状。由于这个原因，一些侧身睡觉的患者醒来常感觉有症状，但更换体位后症状消失。手臂的外展和外旋也可引起症状。某些影响肩部位置的活动可以加剧症状，如背着沉重的公文包、梳理头发或者使用鼠标。

体格检查

真正的神经源性胸廓出口综合征通常影响臂丛神经第一下干，导致手的尺骨侧感觉障碍，伴随鱼际虚弱和萎缩。随着综合征的进展，感觉缺失可能涉及所有五个手指。真正的神经性胸廓出口综合征最初导致正中神经支配的手部肌肉无力和后期的尺神经支配的肌肉无力。可能发生大鱼际和小鱼际的萎缩。

单纯的血管压迫一般不会造成力量丧失，但手臂和手部肌肉在使用时可能会疲劳。血管压迫可引起弥漫性的，但通常只是主观性的感觉障碍。可以看到肿胀、颜色变化和温差。

刺激性的测试往往可以诱发症状。Adson 试验包括在肩的高度延伸臂到侧面并且手后旋，该动作可以引起两个症状，即桡动脉搏动缺失和感觉症状加剧。埃尔维（Elvey）动作通过再次延伸臂到侧面，然后倾斜头部到对侧来对臂丛施加压力，这个动作在延伸臂的一侧拉伸了臂丛，并在神经丛胸廓出口综合征患者身上会引起同侧的症状。应当指出的是，这种挑战性测试的诊断价值是受较低的敏感性和特异性限制的。例如，即使是一些健康的正常人也可能在 Adson 动作中失去他们的桡动脉脉搏。

电生理诊断

在早期的神经源性胸廓出口综合征中，其电生理研究结果大多是正常的。首先出现电生理异常之一是在前臂内侧皮下神经的感觉反应幅度减少。手的尺神经侧感觉反应在后来会被削弱。后期反应，如 F 波将延长，横臂丛传导随着神经丛病变的进展将会减慢。在中晚期病例中，针刺检查可能会引起正中神经和尺神经支配的手部肌肉的去神经支配改变。

治疗

在许多情况下，肩部姿势矫正即使不能完全消除胸廓出口综合征的症状也可以改善症状，即加强菱形和斜方肌练习可以改善肩部姿势。锁骨肩带可以帮助保持正确的肩部姿势。

打开胸廓出口的手术在上个世纪很流行，但其疗效是有争议的。确实，某些患者手术后改善了症状，但选择合适的手术人选是很困难的。最常见的外科手术是切除颈肋、纤维带和斜角肌，但这些手术都有很高的并发症。

注射肉毒杆菌毒素进入斜角肌已被证明对某些情况的胸廓出口综合征有效。注射其他肌肉，包括锁骨下肌、胸小肌、斜方肌和肩胛提肌也在某些患者取得了很好的效果。肉毒毒素注射的并发症包括吞咽困难、发音困难、肌肉无力。

风险因素

长时间肩部姿势不良的活动可以引起胸廓出口综合征。常见于专业的弦乐乐器的演奏人员、哺乳期妇女和计算机使用者（特别是在使用鼠标的一侧）。源于锁骨骨折和颈椎骨的骨性畸形及斜肩都易引起胸廓出口综合征。最近对肩或颈部的创伤的研究，即使没有骨折，也可使患者患胸廓出口综合征。

感觉异常性股痛

大腿的股外侧皮神经卡压现象已经被报道了 100 多年，meralgia 一词源自希腊文的 meros（意指“大腿股”）和 algo（指“疼痛”）。

病理学

大腿的外侧大腿皮神经来源于腰椎上神经根，穿过骨盆在腹股沟韧带上外侧端进入大腿。此神经通常在经过腹股沟韧带或从腹股沟韧带下经过时被损伤，这个区域的钝伤可能会导致神经的损伤，多为慢性发作，许多紧身的衣服、皮套或工具腰带造成的慢性、偶发性的外力挤压会引发大腿痛。然而，卡压常常与体重增加或妊娠造成的腹内压增高有关。占位性病变，包括脂肪瘤和纤维瘤也有被报道。

症状

患者抱怨在大腿外侧有不愉快的感觉和麻木感。轻触该区域可能有令人不愉快的感觉。即使穿衣服或触摸该区域也可能有不愉快的感觉。走路、站立或平躺，有时可能会加剧症状。

体格检查

股外侧皮神经是一种纯粹的感官神经，它提供的只是大腿外侧的感觉。因此，症状完全是感觉方面的。在神经分布的位点可以识别感觉丧失，通常是当手在裤子口袋里时，手碰触的区域。如果在这个区域之外的部位发现有感觉障碍或伴随运动障碍，那么应考虑其他的诊断。

电生理诊断

从正常人的股外侧皮神经引发感觉反应在技术上是很困难的。这使得解释有缺失或降低反应成问题。电生理诊断比较适用于排除其他可能的诊断，比如腰椎神经根病。

治疗

用药控制疼痛是标准的治疗方法。减少危险因素，如减肥或穿宽松的服装是有益的。使用这些保守的措施，绝大多数患者 6 个月内症状就能得到控制。神经阻滞也能很成功地缓解疼痛。也有一些脉冲射频治疗成功的报道。手术的干预效用仍然有限。

风险因素

肥胖、妊娠、糖尿病和紧身的衣服都会增加股痛感觉异常的风险。骨盘的截骨术和稳定脊柱的设备的使用也会增加患病的风险。

跗管综合征

跗管综合征通常用于描述脚踝内侧胫后神经的卡压。然而，有些人还用这个词术语来描述腓神经向前进入了脚而受到压迫。

病理学

跗骨小管是由脚踝骨和屈肌支持带所形成的。后部胫神经、脚的肌腱、趾屈肌和后胫动脉穿过小管。小管内压力增加造成综合征。另外，脚踝骨折或扭伤、关节炎的变化、腱鞘炎或积液可能造成综合征。小管内占位性病变，如神经节囊肿或血管扭曲也能导致后胫神经的压缩。

症状

患者主要抱怨足部灼烧样疼痛。许多患者有脚掌的灼烧痛。痛苦的麻木感往往会扰乱睡眠。走路和站立可加重症状。

体格检查

后胫神经有三个分支：跟骨、内侧足底、外侧足底。不是所有的分支都会受到影响，所以部分或全部的脚掌可能失去感觉。内在的脚部肌肉主要是趾屈肌和外展肌，可能会受到影响，但临床检测这些肌肉很困难。因此运动症状，包括运动能力减弱和衰退，通常只在晚期的跗管综合征患者中有明显表现。在受影响的跗管施压通常是有痛感的。脚的外翻和背屈也会引起症状。

电生理诊断

神经传导研究可以揭示运动和感觉在通过跗管时放缓。该综合征常是单侧的。因此，与未受影响的对侧比较会使诊断更容易。针刺检查脚部肌肉可能会产生误导。有大约 $10\% \sim 20\%$ 正常的足部肌肉可显示，去神经支配变化，即纤维性颤动和正波。这常是走路

造成的直接的肌肉损伤。

治疗

解热镇痛药物在怀疑为腱鞘炎或关节炎的特定情况下是有用的。外科减压也是非常有效的。

风险因素

跗管综合征中常见踝关节创伤，即使是很陈旧的创伤。类风湿关节炎和糖尿病都会增加患跗管综合征的风险。

叉指神经病变（Morton 神经瘤）

在趾骨间的趾间神经施加压力可引起远端的脚和脚趾的疼痛和麻木。Morton 在 19 世纪就对此进行了描述，这可能是最早报道的一种压迫性神经病变。

病理学

趾间神经是侧面和中部足底的远端分支。这些远端神经容易受到慢性压力和跖骨头之间创伤的损伤。这些远端神经紧靠着掌部的横肌韧带。有时可形成瘢痕或神经瘤。这最常发生在第三和第四跖骨头之间，但也可能涉及其他趾间神经。

症状

主要症状是踝骨的灼烧痛，并会辐射到一个或两个脚趾。对应的脚趾可能会感到麻木。负重会加重病情。

体格检查

可以通过按压受影响的趾间神经上的踝骨引发疼痛。受影响的脚趾的邻边有时候有感觉的改变。但这种感觉改变往往很难发现或不能重复。用磁共振可视化成像或超声检查常能看到神经瘤。

电生理诊断

对趾间神经应用电生理检测较困难而且往往不可靠。虽然对用表面电极和近针电极进行顺向和逆向感觉或混合神经研究的方法有描述，但没有一个方法是被常规使用的。然而，电生理检测对排除其他可引起足部疼痛和麻木的神经疾病是非常有用的，特别是跗管综合征、腰骶神经根病，以及外周神经病变。

治疗

保守治疗，包括物理疗法、矫形器并避免穿不合

脚的鞋往往很有效。指间麻醉的神经阻滞，利用糖皮质激素，对部分患者有效。各种手术干预也已被使用，都有一些效果。Morton 自己在 19 世纪后期主张去除跖骨头，该方法在当时具有令人惊讶的良好的成功率。现在趾间神经的神经松解术或切除神经瘤（神经切断术）是最常见的手术方案。神经瘤越大，尤其是直径大于 5 mm，神经切断术成功的可能性越大。手术风险包括永久性感觉丧失和神经瘤复发。

风险因素

增加脚部创伤的活动都可以增加趾间神经病变的风险。不合适的鞋，尤其是高跟鞋，也易引发 Morton 神经瘤。

要点

- 当临床上怀疑是压迫性神经病变时，应该利用电生理诊断测试来确诊，并排除其他神经系统疾病，包括"双击碎"。

- 手腕的弯曲和延伸会增加腕管的压力，常常引发症状。
- 尺神经在肱尺的腱膜拱（即肘管）或者邻近穿过尺骨槽几厘米处是最容易受到冲击损伤的。
- 胸廓出口是引起几种综合征的发源地，这些综合征包括血管性的、神经性的和位置性的，彼此不相互排斥。
- 如果有股外侧皮神经区域的感觉缺失是诊断为感觉异常性股痛的关键。
- 挑战性的检查如 Adson 运动和 Tinel 征兆由于特异性较差，其诊断的价值是有争议的。
- 有两种类型的跗管综合征：在踝关节（前）的深部腓神经的卡压和在踝关节（后）的胫神经的卡压。后者的卡压更为常见。

参考文献

参考文献请参见本书所附光盘。

57 小儿及青少年慢性疼痛的控制

Santhanam Suresh ☉ Ravi Shah

顾海波 译 林建 审 Xiaobing Yu 校

小儿慢性疼痛是一个治疗不足的情况，并且恰恰在大多数病例中是被忽略的[1]。最近一项芝加哥中学的调查显示，有头痛症状的学生在所有学生中占很大的比例。本章将阐述小儿疼痛严重程度的评估、常见小儿疼痛的具体症状，并探讨如何诊断和管理。

疼痛的评估

对于小儿及青少年疼痛的评估是一个复杂的临床过程，理想状态下应具体考虑每个患者及其家庭所独有的生理、心理和社会学因素来进行多学科的评估。因而，儿科疼痛的测量习惯地分为三类：①患者自我报告；②医疗工作者和父母亲观察所得的分数；③生理参数[2]。由儿科医生发起的，从事临床试验方法、测量和疼痛评估的工作团队阐述了儿科急慢性疼痛研究人员在临床试验时的主要结果和测量方法，详见 http://www.immpact.org。其中改良面部表情评分法和视觉模拟评分，对于记录和说明小儿慢性疼痛似乎更有效[2]。

Varni-Thompson 小儿疼痛问卷（Prediatric Pain Questronnaire，PPQ）是患者自我报告的工具[3]，该问卷系统具有年龄特异性（5~7岁），小儿（8~12岁），或青春期（13~18岁）。即使患者只有 5 岁，PPQ 仍然是一个有效且可靠的、测量小儿自我报告慢性疼痛程度的工具[4]。

功能性损害的评估

反复发作或持续存在的慢性疼痛常对小儿和青少年的日常生活产生很大的负面影响[5]。我们的主要目的是提高小儿和青少年的功能能力，从而提高他们对日常生活的参与程度。小儿功能损害评估的常用工具是功能障碍清单和小儿活动受限问卷调查表。

功能残疾量表（Function Disability Inventory，FDI）最初是由 Walker 和 Greene（1991）为了评估与多种慢性疾病相关的小儿和青少年的活动限制而制订的[6]。在患者自我报告的 FDI 中，由 15 个项目来评估

心理和生理的功能，其中包括前两周与朋友玩耍等日常生活功能[6]。FDI 已被广泛地用于评估慢性疼痛小儿患者的功能性损害。

小儿生活质量量表（Pediatric Quality of Life Inventory，PedsQL™）（http://www.pedsql.org）旨在明确疼痛程度、与健康相关的生活质量、健康相关病情对家庭的影响以及患者对临床结果的了解。此表已成功用于小儿偏头痛的治疗[7]。

定量感觉检查

定量温度感觉轴突反射（Quantitative Sudomotor axon reflex test，QST）检查是一种非介入性的方法，以对通过 A-δ 和无髓鞘 C 纤维传导的温度觉和通过 A-β 纤维传导的振动觉进行评估[8]。QST 的价值已经在患有 CRPSI 的小儿患者中体现出来。由于与正常对照组相比较时，仅在温度测量阈方面显示出有明显不同[9]。因此，这种评价方式虽然在成人当中被广泛应用，但是可能对小儿及青少年的疼痛评估没有太大的应用价值。

多学科疼痛治疗诊所

多学科治疗疼痛诊所的引入使得小儿可以在一个办公室当中同时面对多个咨询医师，他们可以制定出一个全面的治疗计划。诊所组成包括一名专职疼痛的麻醉医师、对疼痛特别感兴趣的心理学家、物理治疗师，包括按摩疗法和针灸疗法的辅助疗法，以及生物反馈的治疗医师。这种综合方法使我们的患者能够得到

表 57-1 常见慢性疼痛类型

头痛
CRPS Ⅰ型
腹痛
胸痛
骨盆痛
背痛
癌症相关性疼痛

更好的治疗，从而使对其生活的影响降到最低。

小儿常见的慢性疼痛包括 CRPS 类型 I、头痛、腹痛、胸痛、背痛和癌症疼痛（表 57-1）。我们将阐述这当中的每一个并特别强调的目前公认的治疗方案。

复杂性区域疼痛 （CRPS）

CRPS I 型或者最初所谓的反射性交感神经营养不良是一种由疼痛、异常触痛、痛觉过敏和潜在功能损失组成的复杂症状。虽然不多见，但这也是转诊至小儿疼痛门诊的常见原因。此种情况更常见于下肢，并且更多见于女孩[10]。

患儿通常遭遇过较轻的损伤。根据病程的发展可以分为三个明显的阶段：①急性期，此时患肢可表现为水肿和疼痛；②营养不良阶段，其中肢体可缺乏血液供应与潜在的血管舒缩和汗腺变化所致的毛发缺失和皮肤颜色变化；③萎缩期：可表现为患肢萎缩和肌肉减少。CRPS 所致的疼痛可能是交感神经介导或诱发的。治疗和控制的主要目的是改善功能，从而可使孩子回到其日常活动中去。此外，包括抑郁症和焦虑在内的其他心理并存疾病，可能会重新定义 CRPS I 型的诊断。

诊断和控制

CRPS 的诊断是通过体检完成的。儿童 CRPS 的异常性疼痛和痛觉过敏以及包括肌无力和肌萎缩的其他症状与成人的 CRPS I 型相似。定量感觉测试（QST）对于 CRPS 的诊断是不可靠的[9]。骨闪烁显像已经被用于识别和诊断 CRPS，但这也不是非常敏感[11]；虽然这种检查方式已在多个中心使用，但却不能作为诊断的金标准。交感神经阻滞已被用于 CRPS 的诊断和控制。

CRPS 治疗是提供大量的物理治疗为主，此种方式能对小儿及青少年治疗 CRPS I 型疾病提供最大的帮助。仍有其他控制技术用于促进物理治疗。另外，辅助治疗方式也被用于提高物理治疗的效果（图57-1）。药物治疗也被用于缓解疼痛。认知行为治疗是对小儿疼痛控制的主要方式之一。已引入各种不同的治疗技术，成功地帮助了小儿功能的提升。不同形式的心理干预用于疼痛的控制，其中包括视觉引导图像疗法、催眠疗法、放松疗法和生物反馈疗法[12-13]。物理治疗的主要目的在于提高孩子的功能能力。主动和被动的物理治疗方法，包括使用磁体和温度调制的物理疗法已被用于临床。经皮神经电刺激（TENS）作为在损伤或确诊为 CRPS 之后的第一种缓解疼痛的治疗模式，已被广泛应用于患有 CRPS 的小儿[14-15]。

药物治疗

三环类抗抑郁药是最早用于控制疼痛的药物[16]。心电图作为一种筛选手段被用于诊断患者是否有 QT 间期延长[17]。阿米替林可能导致镇静，但是去甲替林似乎更少有镇静和抗胆碱能的副作用，因此，在我们的临床实践当中应更多地使用去甲替林。在疼痛治疗中心单独使用丙咪嗪和地昔帕明并不常见。

抗惊厥药物用于疼痛控制已有多年时间。卡马西平和奥卡西平已被广泛地用于神经性疼痛[18-19]。然而，引入加巴喷丁和最近推出普瑞巴林已经彻底改变了止痛药的世界[20]。尚没有关于小儿的对照实验来说明其他药物的治疗效果，但是电压门控钙离子拮抗剂在降低疼痛的程度方面似乎是有效的。这类药物在治疗小儿 CRPS 的有效性仍需要更多的对照试验来确定。在我们的临床病例中观察到的比较重要的副作用是困乏和体重的增长。这些副作用应该被慎重考虑，尤其是在治疗青春期女性患者时。

虽然没有明确的证据证明 SSRIs 对于小儿及青少年疼痛的控制有明显效果，但是它们已经用来治疗包括疼痛相关的抑郁症在内的心理共病障碍[21]。最近，SNRIs 被用于治疗神经病理性疼痛，尤其是用来治疗合并了精神疾病的病例，取得了明显的效果[22]。

局麻已在成人中广泛应用于 CRPS 的诊断和治疗，但其在小儿中的应用往往是在所有认知行为治疗都失败后。有些时候，局部麻醉的使用可加强物理治疗，使之顺利进行。我们将讨论应用于小儿 CRPS 的不同局麻技术。局部麻醉的选择是基于我们在实践当中总结出来的一种简单的办法。

中枢神经系统阻滞尤其适用于严重的疼痛患者，以促进物理治疗。在腰椎或颈椎部位留置导管，待输注泵入低浓度的局麻药。我们发现，采用这种方法后，甚至在孩子患有严重的疼痛和痛觉异常的情况下，患者和家长仍能很好地配合物理治疗[23]。

静脉区域麻醉作为镇痛和交感神经阻滞第一种治疗形式适用于轻度至重度的 CRPS 患者。虽然有很多不同的药物用于静脉区域麻醉，但是局部麻醉联合 α-2 阻滞剂或 NSAIDS 药物似乎有更好的效果。我们所研究的临床病例证明，那些接受利多卡因和酮咯酸局麻治疗的孩子能有明显的症状改善并能更好地进行物理治疗[24]。

外周神经阻滞可以促进物理疗法，尤其是同时在超声引导下的交感神经阻断术已成为可能的情况下。连续性神经导管用于提供持续镇痛。局麻药的稀溶液用于镇痛，从而使得物理治疗可以顺利进行。我们优选腘窝神经组织来治疗下肢疼痛，肌间沟或锁骨下臂丛神经阻滞用于上肢疼痛。

在上述治疗方式都无法产生效果时，我们也会在小儿及青少年当中应用交感神经阻滞[25]。超声引导下的星状神经节阻滞用于上肢的 CRPS，与此同时荧光透视下的腰交感神经阻滞可被用于下肢 CRPS 的治疗。相比较于静脉注射利多卡因以减弱 CRPS 青少年的异常触痛和疼痛程度，荧光透视引导下的腰交感神经组织的交叉实验证明了其优越性。

虽然外周神经刺激常被用于成人的难治性 CRPS 病例，但这在儿科中的应用还是比较少见的[27]。周围神经刺激在儿科患者中已渐渐被接受，并且可能对于难治性 CRPS 患者也是有效的[26]。

头痛

头痛在小儿及青少年当中较为常见。一项 2010 年关于芝加哥两所中学的调查显示，在小儿中头痛具有高发病率[1]。大多数小儿的头痛可以被分为器官源性和非器官源性，同时根据病程的长短可以分为急性和慢性。1873 年，德国儿科学家威廉·亨利·日首次在他的著作《儿科疾病概论》当中以一个章节的篇幅叙述小儿头痛，在这之前很少有儿科学家关注头痛。1976 年弗里德曼和汉姆在他们的著作《小儿头痛》当中报道了更多的数据[28]。这些早期工作对于以后小儿头痛的研究有很多推动作用。

头痛分类是根据假定的异常位置、疼痛的起源、病理和患者表现的复杂症状来划分。国际头痛协会最近更新了其分类。通过描述随时间变化，头痛严重程度的改变情况，头痛可以分为五大类。

一个内容完整的调查问卷应常规地用于评估小儿的头痛。其他查询问题涉及相关的神经系统症状，如共济失调、嗜睡问题、癫痫发作或视觉障碍等。比如高血压、鼻窦炎和其他情绪障碍等重要的疼痛之外的医学问题也必须进行评估。之前没有头痛病史的严重头痛、使小儿从睡眠中痛醒的头痛、头痛相关性紧张、头痛模式的改变或者头痛引起的类似恶心呕吐的症状都提示病理性头痛，需要仔细地评估。以下信息都是在询问中必须获得的：

- 包括一个完整的神经系统检查在内的神经系统状况
- 患者身体状况（例如患者是否积极运动）
- 头痛有没有妨碍他或她的日常活动（例如，疼痛是否影响到与他人的交流及参与体育运动）
- 是否有旷课情况

- 患儿在家中与父母及兄弟姐妹的交流情况
- 有没有头痛缓解因素
- 患儿有没有使用抗头痛的药物
- 患儿头痛的临床特点有没有改善

偏头痛

偏头痛往往伴有明显的先兆及前驱症状，并且有明确的家族史。偏头痛经常由神经科医生诊治，只有顽固性病例才会转到疼痛专科。已经使用周围神经阻滞治疗头痛，用三叉神经阻滞治疗前额痛，以及使用枕部神经阻滞治疗持续性枕部疼痛都显示了较好的效果[29]。

紧张性头痛

这种类型的疼痛是临床上见到最多的一种。这些患者中的大多数往往能够正常生活，并且患有额颞部及额顶部的疼痛。头痛是由于颞肌的收缩和头皮肌肉紧张所致[30]。控制疼痛的方式包括生物反馈在内的肌肉放松疗法。常规应用非甾体类药物通常有助于减轻紧张性头痛患者的痛苦。

持续神经性疼痛

有过前颅手术史及 Chiari 畸形减压手术过的患者在术后可能会有持续神经性疼痛存在。也有患者曾经有过脑室-腹腔分流手术以及分流手术失败后修复的头痛患者。在使用认知行为疗法后，我们会继续使用系列神经阻滞疗法来治疗这些患者（图 57-2）。这些阻滞方法包括使用三叉神经阻滞来治疗前额痛，以及枕部神经阻滞来治疗持续性后枕部头痛。一种新的在超声引导下的方式使得到达 C2 神经根变得非常容易，从而提供了一种更加有效的封闭，而不仅仅是在皮下阻滞外周神经[31]。伴或不伴小剂量类固醇药物的局部麻醉也被用于镇痛。

腹痛

腹痛在婴儿、小儿及青少年当中都非常常见。反复发作性腹痛是过去常用的称谓，现在已改名为功能性腹痛。最重要的是，所有由特定器官病变引起的腹痛都不被包括在内。一旦功能性腹痛诊断成立，那么认知行为治疗和以家庭为中心的治疗模式被认为是非常有效的。虽然在一项前瞻性的随机对照实验当中，对照组和阿米替林组没有明显区别，但是在小儿当中使用阿米替林来控制功能性腹痛却是非常有效的[32]。另外，我们也证明了一系列神经阻滞在小儿功能性腹痛的疗效，尤其是腹部手术以后发展而来的神经病理性疼痛。采用超声引导下腹直肌鞘内或腹横肌平面

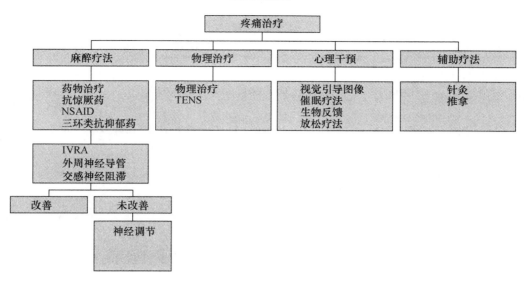

图 57-1　CRPS1 型的控制方法

（TAP）的连续性神经阻滞已经证明能减少腹痛[33]（图 57-3）。通过阻断胸腰椎神经根，我们能够使前腹壁疼痛完全缓解。

疝修补手术以后的髂腹股沟神经痛患者的实际人数比已报道的更多[34]。虽然在新生儿当中比较少见，但是在手术过后年龄较大的青少年当中是比较多见的。这些症状在经历过手术的年龄较大及较为肥胖的小儿当中更为多见。TENS 可能对疼痛控制有帮助，但是在大多数情况下使用外周神经阻滞已被证明是有效的。

超声引导下的髂腹股沟神经阻滞能用于控制疼痛。连续性神经阻滞也被认为是有效的[35]。有时候对于疼痛严重的患者，我们会留置一根导管来控制疼痛。

胸痛

胸痛是在小儿，尤其年龄较大者和青少年当中一种较为常见的症状。最常见的发病形式是胸骨侧面的压紧感伴随疼痛。一项关于平均年龄为 13 岁的 96 个患者的研究显示：37％的人有先天性胸痛。一个显著的生活

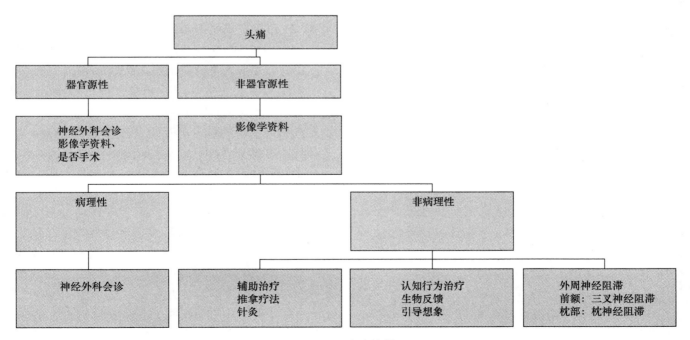

图 57-2　头痛控制

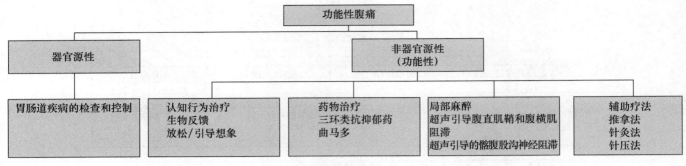

图 57-3　腹痛控制

事件，如离婚家庭或家庭成员一个心脏病发作，是诱发这些孩子 30% 以上胸痛的关键因素所在[36]。在通过心电图和仔细的体格检查排查出心脏疾病后，其他能引起胸痛的原因也应当被考虑在内（表 57-2）[37]。引起胸痛的其他原因有很多，包含但不仅限于药物毒性、功能性焦虑、胃肠道疾病、哮喘和肌肉骨骼问题，这些情况也应被排除在外。所有胸壁疼痛的控制方法通常是合用安慰剂和非甾体抗炎药。此外，对于严重的频发的胸壁痛，已尝试在超声引导下使用神经阻滞的方法，并且取得了很好的效果。一系列神经阻滞，伴随生物反馈疗法和实施推拿疗法来缓解反复发作的胸壁疼痛引起的焦虑。对于难治的胸壁疼痛患者，在使用局麻技术之前先用针灸治疗。

癌性疼痛

这是专注小儿疼痛的儿科亚专业可以帮助的领域。小儿肿瘤与成人是不相同的，很多肿瘤是血液恶病质表现并且有良好恢复的可能。另外，小儿实体肿瘤往往可以被完全切除。虽然患儿家庭的期望和最后的结果可能不同，但是除了一些血液源性的肿瘤外，小儿的大多数肿瘤的预后都是差不多的，而且临床上的干预措施大多也相似。其结果导致了姑息治疗和对小儿药代动力学和药效动力学充分了解的小儿疼痛医学的需求量大大提高。家里人在看到小儿遭受疼痛折磨并且已经明白无法挽回时，往往希望能够加速患儿的死亡速度[38-39]。小儿癌性疼痛可能是由以下几种原因引起：①癌症相关性疼痛

表 57-2　儿童和青少年胸痛

肋软骨炎
创伤或肌肉劳损
心前区感染或 Texdor 震颤
Tietze 综合征
Slipping rib-cage 综合征
剑突下肋软骨炎综合征
带状疱疹
纤维肌痛

（如实体瘤或骨转移）；②治疗所引起的疼痛（如黏膜痛和术后伤口痛）；③手术或肿瘤入侵引起的神经病理性疼痛。疼痛管理必须个体化，同时我们也试图在整个过程中适应家庭需要。患者自己控制的疼痛泵被广泛地用于临床并且取得了良好的效果。此外，认识到包括便秘、瘙痒、皮肤瘙痒和嗜睡等阿片类药物的副作用也很重要。同时也有非常大的可能发展成阿片类药物耐受，这也需要有效地解决。

长期使用阿片类药物的副作用

便秘是阿片类药物的常见副作用，在小儿患者尤其是对于缺乏食物摄入的人来说发生频率较高。由于这种副作用非常痛苦，所以我们试图使用大便软化剂并且在肠内营养允许的情况下增加纤维的摄入量来避免这种副反应。在某些情况下，尤其是在腹部大手术后，我们认为使用口服 μ-阿片受体激动剂治疗便秘可降低肠梗阻的发生率[40]。$20\sim40\ \mu g/kg$ 纳洛酮被用于治疗肠梗阻。虽然没有报导关于小儿的研究，但是一些新药，比如甲基纳曲酮在成人中的应用是有效的[41]。

对于长期接受阿片类药物来镇痛的小儿和婴儿，阿片类药物耐受是一个比较重要的问题[42]。由于肿瘤治疗可能性的增加，有阿片类药物耐受的小儿人数也在增加，所以在使用阿片类药物治疗的初始阶段，就应该想好防止此类现象出现的方法，设定一些措施来解决这个问题（具体见图 57-4）。

辅助治疗：应用辅助疗法来治疗疼痛的历史可以追溯到几千年前。在古代印度，瑜伽和按摩被用于提高生活质量，同时减少疾病所产生的症状。在古代中国，针灸被用于治疗所有的疾病[43]。综合运用这些技术控制疼痛，使我们对这些古老的技术有更好的理解。一项观察推拿治疗小儿慢性疼痛的研究证明，按摩能有效降低疼痛症状及提高患者的舒适度[43]。针灸已被用于治疗严重的头痛和神经性疼痛症状[44-45]。随着越

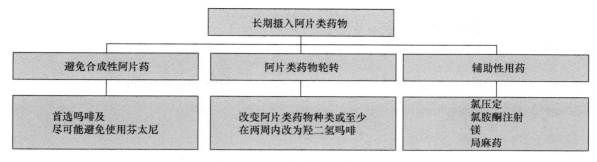

图 57-4　阿片类药物耐受的控制

来越多的研究与结果支持这些类型的治疗方法，我们希望能有更多的缓解儿童慢性疼痛的治疗措施。

结论

小儿和青少年的慢性疼痛是确实存在的。早期诊断和治疗对于大多数的慢性疼痛是非常有帮助的。使用专业的行为认知疗法对于家人和孩子都有极大的帮助。瑜伽、针灸和推拿疗法可以帮助缓解疼痛并且减少药物的使用。一个专门的疼痛治疗中心可以提供充足的疼痛控制。尽早控制疼痛，使孩子早日恢复功能。将来的研究，尤其是在对有不同表现的疼痛患儿的规范化控制方案的制定，必须依赖于多中心临床试验。

要点

- IMMPACT 工作组最近推荐了一些对小儿急性和慢性

疼痛研究成果和测量工具。
- 复杂区域疼痛综合征的控制包括物理疗法、局部麻醉、药物管理和心理干预。
- 头痛的几个特征表明一种病态的或更严重的病因。
- 头痛的控制包括药物治疗、神经阻滞、心理技术和辅助疗法。
- 功能性腹痛最好的治疗方式是认知行为治疗，以及抗抑郁药和腹直肌鞘和腹横肌平面的神经阻滞。
- 非心源性胸痛的治疗包括 NSAIDs、放松疗法和针灸。神经阻滞可尝试用在严重的和经常性的胸痛病例。
- 癌症疼痛的控制因人而异，并应根据家庭的需要而调整。

参考文献

参考文献请参见本书所附光盘。

58　老年性疼痛

Alejandra Camacho-Soto ☙ Gwendolyn Sowa ☙ Debra K. Weiner

顾海波 译　林建 审　Xiaobing Yu 校

本章重点放在老年性疼痛的生理改变，以及年龄是如何影响持续性疼痛的诊断和治疗。尽管医疗技术不停地发展及药物不断地更新，但年龄大于 65 岁的老年人数量也在不断地增长，导致对治疗医师的需求进一步增加。到 2030 年，美国老年人的数量将比 2000 年增加一倍，大约从 3500 万增加到 7150 万，约占美国总人口的 20%[1]。由于 25%～50% 的老年人有持续性疼痛[2]，所以在老龄化的美国，疼痛发病率将会大大提高，需要更多的健康管理者来适应这一变化。本章将突出讨论老年性疼痛（有别于年轻人持续性疼痛）的特点及所需的特殊治疗方案。

疾病的表现

不像年轻人常表现出典型的症状和体征，反映出相关的疾病。老年人的病症表现往往不典型。医生在评估老年患者的疼痛时必须参考两种不同的原则。首先，我们应该应用各种不同的方法来评估引起疼痛的原因及其加重因素。也就是说疼痛可以被定义为，来自于不同器官的不同病理情况下的一种综合征[3]。举例来说，老年人的腰背痛往往是由以下原因引起的：髋骨关节炎、纤维肌痛综合征和肌内筋性痛。肌内筋性痛可能是由轴突变性、脊柱弯曲退行性变、双下肢长短不一，以及焦虑症等引起[4]。第二条原则就是，疼痛的症状可能只是代表了某些最薄弱的器官，很多时候不能只把这些器官作为最终治疗的靶器官[5]。例如，对于谵妄的老年性患者而言，大脑可能是最弱的环节，但是我们的治疗目标往往是感染和药物的副作用。同样，对于有腰痛的患者而言，治疗的目标往往是纠正维生素 D 缺乏和帕金森综合征，而不是腰椎退行性变。类似的，疼痛可以表现为功能丧失或认知情感的改变。所以对于比较虚弱的老年人，只把治疗目标放在疼痛的缓解上，往往导致的是治疗的失败。治疗的靶点应该放在常常同时存在于慢性疼痛患者的生物力学改变、失眠、沮丧以及其他伴有长期慢性疼痛的疾病，从而能够提高患者的功能和生活质量。

常见的合并症

已有研究证明老年人精神疾病与长期慢性疼痛之间的关系。虽然某些慢性疼痛的老年人在心理上比年轻的时候更加成熟，但是仍然应该常规地接受精神健康的筛查（如忧郁、焦虑和痴呆）。反之亦然，患有精神疾病而没有控制精神疾病往往会导致镇痛无效。Bonnewyn 等[6]之前的研究，探讨了老年人抑郁症和疼痛之间的关系。中老年人大型的横断面分析表明，相对正常人而言，疼痛的症状（背部或颈部，头痛，或任何其他的持续性疼痛问题）在抑郁患者中更为常见。

在老年人当中可能导致或加剧疼痛常见的其他疾病有：骨质疏松症和骨关节炎、糖尿病、癌症、心血管病和痴呆。特别是阿尔茨海默症（AD）会对主治医师带来更大的挑战，这些因素包括：①患者可能在表达他们痛苦方面有比较大的困难[7]；②疼痛引起的焦虑或者害怕可能放大了 AD 患者的感受和表达，因此对于患者最合适的治疗方案就难以确定；③AD 患者可能只会赘述他们的疼痛，而不是真正经受了这些疼痛[8]；④当痴呆恶化，患者可能失去治疗的期盼，影响止痛的效用。所以，作为指导疼痛治疗金标准的患者自我报告系统可能就会变得更加复杂。

老龄化和残疾人

随着年龄的增长，残疾的可能也在增大。据估计，80 岁老年人当中，每 5 人就有 4 人有某种形式的残障[9]。残疾发展的危险因素包括合并症所致的较高医疗负担、抑郁、涉及视觉和听觉的感觉障碍和类似关节炎的肌肉骨骼疾病等。吸烟、饮酒水平、缺乏运动以及缺乏社会支持也是重要因素[10]。虽然骨骼肌肉疾病是影响疼痛以及功能恢复的重要因素[11]，但是所有导致残障的因素都需要治疗，以改善疗效。

与衰老有关的生理和病理

衰老伴随着许多相应的生理和病理变化，可以影响对疼痛的经历、表现和治疗。知道如何区分年龄相关和疾病相关的改变，会有利于疼痛专科医生更好地制订治疗方案，同时最大限度地减少副作用。一些重要的、需要考虑的因素将在下文中介绍。

神经系统

虽然神经系统的变化有其个体差异，但是衰老会引起周围神经系统和中枢神经系统的形态和功能变化，这些变化包括有髓鞘和无髓鞘神经纤维数目的减少、损伤神经纤维数目的增多、神经传导速度的降低、血清素和去甲肾上腺素能神经元在脊髓背角的损失，以及前扣带和前额叶皮含血清素受体的密度降低等，从而影响中枢对疼痛的处理[7]。神经心理学的表现也随着年龄和脑容量的降低而降低，同时在非 AD 患者大脑中出现老年斑和神经纤维结[12]。持续性疼痛不仅与以上的神经心理退化有关，而且也不仅仅是与年龄增长有关[13]，有证据表明，改善患者的神经心理功能能够对疼痛的控制有促进作用[14]。

由于医生与患者之间的交流是治疗的重要组成部分，所以老年人听觉和视觉的损害会影响治疗效果，需要相应修改评估。随着年龄的增长，听觉和视觉系统不但在功能上并且在结构上也在发生着改变。常见与衰老相关的眼部疾病（如白内障，青光眼，黄斑变性和糖尿病性视网膜病）可能导致中度至严重的视力丧失。被定义为随着年龄增长而丧失听力的老年性耳聋，估计影响了 1/3 的 60 岁老人和 1/2 的 80 岁老人。辅助技术比如助听器和频率调制（FM）设备为疼痛医师评估那些对语言识别有难度的患者可能会有所帮助，因为这些设备为患者提供了更有效的交流并由此能获得更好的照顾[15-16]。

姿势控制异常也增加了老年人摔倒的风险[3,17-18]。据估计，三分之一的社区居住的老年人[19]曾多次跌倒，最近的证据表明疼痛增加了这种风险[20]。另外，摔倒也增加了急性疼痛的发生频率。因此，平衡的评估是评估老年人疼痛的常规部分。

骨骼肌肉

老年人常见的骨骼与肌肉改变包括肌肉的减少（即因肌细胞萎缩和脂肪浸润所致的瘦体质的丧失）[21]、退行性关节炎以及骨质密度降低等[16]。疼痛医师应该

了解影像学显示的不伴疼痛的退行性病变非常常见。超过 90％的无疼痛老年人有退行性腰椎间盘病和腰椎小关节病变[22]。估计在大于 65 岁的无疼痛老年人当中，21％的人有腰椎管狭窄症[23]。有影像证据的髋关节炎患者中，一半以上没有疼痛表现[24]。因此，详细地了解病史和全面的体格检查，可以避免不必要的影像学介入和手术，从而减少并发症。大部分患有慢性腰背部疼痛的老年人不管是否伴有下肢疼痛，常有多发性病变引起症状（如髋关节炎、神经纤维病和髂胫束痛）。半数以上的腰椎管狭窄引起的神经性跛行患者可能同时伴有其他因素[4]。可能出现不伴急性疼痛的脊柱病理性骨折[25]，但随着驼背变得越来越严重可能导致胸和腰背部疼痛的加剧。除了骨质疏松症的作用，维生素 D 缺乏症是中老年人常见的、可能会导致肌肉疼痛和跌倒的因素。血清中 25-羟基维生素 D 的检测可被视为常规老年人疼痛评估和疼痛治疗方案的一部分。

药物代谢

一系列与衰老相关的生理变化可能导致药代动力学和药效学的改变（表 58-1）[26]。多种镇痛药物的常见剂量已在表（58-8）中总结出来，但仍应该根据具体情况来调整。疼痛医生必须认识到这些变化，来优化镇痛效果，同时尽量减少不良的影响。

药代动力学影响下的镇痛效果

因为老年人肝的缩小和血流的减少，那些肝高摄取率的药物可能会有较低的清除率和较长的半衰期。哌替啶（因其肾代谢产物能够导致癫痫发作而禁用于老年人）和吗啡是高摄取率的镇痛药，它们的首过效应和清除率随着年龄的增长而降低。以下这些非甾体类抗炎药都是经由肝代谢的长半衰期药物并且其清除率随着年龄的增长而降低，这些药物包括塞来昔布、二氟尼柳、萘普生、奥沙普秦、左诺啡、双水杨酯、舒林酸。阿片类药物左啡诺和美沙酮也受到影响。

因年龄增长所致的肾功能降低对以下药物产生比较大的影响。这些药物包括可待因、盐酸度洛西汀、加巴喷丁、哌替啶、普瑞巴林、丙氧芬、水杨酸盐、曲马多和阿片类药物吗啡、羟考酮、吗啡、芬太尼、美沙酮。最近的指南提到了肾功能影响下的加巴喷丁剂量表（表 58-2）[27]。

老年病学家广泛使用克罗夫特-格特公式（如下图所示）来估计肌酐清除率（CrCl），以指导调整经肾清除的药物剂量[28-29]。肌酐清除率的克罗夫特·格特计算

表 58-1 随着年龄增长和体质减弱而改变的生理因素如何影响药代动力学和药效学

药代动力学

吸收	分布	代谢	排泄
其余无变化	血浆白蛋白下降[a,c]	肝的体积减少[a,b,c]	可预见与测量的肾功能随年龄降低[a,c]
胃 pH 上升	蛋白亲和力下降	肝的血流减少[a,b,c]	肾小球滤过率降低[a]
分泌能力下降[a]	α_1-酸化糖蛋白上升[a]	随年龄增长的个体差异增加[a,c]	肾血流降低[a]
胃肠道血供下降[a]	总体液下降[a,c]	首过效应减弱[c]	
	肝 P 糖蛋白的表达与活性上升[a]	第 I 阶段代谢减少[a,b]	
		[逆反应] 第Ⅱ阶段代谢减少[a,b]	
		第Ⅱ阶段代谢减少	

药效学

身体组成	中枢神经系统
身体脂肪增多[a]	脑血供减少[a]
全身肌肉减少[a,c]	压力感受器活性下降[a]
心血管功能	**肾素-血管紧张素-醛固酮系统**
静息心率，心搏量	血浆肾素下降[a]
和心排出量下降[a]	尿醛固酮下降[a]

[a] 人体或动物实验
[b] 动物实验
[c] 药代动力学和药效学变化在虚弱患者中更显著
From Mitchell SJ，Hilmer SN，McLachlan AJ：Clinical pharmacology of analgesics in old age and frailty. Rev Clin Gerontol 19：103-118，2009.

表 58-2 依据肾功能而决定的加巴喷丁的量

肌酐清除率评估	最大加巴喷丁剂量
30～59	600 mg BID
15～29	300 mg BID
<15	300 mg QD

From Hanlon JT，et al：Consensus guidelines for oral dosing of primarily renally cleared medications in older adults. J Am Geriatr Soc 57：335-340，2009.

公式如下：

$$\frac{(140-年龄)\times 体重(kg)\times 0.85(如果为女性)}{(72\times 肌酐值)}$$

药效学影响的镇痛药

药效学是指某种药物对组织的敏感性以及药物如何与其终末器官相互作用。人体对于药物的反应可能是治疗作用也可能是副作用。一种药物效果可能受年龄相关受体和信号通路改变的影响，也就是所谓的靶器官敏感性[16]。阿片类药物敏感性的增加是因 M-阿片类受体密度降低和阿片类药物亲和性增加造成的[30]。

因此，老年人对阿片类药物的敏感剂量肯定比年轻人要少得多。

全面疼痛评估

对老年人疼痛的评估要求评估者能充分了解社会、心理、生理因素是如何影响老年人持续性疼痛。疼痛评估的目的有两个：①识别能够增加疼痛的多种因素；②确定疗效的观察指标，追踪每位患者在治疗过程中的反映[31]。表 58-3 和表 58-4 推荐了一些评估疼痛和疗效测量所应遵循的方法。

疼痛评估应该是一个动态过程，从而能及时检测疼痛的改变程度，从而调整治疗方案。单独评估疼痛是没有意义的，疼痛医师应该询问饮食的改变、睡眠和（或）情绪、活动功能的损失程度和下降的活动水平。最后才是疼痛程度的直接评估，不适情况或者健康状况的改变。老年人可能认为疼痛是年龄增长过程中出现的一种正常现象，并且害怕镇痛药物成瘾性和认知功能的损害而更不愿意去报告疼痛[32]。如果照顾者、家人或患者朋友注意到患者日常活动任何突然或微妙

表 58-3　简短疼痛影响评估（对于有言语功能的患者）

您的疼痛有多严重（目前的，最严重的，以及前一周的平均状况）？

在之前的一周当中，您有多少天因为疼痛而无法完成想做的事？

在过去的一周当中，疼痛有多少次影响了您的日常生活，比如洗澡、吃饭、穿衣服和上厕所等

在过去的一周当中，疼痛有多少次影响了您照顾自己能力，比如日常购物，准备食物，付账单和开车等

您多久参加一次自己喜欢的活动，如个人爱好、与好友聚会和旅游等？在过去的一周中，疼痛影响了多少次这样的活动？

您多久参加一次运动？在过去的一周中，因为疼痛妨碍了您几次运动计划？

疼痛是否影响了您的清晰思路？

疼痛是否影响了您的食欲？

疼痛是否影响了您的睡眠？在过去的一周中，这样的影响发生了几次？

疼痛是否影响了您的精力、情绪、个性和与他人的关系？

在过去的一周当中，您服用疼痛药物的频率有多大？

您怎么评价您目前的健康状况？

From Weiner DK, Herr K, Rudy TE: Persistent pain in older adults: an interdisci-plinary guide for treatment, New York, 2002, Springer.

的变化，那么他们可以提供一些有价值的信息来提示潜在的问题。

老年人疼痛的主要评估方法

　　传统意义上的异常生命体征，比如呼吸频率或心率突然变化可能预示急性疼痛的事件。在未来，心率变化对于检测自主神经系统的功能障碍，以及某些持续疼痛状态下的疼痛程度有潜在的临床价值。目前，疼痛程度的检测是标准化生命体征测定的一部分[33-35]。已有很多疼痛等级的测量工具可供选择，其中数字评分法（NRS）和文字描述译估量表（VDS）是最常使用的[36]。比如疼痛程度以 0～10 表示的数字评分法是非常容易反映疼痛变化，并且在临床上简单实用[37]。另外，在采集生命体征的同时，疼痛评估师应评估其患者的认知和行动功能。

　　活动功能的筛查非常重要，正如前面注意到的那样，疼痛和年龄增加都能增加摔倒的风险。包括阿片类、三环类抗抑郁药、加巴喷丁和普瑞巴林在内，能治疗疼痛的药物都可能额外增加摔倒的风险。因此，在对于可能摔倒的老年人使用可能增加摔倒的药物之前，应改善和优化他们的活动功能。比如，介绍患者到物理治疗师处接受使用合适辅助器材的指导，以及步态与平衡训练。虽然有很多的运动检测方法，但是缺乏最佳标准。如需其他资源，请参阅在 2010 年发布的美国老年学会（AGS）实践指南中关于如何预防老年人摔倒的部分[38]。

　　根据前述原因，认知功能的评估也是至关重要。一些具有良好的社会技能和有很高工作效率的老年人可能会很好地在闲谈中隐藏他们的痴呆。因此，所有的疼痛医疗人员必须检测患者的认知功能。如表格 58-5[39]所示的小型认知功能评估工具是一种有用的筛选工具，使用不少于 2 分钟的时间，由护士在收集其他生命体征时同

表 58-4　评估对患有持续性疼痛的老年人治疗后的功能反应：所建议的检测结果

功能领域	参数	评论
Ⅰ. 身体	日常生活活动	对于辅助工具的需要程度
	稳定性/活动性水平	在社区中对于日常生活活动参与的减少程度以及在疗养院自己晨间护理下降，可能预示疼痛
	睡眠	询问患者痛醒以及因疼痛而无法入睡的次数，一天在床上的时间
	食欲	许多慢性持续性疼痛患者伴随着食欲的减退，留意热卡摄入和体重变化
	疼痛程度	在疗养院当中，使用疼痛图表，行为疼痛观察，以及疼痛镇痛药物摄入频率来评价疼痛，在社区当中，使用数字及言语疼痛评价量表
Ⅱ. 社会心理	情绪	焦虑和抑郁可以和疼痛共存，可加重这些症状
	个体之间的关系与行为	脱离社交，可能出现易发脾气/激动，在疗养院当中与病友的接触，家人以及其他员工的交流变化有助于诊断。
Ⅲ. 行为认知	情绪状态	情绪低落和谵妄可能是由于疼痛所引起
	信仰与特质	精神状态简易检测法可能对于微小的改变是不敏感的
		注意是否病患从"帮我治疗"的态度转变为"教我做"的态度

From Weiner DK, Herr K, Rudy TE: Persistent pain in older adults: an interdisciplinary guide for treatment, New York, 2002, Springer.

表 58-5　简短的认知评估工具

步骤一：要求患者重复说出不相关的 3 个词语，比如"球""狗""电视"。
步骤二：要求患者画一个简单的时钟，并指出 11：10，正确的回应应该是大致画圆，并将数字标示在合适的位置，将指针设置在 11 和 2 处。
步骤三：要求患者回忆并说出，步骤一提到的 3 个词语，每答对一个词语给一分。

解释

词语答对的次数	画钟/指针实验结果	对检测痴呆的解释
0	正常	阳性
0	不正常	阳性
1	正常	阴性
1	不正常	阳性
2	正常	阴性
2	不正常	阳性
3	正常	阴性
3	不正常	阴性

From Scanlan J，Borson S：The Mini-Cog：receiver operating characteristics with expert and naive raters．Int J Geriatr Psychiatry 16：216-222，2001.

时获得患者认知功能的状况。

如果在这些检测当中发现了有痴呆的证据，那么，当疼痛医师在治疗疼痛的同时应该给予他们神经心理学检测，或者寻求比如老年学家和神经病学家的帮助。

用于认知功能损害患者疼痛评估的特殊考虑因素

很多健康医疗人士认为，认知功能损伤的老年人的报告是不可靠的，因而造成了这些老年人的疼痛通常没有有效地被控制。事实上，轻度至中度认知功能损害的老年患者能够通过语言对话来可靠地表达自我疼痛情况[37,40]。对于一些难以使用自我报告工具的较为严重的痴呆患者，医务人员也可以通过观察患者的行为表现来评估疼痛等级（表 58-6）。对于一些语言表达能力差或者痴呆的患者，愁眉苦脸的面部表情是一种敏感而有效的行为评估[41]。其他常见的疼痛行为包括：过分地保护疼痛部位、揉搓和叹息。虽然到目前为止已经有很多评估疼痛的工具被开发出来[42]，但是最近的一项共识表明，没有足够的证据证明以上任何一种工具能够在痴呆患者中体现出明显的有效性和可靠性[7,37]。对于这些疼痛患者，一个有经验的健康照顾者的观察结果对于判断有无疼痛及其程度是无法替代的。

红色警报

对于所有疼痛患者需要排除其严重病变（即红

表 58-6　认知损害的老年患者常见因疼痛引起的行为

面部表情
　愁眉苦脸，悲伤，惊恐的表情
　哭脸，皱额头，双眼注视
言语表达，发声
　叹息，呻吟，叫声
　呼叫，寻求帮助
　呼吸急促，恶言恶语
身体动作
　僵硬，紧张的身体姿势；据守，坐立不安
　反复踱步，摇摆，运动受限
　步态或行动的变化
人际交往的变化
　咄咄逼人，好斗，对护理采取不合作的态度
　社交减少，性格孤僻
　作出不合适的举动，有破坏性行为
活动模式或习惯改变
　拒绝食物，食欲改变
　睡眠、休息格局的变化
　突然停止每日的常规活动
精神状态改变
　大哭，流泪
　意识错乱增加
　烦躁不安或焦躁

From AGS Panel on Persistent Pain in Older Persons：Management of persitent pain in older persons．J Am Geriatr Soc 50：S205-S224，2002.

色警报症状）是至关重要的。对于老年人而言的警示症状包括以下情况：发热、突然不明原因的体重减轻、急性发作的剧烈疼痛、神经压迫、肠或膀胱功能丧失、下颌功能障碍、新出现的头痛、有恶性肿瘤史的患者出现骨痛或由于疼痛而醒来，以及伴随苍白、无脉、感觉异常的肢体急性疼痛等[43]。

治疗

在确定了老年人疼痛的特征后，应当确定多方面的治疗。对于那些有忧郁和因身体而行走困难的老年患者，联合抗抑郁药、认知行为治疗和物理治疗可能是最合适的治疗方案。对于那些痴呆以及因为社会隔离引起的对疼痛过度惧怕的老年患者，将其安置在一个可提供帮助的生活环境，可能会最大限度地提高他们的生活质量[44]。如果疼痛治疗师确定他们需要治疗，那么应该采用一个分阶段的治疗方案。疼痛治疗应从非药物或者非全身药物开始，并考虑到相关的风险，诸如不遵医嘱服药、各药物之间以及药物和疾病之间相互作用的所造成风险。

锻炼

众所周知，运动对于很多不同的疾病都有好处，而如果长期不运动则会导致与疼痛相关的功能丧失[45]。观察试验和随机对照试验均表明，参加适量运动能改善患有持续性疼痛的老年人的心理幸福感、减轻疼痛和提升功能。联合耐力、持续性、平衡和灵活性的锻炼可有益于健康[46]。一项随机对照实验证明，合适的阻力训练、良好结构的练习能够提高虚弱老年人的行走能力和肌肉强度[47]。当锻炼被用于治疗骨关节炎所致的疼痛时，个体化治疗方案应被用来适应患者的独特要求。已有证据证明，对于患有膝关节炎的老年患者，高强度和低强度的自行车静态训练每周 3 次，每次 25 分钟能够减少疼痛并且提高功能[48]。患有膝关节炎的肥胖患者得益于锻炼和体重减轻[49]。此外，水疗能够有效地缓解关节炎患者以及腰痛患者的疼痛[50]。治疗老年人疼痛的医师应该鼓励患者进行可耐受的运动，鼓励身体超重的关节病患者进行减肥。

物理治疗

单独物理治疗可能足以控制疼痛。锻炼设计需要因人而异，物理治疗是必需的。举例而言，治疗腰椎管狭窄症、肌筋膜痛和纤维肌痛综合征的物理疗法是不同的。因此，对于曾经有过失败物理治疗经历的患者，至关重要的是，理疗治疗师应询问其所实施的具体治疗方案。治疗的目的在于减轻疼痛、促进健康和恢复功能。非常重要的是，让患者明白自己在治疗过程中扮演着积极的角色而不是被动的接受者。除了保持家庭运动治疗方案以外，让患者学习如何控制他的

锻炼，以及自我应对疼痛的恶化，对于疼痛的康复也是非常重要的。

药物治疗可以与运动和物理治疗联合应用，同时也应被认为是一种促进疼痛康复过程的方法。对那些身体虚弱的老年患者，疼痛治疗师在进行练习疗法和物理疗法的 30～60 分钟之前，可以考虑使用镇痛药。

辅助工具

对有疼痛的老年人使用辅助工具是为了达到以下目的：①缓解疼痛；②增强稳定性，提高活动功能；③改善能引起疼痛的活动。类似拐杖和助行器等辅助设备是通过降低负载（例如，下肢关节炎患者使用拐杖，腰痛患者使用轮椅）发挥其镇痛作用[51]。在使用辅助器具时应将患者的生活环境考虑在内。只有经验丰富的医疗人士知道如何适应和调整辅助器具来帮助患者适应环境，才有资格提供辅助工具。对于情况复杂的患者，可以考虑转至康复科医生处。手杖在那些轻度至中度活动损伤的患者当中应用比较多；轮椅则被用于全身乏力、下肢无法负重、虚弱患者或平衡控制较差的患者[51]。行动装置的提供仍应该小心谨慎，因为已有报道显示，一些助行器可能增加摔倒的概率[52]。上肢辅助工具可以帮助完成伴有疼痛的活动。启瓶器、按钮和拉链往往被用于骨关节炎患者。即使那些独居以及能够完成他们日常生活的老年人也能够从这些辅助器具当中获益，而且这些辅助器具可以降低疼痛对功能的损害。

皮肤用药

皮肤用药对老年患者是一种非常有吸引力的选择，这是因为它与口服药物相比有较轻的副作用，较少的全身吸收和容易使用。目前建议使用的皮肤药物有：辣椒碱乳膏和外用 5％利多卡因贴片用于治疗关节和腰背痛、带状疱疹后神经痛和神经性症状；双氯芬酸用于治疗骨关节炎；局部使用双氯芬酸贴剂用来治疗轻微摔伤和擦伤后的急性疼痛。典型的副作用包括局部刺激或皮疹和烧灼感，后者最常见于使用辣椒碱乳膏时[53-54]。此外，含有多种混合药物的外用药膏也可考虑使用，并根据个体特点进行调整。

注射疗法

根据疼痛程度和相对的风险/收益比，注射疗法也可能优于口服药物疗法。对于那些炎症或非炎症介导的小关节疼痛，关节腔内注射类固醇或透明质酸可能是有效的[55-56]。对于神经病理性疼痛（如带状疱疹后

神经痛）的患者，神经阻滞对于减少疼痛可能是有效的，但是这种效果或许只能维持几天或几周[3,57]。虽然在疼痛触发点局部注射麻醉剂的效果被认为可能是由局部针刺，而不是药物本身所产生，但当与其他治疗方法结合时，已证明其在减轻肌肉筋膜痛的有效性[58-59]。硬膜外类固醇注射（ESI）已被用于治疗包括中心和侧方的腰椎管狭窄症。但最近 Cochrane 系统回顾，显示缺乏高质量证据证明硬膜外类固醇注射在这几种疾病中的有效性。但患有椎间盘突出、腰椎滑脱症、脊柱侧弯和退行性椎间盘疾病的患者可能从 ESI 中获益[57]。患者也可以从连续药物注射或通过不同的形式达到稳态药物浓度的外部机制中获益。这些方法在部分患者中是有效的[3]，但是，其在老年人中的有效性仍需要更多的研究。

口服镇痛药

医生在决定使用口服止痛药之前必须仔细了解包括同时使用过的非处方止痛药，草药和膳食补充剂，维生素制剂，非法毒品和酒精用药史。任何在 2003 年公布的 Beer 表格中列出的镇痛药都不能够继续使用（因这些药物在老年人当中使用时副作用发生的风险较高[60]）。表 58-7 是修改过的 Beer 表格，其中包括了禁用于老年人的止痛剂和其他具有止痛效果的药物。

2009 年 AGS 修订了其全面的持续性疼痛控制的指南[61]。指南把重点放在 75 岁以上老年人的治疗上，因为相比较于健康个体和年轻人而言，他们随着年龄的增长而变得更加虚弱同时更容易发生副作用。指南推荐了对于老年人，相关镇痛剂的起始剂量，见表 58-8[61]。这些建议应该根据随后章节所讨论的几个注意事项予以调整。

伤害性疼痛的药物治疗

非阿片类镇痛药

非甾体类抗炎药和对乙酰氨基酚：在轻、中度疼痛的老年患者中，最常使用的两种药物分别是对乙酰氨基酚和非甾体类抗炎药。对于骨关节炎及其他的骨关节病患者而言，对乙酰氨基酚是一线用药。虽然对乙酰氨基酚在老年人当中的应用是相对安全的，但是在使用联合阿片类药物和对乙酰氨基酚的处方药老年患者中，再使用非处方的对乙酰氨基酚可能在无意当中导致药物过量（如一天的剂量超过 4000 mg）。这种情况使得详细了解患者的用药史变得更加重要。

即使关节内的类固醇注射用于一到两个关节损伤的患者中是有效的，但是对炎症性疼痛（例如痛风、

表 58-7 Beer 表格：疼痛及疼痛相关药物

药物	副作用
丙氧芬（达尔丰）及其组合产品（达尔丰与阿司匹林，达尔丰-N 丙氧芬-N）	与对乙酰氨基酚相比没有更加明显的镇痛效果，但是有其他的阿片类药物副作用
吲哚美辛（消炎痛和消炎痛 SR）	在所有 NSAIDS 类药物中最有可能出现中枢神经系统副作用
喷他佐辛（镇痛新）	与其他镇痛药物相比，更容易造成类似意识混乱和幻觉的中枢神经系统副作用
阿米替林，氨氮-阿米替林，奋乃静、阿米替林	三环类药物的强烈抗胆碱能和镇静作用
凯舒（多塞平）	强烈的抗胆碱能和镇静作用
哌替啶（德美罗）	肾代谢产物可能导致癫痫和死亡
酮咯酸（痛力克）	胃肠道毒性
长期使用全剂量，半衰期较长，非选择性环氧酶抑制剂 NSAIDs；萘普生（萘普生钠）	有潜在的引发胃肠道出血、肾衰竭、高血压和慢性充血性心力衰竭
每日丁螺酮（百忧解）	长半衰期药物和产生过量中枢神经系统的刺激，有睡眠障碍焦虑增多的风险，有更安全的替代品存在
选择性肌松药（美索巴莫，环苯扎林，氯唑沙宗，美他沙酮）	非特异性药效，副作用大过疗效

From Fick DM, et al: Updating the Beers criteria for potentially inappropriate medication use in older adults: results of a US consensus panel of experts. Arch Intern Med 163: 2716-2724, 2003; *American Geriatrics Society Panel: Pharmacological management of persistent pain in older persons.* Pain Med 10: 1062-1083, 2009; *Hanlon JT, et al: Evolving pharmacological management of persistent pain in older persons.* Pain Med 10: 959-961, 2009. 100. *Hanlon JT, et al: Evolving pharmacological management of persistent pain in older persons.* Pain Med 10: 959-961, 2009.

表 58-8 老年持续性疼痛的推荐药物

药物	推荐起始用量*	注释
非阿片类镇痛药		
对乙酰氨基酚（泰勒诺）	325～500/4 h 500～1000/6 h	最大剂量 4 g/d 肝功能不全和酗酒史者最大剂量减少 75％～50％
三柳胆镁（痛炎灵，痛炎宁）	500～750/8 h	长半衰期使得在达到稳定水平后可以 1 次/天或 2 次/天给药
水杨酰水杨酸（双水杨酯）	500～750/12 h	对于衰弱及肝、肾功能不全的患者，在剂量调整过程及达到稳定药物浓度时测定水杨酸浓度
塞来昔布	100 mg/d	高浓度与胃肠及心血管副作用的高发生率有关，如患者需要阿司匹林，仍需胃保护措施
萘普生钠	220 mg 2 次/天	一些研究显示其能导致较少的心血管副作用
布洛芬	200 mg 3 次/天	美国食品和药物管理局表示同时使用阿司匹林抑制阿司匹林的抗血小板作用，但其真实的临床重要性任需被证实，所以单一使用布洛芬或者联合其他 NSAIDS 药物仍未确定
双氯芬酸钠	50 mg 2 次/天或 75 mg/d（缓释剂）	一些研究显示其能导致较少的心血管副作用
纳布美通	1 g/d	长半衰期和较小的抗血小板作用
酮咯酸	不推荐 较高的潜在胃肠道和肾脏毒性限制了它的长期使用	
阿片类药物		
二氢可待因**（氢可酮片剂，氢可酮和对乙酰氨基酚片剂，耐而可，维柯丁，维柯布洛芬）	2.5～5 mg/4～6 h	可用于急性反复发作性，间断性和爆发性疼痛。其每日剂量受限于联合使用的 NSAIDs 和对乙酰氨基酚的剂量。医师需考虑内含的非阿片类剂量，以及非处方药里所含的两类含量
氢考酮⁺		
（扑热息痛，羟可酮 泰勒宁）	2.5～5 mg/4～6 h	对急性复发性，间断性和爆发性疼痛都是有效的，受限于对乙酰氨基酚或 NSAIDS 的联合使用，每日使用量是受限的
（奥施康定）	10 mg 每 12 h 1 次	通常在短效阿片类剂量确定后使用，或作为阿片轮转替代其他长效药物。虽然是 12 小时给药，有患者仅有 8 小时疗效，而某些衰弱老人可以有 12～24 小时的疗效
吗啡		
即释剂	2.5～10 mg/4 h	片剂有效，口服溶液更常用于间歇性和爆发性疼痛并且无法吞咽颗粒者
缓释	15 mg/8～24 h（具体见说明书）	往往于阿片类即释剂使用之后，或者可替代反复使用阿片类药物的情况 其毒性代谢产物对于肾功能不全和所需剂量较高时使用受限 持续性给药因其最终稳定剂量不稳定而常需调整药物剂量 与食物和乙醇的关系密切
氢吗啡酮	1～2 mg/3～4 h	用于爆发性疼痛及 24 h 持续给药
美沙酮		只允许对其药物学非常了解及有经验的医师使用 极为不同的半衰期和与其他阿片类药物不对等的剂量转换 不推荐一线用药
羟吗啡酮		
即时释放	5 mg/6 h	具有典型的阿片类药物副作用，与食物和乙醇的关系密切

续表

药物	推荐起始用量	注释
缓释	5 mg/12 h	往往于阿片类即释剂使用之后，或者可替代反复使用阿片类药物的情况
经皮芬太尼（多瑞吉）	12~25 mg/h 持续 外用贴剂，72 h 一次	往往于阿片类即释剂使用之后，或者可替代反复使用阿片类药物的情况 目前可用的贴剂最低剂量等效于患者每 24 小时口服小于 60 mg 吗啡的剂量 首次使用后的峰值效应出现于 18~24 h 持续时间可能有 3 天或者 48~96 h 达到药物稳态后可换用 2~3 片的方式
辅助用药		
三环类抗抑郁药*		
地昔帕明（去甲替林）	10 mg 睡前	老年人当中有比较严重的副作用 抗胆碱能作用（视觉、泌尿和胃肠方面） 心血管副作用（体位性晕厥，房室传导阻滞） 老年患者很少能耐受大于 75~100 mg 的剂量
其他抗抑郁药*		
度洛西汀	20 mg/d	检测血压，眩晕，认知功能和记忆 很多药物与药物的相互作用
文拉法辛	37.5 mg/d	文拉法辛和血压和心率加快相关
米那普仑	50 mg，2 次/天 或起始剂量 12.5 mg/d 具体见包装，减药过程 需缓慢	谨慎用于肌酐清除率小于 30 ml/min 者，使用剂量可降至 50% 常见的副作用包括恶心、便秘、潮红、多汗、心悸、口干、血压升高 禁与单胺氧化酶抑制剂合用及用于闭角型青光眼
抗惊厥药		
卡马西平（得理多）	100 mg/d	监测肝酶（AST/ALT），血细胞，肌酐，血尿素氮，电解质，血卡马西平水平，多种药物与药物之间的相互作用
加巴喷丁（诺立汀）	100 mg 睡前	监测镇静，共济失调，水肿
普瑞巴林（普瑞巴林）	50 mg 睡前	监测镇静，共济失调，水肿
拉莫三嗪（利泌通）	25 mg 睡前	监测镇静，共济失调，行为认知能力，极少病例可能有多形性红斑狼疮
抗心律失常药		
美西律	150 mg，2 次/天	用药前及药物浓度稳定时监测心电图 避免用于传导阻滞和缓慢型心率失常患者
其他药物		
类固醇	比如：泼尼松 5 mg/d 允许后即减量	从最低剂量开始使用，以防止类固醇副作用 可预见的水肿及血糖等副作用以及心血管系统和骨质疏松等长期副作用
利多卡因（外用）	每天 1~3 贴，持续 12 小时	监测皮疹和皮肤刺激
肌松药		
巴氯芬（力奥来素）	5 mg 直至 3 次/天	监测肌无力，尿肾功能，认知行为能力和镇静 因中枢敏感性而不能突然停药 老年患者通常不能耐受大于 30~40 mg/d 的剂量
替扎尼定（Zanafex）	2 mg 直至 3 次/天	监测肌无力，尿肾功能，认知行为能力，镇静和立位性晕厥

续表

药物	推荐起始用量	注释
氯硝西泮（Klonopin）	0.25～0.5 mg 睡前	监测镇静，记忆，全血细胞计数
大麻类		
大麻隆（Cesamet）	每次 1 mg，1 或 2 次/天	监测共济失调，认知功能，镇静 较高的头晕和嗜睡发病率 四氢大麻酚和大麻二酚的心血管作用 年老者易发体位性低血压 大麻隆用于治疗恶心和呕吐，同时也用于一些疼痛综合征的治疗
屈大麻酚（Marinol）	每次 2.5 mg，1 或 2 次/天	头晕，嗜睡，认知损害和焦虑
双重作用机制药物		
曲马多（Ultram/Ultram ER）	12.5～25 mg/4～6 h	兼具吗啡类、去甲肾上腺素类，及血清素再摄取抑制剂的作用 监测包括嗜睡，便秘和恶心在内的阿片类副作用 剂量较高及用于易感者时发生率较高 合用血清素再摄取抑制剂时可能导致血清素综合征
他喷他多（Nucynta）	50 mg/4～6 h 等价于羟可酮 10 mg/4～6 h	临床对照实验证明相比于其他阿片类药 胃肠道副作用发生率更小

From American Geriatrics Society Panel：Pharmacological management of persistent pain in older persons. Pain Med 10：1062-1083, 2009.
Note：This table is intended to highlight common agents for the purposes of illustrating potentially underappreciated features of particular drugs. This table is not an endorsement of any therapeutic agent，nor is it intended to reflect a hierarchy of treatment. Similarly，it is not meant to be an exhaustive listing. Doses listed should be checked with manufacturer's recommendations.
* 有中枢神经系统活性药物过敏史的老弱患者应考虑最低开始剂量
** 只在对乙酰氨基酚与非甾体类抗炎药结合时有用；镇痛的剂量限制可参考指南
† 有或无乙酰氨基酚与非甾体类抗炎药时都有用；镇痛的剂量限制可参考指南

假性痛风）的患者，非甾体类抗炎药可以短期使用。因为去乙酯化的水杨酸（例如双水杨酯、三胆镁）相比于传统的非甾体类抗炎药更加安全，所以应首先试用。长期使用 NSAIDs 会增加以下风险：充血性心脏衰竭[62]、高血压[63]、肾功能不全[64]和胃肠道出血等[65]。根据美国风湿病学会的调查，胃肠道出血的常见原因包括年龄在 75 岁以上、消化性溃疡、消化道出血，以及使用糖皮质激素。与肾功能不全相关的危险因素包括年龄在 75 岁以上、糖尿病、高血压、使用血管紧张素转换酶抑制剂或利尿剂[49]。一些权威人士建议治疗充血性心脏衰竭时避免使用 NSAIDs 药物，因其可能恶化心衰，并在血清 Cr 浓度超过 150 μmol 或肾小球滤过率小于 50 ml/h 的肾功能不全患者中也应避免使用[66]。

糖皮质激素：糖皮质激素在患有炎性疾病（如巨细胞动脉炎、风湿性多肌痛、类风湿关节炎）的老年患者中被广泛使用。糖皮质激素还用于恶性肿瘤相关的疼痛，因其能减少可引起脊髓压迫、脑疝和压迫性神经病的肿瘤相关性水肿。在使用的早期阶段可能会看到患者食欲和情绪的改善，但是长时间使用的常见副作用包括糖耐量减退、高血压、精神病、骨质疏松等。

考虑到皮质激素会导致很多不良反应，所以应避免长期使用皮质激素，只在非用不可的情况下才使用它[66-67]。

阿片类镇痛药

AGS 建议，对于中、度疼痛[61]的老年患者，在治疗的早期就使用阿片类镇痛药，以避免长期使用非甾体类抗炎药物所产生的副作用[68]。尽管指南如此建议，但是因为其潜在的滥用和副作用，在非癌症患者中缺乏长期使用的安全性研究，故而治疗医师大多持保留意见。一条普遍的原则就是对于没有用过阿片类药物的患者不能首选长效阿片类药物。应首先使用短效制剂，一旦患者每日需求量稳定后，就可以考虑换成长效制剂，再辅以短效药物来控制急性疼痛。

阿片类药物滥用的风险在老年人中的严重性似乎比年轻人要轻[69]，但仍需警惕潜在的滥用。已经有一些能够用于筛选阿片类药物滥用的工具，但是到目前为止，这些工具的可靠性大多只在年轻患者中被证实[70-71]。作为一个初步的筛选工具[72]，AGS 委员[61]建议使用阿片类药物的风险工具，因为它提供了一个简单的、适于诊所应用的工具来检测潜在的滥用或可疑的行为（表 58-9）。

表 58-9 对阿片类药物治疗患者，判定阿片危险的工具

项目	给适合的每项打上符号	女性得分	男性得分
1. 家族物质滥用史			
酒精	[ ]	1	3
毒品	[ ]	2	3
处方药	[ ]	4	4
2. 个人物质滥用史			
酒精	[ ]	1	3
毒品	[ ]	2	3
处方药	[ ]	4	4
3. 年龄（如 16～65 岁）	[ ]	1	1
4. 青春期前的性泛滥史	[ ]	3	0
5. 心理学疾病			
注意力缺失、强迫症	[ ]	2	2
双相障碍、精神分裂	[ ]		
抑郁症	[ ]	1	1
总和		—	—
分类风险总得分			
低风险：0～3			
脑卒中险：4～7			
高风险：>8			

From Webster LR，Webster RM：Predicting aberrant behaviors in opioid-treated patients：preliminary validation of the Opioid Risk Tool. Pain Med 6：432-442，2005.

在使用阿片类药物之前，除了探查其潜在的滥用，应向患者充分说明其具体的副作用。这里讨论的是那些尤其与老年人相关的情况。尽管不是每个患者都会出现，但是便秘是一个风险非常大的副作用。应建议患者警惕便秘出现最初的信号，同时养成良好的排便习惯。在使用阿片类药物之前，告诉患者要注意在用药过程中可能出现的跌倒和骨折，将是非常重要的。在一项关于超过 2000 名大于 60 岁患者的队列研究中发现，使用吗啡等效剂量超过 50 mg/d，骨折的发生率是不服用吗啡的对照组两倍以上。 ［风险比（HR）52.00，95％可信区间（CI）51.24～3.24］[73]。老年人行动不便，在使用吗啡之前就应该考虑是否使用辅助器具。其他尤其可能出现在老年人中的潜在副作用包括尿潴留（长期前列腺增生患者）和谵妄。目前仍缺乏关于与阿片类药物相关的风险/效益比的长期研究，使用阿片类药物的老年人中发生免疫学变化、性腺功能低下症和（或）痛觉过敏的可能仍是未知的[74]。

丁丙诺啡被证明在癌性和一些神经病理性非癌性疼痛的患者中不仅有效而且可耐受良好[75-76]。这些研究主要研究了经皮吸收的丁丙诺啡。经皮吸收丁丙诺啡似乎副作用少，有更好的治疗指数，并易于剂量调整。现在尚缺乏足够的数据支持在老年人中的使用丁丙诺啡。芬太尼贴剂虽已经被越来越多地用于治疗中老年人持续性疼痛，但伴有阿片类药物依赖、重症肌无力、呼吸抑制和震颤性谵妄的患者不应使用丁丙诺啡。

美沙酮没有包含在 AGS 的指南中。尽管有风险，但在老年人中，还是有不少患者使用美沙酮。美沙酮因其低成本和长效性能，以及在衰弱的患者中小剂量使用的良好效果而变得非常有用[77]。经 CYP3A4 和 CYP2B6 代谢成无活性成分，这也使其不像吗啡和哌替啶会产生神经毒性。然而，因其较长又可变的半衰期，使用美沙酮也需考虑其风险。除了与其他阿片类药物类似的潜在副作用[78]，美沙酮可造成 QT 间期延长以及睡眠呼吸紊乱[78-79]。最近的指南建议患者在使用美沙酮之前应接受心电图检查，并且在使用后的 30 天以及以后的每一年都应该复查。因为 QT 间期延长是剂量依赖性的，所以也有建议在美沙酮剂量调整后的 30 天复查心电图[80]。因缺乏针对老年人的美沙酮研究，所以在决定使用长效阿片类药物时，美沙酮不应作为一线药物。芬太尼贴剂具有与美沙酮类似的性质，并且已有关于其在老龄人中应用的研究，所以可优先选择[81]。

神经病理性疼痛的药物治疗

人口老龄化趋势加重，伴有慢性疾病的人数增多，癌症和其他疾病的治疗手段进展，从而造成神经病理性疼痛的发病率上升[82]。国际疼痛协会（IASP）神经病理性疼痛分会颁布了有明确证据支持的神经病理性疼痛治疗指南[74]。

对于绝大多数患者（也有明显的例外），以下药物已被推荐为一线治疗方案：抗抑郁药并具有抑制去甲肾上腺素和血清素重吸收的功能（SNRIs 类）、钙通道 α2-δ 配体和外敷利多卡因。二线治疗包括阿片类药物和曲马多[74]。治疗神经病理性疼痛研究最多的是 SNRI 类抗抑郁药，包括度洛西汀和文拉法辛。有充分证据证实两者在治疗糖尿病性疼痛中的效果[83-84]。文拉法辛已被用于患有多神经病变的神经病理性疼痛患者[84]，但需谨慎用于心血管患者。三叉神经痛的治疗不同于其他神经病理性疼痛情况。对于这种疾病，推荐的一线药物是卡马西平和奥卡西平[85]。

老年人在许多有关神经病理性疼痛的研究中是非常具有代表性的，这也证明了加巴喷丁和普瑞巴林的效果，以及三环类抗抑郁药可用于治疗带状疱疹后遗神经痛[86]。叔胺类药物（阿米替林、丙咪嗪、曲米帕明、多虑平和氯丙咪嗪）因其具有抗胆碱能的副作用（镇静、谵妄、尿潴留、便秘、青光眼急性发作和头晕）应避免使用于老年人。仲胺类副作用相对可以耐受。三环类抗抑郁药可能导致 QT 间期的延长，所以在使用之前和剂量调整后，应常规检查心电图。

阿片类药物（吗啡、羟考酮、芬太尼透皮贴剂、丁丙诺啡和美沙酮）作为治疗神经病理性疼痛的第二或第三线药物仍缺乏证据[76]。但是阿片类药物被证明在治疗带状疱疹后遗神经痛和周围神经病理性疼痛方面是有效的[87]。曲马多是一种弱的 μ-阿片受体激动剂，它也能抑制去肾上腺素和血清素的重吸收，使其在减轻老年人神经病理性疼痛方面有更好的效果[88]。

苯二氮䓬类药物已被用于治疗肌肉痉挛、神经病理性疼痛和疼痛引起的焦虑。鉴于其较大的治疗指数，不良反应在年轻患者中并不常见。但此类药物在老年人当中可能会有症状反弹、头晕、跌倒和意识不清等风险，所以应避免用于老年人。即使只是苯二氮䓬类药物的短疗程治疗也都可能是有害的[53,89]。

全身性疼痛的药物治疗

纤维肌痛是比较常见的、普遍存在于老年女性中的一种慢性非恶性疾病所致的疼痛，其症状表现为晨僵、疲劳和非恢复性睡眠头痛、肌筋膜疼痛和盆腔痛，且上述症状通常持续 3 个月以上。很强的疗效证据证明，低剂量的三环类抗抑郁药、环苯扎林、有氧运动、认知行为治疗，或者这些治疗方法的联合使用，对于治疗纤维肌痛都具有良好的效果[90]。食品和药物管理局（FDA）推荐度洛西汀、普瑞巴林和米那普仑治疗纤维肌痛。包括疼痛程度以及身体和情绪功能在内的指标用作监测患者治疗纤维肌痛的效果[91]。当患者对传统治疗反应较差时，也可以考虑补充治疗和替代疗法。

补充和替代治疗方法

在过去的 10 年中，补充和替代疗法治疗越来越多地用于持续性疼痛的治疗。冥想、维生素和矿物质补充剂、草药和整脊常用于治疗老年人的背痛、关节炎和精神疾病。关于替代疗法治疗老年人的证据在缓慢

积累。初步数据表明，冥想（MM）能帮助老年人缓解慢性背痛（CLBP），这可能是通过减少部分疼痛对日常活动的干扰来发挥其疗效[92]。经皮神经电刺激也被研究用于治疗老年人的腰背痛。一项大型随机对照试验表明，腰部经皮神经电刺激和使用短时间电刺激的控制程序能显著减少疼痛及改善功能，而且这些有益的效果能持续 6 个月[93]。已有前期的调查证明了针灸促进骨膜刺激的方式对进展型 OA 和持续性疼痛的老年人有效[94]。由于经典的治疗方式能导致多种潜在毒性和许多无效治疗，更多替代疗法能对老年人有效的研究是必不可少。一份关于身体及思想的干预措施的评论性综述将重点放在治疗老年人持续性疼痛的八种常见的行为学模式上[95]。该文对以下方式进行了审查：生物反馈、渐进性肌肉放松、冥想、图像引导、催眠术、太极拳、气功和瑜伽。辅助疗法的优势在于能够使患者不仅改善自我报告的疼痛，同时也帮助改善合并症，如抑郁、焦虑和残疾。希望有更多的研究来评估这些技术对老年疼痛的作用，从而使临床医生能够在平时的治疗过程中更好地使用它们。

多学科治疗

老年病学作为一门医学学科起于 19 世纪 50 年代以前，然而到目前为止，照顾老人的模式仍然发生着变化。在学科发展的最初阶段，其重点在于促进使用多学科的方法来保持老年人功能状态，早期诊断和控制残疾。跨学科的治疗模式对于老年人持续性疼痛的治疗是有效的，并且初步研究的数据证明老年人对于这种治疗模式的反应与年轻人类似。

这种多学科治疗模式应在老年人当中形成稳定概念。不仅物理治疗、职业治疗和心理治疗被用于患者，并且也需要不同领域的医学专家来优化治疗方案[96]。在处理有复杂病情和衰弱的老年患者时，疼痛医生需要考虑同老年科医师、老年精神料医师、康复科医师、风湿科医师、神经科医师和内分泌科医师的密切合作[97-100]。

结论

诊断和治疗老年患者的持续性疼痛仍有很多的挑战。疼痛和老龄化仍然有很多悬而未决的问题，缺乏治疗的金标准。

在过去的 10 年中，不同领域的专家共同努力，期望能够为专注于老年人的医师提供系统的诊疗方法。老年性持续性疼痛治疗领域在不断发展，所以专业医

师在治疗疼痛患者时，必须时刻关注新的诊治进展，从而改善患者的生活质量。

要点

- 随着患有慢性疾病的老年人增多，需要来自不同学科的医师共同努力，以缓解老年慢性持续性疼痛。
- 疼痛在老年人中表现可以不典型，仅表现在活动和行走，情绪，睡眠，和（或）食欲的改变。这些症状都是老年疼痛的特点并能反映疼痛控制的效果。
- 有效的疼痛治疗需要区分有症状的薄弱器官和治疗目标。

- 促进患者的功能恢复和提高患者的生活质量，需要综合考虑所有引起疼痛和残障的因素。
- 在充分了解老年人的药代动力学和药效学，以及常见的多发合并症的情况下，对老年疼痛的治疗应从非药物或非全身药物治疗开始，比如运动、物理疗法、辅助装置和互补和替代疗法。

参考文献

参考文献请参见本书所附光盘。

第七部分

疼痛管理的介入技术

59 关节注射

Samer Narouze ✿ Shubha V. Y. Raju

陶高见　陈建 译　陶高见 审　Zhonghui Guan 校

　　肌肉骨骼与关节疼痛的介入治疗包括在关节内、关节周围以及特定软组织结构的注射。药物的选择和注射剂量取决于指证以及治疗目标[1]，也就是说，需要根据诊断或者治疗来决定。

　　这些注射可能需要皮质类固醇药物、麻醉剂以及粘蛋白补充治疗。在这一章里，我们将讨论在肩关节、髋关节、膝关节关节内的常见注射治疗、适应证以及各种技术包括那些成像方法及其并发症。

肩关节注射

　　肩痛在普通人群中是一个很常见的临床问题[2]，并可以成为社会及患者的沉重负担[3]。肩疼是指病程超过 6 个月的慢性肩部疼痛，导致肩部慢性疼痛的常见病因包括肩袖疾病、粘连性关节囊炎、肩关节不稳定和肩关节炎[4]。持久性肩痛也能来源于滑囊炎、肌腱炎、撞击综合征、缺血性坏死、其他原因造成的退变性关节疾病或创伤性损伤。肩袖疾病、粘连性关节囊炎、盂肱骨关节炎是引起持续肩痛最常见的病因，约占肩痛病因的 20％。在使用非甾体类抗炎药以及物理治疗[3]等保守治疗无效后应该考虑关节内注射治疗。体格检查在协助诊断时非常关键。而在病因不明或者鉴别诊断时，可以结合影像学检查包括平片、磁共振成像、超声、CT 扫描做出判断。例如，在诊断肩不稳定和肩关节炎时可能选择平片检查，而在诊断肩袖疾病时首选磁共振成像和超声检查。

盂肱关节

关节解剖

　　盂肱关节是一个多轴球窝滑膜关节。由于肱骨头面积大于关节盂，关节盂在任何时候只能包绕部分肱骨头，因此其稳固性相对较差。关节盂的盂唇由致密的纤维软骨组织堆积包绕关节盂形成的，从而加深了盂窝。此外，它保护关节骨性边缘并且润滑关节。肱二头肌和肱三头肌长头肌腱进一步加强盂唇[5]。关节被一层薄而松弛的关节囊覆盖，关节囊均匀地附着在关节窝及盂唇上缘之间，从解剖颈向外侧延伸至肱骨偏下方。关节囊对维持关节稳定性的作用甚微[5]，而肩袖处的韧带和附着的肌腱对维护关节的完整性至关重要。更重要的是，肩关节的稳定除了滑膜囊与喙肱韧带共同作用外，还有肩关节前方的盂肱韧带和附着的肩胛下肌肌腱，以及关节后附着方小圆肌与岗下肌肌腱。相对而言，滑膜囊对维持关节的稳定作用甚微，薄弱部位的滑膜在手臂升高拉紧肱骨头时受到很大的压力，位于肱骨结节沟内的肱二头肌的长头腱就会被牵拉至关节囊中，这也是肱骨头皮质骨与松质骨交界处最容易受伤的时候[5]。

迹象

　　肩关节注射的适应证包括骨性关节炎、粘连性关节囊炎、风湿性关节炎。骨性关节炎的主要表现是逐渐加重的疼痛以及活动受限。粘连性关节囊炎也被称为冰冻肩，通常发生在长期缺少活动的上肢。临床表现为肩关节活动受限，并且在当活动范围超过一定角度时会引起弥漫性肩痛。肩部检查显示触诊可引起广泛性疼痛，并且限制了所有方向的主被动活动范围。粘连性关节囊炎与糖尿病和甲状腺疾病有关，值得注意的是，影像学往往无异常发现[6]。

技术

经验性注射的准确性波动很大，可能会低至 30%。超声引导和透视定位在不同方式的操作下可以将注射治疗的准确性提高到 65%～90%。

超声引导与透视下定位相比较[7]，能够降低失败率并且缩短操作时间，盂肱关节可以从前路或者后路注射治疗。Rutten 等人比较前路和后路方法时没有发现彼此间有任何优势。然而，在一项尸体研究中，Chung 等发现前路注射时穿刺针经常因穿过前方稳定结构，可能会导致正常解剖结构的丧失[8]。因此，改良的前入路或者经肩袖间隙内注射常被用来避免损伤喙突下关节囊、肩胛下肌肌肉和肌腱或薄弱盂的肱关节韧带[9-10]。在非引导下的注射技术中，为了方便关节内注射，建议患者取一个合适的坐姿并充分暴露患肢，使肩膀充分外旋（掌心朝外或朝前）。外旋手臂有助于暴露更多肱骨头前方的关节面。此外，它可以确保注射时避免穿过肱二头肌长头肌腱。相反，内旋法也就是将前臂向躯干方向旋转，同时使肘关节侧弯，更适合后入路注射[3,11]。

非引导下前方入路法：注射针头应该从肱骨头内侧、喙突旁 1 cm 处进入。针头应该朝向后方，稍偏上、偏外侧方向，避免穿行于喙突内侧的头静脉、臂丛和腋动脉。当针头抵到骨头时（肱骨头），应稍退针进入关节腔。（图 59-1 和 59-2）[3,11-12] 非引导下后路注射方法：针头应从后内侧进入肩峰后外侧角 1～2 cm，沿着喙突方向指向前方[3,11]（图 59-3 和 59-4）。

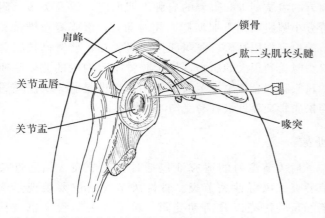

图 59-1 肱盂关节解剖和前路法进针方向（*Reprinted with permission from Elsevier.*）

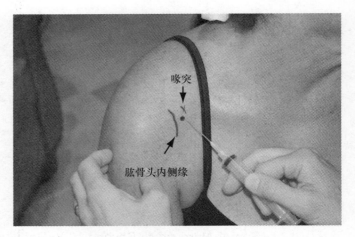

图 59-2 肱盂关节注射—前路法（*Reprinted with permission from Elsevier.*）

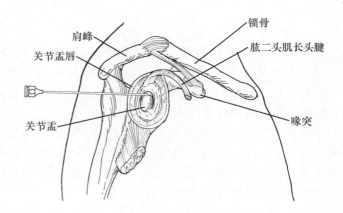

图 59-3 肱盂关节解剖和后路法进针方向（*Reprinted with permission from Elsevier.*）

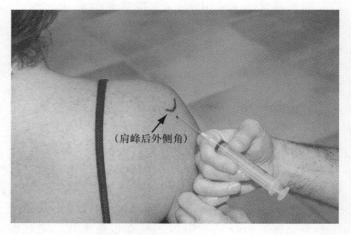

图 59-4 肱盂关节注射—后路法（*Reprinted with permission from Elsevier.*）

透视下引导下前入路方法：注射患者仰卧位和肩膀稍微外部旋转。皮肤消毒和铺单后，在注射部位先局部麻醉渗透。22 号定位针头通过透视定位在屏幕从肱骨头内侧部位的中下 1/3 处进入[13]。如果注入时遇到阻力，注射针极有可能穿入软骨，此时应该通过旋转或稍拔针向远离肱骨处改变方向。针不应该退出几毫米以上，否则针头将进入肩峰-三角肌下滑囊。如果此操作没有产生期望的结果，针尖应该向内侧稍稍偏移，操作应谨慎，以避免使针头进入关节窝上唇。可以注入造影剂以观察其是否在关节窝与肱骨之间来判断针头是否在关节内。

透视引导下注射到肩袖间隙的方法：肩袖间隙被描述为在肱骨头上内侧三角形空间[10]，它是一个直角三角形，其底是由肩胛下肌至肩关节的前部边缘的上缘形成的，高是由喙突从肩胛下肌腱上缘的外侧缘到冈上肌腱的边缘形成的，斜边由冈上肌腱的下缘形成的。三角形的顶点是在基体的交叉点，斜边为肱二头肌。在这个三角形内有肱二头肌肌腱、肱囊、喙突与肱骨韧带和盂肱韧带。这个三角作为盂肱关节注射时的位置。

肱骨外旋可避免注射到肱二头肌腱长头。但是，如果患者不能忍受，手臂可能会在中立位（即掌心对着大腿）。透视管应垂直于操作台。在肱骨头内上象限靠近关节线处出标记进针点，沿着与 X 线平行或带有轻微的内侧角方向进针，过程中以间歇透视的方式确定进针方向，直到针头到达肱骨头。造影可以确认针是否在关节内[10]。

X 线透视引导下的后路法：该注射方法在俯卧位进行，要求患侧肩部微微抬起，直至看到肩关节。皮肤无菌消毒铺巾后，在注射部位局部浸润麻醉。患肩处于中立位或稍内旋，针头指向肱骨头内下象限，在透视引导下垂直进针至肱骨头软骨[8,14]。

超声引导下后路方法：患者侧卧位，对侧肩部朝下或端坐背部朝向医生，同时患侧手搭在对侧肩部，使患侧肩部内旋。该注入方式可以用 7.5～14 Hz 的线性超声探头来执行。在皮肤和超声探头无菌消毒铺单后，注射部位局部浸润麻醉。探头被定位在冈下肌下缘至肩胛冈肌腱交界处。冈下肌较大的尺寸和较高的位置及其长肌腱能够区分小圆肌。外侧肱骨头、盂后缘和内侧三角状的上唇应认定为高回声区。通过超声探测截面内方法，也就是说，针从外侧到内侧，平行于探头长轴，由肱骨头和盂唇后上之间进入。一旦穿透韧带，就会有到一个突破感或阻力的消失。负压抽吸后，就可以在关节内注射。但是，如果感觉到阻力，针头应重新定位，因为它极有可能在软骨内[15-18]。

超声引导下肩袖间隙法（改良前路法）：探头朝向头侧，置于肱骨头大、小结节之间，在冈上肌和肩胛下肌腱之间（图 59-5），可看到关节内行走的肱二头肌

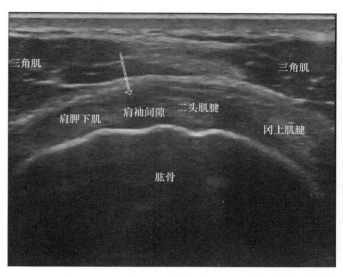

图 59-5 超声显示肩袖间隙（RCI）法如图中所画箭头。BT，二头肌腱；Sub，肩胛下肌；SST，冈上肌腱；Delt，三角肌

肌腱。盂肱上韧带能够在二头肌和肩胛下肌腱之间看到，而肱二头肌和冈上肌肌腱喙肱韧带则在之间。针在二头肌和肩胛下肌腱之间进入关节内[15-18]。

肩锁关节注射

关节解剖

肩锁关节是位于锁骨外端的小的，凸起的椭圆形小面和在肩胛骨（图 59-6）的肩峰突内侧缘的前部的凹区域之间的滑膜关节。关节线是倾斜的，并稍微弯曲。

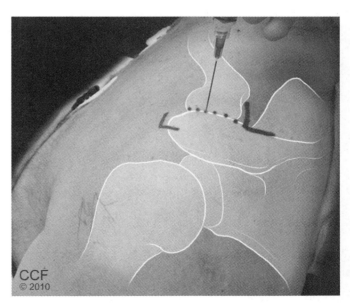

图 59-6 肩锁关节解剖（*Reprinted with permission from Cleveland Clinic.*）

这一关节曲面允许肩峰和肩胛骨在锁骨外侧端向前或向后滑行。肩胛骨的这种运动保持关节窝始终面对肱骨头[5]。此关节有助于手臂整体运动，以及锁骨与肩峰之间的力量传递。肩锁关节有关节囊，关节上方有肩锁上韧带加固。维持此关节的稳定以及将锁骨固定在肩胛骨的主要韧带结构是喙锁韧带。虽然这个韧带处于内侧，并且与关节分开，但它是防止肩锁关节脱位最有效的结构[5]。

适应证

肩锁关节注射治疗的适应证包括锁骨远端骨溶解和骨性关节炎[3]。锁骨远端骨溶解是一种退行性过程，可导致慢性疼痛，尤其是在肩关节内收运动时疼痛明显，通常继发于涉及肩部的外伤以及反复举重训练的人群。骨关节炎也可以发生在肩锁关节，通常继发于先前的创伤或外伤。病史和体格检查在诊断锁骨远端骨溶解和骨关节炎中非常重要。无论哪种情况，患者通常表现为隐匿性疼痛。在体格检查中，肩锁关节触诊时有压痛，且肩关节主被动内收运动时（手臂跨过身体前方）会引起疼痛。患者手搭到对侧肩，患侧肘抗阻力上抬疼痛加剧。肩锁关节X线检查将帮助溶骨或骨性关节炎的确诊[3]。肩锁关节注射治疗可用于诊断或治疗。作为诊断工具，局部麻醉剂被注入至关节以确认疼痛的来源。但在某些情况下，难以区分疼痛来自于肩锁关节病变还是来自于肩部其他病变，尤其是患者合并肩袖撕裂综合征时。

技术

肩锁关节是一个微动关节，其关节面的倾角存在着解剖变异。而且，关节炎的变化，特别是局部骨刺可以改变锁关节触诊时的三维感知。肩锁关节盲针下注射的准确性大约是40%[19]。而在24例尸体标本研究中，Partington等人发现肩锁关节注射成功率为67%（16个肩部注射），但有一半涉及其他结构[20]。Pichler等人在另一个尸体项目研究中，共有76肩锁关节注射亚甲基蓝，随后解剖，以区分关节内和关节周围注射。关节周围注射的整体成功率为43%（33/76）。20例标本在透视引导下进一步注射的准确率为100%[21]。

非引导下注射方法：患者取仰卧位或端坐位，患肢暴露处于休息位。确认肩锁关节，触诊远端锁骨直至其终止点，并在此处轻微按压可以感觉到在关节位置所在。注射针从上前方入路插入肩锁关节直至其下方。注射针垂直于关节进行肩锁关节内注射。

透视法：患肢处于仰卧位，透视球管置于前后位，

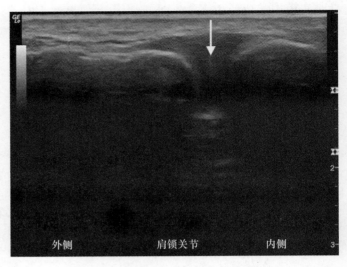

图 59-7 长轴超声显示肩锁关节（箭头）。这也是锁骨内侧与肩峰外侧的间距

注射针在间隙透视下推进[21]。

超声法：肩锁关节可以通过高频线性超声探头下看到。探头应垂直放置在锁关节区的上方区域，并调整探头直至看到关节腔（图 59-7）。在超声探测截面，将注射针推进到关节内。注射后，通过观察增宽的关节间隙可以证实注射位于关节腔内[22]。

髋关节

在 2006 年由美国疾病控制和预防中心主持的国民健康访问调查中，18%受访者被报告有膝关节疼痛，7%受访者诉有髋部疼痛。引起 50 岁以上人群最常见膝关节疼痛的原因是髋关节骨性关节炎。而其他髋部疼痛的原因包括炎症性关节炎，如类风湿关节炎和牛皮癣性关节炎，创伤和缺血性骨坏死。真正的髋关节内病变的典型表现为腹股沟局部疼痛，疼痛随大腿内旋运动而加剧。

在不能触及髋关节下，诊断髋关节痛非常具有挑战性，需要与疝、背部（椎管狭窄）引起的放射痛以及粗隆部滑囊炎相鉴别。髋关节注射无论从诊断还是治疗上都是一种重要方法。关节液抽取分析通常用于帮助诊断，治疗注射时通常需要联合局麻药和皮质类固醇提供镇痛并改善功能。

髋关节：关节内注射

解剖

髋关节是球窝关节，因此能够进行大范围的运动。

股骨头与髋臼相对构成了髋关节。股骨大小转子为肌肉附着点。球形髋臼覆盖了除了髋臼中下切迹缺如处的绝大部分股骨头。髋臼缺如部分切迹上横架有髋臼韧带。相对于骨盆，朝向前外方向的髋臼口与朝向后方的股骨颈之间的所构成的股骨与髋臼的解剖关系，有助于髋关节总体的稳定[12]。股骨头及髋臼表面被覆一层软骨，从而保证关节平滑运动。与肩部球窝关节一样，髋关节也有关节唇，也就是一圆形软骨层附着于髋臼外缘，加深了关节窝的深度，从而提供更多的稳定性。关节囊是由包绕整个关节的环形和纵形纤维所形成的一厚层韧带结构，其内面为滑膜层。股骨头深嵌在髋臼中，被厚实的关节囊紧紧包绕，其增厚的部分由髂股韧带、耻骨韧带及坐骨韧带组成。关节前方的髂股韧带连接骨盆和股骨，其为 Y 形，并通过限制过伸运动来稳定髋关节（图 59-8）。耻骨韧带连接耻骨和股骨，坐骨韧带则通过附着在耻骨与股骨大小转子间，增强关节囊后方结构。还有许多肌肉附着或覆盖髋关节，包括臀肌、股四头肌、腘绳肌、髂腰肌以及腹股沟肌肉。

适应证

髋关节内注射可用于诊断和治疗。髋关节穿刺术用于诊断是否存在关节脓肿。髋关节内注射被用来确定实髋关节置换术后实现疼痛缓解的可能性。治疗性髋关节注射，虽然比膝关节注射不常用，常被用来对不适合手术关节炎患者的治疗[23]。

技术

由于髋关节不容易触及以及前方靠近股神经、动

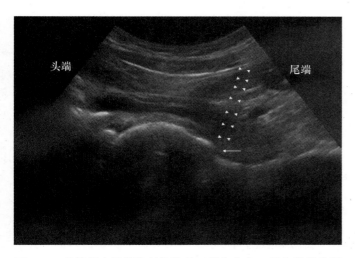

图 59-8 长轴超声显示注射针路径（箭头方向）朝向股骨头颈交界（箭头）

静脉，所以髋关节内注射具有挑战性。前路和外侧入路是最常用的技术方法。尽管外侧入路被认为比前路更加安全，但是，没有透视引导，这两种技术均不可靠。前路有 60% 成功率，外侧入路则为 80%。前路有伤及股神经的风险，27% 的前路注射会实际刺穿或者接触到神经，其中 60% 的操作会穿到离股神经 5 mm 的范围内。此外，前路比外侧入路更容易造成股动脉和股外侧皮神经损伤[27]。因此，通常建议 X 线或者超声等作为影像学引导。尽管在透视下更有利于观察关节内穿刺针位置以及通过造影剂注射确认正确位置，但是它需要额外的设备，操作者以及患者将会暴露在辐射下，而且它也不能看到重要神经和软组织结构[24]。

透视前路法：在透视下可以看到解剖标志包括髂前上棘和耻骨。股动脉可以在髂前上棘与耻骨连线中点的位置触摸到，而股神经则位于股动脉偏外约 1 厘米处。针进入位点需要在此处偏外以避免损伤股神经。皮肤消毒铺巾及局部浸润麻醉后，朝向股骨头、颈交界处，稍低于髋臼盂唇方向进针。然后，关节造影确认髋关节内针的位置[25]。

超声方法：一般情况下，首选低频探头，特别是肥胖患者，它能很好地探及到较深位置及以较宽的范围。患者仰卧位，髋关节中立位，或者轻度内旋。触摸到髂前上棘，探头在矢状面，其上端于髂前上棘内侧方。保持这种方向，探头在内侧移动，直到看到伴有强回声的股骨头圆形表面。超声探头在此转向横向平面，向内侧移动直到看到股神经和血管。确认神经和血管位置后，探头回到矢状面髋关节前方以显示股骨头圆形表面。随后保持探头上端原位以显示股骨头，同时探头下端向外侧旋转以显示股骨头颈的长轴位影像。标记探头下端皮肤并随后常规消毒与局部浸润麻醉，用 22 号脊柱穿刺针在超声引导下向股骨头、颈交界处推进。当穿刺针到达髂股韧带时，会感到阻力有所增加，如果有突破感说明穿刺针已经穿过韧带到达关节腔。在超声下显示针头位置以及通过注射 1～2 ml 局麻药后观察关节囊有无膨胀来确认穿刺针关节内位置。液体在超声下无回声，因此，当髋关节内注射后，可以看到在超声下相对高回声的髂股韧带和前髋关节囊被推离股骨头、颈。与局麻药相比，皮质类固醇药物为强回声，超声下可以清晰地显示其在股骨头、颈交界处和表面滑囊之间扩散[24]。

髋关节：大转子滑囊注射

股骨大转子疼痛综合征（GTPS），以前被称为股

骨大转子滑囊炎，是导致股骨大转子疼痛的常见病因[6]。据报道，股骨大转子疼痛发病率为每年每 1000 人群中大约有 1.8 个患者，女性以及合并有腰痛、骨关节炎、髂胫束薄弱和肥胖的人群的发病率较高。症状为位于臀部外侧沿大腿外侧面放射到膝关节和偶尔膝盖以下的疼痛。体检发现股骨大转子有压痛点。大多数 GTPS 是自限性疾病，因此只需保守治疗，如物理治疗、体重减轻和非甾体类药物消炎镇痛。其他治疗方法包括关节囊或髋关节外侧皮质类固醇和局麻药注射。有报道认为，在保守治疗失败后更多侵入性手术干预能够缓解疼痛[27]。与未采取注射治疗的患者相比，皮质类固醇注射能够缓解大多数保守治疗以及长期康复治疗失败后患者的疼痛[26]。

解剖

粗隆部滑囊位于股骨大粗隆外侧突起部位。有三个滑囊（两个主要和一个次要）围绕大转子。主要滑囊分别是臀大肌腱膜下滑囊（大转子基底部后上方）和臀大肌腱膜下滑囊（大粗隆外侧）。次要滑囊是臀小肌腱膜下滑囊（覆盖在大转子上表面稍前方）[6]。

适应证

大转子滑囊炎注射治疗的适应证包括与骨关节炎、类风湿关节炎、长期劳损以及相应部位其他创伤性损伤相关的急慢性炎症[28]。影像学研究显示其疼痛可能由臀小肌、臀中肌损伤或者滑囊本身的炎症所造成的。本病往往具有特发性，但跑步、局部创伤和步态不正也可诱发。疼痛可以非常严重，放射至臀部或大腿前侧，站立或患侧侧卧位睡觉时加剧。患者常认为是髋关节疼痛，而真正的髋关节疼痛通常放射至腹股沟。粗隆部滑囊炎很少是由感染引起的。查体时，大粗隆有触痛[6]。

技术

对于大转子疼痛综合征患者，透视下引导股骨粗隆滑囊注射与通过解剖标志定位注射相比，前者没有明显的临床优势[26]。

非引导法：患者侧卧位同时患侧朝上。建议屈髋 30°～50°、屈膝 60°～90°，以提高患者舒适性以及髋关节的稳定性。从股骨中端向股骨近侧触诊，当触及骨性突出时即为大转子。确认和标记最大压痛或最大肿胀部位。用 22 号或者 25 号，长为 3.5 英寸（1 英寸≈2.54 cm）的脊柱穿刺针垂直插入皮肤。非常肥胖的患者，可能需要更长的针。穿刺针应直接插入至达骨

面，在注射时，应回撤 2～3 mm[28]。

透视法：患者侧卧位且患侧朝上。在滑囊可能位置上方标记疼痛最明显的区域。将 22 号 3.5 英寸腰穿针在透视指引下推至大转子表面的滑囊内，同时推入 0.5～1 ml 的造影剂以确认囊内的扩散[26]。

超声法：超声引导下股骨大转子滑囊注射更容易。超声引导下外侧入路通常在使用时与非引导法一样。根据患者体质选用高分辨率或低分辨率探头，使用超声探测截面内或截面外方法将注射针插入滑囊，并进行超声引导下的实时注射[29]。

膝关节

膝关节骨性关节炎是最常见的关节炎，是导致 50 岁以上人群残疾和活动减少的主要原因。30% 的 50 岁以上人群在影像学上就有膝关节骨性关节炎表现，65 岁以后这一比例增加至 80%。50 岁前男性膝关节骨性关节炎发生率较高，随着年龄的增加到 65 岁时，绝经后女性发病率逐年升高，达到男性发病率的 2 倍[30]。

膝关节关节内注射

解剖

膝关节是人体最大的关节，由四块骨头，分别是股骨、胫骨、腓骨和髌骨，以及广泛交错的韧带和肌肉构成。膝关节是由两个功能性关节组成—股胫关节和股髌关节[28]。膝关节主要运动发生在股骨、髌骨和胫骨，其表面均覆有关节软骨，能够减少活动时骨面之间的摩擦力。髌骨位于股骨远端髁间沟前方。致密的韧带关节囊内衬有滑膜，关节囊包围整个膝关节，滑膜可分泌滑液，以减少摩擦和有利活动。另外髌下脂肪垫及滑囊也能够减少摩擦力。维持膝关节稳定的主要结构为前、后交叉韧带，内外侧副韧带和髌韧带[28]。内侧副韧带走行于股骨与胫骨的内侧面，抵抗从膝关节外侧作用的外翻力。外侧副韧带发起于股骨外侧面止于腓骨头，对抗作用于膝关节内侧的内翻力。十字韧带得名于两韧带在膝关节中部交叉。前十字韧带（ACL）从胫骨的前缘走行至股骨后缘并防止胫骨向前移位。它是膝关节中最重要的结构之一，其损伤最常见于膝关节的旋转运动。一旦损伤可能需要积极手术和康复治疗。后交叉韧带（PCL）从胫骨的后缘走行直到股骨的前缘，并且绕过前交叉韧带。每个膝关节有两个新月状软骨半月板，半月板位于胫骨平台内

外侧关节面，作为膝关节的减震器，并且将重量合理分布在胫骨和股骨之间。

适应证

膝关节注射的适应证包括：黏蛋白补充治疗以治疗退变性骨性关节炎，以及皮质类固醇激素注射以治疗其他非感染性炎症性关节炎，如类风湿关节炎、痛风、焦磷酸钙沉积症[28]。目前，没有任何证据表明医疗干预可以改变受累关节其关节面的退变速度。现在绝大多数治疗是针对于减少关节疼痛和肿胀，维持关节活动，并减少相关残疾。

技术

虽然膝关节内注射操作并不复杂，但是很难判断针尖是在关节腔内还是在关节内的软组织结构中[31]。在一项尸体研究中，Esenyel 等人对 78 例新鲜尸体中 156 个膝关节使用四种不同入路：前内侧（AM）、前外侧（AL）、髌骨外侧中点 midpatellar（LMP）和髌骨内侧中点（MMP），行关节内注射，并估算注射针位于关节内位置的准确率。外侧入路中准确率最高（85%），髌骨内侧中点入路准确率最低（56%）[32]。然而，比较前内侧和髌骨外侧中点入路准确率，结果无统计学差异。在对无关节积液临床表现的患者连续 240 次膝关节时注射发现，93% 的病例通过髌骨外侧中点入路完成关节内注射，比前内侧或者是前外侧准确性高[33]。在一项以确定膝关节造影的首先入路为目的的调查中，64% 的受访者选用外侧入路[34]。多种膝关节的注射方法已在文献中描述（图 59-9）。

髌骨中点入路：患者平卧位，腘窝下方垫一枕头或滚状物使膝关节稍曲。对于髌骨外侧中点法，沿着髌骨的外侧和近端将其边界用线画出，在两线交点附近进针插入至髌骨与股骨之间的软组织内，并以 45° 角

方向插向关节内侧中间。髌骨内侧中点法：针从髌骨中点下方向膝关节内侧进入，指向另一侧髌骨中点。

前路法（髌下）：该膝关节屈曲 60°～90°，针从髌下肌腱内侧或外侧进入，直至针头到达髌下脂肪垫。这种技术在膝关节不能伸直时非常有用，此外，还可避免损伤关节软骨。

髌上法：这种方法多用于髌上囊膨胀合并大量积液的病情。然而，尤其是在超声引导髌上隐窝注射的今天，这种方法很少被用到。

透视法：透视引导只在肥胖患者或者预计难以进入关节内时才可能需要。

超声髌上法：患者仰卧位，膝关节屈曲 20°～30°，可通过腘窝下垫一枕头来支撑。高分辨率线列探头纵向放置以平行于股四头肌肌腱，能看到股骨远端，髌骨上级，髌下脂肪垫及髌骨隐窝。探头不宜过度压迫以避免挤压髌上囊。探头然后旋转至轴向平面，同时能够识别股四头肌、髌下脂肪垫、髌上囊肌腱、髌上隐窝，寻找滑膜隐窝腔隙最大处部分，并定之为注射目标。皮肤无菌消毒铺巾后，用 22 号、长 3.5 英寸腰穿针沿超声探头所示平面推入髌上隐窝。滑膜液抽吸证实针的位置是否适当。在注射过程中，可看到流动液体使髌上隐窝膨胀。

髌下超声法：髌下超声法常常与上文描述的体表解剖标志定位技术一样盲目进行，由于超声引导髌下法有技术难度，本书编者更倾向于髌上隐窝法[31]。

并发症

随着合理技术的使用，患者选择肌肉骨骼注射会非常安全，舒适，并成为解决肌肉骨骼疼痛的重要方法。无论从技术或是使用的药物来看，其副作用非常小[6,30]。感染是最严重的并发症，但极为罕见。关节内

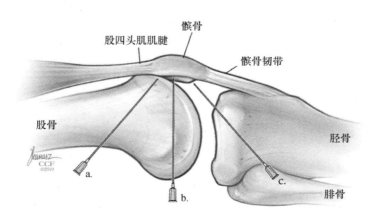

图 59-9　改图显示各种入路下膝关节注射。**A.** 髌上法；**B.** 髌中法；**C.** 髌下法（*Reprinted with permission from Cleveland Clinic.*）

注射引起化脓性关节炎的危险性小于 0.03%[6]。但是，我们强烈要求严格遵循无菌操作，对可疑蜂窝织炎、感染性关节炎或滑囊炎、菌血症，或者有严重免疫缺陷的患者避免注射治疗[6]。对于糖尿病患者，甚至是长期服用皮质类固醇的患者，注射后引起高血糖症状的风险也是非常小和非常短暂的。即使对于那些服用抗血小板或抗凝药物的人群，虽然建议在选择注射前停用这些药，但其引起关节积血的风险也是很小的。有报道认为激素的多次使用可引发类固醇诱导的骨关节炎，因此能否在骨性关节炎患者中反复关节使用内糖皮仍存在争议[30]，但关节内皮质类固醇注射不会导致骨关节炎的进展。注射后炎症是由关节内注射皮质类固醇引起滑膜炎造成的，其临床表现可以与化脓性关节炎类似。而化脓性关节炎在发生时间及持续时间与前者不同，通常比注射后炎症发生的时间晚，持续的时间长[6]。注射后炎症是一个非常罕见的并发症，开始于注射后不久，通常在几个小时消退，很少持续 2~3 天。治疗是保守性的，包括注射位置的冰敷和口服镇痛药，直到炎症反应消退。在少数患者中，可能严重到需要再次关节穿刺抽液，以减轻疼痛[30]。极少案例报告治疗后 X 线片检查发现注射部位关节囊（关节周围）钙化。他们通常会自然消失，没有任何临床意义。仔细操作和避免类固醇悬液从针道内漏到皮肤表面，防止或减少这些问题的发生。此外，建议在针被抽出之前用少量局麻药或生理盐水冲洗针道，以减少这种并发症[30]。其他罕见的并发症包括局部皮下或皮肤萎缩（2.4%），脱色（0.8%），局部红斑和发热（0.7%），以及面部潮红（0.6%）[6]。

参考文献

参考文献请参见本书所附光盘。

60 脉冲射频、水冷式射频和神经冷冻

Khalid M. Malik

陶高见 陈建 译 陶高见 审 Zhonghui Guan 校

背景和技术

常规射频

使用射频（radiofrequency，RF）电流来获得可量化和可预测的热损伤开始于 20 世纪 50 年代[1]。20 世纪 70 年代初首次报道将 RF 用于顽固性疼痛的治疗，原理是利用常规射频电流（conventional raiofrequency，CRF）产生热损伤[2]。用于疼痛控制的 CRF 热凝是让射频电流通过与疼痛冲动伤害性通路相邻的电极，从而阻断疼痛冲动的传导以达到必要的止痛效果。应用射频电流可即时将能量传递至电极工作尖端周围的组织并提高其温度，而电极本身只会被被动地加热。CRF 应用中，一旦电极达到设定温度，射频电流将被切断，重复这样的循环过程可保持目标组织的温度。一般认为 45 ℃以上的温度可产生神经毁损[3]，虽然无髓鞘 C 纤维和 A-delta 纤维是选择性毁损的目标[4]，但进一步的研究表明，RF 应用可对所有神经产生非选择性破坏[5]。因此，CRF 过程中，通常把组织温度选择明显高于产生神经损伤的水平，但低于组织气体形成的水平（80 ℃～90 ℃）。为了避免运动和感觉神经纤维损伤所产生的无力、神经炎和去神经性疼痛等并发症，高温 CRF 仅限使用于关节突关节去神经术。然而，较低温度下的 CRF，55 ℃～70 ℃，仍然被较随意地应用于背根神经节（dorsal root ganglia，DRG）的毁损[6]。

脉冲射频

有关 CRF 毁损背根神经节的研究发现，40 ℃和 67 ℃[7]CRF 产生的临床效果并无明显差异。这项研究的作者认为，是电流而不是温度决定了实验结果。由于较低温度下的 CRF 可以减少无力和去神经性疼痛的风险，因此这一观察结果引起了疼痛医师的极大兴趣。基于此假设，脉冲射频（pulsed radiofrequeney，PRF）被引入，以图通过使用高电压的射频电流达到最大电能输送，同时保持组织温度低于神经损伤水平（42 ℃）从而最大限度地减少组织热损伤的风险。虽然这一目标看似矛盾，但是利用脉冲方式给予射频电流就能允许热量在脉冲射频的间隙时间内释放[8]。

Sluijter 等人[8]假设，因为组织的温度保持低于热损伤的范围，从而避免了组织的热损伤。通过数学计算，他们进一步发现，在电极尖端产生的高密度电流作用于细胞膜和生物分子，引起细胞功能改变，导致细胞损伤。然而，后来的研究者则认为，PRF 效应是电和热组织损伤的联合作用[9-10]。这些作者同时指出，由于 PRF 温度测量装置缓慢的响应时间，不能确切地排除短暂高温峰值和组织的热损伤的可能性。尽管一些实验室的研究提供了 PRF 应用后神经元激活[11-12]、细胞应激[13]、细胞结构损伤的证据[9]，其他研究则表明所观察到的 PRF 效应主要是取决于设定的温度[14-15]，这些结果不支持电流引起组织损伤的作用机制。因此，除了 PRF 临床疗效的几种叙述，其临床效应的确切机制至今仍不清楚，目前仍然没有关于 PRF 阻断伤害性感受性通路的证据。

与 CRF 一样，PRF 是通过放置在目标伤害性部位附近的电极进行工作。然而，不像 CRF，PRF 不需要将电极平行于目标神经放置，因为电流，而不是热效应，被认为是神经损伤的原因。典型的 PRF 应用中，射频电流作用 20 ms，2 Hz，总持续时间 120 s。因此，在大多数工作过程中——480～500 ms，并没有射频电流作用。电流电压控制以实现最大的电极温度低于 42 ℃[8]。PRF 的临床操作与此标准基本一致，但 PRF 的持续时间在一些临床研究中可持续 4 min、8 min 和 20 min[16]。

水冷式射频

虽然水冷式射频消融（water-cooled radiofrequency，WCRF）已于心脏电生理学[17]和肿瘤消融[18]用了一段时间，但用于疼痛治疗则是比较近期的事情。WCRF 缓解疼痛的基本原理与 CRF 类似，由射频能量通过放置在靶神经结构附近的电极产生热损伤作用。但 WCRF 是使用一个专门的多通道电极，通过连续的

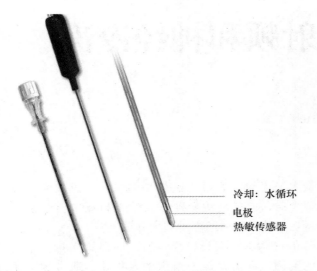

图 60-1 多通道水冷电极（*Courtesy BaylisMedical Inc. Montreal，Canada*）

冷却：水循环
电极
热敏传感器

环境温度下的水流进行主动冷却（图 60-1）。主动冷却防止电极周围组织产生过高温度并允许 RF 电流持续，从而加热更多的组织和产生更大的热损伤范围[17-19]。由 WCRF 产生的热损伤范围包括几毫米的直接包绕在电极周围的被冷却的组织，其外包绕着因温度升高而形成的球形等温线层组织，后者又被因与电极距离增加而温度逐渐降低的等温线组织包围（图 60-2）[20]。与 CRF 类似，WCRF 热凝范围的大小依赖于电极针（工作端）的尺寸，电极温度，和射频电流持续时间。如果使用工作端为 6 mm 的 18 G 电极针，将电极温度设

等温线（摄氏度，℃）

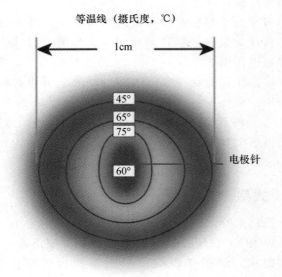

1cm

45°
65°
75°
60°

电极针

图 60-2 水冷式射频热凝形态（*Courtesy Baylis Medical Inc. Montreal，Canada*）

置到 55 ℃～60 ℃以使热凝组织边缘达到 50 ℃等温线，将射频电流持续设置于 150 s，则热凝范围的直径为 8～10 mm[19,21]。虽然理论上热损范围应是球形[21]，但体内很多因素会影响 WCRF 损伤的对称性[20]。髓鞘内的脑脊液、蛛网膜静脉丛内的血流以及附近的骨骼与肌肉组织，都会对热损的最终形状产生影响[20]。

WCRF 产生更大的热损伤范围，从而提高了对支配神经纤维较多和（或）支配神经纤维变异的疼痛组织的去神经化的成功率[19,21]。WCRF 临床使用的文献初步显示了 WCRF 有两种不同形式的技术，即单极和双极 WCRF。这些技术分别应用于骶髂关节功能障碍（SJD）和椎间盘源性疼痛（discogenic pain，DP）的治疗。单极 WCRF 治疗 SJD 作用于 S1、S2 和 S3 神经，将两个或三个单极穿刺到骶孔外侧进行热凝（见第 47 章）[22-23]。热凝采用 4 mm 工作端的 17G 专用电极针，射频电流持续 150 s，电极温度 60 ℃。由于预期的热凝范围较大，穿刺导针应与骶神经根保持"安全距离"——从骶后孔外侧缘向外 8～10 mm[23]。为避免损伤节段脊神经，WCRF 不适用于 L4 和 L5 背支，而应使用 CRF22。双极 WCRF 用于 DP 的治疗，将两个 17G 导引针和专门的射频电极穿刺到椎间盘纤维环后侧方（图 60-3）。24、25 电极温度提高到 55 ℃超过 11 min，在此温度持续 4 min。

神经冷冻术

低温神经损伤不导致神经瘤形成，痛觉过敏，和传入神经痛，而这恰恰是其他物理神经毁损方法如外科神经切断、射频毁损或化学神经毁损的典型并发症。Trendelenberg 首次证明冷冻外周神经没有形成神经瘤的危险[26]。此后 Carter 等[27]和 Beazley 等[28]证实，极端寒冷所致外周神经损伤引起神经轴突和髓鞘的崩解并导致神经 Waller 变性但并不伴有神经内膜、外膜和神经束膜的中断。

神经冷冻损伤的机制可能是损伤神经滋养血管，导致神经内水肿及神经内的压力增加，随之出现轴突崩解。自身免疫反应触发的游离神经成分的释放也是神经冷冻损伤的长期作用的可能机制[29]。残余的结缔组织成分和 Schwann 细胞基底膜提供完整的近端轴突神经再生培养基。轴突的再生通常以约 1～1.5 mm/w 的速度进行，神经冷冻术的镇痛效果持续时间取决于近端轴突再生长至终末器官所需的时间（通常是几星期到几个月）[30]。自古埃及时代以来就已经认识到低温具有局部麻醉剂类似的特点[31]，但组织温度必须降低到临界水平并维持足够长时间才能产生崩解性神经变

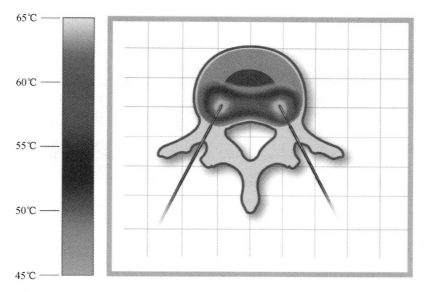

图 60-3　应用水冷射频治疗椎间盘源性疼痛（*Courtesy Baylis Medical Inc. Montreal，Canada*）

化，这是低温、手指麻木和冻疮之间的差别。导致神经崩解性变化的临界温度已被证明为 $-20\ ℃$[32]。而且，镇痛程度和持续时间与神经冷冻损伤的严重程度成正比[33]。因此将组织温度保持低于临界水平并维持足够长的时间对神经冷冻术至关重要。此外，冷冻的程度与靶神经损伤的可能性，还取决于穿刺针的尺寸，穿刺针与靶标神经的距离，冷冻维持时间，以及冷冻循环进行的次数。反复多次冷冻可以增加最终冰球形成的大小。

　　第一支冷冻用穿刺针在 1962 年出现，采用液氮作为冷却剂，可将针尖温度降到 $-190\ ℃$[34] 以下。目前使用的冷冻穿刺针（图 60-4）则出现于 1967 年，利用 Joule-Thompson 封闭气体膨胀原理，将针尖温度降低至 $-50\ ℃$ 和 $-70\ ℃$ 之间[35]。目前的冷冻穿刺针是一种通过软管连接到的气源双腔铝管，氧化亚氮或二氧化碳

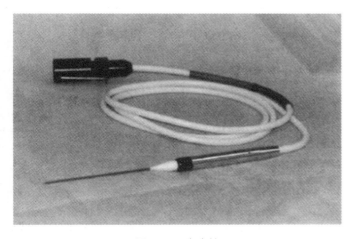

图 60-4　冷冻针

在约 $42\ kg/cm^2$［$600\ lb/in^2$（psi）］压力下被转运到冷冻穿刺针内腔。气体在压力下通过冷冻穿刺针尖端附近的内腔小孔逸出并通过外腔返回到操作台（图 60-5）。在穿刺针尖端压力迅速下降（从 $600 \sim 800\ psi$ 到 $10 \sim 15\ psi$），气体迅速膨胀并产生冷冻效果。穿刺针周围组织由于能量被吸收从而温度下降，在针尖周围形成一个冰球。目前可用的冷冻穿刺针包括 14G（2 mm）的穿刺针，可形成约 5.5 mm 直径的冰球，和 18G（1.4 mm）穿刺针，可形成 3.5 mm 直径的冰球。

　　为提高靶神经毁损的成功率，必须对靶神经进行精确定位。目前大多数冷冻穿刺针配备了内置的神经刺激器功能，允许运动（2 Hz）和感觉（100 Hz）神经测试。穿刺针针尖有一个热敏电阻以精确监测靶组织温度。控制台设有神经刺激器控制，温度和气体压力表，和气体调节器开关，允许气体流量精确控制。为确保冷冻治疗的安全和有效，气流必须精确调节：气体流量不足则不能有效将组织温度降低到临界水平以下，而过大的气体流量，可能会使沿穿刺针的近端组织冻伤，而且可能导致意外的冷冻损伤，如皮肤烧灼感。冷冻穿刺针应该只在冰球解冻后方可拔出，因为与当冰球仍然存时拔出探针可能会导致局部组织损伤和神经撕脱。

　　在冷冻穿刺针穿刺过程中，常常使用穿刺导针，例如较大直径的静脉穿刺导管。尖锐的导针针尖有利于刚性不足的冷冻穿刺针的放置，而且在冷冻表浅神经时可以提供额外的皮肤保护。一般情况下，12 G 的静脉导管用于 2.0 mm 的冷冻穿刺针和 14～16 G 的导管用于 1.4 mm 的冷冻穿刺针。

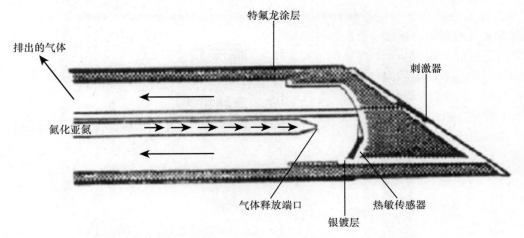

图 60-5 冷冻针设计示意图

临床应用

脉冲射频

虽然 PRF 最近才被用于临床实践，但它的使用已经比较普遍，用于疼痛性疾病和非疼痛性疾病[16]。PRF 越来越受欢迎可能是由于其安全性和临床疗效。PRF 可作用于所有脊髓水平的 DRG，已被用来治疗多种疼痛综合征，包括神经根痛，带状疱疹后神经痛，椎间盘突出，截肢残端痛，和腹股沟疝修补术的疼痛[16]。PRF 也可作用于各种外周神经，以治疗以下疼痛综合征：它可作用于内侧支神经治疗关节综合征，作用于肩胛上神经治疗肩部疼痛，作用于肋间神经治疗手术后胸部疼痛，作用于股外侧皮神经治疗感觉异常性股痛，作用于阴部神经治疗阴部神经痛，作用于阴茎背神经治疗早泄，作用于内脏大神经治疗慢性良性胰腺疼痛，作用于坐骨神经治疗幻肢痛，作用于闭孔神经和股神经治疗髋部疼痛，作用于舌咽神经，治疗舌咽神经痛，作用于枕神经，治疗枕神经、生殖股神经和髂腹股沟及髂腹下神经治疗腹股沟区疼痛和睾丸痛[16]。它也可作用于各种中枢神经系统和自主神经节，包括作用于三叉神经半月神经节治疗三叉神经痛，蝶腭神经节以治疗头部、颈部和面部疼痛，腰交感神经链治疗复杂区域性疼痛（complex regional pain sympathetic，CRPs）[16]。在某些报道中，PRF 作用的目标神经结构还不清楚，如作用于骶髂关节治疗骶髂关节功能障碍，作用于椎间盘内治疗椎间盘源性疼痛，作用于肌筋膜触发点治疗肌筋膜疼痛，作用于瘢痕神经瘤治疗术后瘢痕疼痛，作用于精索以治疗睾丸疼痛，以及关节内治疗关节源性疼痛[16]。

水冷式射频

目前，WCRF 的使用仅限于神经支配数目和来源均较多的疼痛综合征。已报道的 WCRF 临床应用目前仅限于最近发表在同行评审期刊上的 4 篇文章[22-25]。在这些研究中[22-23]，2 篇是 WCRF 被用于 SJD 的治疗，其余两篇[24-25]则是 DP 的治疗。然而，由于其向更大组织体积精确传递热能的能力，WCRF 在传统形式的神经消融失败后仍可能有效，因此其使用可能会扩展到其他疼痛综合征。

神经冷冻

使用冷冻消融的报告在文献中最普遍的是治疗开胸术后疼痛[36-51]。对此临床适应证的治疗通常是术中直视下对肋间神经肋间凹槽的肋间神经进行冷冻治疗。所有可能与患者疼痛相关的肋间神经——切口或胸痛范围上下各一到两个节段内的肋间神经均被治疗。开胸术后疼痛的冷冻治疗经验也被用于胸壁其他慢性疼痛的治疗，包括术后神经瘤、肋软骨炎、带状疱疹后神经痛和肋骨骨折[52-53]。

多个研究还报告了头部，颈部，面部不同区域的神经冷冻治疗。这些神经包括下牙槽舌、口、下牙、耳颞神经、眶上和眶下神经[54-66]。使用冷冻治疗的头部、颈部和面部疼痛包括三叉神经痛、带状疱疹后神经痛、非典型面部疼痛以及各种术后神经痛。

在大部分研究中，颅面神经的冷冻治疗通常在手术开放暴露下进行；然而，也有一些报道冷冻探针经皮或经黏膜的闭合穿刺技术。在一例报道中，扁桃体窝区的冷冻被用于扁桃体切除术后患者，但其目标神经结构并不清晰[66]。冷冻治疗也被用于脊柱和四肢疼痛的治疗。常见的报道是它被作用于腰椎内侧支以治了腰椎小关节综合征[67-69]。在四肢疼痛中，冷冻治疗被报道用于治疗跖骨间隙或莫尔顿神经瘤[70]。尺神经、正中神经、腓肠神经、枕神经、正中神经掌支、指固有神经的冷冻治疗也有报道，大多数是治疗外伤性神经损伤和腕管综合症[71]。冷冻也被用于几种腹部，骨盆和会阴部疼痛的治疗。其中最常见的是腹股沟疝修补术后疼痛的治疗，冷冻作用于用于髂腹下神经和髂腹股沟神经[72-75]。冷冻还作用于低位骶神经根以治疗难治性会阴疼痛[76]，作用于髂腹股沟和髂腹下神经以治疗相应慢性腹部疼痛[77]，作用于奇神经节治疗顽固性肛门疼痛[78]。冷冻也用于妇女妊娠相关疼痛及产后疼痛，冷冻髂腹股沟神经可治疗孕晚期腹痛[79]，作用于用于骶管可治疗严重的产后骶尾部疼痛[80]，作用于耻骨联合治疗耻骨联合分离相关骨盆疼痛[81]。冷冻髂嵴可治疗股骨区的疼痛[82]。

临床疗效

脉冲射频

PRF 最常用于腰椎或颈椎神经根痛的治疗。9 个研究报道对 PRF 的应用进行观察，其中 7 个研究显示取得成功[16]，其中有 5 个为关于 PRF 的随机对照试验（RCTs）（表 60-1）。

表 60-1 关于 PRF 的对照试验

作者和日期	方法学，病例数和对比方式	随访和结果评价方式	结果和作者结论	研究分析
Van Zundert 等，2007[83]	RCT，DB，SCT23 例患者某一节段的 DRG 行 CRP，11 例患者行 PRF，12 例患者接受假治疗	3 个月，仅当患者反应良好时随访 6 个月。VAS，GPE，SF-36，AU，治疗有效/成功定义为 GPE 改善 50%，VAS 下降 20	3 个月时，PRF 组 11 例患者有 9 例治疗成功 9/11（82%），而假治疗组 12 例患者中 4 例 GPE 改善（33%），3 例 VAS（25%）改善，统计学差异显著 作者结论：治疗后 3 个月，与假治疗组比较，PRF 可提供显著的疼痛缓解	高质量的试验证据：该研究提供了：PRF 治疗颈椎神经根性疼痛的短期疗效的证据
Simopoulos 等，2008[84]	RCT 76 例 LRP 患者，37 例接受 DRG 的 PRF 治疗，39 例接受 PRF 联合 CRF（可承受的最高温度）治疗。	2 个月，此后每个月随访，到 8 个月为止；指标：VAS；治疗成功定义为 VAS 下降 2 以上并维持 8 周。	2 个月时两组 VAS 评分下降类似，2 个月和 4 个月时，两组镇痛效果的降低也类似。至 8 个月，疼痛状况回到基线 AC：DRG 的 PRF 治疗安全但仅短期有效，再给予 CRF 治疗并未获得更好的治疗效果	低质量的试验证据：明显的方法学不当以及使用不常见的射频技术，其结果无说服力
Tekin 等，2007[85]	RCT，DB，SCT 60 例 LFS 患者，20 例行 CRF 治疗，20 例行 PRF 治疗，20 例给予假治疗	随访治疗后 6 hrs，6 个月和 1 年 VAS，ODI	与假治疗组相比，治疗后 6 小时，CRF 组和 PRF 组 VAS 和 ODI 评分显著降低。治疗后 6 个月和 1 年，这种改善仅见于 CRF 组 作者结论：CRF 和 PRF 对治疗慢性小关节疼痛均有作用	高质量的试验证据：但该试验仅提供了 PRF 治疗小关节后 6 小时有效的证据，因此它与长期疗效无关
Kroll 等，2008[86]	RCT，DB 26 例 LFS 患者，13 例行 CRF 治疗，13 例行 PRF 治疗	随访 3 个月 VAS，ODI	治疗后 3 个月，CRF 组和 PRF 组在 VAS 或 ODI 评分改善情况并无统计性差别 作者结论：同上	高质量的试验证据：小关节源性疼痛治疗后 3 个月，PRF 和 CRF 疗效并无差异。
Erdine 等，2007[87]	RCT，DB 40 例 TN 患者；20 例行 PRF 治疗，20 例行 CRF 治疗	随访 3 个月，无对比情况下随访至术后 6 个月 VAS，PSS，AU	治疗后 1 天和 3 个月，所有 CRF 组患者的 VAS 和 PSS 均显著改善。PRF 组术后 1 天，仅 2 例患者（2/20）VAS or PS 显著改善，术后 3 个月则无患者有改善。 AC：与 CRF 不一样，PRF 不是治疗原发性 TN 的有效方法	高质量的试验证据：该研究提供了 TN 治疗中，与 CRF 比较，PRF 缺乏疗效的证据

CRP，颈神经根性疼痛；ST，假治疗；RCT，随机对照试验；DB，双盲；SCT，假治疗对照试验；VAS，疼痛视觉模拟评分；GPE，总体感官效应；AU，镇痛药物使用；AC，作者结论；SS，统计学差异显著；TN，三叉神经痛；PSS，患者满意度评分；LFS，腰部关节紊乱综合征；ODI，Oswestry 失能指数；LRP，腰神经根性疼痛

一个涉及 23 例慢性颈神经根痛患者的 RCT，其中 11 例对 DRG 进行 PRF，另 2 例进行假干预作为对照组[83]。该试验结果表明，PRF 组患者的疼痛和满意度得分在 3 个月内显著改善。但这是一个小型试验，并且仅报告 3 个月的短期结果。另一个 RCT 则涉及 76 例腰神经根痛患者，对比了 PRF 和 PRF 联合 CRF 作用于相应 DRG 的疗效[84]。两组患者在治疗后 2 个月内均有显著疼痛缓解，但 4 个月后镇痛效果明显降低，8 个月后疼痛完全复原。虽然研究结果表明 DRG 的 PRF 仅取得短期疼痛缓解而且 CRF 应用并未获得进一步疗效，但该试验是将 PRF 与 PRF 和临床上不使用的 CRF 技术的组合进行比较：CRF 一直持续到患者感觉神经根性疼痛为止，因此 CRF 热凝的温度和持续时间在该试验中并不一致。

PRF 其次常见的应用是小关节综合征的治疗（FS）。这方面有两个随机对照试验和 3 个观察性研究[16]。其中一个随机对照试验对 60 例慢性腰椎 FS，分别采用 CRF、PRF 和假治疗进行比较[85]。分别对 3 个对等的研究组在手术后即刻、术后 6 个月和 12 个月进行评估。与假手术组相比，CRF 组与 PRF 组患者均有术后即刻的疼痛和功能障碍的改善。然而，在术后 6 个月和 12 个月，仅有 CRF 组保持了这种疼痛缓解和功能改善。而在 PRF 组，术后即刻疼痛缓解对长期疼痛缓解的意义目前仍不清楚。第二个随机对照试验涉及 50 例超过 1 个月的腰椎 FS[86]。仅 26 例患者完成随访评估，其中 13 例接受 CRF 治疗，13 例接受 PRF 治疗。术后 3 个月时两组之间的疼痛和功能障碍评分无显著差异。该项试验的一些局限性使其长期疼痛缓解结果无法确定：脱随访率高达 48%，研究规模小仅 26 例，仅有 3 个月的短期结果，缺乏安慰剂对照组，试验只纳入疼痛持续时间仅 1 个月的患者。3 个观察性研究均报道了 PRF 治疗 FS 的有效性[16]。

一个关于 PRF 应用的随机对照试验：40 例原发性三叉神经痛，比较半月神经节 CRF 和 PRF 的疗效[87]。与 CRF 组相比，3 个月内 PRF 组患者无明显疼痛缓解或满意度改善。该研究结果表明，PRF 不是原发性三叉神经痛的有效治疗方法。指出该试验中 CRF 组进行了多次 CRF 治疗，而 PRF 组仅进行一次 PRF 治疗。该试验还缺少一个假处理组。另外一个系列病例则报道了 PRF 治疗三叉神经痛的有效性[16]。

已有 4 个个案报道报告或系列病例报道成功地将 PRF 作用于肩胛上神经治疗肩关节的疼痛[16]。1 个病例报告和 1 个前瞻性病例系列报道将 PRF 成功应用于蝶腭神经节以治疗头部、颈部和面部疼痛[16]。此前描述的使用 PRF 对其他临床疾病条件进行治疗均是基于某一个案报道或系列病例报道；而几乎所有这些报道

均描述 PRF 成功地治疗了该疾病[16]。

因此，虽然观察性研究普遍支持 PRF 的使用，但其对照数据并不理想，且疗效并不确切。在随机对照试验中显示 PRF 对各种疾病短期疗效最好。

水冷式射频

在现有的 4 个关于 WCRF 的临床研究中，只有 1 个是随机对照试验。在该随机对照试验中有 28 例 SJD 患者[22]，治疗组 14 例行 WCRF 治疗，而对照组 14 例接受安慰剂治疗（与治疗组一样放置电极，但不给予射频电流）。虽然治疗组疼痛和功能障碍的缓解有统计学的差异，但对两组比较分析仅限于 1 个月。第二个应用 WCRF 治疗 SJD 的研究是 27 例患者的回顾性分析，它报道了 WCRF 的成功使用[23]。一个是 WCRF 治疗 DP 的研究，涉及 15 例患者的前瞻性病例系列报道[24]；第二个则是 1 个个案报道[25]。二者均报道了双极 WCRF 成功用于治疗 DP。因此，目前关于 WCRF 的临床疗效的证据仍然不充分。

神经冷冻

关于冷冻的随机对照研究（RCTs）大多在胸外科手术后使用以缓解术后疼痛（表 60-2）[36-46]。虽然大多数试验结果发表在 20 世纪 80 年代和 90 年代，近至 2008 年也有几篇发表[45]。在这些试验中比较的对象差异较大，一些试验与非介入治疗相比较[36-40]，一些试验与局部阻滞相比较[36]，或与连续静脉用镇痛药物相比较[41-42]，以及与硬膜外镇痛相比较[43-45]。在将冷冻治疗与无干预比较的 5 项试验中，3 个试验[36-37,40]报告冷冻治疗后麻醉药品的使用和疼痛评分显著降低，而另外 2 个试验则未显示这样的优势[38-39]。比较冷冻治疗和静脉输注麻醉药物的 2 个试验显示冷冻并无优势[41-42]。有 3 个试验比较硬膜外镇痛与冷冻治疗[43-45]。其中一项试验结果表明，与冷冻组相比，硬膜外镇痛组患者有更好的疼痛评分和肺功能检查结果[43]。其他两个试验的结果表明，冷冻治疗提供了相当于硬膜外镇痛的术后镇痛效果；然而，冷冻治疗增加了开胸术后神经性疼痛的发生率，作者因此建议反对其使用[44-45]。在一个四个治疗组的对照试验中，冷冻治疗与硬膜外镇痛、麻醉性镇痛药物连续输注和胸腔内镇痛相比较[46]。该试验结果表明，硬膜外镇痛提供了最好术后镇痛效果；然而，由于该试验纳入患者数量不足，其结果没有统计字差异。总体而言，11 个与使用冷冻治疗开胸术后疼痛相关对照研究中，只有 3 个赞成其使用[36-37,40]。肋间神经冷冻治疗疗效不佳归因于脏层胸膜较低的灵敏度和大的胸壁肌肉，如背阔肌和前锯肌[39]。

表 60-2　关于开胸手术后疼痛的对照试验

作者和日期	病例数和对比方式	方法学	随访和结果评价方式	结果	结论
Katz 等，1980[36] USA	24 例患者，9 例 CA 组，9 例行局部麻醉、肋间神经阻滞或不做阻滞	非盲法，仅部分随机；18 例患者；随机数字选择表。	至术后 5 天，10 分疼痛评分表，AC，PFTs	CA 组显著疼痛减轻（第 1 天，st 检验，第 1 天<0.001，第 3 天<0.05，第 5 天<0.01）麻醉性镇痛药物用量明显降低，P<0.01。PFTs 无明显差异。CA 组疼痛缓解持续 2～3 周，6 个月内无副作用	与其他 PTP 的治疗方法比较，CA 具有明显优势
Glynn 等，1980[37] UK	58 例患者，29 例行 CA 治疗，29 例未行 CA 治疗	患者被配对；非随机或盲法	麻醉性镇痛药物用量和出院时间	CA 组患者麻醉性镇痛药物用量显著减少，P<0.005。其他各指标无明显差异	与对照组比较，行 CA 治疗的患者镇痛药物需求量更低
Roxburgh 等，1987[38] UK	53 例患者，23 例行 CA 治疗，30 例未行，两组患者均行腰部硬膜外导管植入和硬膜外给予美沙酮	随机双盲	观察到出院（14 天）。线性模拟疼痛量表和 AC	两组间在 5% 水平无显著差异	在标准术后疼痛治疗方案以外加用 CA 治疗，并未显著减少术后疼痛或镇痛药物用量
Müller 等，1989[39] Austria	63 例患者，30 例行 CA 治疗，33 例为对照组	随机双盲	术后 7 天。0～4 疼痛评分量表，AC 和 PFTs	两组间评价指标无显著差异。CA 组有 6 例患者（20%）在治疗后 6 周出现神经痛，持续 4 周	开胸术后，CA 治疗未能提供足够的镇痛效果，且因其副作用不建议使用
Pastor 等，1996[40] Spain	100 例患者；55 例行 CA 治疗，45 例在另一组，未行 CA 治疗	随机双盲	术后 7 天。0～5 疼痛评分量表，AC 和 PFTs	CA 组患者疼痛显著降低，P<0.001，镇痛药物需求量也显著减少（P<0.001）。两组 PFTs 无差异	作者主张使用 CA 治疗
Orr 等，1981[41] UK	45 例患者。3 组；每组 15 例，对照组、CA 组和静脉吗啡组	随机，盲法	VAS 和镇痛药物应用	镇痛药物静脉输注和 CA 治疗组镇痛效果和镇痛药物用量类似，P=0.08	该试验未发现 CA 治疗和静脉输注吗啡之间的差别
Gwak 等，2004[42] Korea	50 例不考虑胸部硬膜外治疗的患者。2 组分别为 CIVA 组和 CIVA 加 CA 治疗组	随机双盲	术后 7 天。VAS，AC 和 PFTs。患者还随访至 6 个月，指标为 PTP	两组在疼痛评分，AC、PFTs、和 PTP 等方面均无显著差别	CA 治疗对减少 PTP 的发生并无效果
Brichon 等，1994[43]，France	120 例患者，对照组，硬膜外镇痛组和 CA 治疗组	随机，对照	到出院或 12 天。线性模拟疼痛量表，AC 和 PFTs	硬膜外镇痛组患者的疼痛评分和 PFTs 显著均优于对照组和 CA 治疗组	开胸术后，硬膜外镇痛获得了最好的镇痛效果和肺功能恢复
Yang 等，2004[44] Korea	90 例患者，每组 45 人；胸部硬膜外镇痛组和胸部硬膜外镇痛加 CA 治疗组	随机	术后 7 天。VAS，AC 和 PFTs。患者还随访 PTP 至 6 个月	硬膜外镇痛加 CA 治疗组患者在术后第 7 天疼痛更轻（P=0.036），术后第 7 天和 6 月镇痛药物用量更少（P=0.044）。术后第 7 天，硬膜外加 CA 组患者比硬膜外组有更大的 FVC（用力肺活量）（P=0.024）。在随访的 6 个月内，两组 PTP 的发生率相似	硬膜外加 CA 治疗术后疼痛更轻，镇痛药物用量更少，肺功能更好，但并未减少 PTP 的发生率，因此不推荐开胸术后应用硬膜外加 CA 治疗
Ju 等，2008[45] China	107 例患者，胸部硬膜外组和 CA 组；放置上背部皮下导管并使用静脉 PCA	随机双盲	术后 3 天。NRS 和 PS. Ts. 患者还随访 PTP 至 6 个月	术后 3 天，各组间 NRS 和 PS 无显著差别。CA 组触诱发痛类疼痛发生率更高，以术后 6 个月和 12 个月为显著（P<0.05）	尽管与胸部硬膜外比较，CA 联合皮下导管和静脉输注吗啡可提供更好的疼痛控制效果，但因神经病理性 PTP，并不推荐此治疗

续表

作者和日期	病例数和对比方式	方法学	随访和结果评价方式	结果	结论
Miguel 等，1993[46] USA	45 例患者，4 个研究组：14 例 CA，10 例 EA（腰部硬膜外使用吗啡），10 例胸腔内镇痛，11 例 CIVA（吗啡）		术后 5 天。VAS 和 PFTs，患者电话随访 12 周	与其他方法比较，硬膜外吗啡提供了更好的镇痛效果。各组间 PFTs 未发现差异。患者数量不足以得出明确的结论	与胸腔内镇痛、CA 和 CIVA 相比，硬膜外吗啡缓解 PTP 效果最好

CA，冷冻镇痛治疗；AC，镇痛药物使用量；SS，统计学差异显著；PTP，开胸手术后疼痛；AEs，副作用；VAS，疼痛视觉模拟评分；CGp，对照组；POD，术后天数；CIVA，持续静脉镇痛；PS，患者满意度；EA，硬膜外镇痛

虽然冷冻用于治疗头部、颈部和面部疼痛的多个报道已经发表[47-66]，但只有 1 个是随机对照试验[66]。在此 RCT 中，冷冻消融在扁桃体切除术后应用于扁桃体窝。据报道，接受冷冻治疗的患者术后疼痛评分显著降低并且没有产生其他并发症。

现有 3 个冷冻治疗疝修补术术后疼痛的对照试验[73-75]。两个试验中，在疝修补手术结束时对髂腹股沟神经进行冷冻治疗[73-74]。其中一个试验报告，冷冻组减少了术后镇痛药的使用[73]，而另一个试验报告治疗组和对照组之间疼痛评分和镇痛药的消耗量并无差异[74]。在第三个试验中，髂腹股沟神经和髂腹下神经在手术中同时被冷冻，治疗组和对照组之间得疼痛评分和镇痛药用量并没有统计学差异[75]。该试验还报道在冷冻治疗组患者的感觉障碍发生率增加，作者因此建议反对使用冷冻消融治疗疝修补术后疼痛。

副作用和并发症

虽然因穿刺引起出血、感染和神经损伤以及因接

电极位置不正确导致烧伤已有报道[88]，但并没有与 PRF 使用直接相关的明显的副作用和并发症。

除了治疗后暂时的局部不适，WCRF 的 4 项临床研究没有报告任何严重的并发症。

尽管据称神经冷冻后神经瘤形成和神经再生的风险降低，但已报道的神经冷冻最显著的副作用是以痛觉超敏和异常性疼痛为特点的神经病理性疼痛[44-45,75]。其他并发症是罕见的，包括因放置大口径导管或冷冻针导致的局部组织损伤。患者会报告使其不适的相应神经支配区的麻木感。在进行神经冷冻前进行诊断性局部麻醉可让患者体验这种麻木并判断患者对其耐受性。治疗部位脱发、褪色或色素沉着也有报道，因此当冷冻治疗用于面部时尤其应该注意[89]。

参考文献

参考文献请参见本书所附光盘。

61 脊髓电刺激

Danesh Mazloomdoost ⊛ Marco R. Perez-Toro ⊛ Allen W. Burton

刘晓明 译 金毅 审 Zhonghui Guan 校

脊髓电刺激（Spinal cord stimulation，SCS）描述了一种如何在脊髓附近应用脉冲电能来控制疼痛的方法[1]。1967 年 Shealy[2] 最早介绍了该技术，最早应用于蛛网膜下隙，而后最终应用于硬膜外腔。SCS 对神经性疼痛、心绞痛和外周缺血性疼痛具有显著的镇痛作用。同样的技术也可以应用于脑深部刺激、脑皮质刺激和外周神经刺激[3-5]。

作用机制

神经刺激的治疗方法开始于 1965 年 Melzack 和 Wall[6] 提出"闸门控制学说"后不久。这个学说提出，对有髓鞘的粗大的 Aβ 纤维给予非伤害性刺激，可以阻碍无髓鞘的 C 纤维和有髓鞘的细 Aδ 传导的痛觉传导。作为"闸门控制学说"的应用，Shealy[2] 植入了第一个 SCS 装置来治疗慢性疼痛。尽管闸门理论被视作 SCS 的最初作用机制，但其潜在的神经生理机制尚不清楚。近期的多项研究已经让我们深入了解到发生在局部和脊髓上水平、并且通过背角中间神经元和神经化学机制产生的影响[7-8]。实验结果表明，SCS 通过改变局部神经化学递质，抑制了广动力范围神经元的兴奋性，对脊髓背角产生有益的影响。有证据表明，局部 γ-氨基丁酸（GABA）和 5-羟色胺的浓度增加，并且可能抑制了一些兴奋性氨基酸如谷氨酸、天冬氨酸的水平。对于缺血性疼痛，SCS 能恢复良好的氧供需平衡，调节交感张力，从而有效缓解疼痛。

技术因素

SCS 是一项富有挑战性的介入手术的疼痛治疗技术。神经解剖学知识、手术技术和围术期患者的处理均需要大量的培训。为达到神经刺激治疗取得最佳成功，推荐疼痛科医师和脊柱外科医师之间的合作

有多种相关硬件可供选择。电极有两种类型：经皮电极和片状电极（图 61-1）。平板电极扁平而宽，一面是绝缘材料，另一面是电极。这种结构的优点是电流只在

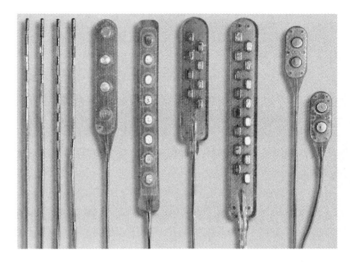

图 61-1 神经刺激电极：（左到右）经皮电极到片状电极（*Courtesy of SJM Inc.*）

朝向脊髓的一个方向上。片状电极必须通过椎板切开术置入。经皮导联为圆柱头导管，可通过穿刺针置入。触点为圆柱形，在导管周围产生较小的有效电场。

电极与可植入式脉冲发生器（implanted pulse generator，IPG）或者射频（RF）单元连接（图 61-2）。电源有三种类型：一次性电池，可再充电电池和 RF。一次性电池往往体积较大，使用寿命短（一般为 4 年左右），因为无需充电，所以基本不需要维护。可再充电的 IPG 含有锂电池，使用寿命长达 9 年。RF 单元不受电池寿命的限制，但需要外部电源，便利性差并可能导致皮肤过敏。目前，有三家生产神经刺激设备的公司：波士顿科学公司、美敦力公司和圣犹达医疗公司（见本章末的清单），这些设备如何工作互有不同，但目前尚无研究显示哪一家的产品更有优势。

刺激试验应在无菌 X 线透视下进行。电极导联通过标准硬膜外穿刺针置入硬膜外腔（图 61-3）。在透视下，将导联插入到后旁正中硬膜外腔直到所需的解剖位置。术中要保持患者轻度的镇静，并使用足够的局麻药，以便电极置入后患者能被唤醒来评估麻木感是否能覆盖疼痛区域。术中测试满意后，退出穿刺针，

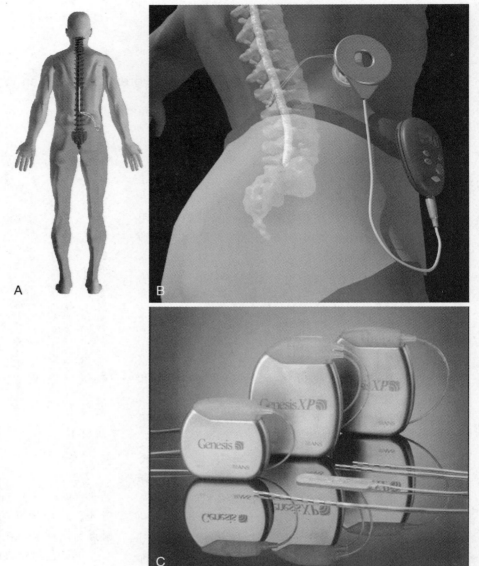

图 61-2 **A.** 典型的置入脉冲发生器系统概览图；（*Courtesy of Medtronic Inc.*）；**B.** 典型的射频脊髓电刺激系统概览图（*Courtesy of SJM Inc.*）；**C.** 典型的带有电极的植入式脉冲发生器单元（*Courtesy of SJM Inc.*）

将导联用锚定器缝合固定在皮肤上，使用无菌敷料覆盖伤口。患者测试数天后返回诊室，剪开缝合线并取出电极，不管测试成功与否，导联均应丢弃。植入时将新的永久导联放置到测试时的位置并连接可植入式IPG。或者，测试用的导联也可以永久植入，但要使用延伸导线经皮下隧道引出，这样在永久植入时，只需丢弃延伸导线，原来用于测试的导联可以与IPG相连。这种方法的优点是保留了测试成功时相同的电极位置，但另一方面，增加了一个切口和随之而来的术后疼痛，干扰测试的预判。此外，使用这一方法在植入时可能有更大的感染风险[9]。这两种情况，围术期抗生素的使用是有争议的，但临床通常采用抗生素。

一般情况下测试期应在5~7天，以减少置入失败的风险。测试期应鼓励患者继续正常活动，避免过度屈曲或扭转，防止电极导联移位。尽管在患者的选择方面已取得进步，改进了冗余的多导联系统，但临床植入神经刺激器装置仍有不少失败案例，疼痛专业人士必须审慎地评估治疗效果，坚持严格的患者选择标准。

目前普遍将疼痛缓解超过50%作为测试通过的指征，不过最终的决定还应包括其他因素，如活动水平、药物摄入量。如果测试成功，患者再进行下一步永久性电极导联和IPG的植入，所面临的技术挑战在于：①适当的固定；②多余的导联。与疼痛区域一致并可靠的刺激取决于将电场稳定在一个小面积的脊髓表面。由于导联伸展性有限，因而某些体位和身体动作可以显著地拉伸电极并促使导联移位。在植入的初期，正确的锚定是成功的主要因素（图61-4），而植入系统周围的组织出现硬化从而使导联固定则需要较长时间。当电

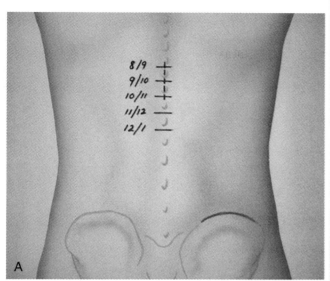

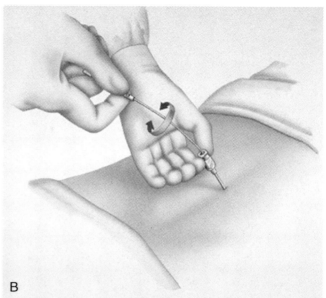

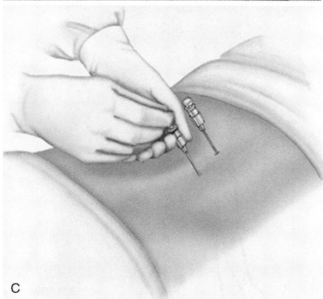

图 61-3　经皮电极植入；**A**，标记棘突间隙水平；**B**，经皮电极置入；**C**，双侧电极测试（*Courtesy of Medtronic Inc.*）

极导联出现小的移位时，可以通过选择调节多触点来达到所需的电场范围。脉冲发生器一般植在下腹或后臀区域（图 61-5）。颈、枕部的导联，发生器常植入于在肩胛骨之间。一般情况下，发生器放置的部位应该在患者的优势手侧以便进行设置或充电操作。

患者选择

选择植入神经刺激器的患者须满足以下标准：①患者的疼痛诊断为神经病理性疼痛综合征；②患者保守治疗失败；③排除了心理问题；④测试表明疼痛得到缓解。然而单纯的神经病理性疼痛综合征比较少见，而混合性的损伤性/神经病理性疾病，如背部手术失败综合征

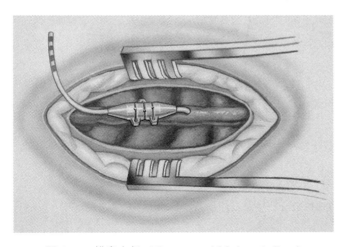

图 61-4　锚定电极（*Courtesy of Medtronic Inc.*）

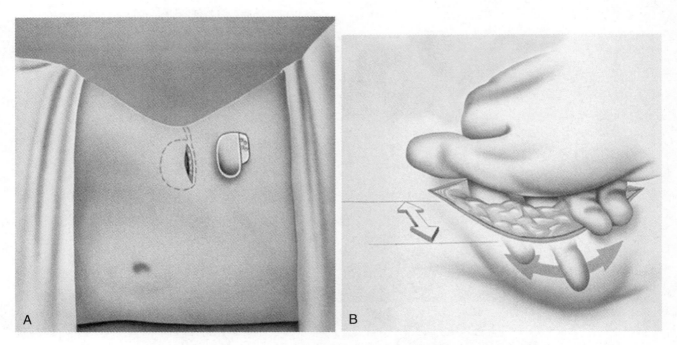

图 61-5 **A、B**，永久性植入：脉冲发生器植入体内

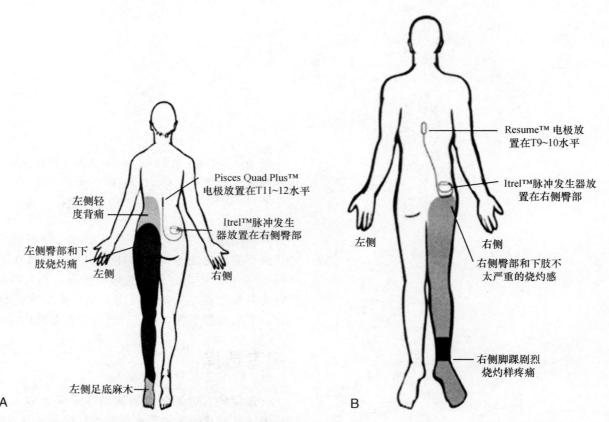

图 61-6 **A、B**，理想的候选者：背部手术失败综合征/复杂性区域疼痛综合征。注意根性神经痛与轴性腰痛模式的比较（*Courtesy of Medtronic Inc.*）

（failed back surgery syndrome，FBSS）（图 61-6），则较为常见。此外，许多慢性疼痛患者往往伴有一些抑郁症状，因此心理筛查非常有用。Olson 及其同事的一项研究表明，患者对测试刺激的反应性与其在一项心理测试中的反应之间有高度的相关性[9]。许多标准化的心理筛查工具可用于术前评估。确保在实施侵入性治疗之前建议对患者进行整体评估和支持治疗。

尽管植入装置改善了疼痛，但缺乏其改善功能的确切证据[10]。SCS 植入前一个混淆因素可能是心理健康状态。为了最大限度的改善功能预后以及疼痛，术前评估的一部分是建立功能目标。这样做的意义在于强调疼痛改善不是主要重点，回归功能性的正常活动才是主要目标[11]。而患者则常常担心疼痛预示着损伤，从而大大限制他们的康复[12]。

并发症

SCS 并发症的范围从简单的如诱发的感觉缺失，到灾难性的如瘫痪、神经损伤、死亡等，总的发生率在 28%～42%[13]。近期的一篇系统性综述报道最常见的并发症是电极导联移位或断裂，占植入患者的 22%[14]。Barolat 和 May 的研究报道中，由于导联移位的再手术率分别占 4.5% 和 13.6%，而由于导联断裂的再手术率分别占 0% 和 13.6%[15-16]。如果体型发生变化影响到原来

的植入位置，发生器也可以是再手术的一个原因。

研究表明，浅表感染率为 2.5%～7.5%，幸运的是，很罕见的情况下才会发生严重的感染（0.1%）[10,15,17-18]。为避免感染性并发症，应在伤口护理和感染症状、体征的识别上对患者实施健康教育。许多浅表的感染可以口服抗生素治疗，但严重的感染需要手术探查，取出装置。硬膜外脓肿虽然不常见，但若不及时处理可能导致瘫痪和死亡，因此高度怀疑是必要的。金黄色葡萄球菌是经皮导管硬膜外感染主要的病原菌[18]。为避免感染，临床常术中预防性使用抗生素，并且术后口服抗生素 3～5 天。

编程

神经刺激有四个基本参数：幅度、脉宽、频率和电极的选择。可以通过调整这些参数在疼痛区域产生皮肤异常感觉，从而减轻患者的疼痛（图 61-7）[19]。

幅度代表强度或每一次脉冲的强度，通过电压（V）或电流（mA）控制，尚无证据表明这两种不同方式的优劣。从理论上来说，电流控制系统由于患者组织硬化和体位改变导致的电阻变化影响较小，因此数学模型预测产生较多的异常感觉[20]。幅度对具体患者是可变的，典型的初始刺激设定为运动阈值的 60%～90%[21]。

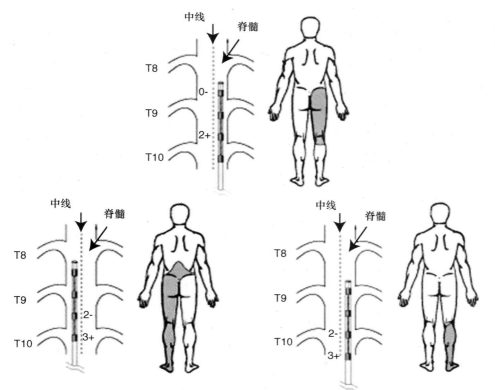

图 61-7　采用不同的正负极组合覆盖的典型模式（*Courtesy of Medtronic Inc.*）

脉宽代表刺激的持续时间（ms），一般设定在 100～400 ms。与增加幅度相类似，大的脉宽为每个脉冲提供了更多的能量，并且通常覆盖范围更广，常用的初始设置是 200 ms。

频率代表每秒刺激的周期数，计量单位是赫兹（Hz），一般在 20～120 Hz 的范围。低频时，患者感知的是振动觉，较高频率时更多的是嗡嗡的感觉（buzzing sensation）。极高的频率（500 Hz）被认为可以降低血管阻力，增加血流量[22]。

电极的选择是一个复杂的课题。Barolat 与他的同事基于 106 例患者电极的位置，提供了覆盖模式的测绘数据[23]。大多数患者的刺激器编程是先调整电极部位使刺激产生的感觉覆盖疼痛区域，然后将脉宽和频率调整到最舒适的参数。

所有参数应设置在最低的有效值以保护电池寿命。其他节省电池寿命的编程模式包括循环模式，即根据患者确定的时间间隔（min、s 或 h）刺激器循环开或关。患者的程序可能会随着时间的推移发生改变并需要重新编制。刺激器制造公司的技术人员对临床医生协助患者重新编程非常有帮助。如果医生工作繁忙，应指定一个护士负责患者的重新编程。

效果

有关脊髓电刺激的研究近年来发展迅速。这些进步已经使得发病率减少、获得足够的感觉异常来覆盖疼痛区域以及改善治疗效果的可能性大大增加[24]。如需进一步改善技术、增加疗效和限制并发症则需要更多的研究。由于侵入性的方式，并且难以提供双盲治疗，目前 SCS 大多数的循证医学证据属于Ⅳ级（有限的）或Ⅴ级（不确定）范围内。但趋势是可喜的。Barolat 2001 年报道的（Ⅳ级）FBSS 患者的阳性结果较 Turner 等人（Ⅱ级）报道的从 1966 年到 1994 年的阳性结果要多[15,25]。作者认为，这反映了技术的进步。

背部手术失败综合征

有两篇有关 SCS 治疗 FBSS 的随机对照试验的文献。North 和同事[26]选择了 55 例再次椎板切除术的 FBSS 候选患者，排除标准包括严重的椎管狭窄或其他的脊柱不稳引起的严重的神经功能缺损、毒品依赖、严重的精神疾病和存在任何显著的或禁用 SCS 的慢性疼痛问题。允许组间交叉并随访 6 个月。26 例再次手术的患者，54%（14 例）交叉到 SCS 治疗，24 例 SCS 治疗的患者 21%（5 例）选择交叉再次手术。90% 的

患者长期（3 年）随访评估显示，使用标准评估工具，SCS 仍比再次手术，有着更显著的治疗效果，且交叉率明显低于再次手术组。此外，随机接受再次手术的患者也比选择 SCS 治疗的患者需要使用更多的阿片类药物。其他对日常生活和工作状态的评估没有显著性差异。

第二个随机对照试验为国际多中心研究，随机选择 100 例根性神经病理性腿痛的 FBSS 患者，分为 SCS＋常规治疗组（SCS 组）和常规治疗组（CMM 组），研究时间为 6 个月。主要效果为疼痛缓解大于 50%，次要效果包括生活质量指标、功能改善、止痛药物的使用、满意度和并发症。允许在 6 个月的间隔期，用意向性治疗模式允许组间交叉，并且随访患者一年。结果显示，SCS 较 CMM 在主要（$P<0.001$）和次要（$P<0.05$）治疗效果均具有统计学上的显著优势。50 例 SCS 患者中 5 例交叉到 CMM 组，50 例 CMM 患者中 32 例交叉到 SCS 组。然而，32% 的 SCS 患者出现设备相关的并发症。[27]

有 3 篇关于神经刺激治疗脊柱源性慢性疼痛的系统性综述[25,28-29]。Turner 完成了 1966—1994 年 SCS 治疗 FBSS 相关文献的荟萃分析。[25]疼痛缓解超过 50% 的患者有 59%，范围为 15%～100%。然而，作者基于这篇综述认为，未能从文献中得出足够的证据证实 SCS 相对于不治疗或其他治疗更有效的结论。North 和 Wetzel 的综述包括病例对照研究和两项前瞻性对照研究。[28]他们的结论认为，如果测试期间采用标准等级方法确定患者疼痛缓解至少 50%（对镇痛药物的需求减少和活动量明显改善），那么永久性装置的植入可能带来巨大的益处。Bala 等[29]的综述更多集中在费用效益，回顾了 1 项随机对照研究、1 项回顾性队列研究和 13 篇病例系列[29]，得出的结论是 SCS 治疗 FBSS 是有效的，并且长期费用更低。

复杂性区域疼痛综合征

虽然有关 SCS 治疗复杂性区域疼痛综合征（complex regional pain syndrome，CRPS）的文献较有限，但 SCS 在缓解疼痛、改善生活质量、减少镇痛药物的使用和改善功能方面是极其有效的。Kemler 和同事[30]发表了一项用 SCS 治疗 CRPS 的前瞻性随机对照研究。上肢 CRPS 病史超过 6 月的患者随机分为 SCS（如果测试成功即植入）＋物理治疗和单独物理治疗组。经过 6 个月的随访评估，SCS 组的患者疼痛明显减轻，总体效果改善的百分比明显更高。然而，对功能状态的改善无临床意义。作者认为，SCS 可以在短期内缓解累

及上肢的 CRPS 患者的疼痛，并改善生活质量。

神经电刺激治疗 CRPS 的几个重要的病例系列报道目前已经发表。Calvillo[31] 报道了一系列使用 SCS、PNS 或两者皆用来治疗 CRPS 重症患者的研究。在 3 年的随访中，使用 SCS 的患者疼痛评分统计学上显著降低，疼痛缓解并且重返工作。作者认为，在 CRPS 的后期，如果其他治疗方法失败，神经刺激（SCS 或 PNS）是个合理的选择。Oakley[32] 报告了另一个病例系列，其中采用了一组复杂的疗效工具来评价 SCS 对 CRPS 的治疗效果。该研究随访了 19 例患者，并分析麦吉尔疼痛分级指数（McGill Pain Rating Index）、疾病影响程度测量（Sickness Impact Profile，SIP）、Oswestry 功能障碍指数评分（Oswestry Disability Index，ODI）、贝克抑郁量表（Beck Depression Inventory，BDI）和视觉模拟量表（Visual Analog Scale，VAS）的测量结果。平均 8 个月的随访后，SCS 后所有评分均显示出统计学上的益处，所有患者疼痛至少得到部分缓解，30% 的患者得到完全缓解。Stanton-Hicks[33] 的用 SCS 治疗 CRPS 的文献综述包括 7 篇病例系列。这些研究的病例数范围从 6～24 例，在 8～40 个月的时间段，结果"优良"的患者超过 70%。该综述认为，SCS 为治疗 CRPS 患者提供了强有力的治疗手段。甚至在治疗失败患者，有证据表明，使用射频发生器可能是唯一仍然对患者有益的方式。Bennett[34] 的一项回顾性多中心的 110 例患者的研究，评估了 SCS 用于 CRPS I 型患者的有效性，并比较了 Octapolar 与 Quadripolar 系统应用效果，以及高频和多道程序参数。作者认为，SCS 对 CRPS I 型相关的慢性疼痛的治疗是有效的。15% 的患者，只有使用具有多阵列编程功能的双 octapolar 系统，并且高频刺激（250 Hz）才能达到疼痛缓解。而这些参数设置在使用标准植入设备时难以达到。

外周缺血和心绞痛

Cook[35] 1976 年报道，SCS 有效地缓解外周缺血引起的疼痛。这一结果被多次报道，并且发现 SCS 尤其对于血管痉挛（如雷诺氏病）有特殊的治疗效果[36]。许多研究表明，SCS 治疗顽固性心绞痛的效果令人瞩目[37]。据报道总的成功率大于 80%，这些适应证在美国以外的国家得到广泛应用，也将在美国扩大应用。这是一个活跃的研究领域，其文献数量迅速增加。因为超出本章范围，鼓励有兴趣的读者可对文献做出自己评价。

费用效益

Kumar 及其同事[38] 在 2002 年，Bala 等人[29] 随后在 2008 年，评估了 SCS 治疗慢性腰背痛的费用效益。Kumar 前瞻性地随访了 104 例 FBSS 患者，采用标准的 SCS 选择标准，其中 60 例做了植入，两组均经过为期五年的观察。作者发现，刺激组的平均年成本为 29 000 美元，而对照组为 38 000 美元，对照组有 15% 的患者加入刺激组，而刺激组回到对照组的为 0%。非刺激组的高额费用在于药物、急诊就诊、拍片和就医。正如已经论述过的，Bala 的小组进行了一项文献系统性综述，收集了 RCTs（2 篇）、对照观察研究（1 篇回顾性队列研究）或病例数大于 50 并至少随访 1 年病例系列（13 篇合格的病例系列）。SCS 有益的影响在所有研究中是一致的。这三项符合纳入标准的研究对 SCS 费用效益的评价，SCS 都显示出较常规的医疗处理更高的初始成本，但长期总的费用效益优于后者。

Bell[39] 进行了一项对 FBSS 患者治疗中 SCS 治疗的医疗费用的分析。Bell 比较了 SCS 与外科手术和其他侵入性治疗的医疗费用，并将外置（外部）和完全内置（内部）SCS 系统分开考量。Bell 认为成功的 SCS 治疗所带来的疼痛缓解和生活质量提高是无法用价格来衡量的。得出的结论是，SCS 通过减少 FBSS 患者对医疗服务的需求从而降低医疗费用。结果还发现，平均而言，SCS 治疗在 5.5 年内可以支付本身所需的成本，而对于 SCS 治疗有临床疗效的患者仅在 2.1 年内即可支付其成本。

Kemler[40] 对"慢性反射性交感神经萎缩（reflex sympathetic dystrophy，RSD）"SCS 的使用效果和治疗开始及其以后的医疗费用进行了类似的研究。这基本上是一项本文前面讨论过的 Kemler 有关 RSD 治疗效果的经济分析。在 12 个月的随访期间，对两个组进行了费用（常规 RSD 治疗费用、SCS 治疗费用、自付费用）和疗效（采用 VAS 评估疼痛缓解、生活质量的验证工具评估与健康相关生活质量的提高）的评估。SCS 较标准的治疗方案费用低、效果更好。因为 SCS 第一年高额的初始费用，SCS 组每人第一年的治疗费用超过对照组 4000 美元，但从患者一生的时间来分析，每名患者要比对照组低 60 000 美元。此外，在 12 个月内，SCS 缓解了疼痛并提高了与健康相关的生活质量。作者发现，与常规的治疗方案先比，SCS 治疗 RSD 更为有效和更便宜。

外周、皮层和脑深部刺激

除了 SCS，神经电刺激还成功地用于外周局部和中枢神经系统其他部位以提供镇痛。20 世纪 60 年代中期由 Wall、Sweet 和其他一些人提出外周神经性刺激

（Peripheral nerve stimulation，PNS)[41]。已证明这项技术对外周神经损伤疼痛综合征以及 CRPS 有效，该技术使用可植入的片状电极，用筋膜覆盖锚定而不损伤神经[42]。运动皮层和脑深部电刺激（Motor cortex and deep brain stimulation，MCS &.DBS）是一种治疗高度顽固性疼痛的技术，包括中枢痛、传入神经阻滞综合征、三叉神经痛等。（图 61-8)[43]尽管有许多脑深部电刺激治疗高度顽固性中枢疼痛综合征的病例报道，但该技术目前只是广泛应用于治疗运动障碍，很少用于治疗疼痛[44]。

未来

许多正在研究的创新会使 SCS 成为一项有吸引力的疼痛治疗的选择。现代植入装置有 2～10 年的使用寿命，电池的容量和微处理器的功耗已经得到迅速改进，最终可以延长使用寿命、减少维护需求并降低未来置入装置的成本。由于磁场产生的电流加热导联有引起神经损伤的风险，目前的电刺激器禁用于磁共振成像（MRI）。制造商正在开发 MRI 兼容的导联。目前正在进行的研究表明，鞘内注射药物与 SCS 具有协同作用。随着对背柱电刺激的电生理理解的提高，脉冲波形和电流的神经分布的新的模式可以产生新奇的治疗作用。可以记录到对 SCS 的神经反应的闭环反馈的创新将对提高 SCS 的疗效起到积极的作用[45]。

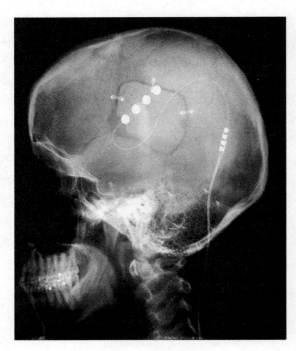

图 61-8 运动皮层电刺激 X 线影像图（*Courtesy of Ali Rezai，M. D.，Cleveland Clinic Foundation.*）

结论

SCS 是一种微创介入性手术操作。Linderoth 和 Meyerson[46]写了一些神经刺激的基本原理，它们是 SCS 理论和实践的基石（框 61-1）。用随机对照试验（RCTs）来研究 SCS 的困难是众所周知的。基于目前两个随机对照试验、一项前瞻性研试验和多个回顾性研究提供的证据，在神经病理性疼痛状态的人群中选择合适的行 SCS 治疗患者是可取的。显然，这项技术应该提供给保守治疗失败的患者。通过选择合适的患者以及注重技术的细节，绝大多数的临床结果是有效的。

神经调控设备生产商

1. Boston Scientific Inc.，One Boston Scientific Place，Natick，MA 01760-1537；508-650-8000；www. bostonscientific. com.
2. Medtronic Inc.，710 Medtronic Parkway，Minneapolis，MN 55432-5604；763-514-5604；www. medtronic. com.
3. St. Jude Medical Inc.，6901 Preston Rd，Plano，TX 75024；972-309-8000；www. sjm. com.

框 61-1　神经电刺激的原则

SCS 的作用机制不完全清楚，但影响中枢神经系统内多重部位和不同水平，包括神经元和神经化学机制两方面。

SCS 对许多神经病理性疼痛有效。刺激导致的麻木感必须在整个疼痛区域得到体验。SCS 对损伤性疼痛的效果无确切的证据。

刺激应该采用最低强度，其强度应略大于激活阈值、大直径纤维的阈值，并且处于无痛刺激的强度。有效的 SCS 在镇痛起效前，必须至少持续（或周期性）刺激 20 min。这种缓慢产生的止痛作用可以在刺激停止后持续数小时。

临床证实 SCS 在治疗 FBSS 和 CRPS 上有较好的疗效及成本-效益，在治疗周围缺血性疼痛和心绞痛上也得到临床证实。

多触点、多编程系统改善了愈后并且减少了外科再次（纠正）手术发生率。绝缘的片状电极很大程度上减少了电极折断的发生率，延长了电池的使用寿。在 FBSS 患者，与永久性经皮电极比较，片状电极产生麻木感的覆盖和镇痛质量方面显示出早期优越性。

严重的并发症非常罕见，但可能是灾难性的。在植入期间必须一丝不苟地将手术并发症降到最小。最常见的并发症是伤口感染（大约 5%）、导线折断或电极偏移（经皮永久性电极大约为 13%，片状电极各 3%～6%）

Modified from Linderoth B, Meyerson BA: Spinal cord stimulation: mechanisms of action. In Burchiel K, editor: *Surgical management of pain*, New York, 2002, Theime Medical, pp 505-526.

要点

- 神经刺激的镇痛机制目前知之甚少，但它似乎通过抑制脊髓背角胶状质的中间神经元和调制脊髓神经递质来阻断疼痛信号的传递。神经刺激对许多神经病理性疼痛有效，但从多学科视角仔细地选择患者对获得较好的成功植入率是非常重要的。

- 电极和发生器有多种选择。片状电极可以提供更好的覆盖和低功率设置，但放置造成的侵害性更大些。发生器的寿命取决于他们是可充电电池、不可充电电池或外置 RF 电池。

- 一个有效的测试表现为可以忍受的刺激在疼痛区域诱发出刺激感觉并抑制疼痛。作为技术操作技巧，刺激器编程关系到疗效的成败，因此设备生产公司的技术人员必须很好地协助医生。

- 神经刺激在 FBSS、CRPS、外周缺血和心绞痛的患者的临床应用和费用效益方面的优势已经得到证实。

- 多触点、多导联系统改善了预后，并减少了由于电极微小移位而需要的外科手术。电极移位是系统失败的主要原因。

- 严重的并发症罕见，但可能是致命性的。测试和植入前，必须获得患者的知情同意。

参考文献

参考文献请参见本书所附光盘。

62 周围神经电刺激

Terrence McNamara ● Marc Alan Huntoon

刘晓明 译 金毅 审 Zhonghui Guan 校

慢性顽固性神经病理性疼痛是一种严重影响患者生活质量的常见疾病[1]。疼痛医生对这些患者的治疗具有挑战性。对于初始保守治疗失败的患者，在特定的人群，神经调控治疗是有效的治疗方法[2]。周围神经电刺激（peripheral nerve stimulation，PNS）和脊髓电刺激（SCS）最近几十年的发展不仅促进了 SCS 的广泛研究和应用，也使得 PNS 在治疗各种慢性疼痛性疾病中有了长足的进展，这些疼痛性疾病包括，不适合 SCS 治疗的肢体的单一神经病变、CRPS、颅神经痛、头痛症以及区域性疼痛[2-5] 等。本章将集中论述 PNS 通过刺激外周大神经来治疗肢体神经病理性疼痛。

历史和病理生理

早在现代医学时代以前人类就已经通过电流控制的各种方式来调节疼痛。然而刺激特定的外周神经起始于 20 世纪 60 年代[6]。Wall 和 Sweet 根据疼痛的闸门学说而采用经皮电刺激来治疗慢性神经病理性疼痛[7]。尽管自那时起人们对疼痛的病理生理的认知有了长足的进展，但目前尚无有关神经调控如何影响慢性疼痛的统一理论。目前的理论包括对外周神经兴奋性的直接抑制作用[8]、疼痛调节递质的选择性释放[9]和疼痛中枢脑血流的变化[5]。对 PNS 的理解需要更多的研究，其原理可能是单一的 PNS 的作用，或者是中枢与外周联合反应从而引起疼痛缓解。

技术因素

PNS 再次引起疼痛科医生兴趣的关键因素可能是超声（ultrasound，US）引导技术越来越广泛的应用、超声计算机软件的巨大改进以及现代超声探头技术设备[10]。最近的解剖学可行性研究表明，可以在 US 引导下将传统的脊髓电刺激电极置放于靠近四肢的目标神经，而不会导致明显的机械损伤，而且在模拟解剖运动中，这些植入的电极没有显著移位[11-12]。对于下文描述的每根肢体神经解剖部分都会有同样的考虑。Sunderland 注

意到一个特定的神经干的神经束数目、位置、大小的显著变化[13]。当试图刺激感觉束时，上肢神经复杂的束支排列是一个重要的考虑因素[14]。简要地说，外周神经内有一根或数根神经束，在神经内的走势位置经常改变。因此，如果所需刺激的神经束在神经的内侧边缘，那么理想的电极置放部位将是尽可能接近目标神经区域。由于这些神经束的位置相对表浅，经皮途径放置 PNS 优于神经外科开放手术，因为除非术中唤醒，后者仅能允许术中使用神经刺激器进行运动刺激。Sunderland 的主旨文章中，上肢外周神经在神经内部结构的定位存在变异[13]。然而需要电刺激的目的神经通常比较浅表，在 US 下足以看得很清晰。US 还可以看到周围关键软组织的结构，并且在每次穿刺针抵达神经的路径上都应该小心细致，不要刺破肉间隔和血管结构。对植入的患者，导联可以盘成环状以消除应力，并锚定在浅表的肌肉腱膜。神经通常会在神经血管间隔内穿行多达数毫米。这意味着随着肢体的屈曲、伸展和旋转，正常的神经可能会在肌肉和周围筋膜之间移动几毫米。因此，导联接触目标神经束附近的触点数目很重要，因此可以考虑放置一根以上的经皮电极（图 62-1 和图 62-2）。

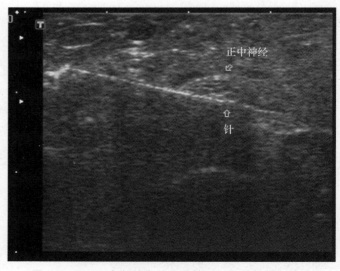

图 62-1 14 G 穿刺针穿过正中神经下方的超声短轴图

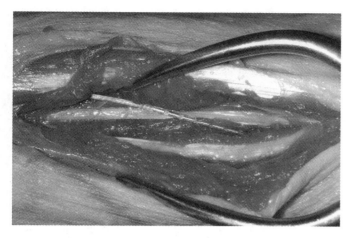

图 62-2　采用与图 62-1 相同的方法刺激针在尸体标本上的最终位置，但在神经的浅表

解剖

桡神经

　　桡神经非常接近肱骨侧面，在外上髁近端 10～14 cm 处。超声波扫描通常由肘部开始，探头相对手臂横向定位，持续扫描接近所需的部位，方法见图 62-3[11]。穿刺针可以从外侧到内侧前进到神经和肱骨之间的位置。可能会不可避免地穿刺到肱三头肌外侧头肌中。可能治疗的疾病包括前臂骨间后神经病变或顽固性肱骨外上髁炎（网球肘）。早期在桡神经植入的病例，最突出的问题是电极的移位[4]。后来的桡神经植入采用了多个电极，并且通过软固定手臂 4 周，使电极植入的地方更好地纤维化。

尺神经

　　尺神经在肱三头肌内侧头表面。在最近的解剖学可行性研究中，尺神经很容易识别的一个点在手臂内后方，肱骨内上髁近端 9～13 cm[11]。可在肘部开始超声波扫描，探头横向定位，不断扫描接近直到可以非常好地识别神经束的排列。穿刺针可以从后方到手臂的前内侧前行到达神经和肱骨之间，置于肱三头肌内侧头表面。由于尺神经位于三头肌内侧头表面，因此其植入大概是所有上肢神经中最为简单的。需要注意的是避免损伤臂内侧皮神经以及尺动脉。

正中神经

　　正中神经进入肘窝肱二头肌肌肉及其肌腱，比邻肱动脉。肱动脉是扫描神经血管束确定正中神经一个很好的标志，并继续向远端扫描[11]。在前臂肘折痕远端大概 4～6 cm 处，正中神经穿过旋前圆肌两头之间，行于指浅屈肌与指深屈肌之间。就预期的刺激模式而言，前臂常见的正中神经和尺神经分支间的交通支是要重点考虑的。肘上或肘下都可以行正中神经刺激。在某些情况下，超声探头纵向放置可使神经与更多的电极接触。

腘窝

　　腓总神经在坐骨神经的分支点可识别，在腘窝皱褶近端 6～12 cm 处。超声扫描在腘窝开始，探头横向定位，持续扫描直到识别到腓总神经（图 62-4）[11]。电极可以横向也可以纵向放置，横向放置有利于活动，而纵向放置能使神经接触到更多的触点。为了避免穿过股二头肌，穿刺针可以由后外侧向内侧稍倾斜前行。某些情况下，无论在坐骨神经分支还是远端，电极可

图 62-3　来自于参考文献 12，经皮超声引导下 PNS 电极的放置位置示意图（桡神经）

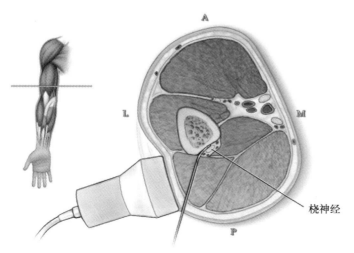

桡神经

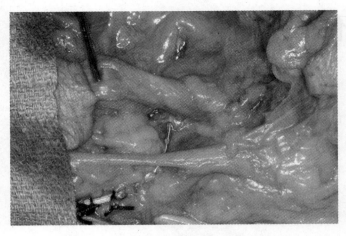

图 62-4 在腘窝电极被横向放置到神经的下方

能同时接近腓总神经和胫骨。必须扫描清楚腓肠神经分支，避免损伤。腘窝周边丰富的脂肪组织，为超声扫描提供了一个很好的声学比对。

胫后神经

胫后神经与下肢远端也可以非常接近。内踝近端8～14 cm，神经靠近胫骨后肌、趾深屈肌、一个或两个大静脉和拇长屈肌。超声扫描自踝关节内踝附近开始，探头横向扫描接近所需部位。穿刺针由前向后沿踝关节内侧放置于神经的浅表（深部）。趾深屈肌、胫骨后肌和周围的动、静脉使这一区域十分紧凑，因此，电极移位的概率很低，尤其当电池组植入表浅的腓肠肌筋膜[4]。电池与电极之间距离尽可能短，可能是减少电极移位的重要措施，因为肢体运动很可能是组件"棘轮效应"较少的原因。

结论

外周神经刺激是疼痛医学领域有前途的前沿技术。开展的各种应用研究普遍认为其有效，但随着技术和临床应用的发展，进一步的试验是必要的。该领域需要解决的问题是：

- 经皮导联相对于外科平板电机的长期安全性和耐用性是什么？
- 经皮电极由于增加摩擦会导致更多的纤维化和硬膜外腔瘢痕吗？
- 为经皮导联最优化的编程是什么？
- 在永久性植入前，使用经皮电极做正式试验是最好的选择吗？
- 导联需要和神经有多靠近才能发挥最佳的刺激特性？

疼痛医生在超声引导的协助下，具备确定重要解剖结构和精确放置导联的能力。未来的对比研究和新电极的开发可能有助于促进此项微创技术。PNS 的一些应用（腰部刺激）可能不需要超声，其他参考文献可提供适当的技术说明。

要点

- PNS 系统在植入以前，可以超声引导放置经皮电极来测试
- 经皮电极永久性植入的长期安全性尚不确定
- 虽然经皮超声引导下 PNS 与手术期间的经皮外周神经阻滞导管置入相似，但穿刺针的尺寸大小和置入的特定位置有很大不同。这些差异要求有非常严格和训练有素的方法将这些新的技术应用到实践。
- 周围神经刺激器系统编程时，最低的频率、持续时间和刺激幅度可能是更安全的。在一些的情况下，即使阈下刺激可能也会有效[4]。
- 需要有断层解剖知识的彻底了解以避免损伤周围组织。
- PNS 采用经皮脊髓刺激电极作为长期策略并不可取的，发展新的技术是必需的。

参考文献

参考文献请参见本书所附光盘。

63 植入式给药系统在慢性疼痛控制中的应用

Allan Nanney ✿ Kenji Muro ✿ Robert M. Levy

谢菡 陆丽娟 译 Zhonghui Guan 校

虽然口服、注射和透皮的阿片类药物均可以十分有效地控制疼痛，但全身性用药却可能造成止痛效果不佳并导致显著的不良反应，足剂量长期用药时还可能导致药物耐受和成瘾（表 63-1）。在过去的 10 年里，我们进一步认识到慢性疼痛控制中阿片类药物的使用会对患者的内分泌系统、心血管系统、生殖系统和心理等造成影响。因此，全身性使用阿片类药物在缓解慢性疼痛的同时往往伴随着生活质量的显著下降。

脊髓胶质中阿片受体的发现使人们首次认识到阿片类药物具有中枢（大脑及脊髓）性的镇痛作用。美国的 Fields 和 Basbaum[1] 以及法国的 Besson 随后阐述了疼痛抑制的下行系统。信号从额叶皮层和丘脑中脑导水管周围灰质（periaqueductal gray，PAG）开始传出，然后投射到脑桥背侧和后部髓质，通过背外侧索脊髓背角胶状质后终止。这些传出信号抑制了二级上行传导疼痛神经元，从而抑制疼痛的传输。

在脊髓镇痛过程中，阿片类药物能在突触前降低初级传入神经末端兴奋性和抑制 P 物质的释放，在突触后阿片类药物作用于脊髓背角神经元并抑制兴奋性氨基酸诱发的兴奋性突触后电位（EPSPs）。正是因为这种脊髓镇痛机制的发现，第一个阿片类药物椎管内直接给药的试验应运而生，也使吗啡硬膜外[2] 和鞘内给药[3] 得以用于癌症疼痛的治疗[4]。由于阿片受体在胶状质及其相关的脊髓镇痛系统的发现以及对其原理的阐明，目前使用阿片类药物椎管内给药的患者已超过 12 万[5]。

通过椎管内给药控制疼痛，使药物仅仅局限于与疼痛传入相关的解剖部位，从而使全身性的不良反应最小化，也使药物在给药剂量很小的时候也能达到很高的局部药物浓度。因为吗啡和氢吗啡酮的亲水性使得其从脑脊液中消除缓慢，所以这两种药物尤其适合这种给药方式。也因如此，鞘内给予吗啡或氢吗啡酮时常能获得持续长达 24 h 的镇痛时间[2]。

由于参与伤害性的传输和调制的多种受体系统的发现，许多作用于其他受体的药物（表 63-2），以及非受体特异性试剂如局部麻醉剂也试验和应用于该给药方法。事实上，以鞘内给药治疗顽固性疼痛已成为一种常规的治疗手段。

患者的选择

为了达到最佳的治疗效果，选择适当的患者是至关重要的。临床医生必须仔细考虑椎管内给药治疗慢性疼痛的指征和禁忌（表 63-3）。

其他所有药物治疗方法失败

如果一个非侵入性的治疗方案提供了令人满意的镇痛效果而无不能耐受的药物不良反应，那么不必使用椎管内给药。所以，患者在使用鞘内给药前应该尝试其他多种治疗方式，治疗失败后，再考虑换用鞘内给药。也就是说，患者在鞘内给药前使用标准化药物时

表 63-1 全身用药（口服，注射和透皮给药）的药物不良反应

阿片类药物对中枢神经系统的影响
镇痛
瞳孔散大
兴奋或烦躁不安
恶心和呕吐
镇静
迷惑
咳嗽反射抑制
呼吸抑制
阿片类药物的外周作用
降低胃肠道的蠕动
便秘
尿潴留
组胺释放
皮肤瘙痒
增加胆道压力

表 63-2　顽固性疼痛治疗可以鞘内给药的药物

阿片类药物

吗啡
氢吗啡酮
芬太尼
舒芬太尼
强啡肽
β-内啡肽
D-丙氨酸-D-亮氨酸-脑啡肽
美沙酮
哌替啶

α-肾上腺素能受体激动剂

可乐定
替扎尼定

γ-氨基丁酸 B 型激动剂

巴氯芬

天然肽及其类似物

生长抑素
奥曲肽
伐普肽
降钙素

局麻药

丁哌卡因
罗哌卡因
丁卡因

NMDA 受体激动剂

氯胺酮

其他药物

齐考诺肽（SNX Ⅲ）
咪达唑仑
新斯的明
阿司匹林
氟哌利多
加巴喷丁

表 63-3　持续椎管内给药适应证和禁忌证

适应证

慢性神经病理性疼痛
静脉用药引起疼痛
其他所有药物治疗失败
良好的心理评估
对椎管内镇痛药物试验反应良好

禁忌证

并发全身感染
无法纠正的凝血障碍
对输注药物过敏
椎管内给药试验失败

良好的社会心理学评估

虽然大多数研究者强调在筛选鞘内植入系统给药患者时都非常重视良好的社会心理评价，但是具体评估的变量、其量化范围和具体治疗方法并没有得到广泛的统一。作为这一分析的一部分，多数研究者都会评估患者及其社会支持系统。显然，急性和严重的精神疾病，未经处理的抑郁或焦虑患者在考虑手术之前需要诊断并治疗。其他心理问题是否是手术禁忌，还没有达成共识。此外，社会支持系统的缺陷可能使患者在出现疼痛相关的紧急事件时无法得到他人帮助，或难以做到药品监督管理系统的维护。

排除感染

因为感染会造成危及生命的并发症，如脑膜炎，所以在术前一段时间内要控制感染，出现感染时需要撤除整个给药系统。因此，在手术部位或全身任何局部出现感染都是给药设备植入的禁忌证。此外，在围术期预防性应用抗生素并在术后持续使用，是常用的控制感染的手段。

排除凝血功能障碍

恶性肿瘤的并发症，或使用抗凝剂或抗血小板药物预防脑卒中、心肌梗死、深静脉血栓形成和肺栓塞均会造成患者凝血功能障碍，这是患者接受植入给药系统的严重潜在风险。这不仅会增加术中出血风险，也可能使皮下，硬膜外，硬膜内血肿的发展变得复杂。应该尽一切努力，在进行鞘内药物试验和植入给药系统前纠正凝血功能障碍的状态，并在术后继续纠正，严重的凝血功能障碍是药物输注系统植入的禁忌证。

没有取得良好的镇痛效果，或不能耐受药物的不良反应，这些治疗方法包括使用非甾体类抗炎药、抗抑郁药、非麻醉止痛剂、全身麻醉剂。在适当的时候还应考虑物理治疗和心理疗法。另一方面，及时认识到其他药物的治疗方法在这些患者中的失败是非常重要的。因此，除了增加患者阿片类药物口服、经皮，或静脉注射剂量，或对于已经接受过其他非麻醉剂治疗的患者，应及时转为椎管内给药，以减轻他们的痛苦，也避免患者暴露于高剂量麻醉药品之下。

排除药物过敏

镇痛药物过敏是该给药方式的绝对禁忌证。但是，随着可以用于鞘内注射的镇痛药物范围的扩大，这已经成为一个不太常见放弃鞘内给药的原因。输注药物的非过敏性反应，如尿潴留或瘙痒，只有在初始鞘内给药时发生，并随着时间的推移和对症治疗而缓解。因此，这些反应并不代表鞘内药物输注的绝对禁忌。

排除脑脊液流动阻塞

脑脊液流动受阻是鞘内给药的相对禁忌，它的影响取决于受阻的范围、位置和阻塞的原因。根据我们的经验，尽管存在这样的梗阻，患者依然可能获得良好的药物疗效，所以这一直不是一个非常重要的问题。和存在一个阻塞物相比，判断脑脊液流动障碍是否影响鞘内给药，更重要的是取决于患者的在椎管内给药试验时的良好反应。将导管植入预定的位置也是十分重要的，但是，也有人提出限制脑脊液的正常流动可能会使患者鞘内肉芽肿块发展，因此，我们应该敏锐地意识到在这类患者中这种潜在的风险。

预期生存期大于 3 个月

虽然预计生存期不是椎管内给药的使用禁忌，但它有可能影响药物的给药方法，尤其影响了这种疗法的潜在成本。经皮硬膜外导管连接到外部输注泵、内置导管被动经皮给药系统、患者自行激活给药系统、恒定速率输液泵和可编程输液泵都是可行的选择。这些方法之间的选择基于患者的状态和生存期，这些将在下文中进行讨论。

对椎管内药物试验反应良好

不是所有的慢性疼痛患者都能从椎管内给药方式中受益。临时椎管内给予镇痛药物时的镇痛效果通常被视为判断长期疗效的指标，预给药试验时未达到满意的疼痛控制是植入给药设备的禁忌。

严格的筛选能够排除不能从留置给药系统获益的患者，同时也可预测其他患者的有效性。不幸的是，医生和患者的主观倾向、不当的对照实验都会使试验性的治疗效果产生偏倚，这也有可能导致给无法从中获益的患者进行鞘内给药系统植入。

前文中已经提到几种鞘内给药试验的方法，包括一次注射和多次注射、通过腰椎穿刺和留置导管给药、硬膜外与鞘内途径对药物的连续输注。使用单次给药进行预试验的阳性结果，可能是由于顽固性疼痛患者寻求帮助的愿望，医生与其他医务人员对该方法有效的强烈愿望而造成的安慰剂效果。我们已经制定了一个定量、交叉、双盲的临床试验来进行持续给药系统放置前的筛选[7]。尽管鞘内给药术前预试验十分重要，但是目前还没有研究结果表明哪一种预试验在预测长期疗效方面优于其他方法。

给药途径

虽然没有研究直接比较硬膜外给药与鞘内给药对控制顽固性疼痛的有效性，但我们通过比较以往的研究概述如下（表 63-4）。硬膜外给药的等效镇痛剂量大约是鞘内给药的 10 倍[8]，硬膜外注射时，80%～90%的药物被全身吸收，由于其更大的剂量要求，也可能会导致更大的全身性不良反应，包括便秘和尿潴留。这种高剂量给药在进行剂量增加的过程中也更有可能造成耐受。此外，硬膜外注射高剂量药物的要求决定了要达到相当于鞘内浓度就要更加频繁地给储药泵中加药。已知硬膜外导管置入的并发症——硬膜瘢痕，也会造成给药导管阻塞、扭曲或移位。

表 63-4　鞘内给药和硬膜外给药的对比

	优势	劣势
鞘内	剂量低（10 倍有效于硬膜外给药） 更少的全身副作用 不会出现导管尖端的硬膜纤维化 可以获得脑脊液样本用来诊断和确定药物浓度	神经损伤的风险增加 脊髓性（脑脊液漏出后）头痛的风险增加 药物扩散至脊髓上（大脑）的风险增加
硬膜外	呼吸抑制的风险降低 脊髓性头痛的风险降低 神经损伤的风险降低	给药剂量大 对全身影响大 有硬膜纤维化发生可能 增加药物耐受的发生率 药物泵储库量有限

虽然鞘内给药避免了上述并发症，但这种给药方式有潜在的引起脑脊液渗漏、体位相关性头痛、脊髓中药物再分配引起的呼吸抑制、脑膜炎和神经损伤的可能。

因此，尽管硬膜外给药存在诸多弊端，但其主要优点是理论上发生严重并发症的风险较低。此外，硬膜外导管可以放置在几乎任何平面，使得它更有可能在缓解上半身疼痛的治疗中发挥作用。但是，Anderson 和他的同事已经报道了腰部蛛网膜下隙给予吗啡在缓解躯干、颈部，甚至头部疼痛中发挥了非常好的作用[9]。鞘内给药的优势在于给药剂量低，这样更换药物输注泵的频率就低，导管发生故障和引起潜在并发症的风险也较低，这些都表明鞘内给药优于硬膜外导管。因此在过去的几十年的临床实践中，鞘内给药已成为临床上首选的脊柱内给药方式。

给药系统

尽管可编程植入给药泵已经得到普及，还有许多不同的方法来实现脊柱内给药。这些系统包括连接到外部泵的经皮硬膜外导管、内置被动给药导管和经皮给药的药物储存系统、患者自控给药系统、恒速输液泵和可编程输液泵。鉴于植入式可编程给药泵以及植入该装置的手术费用都很昂贵，所以应该全面考虑患者的医疗情况、经济情况和预期寿命，从而选择使用可编程性给药泵或通过导管进行药物推注还是选择持续药物输注设备。

一些研究者已经探讨了药物连续输注与推注的问题。与单次注射相比，脊柱内连续输注药物使得脑脊液中吗啡峰浓度更低，脊髓水平的药物浓度相对稳定。有研究提出连续输注可能降低阿片受体快速耐受率[10]并降低呼吸抑制发生的风险[11]。但是，各项临床研究并没有明确地证实连续的椎管内药物输注的优越性。最近还有一项研究表明，间歇性快速单剂量鞘内推注可降低鞘内肉芽组织形成的风险，并可能增加鞘内给药的长期疗效。

应该全面考虑患者的卧床状态、总体健康状况和预期寿命。如患者的预期寿命是几天或几周，尤其是那些完全卧床的患者，经皮植入硬膜外导管连接到外部给药泵是一种可行且经济的选择。这些导管可维持几周到几个月的药物输注，但随着时间的推移，感染风险也在逐渐增加。而且时间越长，随之带来的护理、药学服务和外部的药物泵的总成本也使得这种给药方式变得比较昂贵。严格的导管护理和敷料卫生有助于最大限度地延长输注给药系统的使用持久性并减少感染的风险。

对于生存期有限而活动大的患者，椎管内导管加上植入性储药系统是一个良好的选择。已经有专门为这个给药系统制作的经皮药物储库，这种药物储库装置能够承受几百次的反复穿刺，而其他相似的储存装置，如 Ommaya 药物储库，只能额定承受几十次穿刺。这种需要每天经皮穿刺的药物储库系统与患者不适感和感染风险增加直接相关。但是，它们允许患者在白天没有妨碍地活动，并且可以连接到一个外部给药泵，通过随访来决定什么时候推注药物或持续输注药物。

患者自控留置给药系统是椎管内药物治疗的第三个选项。但是，这些设备在美国尚不可用。

目前市场上销售的植入给药泵有两大类。一种装置是将药物输注到药物填充囊中并通过压缩的气体将药物泵出。该装置是以恒定的速率传输药液，但可以通过改变溶液浓度进行剂量的调整。因此当药物调整时会导致使用成本增加及患者出现不适感。此外，温度变化和大气压力变化会使这些设备在药物释放速率上产生微小的变化。目前，类似的具有一定程度的可编程性的给药泵正等待 FDA 的批准。

可编程持续输注的药物泵较为昂贵。该泵可经皮给药，并进行编程，从而实现复杂的给药方案。可以通过非侵入性的重新编程调整给药剂量。由于这些泵需要电池供电，所以电池耗尽后需要更换；一般情况下，当前的给药泵中的一个电池可以持续使用 7 年。两种给药泵的药物更换时间都应根据药物储库的大小、给药浓度和给药速率来确定。因为现已证实泵内药物稳定性最多为 6 个月（罕见药物例外），所以更换泵的储药库的最大时间间隔为半年。

一些研究探讨了随着时间的推移这些给药系统的成本变化。一般而言，对预期寿命和脊柱内用药会超过三个月的患者，选择完全植入的药物泵更为经济，而对于预期寿命短的患者，选择一个经皮导管或植入储库可能更为合理[11-12]。Kumar 和他的同事[13]最近发表的研究成果展示了对于腰背部手术失败综合征的患者中使用鞘内药物治疗的成本效益。在这项研究中入选的 67 例患者，23 名患者进行了可编程的药物输送泵植入，其他 44 例继续进行常规疼痛治疗。在五年的随访期间，将护理成本与疾病的实际成本进行制表对比分析。虽然鞘内药物治疗组因设备的需求产生较高的初始成本，但是在 28 个月随访期间，常规药物治疗的累积费用超过了鞘内药物治疗。鉴于目前医疗改革的深入，在更大限度的医疗成本控制的需求下，对每一个成为椎管内镇痛治疗的候选者都应该权衡这些问题。

用于鞘内注射治疗的镇痛药物

在长期的临床实践中，阿片类药物已被视为鞘内注射治疗疼痛的主要药物，它们的作用机制在前文中已有详细描述。近年来，鞘内注射药物治疗疼痛的药物选择已经从单用阿片类药物转为与非阿片类药物的辅助治疗。

阿片类药物

吗啡

吗啡鞘内注射用于治疗慢性疼痛已经被美国食品和药物管理局批准，它的优势在于使用较小的药物剂量，在实现长时间镇痛的同时，避免了许多全身给药时的不良反应。各个给药途径之间的等效剂量换算关系为：1 个单位鞘内给药（IT）相当于口服给药的 300 倍，静脉注射给药的 100 倍。鞘内给药的初始治疗剂量常不超过 1 mg/d。

已发表的椎管内给予吗啡的药效研究大多数是个案报道和回顾性分析，还有一些为前瞻性研究（表 63-5）[14-18]。早期数据显示其在癌性疼痛治疗中的有效率大约为 80%。史密斯和他的合作者[18]发表了重要的随机对照试验结果，比较了良好医疗管理的阿片类药物鞘内给药与单纯最大剂量药物治疗在缓解癌痛方面的效果。结果显示，接受鞘内注射药物组的患者整体疼痛控制水平更好，不良反应发生率更低，疲倦和镇静的发生率显著降低，两组数据有统计学差异。同时，鞘内给药也有延长患者生存时间的趋势。截至目前，关于椎管内给予吗啡治疗癌性疼痛的数据是令人信服且一致的，治疗前 3 个月有效率约 80%～90%，治疗一年的有效率为 65%。治疗有效的定义不仅是改善疼痛控制，还包括患者获得更好的整体功能状态，并有与家人和朋友交流的能力和意愿。

该给药方式在慢性非癌痛中的使用情况数据尚不明确。Deer 和他的同事[15]的研究发现，在使用 IT 治疗慢性腰背痛时，患者治疗后 6 个月和 12 个月的自我感知能力显著提高，残疾级别得到显著的改善。Auld 及其同事报道椎管内给药治疗非癌痛的两项研究；在第一个研究中，32 例患者中，有 21 表现出充分的镇痛效果[19]，在第二项研究中，20 个患者中有 14 例从椎管内给予吗啡的治疗中获得了满意的治疗效果[20]。其他小规模研究的结果与其类似。一项前瞻性、随机、双盲研究评估了鞘内给予吗啡的镇痛效果和阿片类药物相关的不良反应，该研究对比了 144 例阿片类药物初治患者和 25 例对照组患者在非癌性慢性背痛的治疗效果。鞘内注射阿片类药物的所有患者疼痛均得到缓解，对照组中的缓解率只有 25%（$P = 0.0005$）。虽然椎管内给予吗啡可能在一些精心筛选的非癌性顽固性疼痛患者中起到了良好的治疗效果，但要使其成为一个标准的治疗方法，还需要进一步的研究。

氢吗啡酮

氢吗啡酮椎管内给药治疗慢性癌性和非癌性疼痛都是"超说明书"用药。尽管与吗啡不同，它不是 FDA 批准的适应证，但在专家共识中，氢吗啡酮已经被提升为与吗啡相同的一线用药[21]。与吗啡相比，氢吗啡酮的镇痛活性约为其 5 倍，但代谢产物活性更低，脊髓上分布更少，这也解释了氢吗啡酮不良反应比吗啡低的原因。

使用氢吗啡酮最常见的适应证是疼痛控制不足或无法耐受吗啡的不良反应的患者。目前，没有前瞻性对照试验评价氢吗啡酮的疗效和毒性。一些报道以及一些回顾性研究评估氢吗啡酮在非癌性疼痛中的疗效（$n = 24$）[22]时发现，在初次使用阿片类药物的患者和鞘内使用吗啡治疗效果不佳的患者中，氢吗啡酮获得了较高的成功率。

芬太尼和舒芬太尼

芬太尼和舒芬太尼是两种亲脂性强、能够迅速扩散穿过血-脑屏障的阿片类药物。与吗啡相比，芬太尼

表 63-5　在脊柱内给药吗啡前瞻性研究的比较

作者	病例数	给药方式	疗效
Anderson et al.，1999	22	鞘内	治疗 24 个月后，11 例（25%）患者的非恶性疼痛缓解
Kumar et al.，2001	16	鞘内	有效率 57.5%，在传入神经阻滞性和混合性疼痛中效果最好
Smith et al.，2002	143	鞘内	71 例癌性疼痛中 60 例（84.5%）的临床治疗取得了成功（$P = 0.05$）
Rauck et al.，2003	119	鞘内	癌性疼痛在治疗 1 个月、2 个月、3 个月、4 个月的整体成功率分别为 83%、90%、85%、91%
Deer et al.，2004	136	鞘内	使用 Oswestry 功能腰痛残疾量表评价，47% 的患者腰痛好转；腿痛患者有效率为 0.31%

在产生相同的镇痛效果时，仅需结合少量 μ 受体，便可发挥强效的潜在效应。舒芬太尼可能在节段性而非弥漫性的镇痛作用较吗啡强，并且引起药物的耐受性的发生率也比吗啡低。已有前瞻性研究支持芬太尼鞘内用法的疗效。一项随机试验（n＝60）表明其在改善后路腰椎减压术患者的疼痛中的疗效[23]。此外，无论是舒芬太尼和芬太尼在理论上都比吗啡的不良反应发生率低，包括形成炎性肉芽肿的风险降低。

美沙酮和哌替啶

美沙酮是 D-和 L-阿片异构体的外消旋混合物，哌替啶是一种合成的阿片类药物。文献中有关其鞘内注射疗效和使用的临床数据极为罕见。

阿片类药物的不良反应、戒断和耐受

椎管内给药的较为公认的不良反应包括疲劳、嗜睡、恶心、呕吐、尿潴留、皮肤瘙痒、性欲降低、男性睾酮水平降低[24]、非心源性下肢水肿以及罕见的延迟呼吸抑制。呼吸抑制在初次使用阿片类药物的患者中最为常见，这是药物的椎管内再分配的结果。该不良反应是剂量依赖性的，可以用纳洛酮逆转。近期更受大家关注的并发症是导管尖端肉芽肿（更确切地说，导管尖端炎性包块），这个问题将在下文中详细讨论。与使用吗啡鞘内注射相比，使用其他阿片类药物鞘内注射这些不良反应的发生率更低。芬太尼和氢吗啡酮在减少不良反应方面优势明显。

突然停止鞘内注射阿片类药物具有一个独特的潜在风险。也就是脊髓吗啡戒断综合征，是由传入兴奋性神经递质初级神经元长期暴露于吗啡之后出现的一种"反弹"效应。

临床经验表明，为了保持相同的止痛效果，患者对镇痛药品的需求量会随着时间的推移而逐渐增加。虽然这可能是受体水平出现耐受的反应，但也可能是患者的疾病状态的变化的表现。例如，在癌痛治疗中，肿瘤进展会造成新的疼痛，肿瘤入侵更多的疼痛传递结构，或使疼痛的性质改变为神经病理性疼痛。此外，疾病会改变患者的心理状态，可能导致患者应对疼痛的耐受力降低，从而导致对疼痛的敏感程度增加。随时间推移的给药量增加，也可能反映了药物泵或给药系统出现故障，或导管末端炎性肿块的发展。

现已有几种管理方法来减少这种药物耐受性的发生。首先，必须仔细评估是否出现给药泵系统故障或存在导管尖端炎性肿块。如果排除了以上情况，那么通过简单地增加药物的剂量即可达到良好的疼痛控制。

当这种方案失败时，或者当药物剂量增加被认为可能造成潜在不良反应等问题时，一些研究者建议暂时使用全身性镇痛药，将给药泵关闭数天至数周，即所谓的"药物假期"。如果椎管内镇痛药物的药效下降是由受体耐受性造成的，那么这种"药物假期"往往导致受体下调，当再次恢复椎管内给予阿片类药物时，疗效会恢复到出现耐受之前的水平。

另一种应对耐受性的方法是使用阿片类受体亚型的激动剂。和 μ 受体激动剂一样，δ 受体激动剂似乎通过 G 蛋白系统发挥作用，这类药物会增加钾离子通道开放，使神经细胞膜超极化，从而抑制神经元的活动。κ 受体激动剂的作用与 μ 受体或 δ 受体激动剂不同。这些药物是以激活不同 G 蛋白系统，通过电压依赖性钙通道，阻止钙离子进入细胞内发挥作用。研究者曾使用 δ 受体激动剂或混合受体激动剂取得成功的治疗效果。

最后一个应对药物耐受的方法是椎管内联合给予另一种药物，如局部麻醉药。阿片类药物和局部麻醉剂，α-肾上腺素能药物或齐考诺肽的组合已经成功地用于使用鞘内单一阿片类药物给药未能得到满意疗效的患者中；对于这些药物使用的剂量算法已由专家小组开发和推荐（图 63-1）[21]。

鞘内注射局部麻醉剂

丁哌卡因是酰胺类局部麻醉药物，在鞘内给药治疗慢性疼痛，特别是神经病理性疼痛时，能够显著增加疗效。Hassenbusch 和同事[25]的研究结果显示，7 个非癌痛患者硬膜外输注硫酸吗啡联合丁哌卡因，4 个患者取得了良好的疗效，疗效持续超过 1 年。Du Pen 和同事[26]对 68 例采用单纯的硬膜外阿片类药物疼痛未能缓解的患者给予硬膜外吗啡和丁哌卡因联合用药，61 例（90％）的患者获得了良好的疗效。

鞘内给予丁哌卡因的有效性的数据好坏参半。在2002 年的回顾性研究中，Deer 和同事发现[15]，在 109 例患者中使用阿片类药物加丁哌卡因能取得更好的疼痛缓解、减少口服阿片类药物的使用量、减少就诊次数，而且比单独鞘内注射阿片类药物的患者满意度更高。在两项前瞻性研究中[14,27]，在使用鞘内注射吗啡未取得满意的治疗效果的患者中，加用丁哌卡因会使患者受益。在一项随机双盲试验中，24 例慢性非癌痛患者使用吗啡或氢吗啡酮合用丁哌卡因，能够改善其生活质量，但似乎并未显著降低疼痛评分[28]。与其相反的是，另一项多中心、双盲、随机、对照试验发现，与单独使用阿片类药物相比，添加丁哌卡因并未提供更好的疼痛缓解效果。还有一项随机对照试验比较了

2007 鞘内联合给药推荐

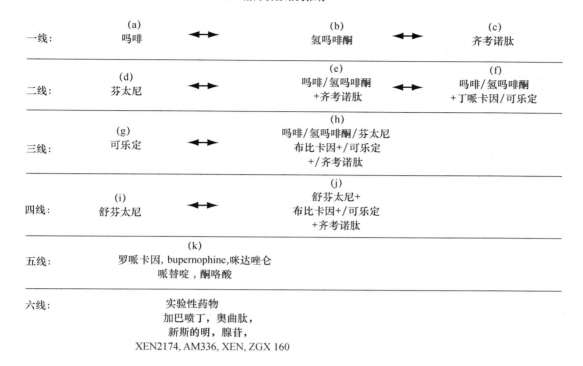

图 63-1　**2007 鞘内联合给药推荐。**一线用药：吗啡（a）和齐考诺肽（c）是由美国食品药品监督管理局批准的可以用于鞘内镇痛的药物，被推荐为混合型疼痛和神经病理性疼痛的一线治疗药物。氢吗啡酮（b）是根据临床广泛使用的有效性安全性评价做出的建议。二线用药：由于芬太尼（d）具有明显减少肉芽肿发生的效应，而且其安全性也在广泛的临床使用中被证实，共识会议将其升级为二线用药，用于当水溶性较强的一线用药（a，b）导致顽固性脊髓上的不良反应时。推荐阿片类药物合用齐考诺肽（e），或阿片类药物合用丁哌卡因/可乐定（f）用于混合性疼痛和神经病理性疼痛，并且可以互换使用。当阿片类药物与齐考诺肽合用时，注意必须遵循齐考诺肽合用其他药物的指南。三线用药：当二线用药不能取得满意的镇痛效果，或出现不能耐受的药物不良反应时，可单用可乐定（g）或阿片类药物（如吗啡/吗啡/芬太尼）与丁哌卡因和（或）可乐定与齐考诺肽（H）合用。四线用药：由于舒芬太尼在动物和人类中使用的安全性已经证明且能明显减少肉芽肿的发生，所以可单用舒芬太尼（i）或与丁哌卡因和（或）可乐定加齐考诺肽（j）合用。在混合性疼痛和神经病理性疼痛的患者中推荐加入可乐定，丁哌卡因，和（或）齐考诺肽。* 小组成员认为对于临终患者，在 1～4 线药物治疗均失败时，应考虑给予咪达唑仑和奥曲肽。五线用药：这些药物（K）安全性和有效性的文献资料很少，信息缺乏，所以使用时需谨慎。六线用药：实验试剂（L）只时通过了相关研究验证，并取得了相应的独立审查委员会批准使用的协议（*From：Deer T，Krames ES，Haasebusch SJ，et al：Polyanalgesic consensus conference 2007：Recommendations for the management of pain by intrathecal（intraspinal）drug delivery：Report of an interdisciplinary expert panel. Neuromodulation 10：300-28，2007.*）

丁哌卡因和罗哌卡因的疗效，在取得相同的镇痛效果时，罗哌卡因的每日需求量高 23% 且其成本高出 3 倍。

高剂量的局部麻醉药物，特别是利多卡因，由于其使脑脊液中谷氨酸浓度增加，使背侧和腹侧根运动神经元出现损伤恶化或出现空洞，从而可能造成永久损伤。然而，丁哌卡因在给予临床上适用的鞘内给药剂量时未发现这样的不良反应。即使高剂量给药，临床上还是很少看到药物不良反应，包括短暂的感觉异常、运动阻滞和步态障碍。

肾上腺素能激动剂

α-肾上腺素能受体激动剂是椎管内疼痛药物治疗的常用二线辅助药物。在脊髓的初级传入神经突触前和突触后终端的胶质中都存在 α-肾上腺素能受体。他们通过间接地减少 P 物质的释放起到镇痛作用。这些药物的独特优势在于其对呼吸中枢影响很小或没有影响，大大地消除了呼吸抑制的可能性。肾上腺素能药物的另一个潜在的优点是已有基础研究[29]和临床研究[20,30-31]证实，其对神经病理性疼痛疗效确切。在这类药物中，可乐定已获得 FDA 批准用于椎管内给药，替扎尼定的疗效已在临床试验得到证实。

Eisenach 和他的同事[32]使用硬膜外给予可乐定对 9 例已耐受椎管内阿片类药物的顽固性癌痛患者进行治疗。每天患者接受的药物剂量在 100～1000 μg 之间；

可乐定镇痛效果可以持续超过 6 h，同时患者血压下降超过 30%。低血压可以使用静脉注射麻黄碱进行治疗。可乐定也会使心率下降 10%～30%，在较高剂量产生短暂的镇静作用，但其没有呼吸抑制、皮肤瘙痒、恶心等阿片类药物的不良反应。

其他研究也取得了相似的结果。在一项前瞻性、随机试验中，85 例癌痛患者，鞘内吗啡同时硬膜外加入可乐定组的患者取得了更好的镇痛效果（45% 比 21%），在合并有神经病理性疼痛的患者疗效更好[33]。最近一项前瞻性队列研究中，10 名神经病理性疼痛患者给予鞘内注射吗啡联合可乐定治疗后，疼痛缓解 70%～100%。此外，8 名没有合并神经性病理性疼痛的患者中，有 4 名也受益于加可乐定。在 I / II 期研究中[30]，平均随访 16.7 个月，其长期有效率为 59%。

与可乐定不同，α-2-肾上腺素能受体激动剂替扎尼定未诱发低血压。在试验中[29]，该药物已被证实是一种有效的鞘内给药镇痛药物。替扎尼定显示出对阿片类药物不敏感的神经性病理性疼痛综合征特别有效。

齐考诺肽

齐考诺肽最初被称为 SNX-111，现在市场上销售商品名为 PRIALT，是一种从海洋螺毒液中分离的新型的含 25 个氨基酸的肽。它是一种高选择性 N 型电压敏感性钙通道拮抗剂；这些通道存在于脊髓背角突触前神经末梢。齐考诺肽诱导缓解疼痛的可能机制是拮抗了初级传入神经终端神经递质的释放。

美国 FDA 和欧盟已批准使用齐考诺肽作为一种非阿片类镇痛药鞘内给药的选择，用于难治性神经病理性疼痛患者的常规治疗。实际上，齐考诺肽单一给药已成为鞘内疼痛治疗研究最深入的药物，专家小组已建议其鞘内给药作为难治性神经病理性疼痛的一线治疗药物。神经性疼痛的常见原因包括复杂区域疼痛综合征（CRPS）、HIV 相关性神经痛、带状疱疹后神经痛、糖尿病性周围神经病变以及与多发性硬化有关的中枢疼痛综合征，脑卒中后疼痛和脊髓损伤。

多项动物的研究表明，齐考诺肽抑制触觉和机械异常性疼痛的效果是剂量依赖性的。其对痛觉过敏的影响目前还不太清楚。更重要的，一项已经完成的关键的随机，双盲，安慰剂对照试验明确了齐考诺肽在慢性恶性肿瘤、慢性非恶性疼痛和严重的神经病理性疼痛治疗中的疗效和安全性。

在一项试验中，111 例难治性癌性疼痛患者接受齐考诺肽或安慰剂鞘内注射 5～6 天[34]。在另一项试验

中[35]，220 名患者使用比以前研究中更低的剂量和更慢的滴定方案；做这样的改变是因为在初步的研究中，认知和行为方面的不良反应发生率相对较高。在所有试验中，齐考诺肽与安慰剂相比，疼痛缓解更为显著，并有统计学意义（恶性疼痛缓解率：齐考诺肽组 53%，安慰剂组 18%；非恶性疼痛缓解率：齐考诺肽组 31%，安慰剂组 6% 组；缓慢滴定法研究：齐考诺肽组 14.7% 齐考诺肽，安慰剂组 7.2%）。在这些研究中，在神经性疼痛的平均缓解率为 15.7%、31.6% 和 29.1%。

多项病例报导和随机对照试验已经证实了齐考诺肽所产生不良反应的风险性较高，受试者的不良反应在 15%～99% 不等。这可能是由于齐考诺肽的治疗窗相对较窄，产生满意镇痛效果所需的剂量和产生不良反应的剂量相差较小。报道的不良反应包括头晕、意识模糊、步态不稳、记忆障碍、眼球震颤、辨距不良、镇静、躁动、幻觉、恶心、呕吐、尿潴留、嗜睡、昏迷等。尿酸升高，乳酸脱氢酶升高和肌酸激酶水平升高的不良反应也有报道。

这些不良反应可能会导致严重的精神及神经功能的缺损，似乎在使用高剂量进行初始治疗或剂量迅速增加时最常发生。在另一方面，齐考诺肽治疗时可突然停药，不会出现戒断症状。尽管齐考诺肽可能发生严重的不良反应，但已经证明这些不利的影响可在停药后治愈。

为了防止这些不良反应的发生，建议尽可能从较低剂量开始给药，然后缓慢地滴定到发挥满意的镇痛效果。齐考诺肽不应该用于有复杂的精神心理学疾病或有精神病史的患者。临床医生应在使用齐考诺肽治疗时就开始警惕患者的不良反应发生情况。

目前还没有长期使用齐考诺肽的相关数据[36]；尽管如此，已有很多其鞘内注射用于恶性和非恶性顽固性慢性疼痛的相关研究。虽然齐考诺肽有很多已知的局限（其治疗窗窄和不良反应发生率较高），但谨慎地使用它能取得显著的疗效，该药物鞘内注射已成为神经病理性疼痛的一线用药[21]。

新型药物

虽然只有吗啡、巴氯芬、可乐定和齐考诺肽已被 FDA 批准用于椎管内使用治疗慢性疼痛，但在临床实践中单独用药或联合用药进行疼痛治疗时也有很多"超说明书使用"的情况。目前，阿片类药物、非吗啡的阿片类药物和非阿片类药物以及这些药物的组合常被用于椎管内给药。

腺苷、巴氯芬、加巴喷丁、非甾体类抗炎药、咪达唑仑、新斯的明、生长抑素及其类似物、奥曲肽、霍乱毒素、肉毒杆菌以及一系列由齐考诺肽的成功而带动的类似药物开发都在一定程度上促进了对顽固性疼痛的鞘内药物治疗的研究。许多药物还处于早期开发阶段。还有一些研究成果显示可能进入临床试验。显然，我们的研究要为处于疼痛中的患者提供更多的可用于鞘内注射药物的选择；然而，在将其用于我们的临床治疗前，需要更多的细致的对照试验去确定这些药物的疗效和长期毒性。

并发症

虽然植入式给药系统为特定的患者提供了一种独特的治疗方式，但他们也有明显的并发症。感染是所有植入药物输送装置的共有风险。经皮导管和植入的药物储库由于需要经过皮肤和频繁的接触皮肤，而更容易受到感染。感染可能涉及手术创口或与硬件接触的周围皮下区域。一旦感染应去除所有植入物并使用适当的抗生素静脉注射给药治疗；如果不去除给药装置则感染很难被治愈。重新植入的药物递送系统通常应延迟到使用抗生素控制感染之后 3 个月。

输注受污染的药物溶液可能引起脑膜炎而危及患者生命，所以这个问题已引起广泛的关注。这种并发症的风险可以通过使用内置的抑菌过滤器来降低；但是并不是所有给药系统都带有这样的过滤器。对脑膜炎进行早期识别和治疗的是至关重要的。

给药系统接触的皮肤部位糜烂是一个不太常见的并发症，可能在恶病质尤其是营养不良的患者中发生率更高。这种风险的降低可以通过将药物储存的植入物放置深层以确保给药硬件不直接置于皮下，并进行多层细致的缝合来达到。

给药系统本身出现故障也是一个很常见的并发症。泵本身的故障是比较罕见的，但也可能会出现，特别是可编程的复杂的电子泵。给药导管出现问题是最常见的，占所有报道患者的 25%；给药导管故障发生率范围很广，一些研究中心报道导管并发症发生率 50% 以上。这些并发症包括导管扭曲、阻塞、脱落或导管被剪断。有几种技术来降低导管故障的风险，包括在导管放置过程中使用 X 线检查以确认不存在环路、局部扭曲、或错位植入至硬脑膜神经根鞘。在每个操作步骤中都认真观察脑脊液流动的情况，以在手术过程中检测导管阻塞。脊柱旁操作避免了导管形成尖角，使得它在进入和退出的棘间韧带时不会被折断。固定导管离开棘间韧带时用荷包缝合和再次用硅橡胶固定装置还有助于防止脑脊液泄漏和导管迁移出蛛网膜下腔。解除导管远端的环路可以防止导管移位或脱位。最后，在筋膜上留出一个小空间以将导管置于其中，可以防止在伤口恢复过程中造成的导管扭曲。

即使在导管植入术中非常谨慎，仍可能会出现如下这些问题。在药物输送系统出现故障时患者通常会出现疼痛加重或有皮下积液。初步评估包括将药物泵中的预期的残留药物量和真实残留量进行比较；如果出现显著的差异就需要进一步检查。对整个系统进行放射学检查可以确定导管是否断开，也可以检查是否出现导管扭结或从蛛网膜下腔迁移出来。偶尔，通过鞘内缓慢滴注碘造影剂来鉴别是导管问题还是药物泵耗竭。定量的核医学研究也可能会有所帮助；可以在泵内填充放射性物质的稀溶液，并随着时间推移缓慢滴注。如果这些诊断测试的结果依然是模棱两可，有时需要手术探查泵或（和）导管，有时需要进行修复。有了这样一个严谨的态度，几乎所有这些机械问题都可以得到纠正，从而恢复镇痛效果。

所有植入给药系统的另一个共同问题是可能造成药物过量。随着给药系统的外部化，不当的给药设置或未能正确稀释药物都有可能造成这一问题。所以在使用时必须十分小心，以确保适当的药物浓度和给药设置。留置式药泵或预充式给药系统，不当的给药程序可能是微妙的，不能被及时发现，所以是更加危险的。预充笔芯药量错误、程序错误或输液浓度不当时造成的药物过量时有发生，有时甚至引起灾难性的后果。

有些植入泵有一个侧口，用于测试导管是否通畅，而这个侧口可能会造成另一个风险。如果将填充药物注入这个侧口，而不是注入泵内，则可能导致所有填充药物全部注入 CSF。目前已有两例这种情况造成患者死亡的报道。为防止将填充药物注入这个侧口，已经对给药装置做了修改；然而，在使用时依然需要十分谨慎，以避免这种潜在的危及生命的并发症。

鞘内注射肉芽肿（导管尖端炎性包块）

蛛网膜下隙内的鞘内导管末端出现炎性肿块（所谓导管尖端肉芽肿）已经成为鞘内药物输注系统日益被重视的并发症。其首次报道出现在约 20 年前。在接受鞘内注射药物治疗的患者中其确切的发病率和患病率依然是未知的。虽然在最初它被认为是一种极其罕见的并发症，但是最近的数据表明，它已经发生在多达 20 名接受鞘内阿片类药物治疗的患者中。如果鞘内肉芽肿变得很大，侵犯脊髓和神经，可能会出现神经根压迫，并导致新的神经病理性疼痛或神经病理性疼痛恶化，其症状为肢体无力、麻木、大小便功能丧失，甚至瘫痪。

据推测，导管尖端肉芽肿是无痛的，并伴有局部感染。然而，肉芽肿往往只发生在药物输注导管尖端，而不是沿着导管分布，虽然微生物理论上细菌可以生长在导管所在的任何地方。此外，导管尖端肉芽肿的病理和微生物学研究报道中，只有 3 个肉芽肿中被查出含有微生物，更多的是无菌的慢性炎性细胞的组合物。在这 3 例含有微生物的报道中，还有 2 例怀疑是样本被污染。此外，在肉芽肿中很少发现多形核白细胞（PMN）。

有人猜想肉芽肿是对导管中的硅的过敏反应。还有一些研究者认为易感个体的肉芽肿源于脊柱内装置（例如脊髓刺激器）或者导管植入手术所造成的神经组织解剖的损伤。然而，现阶段最合理的解释是它们是药物输注部位硬膜通过肥大细胞脱粒发生的慢性炎性应答反应。它发生于药物浓度最高的部位，而这个部位恰恰就在导管口。

尽管机制尚不明确，但已有确凿证据表明该区域脑脊液动力学对肉芽肿的形成起了主要作用。肉芽肿的形成似乎在胸椎椎管内最窄部分的发生率最高。这个区域在心动周期中，脑脊液流动会随之停滞，然而它往往是当前大多数给药泵导管末端放置的目标位置。将药物注入这个脑脊液不流动的狭小空间的结果是使药物浓度相对更高。如果肉芽肿形成与药物流动直接相关，那么胸椎椎管是肉芽肿形成的理想部位。

导管肉芽肿形成风险最高的是阿片类药物（除芬太尼）。有趣的是，不像其他阿片类药物，芬太尼不会引起硬膜肥大细胞脱颗粒。似乎阿片类药物的输注浓度和速度都与肉芽肿形成的速率有直接关系。肉芽肿往往发生于疼痛控制不好和每日需要的鞘内注射阿片类药物剂量较高的患者。有研究者认为，巴氯芬不会引起鞘内肉芽肿。然而，最近至少有两个案例报告显示了相反的结果。然而，相关数据依然支持巴氯芬不易引发肉芽肿。

肉芽肿多见于非癌症性疼痛患者，而不是那些正在接受治疗的癌症疼痛患者。它们也更常见于年轻患者中。可以推断，由于这些群体具有更长的预期寿命，他们所承受的阿片类药物的浓度更高，治疗后更容易发生肉芽肿。这也支持了前面提到的鞘内注射药物和肉芽肿形成的剂量依赖关系。

如果在出现相关症状前发现肉芽肿，应该停止药物输注。停用药物后，肉芽肿的稳定性和转归已被试验证明。也有文献报道中止阿片类药物输液后输注高渗盐水，会取得良好的治疗效果。但这种治疗方法的问题是几乎所有患者都诉出现疼痛加剧的情况。另一种选择是，以另一种阿片类药物（如氢吗啡酮）来取代吗啡输注。在一项个案报道中，随着时间推移，患者的肉芽肿保持稳定没有发生进展。然而，必须明确的是所有的阿片类药物都有导致肉芽肿的风险。

无症状导管尖端肉芽肿最常见的治疗方法是将导管撤出 1～2 个脊柱水平。如果给药剂量减小，输注速度减慢，或换用另一种不太可能产生导管尖端肉芽肿的药物，肉芽肿常常可以消失，并允许持续输注镇痛药物。

当导管尖端肉芽肿增大到使脊髓受压，患者出现症状时，往往需要手术切除减压。对于神经功能已经缺损的患者，手术治疗的效果是很有限的。被报道的病例中，近 1/3 完全恢复，另 1/3 仍卧床，还有 1/3 的患者仍然瘫痪或者不能行走。

如果患者对阿片类药物剂量的需求量增加，应高度怀疑为导管尖端肉芽肿的形成。靠近导管尖端出现新的疼痛或疼痛性质改变，或已知神经分布区出现新的神经病理性疼痛或麻木也应引起注意。专家建议密切关注所有接受鞘内治疗患者的神经情况。影像学检查应成为每次就诊的常规部分。由于导管尖端肉芽肿发展缓慢，应注意在磁共振或 CT 脊髓造影体检中显示的微妙变化。也有研究者建议，对所有接受鞘内注射吗啡治疗的患者，或至少是高风险患者中，应常规进行磁共振检查。

现在，肉芽肿已经是被长期关注的鞘内药物输注的并发症，这些并发症可以是灾难性的，临床医生应该对其发生有充分的准备和认识，并采取一切措施及时诊断，一旦确诊应使用适当措施进行处理。

鞘内注射阿片类药物治疗慢性非癌性疼痛的死亡率

近期发布了一项新的令人不安的数据表明，初始使用和长期使用鞘内给药系统用于治疗慢性非肿瘤性疼痛患者有增加死亡率的危险。2006 年 2 月，专家们注意到了 3 个死亡案例，这些患者的死亡看似与阿片类药物相关，死亡发生于使用阿片类药物泵植入治疗非癌性疼痛的患者用药的第一天。初步审查这些给药泵的制造商记录和保险机构的社会保险死亡主要文件，确定了九起用泵治疗 3 天内死亡的案件，根据医疗保险和植入泵数据，审查了 3 个"哨兵案件"中患者 4 个月的情况。导致死亡原因可能是阿片类药物作用于中枢神经系统引起的呼吸抑制作用。

一个更全面的研究对比了使用脊髓刺激器植入 3 天、30 天及 1 年后死亡患者的年龄和性别。为了完整起见，在以后全国范围内接受腰骶部脊柱外科手术和椎间盘切除术的医疗保险受益人都需要纳入比较，包括比较院内死亡率。

鞘内阿片系统植入术 3 天内死亡的发生率是 0.88‰，这个数字比椎间盘切除术住院死亡率（0.59‰）更高，但比更复杂的腰椎手术（5.2‰）低。它也比脊髓刺激器植入术的 3 天内死亡率高出八倍（0.11‰）。尽管给药泵植入后 1 个月至 1 年的死亡率较低，但仍然比脊髓电刺激植入术高（1 个月 0.39%，1 年 3.89%）[38]。

可以确定的是，泵植入或填充药物后 24 h 内的早期死亡很可能与阿片类药物过量导致的致命的呼吸抑制有关。但是晚期死亡原因（泵植入或填充药物后 30 天至 1 年）更难以辨别。在许多情况下，没有任何细节或数据能够提供死亡相关情况的信息。

作者认为，设备故障不太可能是造成死亡的直接原因，这是因为一般仪器都编写有安全程序，当仪器出现故障时，会启动安全防护机制[38]。然而从逻辑上讲，设备故障有可能会造成由于疼痛控制不佳所引起的口服药物剂量的增加，从而间接地造成意外过量。值得注意的是，他们发现超过 90% 患者死亡后其药物输送设备没有被调查过。就整体而言，他们也不认为接受阿片类药物泵给药系统的患者比那些接受脊髓电刺激植入或腰骶部手术患者的病情更重。比起脊髓电刺激，给药泵需要经常进行维护、药物填充、调整剂量。这引入了更多可能导致死亡率增加的潜在变量。

鉴于给药泵植入术的死亡风险较高这种新的认识，必须强调的是，每一个临床医生在启用或更换给药泵启动过程中的每一步都需要警惕。尽可能从低的剂量和低药物浓度进行起始治疗。临床医生应成为技术操作能力和选择设备优劣的专家，应该熟知设备填充和编程的所有步骤。

展望

虽然使用椎管内镇痛药物治疗顽固性疼痛已取得了巨大的进步，但在其用于更广泛的临床领域之前，还有一些技术问题需要解决。首先，虽然椎管内给药在癌痛治疗中呈现明显的治疗效果，但其对非肿瘤性疼痛的治疗效果仍有待进一步阐明。在设计良好的大规模对照试验数据缺乏的情况下，该疗法仍然不应被视为常规治疗。

其次，进行该治疗的患者的选择标准需要被更好地界定和确认。特别是需要心理评估，特定疼痛状态评估和更好的评价指标去确定患者对该疗法的反应。鉴于这种治疗方法的成本和对患者的损伤，我们必须高度重视与完善患者的选择标准，以确保患者有更多的获得疼痛缓解的机会。

最后，也许是最显重要的一点是需要对镇痛药物椎管内给药的药理学的进一步发展。虽然目前已有几十种镇痛药物可用于口服或胃肠外给药，这些药物通过作用于疼痛传输和调制途径的复杂神经化学的过程发挥镇痛作用，但很少进行椎管内给药的验证，FDA 也很少批准该用法。随着新药的研发，对特定药物研究的发展和作用于痛觉受体系统药物的利用，椎管内给药可能会帮助更多的顽固性疼痛患者解除痛苦。

要点

- 椎管内给药的药物作用局限于痛觉信号源传入的相关区域。
- 吗啡和氢吗啡酮由于其亲水性，且能缓慢分布于脑脊液中，所以非常适用于鞘内给药。吗啡、氢吗啡酮和齐考诺肽是鞘内药物治疗的一线药物。将齐考诺肽列入第一线药物的依据是一项二级的随机，双盲安慰剂对照的研究显示其在癌痛治疗中的疗效，然而其在非癌性疼痛中疗效不足。
- 丁哌卡因是最常用的鞘内注射局部麻醉药物。它与鞘内注射阿片类药物合用时会获得更好的疼痛治疗效果，减少阿片类药物的用量并提高生活质量。
- 鞘内肉芽肿多见于非癌性疼痛患者和年轻患者，即预期寿命长的患者。
- 鞘内注射阿片类药物的死亡率比接受椎间盘切除术或复杂的脊柱手术的患者和使用脊髓电刺激的患者更高。患者死亡的确切原因仍有待确定。

参考文献

参考文献请参见本书所附光盘。

64 椎间盘造影术

Steven P. Cohen ⊗ Khalid M. Malik

谢菡 陆丽娟 译 Zhonghui Guan 校

椎间盘造影术，可以称作"探寻指征的测试"，也可以当做"对临床问题的解决"。最初，在先进的影像技术出现之前，椎间盘造影术是作为椎间盘突出的诊断工具；现在它在诊断方面的功能已几乎完全被如磁共振成像（MRI）等更安全、更便宜、更敏感的检测手段所取代。但是，椎间盘造影术仍在临床使用，但它已从成像工具演变成鉴定影像与症状相关性的检测工具。作为诊断和预后的工具，盘刺激（disc stimulation）仍然是最有争议的介入性疼痛治疗方法之一。

脊柱疼痛概述

脊柱源性的疼痛主要表现为低背痛以及颈椎疼痛，也有部分表现为中背部疼痛。尽管脊髓的各个部分都可以因某些原因产生疼痛，但疼痛产生的确切原因往往是难以确定的。其原因有很多。第一，背部疼痛不仅仅由脊柱病变造成，也可以因脊柱相邻的结构病变引起，如腹腔或盆腔脏器，骶髂关节等。第二，脊柱多节段的自主神经支配，也使疼痛往往难以定位。同时并存的各种脊柱疾患，特别是退变性疾病，使脊柱疼痛的诊断进一步复杂化。而且，由于缺乏可以进一步明确脊柱疼痛发病原因的诊断检查方法，脊柱源性疼痛的诊断常常非常困难。目前，高分辨率成像的检查经常在疼痛无症状的个体中发现异常的影像学征象[1]。由于患者的症状通常可以自发性缓解，以及影像学异常发现的高发性，和严重脊柱疾病的稀有性，对脊柱疼痛患者的不加区别的诊断测试会导致不恰当的诊断和不理想的疗效。

腰椎间盘疼痛的机制

虽然髓核突出是公认的引起脊柱疼痛的原因，但是人们对源于腰椎间盘自身的疼痛了解并不多。椎间盘内破裂症（internal disc disruption，IDD）这一名词在19世纪70年代开始使用，用以阐明椎间盘是引起患者疼痛的主要部位，而该椎间盘在脊柱成像影像学显示下并无异常[2]。然而，脊柱成像显示椎间盘退行性病变却很常见，

在老年人中尤其如此[1]。这些变化都可以统称为椎间盘退行性疾病（degenerated disc disease，DDD），并与年龄相关。单纯性椎间盘退行性病变表现为一至两个椎间盘出现相对严重的病变而相邻椎间盘正常。此类病变不太常见，只是在年轻患者中更易出现。究竟椎间盘内破裂症与椎间盘退行性疾病是不同的病变过程，还是同一病变的不同的病理阶段，目前仍无公论。椎间盘源性腰痛（discogenic pain，DP）是泛指椎间盘是患者脊柱性疼痛的主要原因。目前看来，椎间盘源性腰痛是描述腰椎间盘疼痛最合适的用词，因为这一概念强调了无论其病变如何，椎间盘是患者疼痛的主要来源（图64-1）。

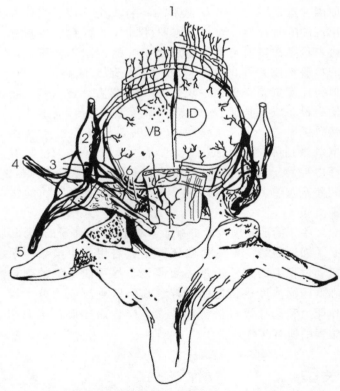

图 64-1 椎体和椎间盘的周围神经丛的示意图。1和7分别表示前、后丛。深入的和广泛的神经渗透表明退行性病变已经发生。2. 交感神经干。3. 交通支。4. 腹侧脊髓神经的分支。6. 窦椎神经（Drawing courtesy of specialist Jennife, Sempsroft, U. S. Army.）

对椎间盘的基本生理状况的了解对椎间盘源性腰痛的理解是非常重要的。正常的椎间盘，可以简单地划分为髓核（nucleus pulposus，NP）以及纤维环（annulus fibrosus，AF）。大量的细胞间质分散在两者之间。填充髓核的细胞是软骨状的，而纤维环中的细胞是纤维状的[3]。在髓核中的细胞间质是一种"果冻样"物质，含有大量的水分以及蛋白聚糖；纤维环间细胞间质则主要是Ⅰ型和Ⅱ型胶原纤维。每 10～20 个纤维相互交织成同心片层（concentric lamellae）并被牢固地连接到相邻的椎骨体[3]。施加于椎间盘上的压力由髓核承担，同时以一种环形张力的形式分布在环形胶原蛋白上。正常髓核的耐压缩性是取决于髓核蛋白聚糖所产生的高含水量以保持其内的静水压力。正常髓核的蛋白多糖的含量在合成代谢与分解代谢间保持平衡[4]。

正常的椎间盘血管仅分布在纤维环的外三分之一。此外，无血管分布的软骨终板将椎间盘与有血管分布的椎体分开。因此，髓核细胞以及内纤维环的代谢几乎是完全由相邻椎体和外纤维环毛细血管丛的扩散来满足的。这一扩散过程随着椎间盘内压力的昼夜变化而进行；夜间，较低的压力有利于血液向椎间盘流动，而白天压力较高，可以迫使血液流出椎间盘。髓核代谢终产物通过自由扩散清除。然而，由于椎间盘缺乏清除细胞，代谢产物在一段时间内会聚集，进而干扰到内环境的稳定。

正常椎间盘的神经分布主要在纤维环的外 1/3 处。椎间盘神经主要以机械感受器的形式存在，它们起源于沿着前、后纵韧带分布的神经丛。后神经丛接受来自窦椎神经和灰色交通支（gray rami communicans）的神经冲动；前神经丛接受的神经冲动大多来自灰色交通支（gray rami communicans）。这些复杂神经的支配可能导致椎间盘内破裂症的疼痛难以定位。

椎间盘退行性疾病与遗传和血管疾病，吸烟，生活方式和肥胖等后天因素相关[5-7]。其致病机制可能与椎间盘细胞数量和功能的下降、增强基质金属蛋白酶（enhanced matrix metalloproteinase，MMP）、椎间盘间细胞因子以及其他炎症介质相关[7-8]。相关的代谢紊乱能够导致核蛋白聚糖的减少以及椎间盘水分含量的损失。前述二者的减少使髓核的静水压力减弱，使髓核的可压缩性增强，最终使纤维环更直接地面对外在压力。除机械性压力外，纤维环也经历与髓核类似的退行性改变。多种损伤因素致使环形胶原蛋白的损失、机械性损伤以及环形裂缝（annular fissures）蔓延，并向外围发展。

环形裂缝是椎间盘源性疼痛的一个标志性现象。这些裂缝间分布着带有丰富血管和神经的肉芽组织。在肉芽组织中主要有两种类型的神经纤维，一种是伴随新血管形成的血管调节神经（asoregulatory nerves），另一种是含有高浓度 P 物质的游离末梢神经[9]。此外，环形裂缝周围浸润着丰富的单核细胞，这些单核细胞释放有助于神经生长和退化的神经生长因子。损坏的椎间盘中还存在高浓度的促炎性介质，这些促炎性介质使神经末梢敏化，并维持一种痛觉过敏的状态。这种状态与以最小的压力升高引起的疼痛反应相关，这种疼痛反应源于"化学敏化"[10]。由于有限的自我修复能力，损坏的椎间盘可能导致长期的功能障碍。

从长期来看，椎间盘形态上的改变可能会改变脊柱受力，使脊柱相邻结构受力增加，并导致硬化和自动融合[11]。这可能进一步引起椎间盘和椎体的终板变性，骶髂和小关节病理学改变，以及椎管狭窄。

流行病学

由于背部和颈部疼痛产生的具体条件往往难以界定，流行病学研究评估脊柱疼痛发生率的差别很大。这种情况在椎间盘源性腰痛中更常见。低背痛（low back pain，LBP）的终身患病率在 50% 至 80% 之间[12]，而最近一个专家组发现颈部疼痛 12 个月的患病率在 30% 至 50% 之间[13]。椎间盘源性疼痛的流行病学研究不多。在 Schwarzer 等人[14]主持的一个经常被引用的研究中，关注了 92 位患有慢性非根性的低背痛但未行手术的患者，通过精确的疼痛再现、异常的 CT 成像（通过椎间盘造影术，以及阴性的相邻椎间盘对照作为标准）等手段，作者报道椎间盘源性疼痛的患病率为 39%。在一个由 Cohen 等人[15]主持的大规模研究中，关注了 127 例轴性低背痛干预失败的患者，最终报道有 65% 的患病率。在一个由 Collins 等人[16]主持的较小的前瞻性研究中，关注了 29 例无神经症状的慢性低背痛患者，最终报道为 41% 的患病率，其中 12 例患者的 13 个椎间盘发生病变。一个大规模、7 中心的流行病学研究，关注了 2374 例患有慢性低背痛的患者，6.1% 的患者最终诊断为非椎间盘突出的椎间盘退变[17]。

有关颈椎的研究往往产生较高的阳性率。在一项前瞻性观察研究中，对 173 例颈椎间盘造影进行了研究，Grubb 以及 Kelly[18]报道了在 86% 的患者中至少有一个阳性水平。在一项由 Connor 以及 Darden[19]主持的较小的回顾性研究中，研究人员发现，84% 的患者都经历了一致的疼痛激发（provocative concordant symptomatology），并认为是阳性。但是这些研究都缺乏对照组。

有关椎间盘造影术的争议

基本原因

椎间盘造影术的基本原理基于三个因素——脊椎疼痛的高发病率，无症状性异常 MRI 表现的高发生率，以及对退行性病变手术干预的低成功率。严重低背痛的终身患病率介于 $50\%\sim80\%$[12]，然而颈部疼痛，其年患病率介于 $16\%\sim50\%$。重要的是，在无症状的志愿者中进行的 MRI 研究一致表明，大多数人都有腰椎，胸椎和颈椎区域的异常，并随着年龄的增加而增加[1,20-21]。

一种使相关疾病自然恢复的廉价，安全，可靠有效的方法目前还是可望而不可及的。系统评价可以肯定的是，手术治疗轴性脊椎疼痛有很高的失败率和明显的并发症，然而大多数不经过干预治疗的患者往往会痊愈[12,22]。由于脊椎疼痛的高发病率，偶然的影像学异常，以及没有任何可靠的介入疗法来治疗椎间盘内破裂症，临床上迫切需要疼痛症状与影像学检查结果相契合的准确的诊断方法。

假阳性和假阴性结果

对于椎间盘造影术最大的争议是其高假阳性（false-positive，FP）结果。由 Holt[23] 在 40 年前进行的第一项定量质疑椎间盘造影术有效性的研究中，报道了在 30 名无症状患者中有 37% 的假阳性结果。20 年后，Walsh 等人[24] 对 10 名无症状男性志愿者进行了 CT 造影，又选取了 7 名慢性低背痛患者作为"对照"。在无症状受试者中，有一半受试者经 CT 造影诊断为异常（在 35 个被检查的椎间盘中，其中有 17% 存在异常）。然而，没有任何一名患者因为注射造影剂而经历疼痛。

Carragee 及其同事[25] 历经 2 年，完成了对椎间盘造影术假阳性研究的大量工作。在第一项研究中，对 8 例患者的尾端三个椎间盘进行了有创椎间盘造影并进行研究；这 8 例患者并无低背痛、腰椎以及髋关节病史，但近期进行了髂骨植骨。4 名患者在至少一个椎间盘的注射过程中经历了与术后植骨处疼痛相似的严重的低背痛，所有存在症状的椎间盘均具有异常的细胞形态。

在第二项研究中，研究者分别对 10 名存在持续性颈部和上颈椎手术后上肢疼痛的患者，6 名躯体化障碍患者，以及 10 名成功的颈椎手术后无疼痛症状的"对

照"患者进行了腰椎间盘造影[26]。在躯体化（somatization）组，5 名患者经检查后至少一个椎间盘显示出阳性有病变的结果；而在慢性颈椎痛和"对照"组中检查出阳性结果的分别是 4 人和 1 人。所有 31 人中，经 X 射线下行有创椎间盘注射时，都未经历明显的疼痛。

在最后一个研究中，47 名曾因坐骨神经痛行单层椎间盘减压术的患者中分 3 个水平进行有创的腰椎间盘造影[27]。该实验组由 20 名无复发症状受试者组成，而"对照"组则由 27 例持续性背部和（或）腿部疼痛症状的患者组成。在无症状组中，40% 的患者中发生了阳性注射（positive injections）。在下腰部手术失败综合征患者中，共 27 个行手术的椎间盘中有 15 个发生了一致的疼痛激发（concordant pain provocation）。阳性注射在伴随心理病态的人群以及进行诉讼和工人赔偿的人群中多见。

Carragee 的研究在几个方面受到批评。第一，目前有创性椎间盘造影的特点之一是诱发疼痛必须有一致或相似的背部疼痛基线，而这在无症状受试者中是不可能的。第二，在阳性椎间盘的确定中，压力读数并不是决定因素。

为试图控制这些因素，Derby 等人[28] 在 13 个无低背痛或发作不频繁的低背痛志愿者中进行了 43 次椎间盘造影。在偶有腰痛的受试者中，35% 的椎间盘经注射后发生疼痛，而在无低背痛的患者中，其发生率为 52%。大多数椎间盘在高压力情况下疼痛才会被激发。放射学或影像学异常以及注射引起的椎间盘疼痛两者间没有相关性。对反应强度以及引起疼痛的压力进行控制后，作者认为，影像学假阳性发生率将低于 10%。

Wolfer 等[29] 对 5 项研究中的数据进行了系统性综述，这些研究的阳性椎间盘影像结果的判定标准均来自于国际疼痛学会（International Association for the Study of Pain，IASP）以及国际脊柱干预协会（International Spinal Intervention Society，ISIS）的指南。结合所有数据，作者发现，假阳性分别在 9.3% 的患者和 6.0% 的椎间盘中出现。在无腰痛或混杂因素的患者中，假阳性率下降至每名患者 3.0% 和每椎间盘 2.1%。在慢性疼痛患者中，假阳性率分别为每名患者 5.6% 和每椎间盘 3.9%。最高的假阳性率发生在椎间盘切除术后（每名患者 15%，每椎间盘 9.1%）以及躯体化障碍（每名患者 50%，每椎间盘 22.2%）的患者中。

少量研究提到在颈椎和胸椎中椎间盘造影假阳性的发生率。在一项由 Schellhas 等人[30] 完成的研究中，在 10 名无症状的志愿者中完成了 40 次颈部椎间盘造

影，没有任何一名志愿者发生了曾报道过的疼痛或出现与疼痛相关的表情。在随后进行胸部椎间盘造影的研究中，Schellhas 等人得到了略有不同的结论[31]。在10 名无症状志愿者的 40 次椎间盘注射中，有 3 次引发了剧烈的疼痛（VAS 评分，7），其中一名受试者两次发生剧烈疼痛。

假阴性造影结果的问题受到较少的关注，但它可以导致不准确的诊断、不必要的干预措施以及在其他情况较好的患者中未进行有利的治疗。造成这种现象的原因是未能检测椎间盘内压力升高；这主要是由于缺乏压力监测、注射速度太慢、过度镇静、过度使用局部麻醉剂以及大量的造影剂外溢引起严重的椎间盘退化。未能在退化椎间盘中引发疼痛的情况更容易在老年患者中发生[32]。在一项由 Cohen 等人[33]完成的综述中，作者估计有 15%～25% 的退化椎间盘未能在刺

激下造成一致的疼痛激发（concordant pain provocation）。假阴性反应事件与非疼痛性椎间盘之间的比例是一个有待解决的问题。

总之，假阳性的造影结果可以发生在任何节段的脊椎检查中，但在未行脊椎手术的人群中发生率较低。当考虑在有很高的概率得到假阳性结果的人群中行腰椎间盘造影术的需对其潜在风险和收益进行慎重评估，因为这其中的许多因素也与治疗失败有关。如果在此类人群中进行腰椎间盘造影术，应当考虑获取相邻两椎间盘的造影结果以及与疼痛相关的心率测量和（或）面部表情的结果[23,34]。仍有其他因素可能提高假阳性结果出现的风险，包括极度焦虑，在激发疼痛平复前再次对椎间盘刺激，不慎的环形注射，造影剂对神经组织的刺激，造影剂注射针头位置不佳致使终板扭曲以及快速或过度地对椎间盘施压（表 64-1）[33]。

表 64-1 对假阳性椎间盘造影术的临床研究

研究年份	检查部位	受试者	入组标准	结果
Holt, 1964[35]	颈部	50 例男性志愿者，148 例椎间盘	疼痛激发＋造影剂外泄	所有的造影剂注射均引起严重疼痛。造影剂外泄在所有的患者（93%的椎间盘）中出现
Massie 和 Stevens, 1967[36]	腰部	52 例男性受试者，156 例椎间盘	未提供	没有假阳性结果的报道，但是声明"造影剂注射偶尔产生症状"
Holt, 1968[23]	腰部	30 例男性志愿者，70 例椎间盘（20 例造影剂注射失败）	疼痛激发	在所有患者中假阳性率为 60%，在椎间盘中为 37%
Walsh, 1990[24]	腰部	10 例男性志愿者，30 例椎间盘	3/5 疼痛激发＋2/5 疼痛相关行为	假阳性率为 0
Schellhas, 1996[30]	颈部	10 例志愿者，40 例椎间盘	7/10 疼痛激发＋面部表情	假阳性率为 0
Wood, 1999[31]	胸部	10 例志愿者，40 例椎间盘	7/10 疼痛激发＋面部表情	在所有患者中假阳性率为 20%，在椎间盘中为 7.5%
Carragee, 1999[25]	腰部	8 例近期经历了与低背痛无关的髂骨植骨男性，24 例椎间盘	3/5 一致性疼痛激发＋2/5 疼痛相关行为	在所有患者中假阳性率为 50%，在椎间盘中为 38%
Carragee, 2000[26]	腰部	6 例躯体化障碍的受试者，10 例颈部手术失败的受试者以及 10 例经历成功颈椎手术后无痛的对照患者；78 例椎间盘	3/5 一致性疼痛激发＋2/5 疼痛相关行为	受试者假阳性率：躯体化障碍，80%；颈部手术失败，40%；对照组，10%。椎间盘假阳性率：躯体化障碍，33%；颈部手术失败，23%；对照组，3%
Carragee, 2000[37]	腰部	47 例经历了单级椎间盘切除术的患者，20 例无症状患者，27 例持续背部和（或）腿疼痛患者；138 例椎间盘	3/5 疼痛激发＋2/5 疼痛相关行为	受试者假阳性率：无症状组，40%；背部手术失败组，56%。椎间盘假阳性率：无症状组，15%
Derby, 2005[28]	腰部	13 例受试者，43 例椎间盘	入组标准未提及；用 0～10 的疼痛评分和 0～4 的疼痛行为量表进行压力测试	疼痛评分 6 分作为阳性椎间盘判定标准。在压力小于 345 千帕时，疼痛评分 4 分作为标准。假阳性率：受试者，23%；椎间盘，9%

MRI 与椎间盘造影术检查结果间的相关性

有很多研究试图寻求影像学结果与椎间盘造影术间的相关性。最早在一项由 Gibson 等人[37]主持的研究中，将腰椎间盘造影术的结果与 MRI（对椎间盘病理检查最敏感的手段）进行了对比，最终在 50 例造影结果中，有 88% 的结果与 MRI 一致。在被检查的 6 例椎间盘中，有一例观察结果存在差异，有 5 例椎间盘造影术以及 1 例 MRI 未能检出椎间盘内破裂症。在这项研究中，相关性的确定完全是基于 X 线检查结果，并非激发试验结果（provocation results）。Collins 等人[16]的报道发现，在 73 例患者中，椎间盘造影术的结果与 MRI 的相关性达到了 89%。在 8 例不一致的椎间盘诊断结果中，有 4 例在椎间盘造影术上显示出椎间盘退化但在 MRI 上显示正常；然而，也存在 4 例椎间盘在 MRI 上显示椎间盘退化但在椎间盘造影术中提示正常。在椎间盘造影术以及 MRI 中，存在激发整合征（provoked concordant symptoms）的椎间盘均显示退化样病变。在一项由 Schneiderman 等人[38]主持的研究中，两种检测手段的相关性达 99%，仅仅在一例 13 岁的患者中检测结果不一致。

尽管如此，仍存在一个相关问题，即激发试验结果（provocation results）能否通过影像学检查来预测。Yoshida[39]等人在 23 例患者中进行了 56 次椎间盘造影术，探讨了激发性椎间盘造影术与 MR 图像之间将的关系。研究者发现，在钆增强椎间盘 T2 像的检测中，其敏感性、特异性，阳性预测值和阴性预测值的分别是 94%、71%、59% 以及 97%。这些结果与 T1 像结果相比，无明显差异。在一项由 Aprill 和 Bogduk 主持的研究中[40]，研究者发现，在 118 例椎间盘造影术结果中，不论是否存在高强度区域，对一致的疼痛激发（concordant pain provocation）而言，椎间盘造影术的敏感性、特异性以及阳性预测值分别为 97%、63% 以及 95%。Linson、Crowe[41] 以及 Lei 等人[42]发现的更高的相关性，其中，在 Crowe 的研究中，相关性高达 94%。

并非所有的研究都报道了阳性结果。Zucherman 等人[43]报道了 18 例患者，在 MRI 检测结果中正常，但在腰椎间盘造影中提示病变。在一项回顾性研究中，Sandhu 等人[44]在椎体终板信号的改变中，并未发现 MRI 和激发腰椎间盘造影术检测结果间存在明确的相关性。最后，在一项由 Horton 以及 Daftari[45]主持的

包含 25 例患者的观察性研究中，作者发现在 MRI 和椎间盘造影中存在显著差异，两者均需在计划手术时参考。

到目前为止，相关的颈椎观察性研究并不多见。在一项包含有 52 例患者（104 例椎间盘）的研究中，Parfenchuk 以及 Janssen[46]发现，在 MRI 与疼痛激发之间，敏感性、特异性、假阳性以及假阴性的发生率分别为 73%、67%、33% 以及 27%。Schellhas 等人[30]随后在 10 名无症状患者与 10 例慢性颈部疼痛患者中进行了研究，探究了 MRI 与椎间盘激发试验结果间的相关性。在无症状患者中，共对 40 例椎间盘进行了检查，MRI 检测结果提示 50% 的椎间盘在形态上存在异常，但在椎间盘造影术检查中，异常结果达到 88%。即便如此，所有在影像学检查上提示不正常的椎间盘，在激发试验过程中都没有引发一致性疼痛。在有症状患者的 40 例椎间盘中，有 29 例在 MRI 上提示某种程度的异常。在 11 例正常的椎间盘中，10 例经椎间盘造影后，发现存在环形裂缝，这其中的 8 例患者在注射造影剂时发生疼痛。综上所述，尽管在一致的疼痛激发（concordant pain provocation）与 MRI 检查结果上可以确定存在着显著的相关性，但较高的假阳性率和假阴性率表明，临床上需要一个可靠的方法以确定哪些图像上的异常是导致疼痛的病因。

对手术疗效的影响

脊柱融合术

少数无对照组的研究评估了术前椎间盘造影术对手术疗效的影响，结论有好有坏。在最大型的研究中，Colhoun 等人[47]发现，在椎间盘刺激结果和骨融合结果中存在很强的正相关性。在 137 例非神经根型低背痛的患者中，进行了椎间盘刺激以引发一致性疼痛；89% 的患者在平均 3.6 年的随访期中预后良好。与此相反，25 例仅有椎间盘形态学异常的患者中，52% 的患者未表现出明确受益的征象。但是，最近的研究未能重复类似结果。Esses 等人[48]在 32 例难治性低背痛患者中，回顾性分析了椎间盘造影术对外固定及融合结果预测的影响。综上，一致的疼痛激发以及形态学异常都不能预测脊柱外固定术或后续融合术的疼痛缓解。该研究的主要缺陷是在研究设计并未针对椎间盘造影术对手术疗效的影响进行评估；因此，并非所有的患者都接受了术前椎间盘造影剂的注射。Madan[49]也对椎间盘造影术结果与脊椎融合术疗效间的关系进

行了回顾性研究，该研究收录了 73 例慢性低背痛患者。在至少 2 年的随访期中，在两个匹配组间，任何结局指标均无明显差异。在唯一一项对的椎间盘造影术作为术前筛查工具进行评估的研究中，Derby 等人[10]发现，相较其他治疗手段，具有化学敏化椎间盘的患者在椎体间融合术后，表现出更好的治疗效果。

在颈椎检查中，只有一项研究对择期手术患者行椎间盘造影术的预测价值进行了评估。Kikuchi 等人[50]进行的一项对 MRI 发明前时期的回顾性研究中，对 138 例劳损型或神经根性颈部疼痛的患者进行研究，这些患者在椎间盘造影结果的基础上接受了前路椎间盘切除以及植骨融合术。术后一年，80％的患者没有持续性疼痛或者仅仅感受到并不影响工作的轻度不适。在对照组，未经过椎间盘造影便行颈椎融合术的患者中有 60％受益。

另外两个研究探讨了椎间盘造影术对已经选择行脊柱融合术患者的治疗情况水平的判定。在一项包含了 193 例存在神经症状和患有颈部疼痛患者的研究中，Hubach[51]对术中行椎间盘造影以选择操作等级进行了评价。在初始组中（n＝23），患者未行椎间盘造影便进行了骨融合；在随后的长期随访中，35％的患者发展为近融合端疼痛（juxtafusional pain）。在随后收录的 156 例患者中，骨融合在行椎间盘造影术后才进行，其中只有 12％的患者在相邻阶段产生疼痛。然而，在随后开展的一项关于腰椎的前瞻性研究中，Willems 等[52]并未证明行腰椎间盘造影以决定融合节段对患者有益。综上，术前椎间盘造影术是否是一种有效的筛选脊柱融合术治疗节段的工具，目前是有争议的（表 64-2）。

表 64-2　对照研究评估椎间盘造影对融合结果的影响

作者，年份	检查部位	研究设计	患者	结果
Colhoun，1988[47]	腰部	前瞻性观察设计	162 例非背根性低背痛患者	137 例椎间盘造影阳性患者中的 89％有较好的效果 VS 椎间盘造影阴性的患者中为 52％。平均随访期为 3.6 年
Esses，1989[48]	腰部	回顾性研究，脊柱融合术前评估外部脊柱固定器的作用	35 例低背痛患者，其中 32 例进行了术前椎间盘造影	椎间盘造影术结果不能对脊椎固定器或逛街融合的结果进行预测。随访时间未提及
Derby，1999[10]	腰部	回顾性研究	96 例具有慢性低背痛适合手术的患者	在化学敏化椎间盘患者中（一致性疼痛，小于 103 kPa 开放压力）椎间盘融合术患者成功率（89％）要高于其他手术或未手术患者。平均随访期为 28 个月
Madan，2002[49]	腰部	回顾性研究	41 例未接受椎间盘造影即行融合术患者；32 例基于阳性造影术结果进行手术的患者	81％的未行造影术患者对手术结果满意 VS 行造影术患者中，76％对手术满意。造影术组的平均随访为 2.4 年，MRI/临床组的平均随访期为 2.8 年
Carragee，2006[53]	腰部	前瞻性观察研究	32 例非背根性低背痛患者，进行单次，结果为阳性的，低压力椎间盘造影术，并进行了脊柱融合术	约 43％行椎间盘造影的患者获得"满意"结果 vs. 不稳定腰椎滑脱的对照组满意率为 91％
Willems，2007[52]	胸部	前瞻性观察研究	82 例未能确诊的患者，基于外部脊柱固定器进行骨融合手术	是否行椎间盘造影对手术效果没有影响；平均随访期为 80 个月
Ohtori，2009[54]	腰部	随机对照研究	42 例轴向低背痛患者分为刺激椎间盘造影组与无痛椎间盘造影组	无痛椎间盘造影组的 15 例患者对比 15 例刺激椎间盘造影组的患者有更好的手术结果；随访期为 3 年
Kikuchi，1981[50]	颈部	回顾性研究	138 例颈臂疼痛患者进行单级盘切除术和前路融合	术后 1 年，80％的患者生活质量提升 VS 54 例未行椎间盘造影术即进行融合术的患者成功率为 39％
Hubach，1994[51]	颈部	前瞻性观察研究	193 例颈椎神经根病变和（或）脊髓病变的患者接受前路椎间盘切除骨融合术	156 例患者中 12 例（8％）基于术中椎间盘造影进行骨融合，相邻节段发生疼痛 VS 35％发生在在未进行椎间盘造影组中；平均随访期为 10.4 年

椎间盘置换术

腰椎间盘置换术首次出现于 20 世纪 60 年代；20 世纪 80 年代后它在欧洲用以治疗椎间盘源性的低背痛；而在美国它的应用则起始于 21 世纪初期。腰椎间盘置换术的适应证包括排除神经根病变或小关节病变的一至两个节段的机械性椎间盘源性的背部疼痛。大量已发表的研究在各个方面对腰椎间盘置换术的结果进行了评估，包括入组标准，结果测定以及随访周期。在这些研究中，成功率波动在 50％至 90％之间[33]。尽管先前阳性的椎间盘造影术筛选结果认为是腰椎间盘置换术的选择标准，但大量已发表的上市后研究并没有要求一定要进行行术前椎间盘造影术。在根据临床和放射学检查进行手术的患者与根据椎间盘造影术行手术的患者之间，虽然没有直接的研究比较两者的手术结果，但间接比较未能证明在手术效果上存在任何显著差异[33,55]。

与腰椎间盘置换术适应证相比，颈椎间盘植入主要在是否存在神经症状的患者中进行。大量的针对颈椎间盘置换术后效果的临床研究表明，在 1～3 年的中等程度的随访期中，超过三分之二的患者对手术满意[56]。然后，由于没有研究使用诱发性椎间盘造影术作为椎间盘置换术前的常规检查手段，因此该过程的预测价值未得出任何结论。

诱发性椎间盘造影术的替代检查手段

为找到一种较椎间盘造影术创伤较轻的检查方法，Yrjama 和 Vanharanta[57] 开发了骨振动测试（bony vibration test，BVT）。骨振动测试使用一个钝性的振动物体压在棘突的皮肤上方以诱发疼痛。在一些研究中发现，与诱发性椎间盘造影术和影像学检查相比，该试验具有较高的敏感性和特异性。排除完整的环形裂缝，椎间盘突出和腰椎手术失败综合征，试验的敏感性上升至 90％。随后，研究者发现，结合椎间盘超声造影，可进一步提高其准确性。

与其他类型的脊柱疼痛的诊断测试类似，一些研究者已经提出了"无痛"椎间盘造影术来替代或补充传统的诱发性椎间盘造影术。在一项由 Kotilainen 等人[58]主持的研究中，当患者接受了椎间盘内丁哌卡因注射后，80％的低背痛患者的疼痛症状在短期内得到改善。Osler[59] 和 Roth[60] 发现，通过椎间盘内注射局麻药以缓解疼痛，80％接受颈椎前路融合的患者收到了良好的结果；这与行诱发性椎间盘造影术的患者相比有了明显的提升。在较近的一项研究中，将传统椎间盘造影术和使用 0.75 ml 0.5％丁哌卡因行镇痛椎间盘造影术进行了比较，以此对行颈椎前路椎间盘切除术和椎体间融合术的患者进行了筛选。Ohtori 等人[54]发现，基于镇痛椎间盘造影术选择手术的 15 例患者表现好于数目相等的基于传统椎间盘造影术选择手术的患者。相较诱发性椎间盘造影术，镇痛椎间盘造影术的优点在于可以降低假阳性的发生率。

解释

诱发疼痛反应

患者对椎间盘内注射的主观疼痛反应是进行椎间盘造影术中最重要的方面。进行椎间盘造影术有一个前提，即正常椎间盘的神经支配是稀少的。然而，已经受损的椎间盘有着相对丰富的神经支配，而且已经存在由于炎症介质浸润而发生了痛觉过敏。椎间盘造影的基础源于三个假设。第一个假设是，任何类型的疼痛刺激，包括对一个不会引起疼痛的椎间盘加压，都可激发慢性疼痛患者的症状。因此，为确诊椎间盘源性腰痛，必须获得一个对照椎间盘节段。当对非目标椎间盘增压未能引出一个典型的疼痛反应时，一个真正用于对照的椎间盘才能确定。IASP 以及 ISIS 均认为，一个引起疼痛的椎间盘节段加上相邻的两个对照椎间盘节段可以高度提示椎间盘源性腰痛。对多个椎间盘中的单个阳性对照椎间盘节段进行疼痛再现，无法对椎间盘源性腰痛进行确诊。在没有对照椎间盘节段的情况下，对可以病变的椎间盘进行疼痛激发无益于椎间盘源性腰痛确诊。

第二个假设是，对未引起疼痛的椎间盘进行刺激引发的疼痛是不同于患者平素感受到的疼痛的。因此，只有诱发疼痛的反应与患者平素的典型疼痛类似时，才能确诊该椎间盘是疼痛可能的来源。第三个假设是，对不引起疼痛的椎间盘进行的刺激是能够引起轻微疼痛的。总之，只有产生了明显的疼痛，才可以作为椎间盘源性腰痛的确诊证据。明显的疼痛定义为 6～7 分的疼痛（以 0～10 分作为疼痛分级）[33]。尽管如此，这一假设存在许多缺陷。第一，并未考虑患者的基线疼痛。例如，一个基线疼痛评分为 4 分的慢性疼痛患者，如果激发痛评分为 5 分，则在椎间盘造影中得出阴性结果；而另一名患者在短时间内的基线疼痛评分为 10 分，若其激发痛评分为 6 分，则在椎间盘造影中得到阳性结果。第二，椎间盘造影往往是在患者镇静及非功能卧位下进行的；在这种情况下，一致与不一致、显著与不显著疼痛间的区别可能难以分辨。这一点在早期椎间盘注射引起剧烈疼痛中表现尤为明显。除了激发疼痛反应的质量和程度外，诱发疼痛压力的大小也是诊断的关键。椎间盘造影的关键原理是，对受损椎间盘施加最小的压力即可以激发疼痛（类似于异常疼痛或痛觉过敏），而在正常的椎间盘间，较高的椎间盘内压力也不会引起疼痛。为了规范椎间盘刺激强度，加压椎间盘造影（pressure discography）引入了腰椎检查中。首次观察到造影液流入椎间盘内压力称为开口压，而在注射过程中达到的最大压力称为峰值压力。然而，椎间盘压力随着生理变化而显著改变——椎间盘内压力在人站立时较高，而在人平卧时较低。事实上，在受损的椎间盘间的压力通常是较低的；在严重退化的椎间盘上施加中等或者较高的压力可能是不可行的。在关键压力（即，开启压力，疼痛激发压力，造影液泄漏时提示压力）测量上进行量化是很必要的，这样，只有当压力低于某个阈值时所引起的一致的激发疼痛才能被认为是"阳性"的椎间盘造影结果。

根据大多数指南，无症状腰椎间盘在低于 103 kPa 的压力下是不可能引起疼痛的[10,33]。因此，如果低于此水平的压力可以激发疼痛，则椎间盘源性腰痛（如，化学敏感性椎间盘）的可能性很大。另外，如果峰值压力过大（如，压力高于 620 kPa），正常的椎间盘也会引起疼痛。在 103～620 kPa 压力下出现疼痛的含义是不太清楚的。如果在 103～344 kPa（高于开启压力）的压力下反复引起某个椎间盘疼痛，而相邻椎间盘为对照椎间盘，则提示该椎间盘是疼痛产生的部位；尽管如此，不能排除其他引发疼痛的原因。这一点有时可以用于机械敏感性椎间盘的诊断[10,33]。椎间盘在 344～620 kPa 压力下产生疼痛，则该椎间盘不太可能是引发疼痛的部位，但也无法完全排除（如，未能确诊的椎间盘）。目前，仍然缺乏基于加压椎间盘造影（pressure discography）对治疗效果以及患者预后进行评估的研究。在一项回顾性研究中，对化学敏感性椎间盘行加压椎间盘造影（pressure discography）检查，其椎体间融合术的结果是优越的[10]。高于 689 kPa 的压力对椎间盘的完整结构是有害的，所以，加压椎间盘造影（pressure discography）的一个潜在优势可能是能够避免椎间盘损伤。

在颈椎和胸椎，并不经常使用压力测试。在一项由 Menkowitz[61] 进行的尸体研究中，作者发现，正中开口的压力是 207 kPa，而椎间盘（C2～C3，C3～C4 和 C7～T1）破裂的平均压力波动在 252 kPa（C4～C7 椎间盘）至 365 kPa 之间。

体积测量

椎间盘造影术间进行的体积测量包括造影剂的注射量以及各种终点（the various endpoints）的测定。正常的腰椎间盘能够注射不到 1 ml 的造影剂，直至遇到最大阻力，即最大阻力终点；在颈椎以及胸椎间盘中，分别大致可以注射 0.25 ml 以及 0.5 ml 的造影剂。退化的椎间盘通常能够注射更多的造影剂，并在注射过程中仅遇到中等程度的阻力——较低的压力或软终点。当有环形裂缝的存在并且椎间盘与硬膜外腔相连通时，可以注射几乎无限量的造影剂并且几乎不会遇到阻力——体积终点。若在激发过程中出现显著疼痛，应当停止造影剂的注射——疼痛终点。值得注意的是，对受损的椎间盘进行激发，可能不会引起疼痛，同时在注射过程中也可能不会遇到阻力[33]。

椎间盘的形态学评估

正常和退行椎间盘间的造影剂分布的形态学图案有明显的差异，这些差异可以在 X 线平片或 CT 成像中观察到。与 X 线平片不同，CT 成像能够看到椎间盘内部的异常，这些异常通常在 X 线透视或 MRI 中观察不到。CT 成像所显示的椎间盘造影已经有了细致的描述。一个经改进的评分标准是[62,33]，0 级代表正常的椎间盘，造影剂仅存在于髓核间；1～3 级代表轻微病变的椎间盘，造影剂分别存在于纤维环的内，中，外三分之一处；4 级代表广泛退化的椎间盘，多个环形裂缝延伸至纤维环形带的外周；5 级代表一个较大的裂缝，导致造影剂沿圆周方向延伸超过椎间盘圆周总长度的 30％。椎间盘造影的疼痛激发与 CT 成像中环形裂缝的延伸有良好的相关性（图 64-2）。3 级撕裂通常引起一般的疼痛，2 级撕裂很少出现疼痛，0 级以及 1 级无法激发出疼痛[63]。IASP 以及 ISIS 的指南均指出，显著环形裂缝的存在是椎间盘源性腰痛诊断的必要条件（表 64-3）。

并发症以及椎间盘损伤

由于椎间盘没有血管分布，它很容易受到医疗感染并且难以用抗生素治疗。这些因素导致的椎间盘炎是椎间盘造影最可怕的并发症。然而，操作引起的相关疼痛并不少见，任何患者，只要发现新的神经症状或者在有创操作后仍然受疼痛困扰，都应当对病情进行再评估。至少，椎间盘造影术后检查应当包括病史收集、体检，包括红细胞沉降率、C-反应蛋白以及白细胞计数在

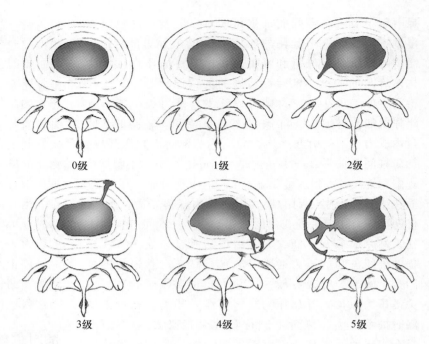

0级　　　　1级　　　　2级

3级　　　　4级　　　　5级

图 64-2　基于 CT 成像的达拉斯修订椎间盘环形裂缝分类（Cohen SP，Larkin TM，Barna SA，et al: Lumbar discography: a comprehensive review of outcome studies, diagnostic accuracy, and principles. Reg Anesth Pain Med 30: 163-183，2005. Drawings by Jee Hyun Kim）

表 64-3　椎间盘造影的解释

诊断	备选诊断	疼痛激发压力	疼痛强度	疼痛反应位置	PDCT 上的造影剂分布	对照注射水平	解释
椎间盘源性疼痛	明确的椎间盘源性疼痛/化学敏化椎间盘	开放压力＜103 kPa	＞6～7/10	与患者通常的疼痛类似	＞3 级的环形裂缝	＞2 水平无痛的对照椎间盘	该椎间盘很有可能是疼痛产生的部位
假定的椎间盘源性疼痛	极有可能是椎间盘源性疼痛/化学敏化椎间盘	开放压力在103～345 kPa	＞6～7/10	与患者通常的疼痛类似	＞3 级的环形裂缝	＞1 无痛的对照椎间盘水平或者＞1 对照椎间盘有＜5/10 不同于通常的疼痛	该椎间盘很有可能是疼痛产生的部位；其他原因不能排除
难以确定的椎间盘源性疼痛	不确定椎间盘	345～621 kPa	＞6～7/10	与患者通常的疼痛类似	＞3 级的环形裂缝	＞1 对照椎间盘水平无痛或者＞1 对照椎间盘在 345 kPa 压力下有＜5/10 不同于通常的疼痛	该椎间盘很不可能是疼痛产生的部位；但也不能排除
正常椎间盘	—	＞621 kPa	0/10	—	—	—	正常椎间盘
医源性椎间盘损伤	—	＞689 kPa					在医源性损伤的椎间盘中应当避免如此压力

内的实验室筛查[33]。如果红细胞沉降率超过 50，对终板进行高分辨率的 MRI 检查是必要的。

对于医源性椎间盘炎的发病率以及是否需要进行操作前常规预防给药，已经有一些综述予以评论。在一篇由 Willems 等人[64]完成的综述中，统计了 4891 例未进行预防性应用抗生素患者的 12 770 次要椎间盘造影术，结果发现椎间盘炎的发病率在总患者中为 0.25%，在总椎间盘中为 0.09%。作者的结论是，目前没有足够的证据支持常规预防性应用抗生素。Sharma[65]以及 Kapoor[66]等人也得出了相同的结论。在 Kapoor[66]的综述中，对 4804 例患者的 14 133 次椎间盘造影进行了评估，结论为，感染的发生率在总患者中为 0.44%，在总椎间盘中为 0.15%。在 21 篇案例报道中，呈报时间从 3 天到 3 个月不等。如果进行预防性使用抗生素，可通过胃肠道或椎间盘内途径，有研究表明，两种给药途径有着相同的效果[67]。

关于椎间盘造影的另一个争议是椎间盘压力的急性升高是否会加重背部疼痛或对椎间盘造成伤害。对 69 例尸体进行了生化检查，Iencean 发现[68]，导致椎间盘突出症的压力与椎间盘退变的压力是成反比的，压力波动在 745～1296 kPa 之间。这与许多造影医生认定的 689 kPa 的压力限制相一致。在颈椎，一项尸体研究表明，导致颈椎间盘破裂的平均压力为 276 kPa[61]。然而，进行压力测量应当是谨慎的；因为，有报道提示，在较低压力下，椎间盘造影曾引起了腰椎间盘突出[69]。

椎间盘刺激是否会引起长期不良反应是存在争议的。在早期的研究中，对椎间盘造影的临床和解剖后遗症进行了评估，多个研究表明，没有证据显示椎间盘造影对椎间盘造成损害[33]。然而，只有一项研究使用 MRI 对间隔椎间盘病理进行分辨，并且在该研究中平均随访时间仅有 72 天[70]。

在一项最近的研究中，Carragee 等人[71]质疑了椎间盘造影与长期后遗症没有关系的假设。作者对 7 至 10 年前接受了椎间盘造影的 52 位有症状或轻微症状的患者进了反复 MRI 扫描评估，对照组包含 50 位患者。通过反复成像，他们发现，相较未行椎间盘造影的患者，做过造影的患者更有可能出现椎间盘退变，并且腰椎间盘突出症的可能性增加了 2.5 倍。在一项较早的研究中，Carragee 等人[72]发现，有痛的椎间盘注射以及环形裂缝对先前不存在背部症状低背痛患者的疗效不佳。椎间盘造影的其他并发症包括头痛、造影剂引起的抽搐、恶心、呕吐、严重的背部疼痛、血肿、脑膜炎、蛛网膜炎、神经根损伤、椎旁肌肉痉挛、血管迷走神经反应以及过敏反应[43]。

结语

椎间盘造影是唯一着眼于症状与病理相关的测试。考虑到成本，并发症以及脊柱手术相关的高失败率，其选择标准急需改进。尽管有证据支持使用椎间盘造影筛选手术患者，但其改善预后的能力尚未得到证实。一个很有趣的领域是使用镇痛椎间盘造影，该造影术以缓解疼痛为标准进行诊断。任何形式的椎间盘造影术能否提高手术效果，以及来自于该过程的收益是否超过潜在的风险（包括不限制椎间盘和加速椎间盘退变）仍需要大规模的临床试验来确定。

参考文献

参考文献请参见本书所附光盘。

65 椎间盘技术：椎间盘内电热疗法、双极射频椎间盘修复术、经皮穿刺减压技术

David R. Walega

谢林 陆咨儒 康然 译　Zhuo Sun 校

椎间盘病变已被证实是引起下腰痛（low back pain，LBP）的原因之一。解剖显示纤维环只有外围三分之一分布有对疼痛有反应的神经，但是现今体内外研究已证明神经和血管可以向纤维环更深层生长，引起 P 物质高表达和严重的椎间盘源性下腰痛[1-2]。

30%～50%的下腰痛是由于椎间盘内破裂（internal disc disruption，IDD）引起的[3]。IDD 的定义是"椎间盘髓核和纤维环的生物化学、生物机械学或形态学破坏"，特征为从髓核至外层纤维环的放射状或环状破裂。纤维环破裂可以引起椎间盘内慢性炎症反应，造成神经末梢长入，疼痛感受器和椎间盘敏感性上调。IDD 的诊断标准参见表 65-1（图 65-1 和图 65-2）。

传统上来说，盘源性下腰痛，或 IDD 引起的疼痛，经过保守治疗可以缓解，如：调整运动、阿片类或非阿片类止痛药物、理疗、椎管内甾体药物注射、脊椎按摩疗法、手法治疗、针灸等方法。当保守治疗对盘源性下腰痛无效时可选择椎体融合术或椎间盘置换术。椎体融合术和椎间盘置换术会引起各种并发症[4]，如感染、假关节形成和邻近节段椎体不稳等并发症。

射频消融或热消融后纤维环是通过切除椎间盘痛觉感受器或改良责任仁的纤维胶原来缓解症状。此方法看似合理，且目前临床已发展多项经皮椎间盘技术治疗盘源性腰痛。但前瞻性随机研究显示单纯使用单极经皮射频消融术对于缓解盘源性腰痛无效或预后难以预料[5-9]。任何类型的椎间盘内破坏术均存有争议。

20 世纪 90 年代末，人类发明椎间盘电热疗法（intra-

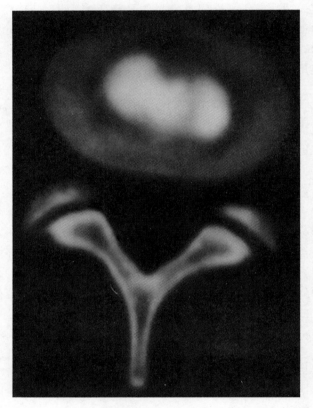

图 65-1　正常 L4～5 椎间盘造影下轴位 CT 图像，造影剂紧密集中在髓核区域

discal electrothermal therapy，IDET），通过加热椎间盘后侧与后外侧纤维环使胶原纤维收缩，破坏责任椎间盘内的疼痛神经感受器，并促进软骨细胞生长修复纤维环[10]。早期通过研究人类尸体标本，对 IDET 处理后的椎间盘组织在光学和电子显微镜下进行了观察，发现与对照椎间盘相比，IDET 组有大量的胶原溶解，胶原纤维收缩，并有椎间盘软骨细胞损坏[11]。

实际上，IDET 技术就是在纤维环放射状或环状裂隙处置入热电阻导管，在椎间盘后侧释放射频能量。这种射频能量转换为热能，可以对病灶椎间盘纤维环和神经组织造成热损伤，从而提高疼痛阈。温度达到

表 65-1　椎间盘破裂诊断标准

椎间盘激发试验低压力下（<50 磅/平方英寸）阳性
椎间盘激发试验疼痛强度超过 VAS 评分 6 分（总分 10 分）
椎间盘激发试验产生与临床症状一致的疼痛
CT 断层扫描显示椎间盘有三级或以上破裂（撕裂延伸至纤维环外环 1/3）参考图 65-1 和图 65-2
邻近的一个，最好是两个节段对照椎间盘激发试验阴性

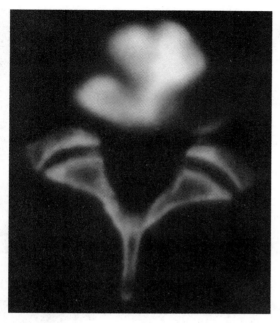

图 65-2 病理 L4～5 椎间盘造影下轴位 CT 图像，造影剂从右后侧裂口泄露，并扩散到由后外侧纤维环。此乃三级裂口，并无造影剂泄露至硬膜外区域

65 ℃以上可造成三螺旋结构的胶原纤维在未损伤的情况下收缩[12-13]。临床上 IDET 术后的椎间盘收缩和椎间盘置换的磁共振影像已经证实以上结论[14]。在一项人体尸体研究中，测量标准 IDET 术前和术后椎间盘髓核压力和纤维环应力显示，IDET 术后的髓核压力下降 6%～13%，而假手术组却没有这种变化。大部分 IDET 处理后的椎间盘纤维环应力减少了将近 10%[15]，进一步支持了 IDET 技术促进生物力学恢复的假说。

虽然 IDET 术后纤维环收缩，热疗诱导愈合，纤维环裂隙闭合，破坏痛觉神经末梢和纠正椎间病理情况被认为是减轻疼痛的机制，但射频缓解椎间盘疼痛的确切机制仍未明确（表 65-2）。

椎间盘电热疗法

方法

IDET 技术是经皮操作，与椎间盘造影时椎间盘注

表 65-2　椎间盘射频消融术的可能作用机制

通过胶原蛋白变性使脊柱生物力学得到修正
热破坏疼痛神经纤维
生化调节炎症反应
刺激外环愈合过程
烧灼环内长入的血管
诱发纤维环撕裂口愈合

射相似，使用严格无菌技术，借助于放射引导，在可透射线手术台上经皮操作。术前常规注射抗生素。患者俯卧位后，在 IDET 操作节段局麻药注射皮肤、皮下、骨膜。麻醉医师需对患者使用清醒镇静，使患者术中保持舒适，同时，患者也可以配合术者操作的要求，在放置穿刺针、导管、加热椎间盘时能准确反映接触痛和神经痛的感受。

通过椎根弓外入路，椎间盘内置入一枚导针，导针置于 IDET 处置的椎间盘上关节突的腹侧（图 65-3A，B）。导针针尖要准确地置入上下终板之间，在侧位片上投影落于椎间盘中点位置之前。椎体两侧均可作为进针点，并不会影响治疗结果[16]。

如图 65-4 和图 65-5，热电阻导管通过导针导管置入椎间盘纤维环的后方，也就是所诊断的纤维环裂隙所在处。经 CT 椎间盘造影定位最佳导管位置。精准放置导管至引起症状的纤维环裂隙，能够得到更好的疗效[3]。

定位完毕后，导管被加热至最高温度 85 ℃～90 ℃之间[10,17]。此时，无血管的椎间盘就像一个蓄热池，保持导管传导进来的热量，使导管以远的胶原结构收缩，并且不会造成神经根或脊髓损害。

硬脊膜外和神经周围血管的逆向血流可以起到保护神经作用，防止神经组织在工作电极工作时过热。大部分患者在热处理椎间盘时都能体验到明显的下腰痛症状，有臀部和腿部的隐痛。这些术中体验必须与真性神经根痛区分开，特别是椎间盘热处理早期即出现这种严重症状。操作过程中必须高度谨慎防止马尾神经和出口神经根的热损伤。如果在操作过程中患者出现根性疼痛，工作电极必须立刻移除或重新放置。

导管弯折和毁坏可会在术中发生。导管损坏通常发生在头体结合部位，也可能发生在导管尖射频体部。导管弯折多发生于套管卡嵌在放射状或环状纤维环裂口中。遇到这种情况，导管应及时退出。然后导针向椎体前缘或后缘移动后，再次精准插入病灶部位。如果导管严重弯折，需废弃并用新导管。若导管从工作套管退出遇到阻碍，可将导管与套管整体退出，然后再分别植入。如果导管不能从裂隙顺利通过，可从对侧椎弓根外侧再次尝试更合适的定位进针。

术后腰背部需要支具支撑几周，之后可结合腰部稳定和重构训练。

并发症

IDET 的并发症发生率并不高，只在少数案例、临床观察和随机研究中有所报道，包括导管损坏[10,17-18]，

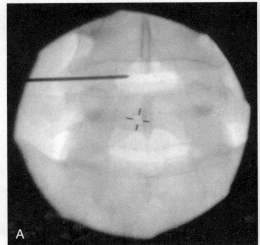
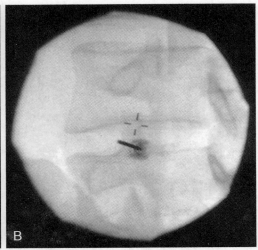

图 65-3 正位和斜位放射影像显示导针通过腰 4～5 左侧椎弓根外入路置入手术部位。注意斜位片上导针如何紧贴上关节突置入椎间盘，避免神经根损伤

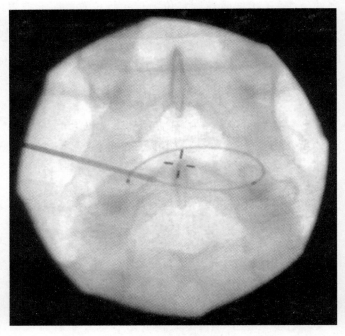

图 65-4 IDET 导管置入腰 4～5 间隙的正位透视图。注意导管上的标志，反映了此设备的热传导部分

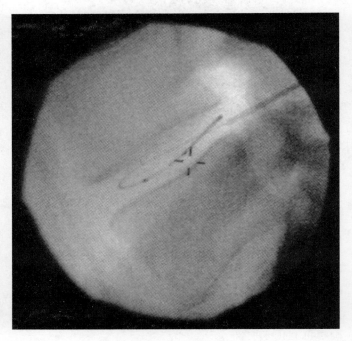

图 65-5 IDET 导管置入腰 4～5 间隙的侧位透视图。侧位投影可以确认导管未被错误地置入椎管内或椎间孔，注意此图中导针已经退到纤维环以外，以防止导针被加热

术后椎间盘突出[19]，马尾神经综合征[20-22]，终板坏死[23]，神经根病变，头痛病，足下垂，肌张力下降，大便失禁，椎间盘炎[24-25]。一项关于 IDET 的 17 项研究的 Meta 分析显示，并发症发生率为 0.8%[26]。

结果

几项临床观察显示盘源性下腰痛的患者在 IDET 术后，有不同程度的好转[16-17,24,27-34]。随后的两项关于 IDET 随机试验[25,35]，与临床观察试验相比，其临床疗效并没有如此显著。

Pauza 等人做了一项双盲随机对照试验，64 名患者经过严格筛选，随机分为 IDET 组（32 人）和对照假手术组（24 人）。经过 IDET 手术的患者中，大约 40% 患者疼痛程度缓解 50% 或以上，但是仍有 50% 的患者感觉症状无明显改善。IDET 组有 21% 的试验者表示疼痛减轻 80% 以上，而对照组只有 4% 试验者有相同体会。IDET 组仅有一小部分试验者随访时疼痛评分增加，而对照组则有 33% 试验者有相同情况。总体来说，尽管疼痛水平会有不一样，两组试验者的功能并无明显差异[35]。

在 Freeman 等人的另一项随机对照试验中，对 57 名有根性下腰痛的患者进行研究，其中 38 位患者接受 IDET 手术，19 位患者进行假手术。对术前及术后 6 个月的情况均进行了评估，结果显示这两组试验者没有明显的统计学及临床学差异。

关于 IDET，几项 Meta 分析有不同的结论和建议。一篇综述提到 IDET 术后的 VAS 评分平均升高 3 分[26]，另一篇综述的结论是，IDET 手术对于严格筛选过的腰骶盘源性腰痛能起到"中等"缓解作用[36]。另一项研究表明 IDET 与椎体融合术对于缓解盘源性下腰痛的临床效果相似，而没有常见脊柱手术所带来的并发症[4]。相反，也有综述提出 IDET 对于治疗盘源性下腰痛无效[37]。IDET 也有不适用人群，包括多节段椎间盘退变性疾病[29]、体重超标[38]、接受工伤赔偿的患者[39]。再次 IDET 手术对于部分患者或许有效，但在症状改善和持续时间上均相对不够显著[32]。

参考美国预防服务工作组的标准，支持 IDET 治疗盘源性下腰痛的等级是 Ⅱ-2 级别[40]，但是有研究显示，美国疼痛协会的专家们基于 IDET 随机对照试验结论的不确定性，将会推迟发布 IDET 有效性的评论[41]。

射频热凝术

射频热凝术，即椎间盘双极水冷射频技术，是一项治疗盘源性疼痛的新进展（加拿大蒙特利尔贝里斯椎间盘系统医疗器械公司），也弥补了 IDET 的一些不足，与 IDET 相似，射频热凝术也是向疼痛纤维环释放热能量，但此技术是通过两个坚硬的相邻电极探针释放双极射频能量。消融髓核时，电极在蠕动泵系统（贝里斯医疗器械公司，模型 TDA-PPU-1）下工作并冷却[42]，循环水流通过电极持续冷却探针，使双极射频加热纤维环组织时能迅速冷却电极的周围邻近组织。这种有效的冷却系统让双极射频能量能在椎间盘后侧集中产生加热电离电流[43-45]，避免组织碳化带来的组织电阻升高、射频高能传递失控、无效的椎间盘组织受热。与 IDET 相比，射频热凝术组织峰值温度要明显低，患者术中耐受性更好。同时与 IDET 线圈相比，射频热凝的射频电极更容易置入。

方法

射频热凝术也是经皮操作，与椎间盘造影或 IDET 等椎间盘注射技术类似。表 65-3 列出了椎间盘射频热凝术的操作规范。

采取椎弓根外入路，在病灶盘内置入两根导针，导针针尖置于椎间盘后外侧髓核与纤维环的交界部，上下终板中间。再通过导管置入电极探针，留意电极上的不透射线标志停留在纤维环后侧。如图 65-6 到 65-9，显示了最佳的导针置入位置。然后双极射频加热。电极的温度始终维持在 45 ℃，而椎间盘内部髓核组织则被加热至 55 ℃～60 ℃，纤维环外缘则加热至 45 ℃。无血管的椎间盘组织、硬脊膜血管、溢出的逆行血流和脑脊液就像散热系统，维持椎间盘的热量传递和胶原纤维塑形，同时避免损伤神经根或是脊髓。患者可能术中会有轻至中度的下腰痛。

Kapural 等人在人的尸体模型上研究正常和退变椎间盘在射频热凝术过程中髓核、纤维环、神经孔和硬膜外腔的温度变化情况[42,44]。射频热凝过程中，后环温度足以达到使神经末梢坏死的临界温度（45 ℃），同时神经孔和硬膜外温度则远低于神经损伤的程度。射频热凝术后的组织学检查，未发现任何脊髓与神经损伤，纤维环后环也未发现有加热引起的变化和碳化。Pauza 也在另一人尸体研究中得到类似的椎间盘内温度变化和神经周围组织变化的结论[45]。Petersohn 等人通过猪体内试验证实：射频热凝术可以达到适当的温度使引起疼痛的椎间盘神经末梢坏死，且并无组织学证据证明邻近盘的神经组织会被损伤[43]。

因此，大量体内研究证据证实射频热凝术可以使椎间盘温度变化致病灶神经纤维坏死，而不会导致邻近神经组织和血管结构损伤。

表 65-3　椎间盘修复术的技术路线

从患者处获得知情同意
预防注射使用抗生素
进行无菌准备和铺单
放射透视确定治疗节段
麻醉皮肤/皮下组织，需要时加用静脉镇静
确认设备如射频电极、导针、动力设备、冲洗泵的工作状态
在处置椎间盘内放入导针
放置射频电极，并通过透视确定其在椎间盘内的位置
进行热消融处理并随时监测患者神经根症状
移除电极
椎间盘内使用抗生素
移除导针
伤口覆盖敷料
背部支具支撑 4～6 周

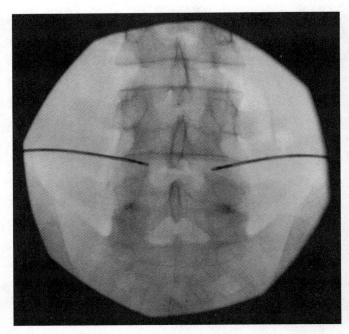

图 65-6　正位透视片显示了治疗慢性下腰痛手术中射频探针插入腰 4～5 的位置，探针投影上标记的地方是设备工作传导的部位

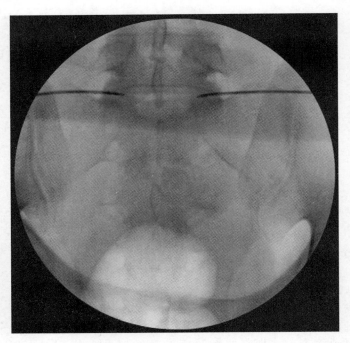

图 65-8　正位透视片显示了治疗慢性下腰痛手术中射频探针插入腰 5-骶 1 的位置，探针投影上标记的地方是设备工作传导的部位

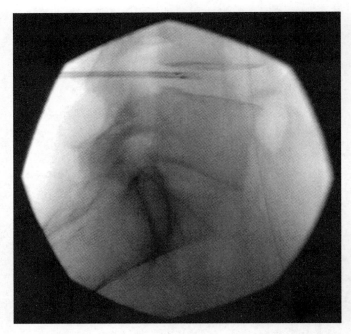

图 65-7　侧位透视片显示了术中射频探针插入腰 4～5 的位置，侧位投影可以更好地确定探针工作部位在纤维环中的位置，最好距离硬膜外间隙及出口神经根至少 10 mm

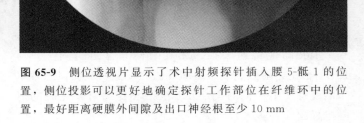

图 65-9　侧位透视片显示了术中射频探针插入腰 5-骶 1 的位置，侧位投影可以更好地确定探针工作部位在纤维环中的位置，最好距离硬膜外间隙及出口神经根至少 10 mm

结果

目前还没有关于椎间盘射频热凝术的随机对照试验发表。两篇个案报道提到了此方法的成功案例[46-47]。

一项样本量大一些的临床观察得出结论：15 名慢性盘源性下腰痛患者在射频热凝术后 3 个月和 6 个月 VAS、ODI 和 SF-36 得分均有统计学意义上的显著提高，而服用阿片类止痛药的患者无明显好转。13 名受试者中，7 名患者在 6 个月以后出现超过 50% 的疼痛得分提高[48]。

一项随访报告指出选择椎间盘射频热凝术的患者在术后 12 个月仍有较好的功能和疼痛控制效果，大部分患者在 12 个月以后疼痛较术前均改善达到 50% 以上，且没有观测到并发症的发生[49]。

虽然以上研究结论均支持射频热凝术有较好前景，但仍需要严格筛选慢性下腰痛的患者来进一步研究得出更具说服力的疗效结论。表 65-4 介绍了椎间盘手术如射频热凝术的筛选标准。

经皮椎间盘减压髓核成形术

髓核成形术是美国食品和药物管理局 1999 年通过的一项经皮椎间盘减压技术，它主要适用于由较小髓核包容性突出或椎间盘膨出引起持续神经根疼痛症状的患者或是保守非手术治疗无效的患者。经皮椎间盘减压术（percutaneous disc decompression，PDD）的原理是在椎间盘密闭空间下摘除少量髓核而使椎间盘内压力大幅度降低。在过去还有其他经皮椎间盘减压技术，比如木瓜凝乳蛋白酶髓核溶解术、经皮椎间盘髓核摘除术、髓核置换术、激光汽化髓核术、自动经皮腰椎间盘髓核摘除术[50]。

髓核成形术通过使用经皮电极（Perc-DL SpineWand，

表 65-4　椎间盘内手术的手术指征

下腰痛持续时间＞6 个月
保守治疗无效
腰背痛较下肢痛症状更明显
椎间盘造影中可见阳性体征
椎间盘纤维环存在裂口
椎间盘病变局限于一或两个节段
椎间隙高度大于正常的 50%
身体质量指数（BMI）＜30
年龄＜55 岁
除了踝反射减弱无其他神经压迫病变证据
椎间盘突出≤5 mm
待手术节段无手术史
无椎管狭窄的症状和体征
没有置身于工伤赔偿或人身伤害索赔案件中
在测试或病史中无明显抑郁或精神问题
无腰椎肿瘤或转移性疾病
在操作部位无系统性感染或局部感染
无凝血障碍或不明原因的出血
无渐进性神经病变
无药物滥用史
无吸烟史

Arthrocare，Sunnyvale，CA）释放射频能量在椎间盘内造成电压梯度，使椎间盘内电极头与周围髓核之间形成电离场，造成盘内温度上升到 50 ℃～70 ℃ 之间。这种椎间盘内的能量传递会激发周围组织，导致髓核共价键的断裂，并使椎间盘组织汽化为低分子量气体（氢气、氧气、二氧化碳）后从经皮导针溢出。因而，一小部分的髓核组织被移除，并产生明显的椎间盘减压效果。一项人尸体研究显示，降低的纤维环壁压力使纤维环回缩不再压迫刺激神经根，从而缓解疼痛。在这项研究中，Chen 等人进一步研究证实，年轻健康，且退变程度较轻的患者在接受髓核成形术后盘内压力下降程度比退变程度较高的年老患者明显的多[51]。

方法

髓核成形术与之前描述的许多椎间盘技术操作一致。首先在放射引导下将导针沿椎根弓外入路置入椎间盘，然后电极杆通过导针横穿椎间盘内部到达对侧前环的髓核与纤维环交界处。探头每次旋转 60°角，总共 6 个工作轨道，每次工作 3 分钟。电极穿过髓核组织，经过烧蚀和凝固造成一个独立的盘内通道。在烧灼六个通道以后，相当于通过汽化摘除 1 cm³ 的椎间盘组织，可以显著降低盘内压力[51]。同样的，患者需要在术中保持清醒并反应感受。患者术后不需要卧床制动或是经受长期物理治疗，一般在术后 1～2 周内即可恢复正常活动。

结果

目前，还没有关于髓核成形术的安慰剂对照随机试验的出版文献，而且也没有髓核成形术对椎间盘退变和脊柱稳定性长期影响的结论。

Singh 等人报道了一项对 67 位因包容性椎间盘突出引起下腰背和（或）下肢痛患者接受髓核成形术的前瞻性研究，研究者对患者术后 12 个月的情况进行了评估。在 12 个月随访中，80% 患者疼痛有所好转，56% 患者改善 50% 以上，大约 60% 患者功能改善。而 3 个月的随访数值则更为突出[50]。Sharps 等人报道了另一项前瞻性分析，此分析研究对象是 49 名因腰椎间盘突出导致腰背和（或）下肢痛而保守非手术治疗 6 周仍无效的患者。研究者在第 1、3、6、12 个月对患者 VAS 评分、止痛剂使用情况、回归工作状态和患者满意度进行了调查。按照 VAS 评分下降 2 分以上就算有效的标准，试验组里有 79% 患者达到标准。VAS 评分开始平均有 7.9 分，在第 12 个月只有 4.3 分[52]。Mirzai 等人做了关于髓核成形术的前瞻性研究，他们收纳了 52 名有下肢痛临床症状并且磁共振证实有椎间盘包容性突出或膨出的患者。其中 34 名患者接受单节段腰椎髓核成形术，18 名患者接受双节段腰椎髓核成形术。术后第 12 个月，VAS 评分从平均 7.5 分下降至 2.1 分，ODI 评分下降 50%，80% 患者对于治疗效果满意。为获得最大的疗效，研究者建议谨慎严格地筛选椎间盘突出较小且根性腿痛的患者[53]。Yakovlev 等人报道了对 22 名患者椎间盘减压术后随访 12 个月的前瞻性研究。术后第 12 个月随访结果是 VAS 评分平均下降 4 分，63% 患者回归工作，73% 患者药量减轻，68% 患者疼痛至少减轻 50%[54-55]。Calisaneller 等人报道了 29 名患者，共接受 32 个节段髓核成形术，随访 6 个月的前瞻性研究。只有 52% 患者疼痛减轻 50% 以上，低于之前的研究结果。术前和术后 24 h 内的磁共振影像显示椎间盘减压术前后无明显解剖学变化和椎间盘不稳[56]。

Al-Zain 等人做了一项回顾性研究，共有 96 名盘源性下腰痛患者接受髓核成形术，只有 67 名患者参与术后 12 个月随访。

在术后早期，73% 的患者自身症状改善 50% 以上，但是这种比例在术后 6 个月随访时已下降至 61%，术后一年降至 58%，但术后止痛剂用量和功能障碍均有显著降低。Reddy 等人报道了另一份包括 49 名有轴性或是根性下腰痛并接受髓核成形术的患者关于髓核成形术疗效的回顾性非随机研究，随访时间从 6 月以内到超过 12 个月。他们发现术后随访疼痛评分有明显的降低，VAS 评分平均降低 3.7 分[55]。

髓核成形术的并发症非常少。Sarjoo 等人连续观察 53 位髓核成形术患者术后 2 周，15% 的患者自诉术后 2 周后麻木和酸痛感明显降低，4% 患者腰背痛症状加重，但没有明显的并发症和副作用产生[59]。仅有一项个案是髓核成形术操作后周围神经纤维化病变，但很快症状消失了[60]。动物尸体研究虽然没进行周围神经组织学观测，但证实髓核成形术除了造成工作通道外不会对椎间盘组织造成任何损害[61]。Nau 等人在人尸体椎间盘上操作髓核成形术发现，椎间盘内操作点会有一过性温度超过 80 ℃～90 ℃，在距离导针 3～4 mm 的区域温度超过 60 ℃。这说明操作有可能对骨质或是椎板或是纤维环外组织造成热损伤[62]。

其他经皮椎间盘减压术

经皮椎间盘减压术（percutaneous disc decompression，PDD）也可使用经皮椎间盘探针（美国史赛克公司）完成。Dekompressor 探针采用机械方式去除椎间盘组织，而不是射频消融或是热汽化方法。椎间

盘组织通过一次性吸引导管吸出，而且所摘除的组织可在显微镜下直观观察和操作。

目前还没有关于此设备的随机对照研究。Lierz 等人发表了一篇关于表现出神经根性下肢痛和椎间盘膨出的患者接受机械椎间盘切除术后的研究报道。平均椎间盘组织被切除体积为 1.3 ml（0.3～2.3 ml）。患者随访 12 个月，术前平均 VAS 评分 7.3 分，术后 12 个月下降至 2.1 分。患者术后 12 个月，80% 患者减少阿片类止痛药用量，77% 患者日常活动改善，患者满意度达到 77%。与单节段手术相比，双节段患者术后阿片类药物用量更多，日常活动（ADLs）改善稍差，患者满意度较低。椎间盘摘除量与症状缓解程度无明显相关性，为了最好的疗效，作者建议需严格筛选患者，并进行单节段手术治疗[63]。

Amoretti 等人报道了 50 例 Dekompressor 设备经皮椎间盘减压病例，80% 病者对术后疼痛缓解效果满意。研究者还发现对后外侧和椎间孔外椎间盘突出或膨出比近中心突出治疗效果更好，这提示了严格筛选患者可以提高治疗效果[64]。

关于 Dekompressor 设备的并发症报道很少。有个案报道，Dekompressor 探针损坏后留在椎间盘内，必须局麻外科手术取出。目前还没有观测到此设备造成的长期并发症[65]。

在一项文献研究中，Singh 等人报道了 Dekompressor 设备经皮椎间盘机械减压的三级证据[66]。

综合看来，其他经皮椎间盘减压术的研究质量不高或者缺乏随机性。在回顾性文献研究中，Singh 等人指出经皮激光腰椎间盘切除术（lumbar laser dislectomy，PLLD）能达到 Ⅱ-2 级缓解短期或长期疼痛[67]，Hirsch 等人发现经皮椎间盘切吸术（automated percutaneous lumbar dislectomy，APLD）能达到 Ⅱ-2 级缓解效果[68]。但以上技术都没有进行随机对照或是大规模前瞻性研究。

结论

虽然关于椎间盘治疗的高质量临床试验文献数量有限，但是在前瞻研究中，微创技术均对严格符合治疗适应证的患者有较好治疗效果，比如疼痛缓解、止痛剂减量、功能改善。其长期的临床效果，以及这种治疗对椎间盘退变和脊柱节段运动功能的影响仍然需要进一步的研究。

参考文献

参考文献请参见本书所附光盘。

66 骨质疏松症、椎体成形术和椎体后凸成形术

Mehul P. Sekhadia ✹ John C. Liu

谢林 陆咨儒 席志鹏 译 Zhuo Sun 校

在美国，每年有 70 万～75 万椎体骨折病例。年龄 50 岁以上的人群中，超过 25% 的人一生中会发生至少一个节段的椎体骨折，其中白人妇女罹患椎体压缩性骨折的风险达 15.6%[1-2]。椎体压缩性骨折主要是由于椎体在承担日常的压力负荷、遭受创伤时，无法维持内部的压力平衡所造成。这和椎体成分变化有关。骨的基本结构可分为皮质骨（或密质骨）与骨小梁（松质骨或海绵骨）。皮质骨主要分布于骨的表层，其特点是骨质成分密集没有空腔。相反，骨小梁里有许多相互贯通的腔道，其中包含着一些红细胞以及脂肪细胞构成的黄骨髓。椎体主要由松质骨组成，其有传导力量的作用，包括直接作用于椎体的大部分轴向负荷以及间接传导至椎体的轴外压力和张力。两种类型骨骼变化的程度取决于它的位置。此外，构成骨的基本成分还包括骨祖细胞、成骨细胞、破骨细胞、骨细胞、外源性的神经血管祖细胞以及一定比例的无机物和有机物。在一些病例（如骨质疏松症）中，骨小梁的结构会产生变化。多发性骨髓瘤是由于成骨细胞与破骨细胞间的不平衡（主要表现为破骨细胞增生活跃）造成溶骨性损坏，而非骨质疏松。

发生椎体压缩性骨折的主要原因是骨质疏松症，另外还包括多发性骨髓瘤、转移性骨癌、椎体血管瘤等。根据 Cooper 等人的报道，约有 16% 的椎体骨折是在最初因其他疾病就诊而行脊柱影像学检查时意外诊断出来的[3]。相对周围骨折而言，椎体骨折较难诊断。椎体高度降低和椎体畸形往往提示着椎体骨折可能。大部分椎体骨折没有明显的临床症状，并且往往没有能够关联的外伤原因[4]。然而，一旦表现出相应症状时，患者做任何动作都可能引起剧烈的疼痛。大部分骨折经过几个月后会愈合，但是也有一些病例保守治疗无效，遗留疼痛和功能障碍。保守治疗包括腰部垫枕、绝对卧床休息以及使用镇痛药物，例如非甾体类药物、降钙素及麻醉药品。保守治疗没有绝对的时间范围，但是长时间卧床也会出现一些并发症，例如深

静脉血栓、肺栓塞、肺炎、骨丢失加快等[5]。早期疼痛控制不佳最终将导致慢性疼痛及中枢敏感化，这种情况比急性疼痛更加难于治疗。椎体压缩性骨折最终还可能造成身高下降及后凸畸形等。

椎体压缩性骨折早期保守治疗如失败，最终常选择手术治疗[6]；但是手术效果因自身先天的骨质量不佳而有所差异。经皮椎体成形术是由 Deramond 和 Galibert 在 1987 年首次报道用于治疗疼痛性的椎体血管瘤[7]，其通过向疼痛的椎体内注射聚甲基丙烯酸甲酯可以明显减轻疼痛。而后在欧洲，此项技术被用于治疗多发性骨髓瘤及转移性肿瘤引起的疼痛[8]。后来，这项技术被推广到了美国，并逐渐用于骨质疏松性压缩性骨折的治疗[9]。椎体后凸成形术于 2000 年被引入，并被认为在治疗疼痛的同时还可以恢复高度和减轻后凸[10]。其主要通过先于椎体内放置一个球囊，使之膨胀扩张后再注入骨水泥从而达到恢复椎体高度及减轻后凸的作用。

两种治疗方案都是通过放射医生、脊柱外科医生、麻醉医师及介入疼痛专家合作完成的。很多的案例报道、案例系列、非随机性及非盲前瞻性研究显示椎体强化术对骨质疏松性骨折的有效性；但是近期的两项随机、双盲、安慰剂对照的研究显示椎体成形术与安慰剂对照无明显意义。椎体强化术治疗其他原因造成椎体压缩性骨折的相关数据，也是基于一些回顾性及非随机对照的研究中得出的。两种手术方案显示都有较好的安全性。

在本章节，我们将讨论椎体压缩性骨折的病理生理学、诊断、预防及治疗。

骨质疏松症

骨质疏松症是一种最常见消耗性代谢性骨病，以骨化学成分正常但单位体积内骨矿物含量减少、骨骼功能降低、进行性脊柱畸形、脆性增加易发生骨折为

特征，又被称为骨多孔症或脆骨症。骨质疏松症是一种常见的疾病，普遍认为由于其异常的骨结构重塑而会导致一系列的并发症。

骨骼是一种具有造血、力学与结构支撑、储存无机盐矿物质及有机物等功能的结缔组织。骨骼一直处在反复的分解与重建当中，以提供不同功能活动所需要的机械力学支持。如果骨的功能逆转，即新骨的形成小于旧骨的分解，那么就会导致骨量流失。然而，人体骨量在 35 岁时达到峰值，而后骨量逐渐减少，因此骨量丢失不仅发生在老年期，中年期也同时存在。虽然其他很多因素同样能够导致持续性的骨量丢失，但是骨吸收增加和新骨重建减少才是骨质疏松的特征。骨质疏松症的相关特点如下：

- 女性在成熟期总骨量会减少 10%～25%，因此女性发病率较男性为多。
- 白种及亚洲女性的骨密度水平较低，属骨质疏松性骨折的高危人群[11-13]。
- 在美国白种人中，35% 的年龄大于 65 岁的女性及 15% 的绝经后女性患有骨质疏松症[14]。
- 在美国，每年有 100 万骨质疏松症患者发生骨折，其治疗费用达 140 亿美元[15]。
- 女性髋部及腰部骨折的发生率为每年分别为 25 万和 50 万例；而男性骨折发生率为每年 25 万例[16-17]。
- 伴随绝经期到来及年龄增长，发生椎体骨折的女性逐渐增加，其发生率为男性的 2 倍[3]。

骨质疏松症主要分为两型，具体如 Riggs and Melton 注解[18]（表 66-1）。骨质疏松的最大特征是骨量减少。然而，在对原发性骨质疏松、特发性骨质疏松及医源性骨质疏松做出诊断之前，必须排除大量的影响骨

量的继发性原因[17]（表 66-2）。医源性骨质疏松症主要原因包括：长期服用激素类药物、呋塞米、具有抑制 TSH 合成的甲状腺素类补充剂、抗惊厥剂、肝素、锂（易引起甲亢）及细胞毒素药物[17]。

诊断及早期评估

- 医学评估需要对家族史和病史进行全面的调查，同样也要进行体格检查及妇产科学的评估。
- 继发病因或者合并疾病可能诱发或者加重骨量丢失。
- 行相关检查：全血细胞计数、血生化、包含尿 pH 的尿液分析。
- 针对骨质疏松的潜在诱因，可以考虑行促甲状腺激素、24 h 尿钙排泄、红细胞沉降率、甲状旁腺激素、25-羟基维生素 D 浓度、地塞米松抑制试验、酸碱实验、血清或尿蛋白电泳、骨活检或骨髓细胞学检查及不脱钙的髂骨骨活检等检查。
- 双能 X 线吸收仪（DXA）用于评估骨密度。X 线平片也是评估骨密度的一种方法，但是只有当骨量丢失超过 30% 时，X 线平片才能发现改变[14]。

美国内分泌医师协会建议以下几类情况需要行常规 DXA 检查[19]。

- 65 岁及以上的女性。
- 所有非严重创伤所致骨折的成年人。
- 65 岁以下具有发生骨折危险因素的绝经后女性。

美国内分泌医师协会建议选择腰椎和股骨近端作为检查部位。

1994 年，世界卫生组织制订了通过 DXA 检查确诊骨质疏松症的诊断标准[20]。正常人的 BMD 在正常成人骨密度平均值的 1 个标准差（SD）之内；骨量减少为 BMD 较正常成人骨密度平均值降低 1～2.5 个标准差；骨质疏松症为 BMD 或 BMC 较正常成人骨密度平均值降低 2.5 个标准差以上；此外，骨质疏松伴有 1 个或 1 个以上脆性骨折称为严重骨质疏松症。低体重指数与骨折发生率的增加相关[11-13]。根据这些标准，预计 38%

表 66-1　骨质疏松症的分型

Ⅰ 型	Ⅱ 型
绝经后妇女	高龄
起始于松质骨	起始于皮质骨
年龄段 51～65 岁女性：男性=6：1	年龄段 75 岁以上女性：男性=2：1
无钙缺乏	钙缺乏、维生素 D 不足、甲状旁腺素分泌增多
雌激素不足	无雌激素不足
椎体或桡骨远端柯雷斯骨折	普遍见于骨盆、髋骨、近端胫骨、近端肱骨
普发病	与钙摄入不足有关
高发因素：低钙摄入、低负重生活作息、吸烟和过量饮酒。	

表 66-2　继发性骨质疏松症

Paget 病
吸收不良综合征
甲状旁腺功能亢进
多发性骨髓瘤
长期药物治疗
骨软化性腺功能减退

的白人女性将在她们 75 岁左右患有骨质疏松症，而其中 94％的人发生骨量减少[2,21-23]。世界卫生组织制订此标准的目的是作为对骨质疏松的测量标准，而不是作为一个治疗指南。

预防

抑制骨吸收疗法及相关预防措施能够有效地控制和预防骨质疏松的临床症状。一项关于减慢骨丢失速度的尝试得到了广泛的关注。骨量一直在不断变化，于 35 岁左右达到峰值。相对于男性而言，骨质疏松症的女性患者更多，发展为骨质疏松症的风险也相对较高，大量因素导致了骨量丢失率的不同。女性骨密度在绝经时减少 3％～7％，之后，以每年 1％～2％的速度递减。男性的骨量同样也随着年龄增长而丢失，其丢失量类似于女性绝经后骨量变化，直到 75 岁前，男性一直通过不断的骨膜沉积增加密质骨形成而增加骨皮质的表面积[2,24]。在实施一项适当的预防或治疗骨质疏松的措施前，很多因素必须要考虑到。可能方案如下：

- 钙剂和维生素 D[25]
- 双膦酸盐类[26-31]
- 降钙素[32]
- 选择性雌激素受体调节剂[33]
- 甲状旁腺激素[34-35]
- 氟化钠[36]
- 功能锻炼[37-39]
- 可改变的危险因素，如吸烟、酗酒、其他继发疾病的治疗（表 66-2）

病理生理学

骨质疏松性骨折

骨质疏松性骨折主要发生在髋部、肋骨、腕部和椎体。1990 年预计全球范围内骨质疏松性髋部骨折人数为 166 万。骨质疏松性髋部骨折患者的死亡率在不断增加，一年内死亡率为 25％[40-45]。而幸存的患者中，50％不能够恢复到先前自主的生活方式。骨质疏松性髋部骨折往往导致一些并发症，如肺炎、肺栓塞、心脏衰竭等。椎体压缩性骨折往往造成身高降低，最多达 15 cm；往往导致后凸畸形，也称为驼背畸形。女性在发生椎体压缩性骨折后，死亡率较健康女性增加 15％[46]。此外，椎体压缩性骨折发生率随年龄增长而增加，80 岁以上的女性中 40％会遭受椎体骨折[47]。

椎体压缩性骨折主要是由于骨质疏松的椎体受到来自于平时正常发生的压力负荷、遭受轻微或者重大创伤时，其无法维持内部的压力平衡而诱发。骨小梁具有力量传导的作用，包括直接作用于椎体的大部分轴向负荷以及间接传导至椎体的轴外压力和张力。由于骨质疏松的影响及年龄的增加，骨小梁的结构发生改变，主要表现为骨小梁间隙增加、骨小梁变薄、排列方向紊乱、连续性减弱。虽然骨小梁的网状结构维持着水平面与垂直面的框架结构，但是骨密度的降低和骨结构强度的减弱，影响到了椎体的机械力学强度、完整性和脊柱的稳定性，并使骨小梁趋向弯曲。因此，这些骨小梁的变化在骨质疏松症患者中发生，并且随着年龄的增长，同时伴有骨密度降低[48-51]与骨折风险增加[52-53]。

在胸椎水平发生的多发性骨折往往形成高位后凸畸形或驼背畸形，并造成腹腔和胸腔的空间变小。腰椎多发性压缩性骨折进一步地增加脊柱前凸，导致腹部隆起。椎体间隙及椎体本身高度的降低导致了脊柱纵轴高度的降低。同时，进展性的驼背最终将发展到肋骨与髂骨翼相贴（在骨盆与肋骨之间仅隔着褶皱着的圆厚皮肤）的情况。由于这个姿势越来越严重，进食将变得困难；患者会减少食量，并有腹部饱胀不适。马尾神经和脊髓压迫症状并不常见，但往往继发于其他疾病，例如 Paget 病、淋巴瘤、原发性或转移性骨肿瘤、骨髓瘤及感染[54]。睡觉平躺时腹部恢复正常，仅在白天时腹部膨隆。这些患者往往睡眠后不能恢复精神或者难以入睡；生活方式也发生了改变，如开车、穿衣服变得困难，害怕接触人群及变得抑郁。由于身体形象在社会上不能被接受，自尊心也受到打击[55]。在第二次发生椎体骨折后，由于担心[56-57]康复及伴随的精神压力，女性往往表现出高度的焦虑[58-59]。随着时间及骨质疏松问题的不断进展，女性抑郁的表现也不断加强[57,60]。

其他骨折

多发性骨髓瘤是脊柱系统中最常见的原发性恶性肿瘤，但很少侵犯椎体的后部结构[61-63]。在每 10 万例放射学检查中，仅有 2～3 例类肿瘤被发现。弥漫性多发性骨髓瘤表现为在先前放射治疗部位的复发肿块，预后较差。最初，患者主诉严重的疼痛及功能丧失；药物治疗无效。由于本质上来说此类疾病经常是多灶性的，外科治疗基本无效。尽管如此，就单一椎体水平而言，椎体切除并结构性支撑植骨术仍取得了一定的疗效。但是，对造成疼痛的恶性病变进行单纯放疗或放疗结合手术治疗可使 90％的患者得到部分或者完全的疼痛缓解。疼痛缓解往往直到放疗后 10～14 天才出现[64]，脊柱强化也在放疗后 2～4 个月后才开始[64-65]。这种延迟重建将使椎体出现塌陷和继发神经损伤。就立即缓解疼痛、增强骨骼质量及早期活动而言，椎体强化术是一种选择。虽然椎体强化术在一定程度上恢复了椎体机械力学的稳定性以及减轻了疼痛，但是仍不能抑制肿瘤的生长。所以放疗合并椎体强化术是最佳的选择，因为它不但没有影响骨水泥的性能，还抑制了肿瘤的生长、缓解了疼痛及增强了脊柱质量[66]。

椎体血管瘤是一种良性的脊柱病变，因其无明显症状而很难被发现。血管瘤经常是在因背部疼痛而行 X 线平片检查时发现。血管瘤持续的扩展可能会压迫到脊髓或者神经根而产生神经症状，甚至造成硬膜外出血[67-68]。如果血管瘤呈侵袭性生长，椎体的稳定性将会被破坏，从而导致骨折以及伴随病椎节段水平的疼痛。我们可以根据临床症状和影像学检查来判断椎体血管瘤的破坏性。椎体坍塌、椎弓根受累和软组织扩张性增大是侵袭性血管瘤的主要表现，也是行椎体强化术的指征。椎体淋巴瘤和嗜酸性肉芽肿也是椎体强化术的适应证。

在美国，大约 10% 的转移性肿瘤发展成为椎体恶性肿瘤[69]。每年 12 000 新患者当中有 10%～15% 有椎体压缩性骨折的症状。椎体压缩性骨折好发于胸椎，其他节段也可发生，所以经常不止一个节段受累。各种恶性肿瘤都可以扩散至脊柱[69]。

椎体压缩性骨折的早期评估

对患者做出评估时，最重要的方面开始于详细询问病史及仔细的体格检查。大部分椎体压缩性骨折（vertebral compression fractures，VCFs）无症状且无明显诱因[4,70]。

有症状的 VCF 患者常常表现出典型的急性或者亚急性腰背部疼痛而缺乏主要创伤史或诱因。这种突发性疼痛往往表现为中或重度、深部的、发于背部中线并且因活动而加重。更为特别的，疼痛经常发生在由坐位站立时、弯腰时、抬举重物时和久坐或久立时。患者步行缓慢但步态正常；咳嗽、打喷嚏和用力大便时疼痛加重。当初次骨折停止疼痛后的间歇期或者持续发作期内，可以发生一系列的再骨折。不过丛集性 VCFs 的疼痛较严重且具有持续性。通过卧位或卧床休息可缓解疼痛。

体格检查通常会发现患者有轻度到重度抑郁，其取决于患者的整体情况，骨折的部位及分型。在骨折位置的中线处往往有压痛，若无此体征，也不能排除尚未愈合的陈旧性骨折。当脊柱高度丢失超过 4 cm 常伴有后凸畸形、成角大于 15°，所以脊柱驼背也是 VCFs 的重要征象，但后凸畸形的测量往往不够准确[4]。行综合的肌肉骨骼和神经系统检查是必要的，可帮助以排除其他病因，尤其是脊髓病变、神经根病变及椎管狭窄等。

相比于外周骨折，VCFs 较难诊断。椎体高度的丢失及椎体畸形是 VCFs 的两大指征。VCFs 在中柱维持着旋转的轴线，所以前柱受到损伤时，中柱和后柱往往是完整的。由于椎弓根是完整的，所以神经损伤并不常见。双凹形 VCFs 表现为前柱、中柱和后柱的粉碎性骨折造成中心椎体的畸形。楔形骨折是最常见的 VCFs 类型，椎体前柱的损伤较后柱更为常见。无论 VCFs 的形态学是什么，椎体骨折都好发于胸腰段及胸椎中段[3,71-72]。VCFs 之所以好发于这些节段可能归因于椎体活动度变化即从活动度较僵硬胸椎的转为活动度较大的腰椎，短暂的脊柱曲率的变化即从脊柱后凸转为前凸。

只要当怀疑是 VCF 或者发现不能用其他原因解释新发生的、疼痛程度从温和变为剧烈的腰背部疼痛时，应该立刻行影像学检查。最简单的和经济有效的首次检查方法是对怀疑骨折的节段行椎体正侧位 X 线片检查。如果临床上高度怀疑有 VCF，也可以直接行 MRI 检查。MRI 有助于判定骨折是新鲜性还是陈旧性（T2 加权像中显示水肿），同时也可以排除椎管占位及肿瘤的存在。T1 加权像上的低信号也可提示椎体水肿（图 66-1）。短时间反转恢复序列是一种可以抑制高信号的物质成像的 MRI 技术，例如脂肪组织及脑脊液。STIR 是显像骨髓水肿最为有效的成像序列，显像的水肿也可高度评价椎体强化术的成功与否（图 66-2）。

如果不能行 MRI 检查，那么骨扫描和 CT 扫描也可有助于鉴别骨折的性质。对新鲜骨折或者未愈合骨折骨

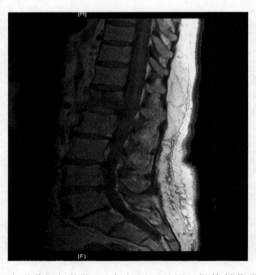

图 66-1 在磁共振矢状位 T1 加权下可见腰 1 椎体低信号提示腰 1 椎体急性骨折

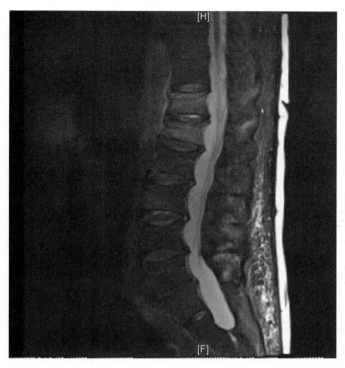

图 66-2　短时间反转恢复序列矢状面可见胸 12 和腰 1、2 椎体水肿和骨折线形成提示急性压缩性骨折

扫描时，可以看到注入的 ^{99m}Tc-亚甲基二膦酸盐高度浓聚。薄层 CT（低于 3 mm）也经常和 MRI 重建联合使用用于得到目标椎体节段的最精确的成像。CT 是鉴别骨折线是否通过了椎体后壁的最佳的成像手段。CT 同时也可以发现术中定位的骨折腔，提高椎弓根穿刺针定位的成功率。3D CT 也可以用来评估目标椎弓根的尺寸及轨迹。除此之外，一些骨折类型不适用于椎体强化手术，包括蝶形骨折。

对患者的综合评估也应该包括其他造成 VCFs 的原因，如在骨质疏松章节所提到的，详见表 66-3。

一旦确诊 VCF 是造成患者疼痛的病因，应该立刻采取一系列措施避免患者负重、预防功能下降。大约 2% 到 10% 的患者需要住院治疗控制疼痛[73,75]。最初功

表 66-3　实验室检查

全血细胞计数
血钙离子浓度
血清碱性磷酸酶
血清肌酸酐
尿钙排泄量
血清 25-羟维生素 D
血清蛋白电泳
性激素
转氨酶
血清促甲状腺激素

能锻炼的辅助器械包括助行器、腰部支具，但是关于腰部支具有效性的证据仍很有限，且长期使用更可能引起更多的害处。已经证实了锻炼方案能够减少镇痛药的使用、提高生活的质量和增加骨密度；相关证据显示每年可以减少脊柱和髋部 1% 的的骨流失，甚至增加骨量[77-78]。药物治疗包括非甾体类抗炎药[79]（耐受的情况下）、短效或长效的阿片类药物和降钙素[80]。VCF 造成的急性疼痛能持续长达 12 周，而慢性疼痛则常继发于骨折部位的椎体畸形、椎旁肌痉挛和退行性骨关节炎。如果确定 VCF 是疼痛源并且术前工作已经完善，任何时候出现疼痛无法控制以至于患者无法负重活动或应用镇痛药产生副作用时，都应该考虑行椎体强化手术。行介入治疗的最佳时间仍有争议，部分人认为应该立即介入治疗，而另一部分人认为应在骨折自身愈合 12 周后。

椎体强化术

椎体强化术是一种安全性很高的手术方案，前提是由经过专业训练具有丰富经验的医师正确操作。术前至少需做如下准备：

- 静脉给予镇静剂，必要时全身麻醉。
- 影像导引——一般用透视仪，可能的话可以用 CT 或者二者都用。一些医师提倡使用双平面的显示屏摄前后位和侧位，这样简便、节省时间，但并不是必要的。
- 知情同意。
- 静脉使用抗生素预防感染——头孢唑啉 1 g 或者克林霉素 600 mg——手术切皮前 60 min 内。
- 俯卧于合适的带有衬垫的手术台。
- 无菌条件。
- 合适的骨活检针及骨水泥。

经皮椎体成形术和经皮椎体后凸成形术在手术开始阶段是相似的，都是局麻下经影像导引穿刺至椎体。有两项不同的放置 11 号或 13 号导针的技术，分别为：经椎弓根入路技术和椎弓根外入路技术。这两种技术对导针的正确放置都需要深入的放射解剖学知识。一般来说，腰椎和下位胸椎（低于胸 10）的强化手术采用经椎弓根入路技术，而上位胸椎（高于胸 8）两种方法皆可，但常常选择椎弓根外入路技术。

静脉抗生素应在手术切皮前的 60 min 内给药。在患者骨突部位置软垫并摆好体位后，推进 C 臂机以确定将要手术的病变椎体，然后正确标记好，备皮，铺无菌单。对于经椎弓根入路来说可以使用两种方法，这两种方法可被简单的定义为前后入路（维持椎弓根皮质的内侧缘

和外侧缘皮质可视）和 en face 入路（可视通道）。不管是哪种方法，都要首先通过前后位片获得准确的椎体节段。病椎的终板尽可能摆位好，但是往往很难，因为椎体变得畸形了。如果使用 en face 入路，那么 C 臂机就要向身体同侧倾斜成角以便将椎弓根定位在椎体的中间位置。由于椎体畸形这也很困难，而前后入路却可以使用。

前后位方法的进针点位于椎弓根的侧上方，常常被描述为正位片椎弓根投影左 10 点、右 2 点方向。如果采用斜位照相，那么进针点应该位于椎弓根投影的正中位置（图 66-3）。局麻药在及皮下皮内浸润后，用 22 号骨穿针逐渐进至椎弓根骨膜，然后将 5～10 ml 的 2% 利多卡因或者 0.5% 丁哌卡因局部麻醉注射至椎弓根骨膜，在退出骨穿针的同时麻醉针道。然后用 11 号手术刀片做一个小切口。将套管针沿着骨穿针针道穿至椎弓根。当进针至椎弓根表面后，用螺丝刀拧入或者骨锤轻轻敲入使套管针钻入椎弓根内，然后立即摄片

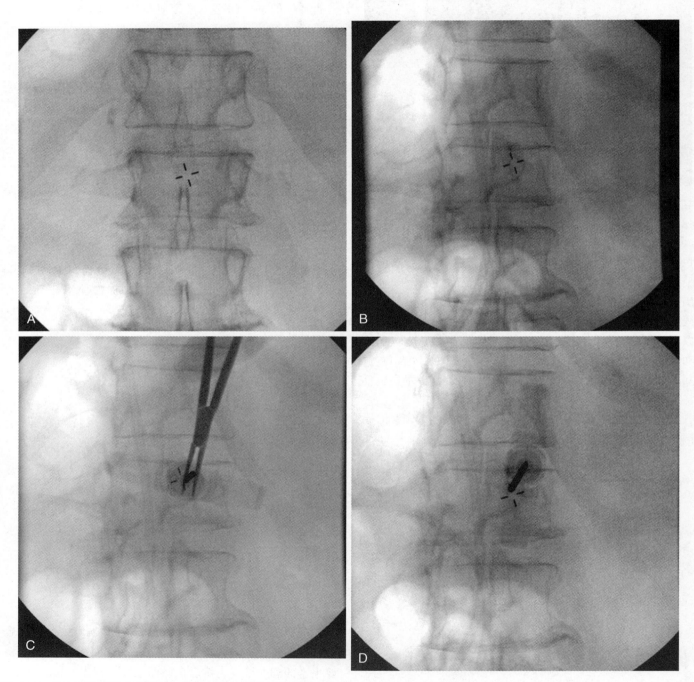

图 66-3 经皮椎体成形术治疗腰 1 骨质疏松性压缩性骨折。**A.** 腰 1 压缩性骨折前后位片。**B.** 斜位片可观测导针插入定位点的通道纵向图像。**C.** 斜位片下的导针和骨组织活检针道插入位置。**D.** 导针插入椎弓根

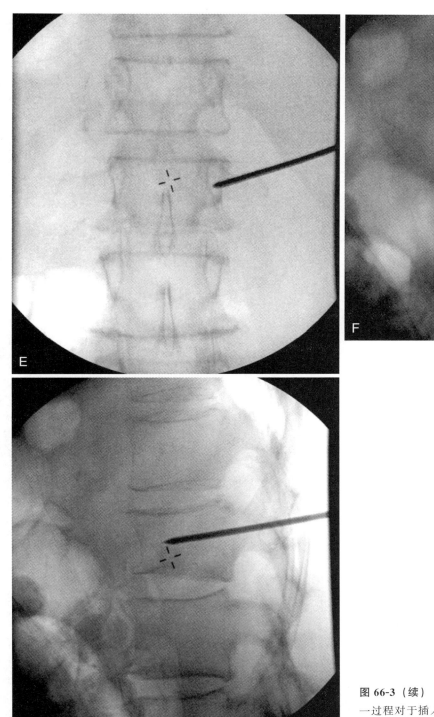
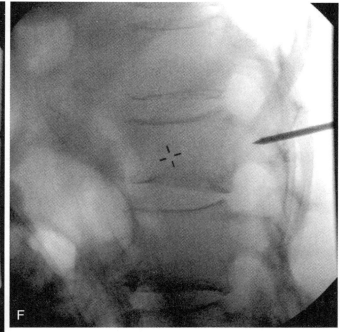

图 66-3（续） **E.** 正位片确认了导针未突破椎根弓内侧皮质，这一过程对于插入椎根弓之前至关重要，以避免插入椎管。**F.** 改为侧位片以确认导针插入椎根弓。**G.** 将导针插入椎体前 1/3

确定套管针进入了椎弓根内（图 66-3C 和 D）。一旦准确地进入后，立刻摄正位片确认椎弓根的内侧皮质未受损伤（图 66-3E）。再次摄侧位片确认进入了椎弓根内，而不是向头侧和尾测偏移至椎间盘内或神经孔内（图 66-3F）。对于椎体成形术而言，针尖需要进至椎体的前 1/3 处，而椎体后凸成形术只需进入到椎体的

后 1/3（图 66-3G）。建议边进针边透视以避免位置错误。

经椎弓根旁侧入路是将导针放至椎弓根边缘的外侧，然后沿着椎弓根表面逐渐进针至椎体。最初的进针点定位在椎弓根外侧皮质的外侧方。从椎弓根与椎体连接处进入椎体可使侧位片上的前方结构暴露更多。

这种方法适用于当椎体具有严重的坍塌导致很难清楚地对椎弓根成像时。通过这种方法可以使进针点的定位更靠内，因此大大增加了一次进针定位的可能性。这种方法比较适用于椎弓根的尺寸较小的、胸 10 节段以上的压缩性骨折的治疗。

单侧入路和双侧入路在椎体成形术中都可使用（图 66-4）。椎体成形术的目的就是将骨折处注满骨水泥。这两种入路没有绝对的指征，但是手术操作时都是从一侧开始，如果术中发现导针的定位偏于椎体的外侧，单侧注入骨水泥未成功或单侧注入骨水泥后发现对侧骨折处并没有完全分布时可改为双侧入路。

椎体后凸成形术

椎体后凸成形术进针的入路与上文提及的椎体成形术的方法基本相似，但其进针时不能超过椎体的后 1/3。同时，导引系统也稍大于椎体成形术中的套管针，置入套管的尖端形态和置入位置及切口尺寸也有所不同。导引器带有斜行开口或钻石头，可以经过温和地敲打或经人工推入椎体中（图 66-5A）。导引器置入椎体后方后即抽出，保留套管于工作位置。然后手工置入一枚扩髓钻头，使其超过椎体前缘但是在侧位片上不能破坏椎体前缘骨质（图 66-5B）。套管的理想

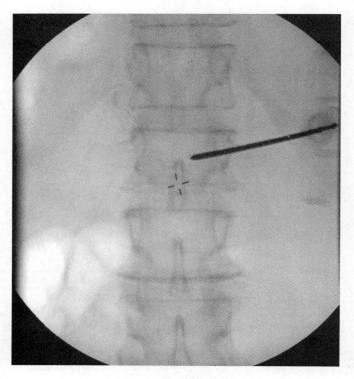

图 66-4 确认针进入椎体

位置是在椎体正位片中线部分。接下来退出钻头，通过套管在空腔置入未充气气囊，同时在对侧以相同方式置入第二个未充气气囊。每个气囊都连接至携带压力感受器的锁定注射器上，缓慢注射碘对比剂。在此过程中通过压力探测器和荧光照射显像监测气囊充盈情况（图 66-5C～F）。气囊充气停止指标如下：

- 达到最大压力（400 磅/平方英寸）或最大容量。
- 气囊填充至椎体皮质骨的边缘。
- 脊柱后凸畸形得到纠正。
- 达到以上指标后将气囊缓慢减压并移除。

骨水泥的准备和注射

有人提议此时进行静脉造影来观察是否有骨水泥栓塞形成或是被静脉吸收。但是支持此种做法的依据有限。椎体成形术和椎体后凸成形术均有多种骨水泥材料可供混合和注射。一般情况下，骨水泥都混有硫酸钡粉末，借此在射线照射时可以成像。骨水泥的区别在于预拌粉的不同，兑上液体后在搅拌钵内使用小铲搅拌。根据室温和剂型的不同，骨水泥各种材料混合后只有 10～20 min 工作时间。

在椎体成形术中，骨水泥混合物经套管连接至注射针上，在侧位监视下将骨水泥缓慢注入椎体。为了确保骨水泥蔓延适当不会造成异常泄漏，需在荧光照射下间歇注射。较新的骨水泥可以在发现异常后吸回注射系统中。透视下当骨水泥到达椎体后缘 1/3 或 1/4 或椎体的任何骨皮质时，停止注射。如果椎体边缘不完整，可再注射少量骨水泥至边缘处，并等待骨水泥硬化，以防进一步泄漏至不必要的地方。注射骨水泥的容量与手术成功与否无直接相关性，所以不需要完全填充椎体内部。如果注射后骨水泥没有扩散到中线位置，则要从对侧以相同方式注射骨水泥。管芯针放入针管才能完成注射，这样可以预防骨水泥从针道泄漏至神经孔，椎管或是椎旁肌。在连续或间断透视照射下置入探针可以观察骨水泥的扩散情况（图 66-6A～D）。椎体后凸成形术中使用的骨水泥黏度强于椎体成形术。骨水泥在连续透视下经钝头套管注射，当空腔被注满或腔外出现潜在骨折线时应立刻停止注射（图 66-5E）。套杆置换需要在透视下进行以观察水泥溢出情况。

骨水泥注射结束以后，撤除输送设备并在伤口加压一段时间。为了预防骨水泥泄漏，需要足够的时间等待其凝固。在患者身边放置少量骨水泥于纱布垫上可

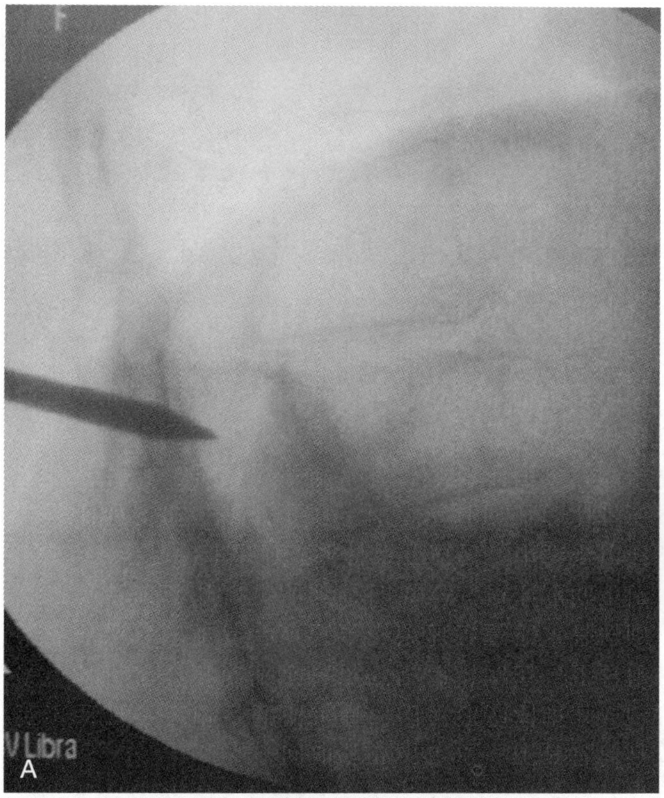

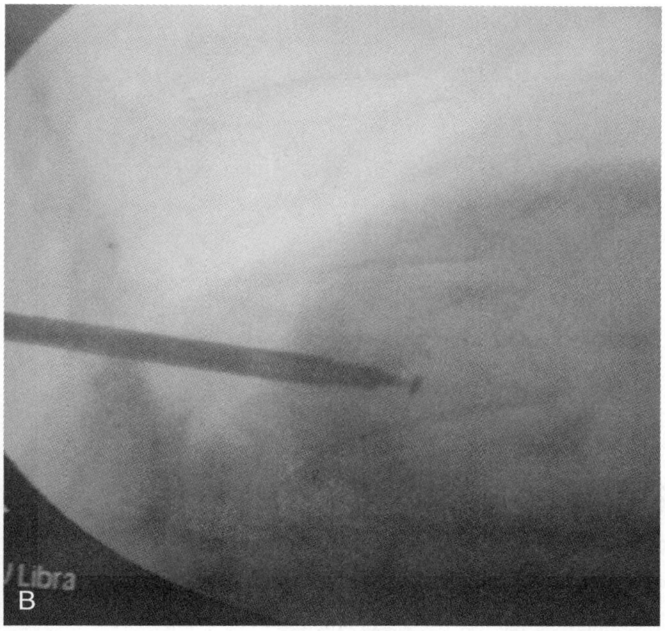

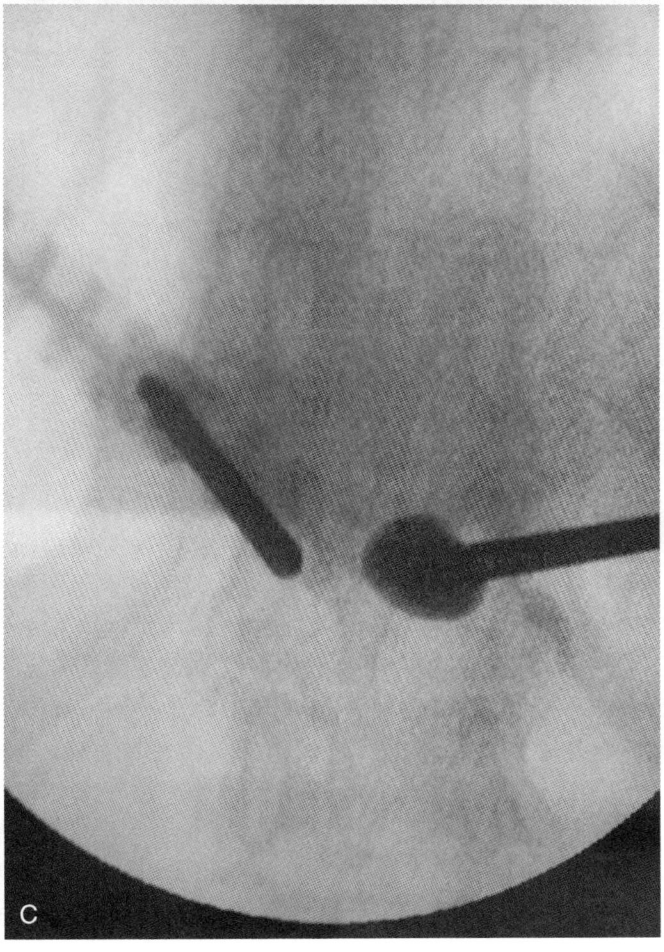

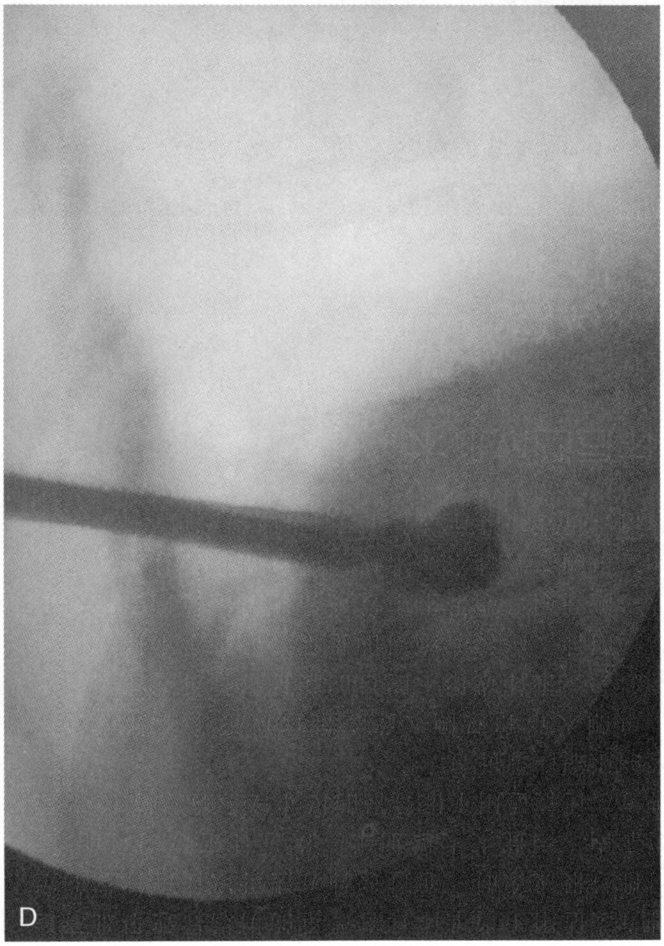

图 66-5 椎体后凸成形术技术。针管插入位置与椎体成形术一致，但是在侧位片上，导针只能插入椎体前 1/3。**A.** 套针进入椎弓根；**B.** 从导针置入扩髓钻头；**C** 和 **D.** 气囊开始充气扩张稳定椎体

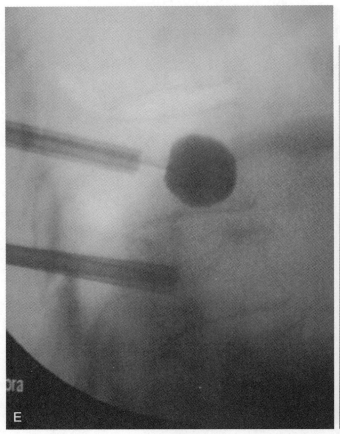

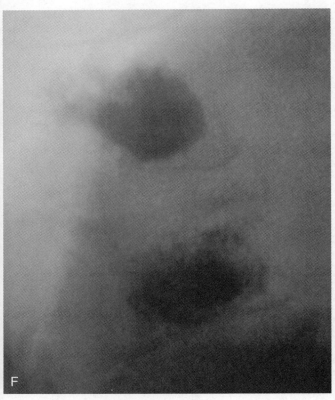

图 66-5（续） E. 完成气囊扩张。F. 注射骨水泥，气囊放气后移除

客观观察骨水泥的凝固程度，需要 10～20 min 或更多时间，因为周围温度越高，骨水泥的凝固越快，所以如果同样的骨水泥在室温下凝固，体内骨水泥即可确定达到理想状态。

禁忌证和并发症

椎体强化术的禁忌证一直在改进，并有些是根据可能在操作中可能发生的并发症而制定的。椎体强化术的禁忌证与神经外科手术操作相似（表 66-4）。最常见的并发症就是骨水泥泄漏，但在椎体后凸成形术中的发生率明显较低。一项研究报道骨水泥泄漏并有临床症状的发生率在椎体成形术中为 3%，而在椎体后凸成形术中为 0[81]。大部分泄漏没有临床症状，不需要进一步治疗。还有一些其他并发症如下[81-85]。

- 骨髓炎
- 血肿（脊旁肌或硬膜外间隙）
- 肋骨骨折
- 胸骨骨折
- 相邻椎体骨折

- 椎弓根骨折
- 骨水泥导致肺栓塞
- 低血压
- 脊髓压迫症
- 硬膜外脓肿
- 神经系统并发症
- 骨水泥过敏反应

以上所有并发症是在众多病例基础上的分析结果。一些相关并发症可以通过术者的小心谨慎和手术技术避免，大部分并发症可以通过由术前或术中摄片和患者筛选/术前充分准备的方法来避免。如果患者因为疼痛难以俯卧位，则需要使用全身麻醉。椎体高度丢失和严重椎体压缩骨折造成的如扁平椎、驼背、H 型椎体在以往是绝对禁忌证。但是 Peh[86] 等人一份回顾性研究报道了 155 个患有以上类型骨折的患者进行 310 例椎体成形术后的良好预后情况，97% 的患者术后疼痛消除或者减轻，且未见临床并发症。有手术史和肥胖患者术中体表定位稍困难，同时这类患者的较差的肺功能状态也不能耐受无症状的骨水泥肺栓塞，约有 0.6% 的椎体成形术（0.01% 的椎体后凸成形术）患者

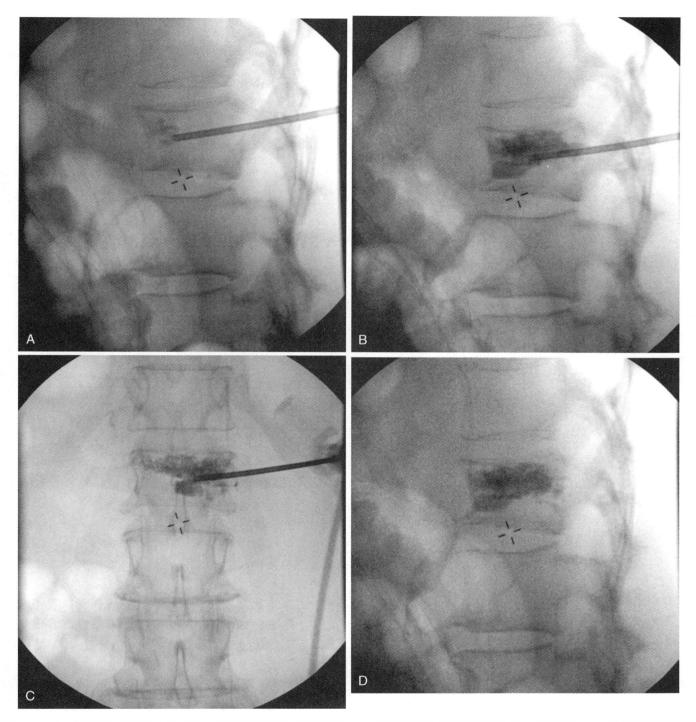

图 66-6　**A.** 首先通过针尖注入骨水泥，且应该在透视下缓慢完成。**B.** 继续注射骨水泥到椎体头部、尾部和后方，之后注射需要及时停止以避免骨水泥泄漏进入硬膜外间隙。**C.** 注意正位片上骨水泥的双向扩展情况。**D.** 去除套管后行最终摄片。探针需要在即时摄片下保留在套管内，如果针管内仍有骨水泥，针管移位，就有骨水泥泄漏入周围肌肉血管的风险。保持患者体位不变情况下等待水泥硬化。不同厂家对于以上过程的指南不同，但是通常从骨水泥混合后开始需 20～30 min

会遇到此情况。有椎管狭窄的患者不能耐受任何骨水泥泄漏到硬膜外间隙。如果因出血或骨水泥泄漏进入硬膜外间隙或神经孔造成神经损伤，需要进行外科手术减压。

邻椎体与椎体强化术相关性较高，椎体压缩骨折引起局部脊柱后凸畸形，使重心前移，负荷加载到相邻椎体上。Kobayashi[87] 等人发现在骨质疏松患者的邻近完好的椎体预防性注入骨水泥可以预防新的压缩性

表 66-4　椎体增强术的禁忌证

绝对禁忌证	相对禁忌证
顽固性的凝血障碍	俯卧受限
状态失调	椎体高度丢失≥66％（椎体成形术）
对骨水泥和对比剂过敏	椎体后壁破坏
脊柱不稳	骨折块后移造成椎管狭窄程度≥20％
脊髓病变	原发性椎管狭窄
患者孕期	扁平椎
活动部位感染或败血症	驼背
椎弓根骨折	H 型椎体
椎体爆裂性骨折	多次手术史
年幼患者	肥胖
与骨折非相关性疼痛	肺功能状态欠佳
致密的组织或成骨细胞肿瘤	3 个以上椎体压缩性骨折

表 66-5　椎体成形术和椎体后凸成形术的骨水泥泄漏情况

部位	椎体成形术	椎体后凸成形术
硬膜外腔	32.0％	11％
脊旁肌	32.5％	48％
椎间隙	30.5％	38％
肺部	1.7％	1.5％
椎间孔内	3.3％	1.5％

骨折。Oakland[88-89] 等人注意到在正常负荷下适度活动，没有足够证据支持预防邻近椎体骨折需预防性行使用椎体强化术。Eck[82] 等人开展的 meta 分析认为椎体成形术邻近椎体骨折率比椎体后凸成形术具有统计学意义的增高（17.9％ vs. 14.1％）。Trout[90] 等人报道椎体成形术后邻椎更容易发生椎体骨折，骨折发生率约为不相邻椎体的 4.62 倍。因骨质疏松引起椎体骨折再次骨折发生率是无原始骨折患者的 4 倍。因此预先增容邻近椎体是否增加患者椎体骨折风险需要进一步研究，而且现在也没有证据支持预防性的强化邻近椎体的有效性。

证据

有两个多中心、随机、双盲、安慰剂对照试验评估了椎体成形术治疗疼痛性骨质疏松椎体骨折的疗效。目前没有关于椎体后凸成形术的相关研究，但是有一项前瞻性、随机、双盲的研究，对比了椎体后凸成形术与传统椎体强化方法的治疗情况。

表 66-6　椎体后凸成形术的优势与不足

椎体成形术	优势	不足
	花费更低	42％水泥泄漏率
	术程更短	有限地恢复椎体高度丢失
	减轻疼痛	难以修复矢状面平衡
	由于水泥溢出导致的罕见临床后遗症	
	可以在局部麻醉下操作	
	稳定和强化椎体	
椎体后凸成形术	优势	不足
	水泥泄漏更低发生率	费用增加
	并发症发生率更低	术程更长
	等效止痛	更有可能需要全身麻醉
	恢复椎体高度	通常需要住院治疗
	修正矢状面失衡	
	稳定和强化椎体	

Buchbinder[91] 等人研究了 78 名患者随访 6 个月情况，参与度达到 91％。研究自 2004 年开始登记，2008 年开始执行，并以随访 2 年为目标。入组患者筛选标准为：背痛时间≤12 个月，伴有 1 个或 2 个椎体骨折，并且磁共振成像上有 I 级或以上压缩性骨折伴随水肿和（或）骨折线。总共筛选 468 名患者，其中 248 名患者不符合入选标准，141 名（加上 1 名死亡）不愿意参与此调研。在这 78 名满足入选标准的患者中，38 名接受椎体成形术，40 名接受假手术。假手术组将 13 号穿刺针置入椎板，用钝头探针取代利头探针，轻柔攻丝进入，以模仿椎体成形术。假手术时，研究者也会混合骨水泥以使味道扩散至整个手术间来充分模拟手术。所有参与者必须参加基础测试如"起走试验"，即患者被要求从标准椅上站起，走 3 m，转身，再回到椅子上坐下。被试者根据骨折急性程度进行分类（少于 6 周和 6 周以上）。初始观测指标是 0～10 分级的整体疼痛评分，进一步观测指标包括生活质量评价、休息痛、夜间睡眠疼痛情况以及 Roland-Morris 残疾问卷调查。分别在 1 周、1 个月、3 个月和 6 个月进行测量。椎体成形术和假手术组疼痛评分平均降低 2.6（±2.9）和 1.9（±3.3）。研究者认为在术后 6 个月，椎体成形术组与假手术组相比无明显优势。研究者承认此项研究有局限性，只有 78 名患者参与研究，141 名患者拒绝加入。本项研究具有多个缺陷，包括[92]：

- 他们注意到患者磁共振图像上不一定会有水肿，可能只显示有骨折线，尽管骨髓水肿可以反映急性骨折。
- 还有关于"急性"的定义，有人认为应 1 年以内，但大部分人认为应该是限制在 4～6 周内。
- 假手术组只是在局部麻醉下对脊柱关节突关节进行操作。
- 原始的全身疼痛评分因为是概括全身疼痛，所以可能不能明确反映后背痛。
- 研究没有说明后背痛是由骨折引起，没有通过按压棘突来找出压痛最重的部位。
- 没有记录疼痛程度和功能障碍均满足条件但未参与研究的患者情况。

Kallmes[93] 等人研究 131 名有 1～3 处压缩骨折并出现疼痛时间少于 1 年的患者，疼痛评分至少 3 分（0～10 分为标准），骨折时间不确定的采用磁共振或骨扫描来评估水肿情况。对骨折时间不确定的患者进行影像学检查，其中只有检查表现为水肿的患者符合入选条件。总共筛选了 1813 名受试者但是其中 300 名满足条件的拒绝参与研究。共 131 名患者入组，其中 68 名接受椎体成形术，63 名接受假手术。假手术组采取局部麻醉方式，注射 0.25% 的丁哌卡因从皮肤、皮下组织渗透到椎根弓的骨膜。假手术组不使用 11 或 13 号套针，而是口头或是物理方式给患者背部施压，并打开聚甲基丙烯酸甲酯单体。主要结果测量包括一年以上不同时期的改进 Roland-Morris 问卷调查（RDQ）和疼痛评分，主要目标评估结果是术后 1 月治疗效果。次要结果包括第 2 版《健康状况调查问卷问卷 SF-36》，调查患者生理和心理状况，还有阿片类药物使用情况。随访 1 月后，椎体成形术和对照组疼痛评分的平均值分别为 3.9（±2.9）和 4.6（±3.0）。两组 RDQ 平均得分基本相同。在交换入组时，43% 的对照组患者加入椎体成形术组，而只有 12% 的患者从椎体成形术组加入对照组。次要结果的评估似乎没有什么较大区别，但是在疼痛改善方面椎体成形术组明显比对照组改善许多（64% vs. 48%）。研究者认为两组患者术后 1 月无明显差异，他们列举了一些研究的不足：

- 组间 1 个月后交换入组使数据整理复杂化。
- 没有将研究的结果与可能影响结果的其他治疗方法相比较。
- 椎体成形术后或者骨折愈合后疼痛持续存在说明疼痛不仅由骨折引起。
- 椎体成形术只对某些年龄层次或愈合阶段的患者有效，而不是所有患者。

- 未评价椎体后凸成形术。

批评者[92]对于这项研究还进一步提出了一些缺陷：

- 存在入选者选择偏差；
- 患者筛选条件存在不足，未要求所有患者进行骨扫描或是磁共振检查是否有水肿表现；
- 对于疼痛程度和功能障碍均满足入选条件但拒绝参与研究的患者未进行跟踪报道；
- 假手术组仅是小关节封闭，而不是沿椎体成形术入路空针注射。
- 研究没有说明后背痛是由骨折引起，没有通过按压棘突来找出压痛最重的部位。

以上研究的结果让脊柱学会非常震惊，因为多年以来，椎体强化术在临床上的确能有效缓解急性椎体压缩骨折的疼痛症状，而且大量前瞻性、回顾性研究也证实此种疗法在缓解疼痛方面效果显著。以上研究结果提示椎体成形术的入选标准需要改进，而对于有急性疼痛的患者随机、双盲、安慰对照研究难以开展。对于满足入选条件但拒绝参加研究的患者的重要体格检查和影像摄片结果也要详细参照对比。这有利于以上研究的主持者更好回顾评估那些满足条件的非参与患者。进一步的研究需要将此类患者考虑其中，而不是直接得出椎体成形疗效不比安慰组好的结论。

Taylor[81] 等人做了一项系统回顾和 Meta 分析，比较了椎体后凸成形术和椎体成形术对于治疗椎体压缩骨折的有效性和安全性，并对预后结果做了预测分析。他们还做了回顾研究，比较椎体后凸成形术和传统治疗、椎体成形术和传统治疗、椎体成形术和椎体后凸成形术。研究者以 74 项研究为基础，其中无随机研究，他们认为有 Ⅲ 级证据支持椎体强化术对于传统治疗无效的骨质疏松性骨折有效。手术治疗的利大于弊，而且椎体后凸成形术不良事件发生率更低。他们随访研究椎体后凸成形术后患者至少 3 年，发现术后患者疼痛、功能、椎体高度和脊柱后凸角均有明显改善。研究者们进行了一项随访 12 个月的低偏差前瞻性研究，结论显示椎体后凸成形术对于治疗骨质疏松性椎体压缩骨折疗效强于传统治疗，至少与椎体成形术疗效相当。

Eck[82] 等人做了一项 meta 分析，评估椎体后凸成形术与椎体成形术的疼痛缓解程度和并发症风险。168 个研究符合筛选条件，从中得出如下结论：椎体成形术与椎体后凸成形术相比，VAS 评分改善更多（平均 VAS 评分降低 5.68 vs. 4.60），但是椎体成形术有更高的骨水泥泄漏和新骨折风险。

Wardlaw[94] 等人研究了 300 位有椎体压缩骨折的

患者，他们随机接受椎体后凸成形术和非手术治疗。他们采取如下入选标准：

- 胸 5 到腰 1 的 1~3 个节段压缩性骨折；
- 至少 1 个节段骨折磁共振检查显示有水肿影像；
- 骨折椎体高度损失至少 15% 以上；
- 单节段骨折必须满足两个条件。

主要结果是观测术前及 1 个月后 SF-36 得分，椎体后凸成形术降低 7.2 分，非手术组降低 5.2 分。研究者们认为两组的不良反应出现频率无差别，椎体后凸成形术对于急性椎体压缩性骨折是一项安全有效的治疗措施。这是唯一一项关于椎体后凸成形术前瞻性、随机、双盲研究，但研究中无安慰对照组，这是唯一的缺陷。

Masala[95] 等人通过对比 58 名接受椎体成形术和 95 名拒绝手术并进行保守药物治疗的患者，评估了椎体成形术的治疗有效性和经济效益。他们在第 1 周、第 3 个月和第 12 个月观察两组受试者发现均有 VAS 评分降低和活动功能改善。研究结果显示椎体成形术在第 1 周和第 3 个月结果明显，而在第 1 周相对传统治疗组 VAS 评分和日常活动，其绩效最好。在术后第 3 个月，椎体成形术在活动改善方面绩效最高，但是术后 12 个月两组花费无显著差异。

椎体后凸成形术一直被极力推介认为其可以恢复椎体高度和矢状面。只有极少数回顾报道讨论了这一优势。Kim[96] 等人得出结论认为椎体后凸成形术在严重骨质疏松型椎体压缩骨折治疗中，对于减少畸形和修正术中脊柱后凸角方面具有良好的耐受性和治疗效果。

椎体强化术治疗多发骨髓瘤和骨转移瘤

对于多发骨髓瘤和脊柱骨转移瘤的也有一系列的研究。Fourney[97] 等人回顾研究了 56 名接受椎体成形术或是椎体后凸成形术的骨髓瘤或骨转移瘤的患者（共 97 次手术）。84% 的患者术后疼痛减轻，9% 无变化，无患者症状加重，但是 9.2% 的患者存在无症状性骨水泥泄漏。术后 1 年患者疼痛得分明显改善，而术后 1 月患者已经开始减少止痛剂使用量。Berenson[98] 等人随机给 134 名患有疼痛性椎体压缩性骨折（≤3 个节段）的癌症患者行椎体后凸成形术（n=70）或非手

术保守治疗（n=64）。他们把骨折部位有原发骨肿瘤、成骨细胞瘤和浆液性瘤的患者排除研究之外。主要结果是在 1 个月后进行 Roland-Morris 残疾调查问卷，结果发现椎体后凸成形术明显改善（-8.3），非手术治疗组仅 -0.1 分。次要结果包括 VAS 评分也降低明显（-4.1 分 vs. -0.5 分）。两组未见明显严重不良反应差异。研究者们得出如下结论：椎体后凸成形术组在统计学和临床上都有能明显改善患者疼痛和活动能力，且不会增加不良反应发生率。

Pflugmacher[99] 等人发现继发于骨转移瘤的腰椎和胸椎压缩性骨折患者行椎体后凸成形术后在 VAS 和腰椎功能障碍指数都显著改善。65 名接受前瞻性随访 24 个月的患者各项评分均持续提高，同时有 12% 骨水泥泄漏率和 8% 椎体骨折发生率，但没有发生有症状的骨水泥泄漏事件。

其他回顾性研究[100-101]已经证明了椎体成形术在脊柱转移瘤和多发骨髓瘤治疗方面具有减轻疼痛和减少止痛药应用的显著效果，并且并发症发生率也很低。

要点

- 骨质疏松症和椎体压缩性骨折发病率高，需要引起公众关注。
- 椎体强化术对于保守治疗无效的疼痛性椎体压缩骨折是一项安全有效的治疗方法。
- 谨慎的操作和熟练的技术可以避免严重并发症，所以手术最好由经验丰富、操作熟练的医生来完成。
- 椎体成形术和椎体后凸成形术均可有效缓解患者痛苦，但是近来的双盲，安慰对照研究表明对于骨质疏松性椎体压缩骨折，椎体成形术组并不比安慰剂对照组疗效好。
- 多项证据支持椎体后凸成形术治疗多发性骨髓瘤和脊柱转移瘤引起的椎体压缩骨折有较好疗效，但是椎体成形术也一样安全有效。
- 通过合适的病史，体格检查和影像学结果筛选患者，对于椎体强化术的成功至关重要。

参考文献

参考文献请参见本书所附光盘。

超声引导下交感神经阻滞：星状神经节和腹腔神经丛阻滞

Michael Gofeld ● Hariharan Shankar

周爱骏 译　程志祥 审　Zhuo Sun 校

颈交感神经镇痛和神经阻滞开始于 20 世纪 30 年代中期。该方法最初由 Leriche 提出，主张用于治疗心绞痛。随后，这项技术最终被 Findley 和 Patzer 不断完善，并基本成型[1]。它常用于交感神经介导的疼痛和上肢缺血的诊断和处理。此外，星状神经节阻滞一直被主张用于多种疾病的治疗，如幻肢痛、带状疱疹后神经痛、癌痛、心律失常、颜面部疼痛和血管性头痛[2]。最近，颈交感神经阻滞被认为是一种对脑血管痉挛有效的预防和治疗方法[3]。

星状神经节阻滞

星状神经节，也称为颈胸神经节，是由颈下神经节和第一胸交感神经节融合而成。约 80％ 的人有星状神经节。星状神经节的解剖结构和位置已经被解剖学、磁共振成像、计算机断层扫描所研究[4-8]。它通常位于第一肋颈前路颈长肌外侧缘，位于椎血管后方，并被胸膜从胸膜顶分开。长 1～2.5 cm，宽约 1 cm，厚 0.5 cm，可能呈梭形、三角形或球形[7]。

虽然通过 C7 径路可达到星状神经节，但通常根据以下解剖标志在 C6 处阻滞：显著的横突前结节（Chassaignac 结节）、环状软骨、颈动脉[4]。由于只有交感神经纤维贯穿或颈中神经节可在 C6 水平，这应该更准确地被称为颈交感神经阻滞。颈中神经节或穿越交感神经纤维位于颈长肌肌腹的外侧[10]。诚然，这样一个"便捷"的位置，使到交感链诊断或阻滞治疗变得容易。

虽然透视引导是现在常用的，但传统做颈交感神经阻滞是"盲"穿。操作者通常触及胸锁乳突肌，轻轻推开颈动脉，接着将穿刺针从气管旁插入，抵到骨质，大概在椎体的侧面，然后将针退回 1～5 mm，并注入药液。这种方法认为，穿刺针在颈长肌外侧有足够的位置，而这里是星状神经节的所在处。然而，这种本质上是"盲目"气管旁注射技术结果不可靠，并会带来各种相关的副作用和并发症，如血管内注入、血肿，短暂的喉返神经麻痹、关节盘炎、食管损伤等。

Narouse 等进一步强调这个盲目方法的风险，指出盲注在 C6 水平左侧，可能无意中导致食管穿刺伤，也可能穿过甲状腺。血肿的形成可能与甲状腺下动脉损伤有关。放射引导技术降低了"盲穿"的风险。尽管颈交感神经干（CST）的解剖位置是局限于软组织（颈长肌、甲状腺和食管）而不是颈椎椎体，但它有骨性解剖识别的优势。造影剂的预先注入有助于精确穿刺位点，尽管造影剂可能显示异常或不一致的弥散。显然，无论是"盲穿"还是透视引导下的注射都不能确保可靠的结果。

在 C6 水平注射麻醉剂有着悠久的历史和演化，但星状神经节阻滞的可靠性是最近才测试的。颈交感神经阻滞的成败取决于给予麻醉药的穿刺针位置精准与否，因此，完全依赖于 CST 的解剖位置和颈长肌的厚度。一些临床和尸体试验，试图阐明液体在 C6 水平注射时的弥散模式[8,16-19]。这些研究结果相互矛盾，可能是由于在研究设计的差异：尸体与活体，注射剂的低容量与高容量，以及计算机断层扫描与透视的控制。一项尸体的研究结果表明，溶液沉积到椎骨前"层间的空间"，提供了溶液在星状神经节的可靠地弥散[18]。颈椎椎前筋膜附着至颅底和延伸至椎前肌肉（头长肌、头直肌和颈长肌）附于 T4 椎体远端，正好超越颈长肌。这种筋膜的位置形成让注入液体可以流动的间隙。

虽然一些解剖学和影像学研究表明有筋膜下间隙，但教材仍将 CST 路径归为筋膜上平面[5,20]。希望最近发表的两项研究能结束这个讨论。第一个研究利用尸体解剖与人类的 MRI 成像，显示星状神经节筋膜下的位置。这一研究描述的颈长肌厚度变异较大，这可能会导致阻滞无效的结果[21]。第二项研究被设计作为逐步验证的方法，一种新的超声引导下方法（见下文）；通过三维（3D）超声检查定位一个交感神经干的筋膜下的位置，并在尸体解剖上得到证实。此外，本研究在 C6 水平测量的颈长肌厚度，证明此肌肉比以前在区域麻醉文献中提出的厚 2～10 倍。因此，用传统方法的常规注射会导致肌肉内注射，CST 将只有在注射剂的溢出和扩散的情况下才被麻醉[22]。

超声引导是一个合乎逻辑的解决方案，以确保通过软组织可做准确的注射。对肌肉、筋膜、血管、内脏和骨表面的清晰成像使超声图像引导优于 X 线透视下 CST 阻滞。1995 年，Kapra 等提出了超声引导技术，并有系列案例报道。作者发现，与盲注相比，超声引导下星状神经节阻滞局部麻醉用药量较少（5 ml，而不是 8 ml），无血肿形成（而盲注组有 3 个患者有血肿形成），并可快速诱导霍纳氏综合征。然而，由于在 C7 水平以下组织可视度差，作者认为此方法仅使用于 C4～C7 水平的局部麻醉药，并推测上肢交感阻滞与星状神经节阻滞无本质联系。他们的发现与 Hogan 等人所发表的意见一致[7]，但不同于 Gofeld 等人的观点[22]，他们发现在所有患者（n＝10）中，造影剂可扩散至 C4 到 T1 水平之间（n＝10），偶尔到达 T2 水平。

Shibata 等[23]首次提出筋膜下注射会导致更好的注射剂的弥散和更可靠的交感神经阻滞；然而，在这项研究中公布的图片更加符合肌内注射。这种注射可以成为一个发病和阻滞扩散的限制因素。最近公布的研究[22]证实了在筋膜下，而高于颈长肌处注射 5 ml 的局部麻醉剂，可保证溶液扩散到星状神经节。

技术

有两种颈交感干超声引导方法：改良"前"气管旁平面外径路和新的"侧"平面径路。这两种技术都可使用低频或高频超声探头。低频超声提供了更好的周围结构显像并利于进针，而高频探头则提供了更好的解剖学和筋膜清晰度。

前路法

患者取仰卧舒适位，颈下可以垫枕，以达到适当伸展。头可以稍微旋转向注射对侧，增加颈动脉和气管之间的距离，改善超声显像。随后备皮、铺巾，应用无菌超声波凝胶。探头用无菌透明敷料覆盖或套袋。超声探头置于环状软骨水平，胸锁乳突肌前以做颈前位超声。短轴超声显示典型的 C6 横切视图——显著的前结节、短后结节，和 C6 神经根（图 67-1）。扫描尾端和背部见到 C7 横切视图。C7 横突没有前结节。C7 神经根正位于后结节前面（图 67-2）。在 C6 水平，颈长肌被视为一个与横突和椎体相邻的椭圆形结构基座（图 67-1）。有时也看到颈长肌的尾部。CST 显示一个梭形结构（颈中神经节），通常位于颈长肌表面的后外侧。如果 CST 无法确定，则只能看到一些扁平组织位于椎前筋膜平面以下。首先确定正确的注射平面，并辨认周围的解剖结构，"前路"径路即可进行。通常，距离两侧颈动脉和气管是足够宽，因此，只有甲状腺组织和浅表颈部肌肉在针入的颈长肌表面中间。轻柔的压力，实际上可能会减少皮肤到目标间的距离，还进一步分离颈动脉与气管。额外的扫描应进行确认，甲状腺下动脉是不会立即在尾侧看到。注射是一种短轴出平面的方法进行（图 67-3）。探头尾部接触的皮肤予以麻醉。用脊椎穿刺针进行注射，针（22～25 号和 2～3.5 英寸长）与三通旋塞阀、延伸管连接两个注射器，一个含 0.9％NaCl 和一个含局部麻醉剂。针在连续超声引导下，使用短轴出平面的方法，定位到颈长

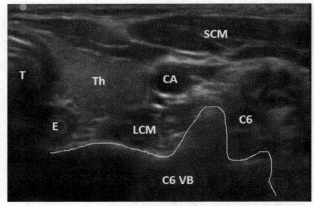
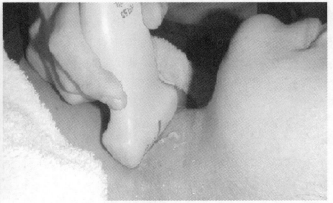

图 67-1 超声探头位于环状软骨水平（右）；颈前声像图（左）。T，气管；E，食管；TH，甲状腺；CA，颈动脉；SCM，胸锁乳突肌；LCM，颈长肌；C6，发出的 C6 神经根；C6 VB，C6 椎体；白线，C6 椎体的轮廓

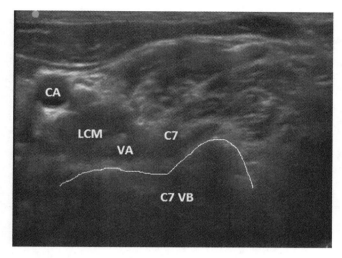

图 67-2　超声图像在 C7 椎体水平。CA，颈动脉；VA，椎动脉；LCM，颈长肌；C7，C7 发出的神经根；C7 VB，C7 椎体；白线，C7 椎体的轮廓

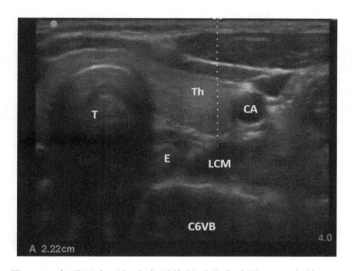

图 67-3　轻柔压力下探头在颈前得到的声波图。T，气管；E，食管；Th，甲状腺；CA，颈动脉；LCM，颈长肌；C6 VB，C6 椎体；白色虚线，皮肤到目标距离（2.2 cm）

肌的前表面插入。当看到针尖后，无论是直接或间接地（组织运动）接近目标，注入 1～2 ml 生理盐水，以确认针在椎前筋膜下的位置，并助于清晰分离组织层（图 67-4）。如果看到注射液在筋膜上或肌肉内，针必须小心地重新定位。如果药物扩散适合，注射 5 ml 局部麻醉剂后拔针。

注：当下列情况出现时，"前路"法应该被摒弃，尝试一种改良的"侧路"法。这些情况包括：前声像图显示颈动脉和甲状腺之间的距离狭窄，蜿蜒曲折的甲状腺下动脉在图像中不能避开，食管在颈长肌上方可见（左侧），或甲状腺囊肿的存在。

外侧入路

患者采用侧卧位，治疗侧向上。准备工作和超声检查，如前所述。然而不同的是，探头置于 C6 横突平面，而不在颈前。C6 神经根和前突的定位至关重要。探头放置如图 67-5 所示，与预计径路进针相邻的组织应只有 C6 横突前结节可见，在进针点与颈长肌的外侧表面之间应无内脏或神经。进针径路应该完全在肌肉内，通过胸锁乳突肌、前斜角肌，或两者兼而有之。偶尔颈内静脉可在针道内显像，但它通常会被探头的轻微压力压扁。

于超声探头后立即进行皮肤麻醉。在连续超声引导下，先前描述的针使用短轴平面技术插入（图 67-6）。外侧入路的优势，除了避免通过甲状腺时伤害，是完全可以在显像下控制从进针到注射点的全过程。针的位置确认和其余部分的过程与前路法相同（图 67-7）。

注射 5 ml 局部麻醉药可在 C3～T1 椎前弥散，并完全阻滞颈交感干和星状神经节（图 67-8）。如果不想阻滞上颈神经节，将谨慎地限制注射液的体积为 3 ml。

软组织、血管和颈交感神经节可视化使超声波成像优于 X 线透视引导。筋膜下注入 5 ml 麻醉剂可靠地产生颈交感阻滞。超声引导可以预防与盲注或透视引导技术相关的并发症和不良结果的产生。

腹腔神经丛阻滞

在一般人群中，慢性内脏痛是最常见引起病痛原因之一。内脏痛的主要原因包括胃肠功能紊乱、内脏恶性肿瘤、慢性胰腺炎等。可用于这些疼痛治疗的选择是药物和介入。腹腔神经丛阻滞术（celiac plexus block，CPB）适用于肿瘤淋巴结转移，及包括胰腺、胃、十二指肠、近端小肠肿瘤引起的慢性内脏痛。也有报道，腹腔神经丛阻滞术（CPB）可治疗慢性胰腺炎的疼痛[24-25]。CPB 在疼痛研究中最广泛的是胰腺癌。大约 75% 胰腺癌患者遭受中度至重度疼痛，严重影响机体功能和生活质量。神经破坏 CPB 是其治疗的一个补充。

本节将回顾 CPB 的解剖，证据和具体技术，侧重在经皮超声引导技术。

超声引导下腹腔神经丛阻滞

临床相关的解剖学

腹腔神经丛由 2～5 个腹腔神经节的神经纤维网组

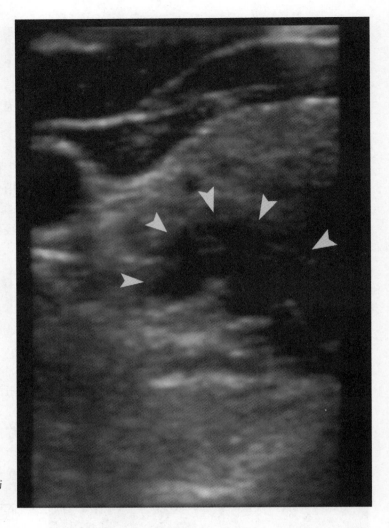

图 67-4　针尖端（圆）位于椎骨前筋膜下注射局部麻醉药（箭头）。颈长肌被注射挤压，出现"高回声"

成，大约位于 12 胸和（或）第一腰椎水平。腹腔神经丛围绕腹腔干和肠系膜上动脉的根部。它位于腹主动脉和隔膜角的前部，胃和网膜囊的后部。突触前交感神经纤维丛由起源于 T5～T12 椎旁交感神经节发出的内脏大、小、最小神经组成。腹腔神经丛通过多个小丛和神经纤维伴随的动脉依次供应各种腹部脏器。此外，

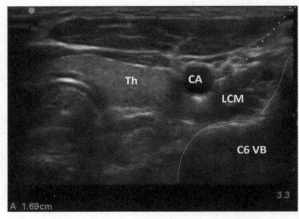

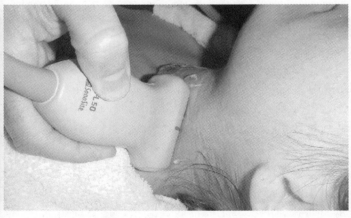

图 67-5　线阵探头定位在 C6 椎体水平（右），标记进针点；前外侧颈声像图（左）。Th，甲状腺；CA，颈动脉；LCM，颈长肌；C6 VB，C6 椎体；白色虚线，皮肤到目标距离（1.69 cm）

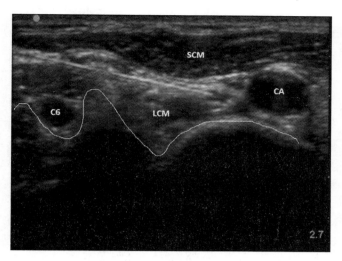

图 67-6　针位于前外侧颈椎骨前筋膜下的声像图。CA，颈动脉；SCM，胸锁乳突肌；LCM，颈长肌；C6，发出的 C6 神经根；白线，C6 椎体轮廓

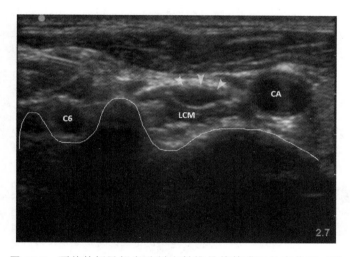

图 67-7　颈前外侧局部麻醉剂注射椎骨前筋膜下的声像图（箭头）。CA，颈动脉；LCM，颈长肌；C6，发出的 C6 神经根；白线，C6 椎体轮廓

腹腔神经丛也接收来自迷走神经副交感神经的供应。各种供给结构包括膈膜、肝、胃、脾、肾、肾上腺、卵巢和睾丸、小肠、结肠、结肠脾曲等。腹腔神经丛也发出分支到肠系膜上动脉和肠系膜下丛。

适应证

　　CPB 可以用于缓解来自胃、肝、胰腺、脾、近端小肠肾上腺旁边肿瘤的疼痛。CPB 也曾用于减轻慢性胰腺炎和胆道介入操作引起的疼痛[24-26]。

可用的技术与方法

　　依靠体表定位经皮腹腔神经丛阻滞（CPB）是由

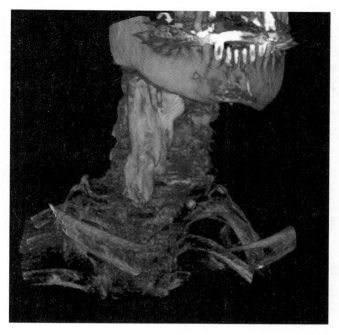

图 67-8　CT 重建显示 5 ml 注射液在 C2～T1 水平之间的典型传播

Kappis 在 1919 年开始的。随着 X 线透视、计算断层扫描（CT）、超声、磁共振成像（MRI）的引入，对影像的要求在 CPB 安全操作中是显而易见的，虽然目前没有研究去比较不同成像方式的效果[27-29]。这些技术包括十二指肠内镜超声引导 CPB，手术中 CPB 和经皮 CPB。前入路和后入路法已经在应用[30]。前入路法应用于手术中，经皮和内镜超声引导下 CPB。X 线透视、磁共振（MRI）和体表定位注射法是后入路法。CT 引导的 CPB 可能应用前入路法或者后入路法，虽然通常是首选后入路法。X 线透视和 CT 增加患者和医务人员辐射暴露的风险。CT 可以对神经丛、腹腔动脉和邻近结构提供更好的细节，增强安全和更加精确。透视可能无法显示软组织，而有造成软组织损伤的风险。CT 和 MRI 需要昂贵的设备，不方便携带，占据了大量的空间，阻碍在患者床旁操作。虽然公开说 MRI 用于 CPB 有 57% 的成功率，但这可能不是完全真实的数字[31]。

　　虽然内镜超声引导 CPB 可在清晰的神经节显像下进行安全地操作，但是需要使用其他设备，并有其并发症和副作用。内镜 CPB 可能较 CT 引导 CPB 相对更划算[25]。经皮超声引导 CPB 已成功地应用多年，并有以下几个优点：低成本、便携式，可在床边操作，没有辐射。此外，仰卧使患者更舒适。也因清晰可视，可避免进入肾或脊髓，以及腹主动脉、腹腔干、肠系膜上动脉等。也可以实时观察注射液扩散。缺点包括更深层次的结构不清晰，还有胰腺和肠腔空气的干扰。

类似于 CT 引导，它可能会导致胃、肠、胰腺、肝穿孔。

文献报道了各种各样的技术和方法，除了单针和双针技术，还包括逆膈脚、膈脚前、经膈脚、经盘间、经动脉和内脏神经切除[32-38]。每个技术都有它的支持者和反对者，优点和缺点。CT 显示癌症扩散状况，有时可以决定治疗的方法[39]。

腹腔神经丛毁损阻滞通常是在诊断性局部麻醉剂注射后，使用 6%～10% 苯酚或 50%～100% 乙醇进行[40-41]，尽管诊断性阻滞的价值不高。

腹腔神经丛阻滞的应用证据

腹腔神经丛毁损阻滞已被证明可有效地改善多达 20% 的胰腺癌患者疼痛，当结合其他方法时，它可有解缓解 80% 的患者疼痛[40]。腹腔神经丛毁损提供的疼痛缓解似乎是更好适用于早期患者，而非晚期患者[42-43]。许多作者还证实：尽管 VAS 评分相似，但腹腔神经丛毁损阻滞减少了阿片类药物消耗[44-46]。腹腔神经丛毁损后生存期的变化一直是有争议的，可能严格的统计标准阻碍检测生存期的细微差别[46-47]。腹腔神经丛毁损阻滞对生活质量的改善仍有争议，因为有些随机对照试验观察到改善，而另一些则没有[43,47-49]。最近的回顾性调查发现，腹腔神经丛毁损与先前低剂量阿片类药物使用有一定效果。

并发症

大约分别有 38% 和 44% 的患者在 CPB 后并发有直立性低血压和短暂性腹泻等副作用。经常报道的并发症之一是注射部位疼痛，大约有 90%。其他罕见的并发症是腹膜后血肿，损伤胸膜和肺导致气胸，损伤肾脏和肠道，瘫痪继发于注入硬膜外或椎管神经损伤或继发于意外注射麻药入腰膨大动脉，所有这一切都低于 1%[27]。肠系膜上静脉血栓形成报道于酒精腹腔神经丛毁损[51]。血管内注射麻药，是一个潜在的并发症，用苯酚可导致震颤和抽搐[52]

经皮超声引导腹腔神经丛阻滞技术

知情同意后，患者取仰卧位，并依据美国麻醉医师协会监控指南进行手术管理。建立周围静脉通路。患者在手术过程中某些时刻可能会按需要调整呼吸。通常，探头使用低频，曲线阵列，3～5 Hz。扫描从上腹部开始向椎尾部移动，在横切面上找到主动脉，椎体和肝脏（图 67-9）。一旦找到腹腔干，可用彩色血流多普勒验证血管（图 67-10）。随后，探头转为纵向，找到腹腔干和肠系膜上动脉（图 67-11）。彩色血流多普勒再次用于验证血管。主要以次找到腹腔干和肠系膜上动脉之间的空间。有些人认为针尖位置指向腹腔干的头侧能确保麻药更好地扩散[28]。神经毁损治疗药

图 67-9　超声横切图像显示的下腹中部与腹腔干相关各种结构。IVC，下腔静脉

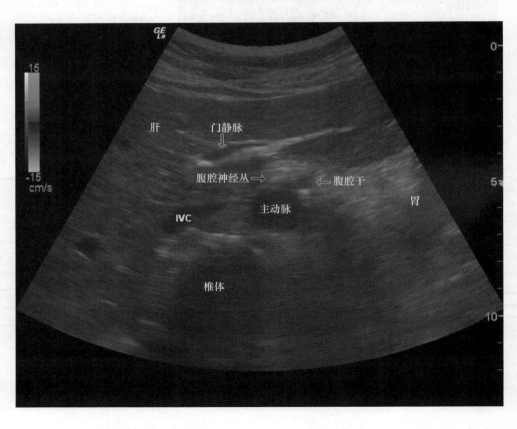

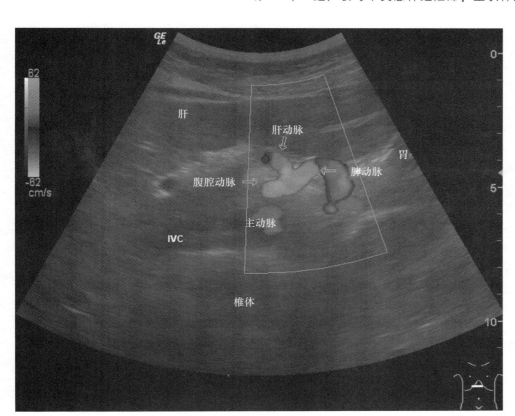

图 67-10　腹腔干的彩色血流多普勒横切超声图像。IVC，下腔静脉；

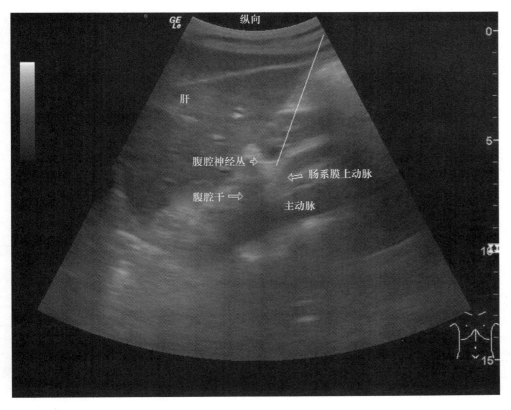

图 67-11　腹腔干和肠系膜上动脉纵切超声图像显示行针的路径

物的扩散更多取决于癌症扩散，而非针的位置。基于组织在进针径路的位置，定位扫描可以帮助选择阻滞方法。

定位扫描后，区域消毒准备、铺巾。将探头用无菌套筒套住，再次确认目标。用 22G，15 cm 长的 Chiba 针在纵向视图中进入腹腔干和肠系膜上动脉之间的空间。针可能在平面内或平面外，这取决于针的大小，到达目标区域的最安全路径和医生的个人偏好。正确定位后针连到延长管，回抽，然后将 3 ml（实验剂量）含肾上腺素的利多卡因注入，实时排除任何血管内吸收。随后，实时注射 5 ml 增量神经毁损药物。通常使用剂量从 10 ml 到 50 ml 不等。使用的乙醇浓度从 50%到 100%不等。而苯酚浓度范围从 6%到 10%。手术结束时，用 1 ml 的局部麻醉药冲洗针，以冲出针管内剩余的麻药。这可以减少继发于皮下麻药渗透的疼痛。

另一种双针技术也被描述，腹腔干在横向视图下可见，进针从探头侧面进行。作者认为用这种方法可更好地观察注射情况[53]。

结论

实时超声引导下 CPB 是安全的，前路法可在床边使用。也许对俯卧困难的患者来说尤其有用。这种技术很容易学习，并已经证明其效果。

要点

- 腹腔神经丛是来自 T5～T12 大、小和最小内脏神经组成。
- 腹腔神经丛由几个神经节和互连神经组成，邻近腹腔动脉和主动脉汇合处。
- 超声引导腹腔神经丛毁损阻滞可通过前径路，相对安全，没有辐射。
- 超声引导是实时监测，可避免意外注入后结构（如神经轴）引起的神经损害。
- 注射目标是腹腔干的起源和肠系膜上动脉之间的间隙，可在纵向视图下进行。
- 腹腔神经丛毁损阻滞提供了慢性内脏痛缓解疼痛的方法，特别是胰腺癌疼痛。

参考文献

参考文献请参见本书所附光盘。

68 X线透视检查和辐射安全

Brian A. Chung ✹ Honorio T. Benzon

陈惠裕 译　Zhuo Sun 校

X线透视检查的应用革新了介入疼痛治疗。需精确穿刺定位的复杂操作通常借助于X线透视的帮助。这些操作包括背痛的介入治疗如硬膜外腔类固醇激素注射、椎间关节注射治疗、小关节面神经阻滞和神经根切断术、骶髂关节注射术、椎间盘造影术、脊髓电刺激电极放置和较新的介入治疗方法如椎间盘射频热凝法、髓核成形术和椎体成形术。X线透视检查也用于腰椎旁交感神经和腹腔交感神经阻滞如腹腔神经丛阻滞、上腹下神经丛阻滞、奇神经节阻滞。非脊柱临近区域的阻滞如三叉神经阻滞和半月神经节阻滞同样获益于X线透视检查的应用。

数项硬膜外腔注射类固醇的研究显示了X线透视检查的有效性。特别在肥胖、老年和关节炎患者中，解剖标志可能难于确定[1]。进入硬膜外腔的路径并非总是简单明确，特别是成年患者，其骶尾部体表标记并不清晰。此外，X线透视检查能向医师提供患者并不清楚的更多细节。例如一位研究者曾经治疗过一个椎板切除融合术，表现为右L1神经根病变的患者（图68-1）。患者并不清楚手术时曾在手术部位放置了一个骨刺激器。由于在X线成像中清楚显示了该刺激器，避开该刺激器后，成功实施了右旁正中硬膜外腔类固醇注射治疗（图68-2）。

在2002年一项全美国调查中，调查者发现X线透视检查的使用存在较大差异。私人执业医师使用X线透视检查比学术机构更为普遍。在颈部区域操作中，私人机构使用率达到73%而学术机构仅为39%[2]。在有椎板切除术病史的患者行经椎间孔硬膜外注射治疗中，私人机构有61%操作在X线透视检查下完成，而学术机构仅为15%[2]。对类固醇硬膜外注射治疗而言，针尖位置的正确性和造影剂在硬膜外前间隙的扩散只能依靠X线透视检查证实。

一项硬膜外类固醇注射治疗的早期研究显示，100个患者中有83个患者成功实施盲穿[1]。在该研究中，85%患者由训练有素的麻醉医师经椎弓行腰部硬膜外置管，但位置错误率达到17%。在另一项研究中，同样由训练有素的麻醉医师和一位整形外科医师行盲穿，

其正确置管率为75%[3]。

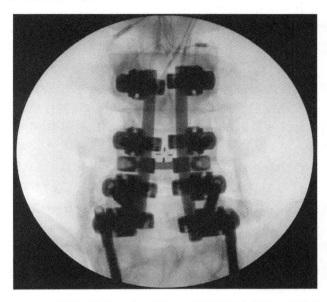

图68-1　椎板切除融合术患者的X线透视检查图像，另外还安置了骨刺激器

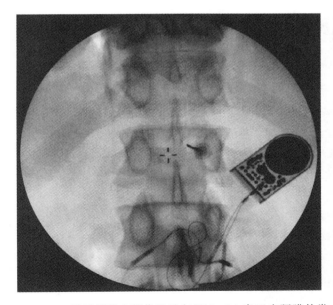

图68-2　X线透视检查图像显示右T12～L1旁正中硬膜外类固醇注射治疗完成，穿刺针经过骨刺激器附近。L1～L2椎间隙可见不透线的导线

在颈部硬膜外置管中，一项研究提示首次穿刺置管成功率为 37%[4]，63% 的硬膜外置管（24/38）需要二次操作。阻力消失法缺乏可靠性的部分原因是颈部黄韧带的不连续性[5]。该研究[4]的另一项发现是尽管作者进针时稍稍偏离中线，但单侧扩散发生率达到 51%（19/38）。除了进针时稍稍偏离中线外，硬膜外背正中皱襞（分隔硬膜外后间隙的薄层）也是导致单侧扩散的原因。颈部背正中皱襞存在尚未被证实，但胸腰部的背正中皱襞将硬膜外后间隙分隔成室进而阻碍了注入液体的自由扩散[6-8]。若发现造影剂单侧扩散，可以重新调整针尖的位置。Stojanovic 等[4]另一项更为令人感兴趣的发现是在硬膜外前腔仅有 28%（11/38 硬膜外造影）患者存在单侧造影剂扩散情形。由于突出的椎间盘位于硬膜外前腔并与神经根相接触，注射剂在硬膜外前腔的扩散就十分重要。药物在硬膜外前腔的分布是经椎间孔硬膜外注射类固醇药物治疗的基础（见第 45 章）。

骶部硬膜外类固醇注射治疗适合在 X 线透视检查下进行。如没有影像学的指导，即使有经验的放射科医生骶部置针错误率也达到 38%[9]。Renfrew 等[9]显示操作经验有助于医师提高硬膜外导管盲置的成功率。少于 10 次硬膜外穿刺经验的医师其成功率为 48%，而有经验的医师其成功率为 62%[9]。另一项研究显示高年资理疗医师在首次放置硬膜外针操作中成功率为 74%[10]。当体表标志容易确定时，成功率上升为 88%[10]。当应用 X 线透视引导时，成功率大幅提升。一项 116 例的 X 线透视检查下行骶部硬膜外类固醇注射治疗研究显示，放射科医师成功率为 97%[11]。这项研究[11]同时也发现，除了那些患有严重的椎管狭窄症

患者外，注入 9～15 ml 容量可以达到腰椎的中上段。

在有椎板切除术病史的患者中，成功进行硬膜外穿刺的尝试达到 2±1 次[12]。硬膜外穿刺困难的原因可能与硬膜外腔内纤维组织增生、粘连，导致阻力消失法的判断变得模棱两可有关。48 个患者中有 25 个患者其 Touhy 针和硬膜外导管放置在目标脊椎水平的上下 1～2 个间隙。缺乏可靠的体表标志与手术切除棘突造成脊间隙定位困难有关。当注射 5 ml 造影剂时，仅有 26%（12/47）造影剂分布到达患者的病变部位，估计可能是术后粘连阻碍了造影剂扩散所致[12]。此项研究[1,3-4,9-12]中穿刺成功率列在表 68-1 中。

Machikanti 等[13]强调了 X 线透视检查在硬膜外类固醇注射治疗中的重要性。由于造影剂扩散至病变部位的概率较低，需要使用 X 线透视检查以排除盲注时针尖位置不正确的问题。造影剂扩散的情形和患者治疗反应相关联，然而需要指出的是造影剂和类固醇溶液流动特性并不一致，造影剂的扩散并不能预测类固醇溶液的扩散。由于类固醇溶液易于在稀释剂（通常为局麻药或生理盐水）中产生沉淀，其扩散更为困难。

X 线透视检查除了能证实正确的进针部位外，其他优势在于注射前能够确定针尖是否位于非预期位置。尽管负压抽吸没有血液或脑脊液回流，意外的血管内注射或鞘内注射仍有可能发生。使用动态 X 线透视检查时能及时发现血管内注射造影剂，或在注射造影剂后立即消失而怀疑血管内注射。由于动脉进入椎间孔供应神经根和相应节段脊髓，血管内注射在经椎间孔路径特别危险。Smuck 等[14]完成了一项关于颈部经椎间孔硬膜外注射的前瞻性研究，观察同时发生硬膜外腔内注射和血管内注射的概率。在该研究中，有 13.9%

表 68-1 硬膜外穿刺成功率

路径	盲穿/透视下	医师	经历/职员	成功率	引用
颈部	透视下	麻醉医师	职员/住院医师	100*	4
腰部**	盲穿	麻醉医师	有经验	83	1
腰部	盲穿	麻醉医师和整形外科医师	有经验	75	3
腰部，s/p 手术	盲室	麻醉医师	主治医师	92	12
骶部	盲穿	放射科医师	主治医师	48～62†	9
骶部	盲穿/透视下	放射科医师	主治医师	74～88	10
骶部	透视下	放射科医师	主治医师	97	11

* 硬膜外穿刺不超过 4 次试穿
** 85% 的穿刺在腰部
† 有经验的放射科医师成功率为 62%，无经验的麻醉医师为 48%（见正文）

的患者仅发生血管内注射，而有 18.9% 的患者同时发生了硬膜外腔内注射和血管内注射。他们推荐在注射造影剂时行动态 X 线透视检查。他们完成的一项腰骶部区域注射的类似研究显示[15]，尽管血管内注射、硬膜外腔内注射合并血管内注射的发生率低于颈部区域，但仍然推荐在动态 X 线透视检查下进行操作。数字减影血管造影（digital subtraction angiography，DSA）能进一步提高动态 X 线透视检查发现血管内注射的敏感性。McLean 等[16] 在他们研究中发现，仅用动态 X 线透视检查血管内注射发生率为 17.9%，而使用 DSA 则血管内注射发现率上升到 32.8%。

鞘内注射的危害尽管没有动脉内注射那么严重但同样需要被发现。例如 3 ml 1% 利多卡因意外注入鞘内足以引起明显的运动和感觉神经阻滞及相应的血流动力学改变。此外，当注射溶剂并不位于预期的硬膜外腔时，也达不到其治疗效果。识别造影剂鞘内注射的扩散特征有助于避免这个并发症。在俯卧位患者的侧位影像上，可以发现特征性的造影剂液平线（图 68-3）。

在硬膜外类固醇注射治疗中，不使用 X 线透视检查的几个理由，包括避免辐射、X 线透视检查设备相关的技术人员和维护费用、X 线设备的场所安排和对造影剂过敏。然而，具有识别进针位置错误的优势使得 X 线透视检查在类固醇注射治疗中值得应用。X 线透视检查的更多益处包括可以证实造影剂是否在硬膜

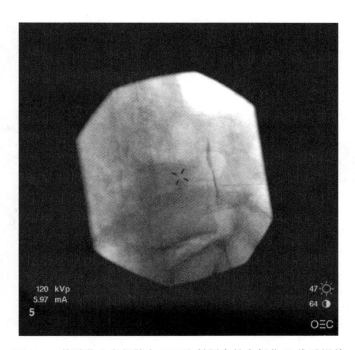

图 68-3　俯卧位患者行鞘内 25G 注射腰穿针在侧位 X 线透视检查下显示的图像。造影剂边缘不对剩（如偏前）形成造影剂-脑脊液后的线状显影

外前间隙内单侧扩散或者是否扩散到达病变的部位。证实正确的进针位置和注射溶剂的理想扩散有助于排除患者对治疗效应缺失的技术因素。正是由于这些原因，X 线透视检查造影和硬膜外镜检查成为硬膜外类固醇注射治疗和其他脊椎相关操作的标准。此外，由国际脊椎介入协会（International Spine Intervention Society，ISIS）出版的脊椎诊断和治疗操作实践指南要求经椎间孔硬膜外类固醇注射治疗和内侧支神经阻滞均应使用 X 线透视检查[17-18]。应用 X 线透视检查指导脊椎操作的最后一个因素是保险支付问题。例如在 2010 年 1 月 1 日建立的当代操作术语集（Current Procedural Terminology，CPT）编码中，内侧支神经阻滞被删除，取而代之的是将内侧支神经阻滞和 X 线透视检查下穿刺合并为一个项目。非 X 线透视检查下完成的内侧支神经阻滞操作不再拥有单独的收费编码。

X 线透视检查设备

用于医学影像的 X 线由电流产生。以毫安（mA）为计量单位的电流在 X 射线管内从加热的带负电荷的灯丝（阴极）到达高电压（kilovolt peak，kVp）的正极[19]。正极通常是高熔点的金属钨[20]。当电子和阳极相互作用时，能量以热和称为 X 线的光量子形式释放。这些 X 线从电子管中释放后或被患者吸收，或穿透患者。穿透患者 X 线的进入影像增强器，转化为在监视器上可见的图像或保存为永久的记录。

X 线透视检查设备的重要组成部分包括 X 线电子管、影像增强器、C 臂和控制面板（图 68-4）[21]。X 线电子管发射电子束通过高电压真空管形成 X 线从小孔射出。影像增强器收集电磁粒子并转化为在电视监视器上可观察的有用图像。C 臂使得 X 线源和记录仪（影像增强器）位于患者两侧。通过这个设计，医师可以方便地改变 X 线透视检查设备位置而获得患者的正位、斜位和侧位图像。控制面板（图 68-5）包含了技术员用于调整图像本身或产生图像参数的控制装置。对于后者，系统通常采用自动亮度控制（automatic brightness control，ABC）（见下文）。控制面板也包含图像放大和对准控制装置。许多设备也拥有 DSA 所需的软件，有助于发现血管内意外置管。图像对比度的性质取决于电子管电压（kVp）和电流的平衡[21]。kVp 是电子束通过 X 线真空管的电压。提高 kVp 值增加了 X 线束对患者的穿透率，减少了吸收率。这样就产生了更明亮，曝光更充分的图像，但同时也减少了对比度。成人正常身材行脊椎透视检查从～75 kVp 开

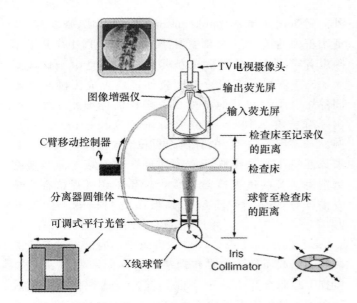

TV电视摄像头

输出荧光屏

图像增强仪

输入荧光屏

C臂移动控制器

检查床至记录仪的距离

检查床

球管至检查床的距离

分离器圆锥体

可调式平行光管

X线球管

Iris Collimator

图 68-4　*Reprinted from Fishman SM，et al：Radiation safety in pain medicine*，Reg Anesth Pain Med 27：296-305，2002，*with permission from the American Society of Regional Anesthesia and Pain Medicine.*

始，身材高大的患者需要较高的 kVp 值。背部检查通常需要 80～100 kVp，手部检查需要 50 kVp，腹部检查需要 70 kVp。Broadman[19]建议通过减少最高 kVp 值设定得到合适的对比度或灰度，以减少患者和工作人员的曝光度。电子管电流反映了经高电压真空管发射的电子数目。电子管电流设定在 1～5 mA，而较低的数值设置适合大部分介入透视操作。

影像的对比度取决于电子管电压（kVp）和电流的

平衡[19]。较高的 kVp 设置减少了 X 线吸收数量和曝光时间。然而，如果 kVp 设定值过高将造成可用影像所需对比度的缺乏。就得到的影像而言，就像曝光不正确的照片一样，所有物体过度曝光，难以分辨物体的特征。良好的透视设备采用 ABC 系统，其内部计算机能够自动分析影像的对比度，设置合适的电子管电流值，调整影像对比度和患者安全之间的平衡。推荐介入疼痛医师在进行大部分介入操作期间将设备设置为 ABC 系统。

辐射安全

X 线透视检查的增加意味着疼痛医师意识到辐射安全的重要性，应限制患者和工作人员的辐射曝露[22]。发表的综述、书籍、专题报告、政府出版物能帮助介入疼痛医师更好认识辐射安全的概念[19,21,23-27]。

辐射是能量以波或粒子的形式从辐射源释放的过程[21]。辐射包括 X 线、γ 射线、紫外线、红外线、雷达、微波和无线电波等。辐射吸收剂量（拉德，rad）是指来源于电离辐射的累积在组织中的能量单位。在国际体系中（International System，SI）常用戈瑞（Gy）代替拉德（rad）。戈瑞定义为 1 kg 被辐照物质吸收 1 焦耳的能量。1 Gy 等于 100 rad，等于 1000 mGy。

不同类型的辐射可能具有类似的吸收剂量，但产生不同的生物效应[21]。为了预测 X 线职业辐射，术语辐射吸收剂量按 1：1 转化为当量剂量雷姆（rem），在

图 68-5　X 线透视检查设备控制面板

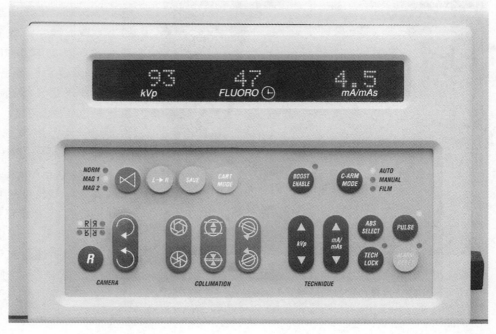

SI 体系中，当量剂量对应的单位是西弗（Sv）。1 rem 等于 1 rad，100 rem 等于 1 Sy。

辐射生物学

辐射的生物学效应既有 DNA 等大分子物质的直接破坏所致，也可由细胞内水分子离子化而产生高度活性的自由基损害大分子物质。急性效应（非随机性效应或确定性效应）发生在相对较高的辐射剂量情况下如放疗过程或辐射事故中。术语急性效应既指发生时间短，亦指照射剂量大。慢性效应是长期低剂量辐射所致。由于存在阈值效应，这些效应的严重性并不和照射剂量一致。因此慢性效应被称为随机性效应或非确定性效应。剂量低于 1 Gy 除了轻度细胞改变外通常不引起急性效应，然而在辐射曝露个体中增加了诱导癌症或白血病的概率。辐射当量达到 25 rem（0.25 Sv）可能造成血液系统抑制[21,25]。全身辐射剂量超过 100 rem（1 Sv）可能导致恶心、疲劳、放射性皮炎、脱毛、肠功能紊乱和血液系统抑制。平均每年来自医疗辐射剂量大约为 40 mrem（0.4 mSv）[21,25]。

最大允许剂量

最大允许剂量（maximum permissible dose，MPD）是指个体不产生明显副作用的最大辐射剂量。医师每年全身辐射剂量为 50 mSv。表 68-2 显示了各靶器官全年最大允许剂量[21]。对胎儿而言，每年最大允许辐射量为 0.5 rem 或 5 mSv。假定采用合适的技术和性能良好的设备，患者和工作人员的散射辐射剂量应低于上述剂量。辐射剂量的减少需要通过选择检查方式和成像程序以降低对患者和工作人员的辐射，包括掌握放射检查的辐射值的知识和成像方式，尽可能使用剂量-效率相适应的设备及合适的安装和维护。减少辐射剂量的基本原则是合理可行尽量低原则（as low as reasonably achievable，ALARA）或者最低合理可行原则（as low as reasonably practicable，ALARP）。这意味着在获得有价值的影像资料的操作过程中，所有步骤均采取最小的外部曝光方式。

患者辐射防护

为了减少患者的辐射曝露，应该采取几种防范措施。由于辐射曝露和照射时间呈线性相关，总体辐射曝露量等于曝露率乘于曝露时间，所以应尽量减少曝光时间。推荐在 X 线透视检查设备的图像增强器上安装激光瞄准器（图 68-6）。激光瞄准器使得技术员在摄片前在体表标定感兴趣的区域，这将减少因确定正确部位而需要的透视搜索次数。X 线阴极管应该尽可能远离患者。增加 X 线阴极管和患者的距离可以减少对患者的辐射。将患者贴近图像增强器可以获得更为清晰优质的影像。推荐患者至少远离 X 线阴极管 30 cm 以上。在保证有足够的完成操作的空间下，尽可能将患者贴紧图像增强器，以减少照射范围，从而减少患者所遭受的 X 线辐射。同样可以通过瞄准病变组织以减少散射而增加影像的质量。动态 X 线透视检应当被降至最少，尽可能多地依赖于图像冻结功能。许多设备具有间隙性的动态 X 线透视检功能。相比动态 X 线透视检的平滑影像，这个功能会产生不连续的活动影像。有些设备还有低剂量模式，可以提供缺少细节的较为粗糙的影像（如使用较高辐射剂量，影像将变得清晰）（图 68-7）。在高质量或平

表 68-2　靶器官每年允许最大辐射剂量

器官/区域	rem	mSv
全身	5	50
晶状体	15	150
甲状腺	50	500
性腺	50	500
肢体	50	500

From Fishman SM，Smith H，Meleger A，Sievert JA：Radiation safety in pain medicine. Reg Anesth Pain Med 27：296-305，2002，with permission.

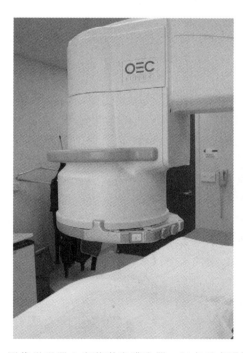

图 68-6　图像增强器上安装激光瞄准器。红点对应透视图像上的目标（类似十字线）

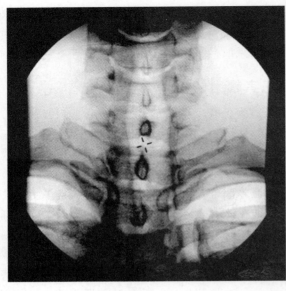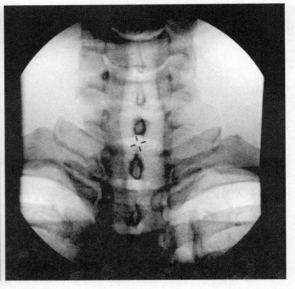

图 68-7　左侧图像采用标准 ABC 设置（kVp 71，2.2 mA）；右侧图像采用低剂量设置（kVp 75，0.84 mA）。低剂量图像边缘显得模糊外，两者相比差异略有不同

滑动态影像并非必需的情况下尽可能使用这些设置。最后，放大倍率应该被限制，因为图像增加 1 倍辐射量增加 2.25 倍，而图像增加 2 倍则辐射量增加 4 倍[21]。

正如上文所述，胎儿的最大辐射剂量为每年 5 mSv。有一个称为"10 天规则"的过时理论认为育龄妇女应该在月经开始后 10 天内行腹部 X 线检查，因为这段时间妊娠的可能性最小。如果发生了妊娠，胚胎此时对辐射效应最敏感。10 天规则可能是错误的，8～15 周胎儿对辐射效应最为敏感，因为在此期间大脑 DNA 增殖率达到最大[23]。妊娠期间任何明显的辐射有害反应将导致可能的自发性流产。

工作人员辐射防护

影响职业辐射曝露的因素包括 X 线曝露的持续时间，与 X 线源之间的距离和辐射防护情况。对工作人员而言，主要放射源为患者和 X 线检查台，因为这两者作为散射辐射的介导。在不损害影像质量的前提下，患者接受的辐射剂量和发生的散射辐射可以通过应用最低阴极管电流（mA）而减少。辐照的时间应该保持最短，在大部分 X 线检查设备上设有一个 5 min 报警装置。仅将必要的工作人员留在 X 线检查室，而且每次 X 线检查开始前应告知工作人员。当 X 线检查设备使用时，工作人员应尽量远离检查区域。随着与辐射源的距离增大，电离辐射强度相应下降。反平方定律表明辐射与距离（个体与辐射源之间的空间）的平方成反比。因此当距离增加一倍时，曝露率降至 1/4[21]。最后，防护屏障常可用于整形外科、泌尿外科和放射科。

床下管与床上管 X 线透视检查

常规的床下管 X 线透视检查通常将 X 线电子管位于检查床下而影像增强器在检查床上方（图 68-8）。在这种情形下，当检查床处于水平位时，大部分散射辐射方向向下且被地板和检查床的侧板所吸收。在床上管 X 线透视检查时，X 线电子管和影像增强器的位置正好相反，斜位和侧位类似。在这种情形下，医疗工作人员很难得到合适的防护。散射辐射的最大数量来自于辐射入射面的反射和接受直接照射的患者侧面（即 X 线电子管侧面）。散射辐射比 X 线电子管侧面高 2～3 倍。当拍摄侧位影像时，医师最好站在图形增强器的一侧，同时必须注意保证 X 线电子管和图形增强器在同一水平而不是高于患者的水平。同样在图像增强器周围安装铅橡胶围裙可吸收大部分来自于患者的散射辐射，保护医师免受部分散射辐射。

屏障和防护

防护是指由设施吸收 X 线提供辐射保护。防护分类包括固定、移动和个人防护[23]。固定防护包括相当于 1～3 mm 铅的厚墙、门和防护室。移动屏蔽套适合于在 X 线透视检查过程中需要留在患者身边的工作人员。个人防护设施包括铅围裙、手套、围脖和眼镜。

铅围裙：由于重量的原因，铅围裙通常具有 0.25～0.5 mm 铅屏障的保护作用，并且仅有减轻辐射的作用。铅围裙吸收 90%～95% 的散射辐射（表 68-3）。

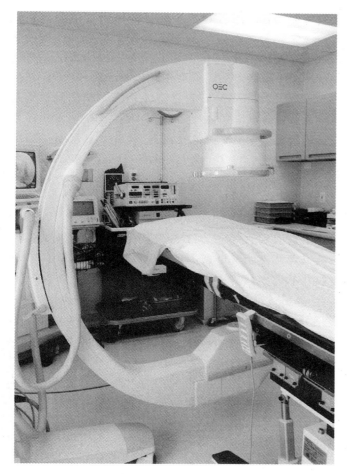

图 68-8　常规床下管装置，X线球管位于检查床下，图像增强器位于检查床上方

表 68-3　单相电源（1 或 2 次脉冲）时，原始 X 射线的千伏电压和铅围裙的透射百分率

铅层厚度（mm）	75 Kvp	100 kVp	125 kVp
0.22	4.5	12.1	12.8
0.44	0.7	3.7	5.1
0.5	<0.1	3.1	4.4
0.72	<0.1	1.4	2
1	<0.1	0.3	0.6

From Robinson A：Diagnostic protection and patient doses in diagnostic radiology. In Grainger RG, Allison D, editors: Grainger & Allison's Diagnostic Radiology: A Textbook of Medical Imaging, New York, 1997, Churchill-Livingstone, pp 169-189.

当医疗工作人员需要花费许多时间转身背对患者时，"环绕式"铅围裙是有用的。如果没有穿戴环绕式铅围裙，工作人员不应将未受防护的背部转向 X 线束。铅围裙应该正确穿戴和存放。它们不应被折叠或扔在地板上，因为这样可以造成皱褶，导致防护层的断裂。

铅围裙的完整性应该每年进行评估。

铅橡胶手套和铅眼镜：铅橡胶手套通常具有相当于 0.25 mm 厚的铅屏障，更厚的铅橡胶手套使得灵敏操作变得困难。"抗辐射"手套的保护作用并不明显，仅仅给予了一种虚假的安全感。当 X 线透视检查处于 ABC 模式下时，铅橡胶手套的应用实际上增加了 X 线曝光。因为在这种情形下，X 线透视检查设备探测到戴手套手的骨骼和周围软组织之间对比度不佳，ABC 系统自动调整阴极管电流以产生更佳的对比度，这样就造成辐射剂量增高。

带有侧翼防护的铅眼镜可能减少形成白内障的危险性。然而铅眼镜的有效性可能被高估，普通的眼镜也可能足够地减少到达眼部的射线剂量。单次曝光剂量 200 rem（2 Sv）或总曝光剂量 800 rem（8 Sv）和白内障形成有关，辐射曝露和白内障形成之间的潜伏期约为 8 年[21,25]。

减少和监测辐射

Wagner 和 Archer 推荐 10 项措施以减少来自透视检查的 X 线危险（表 68-4）[27]。美国联邦和州管理条例要求任何人在工作地点可能接受超过 25% 可允许季度辐射量（1.25 rem 或 1250 mrem）必须提供监测设备或辐射标识牌，或胶片式射线计。辐射标识牌是一套为个体监测辐射曝光量的感光胶片，能测量辐射的数量和性质（β 或 γ 射线）。胶片黑度变化的程度和胶片吸收辐射的数量相对应，可以利用光密度计来读取数值。辐射标识牌内部的胶片很容易被钢笔墨水和潮湿所破坏，并且由于胶片上图像的褪色，使用时间不超过 8 周。

表 68-4　减少 X 线透视检查辐射的 10 项措施

1. 患者体重越大，放射（剂）量率越大，剂量积累越快。
2. 尽可能降低球管位置。
3. 在影像质量和降低患者辐射剂量取得平衡的情况下，kVp 尽可能高（mA 尽可能低）。
4. 患者尽可能远离 X 线球管。
5. 患者尽可能贴近影像增强器。
6. 不宜过度使用几何或电子放大倍率。
7. 如果影像质量不能下降，而且影像增强器不能靠近患者或患者体格较小时，在操作期间移除格栅。
8. 总是瞄准感兴趣的区域。
9. 工作人员必须穿戴防护围裙，应用屏蔽套，监测辐射剂量并且了解如何安排自身和设备的位置以减少辐射。
10. 保持 X 线使用时间最小。

From Wagner LK, Archer BR: Minimizing Risks from Fluoroscopic x-rays, ed 3, Woodlands, TX, 2000, RM Partnership.

医师在透视检查操作中常佩戴两种辐射标识牌。“颈部标识牌”佩戴在围裙的外面身体的上部，通常位于甲状腺围脖上缘水平，辐射曝露量和眼晶状体相仿。“围裙后标识”佩戴在围裙后面，通常位于医师的腰部。这个标识的读数代表了性腺和主要造血器官的实际辐射剂量。胶片式射线计应该正确连续佩戴。医师互换标识牌的情形并非少见，在解释 X 线对医师危害时导致显著误差。

辐射标识牌应该及时送回：超时的标识牌将得出不准确的结果。应该意识到来自医院所有各部门（如放射科、心脏科/手术室等）辐射标识牌一般同时送检读数，这会延迟检测送检辐射标识牌。报告以每个月计算机打印方式发布（图 68-9）。

辐射防护的组织机构

每家医院设置一个安全办公室。办公室通常由一个医疗主任、一个辐射顾问、一个辐射安全检查员组成[23]。医疗主任通常是放射科医师或临床医师，负责制定患者检查方案和规程，涉及设备的选择和日常决策。辐射防护顾问（radiation protection adviser，RPA）通常由一位有经验的物理学家担任，负责对 X 线检查室的设计、患者和工作人员的辐射剂量监测提供建议，完成对放射设备的校正和安全检查。辐射安全检查员（radiation protection supervisor，RPS）通常由一位经验丰富的放射科全职工作人员承担，和 RPA 一起制定部门政策并保证职员遵守，确保职员佩戴辐射监护设备，并向部门主管、行政主管或 RAP 汇报医院中任何与辐射安全有关的任何事件。

放射造影剂

碘是唯一被证实可满意使用于血管内放射造影的元素。它的 X 线不透性来自于其高分子量。碘造影剂最高推荐浓度为 300 mg/ml，最大推荐剂量为 3 g。碘吸收并不规律，其平均半衰期为 12 hr，80％～90％在 24 hr 内通过肾脏排泄。根据渗透压将造影剂分成二类：高渗透压造影剂（high-osmolality contrast media，HOCM）和低渗透压造影剂（low-osmolality contrast media，LOCM）（表 68-5）[28-29]。HOCM 由离子单体组成，包括不同浓度的钠离子、葡甲胺或泛影葡胺钠盐和碘他拉盐。它们也被称为第一代造影剂。每个分子中含有 3 个碘原子，而在水溶剂中又被离解为 2 个离子，

NORTHWESTERN MEM HOSP
251 E HURON
RADIATION SAFETY OFC
GALTER RM 8-138
CHICAGO IL 60611

LANDAUER®
Landauer, Inc. 2 Science Road Glenwood, Illinois 60425-1586
Telephone: (708)755-7000 Facsimile: (708)755-7016
www.landauerinc.com

RADIATION DOSIMETRY REPORT

luxel®

ACCOUNT NO.	SERIES CODE	ANALYTICAL WORK ORDER	REPORT DATE	DOSIMETER RECEIVED	REPORT TIME IN WORK DAYS	PAGE NO.
79397	ATH	0126800010	10/04/01	09/25/01	7	1

** DUPLICATE **

PARTICIPANT NUMBER	NAME: ID NUMBER	BIRTH DATE	SEX	DOSIMETER	USE	RADIATION QUALITY	DOSE EQUIVALENT (MREM) FOR PERIODS SHOWN BELOW: DEEP DDE	EYE LDE	SHALLOW SDE	QUARTERLY ACCUMULATED DOSE EQUIVALENT (MREM): DEEP DDE	EYE LDE	SHALLOW SDE	YEAR TO DATE DOSE EQUIVALENT (MREM): DEEP DDE	EYE LDE	SHALLOW SDE	LIFETIME DOSE EQUIVALENT (MREM): DEEP DDE	EYE LDE	SHALLOW SDE	RECORDS FOR YEAR	INCEPTION DATE (MM/YY)
FOR MONITORING PERIOD:							08/10/01 - 09/09/01				QTR 3			2001						
07377				P	COLLAR		M	M	M										8	07/99
			M	P	WAIST		M	M	M											07/99
					ASSIGN		M	M	M	M	M	M	18	11	13	18	14	18		
					NOTE		ASSIGNED DOSE BASED ON EDE 1 CALCULATION													
07379				P	COLLAR		M	M	M										8	07/99
			M		NOTE		ESTIMATED													
				P	WAIST		M	M	M											07/99
					NOTE		ESTIMATED													
					ASSIGN		M	M	M	M	M	M	13	10	11	13	10	13		
					NOTE		ESTIMATED													
					NOTE		ASSIGNED DOSE BASED ON EDE 1 CALCULATION													
07380				P	COLLAR		M	M	M										9	07/99
			M		NOTE		ESTIMATED													
				P	WAIST		M	M	M											07/99
					NOTE		ESTIMATED													
					ASSIGN		M	M	M	M	M	M	14	34	34	14	198	208		
					NOTE		ESTIMATED													
					NOTE		ASSIGNED DOSE BASED ON EDE 1 CALCULATION													
07507				P	COLLAR		M	M	M										8	02/00
			M	P	WAIST		M	M	M											02/00
					ASSIGN		M	M	M	M	M	M	15	9	10	16	10	11		
					NOTE		ASSIGNED DOSE BASED ON EDE 1 CALCULATION													

M: MINIMAL REPORTING SERVICE OF 1 MREM   QUALITY CONTROL RELEASE: VG   2S - PR 7326 - RPT130 - N1 C   - 09552

Accredited by the National Institute of Standards and Technology through NVLAP*

图 68-9 医疗人员辐射曝露报告表打印样式

表 68-5　造影剂，碘浓度，渗透压

造影剂	碘浓度（mg/ml）	渗透压
HOCM		
泛影酸钠（泛影葡胺）	300	1522～1550
泛影酸钠	292	1422～1539
（8%）葡甲胺		
（52%）Renografin		
碘他拉葡胺	282	1400
（60%碘肽葡胺）		
LOCM		
碘海醇（欧乃派克）	300	709
碘异酞醇（碘帕醇）	300	616
碘佛醇（安射力）	320	702
碘克酸钠	320	600
（19.6%）葡甲胺		
（39.3%）（海赛显）		

From Drug reviews from the formulary. Intravascular contrast media. Hosp Pharm 26：275-278，1991.

故其碘原子数与离子数比值为 3：2。其渗透压范围从 433 mOsm/kg 到 2400 mOsm/kg 之间[28]。LOCM 为非离子化单体，即分子在溶液中并不离解。它们也被称为第二代造影剂，到目前为止是临床上最常用的造影剂。LOCM 提供碘原子数与离子数比值为 3：1，其渗透压范围在 411 mOsm/kg 和 796 mOsm/kg 之间[28]。LOCM 较少发生恶心呕吐，外周动脉注射时较少发生疼痛，和 HOCM 相比较，轻度、中度和重度副作用的发生率较低（LOCM 副作用发生率为 0.03%，而 HOCM 为 0.36%）。FDA 批准的 LOCM 造影剂配方可用于鞘内注射（碘帕醇 200 和 300，碘海醇 180 和 210）。只有这些造影剂可以用于椎管内操作，因为任何注射均有可能意外造成鞘内注射。

造影剂的副作用

造影剂使用过程中，我们应注意其产生的副作用。对造影剂有高危风险的患者列于表 68-6[28]。对造影剂有过敏病史的患者应预防用药。Greenberger 和 Patterson[30] 推荐该类患者在操作前 13 h、7 h 和 1 h 分别给予 3 次剂量的泼尼松 50 mg 口服。同样推荐在注射造影剂前 1 h 口服苯海拉明 50 mg[27]。Lasser 等[31] 推荐在操作前 12 h 和 2 h 口服甲泼尼龙 32 mg。

表 68-6　放射造影剂严重不良反应的高危患者

对造影剂有不良反应病史的患者（轻度皮肤潮红、恶心除外）
哮喘患者
过敏和特异性体质患者
心功能失代偿患者，不稳定性心律失常，近期心肌梗死
肾衰竭、糖尿病肾病
虚弱的婴儿和老年患者
严重的全身虚弱患者或脱水患者
代谢性血液疾病患者

From Grainger RG：Intravenous contrast media. In Grainger RG，Allison D，editors：Grainger & Allison's Diagnostic Radiology：A Textbook of Medical Imaging，New York，1997，Churchill-Livingstone，pp 35-45.

参考文献

参考文献请参见本书所附光盘。

第八部分

癌 痛

69　癌痛管理方法

William M. Mitchell ⊛ Charles F. von Gunten

聂瑶瑶 译　程志祥 审　Xi Chen 校

疼痛是癌症患者最普遍和痛苦的症状之一[1]。它很少被患者反映，卫生保健人员对其认识不足并且经常忽视疼痛的治疗。医学协会在其关于疼痛的一篇报道"确保癌症治疗的质量"中指出癌症疼痛治疗是确保高质量癌症治疗的一大基本要素[2]。

癌痛评估

有效的疼痛治疗必须从全面的疼痛评估开始。因为疼痛感觉本质是主观的，疼痛评估的金标准是患者的主诉[3]。尽管主诉非常疼痛，慢性癌症疼痛的患者或许没有任何肾上腺兴奋的体征，如心动过速和高血压。全面的评估包括：主诉的疼痛部位、类型、时程以及每次急性发作的疼痛剧烈程度。

类型

癌症疼痛可分为伤害性，神经性或者两者的混合型[4]。每种类型疼痛通常呈现一些相对明显的特征。

伤害性疼痛是当疼痛感觉神经元的通路被刺激并且功能正常时出现的。在神经轴突末梢的特定感受器-疼痛感受器，分辨物理性和化学性伤害以及温度刺激并且产生神经元电活动。这些信号通常沿着神经元通路传递给大脑。

伤害性疼痛来源于躯干，内脏或者两者的混合。躯干性疼痛来源于皮肤、肌肉、骨骼和筋膜，受躯体神经系统调节。因为它的神经分布高度特异，所以疼痛定位精确。躯体疼痛经常呈锐性，钝性或者搏动性。内脏疼痛来源于内在结构。它受自主神经支配。因为缺乏神经分布的特异性并且有大量的神经交叉，内脏疼痛的特点是通常难以定位或者描述，累计区域往往超过单个器官支配区域。内脏性疼痛的特征为内脏痉挛性。

神经性疼痛之前一直被定义为疼痛感觉神经系统的一个基本损害或者功能紊乱[5]。这个损害可以是在躯体或者内脏的中枢性或外周性神经系统上。神经本身可能受来自于压迫、渗透、缺血、代谢损害或横断等损伤[6]。隔绝一条神经与另一条神经的神经鞘也可能被损害。又或者，神经性疼痛也许是神经系统的功能紊乱引起的，例如在中枢的易化区或"激惹区"[7]，例如一个通常不引起疼痛的刺激，如来自床板或胸部衣物的压力都能引起乳腺癌复发患者的疼痛[8]。神经性疼痛经常被描述成烧灼样、枪击样、穿刺样或者电击样，并可能伴有麻痹，刺痛或感觉缺失。

时间分布

疼痛的时程能对其病因提供进一步的线索[3]。应询问患者疼痛的持续时间。第一次疼痛是什么时候开始？疼痛已经存在多长时间？疼痛来得慢，或来得突然？或者询问基础疼痛程度。疼痛是否随时间而变化，如夜间更痛？是否有不痛的时候？是否有间歇性加重？哪些因素会加剧或缓解疼痛？如活动、触摸、衣服、冷/热、医疗操作等。例如，持续时间短的自发痛可能是神经瘤的阵发性放电。只有负重时才发生的背痛可能是肿瘤的脊柱转移。大多数癌痛随着时间推移，疼痛强度有一些变化，尤其是夜间。癌痛若不加干预，很少完全消失。癌痛常伴随日常活动（如运动、咀嚼、吞咽、呼吸、排便、排尿、穿衣、触摸等）或手术治疗。

剧烈程度

使用一个被认证的评估量表来持续地评估疼痛剧烈程度能够提供关于患者疼痛强度随时间推移而变化的线索。评估量表也有助于疼痛治疗。每次评估应该采用相同的评估表。

数字模拟量表是最简单的。患者用一个有十一个点的量表估计疼痛剧烈程度，即 0 代表没有疼痛，10 代表最剧烈的疼痛。

又或者，视觉模拟量表能提供更多视觉线索，并且更可靠。患者被要求去描述疼痛的剧烈程度，通过在一条 100 mm 的线上画点作标记来表述他/她的疼痛程度〔一端为"无痛"（通常是左边）和另一端为"剧烈的疼痛"〕。有些患者会觉得一条垂直线的底端表示"无痛"，顶端表示"最剧烈的疼痛"更容易理解。对于孩子和不理解数字或视觉模拟量表的大人，Wong-Baker 或者其他脸谱量表是同样可靠的评估工具。

为了明白疼痛是怎样随时间变化的，我们可以询问慢性疼痛患者现在的疼痛程度，在过去的 24 h 内什么时候最痛，什么时候最轻，以及间歇性疼痛在它的最高峰时的疼痛强度。

整体疼痛

借助于体格检查及选择性实验室和影像学研究，我们通常可以识别导致疼痛的相关病理生理。然而，特定的疼痛现象是完整的个人体验的一部分。"整体疼痛"概念强调多样的非物质因素也能产生疼痛，即心理因素（比如焦虑、沮丧），社会因素（比如家庭失和）以及精神的和有关存在的因素（比如：生活意义的缺失，害怕死亡）。如果没有解决每一个其他痛苦的来源，就不可能成功地控制疼痛[9]。

癌症疼痛的治疗

世界卫生组织
三阶梯法

在 1988 年，世界卫生组织对于癌症疼痛的治疗首次提出加拿大的三阶梯法（图 69-1）[10]。皇家医师学院的疼痛治疗指导方针和欧洲协会的姑息治疗都是以世界卫生组织的指导方针为依据[11-12]。目前，三阶梯法是世界卫生组织公共健康首发的全世界治疗癌症疼痛的基石。

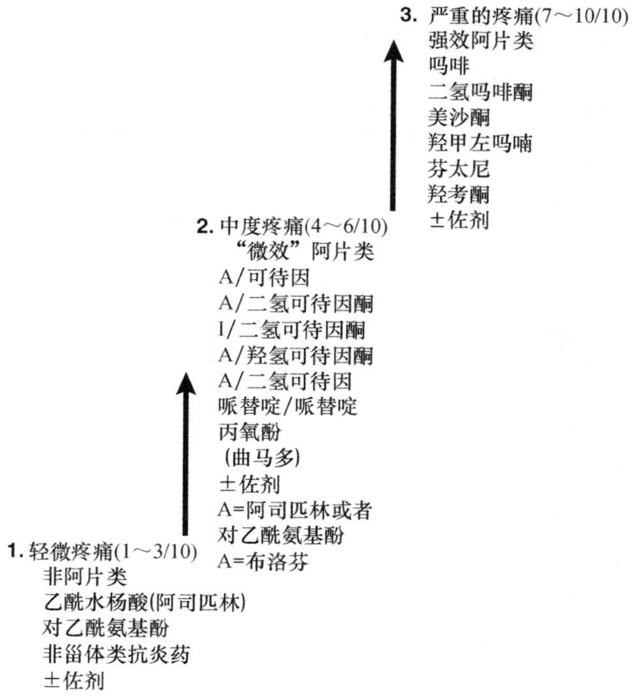

3. 严重的疼痛(7～10/10)
强效阿片类
吗啡
二氢吗啡酮
美沙酮
羟甲左吗喃
芬太尼
羟考酮
±佐剂

2. 中度疼痛(4～6/10)
"微效"阿片类
A/可待因
A/二氢可待因酮
I/二氢可待因酮
A/羟氢可待因酮
A/二氢可待因
哌替啶/哌替啶
丙氧酚
（曲马多）
±佐剂
A=阿司匹林或者
对乙酰氨基酚
A=布洛芬

1. 轻微疼痛(1～3/10)
非阿片类
乙酰水杨酸(阿司匹林)
对乙酰氨基酚
非甾体类抗炎药
±佐剂

图 69-1　世界卫生组织三步阶梯治疗法

这个阶梯法提供了一个临床上有用的方案，对可用的止痛药分类并且根据患者的疼痛程度指导最初镇痛药的选择。如果疼痛轻微（1/10 到 3/10），止痛药物可用从一阶梯选择。如果疼痛中等（4/10 到 6/10），患者可以从二阶梯开始选用镇痛药物。如果疼痛剧烈（7/10 到 10/10），患者可从第三步开始选用阿片类镇痛药物。在任一步，都能添加辅助止痛药以便优化疼痛控制效果[13]。

一阶梯：对乙酰氨基酚类和非甾体化合物类，包括阿司匹林，是世界卫生组织对轻度疼痛治疗的第一步主要药物。他们遵守首次药量动力学，并且可以增加剂量到可行的最大剂量（表 69-1）。其中许多是非处方药。

缓释配制剂或者非甾体类抗炎药有更长的半衰期（如吡罗昔康），需要较少的剂量，这样易于坚持。当疼痛超过轻度时，一阶梯中镇痛药可以和二阶梯和三阶梯中的阿片类药物联合使用。

二阶梯：一些阿片类镇痛药通常和对乙酰氨基酚，布洛芬或者阿司匹林结合，用于中度疼痛的治疗。它们被列在图 69-1 世界卫生组织镇痛药二阶梯。除丙氧酚（实际有着微弱的止痛作用）、曲马多（同其他镇痛药合用有着微弱的阿片类作用）、哌替啶、可待因（即甲基吗啡，有着吗啡十分之一的效能），这一级的阿片类药物效能上同吗啡相近（mg *vs.* mg）。然而，它

表 69-1　部分一阶梯镇痛药物

药物	建议的最大剂量
对双氯芬酸乙酰氨基酚（对乙酰氨基酚，泰勒诺）	650 mg PO q4 h
乙酰水杨酸（阿司匹林）	650 mg PO q4 h
布洛芬（布洛芬制剂）	800 mg PO qid
胆碱镁（三水杨酸胆碱镁）	1500 mg PO tid
塞来昔布（西乐葆）	100 mg PO qd
双氯芬酸（可他扶宁）	50 mg PO qid
双氯芬酸，缓释（扶他林）	75 mg PO tid
二氟尼柳（二氟尼柳）	500 mg PO tid
依托度酸（罗迪内）	400 mg PO tid
消炎痛（消炎痛）	50 mg PO qid
酮洛芬（酮洛芬）	75 mg PO qid
萘布美通（瑞力芬）	1 g PO bid
甲氧萘丙酸（萘普生）	500 mg PO tid
奥沙普秦（奥沙普秦）	1800 mg PO qd
罗非考昔（万络）	25 mg PO qd
舒林酸（奇诺力）	200 mg PO bid
水杨酰水杨酸（地塞斯特）	1500 mg PO tid
酮咯酸（酮咯酸）	60 mg IM/IV 之后 30 mg IM/IV q6 h；10 mg PO qid；不超过 5 天

表 69-2　部分阶梯二镇痛剂

药物	建议的最大剂量
可待因	60 mg PO q4 h
可待因 30 mg/325 mg 氨基苯酚（泰勒诺 ♯3）；可待因	2 PO q4 h
二氢可待因酮 5 mg/500 mg 氨基苯酚（维柯丁）	2 PO q6 h
二氢可待因酮 10 mg/650 mg 氨基苯酚（落太布）	1 PO q6 h
二氢可待因酮 7.5 mg/200 mg 布洛芬（维柯普洛芬）	1 PO q4 h
羟氢可待因酮 5 mg/325 mg 氨基苯酚（对乙酰氨基酚）；羟氢可待因酮 5 mg/325 mg 阿司匹林（复方羟可酮）	2 PO q4 h
曲马多 50 mg（盐酸曲马多片剂）	2 PO q6 h

们之前一直被称为"微弱的"阿片类药物，是因为在联合使用上，它们的止痛功效有一个上限。这归因于对乙酰氨基酚或阿司匹林 24 h 内能够使用的最大剂量。（如对乙酰氨基酚 4 g/24 h）[15]。

在二阶梯中的组合药物都遵循一级动力学并能够增加剂量至可行的最大值（表 69-2）。其副作用就是混合药物的不良反应[16-17]。

经常会看到，即便患者同时服用几个二阶梯中的药物，疼痛还是没有充分控制。这种情况通常是因为内科医师不愿意开三阶梯中阿片类药物。除了丙氧酚，没有证据证明任何其他最大剂量的二阶梯药物比一个三阶梯药物要好。并且，几种二阶梯药物的尝试使用可能延长患者的痛苦。另外，当一种二阶梯中的药物不能充分缓解疼痛时，为了能够达到疼痛缓解的目的，患者可能要结合使用两种或更多药物，又或者服用比处方剂量多得多的量。这样做，他们自己或许不知道有增加毒副作用的风险，因为药物成分中含有对乙酰氨基酚或阿司匹林。如果二阶梯中的药物用到最大剂量仍不能缓解疼痛，应该开始应用三阶梯中的药物。

三阶梯：世界卫生组织镇痛阶梯法的三阶梯是纯受体激动剂阿片类止痛药。吗啡是其典型药物，因为其管理使用的容易性以及适用的广泛性。其他广泛使用的阿片类药物列在图 69-1 中的三阶梯。许多有慢性疼痛的患者最好以合适的微小剂量强阿片类药物同其他一种或更多止痛药物联合使用。同一阶梯和二阶梯药物相比，滴定时，阿片类药物的剂量没有封顶效应或者上限。

"四阶梯"：一些对于世界卫生组织三阶梯法的研究已经证明其应用使得近 90％ 癌症疼痛患者的疼痛得到充分的控制[3]。有人已经非正式提出"四阶梯"治疗方法。这种方法只适用于那些充分使用之前三步中概述的镇痛药物治疗而疼痛没有得到控制的患者。总之，"四阶梯"包含缓解疼痛的侵入性方法，这些方法概括如下。

当患者口服（PO）、经口腔黏膜、直肠（PR）或经皮给药的方法不可能或不适用时，就需要皮下（SC）或静脉（IV）注射阿片类药物和混合镇痛药物。因药物不经肠道统一吸收，给药途径的改变或首次代谢物产物减少可能减轻不良反应。

- 部分患者可能需要脊髓内使用阿片类镇痛药物，如硬膜外给药或鞘内注射。
- 部分中枢性疼痛综合征患者，脑室内使用阿片类镇痛药物或其他药物还在研究中。
- 神经破坏疗法，例如外周神经阻滞，神经节阻滞，脊髓切断术以及扣带回切开术，可能对特定的患者适用。

常见止痛药

对乙酰氨基酚

尽管使用广泛，但其确切作用机制仍不清楚。它虽然是镇痛药物和退热药物，但不是抗炎药，至少不是神经系统抗炎药。它的止痛作用可以增加其他镇痛药的效果，包括非甾体类抗炎药和阿片类药物。

对乙酰氨基酚伴有明显的肝毒性。对于肝功能正常的患者，通常建议 24 h 常规总剂量不超过 4 g。

非甾体类抗炎药，包括乙酰水杨酸

通常，环氧化酶催化花生四烯酸转变成前列腺素和血栓素。这些介质使得神经末梢对于疼痛的刺激敏感，并且会刺激一些处于静止状态的伤害感受器。这些伤害性感受器只有在炎症环境中才起作用。在脊神经中，环氧化酶参与设置功能失调的信号模式作用，包括神经性疼痛。

非甾体类抗炎药是有效的抗炎药物，抑制环氧化酶的活性并且降低这些介质的水平。结果导致神经末梢的敏感度下降，静止状态的伤害感受器的激活减少，中枢性激活就减少。虽然主要镇痛作用可能要用低剂量，但是这些药的抗炎作用要用到最大剂量。因为它们的作用机制不同于阿片类和其他辅助药物，非甾体抗炎药可能同其他多种镇痛药物联合使用比和一种药物联合镇痛效果更好。非甾体类抗炎药的不良反应同它们的作用机制有关。对环氧化酶的抑制导致血小板聚集的抑制以及微小动脉的收缩，特别是在胃和肾中。在胃部，相关的局部缺血使得主细胞分泌的胃黏液减少，并明显增加胃糜烂和出血的风险。在肾中，相对的局部缺血增加肾乳头坏死和肾衰竭的风险。

环氧化酶以两种形式存在：一种是基本形式，环氧化酶-1，另一形式是在炎症状态下诱导而成，环氧化酶-2。非甾体类抗炎药有两种即选择性和非选择性环氧化酶-2（即能够作用于两种形式的环氧化酶）。虽然非选择性和环氧化酶-2 特异性非甾体类抗炎药均可导致肾功能不全，胃病和血小板抑制的风险在环氧化酶-2 特异性非甾体类抗炎药明显减低。患者（尤其是年纪大的）有脱水，营养不良，恶病质或有呕吐，胃炎，与非甾体类抗炎药相关的胃溃疡病史，增加了非甾体类抗炎药不良反应的风险。然而，消化不良和一些限用非甾体类抗炎药患者的腹部疼痛同明显的胃部侵蚀和胃肠道出血无关。

为了减小局部缺血的风险，患者应该要水分充足。使用一个 H2 受体拮抗剂（如西咪替丁或雷尼替丁）去治疗非甾体类抗炎药所致消化不良和腹部疼痛但不能阻止胃部的腐蚀和胃肠道出血。只有米索前列醇，一种前列腺素 E 的类似物才能反转非甾体类抗炎药对胃部微小动脉循环的作用。质子泵抑制剂（如奥美拉唑，泮托拉唑）已经显示治愈胃糜烂和明显减少胃出血的作用。

非乙酰化水杨酸类（胆碱三水杨酸镁和双水杨酸酯），萘美酮和环氧化酶-2 抑制剂对血小板聚集的影响不明显。它们可用于血小板减少的患者和禁用其他非甾体类抗炎药的患者。亚磺酰硬浩酸被认为最不可能引起肾衰竭，因为它在近端肾小管水平对前列腺素的影响最小。

同阿片类药物相比，非甾体类抗炎药和对乙酰氨基酚的潜在止痛效果有限，不产生药物耐受性也不产生身体或心理上的依赖。

阿片类

阿片类镇痛剂通过和三种亚型的阿片受体（mu，kappa，delta）结合在外周和中枢起作用。在脊髓和大脑的中枢性受体对中枢镇痛相当重要。广泛使用的阿片类镇痛剂可以被划分为完全受体激动剂，部分受体激动剂和激动剂-拮抗剂的混合。纯受体激动剂药物在慢性癌症疼痛中最有效。

阿片类药物禁忌

混合的激动剂-拮抗剂阿片类（如喷他佐辛、布托芬诺、呐布芬）和部分受体激动剂阿片类（如丁丙诺啡）最好不用于剧烈疼痛的患者。它们同纯受体激动剂阿片相比没有优势。另外，它们的镇痛效果有限，一个显著缺点是，如果同一个纯阿片类受体激动剂合用，可能导致急性疼痛和阿片类戒断症状的产生。

哌替啶是一个合成的纯受体激动剂阿片类药物，广泛用于手术后患者急性疼痛的治疗。然而，它的后续使用被质疑，有以下三个原因：第一，同吗啡或其他纯受体激动剂阿片类药物相比，它的作用持续时间短，所以必须频繁给药以达到充分，完全的镇痛。第二，因为它的口服吸收量不可预测，无法确定如何把注射用剂量转换成同等强度口服用量。第三，更重要的是肝代谢产物哌替啶的半衰期（大约 6 h）比哌替啶（大约 3 h）长，每 3 h 频繁给药导致明显的亚临床或临床症状包括注意力下降、躁动不安、烦乱、多梦、幻觉、肌肉抽搐，甚至癫痫。这个累积副作用在有肾功能损害的患者身上特别严重。认为哌替啶会减少便秘或 Oddi 括约肌痉挛的说法并没有依据。它最好用于治疗发热，药物或输血引起的寒战小剂量（25～50 mg）肠外给药。

给药途径

癌症疼痛治疗最好采取口服给药，既简单又便宜。当这种途径不可用时，再用更加有侵入性的和昂贵的途径。可考虑口腔含服和直肠给药。一小部分患者（<5%）可能需要皮下，静脉或脊柱内给药。达到血药浓度最大值（C_{max}）与达到最大药效的时间相关。对于口服或直肠给药的短效阿片类药物，1 h 就能达到。皮下给药在 30 min 内达到最大值，静脉给药在 8 min 内达到最大值。

实现最初的疼痛缓解

一个有剧烈疼痛的患者，阿片类药物应该要频繁服用，直到患者疼痛得到缓解或出现不良反应。这通过先服用一个单位的剂量，在这一剂量药达到最大药效后再评估来完成。（到最大药物浓度时间：一个单位口服剂量要 1 h，一个单位皮下剂量要 30 min，一个单位静脉剂量要 8 min）如果患者仍然有剧烈的疼痛，剂量就应该调成双倍并且要再次观察患者，直到达到最大药效。这个过程要不断重复并仔细观察，直到疼痛不再剧烈或患者出现副作用时停止。举个例子，如果患者在一次 4 mg 吗啡静脉给药后 8 min，仍然有剧烈疼痛并且没有不可耐受的副作用，就应该接受一次加量的 8 mg 吗啡静脉给药。如果患者还是处于剧烈疼痛中，8 min 后再静注一次 16 mg 吗啡。

持续疼痛的常规剂量

我们需要区分疼痛是持续性还是间歇性。例如，持续性疼痛，镇痛药应该常规地规律、足量给药以便使疼痛得到控制。对于持续性疼痛患者，如果仅仅在"按需"或"必要"的基础上服用，患者会经常再发疼痛，并且可能增加患者的焦虑感和镇痛药物的总剂量。

大多数短效镇痛药，特别是对乙酰氨基酚，包括阿司匹林的非甾体抗炎药和阿片类药物都遵循一级动力学。所以常规给药，它们应该每一半衰期就给药一次，以便达到稳定的血清水平，如每 4 h 口服阿片类药物。美沙酮，它的半衰期更长，每 8～12 h 给药一次[18-20]。

滴定

当刚刚开始启用，滴定或改变镇痛治疗时，遵循一级动力学的药物需要 5 个半衰期以达到药理学稳定状态。只有在药物血清水平达到稳定状态时，如每 20～24 h 口服甚至皮下注射吗啡时，才可以调整剂量。时间更久不会改善药物对镇痛效果和安全性。在稳定的血清水平达到之前增加常规剂量可能导致不必要的药物高血清水平和不良反应。

缓释产品

缓释药物不应该单独用于调整或滴定患者没控制好的疼痛。使用它们会延长镇痛过程。因为它们只能每 5 个半衰期（大概 60 h）滴定一次。然而，一旦疼痛得到控制，就改用另一种缓释药物，这可能提高患者的生活质量。并且改善患者的依从性和坚持性，因为服用频率的下降。（如每 8 h 一次，每 24 h 一次，等等）。

吗啡和羟考酮缓释制剂可根据制造商说明书服用。

经皮给药的芬太尼贴片对于要接受持续服用阿片类药物的患者来说是方便的，但是不能用于滴定没有缓解的疼痛。芬太尼累积到显著血清水平要 12～18 h，所以这段时间窗需要维持合适的剂量。芬太尼贴片每 72 h 要更换，或许一小部分患者需要每 48 h 更换贴片。滴定可能每隔一天完成。

间歇性疼痛的突破或救援剂量

疼痛严重程度可能因为活动（如行走）或一个操作（如静脉穿刺、伤口换药）而变化。如果持续时间和疼痛程度加重（突破或救援剂量）在"需要时"或"必要时"额外使用同样或类似的短效药物是合适的。如果一个患者通常情况下每 24 h 需要超过 2～4 U 的突破剂量，那么日常安排剂量应该要往上调整。对于持续时间短暂的间歇性疼痛（数秒钟到几分钟），突破剂量，特别是阿片类药物，可能导致不良反应的同时并不增加镇痛效果。

当给药频率相当于达到最大药物浓度的时间时，突破剂量的镇痛药可以安全地服用。同样，口服剂量的半衰期是 1 h，一单位皮下剂量的半衰期是 30 min，一份静脉注射剂量的半衰期是 8 min。当疼痛不能轻易控制时，让患者等待只能延长达到最佳止痛所需的时间。

突破剂量的大小应该同常规剂量相关。对于强效阿片类药物，如吗啡、氢吗啡酮、羟考酮，一个简单的经验准则如下：对于口服给药，每小时所需的突破剂量是服用 24 h 总剂量的 10%。对于静脉途径给药，如果需要每 5～10 min 给每小时输注计量的 50%～100%。这个剂量之后随常规剂量的改变或间歇性疼痛所需药量而调整。

经黏膜吸收的芬太尼有几种制剂，包括涂药棒，可经黏膜吸收的口服药片，或薄膜。另外，其他制剂，包括鼻腔喷雾剂，吸入剂和有效的皮肤贴片可能会很快上市。快速起效和清除使得这些制剂对于治疗短暂的爆发性疼痛非常有效。芬太尼制剂的剂量必须个体化：它不能用统一等效镇痛剂量来计算[21-22]。

等效镇痛药物的剂量

阿片类镇痛药物缓解疼痛的相对作用计量可以转换（表 69-3）。这些转换计量不是科学而准确的，因为有明显患者间的变化性。另外，这些等效性数据通常是根据临床表现推断出来并不是基于慢性癌症疼痛。然而，当需要改变用药时，这些等效镇痛药物表格对于粗略估计一种新的镇痛药物剂量还是有用的。这个剂量应该根据患者的反应调整[23]。

当在阿片类药物之间改变用药时，会有不完全的交叉耐药。当疼痛得到控制时，为了纠正这一弊端，一些人主张在计算等效镇痛药物的剂量后减少新药品剂量的 25%～50%[24]。

美沙酮，一个半衰期 15～40 h 或更长的阿片类药物，是一个重要的特例[25]。它明显的等效镇痛功效是根据阿片类药物的剂量而变动。在急性给药或低剂量应用时，美沙酮和吗啡采用 1∶1 比例。因为吗啡剂量每天少于 500 mg，美沙酮对于吗啡的相对效价大约是 5∶1。对于每天服用 500～1000 mg 吗啡的患者，美沙酮的相对效价变成 10∶1。对于每天服用超过 1000 mg 吗啡患者，这个相对效价可能在 15∶1 至 20∶1 之间。因为它的半衰期较长且不固定，当从一种阿片类药物转化为美沙酮或者滴定时都要小心注意。其不良反应可能在剂量调整几天后才出现。如果不持续监测，

可能产生严重副作用：当服用常规剂量时，美沙酮很可能出现呼吸抑制[26-27]。

现在正在研究对乙酰氨基酚，非甾体抗炎药和阿片类药物之间的相对转换计量。在癌症疼痛治疗中，10 mg 口服酮咯酸大约等效于 60 mg 可待因/650 mg 口服对乙酰氨基酚或者 6～9 mg 口服吗啡。经皮使用的芬太尼 25 μg/h 相当于每 24 h 口服 50 mg 吗啡。

当给药途径改变时，阿片类药物代谢有差异，需要如表 69-3 显示的去调整阿片类药物剂量。例如，静脉内/肌肉内/皮下给药的等效剂量吗啡，相当于口服吗啡剂量的 1/2 至 1/3。

代谢产物堆积

大多数阿片类药物在肝脏代谢并且超过 90% 的代谢物通过肾排泄。尽管大多数阿片类药物代谢物没有活性，仍有一些（如 6-葡糖甘酸吗啡）有镇痛活性。一些（如 3-葡糖甘酸吗啡）可能导致不良反应（如中枢神经系统激动剂）[28]。轻度转氨酶升高不应该对阿片类药物剂量有影响。有严重肝衰竭的患者应该减剂量服用阿片类药物并延长给药间隔时间。

肾排泄功能障碍会减少阿片类的清除[29]，导致代谢物的增加，延长镇痛作用并增加副作用。为了减少这些风险，服用吗啡的患者应该要保证水分充足并维持足够的尿量。如果肾功能有损害，吗啡剂量应减少并延长给药间隔。无尿的患者服用少量或不服用额外的吗啡来维持镇痛。常规剂量应该弃用。

美沙酮和芬太尼不经肾排泄，而且芬太尼没有有活性的代谢产物。

阿片类药物不良反应

常见和罕见的阿片类镇痛药物不良反应见表 69-4。常见的阿片类药物不良反应容易处理[30]。大多数患者会在 1～2 周内对常见不良反应产生药物耐受性，便秘除外。因此，短期内恶心、呕吐症状不确定时，可能寄希望于用止吐剂治疗。如果恶心、呕吐持续，变换阿片类药物或给药途径或许能解决问题。

同样道理，应该告知患者开始服用阿片类药物后会有困倦感，通常在第一周左右消退。如果被告知在服用阿片类镇痛药物期间，困倦感不会一直持续，他们通常可以忍受。实际上，一旦阿片类药物达到稳定剂量，困倦感可能完全解除并功能正常化。大多数服用稳定剂量阿片类药物患者，如果没有不良反应，是可以安全开车的。持续的困倦可以通过确保充足的水分和完全的肾清除功能，变换使用一个缓释剂来减小

表 69-3 等效镇痛剂的剂量

口服剂量（mg）	镇痛剂	静脉内/皮下/肌肉内（mg）
150	哌替啶	50
100	可待因	60
15	氢可酮	—
15	吗啡	5
10	羟考酮	—
4	氢吗啡酮	1.5
2	左啡诺	1
—	芬太尼	0.05

表 69-4　阿片类药物不良反应

常见不良反应	罕见不良反应
便秘	烦躁不安/谵妄
恶心/呕吐	噩梦/幻觉
困倦	皮肤瘙痒/荨麻疹
口干	尿潴留
出汗	肌肉抽搐/癫痫
	呼吸抑制

最高效应，或者通过增加一种精神兴奋剂（如哌甲酯）来处理。

如果服用阿片类药物患者不能耐受便秘，他们应该服用常规剂量的刺激性泻药（如番泻叶或比沙可啶），渗透性泻药（如镁盐或乳果糖），或者胃肠动力药（如甲氧氯普胺）来治疗。服用常规泻药难以治疗的便秘可以用甲基萘曲酮来治疗，这是一个外周性 μ-阿片类拮抗剂。简单的大便软化剂（如多库酯钠）通常不起作用。含纤维的制品能够恶化摄食不良患者的阿片类药物诱导所致的便秘。

阿片类药物的持续不良反应似乎与药物和个体的特质有些关系。简单地改用另一种等效镇痛剂量的阿片类药物通常可以解决问题。

阿片类药物的罕见不良反应也比较容易处理。偶尔发生的烦躁不安和意识不清可以通过充分补水以确保肾清除率（因此减少代谢产物的产生），减少阿片类药物剂量，换用阿片类药物或者通过减少安定类药物，如氟哌啶醇、氯丙嗪或利培酮的剂量来处理。

阿片类药物引起的皮肤瘙痒和荨麻疹不是免疫介导的，而是皮肤中肥大细胞释放组胺所致。这可以服用长效抗组胺药，多塞平，每小时口服 10～30 mg，或者通过换用另一种阿片类镇痛药物来处理。过敏表现，如支气管痉挛，导致过敏症是相对罕见的。大多数过敏的原因是由于不良反应处理不当（通常的恶心/呕吐或便秘）或者是服药过多过快（导致困倦和混乱）。

疼痛患者服用阿片类镇痛药物导致的呼吸抑制风险经常被误解。这一副作用的产生同其他形式毒性相比，如镇静作用，需要一个相对的更高剂量。在对其他副作用产生耐受性的同时，患者对阿片类药物所致呼吸抑制作用也会产生耐受性。考虑到伴随的呼吸抑制或相关副作用，不建议太频繁地服用阿片类药物。对于疼痛未控制的患者，阿片类镇痛药物可以迅速安全地滴定，直到疼痛充分缓解或者难以耐受的副作用出现。

阿片类药物过量

治疗疼痛时，阿片类药物过量表现为轻微的困倦，渐渐发展至持续的困倦，之后达到一个意识模糊的状态，最后达到呼吸抑制。这些变化可能表现为躁动不安、烦乱、混乱、多梦、幻觉、肌肉抽搐，甚至突发癫痫。

当评估患者是否呼吸抑制时，应该记住呼吸频率每分钟 8～12 次通常是正常的，特别是在夜晚。应该首先尝试唤醒，患者可能在睡眠中。如果少量或中度过量但没有明显副作用损害时，阿片类药物可以暂时停用。正常新陈代谢可以清除多余的阿片类药物，特别是在患者补水充分时。通常不需要纳洛酮翻转。

如果患者不能被唤醒，呼吸频率每分钟低于 6～8 次或者有明显低氧血症或低血压，可服用纳洛酮翻转阿片类药物的作用。0.4～1.0 mg 针剂型纳洛酮可以用 10 ml 生理盐水稀释，每 1～2 分钟静脉注射 0.1～0.2 mg 药物。皮下或口服给药不合适。因为纳洛酮对于阿片类受体有高亲和力，快速滴定或大剂量静推会导致阿片类药物戒断症状，表现为急性疼痛、精神错乱或严重的腹部疼痛，促使肺水肿甚至心肌梗死发生。只有静推几次 0.1～0.2 mg 的药物无效时才可以加量。

纳洛酮对脂肪有高亲和力，并在用药后 10～15 min 内重新分配进入脂肪组织。在这段时间段里，疼痛缓解会消失并发生副作用。纳洛酮可能需要反复给药，以便维持药效，直到患者清除体内的阿片类药物脱离危险。如果过量很严重，就需要大量持续注射纳洛酮，直到风险消除。

如果患者已经以一个稳定剂量阿片类药物治疗了一段时间后突发过量症状，应停用这个阿片类药物。同时排除败血症、肾衰竭或其他原因。阿片类药物可能不是导致"超剂量效应"的唯一因素。

成瘾和生理依赖性

成瘾是心理上对一个药物的依赖，是一个对使用阿片类镇痛药物过分高估和误解的结果[3]。有慢性癌症疼痛的患者，成瘾发生率低于 1∶1000，并且通常和预先已有的依赖性有关。

生理依赖性，意思是药物突然中断产生的戒断综合征。身体依赖性是在对阿片类镇痛药副作用产生耐受性的同一时间段内出现的。并且是在外源性阿片样物质出现时，阿片类受体数量和功能上变化的结果。

如果阿片类镇痛药是逐渐减少而不是突然戒断，那么停药症状就不会出现。通常无副作用时，每 2～3

天阿片类药物剂量可以减少 50%～70%。快速减药时，如有轻微不安或烦躁时可应用少剂量苯二酚（例如 0.5～1.0 mg 安定）或美沙酮（有更长半衰期），如果躁动或烦乱症状加重，应减缓减药速度。

辅助镇痛药

辅助镇痛药用于增强阿片类药物镇痛效果，治疗加剧疼痛的并发症，或为特殊类型疼痛提供非依赖性镇痛药。它们可能用于所有镇痛阶梯中。一些辅助药物，如对乙酰氨基酚、非甾体类抗炎药、三环类抗抑郁药抗癫痫药，它们自身有基本的镇痛作用并且可以单独使用或作为混合镇痛药物使用。

需要特殊提及两个癌症疼痛综合征。骨转移导致的骨痛据说部分是由前列腺素介导的。因此，非甾体抗炎药和皮质类固醇可能同阿片类药物结合应用会特别有帮助。如果后背疼痛剧烈，快速加重，要考虑到脊髓压迫，或者与运动神经、肠道或膀胱功能紊乱有关。

神经病理性疼痛很少单独使用阿片类药物控制，通常将三环类抗抑郁药、抗癫痫药、糖皮质激素与阿片类药物合用来缓解疼痛。这些常用的药物及其用法如下：

- 非甾体类抗炎药和（或）对乙酰氨基酚可作为阿片类药物的辅助用药，尤其适用于由炎症和外周神经系统引发的刺激性疼痛。
- 糖皮质激素有多种药效，如抗炎、促兴奋、止吐和刺激食欲，它通过减少花生四烯酸释放前列腺素，以及减轻肿胀和神经末梢的压力来发挥抗炎作用。不良反应有高血糖、肥胖、肌病、感染、精神病、诱发癫痫等[31-33]。
- 抗惊厥药物（如加巴喷丁、普瑞巴林、左乙拉西坦、卡马西平、丙戊酸钠和拉莫三嗪）常单独使用或结合阿片类药物或其他混合镇痛药来治疗神经病理性疼痛。尤其适用于撕裂样剧烈的神经病理性疼痛（如三叉神经痛或神经根压痛）[34-38]。
- 三环类抗抑郁药（如阿米替林、去郁敏、丙咪嗪和去甲替林）一般来说对疼痛治疗是有效的，尤其是神经病理性疼痛。它们是通过加强脊髓灰质后角水平上抑制性调节机制来镇痛的。如果叔胺类三环类抗抑郁药（阿米替林、丙咪嗪）的抗胆碱能副作用过强，可选用仲胺类三环类抗抑郁药（去甲替林、去郁敏），此类药物也能有效镇痛并且副作用少。选择性 5-羟色胺酶再摄取抑制剂类

抗抑郁药的镇痛效果不如三环类抗抑郁药。选择性去甲肾上腺素和 5-羟色胺再摄取抑制剂类抗抑郁药可能在控制疼痛方面有作用，但目前还不得而知[39-40]。

- 双膦酸盐（如帕米膦酸二钠和唑来膦酸）和降血钙素可用作辅助镇痛药治疗骨转移所致的癌痛[41]。骨癌患者骨痛症状在很大程度上是由于破骨细胞引起的骨吸收而不是由骨膜或骨髓神经末梢的肿瘤直接引起的。双膦酸盐和降血钙素对破骨细胞活动的抑制作用已被报道，至少在一些患者能够明显减轻疼痛。

安定类药物（如氟哌啶醇、氯丙嗪或利培酮）和镇痛药（如劳拉西泮）可用来治疗某些由于疼痛治疗而引发的特定精神疾病，如谵妄、精神错乱、焦虑症等。除了甲氧阿利马嗪和氯硝西泮，此类药物无内在镇痛活性。

N-甲基-D-天门冬氨酸（NMDA）受体拮抗剂如右美沙芬、氯胺酮、美沙酮可治疗因损伤脊髓神经系统从而导致耐高剂量阿片类药物的神经病理性疼痛[42]。临床研究显示右美沙芬和氯胺酮有轻微止痛效果，但是严重受限于其剂量相关的副作用，尤其是嗜睡。相反，美沙酮则廉价并且具有良好的耐受性。它是以左旋的外消旋混合物和右旋的同分异构体存在的，左旋形式与阿片受体结合，两种分子形式均能阻滞 NMDA 受体。NMDA 受体拮抗活动的假说能够解释观察到的从其他阿片类药物到美沙酮的变量效应。最近的研究表明：在建议用美沙酮药物长期治疗的患者心电监测结果中发现 QT 间期延长为一个潜在副作用。

局部麻醉药，如全身用利多卡因，为非选择性钠离子通道抑制剂，也用于治疗神经病理性疼痛[43-44]。口服麻醉药，如美西律也被用于缓解神经病理性疼痛，但目前为止还没有明确的临床试验证据。局部利多卡因贴片已被批准运用于带状疱疹性神经性疼痛。研究已经确定了很多亚型的钠离子通道，将来有可能研制能阻滞某一个特定亚离子通道的止痛药。

肾上腺素受体激动剂（如可乐定）也可以是损伤性和神经病理性疼痛的有效辅助镇痛药[45]。它们在脊髓水平有两种作用方式：第一，与阿片类药物相似，它们作用于相同的神经根并且引起相同的细胞反应，只是通过不同的受体而已。因此，它们可加强阿片类药物的镇痛作用。第二，研究人员认为肾上腺素受体激动剂能减少与神经病理性疼痛有关的交感神经兴奋，可乐宁能够用于全身或脊髓内。但全身性使用受限于嗜睡、口干、低血糖等副作用。

额外的注意事项

虽然本章综述了治疗癌性疼痛的多种药物，但药物并不是全面疼痛治疗唯一重要组成部分。为了简化癌性疼痛治疗，病理生理过程被人为地与心理、社会、精神因素分开。这样就导致了一个不正当的划分，即前者为真性疼痛，后者为假性疼痛。这也导致了在慢性疼痛治疗中对于动物实验基础上的急性疼痛研究作出不合理的推断。对于受过研究训练的临床医生，他们会不考虑情绪、心理、社会和精神上这些因素。但是，只有解决了这些相关因素的问题，才能更好地治疗疼痛。因此适当地咨询卫生保健工作者如顾问、社会工作者、牧师及济贫院是有必要的。

结论

虽然癌性疼痛是一个普遍而且严重的问题，但治疗损伤性疼痛、神经病理性疼痛和混合性疼痛综合征的药物有很多。阿片类药物是治疗中、重度疼痛的一线药物，然而，当无效或副作用过多时，可应用多种辅助镇痛药物来优化镇痛。如果一种药物单独使用无效或效果有限时，可联合其他药物使用。联合用药可协同镇痛并能降低单种药物使用剂量从而减少副作用。采取这些用药原则，并记住整体癌症疼痛这一概念，大多数癌性疼痛可通过口服药物得到控制。

要点

- 多数时候癌痛能够得到有效控制。
- 癌痛综合征可分为：损伤性、神经性、混合性疼痛。
- 癌痛的评估和治疗应基于患者及其家人的痛苦体验，包括：生理的、心理的、社会的和精神上的。
- 日常的评估包括对疼痛部位、类型、时程和严重程度的评估。
- 世界卫生组织关于治疗癌痛三阶梯疗法证实对90%患者是有效的。
- 阿片类药物对治疗中、重度癌痛是必不可少的，熟悉每种阿片类药物的药物动力学效应、最低止痛剂量、不良反应、成本及其安全、有效和高效地使用是非常有必要的。
- 辅助镇痛药联合阿片类药物能加强控制癌痛，尤其是神经病理性疼痛和混合性疼痛。

参考文献

参考文献请参见本书所附光盘。

70 生命终末期疼痛治疗

Judith A. Paice[1-3]

袁婷 译 程志祥 审 Xi Chen 校

疼痛对于病危患者是一个严重的问题。在研究临终患者的体征时发现疼痛、呼吸困难、焦虑和抑郁都很常见[1-3]。癌性疼痛作为一种症候群已经被广泛认可。从疼痛急性发作，如进行骨髓穿刺，到由于肿瘤本身或癌症治疗而导致的慢性疼痛综合征。通常在疾病晚期，有 80%～90% 重症患者癌痛都可以得到缓解[4]。但对处于姑息治疗或临终关怀阶段的病危患者（如充血性心衰、终末期肾病、神经肌肉疾病）的疼痛认识非常有限。有意识地去了解这些患者最常见症状，采用特定的评估方法和治疗方案治疗这些症状对减轻患者的痛楚是很有必要的。

直到最近用于研究因癌症或其他危重的疾病而导致神经生物学疼痛的实验模型才刚刚建立。这限制了我们对这些现象产生的具体机制的理解。对骨性癌痛[5]的啮齿动物模型和化疗诱发的神经病理性疼痛[6]研究的发展，将会为神经性癌痛的研究提供新的视角，并最终研发出靶向治疗方法、病因治疗方案。此外，对癌痛生物学更多的了解可加强对生命终结阶段其他常见症状的了解。例如，炎性细胞因子的作用初步证实了疼痛、疲劳、抑郁和其他症状之间有一个共同的生物学机制[7]。这些调查研究将会对完善姑息治疗和临终关怀起到至关重要的作用。

姑息治疗和临终关怀

所有医护人员，不管他们的专业领域是什么，都需要照顾临终的患者。因此，需要积累必要的专业知识和专业技能来更合理地照看好这些患者。对疼痛的控制及提前制定护理计划对姑息治疗非常重要。其他资源，如姑息治疗服务和临终关怀都能够帮助临床医生为患者及其家人提供更好的治疗。

姑息治疗是对那些对根治疗法没有反应的患者完全主动的护理。对控制疼痛、其他症状以及心理的、社会的、情绪上的问题至关重要。姑息治疗要珍视生命，并把死亡看作是一个正常的过程[8]。姑息治疗最好在患者疾病早期就融入进来，而不是将一个只有最后几天或几周生命的患者隔离。姑息治疗经常通过咨询服务、住院治疗、门诊诊所、家庭护理、日常项目和其他创新方式提供服务[9]。

临终关怀在美国是和姑息治疗具有一样的信条和哲学关怀理念。目标是关注缓解患者及其家人生理和心理痛楚。在美国，多数的临终关怀在家里提供，虽然有个别护理机构可为无法在家接受到护理的患者提供服务，大多数临终关怀是在家里实施的。临终关怀产生费用可通过医疗保险报销，可以有报销资格的必须是被证实按其自然病程只有 6 个月寿命的患者[10]。

癌症及其他危重疾病的疼痛症状

关注患有癌症和危重疾病患者的疼痛症状有利于提高确诊率及治疗效果。这本书中其他章节描述的疼痛症状虽然主要出现在一般人群中，也可出现在病危患者中。然而，一些症状则只有癌症患者及重症患者才会有。

癌症

癌痛症状可被分为多种范畴：急性和慢性、躯体性和神经性、疾病相关的或治疗引起的。急性疼痛通常由于侵入性检查操作，如诊断学检查或外科手术引起，类似良性疾病相关[11]的疼痛。表 70-1 列举了癌症患者急性疼痛的特征性表现。慢性疼痛症状经常牵连骨组织、软组织、内脏和神经系统。骨转移性骨痛很常见，尤其乳腺癌、肺癌、前列腺癌的患者。淋巴水肿发生在大约 20% 进行腋窝淋巴结切除术的女性患者中，这就是一个软组织疼痛与生理和心理相关的病态过程的例子[12]。内脏痛可能出现在肿瘤相关的脏器中，如肝、肠、肾、腹膜、膀胱或其他器官。神经病理性疼痛可由很多原因引起，患者可能难以描述并且治疗也非常复杂（表 70-2）[13-15]。最后，许多癌症患者会有与癌症或与其治疗不相关的症状，如骨关节炎。

表 70-1　急性癌痛综合征

化疗
紫杉醇引起的关节痛及肌痛
奥沙利铂引起的异常性疼痛
甲氨蝶呤或门冬酰胺酶引起的头痛
口腔黏膜炎通常由移植前化疗引起
腹膜或膀胱灌注化疗引起的疼痛
生长因子
肌痛、骨痛、发热、头痛
激素治疗
耀斑综合征（肌痛、关节痛、头痛）在前列腺癌或者胰腺癌中产生
乳腺癌
免疫疗法
由干扰素引起的肌痛、关节痛、头痛
放射疗法
骨放射性痛（由放射性核素引起）
肠炎和直肠炎
口腔黏膜炎
被辐射导致的脊髓炎

From Adapted from Koh M，Portenoy RK：Cancer pain syndromes. In Bruera E，Portenoy RK，editors：Cancer pain：assessment and management，ed 2，Cambridge，2010，Cambridge University Press，pp 53-85.

其他危重疾病

迄今为止，对于患非肿瘤性疾病患者临终前疼痛的发病率和类型的认识还很有限。例如多发性硬化相关的神经病理性疼痛、心脏病末期导致的胸痛和应激性溃疡或无力症导致的疼痛（表 70-3）。

对临终疼痛的评估

在其他章节中描述的评估方法适用于癌症患者或其他危重疾病的患者，疼痛的强度、部位（往往是多部位的）、性质、持续时间和改变疼痛的因素是评估的关键[11]。和其他疼痛综合征一样，先问病史，然后做全身体格检查，尤其是神经系统[16]。虽然根据经验对临终患者的治疗应尽量避免扫描或侵入性检查，但放射及实验室检查、和其他诊疗技术对疾病的诊疗还是有作用的。

当患者无法用语言表达或描述他们的痛苦时，临床医生可根据患者皱眉表情来间接判断其疼痛程度[17]。如果患者对合适剂量的阿片类药物或其他镇痛药没有反

表 70-2　临终期慢性神经性疼痛

癌症相关
臂丛、颈丛或骶丛
化疗诱发的神经病变
顺铂
奥沙利铂
紫杉醇
长春新碱
长花碱
颅神经病变
带状疱疹性神经病变
放射性神经病变
神经外科疾病
幻痛
乳癌术后综合征
开胸术后综合征
非癌症相关的神经病变
饮酒导致的神经性病变
臂丛损伤
腕管综合征
复杂区域疼痛综合征
糖尿病性神经病变
法布瑞症
Faild-back 综合征
吉兰-巴雷综合征
艾滋病相关性神经病变
病毒性
抗反转录病毒性神经病变
卒中后疼痛
三叉神经痛
维生素缺乏

From Koh M，Portenoy RK：Cancer pain syndromes. In Bruera E，Portenoy RK editors：Cancer Pain：Assessment and Management，ed 2，Cambridge，2010，Cambridge University Press，pp 53-85；Paice J：Mechanisms and management of neuropathic pain incancer. J Support Oncol 1：107-120，2003；Mendell JR，Sahenk Z：Clinical practice. Painful sensory neuropathy. N Engl J Med 348：1243-1255，2003.

应，则应寻找其他的病因（如膀胱充盈或粪块嵌顿）。

尽管对疼痛的总体评估是相似的，对于临终患者疼痛的评估有其特殊的地方。针对疼痛本身以及疼痛对于患者及其看护者心理影响的评估是必要的。评估的结果可能提示患者需要教育，如缓解上瘾的恐惧。结果也可能提示需要求助于社会工作者、牧师或其他进行过训练的专业人士来帮助和缓解患者及其家属所经历的精神上的痛苦和沮丧[18-19]。

表 70-3　非癌症患者临终期疼痛综合征

疾病	疼痛症状
心血管疾病	胸痛
心肌病	缺血
充血性心力衰竭	
周围性血管性疾病	
肝硬化	门脉性腹痛
	高血压、食管胃底静脉曲张
无力症	废用性肌痛
	应激性溃疡
便秘导致腹痛	
充盈的膀胱引起耻骨上方疼痛	
终末期肾病	皮肤瘙痒
艾滋病	由感染引起腹痛
	胃肠功能紊乱
	肺孢子虫病引起的胸痛
	头痛
	疱疹性神经性病变
	肌痛
	由抗反转录病毒和病毒引起的神经病变
神经肌肉疾病	痉挛状态
肌萎缩侧索硬化（ALS）	下肢感觉缺失
多发性硬化（MS）	眶周及三叉神经痛
脊髓损伤	神经痛
肺部	胸痛
栓塞	呼吸困难
感染	
气胸	

疼痛不是孤立存在的症候群，尤其会出现在患者临终期。一些量表被用来衡量临床上的多种症状，包括 Edmonton 症状评估量表（ESAS）[20-21]，MD·Anderson 症候群（MDASI）[22]，记忆症状评估量表（MSAS）[23] 和其他的量表。另一种工具，痛苦"温度计"，是一个垂直的视觉模拟量表，设计看上去像一个温度计，0 表示"没有痛苦"，10（在温度计的顶端）表示"极度痛苦"[24]。伴随痛苦量表的是一个列有各种生理、心理、现实、家庭支持和精神及宗教问题的列表。这些都是简洁并且临床常用的来估量患者临终时不同症状强度的工具（表 70-4）。参与临终关怀的人的具体需求被标注在简护清单（BHI）上。临终关怀患者 BHI 评估结果包括生理和心理症状，患者对临终关怀的认知和对他们生活质量的评级[25]。每个测评包含 11 项指标。

表 70-4　用于姑息治疗中评估疼痛和其他症状的工具

评估工具	简述
埃德蒙顿症状评估量表（ESAS）	包含 9 个症状，可每个个体加一个症状 测量严重程度可用一个刻度为 0～10 的数字视觉模拟量表 总分为 9 个症状之和＝重度 有效并且可靠[21,49] 说明见 www.palliative.org
MD 爱德森症状量表（MDASI）	包含 13 个项目，从 0（不存在）到 10（极度痛苦） 包含 6 个干扰项目从 0（没有干扰）到 10（完全干扰） 有效并且可靠[22] 说明见 www.mdanderson.org/prg
记忆症状评估量表（MSAS）	用里克特量表衡量 32 种生理和心理症状 评估患病率、严重程度 总得分为所有 32 个症状的平均水平 有效并且可靠[23,50-51] 提供小儿版本[52-53] 说明见 www.promotingexcellence.org
沮丧温度计	使用一个设计上像温度计的垂直的视觉模拟数字量表来 测量患者疼痛的严重程度 0 表示"没有痛苦"，10 表示"极度痛苦" 包含一个列有生理的、心理的、实际的、家庭支持和精神和宗教问题的列表说明见 www.nccn.org

这些工具的用处包括全面系统地评估疼痛和其他症状。这些数据可作为一种治疗方案来提醒临床医生，尤其是在控制临终时的复杂性疼痛症状。

临终时的难治性疼痛症状

在姑息治疗和临终关怀时，疼痛治疗采用与专著中癌痛章节描述的相同止痛药物、思路和原则[26]。大多数患者可通过这些治疗和介入技术得到缓解。不幸的是，一小部分患者为难治性疼痛，对传统疗法无反应，如骨转移性骨痛、难治性神经疼痛或重度肠梗阻，或者导致严重的阿片类药物诱发的毒副作用。

癌性骨痛

骨痛往往难以治疗，高剂量阿片类药物可使患者运动相关性的疼痛得到缓解，然而当停止运动或骨加压时，患者会出现过度镇静。高风险患者包括那些易发生骨转移的肿瘤患者，如乳腺癌、肺癌、前列腺癌[5]。表 70-5 列出了治疗方法。

表 70-5　临终时难治性疼痛症状的治疗

癌性骨痛[5,54-55]
地塞米松每天早上 8～20 mg 口服，静滴（不与阿片类药物合用） 阿片类药物 双膦酸钠，如帕米膦酸二钠或唑来膦酸 放疗（在某些情况下可作为单一的治疗措施） 放射性核素[89]锶 吊索矫形器 物理或职业疗法（辅助器械）
难治性神经性疼痛[16,27,47,56-57]
地塞米松每天早上 8～20 mg 口服，静滴（不与阿片类药物合用） 阿片类药物只在高剂量才有效（美沙酮可能比其他阿片类药物有效） 抗惊厥药物 抗抑郁药物（包括新一代或非典型类，如文拉法辛） 局麻药
重度肠梗阻[30]
地塞米松每天早上 8～20 mg 口服，静滴，可减轻炎症或止吐（不与阿片类药物合用） 阿片类药物 奥曲肽 20 μg/h 静注，减少肠道分泌物，必要时加量 东莨菪碱皮贴（1.5 mg，最多 2 片），可减少分泌物 如果患者需要时给予鼻胃管或胃造口术

难治性神经性疼痛

　　神经病变治疗困难。标准疗法包括阿片类药物和辅助镇痛药，如糖皮质激素（表 70-5）[16,27]。此外，神经阻滞和介入治疗可能有效[28]。对于更难治的顽固性疼痛，可采用静滴利多卡因来治疗[29]。采用疼痛科的治疗方案，静脉滴注利多卡因 1～2 mg/kg，15～30 min 滴完。如果有效，连续注入 1～2 mg/(kg·h)。镇痛效果可能要数周才能显现。口周麻木是早期的一个潜在预警信号。肝功能障碍和严重的心脏传导障碍是治疗的相对禁忌证。这些在评估患者的治疗与预后是非常必要的。

重度肠梗阻

　　肠梗阻在进行性血管损伤和结直肠肿瘤中常见。大多数患有重度肠梗阻的患者在 6 个月内死亡。除了镇痛和止吐，某些病例可施行手术，更常见的是静脉或皮下注射奥曲肽、鼻胃管吸引、胃造口术[30]。表70-5 列出了具体的治疗方案。

阿片类药物的神经毒性

　　阿片类药物毒性作用包括肌阵挛、痛觉过敏、精

神错乱、癫痫发作。有毒性的药物包括吗啡、氢吗啡酮、二氢可待因吗啡酮、芬太尼、美沙酮、羟考酮[31-32]。代谢物葡糖苷酸-3 被认为导致了这些毒性反应[33]。吗啡-3-葡糖苷酸都被认为能导致肌阵挛和癫痫发作[34]。肾衰竭被认为是导致这些代谢产物无法消除的重要但不是决定性因素。病例报道表明肾衰患者 H3G 等离子水平显著升高，是肾功能正常患者 H3G 母体化合物的 4 倍[35]。

　　治疗轻度肌阵挛通常包括换用阿片类药物、降低阿片类药物剂量、加用苯二氮䓬。氯硝西泮 0.5 mg 口服，每天 2 次有效。如果患者不能吞咽，则可用咪达唑仑或劳拉西泮。痛觉过敏通常被误诊，好心的医生第一反应会给患者加用阿片类剂量，结果可能导致疼痛加重，并有诱发精神错乱和痫性发作的潜在风险。

　　当这些更严重的神经毒性反应出现时，阿片类药物剂量应减少至少 50%。一些人甚至提倡停用阿片类药物，因为这些药物的代谢产物半衰期长且患者不易出现戒断综合征[36]。纳洛酮对扭转这种毒性作用无效。在某些情况下，脊髓用药有利于缓解疼痛和减少全身性阿片类药物反应。痫性发作时的一线和二线治疗方案包括苯妥因和苯二氮䓬，如安定或劳拉西泮[37]。在某些情况下，痫性发作的频率和强度加速进展，甚至发展成为癫痫持续状态[38]。难治性癫痫持续状态的治疗可能需要咪达唑仑、巴比妥酸盐和丙泊酚[39]。

- 咪达唑仑在姑息治疗方面尤其有效，因为其起效快、持续时间短，并且它能够采用皮下注射、静脉注射、口服、含服、舌下给药或直肠给药等多种途径给药。此外，与其不兼容的药物目前只发现有皮质类固醇类药物，尤其是倍他米松、地塞米松、甲强龙[39]。
- 用苯巴比妥控制癫痫发作的标准剂量为 20 mg/kg 静滴，最大速率为 50～100 mg/min。
- 丙泊酚治疗难治性癫痫持续状态的推荐剂量为 1～2 mg/kg 静滴超过 5 min，如果有必要可重复滴注。维持静滴剂量为 2～10 mg/(kg·h)，尽量使用所需的最低剂量控制痫性活动[39]。

其他临终时的常见症状

　　呼吸困难、焦虑、抑郁等症状在重症患者中很常见，减轻这些和疼痛联系频繁的症状，能改善疼痛和提高生活质量。

呼吸困难

　　呼吸困难，或缺氧，可因多种疾病引起，如癌症、

充血性心衰或肺部疾病等[2]。阿片类药物是首选药，剂量小且不会引起镇静作用[40]。可用短效的抗焦虑药来控制严重的焦虑。一些简单的措施，如床旁简易呼吸装置能提供额外的支持。

焦虑

焦虑与持续不缓解的疼痛高度相关[41]。此外，许多常用于姑息治疗的药物，如糖皮质激素、精神安定药（如甲氧氯普胺）、支气管扩张药、抗组胺药、洋地黄和偶尔采用的苯二氮䓬类（这可能会引起老年患者的反常反应）能导致不安和焦虑。突然停用酒精、阿片类药物、苯二氮䓬类、尼古丁也能产生焦虑。缺氧、肺栓塞、脓毒血症、低血糖症、甲状腺功能异常和心力衰竭与焦虑有关。因某些肿瘤，包括肾上腺嗜铬细胞瘤、胰腺癌、原发的或转移性肺癌和慢性心肺疾病可导致呼吸困难，也可产生焦虑。

焦虑的药物治疗包含苯二氮䓬类药物，尤其是劳拉西泮，短效并且副作用少。经典的初始治疗剂量为 $0.5\sim2$ mg 口服，每天 $3\sim4$ 次。劳拉西泮能够舌下含服，对那些吞咽困难的患者很有用，可不经肠道给药或输液。氟哌啶醇常用于短期治疗严重焦虑的药物并且作为一种抗精神病药物。初始剂量为 $0.5\sim1$ mg，每天 2 次[41]。弗兰克的讨论认为患者的恐惧情绪可在舒适的环境下，通过一些放松心情的策略方法，如录音带、呼吸训练和指引图像得到缓解[42]。

抑郁

临终期抑郁通常未被充分认识[43]。在重症患者中抑郁的诊断是很困难的，因为抑郁的常见症状（疲劳、厌食和嗜睡）可因疾病本身或治疗引起。提示危重患者有抑郁的心理症状包括失去自我存在意义、沉浸在不断的悲伤中和自杀的想法。有证据表明，一个简单的筛选问题如"你沮丧吗"或者"你伤心吗"是最有效的判断患者是否抑郁的措施[44]。支持性和心理疗法可能有效，尽管有限的生命可能不利于治疗。抗抑郁

药，如 5-羟色胺再摄取抑制剂（SSRIs），即西酞普兰、丁螺酮、帕罗西汀和舍曲林等，通常有良好的耐受性。然而，药物起效需要 $2\sim4$ 周，这对于寿命很短的重症患者来说时间太长。新的研究表明，非典型抗抑郁药（如安非他酮、米氮平、文拉法辛）起效相对迅速并且很少报导有副作用。此外，对于生命有限的患者，兴奋剂如哌甲酯和匹莫林可使患者迅速缓解，通常在 1 小时内或数天内[45-46]。

结论

对于危重患者，疼痛、呼吸困难、焦虑和抑郁是非常严重的症状。所有医护人员都应对濒死患者负有责任感，必须密切关注这些人群的最常见症状，以便实施特定的评估技术，优化治疗方案来控制这些症状。姑息治疗服务和临终关怀等资源能够协助医生给患者及其家属提供支持和帮助。

要点

- 所有医生，不管其专业领域是什么，都需对危急重症患者负责。
- 评估生命终结时期出现的疼痛和其他症状需要对常见症状有很好的了解，并掌握充分的临床技能，进行全面彻底的全身性体格检查，特别要注意神经系统的评估。
- 难治性疼痛的治疗需使用除标准非阿片类药物、阿片类药物、辅助镇痛药以外的其他新药
- 在充分控制危急重症患者疼痛的同时需要注意其他相关的症状，如呼吸困难、焦虑和抑郁。

参考文献

参考文献请参见本书所附光盘。

71　内脏交感神经阻滞

Michael Erdek ☸ Oscar A. deLeon-Casasola

李婕 译　Xi Chen 校

癌痛可以源自躯体、内脏以及神经，大约50%的癌症患者在诊断为癌痛时会有混合型疼痛。当内脏被牵拉、压缩、浸润或扩张时，会表现出严重的局部性疼痛。内脏疼痛的患者通常表现出的特征是疼痛较为模糊、位置深、压榨性、痉挛性或绞痛性。其他症状和体征包括牵涉痛，如肿瘤侵入膈肌可出现肩部疼痛和恶心呕吐。

口服药物可缓解与癌症相关的内脏痛，比如非甾体类抗炎药、阿片类和辅助药物治疗。同样的，交感神经轴神经阻滞也可有效地控制内脏性癌痛。因此，在严重癌痛患者中，交感神经轴神经阻滞术是除药物治疗外的重要的辅助治疗。但神经阻滞不一定能完全消除癌痛，这是因为患者也经常同时存在躯体和神经性疼痛，所以，仍需要低剂量的口服药物维持镇痛。行交感神经轴神经阻滞术的目的有两个：①最大化阿片类和非阿片类镇痛药的镇痛效果；②减少这些药物的剂量以减轻副作用。

神经阻滞技术风险高而效果有限，因此合理的临床判断和患者自身理性化认识对减少不良影响是必不可少的。在此我们不去详细描述这些阻滞技术，有兴趣的读者可以参考其他书籍进行学习[1]。

腹腔神经丛阻滞

腹腔神经丛位于上腹部腹膜后，平第12胸椎和第1腰椎，在膈肌角前方。它围绕腹主动脉和腹腔干以及肠系膜上动脉。腹腔神经丛向下延续形成肠系膜上、下神经丛。

腹腔神经丛是由交感神经纤维和副交感神经纤维组成的网络系统。它包含1～4个大的神经节，他们接受从三个内脏神经传出的交感神经纤维。胸内脏神经位于膈肌前上方，在胸12椎体前方。腹腔神经丛也接收来自迷走神经的副交感神经纤维，并参与肝脏、胰腺、胆囊、胃、脾、肾、肠、肾上腺以及腹腔血管的自主神经系统。

适应证

腹腔神经丛的阻滞已被用于治疗癌性以及非癌性慢性疼痛，在急性或慢性胰腺炎的疼痛上取得显著疗效[2]。同样，有内脏性疼痛的上腹部癌症患者也适用此方法[3]。

操作技术

有多种经皮穿刺路径可以被用于阻滞上腹部的内脏性疼痛传导，其中包括经典的膈脚后入路，膈脚前入路（或经膈脚）以及经主动脉入路。常见的后路途径，是在第一腰椎水平，两侧旁开中线5～7 cm分别进针，针尖朝向第一腰椎椎体进针行膈脚后入路和膈脚前入路，到达胸12椎体行内脏神经阻滞术。左侧针正好位于主动脉的后方而右侧针再前进1 cm可行膈脚后入路或内脏神经阻滞法。透视显示注射后扩散范围可达椎体前方和膈肌后方。膈角前通路需要针穿过膈肌行进。由于主动脉的位置处于左侧，所以右侧进针相对容易，而左侧相对困难。对此有两种解决方案：使用计算机断层摄影（computed tomography，CT）引导，单针通过经膈角通路向左侧注射；左针靠近中线进入，经CT导引将针置于主动脉前外侧，或经主动脉通路通过主动脉。图71-1至图71-3显示出了行针的最终位置和放置成功后造影剂预期的扩散范围。近来，CT和超声技术使疼痛专家可以经腹通路进行腹腔神经丛的神经阻滞。经腹通路常用于不能忍受俯卧位或侧卧位的患者，以及肝较大无法行后入路径者。

药物及剂量

神经阻滞通常采用浓度50%～100%的乙醇，每针注射20 ml，对于膈角后通路应适量减少剂量。乙醇注射本身可产生剧烈疼痛，因此，建议在注射乙醇5 min前，先注射5～10 ml的0.25%丁哌卡因，或者用局麻剂（0.25%丁哌卡因）将100%的乙醇稀释到50%浓度。10%苯酚因其注射时不产生注射疼痛，也可运用于神经阻滞且这两种药物功效类似。

并发症

腹腔神经阻滞相关并发症与膈脚后入路，经膈脚入路[4,8]以及经主动脉入路[5]这三种技术自身相关。在

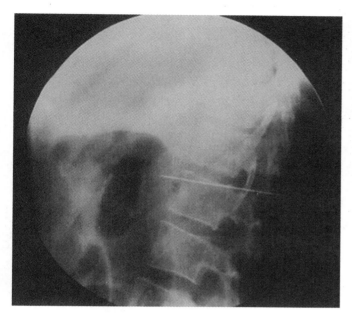

图 71-1 侧位平片显示针尖位于腰 1 椎体前方 1.0～1.5 cm

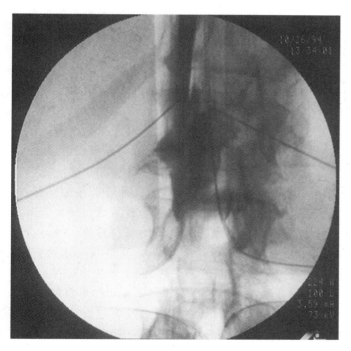

图 71-2 正位平片下，膈脚前入路：右侧针注射的造影剂呈双侧尾状扩散；膈脚后入路：左侧针注射的造影剂呈单侧头向扩散

一项前瞻性随机研究中，Ischia[3] 等人对 61 例胰腺癌患者运用了腹腔神经丛神经阻滞的三种不同方式，并对相关并发症进行了研究。体位性低血压发生率在膈脚后入路（50%）及内脏神经阻滞术（52%）中相对较高，而膈脚前入路（10%）中较低。与此相反，短暂的腹泻发生率在膈角前入路（65%）及膈脚后入路

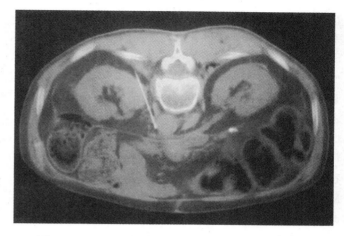

图 71-3 CT 显示针位于膈脚前方，紧邻主动脉侧壁

（25%）中相对较高，而内脏神经阻滞术（5%）中较低。而三组间，感觉迟钝、肩胛间的背部疼痛、呃逆以及血尿发生率没有显著的统计学差异。

近来，Davis[9] 对从 1986—1990 年间实行了腹腔神经丛阻滞的 2730 例患者进行了相关并发症的研究。其中，主要并发症，例如截瘫、大小便功能障碍的总发生率为 1/683。但是报告并没有对具体的操作路径进行分别报道。

技巧提示：

1. 在注射神经破坏剂之前应使用影像学技术保证进针到位，使针尖避开血管、腹腔及内脏。目前较常用的影像学技术有 X 线透视、CT 或超声，并且都各有自身优势。Wong 和 Brown[10] 通过对 136 例运用或未运用影像学控制针尖位置进行腹腔神经丛阻滞治疗的胰腺癌疼痛患者进行回顾性分析，表明使用影像学技术并不改变阻滞的效果及并发症。不过，目前尚不清楚此研究中具体有多少患者进行了影像学辅助。假设半数患者没有使用，那其并发症 95% 可信区间的上限仅为 5%[11]。

2. 1%～3% 的患者在术后 5 天内会有体位性低血压，可以采取卧床休息，避免突然体位改变和补液来处理。等到体内的代偿性血管反射被充分激活，这种副作用就会消失。在术后 1 周内需要下床活动的患者，可以下肢穿戴弹力袜来有效缓解体位性低血压。

3. 发生背痛可能有以下几个原因：①操作过程中产生的局部创伤或腹膜后血肿；②乙醇刺激；③腰丛损伤。有背痛的患者应至少测量两次血细胞比容，前后间隔 1 个小时。若血细胞比容下降，应当行影像学检查排除腹膜后血肿可能。尿液红细胞阳性可提示肾损伤可能。

4. 腹膜后出血发生率较低，但也时有报道。因此，

在出现体位性低血压的患者当中应当首先排除失血因素。对于行腹腔神经丛阻滞后出现背痛和体位性低血压的患者应当予住院监测血细胞比容变化。如果发现血细胞比容较低或是呈持续下降，应当通过影像学检查排除肾脏、主动脉以及其他血管结构的损伤，同时咨询外科医生判断是否需要手术干预。

5. 腹泻可能是由于肠道的交感神经受阻滞引起，可以通过禁食补液和使用止泻剂来治疗。抗胆碱类药物可作为止泻剂，口服洛哌丁胺是一个不错的选择。Matson[12]等报道过术后出现几乎致命的严重腹泻。因此，在体弱患者中，腹泻必须积极治疗。

6. 也有术后出现腹主动脉夹层动脉瘤的报道[13-14]。主动脉的损伤机制主要是术中穿刺针所导致，膈角前通路更容易出现此类并发症。因此，对于有腹主动脉粥样硬化性疾病的患者，应当尽量避免使用此通路。

7. 腹腔神经丛阻滞后也会发生截瘫和暂时性运动麻痹[15-21]。这些神经性并发症可能是由于部分腰动脉出现痉挛导致下游脊髓神经的灌注减少[21]。实际上，在接触到乙醇和苯酚时，腰动脉会发生持续性的收缩[22]，而其收缩强度与苯酚的浓度呈正比，与乙醇的浓度呈反比。低浓度的乙醇可通过增加主动脉平滑肌细胞内钙离子的浓度使其收缩增强[23]。从经验上说，如果患者有主动脉粥样硬化性疾病，我们建议尽量避免使用乙醇，因为这类患者可能会有脊髓血供的异常。有报道使用苯酚后出现截瘫的案例[15]，说明还有其他因素参与其中，例如血管及神经的直接损伤和脊髓的逆行损伤。在穿刺时使用影像学引导，对于避免此类并发症有着较好的效果。

疗效

有 4 个随机对照试验[3,24-26]和一项前瞻性研究[27]对腹腔神经丛神经阻滞术治疗上腹部癌痛的效果进行了评估。其中一项前瞻性研究评估了 3 种不同通路在胰腺癌中的疗效[3]，在共 61 例患者中，48%（29 例）的患者神经阻滞后疼痛完全缓解，而 52%（32 例）需要进一步镇痛治疗。在这 52% 患者中，15 例（20%）是因为手术失败，另有 17 例（28%）合并神经性/躯体性疼痛。另一项研究[24]对 20 名患者进行了手术与口服药物治疗效果间的比较。此研究显示，在视觉模拟疼痛评分上，腹腔神经丛神经阻滞与口服非甾体类抗炎药（nonsteroidal anti-inflammatory drug，NSAID）及阿片类药物组合的药物镇痛效果相似。然而，在 7 周的研究时间内，接受过腹腔神经丛神经阻滞术的患者在阿片类药物的用量上显著低于接受口服药物治疗的

患者。从副作用的发生率上比较，接受过腹腔神经丛神经阻滞术的患者要明显小于接受口服药物治疗的患者。还有一个随机对照试验[25]在 24 名患者中也进行了手术与口服药物治疗效果间的比较。结果显示腹腔神经丛神经阻滞术在缓解爆发性疼痛、腹泻和低血压上表现较好。在持续性镇痛效果上，两者效果相当，但手术患者镇痛药的用量以及副作用较少，如恶心、呕吐、便秘等。另一个研究中，将 100 例患者随机分配到 CPN 组以及对照组，进行了 6 个星期的研究，在 CPN 组癌痛明显缓解，而在阿片类药物的用量、阿片类药物不良反应、生活质量和生存时间上两组间无明显差异[26]。

一项前瞻性非随机研究中[27]，41 例患者接受了世界卫生组织（World Health Organization，WHO）癌痛指导原则推荐的治疗，21 例接受了腹腔神经丛阻滞术治疗。通过两种治疗的比较，作者得出结论：腹腔神经丛阻滞术在胰腺癌症疼痛管理中发挥了重要作用。

最近的一项回顾性统计分析结果表明，腹腔和内脏神经阻滞术对每日接受吗啡剂量小于 250 mg 以及没有接受镇静治疗的患者会有更好的疗效。

一项荟萃分析对 21 项回顾性研究结果共计 1145 例患者进行分析，得出的结论是：阻滞术后两周内有 89% 的患者可以达到满意的疼痛缓解[29]。90% 生存期超过 3 个月的患者可以维持效果达到部分缓解及以上水平，并有 70%～90% 的患者镇痛效果可以维持超过 3 个月时间，直至死亡。此外，阻滞术对胰腺癌患者及上腹部其他腹腔内恶性肿瘤的镇痛效果相似。然而，我们必须认识到，这些结果是基于回顾性研究，其结论可能不完全可靠并且有发表偏倚。另外，统计分析中应当将患者的选择标准差异、阻滞术操作的差异、神经破坏剂和剂量的差异、疼痛的评估工具的差异和目标的异质性纳入分析范围才能产生更加可靠的信息。

腹腔神经丛神经阻滞的效果似乎与胰腺肿瘤累及的部位和程度相关。Rykowski 和 Hilgier[30]研究表明：92%（36 例中 33 例）的胰头癌患者获得了持续有效的镇痛效果，但胰体及胰尾癌患者中只有 29%（14 例中 4 例）获得了同样的效果。13 例患者阻滞失败，通过 CT 扫描证实这失败患者的肿瘤进展至腹主动脉周围，两者之间似有因果。

如前面所讨论的，阿片类、NSAID 类和辅剂等常作为口服药物进行镇痛治疗。然而，有证据表明，长期使用高剂量的阿片类药物可能对免疫产生负面影响[31]。因此，能降低阿片类药物用量的镇痛技术可以对患者的治疗起到积极作用。Lillemoe 等[32]做了一项

前瞻性随机临床试验，表明在不可切除的胰腺肿瘤患者中，接受内脏神经阻滞的患者生存时间比未接受者有明显提高。这一结果可能是由于接受了阻滞术的患者阿片类药物使用量较低，保存了较好的免疫功能以及较少的副作用，如恶心、呕吐，使患者能更好地进食。但另一项前瞻性研究[27]并没有发现生存上的获益。

上腹下神经丛阻滞

癌症患者肿瘤进展至骨盆，可能会出现对口服或注射阿片类药物反应不佳的严重疼痛。此外，部分患者会因为口服阿片类药物治疗导致的过度镇静或其他副作用而限制口服阿片类药物的运用。此时，则需要更具侵入性的方式来控制疼痛及提高生活质量。

由肿瘤以及慢性非恶性疾病所导致的盆腔疼痛都可以通过阻滞相关联的上腹下丛来缓解[33-36]。阻滞术在骨盆器官中操作是可行的，因为支配这些器官的传入神经纤维伴随着交感神经、神经干、神经节和神经支行走，这些结构可以进行阻滞。因此，交感神经阻滞对内脏痛的作用类似于外周神经切断术或背根切断术对躯体疼痛的作用。另一项研究表明，即使是在进展期患者中，内脏疼痛也是盆腔肿瘤患者所经历的癌性疼痛综合征中重要组成部分。因此，现在看来，经皮上腹下丛阻滞对晚期盆腔肿瘤患者有着重要的作用。

上腹下丛位于腹膜后，从第五腰椎椎体下 1/3 延伸到第一骶椎体的上 1/3。

技术

置患者于俯卧位，骨盆下垫枕使腰椎前凸水平，行肌间局部麻醉。根据患者的身高和腰围，中线旁开 5～7 cm，在腰 4 椎体及腰 5 椎体间隙进针。取两个 7 至 9 英寸（1 英寸≈2.54 cm）长的 22 号斜面针斜向内侧进针，先呈 45°后改为 30°，以使针尖位于腰 5 椎体与骶 1 椎体间隙外侧。操作过程中回抽，可以避免注射入髂血管。如果回抽有血，可以使用经血管通路。

正侧位片可以观察针的位置，正位（anteroposterior, AP）片可以检测针尖是否在腰 5 和骶 1 椎体交界处；侧位片可以检测针尖是否正好位于椎体前方。注射 2～3 ml 水溶性造影剂可以进一步验证针的位置以及排除血管内注射。在 AP 视角，造影剂播散应该是位于中线区域。在侧位视角，合适的针尖深度表现为造影剂平滑的填充于腰肌前筋膜内。图 71-4 和图 71-5 显示了正确的针头位置以及造影剂在上腹下神经丛阻滞时标准的扩散范围。也有报道使用通过腰 5 及骶 1 椎体间

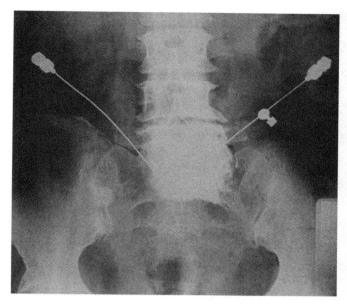

图 71-4 正位片下，针的标准位置和造影剂扩散情况

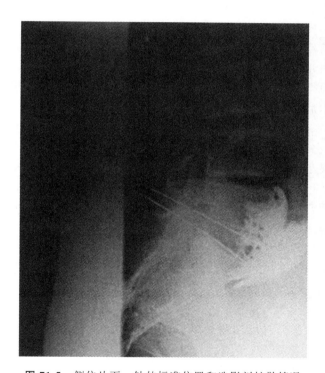

图 71-5 侧位片下，针的标准位置和造影剂扩散情况

的经椎间盘入路[37]。这一入路和椎间盘造影的方法类似，区别在于此通路的针尖是前置于椎间盘前方。

上腹下神经丛阻滞效果预测可通过每根针注射 6～8 ml 0.25％丁哌卡因来观察。每针注射 6～8 ml 10％的苯酚或 80％的乙醇则可以达到治疗效果。

并发症

潜在的并发症包括腹膜后血肿形成和髂血管粥样

硬化斑块移位导致的下肢急性缺血。墨西哥学院、罗斯威尔公园癌症研究所和 MD 安德森癌症中心对共 200 多例患者的观察都未发现此阻滞术的神经系统并发症。

疗效

阻滞术的效果最初是通过视觉模拟疼痛评分（visual analog pain scale，VAS）来评估的。Plancarte 等报道，阻滞术可以降低 70% 盆腔肿瘤疼痛患者的 VAS 评分[33]。该项研究的患者绝大部分是宫颈癌患者，在亚组分析中，69% 的患者 VAS 评分有着明显下降。在阻滞成功的患者中，平均每日吗啡用量下降了 67%（从 736±633 mg/d 到 251±191 mg/d）；在阻滞术失败的患者中，吗啡用量也下降了 45%（从 1443±703 mg/d 到 800±345 mg/d）[34]。在另一个共 159 例盆腔癌痛患者的多中心的研究中，115 例（72%）的患者在经过一到两次阻滞后有了令人满意的疼痛缓解。术后 3 周，所有患者平均阿片类药物用量下降了 40%（从 58±43 mg/d 到 35 mg/d±18 mg/d），阻滞成功组和失败组都有着明显的阿片类药物用量的下降（成功组：从 56±32 mg/d 到 32±16 mg/d；失败组：从 65±28 mg/d 到 48±21 mg/d）[35]。值得注意的是，在这两个研究中，成功组的定义是：术后 3 周内阿片类药物用量减少 50% 或者是术后 VAS 评分小于 4 分[34-35]。有研究将 30 例患者进行随机分配手术方案，研究表明经椎间盘通路手术时间明显小于经典通路（24.4 min vs. 67.9 min），并且两者在镇痛效果及术后吗啡用量上没有显著差异，而经椎间盘通路没有发现明显的术后椎间盘炎或椎间盘突出[37]。

综合这些研究，主要有三点共识：第一，阻滞术可以明显减轻癌痛以及减少阿片类药物的用量，甚至在晚期盆腔肿瘤患者当中也同样有效，这可能意味着内脏疼痛可能是癌痛的重要组成部分；第二，在有明显腹膜后淋巴结侵犯的癌痛患者中，阻滞术效果比无侵犯者差（反应率为 20% vs. 70%），这可能是由于浸润之后疼痛性质改变，累及盆腔的躯体性疼痛。但是在一项研究中发现，正侧位下造影剂向中线汇聚的广泛腹膜后浸润的患者有着较好的疗效[34]；第三，早期对盆腔内脏疼痛的患者进行阻滞术，从阿片类药物用量明显降低的角度看，可以减轻患者药物上的经济负担[34-35]。

Rosenberg 等人报道一例阻滞术对经尿道前列腺切除患者慢性阴茎疼痛的治疗。虽然患者没有使用神经毁损剂，仅使用了 0.25% 丁哌卡因和 20 mg 甲泼尼龙进行诊断性治疗，也有效地缓解了患者的疼痛超过 6

个月。当然，此部分神经阻滞对良性慢性疼痛的疗效尚无大量的研究。

奇神经节阻滞

奇神经节是位于骶尾部水平的腹膜后孤立结构，处于两个交感神经链的末端。

奇神经节阻滞对会阴部癌痛有着一定的镇痛效果[38-39]。这类患者常表现为会阴部定位模糊的局部灼烧样疼痛，常为小便痛。但奇神经节阻滞对会阴部癌痛的临床价值尚不明确，尚需大量的临床研究进行进一步总结和验证。

操作技术

置患者左侧卧位抱膝或截石位或俯卧位。取 22 号 3.5 英寸脊髓穿刺针，将针穿刺置入骶骨和尾骨的前凹部。针穿过肛尾韧带，透视引导下，沿中线进针至骶尾交界处（图 71-6）。注射造影剂观察其腹膜后扩散状态，在侧位片上，它应该呈逗号形状。

也可以置患者俯卧位行经尾骨路径。有报道证实此方法是安全可靠的[40]。取 20 号 1.5 英寸的针穿过骶尾韧带中线，进针至针尖到达直肠后方，注射 4～8 ml 1% 的利多卡因或 0.25% 丁哌卡因可以用作诊断性阻

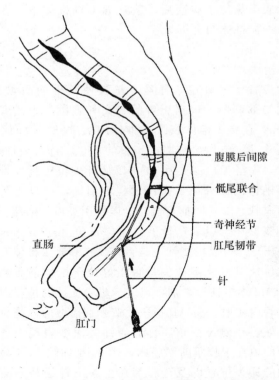

腹膜后间隙

骶尾联合

奇神经节

肛尾韧带

直肠

针

肛门

图 71-6 侧位视角下奇神经节阻滞的标准进针

滞；若行神经毁损性阻滞，可以使用 4 ml（或 8 ml）10％的苯酚。虽然此技术相对简单，但仍需谨慎，以防直肠穿孔和注射入骨膜。

并发症

暂无报道。

结论

交感神经轴的神经阻滞术是一种安全、经济有效的治疗内脏癌痛的方法。其优点是不仅能提高镇痛效果，也可减少阿片类药物的用量。一定程度上减轻患者经济负担，同时也减轻了由于大剂量阿片类药物治疗产生的免疫和胃肠系统负担。由于知识和技术的积累，目前使用的这些阻滞方法都是相对安全可靠的。因此，疼痛医师应考虑开展神经阻滞术来作为辅助治疗癌痛的一项重要技术。

要点

- 交感神经轴的神经阻滞术是对于严重内脏癌痛患者口服镇痛治疗的重要辅助治疗手段。使用神经阻滞

术的目的在于最大限度地提高阿片类及非阿片类镇痛药物的镇痛效果和降低药物使用量减小镇痛药物副作用。
- 腹腔丛神经阻滞对胰腺癌患者镇痛效果良好，可以减少镇痛药物使用，减少药物副作用，例如恶心、呕吐以及便秘。
- 有研究报道，在不可切除的胰腺癌患者中，接受内脏神经阻滞术的患者比未接受者有更长的生存期。这可能是由于阻滞术后降低阿片类药物使用量，使患者免疫系统相对加强以及较少的药物副作用使患者进食改善。
- 腹腔神经丛阻滞的并发症包括腹泻、体位性低血压、背部疼痛、主动脉损伤、出血和截瘫。
- 上腹下神经丛阻滞已被证明在晚期盆腔癌患者中可以减少疼痛和阿片类药物用量并且并发症较少，这可能提示在晚期肿瘤中内脏疼痛占有很大的疼痛份额。

参考文献

参考文献请参见本书所附光盘。

72 中枢神经及外周神经毁损

Robert W. Hurley ✤ Neil Ellis ✤ Meredith C. B. Adams

杨扬 译　Xi Chen 校

化学性神经毁损被用于镇痛有将近一个世纪的历史。多年来无数种化学物质被用于镇痛研究，但只有少数用于临床。甘油被用于三叉神经痛的治疗。苯酚和乙醇是唯一常用于硬膜外或鞘内以及交感神经丛神经毁损的化学物。在其他方法都无法有效镇痛的情况下，通常选择神经毁损物，然而使用化学物质或是手术进行神经毁损，都有着相对严重的副作用，所以它们主要用于终末期癌痛患者。神经毁损可以使那些保守治疗无效或是副作用严重不适合行传统治疗的癌痛患者受益。在终末期患者中，神经毁损只是为了减少疼痛，能使患者临终前相对好地享受最后的人生，同时也能使阿片类药物更加有效，并减少阿片类药物对患者清醒意识的抑制。神经毁损术是一种让患者使用最少药物来控制疼痛并显著提高他们的生活质量的方法。

患者的选择

一旦患者被确认适合行神经毁损治疗（表 72-1），首先就要对患者解释清楚具体的目标和期望。神经毁损术可以起到镇痛效果，并且可以减少镇痛药物的使用。毁损术的局限性和并发症虽然相对较少，但这也是患者及术者需要考虑进去的重要部分。虽然神经毁损术是有节段性镇痛效果的，但它对肿瘤进展或是新发肿瘤灶不一定能起到很好的效果。另外，这种疗法的

表 72-1　椎管内神经毁损：适用于脊髓封锁毁损

顽固性癌痛（进展期或终末期恶性肿瘤）
药物和介入镇痛治疗失败
目前治疗的副作用难以忍受
单侧疼痛
疼痛局限于 1~4 个皮节的水平
疼痛分布于躯干、胸部、腹部
初级躯体疼痛
椎管内肿瘤没有扩散
局麻药能有效地局部镇痛
患者知情同意
期望和支持

效果是暂时的，会随时间推移而减弱，因此可能需要反复注射药物。这些药物可明显缓解疼痛，但有时会达不到患者的期望或镇痛持续时间太短，甚至会有肢体无力、肠或膀胱麻痹的副作用。通常情况下，选择了硬膜外或鞘内神经毁损术的患者都已经历了世界卫生组织（World Health Organization，WHO）推荐的镇痛阶梯（图 72-1A）治疗，但疼痛控制不佳。他们所经历的疼痛要么已无法使用标准的止痛药物进行镇痛，要么所需药物使用量过大，毒副作用限制了药物的使用（图 72-1B）。相比于那些内脏或躯体疼痛的患者，神经病理性疼痛的患者使用毁损术镇痛效果相对较差。由于神经毁损的技术性质，它在控制躯干单侧疼痛或是疼痛集中于几个相邻神经节之内的疼痛效果较好；在椎管内肿瘤患者上的疗效较差，但椎管内神经毁损治疗在治疗终末期恶性肿瘤和单侧躯体疼痛患者中效果较好[1]。

术前准备

在进行神经毁损之前，必须有一个明确的疼痛诊断，而且定位必须精确地映射到每一个皮节上（图 72-2）。实现准确定位的方法有很多，但都必须保证在当时情况下能够保证毁损的有效性[2]。一旦决定了操作计划，应向患者详细的解释保证患者的知情同意，告知相关风险。在操作之前，全面的神经系统检查是必要的，这不仅能衡量操作的成功性，也能作为术后并发症的基准评估线。在一个理想的治疗方案中，应该有多学科组成治疗团队，应当对治疗过程中患者病情及疾病转归了如指掌。患者和治疗团队都应该明确，在肿瘤快速进展的情况下，肿瘤的进展会降低毁损的效果。在毁损剂使用之前，最好先用局麻剂进行诊断性毁损用以评估疗效。这样的预注射不仅可以确认针尖位置，还可以评估毁损的程度[3]。患者和医生都应该知道，与局麻剂相比，神经毁损剂起作用时间较慢，镇痛效果不会立刻显现出来。神经毁损剂的选择是基于针尖位置、患者配合程度及差异以及需要注

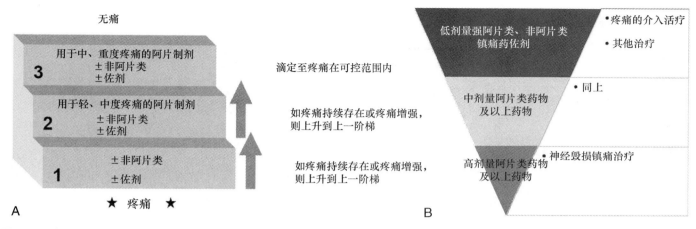

图 72-1　在图 A 中，处理等级是由下往上递增，而在图 B 中处理等级是由上往下递增（*Adapted from WHO Cancer and Palliative Care* 2011.）

射的剂量（表 72-2）。毁损剂的比重是需要考虑的因素之一，苯酚的比重较大，和比重较小的乙醇相比，它更适合于盆腔等低位毁损。

神经毁损剂

乙醇

乙醇（酒精）是经典的神经毁损剂之一，Dogliotti 在 1931 年首先报道了乙醇的鞘内注射[4]。无水乙醇是可商购的，虽然商购的乙醇是没有稀释的，但暴露于空气中，乙醇将通过水分吸收会自动稀释。乙醇注射于周围神经，可以产生沿神经轴的灼烧感。这种感觉常使患者不适，并且可以持续几分钟甚至数周。为了缓解不适，可以在注射乙醇前先注射局麻剂。使用局麻剂的过程也可以帮助术者了解针尖的位置。乙醇的神经破坏作用是通过凝集神经胆固醇、磷脂和脑苷脂，使粘肽沉淀[5]。这些作用可以让神经纤维和髓鞘硬化，致使脱髓鞘[1]。但 Schwann 细胞的鞘基膜保持完整，使得新的 Schwann 细胞可以赖以生长，从而为随后的神经纤维生长提供了结构框架。结构框架可以促进轴突的再生，但前提是神经的细胞体没有被完全破坏[6]。变性的进程是非选择性的，在鞘内注射后可以观察到周围神经和脊神经根的变性[7]。鞘内注射酒精可导致酒精的快速吸收以及脊髓表面的损伤。乙醇快速地在脑脊液（cerebrospinal fluid，CSF）中被吸收，10 min 后只有 10% 的初始量剩余，30 min 后只残余 4%[8]。乙醇的快速扩散吸收使得其在使用剂量上要明显大于苯酚，并且可能会导致局部的组织损伤[9]。在腹腔神经丛毁损中，乙醇被迅速吸收入血，可使血中乙醇含量高达 54 mg/dl。[10]尽管血中乙醇水平相对较低，但也可能导致全身反应以及其他问题，例如镇静和中枢神经系统（central nervous system，CNS）抑制。尽管乙醇的鞘内注射不太可能有明显的血管内摄取，但使用乙醇作为神经毁损剂可以有双硫仑样作用，被称为乙醛综合征。病例报道显示，此类作用可发生于包括使用拉氧头孢、β-内酰胺类抗生素甚至抗癌药物患者当中[11]。患者在接受乙醇后的 15 min 里会出现皮肤潮红、低血压、心动过速和出汗，4～6 h 后症状缓解，血流动力学趋于稳定。镇痛医生需要有经验鉴别是否是药物引起的双硫仑样作用，如氯霉素、β-内酰胺类、甲硝唑、甲苯磺丁脲、氯磺丙脲和双硫仑都可能导致双硫仑样作用[12]。乙醇的比重小于 0.8，而 CSF 比重略大于 1.0。在脑脊液中，酒精会"浮动"向上。因此，术中患者的体位是一个重要的考虑因素。使用乙醇作为毁损剂也会产生灾难性的后果，乙醇在腹腔神经丛和鞘内毁损中都曾导致过暂时或永久性截瘫。据推测，这些并发症可能是由于脊髓动脉受乙醇的直接作用导致了血管痉挛[9]。在暂时性瘫痪病例中，患者截瘫持续了 22 min，90 min 内恢复，患者在术后几周内取得了良好的镇痛效果。术中针尖位置的准确性以及不时的回抽防止注射入血管也许能避免此类并发症的发生；而在出现永久性瘫痪的病例中，患者接受的是乙醇鞘内注射毁损，术后 12 h 患者出现症状，尽管患者镇痛效果良好，但却失去了下肢的行动能力。患者在之后的几周里因为自身基础疾病而死亡[13]。

乙醇鞘内注射

鞘内神经毁损的层面应该是脊神经后根离开脊髓的层面，而不是在神经穿过椎间孔的层面。不推荐使

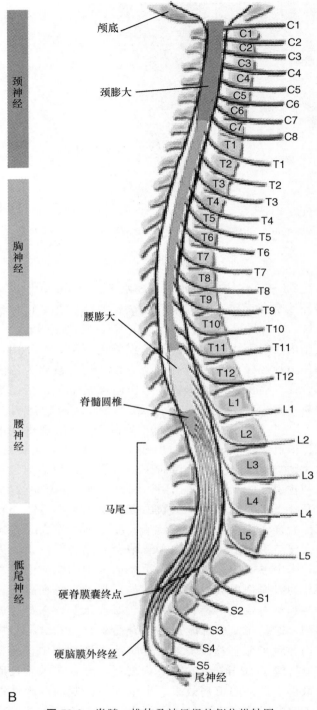

颅底

颈膨大

颈神经

胸神经

腰膨大

脊髓圆椎

腰神经

马尾

骶尾神经

硬脊膜囊终点

硬脑膜外终丝

C1
C1
C2
C2
C3
C3
C4
C5
C6
C7

C1
C2
C3
C4
C5
C6
C7
C8

T1
T2
T3
T4
T5
T6
T7
T8
T9
T10
T11
T12

T1
T2
T3
T4
T5
T6
T7
T8
T9
T10
T11
T12

L1
L2
L3
L4
L5

L1
L2
L3
L4
L5

S1
S2
S3
S4
S5
尾神经

B

图 72-2 脊髓、椎体及神经根的侧位纵轴图

表 72-2　神经毁损剂特点		
	乙醇	苯酚
物理性质	低水溶性	吸水性
properties	solubility	exposure
室温稳定性	不稳定	稳定
浓度	100%	4%～7%
稀释剂	无	甘油
与脑脊液比重	低比重	高比重
病人体位	侧位	侧位
额外体位	半俯卧位	半卧位
Painful side	Uppermost	Most dependent
注射体感	灼烧痛	无痛
起效时间	立刻	延迟（15 分钟）
脑脊液吸收	30 分钟	15 分钟
全效时间	3～5 天	1 天

当地使用枕头、毛巾和固定带，让患者较为舒适地保持固定体位是很关键的。使患者再侧向腹侧 45°角，使得 DREZ 处于水平位置将更有利于毁损[15]。

置患者于妥善的体位后，精准的进针则成了成功的关键。缓慢进针直至硬膜外腔，由于患者特殊的体位，悬滴操作可能难以实现，在确认已经到达硬膜外腔后，针头继续缓慢前进，同时保持抽吸，直到鞘内。针到达鞘内后，调整针尖位置使得针尖斜面朝向蛛网膜[17]。根据各家医学中心的自身条件，可以采用不同的影像学措施辅助确认针尖位置（图 72-3A 和 B），然后便可以注入乙醇，或者提前注射小剂量的局部麻醉剂。如果不使用局部麻醉剂，在注射乙醇的过程中可能出现不适症状。注射局麻剂或乙醇后会出现神经定位处疼痛减轻或是出现灼烧感，如果患者主诉定位区域的疼痛没有任何改变，则可能需要额外区域的毁损。使用结核菌素注射器，乙醇以 0.1 ml/s 的速度给药，时长 60 s（最好 90 s），总的酒精量应不超过 0.5～0.7 ml[17]。注射后，患者应保持体位 15～30 min。这样保证乙醇起到局部最大作用，避免扩散。在 30 min 后，应进行神经系统检查。术后 3～5 d，对患者进行疼痛评估，评估操作的效果并决定是否需要重复注射。

苯酚

苯酚是苯环一个氢原子被一个羟基取代而成。苯酚难溶于水，在室温下可形成 6.7% 浓度的水溶液。苯

用后者作为定位平面是因为脊髓和椎体骨的层面不一致。精确的毁损应该根据神经图表分布进行定位，也可使用局麻剂进行定位毁损[14]。患者应该置于侧卧位，这样使得神经根［背根入髓区（dorsal root entry zone, DREZ）]位于注射部位上方[15]，这是因为乙醇比重较低，在 CSF 中会漂浮向上[16]。很多患者会因为疼痛或是其他原因无法保持这样的一个体位，所以在操作中适

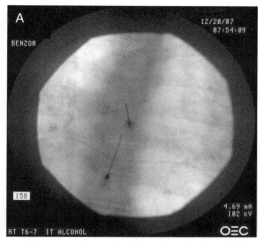
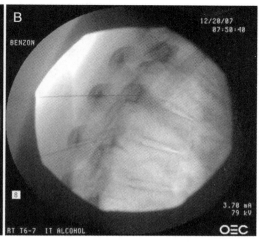

图 72-3　正位片（**A**）和侧位片（**B**）下的针尖位置

酚经常使用染料、无菌水、盐水或甘油进行稀释制备。当苯酚暴露于空气中，它会被氧化成红色，如果避光冷藏，它可以有大约 1 年的保质期。当用甘油制备苯酚，它的传播能力有限，因此这种混合剂局限性能力很好。在大鼠中，苯酚的水溶液具有穿透神经束膜并有比甘油制剂更大的神经内膜损伤的能力，但在鞘内注射实验中，两者无明显差异[18]。与乙醇不同，苯酚注射液具有初始局部麻醉作用。不产生灼烧感，但会有温暖和麻木感。这种感觉的分布可以帮助医生确认针尖合适的位置。通常用于神经毁损的浓度是 4％～10％，当使用甘油制备苯酚，它的比重是 1.25，比重比脑脊液要大、黏稠度高，因此注射难度较大。在注射前先行温水浸泡适当加热可以降低苯酚甘油溶液的黏滞度[15]。准确体位是很重要的，并且注射苯酚的体位和乙醇不同。Putnam 和 Hampton 于 1936 年首次使用苯酚作为神经破坏剂。Mandl 于 1947 年将其用于动物交感神经节毁损中[19]。苯酚最早使用在人类鞘内注射是在 1955 年[20]。一开始人们推测，苯酚对小直径无髓神经纤维，如 C 纤维传入神经和 A-g 传入神经有选择性的毁损作用。但随后研究表明，苯酚的浓度决定了其作用的神经的类型和影响程度。稀苯酚鞘内注射可产生一过性局麻作用，而随浓度增加则会产生显著神经损伤[21]。

苯酚的浓度与神经损伤的程度有直接关系。浓度低于 5％，苯酚可使轴突和周围血管的蛋白质变性；浓度大于 5％，苯酚能使蛋白凝固和非选择性节段性脱髓鞘[9]。Nathan 用组织学结合电生理研究证实了苯酚的对神经纤维的非选择性的作用。Smith 研究表明，鞘内注射苯酚在猫和人类中主要是摧毁轴突背侧根和脊髓背柱，同时对腹根轴突也有影响[23]。Mather 和 Metha

指出，毁损运动神经需要大于 5％ 的浓度，而鞘内注射小于 5％ 浓度的苯酚则主要针对感觉神经[24]。在较高浓度下，额外的损害会比较可观，甚至会损伤轴突的神经根或使脊髓梗死。高浓度苯酚注射也会引起蛛网膜炎和脑膜炎[25]。

和乙醇相比，苯酚的轴突再生时间周期更短。猫科动物的外周神经破坏的电生理学研究表明，注射苯酚 2 个月后神经恢复正常，同期相比，注射乙醇的仍表现出复合动作电位的抑制[26]。然而，在另一项研究中，Smith 发现注射苯酚后 14 周时间，神经再生才基本完成[23]。有学者认为苯酚是通过局部缺血来实现毁损作用的，因为苯酚对血管结构的亲和力要大于神经结构[27-28]。

Racz 发现不同于硬膜外注射，即使术后证实脉管系统运行完好的区域，也会受到注射后的破坏[29]。这一发现说明了苯酚可直接作用于神经组织而不完全是通过缺血起作用[30]。Romero-Figuero 等人发现苯酚可作用于内皮使得血栓形成[31]。神经破坏剂对血管的作用都是强烈的，特别是当被注射到移植物的血管附近，而神经破坏剂对假体移植物的影响似乎取决于移植物本身的类型。GORE-TEX 移植物似乎能够承受神经毒性药物，而尼龙移植物暴露于 6％ 苯酚或 50％ 乙醇后 72 h 会出现拉伸强度减低[32]。苯酚全身剂量超过 8.5 克会产生毒副作用，最初会出现抽搐，然后是中枢神经系统抑制，最后可导致心血管功能衰竭。慢性长期接触可能会产生肾毒性，皮肤损伤和胃肠道反应。然而，苯酚并不是长期使用的经典破坏剂且一般使用剂量低于 100 mg，不太可能产生全身毒副作用[1]。

苯酚的鞘内注射

在注射乙醇之前需要考虑的因素也适用于苯酚。

疼痛的精确定位依旧很关键。操作区域必须彻底清洁及应用标准无菌技术。乙醇和苯酚之间有根本的区别：当使用苯酚时，患者的靶向点必须朝下，患者俯卧，倾斜45°；因为苯酚黏滞度较高，所以注射针的直径必须较大。苯酚甘油溶剂比重较大，其定位比鞘内注射乙醇完全不同，需要毁损的神经需在针尖下面。虽然定位较为困难，但可以通过微调手术床角度、患者体位等协助操作。

和注射乙醇的操作一样，既要保证最佳的操作体位，也要保证患者的舒适度。利用如枕头、毛巾和泡沫等辅助设备，可以使患者更加舒适，同时可以防止由于患者移动而导致的技术故障。操作过程中密切监测患者的生命体征是很重要的，这样才能及时发现相关并发症。注射苯酚产生温暖的感觉是短暂的，可能也会有一定程度的疼痛缓解，但总体上其神经毁损作用要比乙醇慢，苯酚可能15 min后才开始发挥其作用。虽然和乙醇相比，苯酚很少向周围扩散，但是仍推荐使患者在注射后保持体位30 min。苯酚在24 h后达到最大效果，如果毁损不完全，可以重复注射。取短20号针一般能够保证黏稠的苯酚正常注射，但是注射之前使用温水浸泡，注射会更加方便。和乙醇一样，苯酚以0.1 ml/s的速度给药，时长60～90 s，总量应不超过0.5～0.7 ml。

硬膜外神经毁损

硬膜外神经毁损可提供双侧疼痛的缓解，然而其镇痛作用可能不如鞘内神经毁损彻底，硬膜外神经毁损可用于内脏性或合并躯体性复合性腹部癌痛[33]。硬膜外神经毁损临床运用仍然较多，它的安全性更高并且更易重复注射，同时它对上胸和颈胸交界处的镇痛效果极佳。以下我们会介绍传统的毁损方法，时下还存在经椎间孔法，在一定情况下也有良好的镇痛效果[33]。根据选用的试剂选择适当尺寸的注射针。使用苯酚甘油，需要大口径针，而使用苯酚水溶剂或乙醇，可考虑更小的针，在这种情况下也可使用硬膜外麻醉的针头或导管。使用硬膜外导管可以重复注射而不需要重复穿刺，但是这样会增加感染的概率。

在无菌操作下，针或导管尖端位置应靠近躯体现在疼痛区域对应皮节的椎体水平，以便使毁损剂覆盖神经根。许多学者建议数天内进行重复注射，可以提高疗效和预后。一旦进针和患者定位已经稳定，利用影像学和局部麻醉剂测试可确保针的深度和位置。注射剂量的选择取决于毁损的需要，一般为2～5 ml不等。如前所述，可以进行每日逐渐增加剂量直到效果满意。

Racz等人建议使用硬膜外导管进行每日注射，直到疼痛程度明显不再发生变化或患者无疼痛保持24 h。每天给药前，进行局麻剂注射可以减少与乙醇相关的负面感觉[34]。通过导管行0.2 ml/min的倍药速度，20～30 min共注射3～5 ml乙醇可在肿瘤患者中取得较为满意的镇痛效果，但在慢性非癌性疼痛患者当中收效较小。[35]四项研究的结果都证实胸段硬膜外麻醉都可以明显缓解肿瘤患者癌痛[6]。患者疼痛缓解程度从65%～100%不等，平均80%。疼痛缓解情况与人群相关，同时也与疾病严重程度相关，有人疼痛仅缓解了1个月，有人超过3个月，甚至直至死亡。

由Katz所做的一项研究表明，在一组灵长类动物中通过腰椎硬膜外注射苯酚，注射2周后，出现后路神经根、前神经根和脊髓损伤。这些研究对象在体检中表现出下肢肌力减退的情况[36]。一例行硬膜外乙醇注射的患者在术后24天死亡，解剖发现硬脊膜的层状结构的外1/3被摧毁，然而脊神经根或脊髓未发现明显异常[37]。

鞘内和硬膜外神经毁损并发症

神经毁损术的并发症发生率为1%～14%，而在严重程度上，从不完全毁损到四肢无力甚至膀胱/直肠麻痹[1]。最常见的并发症就是手术失败，未达到良好缓解疼痛的目的。疼痛的病因有很多，而患者的期望值经常很高，所以常会有手术术无法达到期望的情况。因此，在术前与患者进行良好的沟通很重要。另一种疼痛未得到缓解的情况可能是因为毁损术不完全，只要进行重复注射便可解决。当肿瘤进展或是横跨多个神经区域，这样的患者镇痛效果可能也会不如意。

就算毁损很成功，也经常会发生因毁损剂的扩散而导致额外的损伤。当毁损剂进入特定的解剖结构会产生相关的反应，例如硬脊膜穿刺出现头痛、脑膜炎、蛛网膜炎以及外伤性神经损伤，硬脊膜穿刺产生的头痛通常在1～5天内会缓解。由神经毁损剂产生的并发症包括运动功能丧失，触觉和本体感觉的丧失，及括约肌张力丧失。这些潜在的并发症中，肠道或膀胱括约肌张力丧失是比较常见的。大部分并发症通常是短暂的，据Gerbershagen报道，28%的患者的并发症在3天内消除，23%的患者并发症消除在1周之内，21%在1个月内，9%在4个月内，但有18%的会超过4个月[38]。

Swerdlow等人对145名患者进行了研究，发现乙醇和苯酚在并发症发生率上没有明显的差异[39]。并发症会因毁损区域的不同而不同。在颈椎水平，可发生臂丛神经的损害，最常见的表现为四肢感觉异常。相比于颈椎和腰椎水平，胸椎水平出现的并发症是最少见的。L1 脊髓水平以下注射，注射剂可能扩散到马尾。由于马尾的特殊解剖结构，这样可能使运动和感觉神经的损害程度难以预料。

Hollis 报道，鞘内完全阻塞的患者因穿刺部位的不一样，神经功能恶化的程度也会不一样。在完全梗阻部位以上的 C1～2 进行穿刺，没有出现神经功能恶化；而在梗阻部位下方腰部穿刺，则有 14% 的患者神经功能恶化[40]。这些并发症可能是因为梗阻以下脑脊液缺失所造成，在毁损术中应当要考虑这些问题。毁损术后阿片类用药剂量会有所变化，术前大剂量阿片类药物使用患者在成功的毁损术后会有明显的用药量减少。但阿片类药物的快速停药会引起戒断反应，在术后几天内仔细观察患者术后变化可以规避这些问题。

癌痛的外周神经毁损

周围神经毁损术存有争议。虽然有些人认为它在癌痛治疗中没有真正的作用，但它在肋间神经毁损中有着重要的地位。外周神经毁损经常会产生神经炎、传入神经疼痛以及毁损后感觉迟钝。这些并发症会对患者造成困扰，但相比于患者的疼痛以及基础疾病来说，这些并发症相对可以接受[3]。肋间神经毁损可以缓解源于胸壁、腹壁或会阴的疼痛。肋间毁损是沿着肋下缘进行毁损操作。可以通过影像学以及患者对异常感觉的主诉对针尖位置进行判断。通常，选用 5% 的苯酚作为毁损剂，注射 1～2 ml，可以进行重复给药。大多数并发症都与毁损剂和注射位置相关。如前所述的神经炎、感觉迟钝和疼痛是比较常见的副作用，气胸是一个潜在

的并发症，但是可以通过小心操作来尽量避免。

毁损的其他技巧

冷冻毁损及外科技巧见相关其他章节。

要点

- 神经毁损是在其他镇痛疗法无法缓解疼痛下使用的技术，主要用于终末期患者，术前需要与患者进行仔细的沟通，明确毁损的目的和相关风险。
- 神经毁损可以减少全身镇痛药物的使用，可以提高患者生活质量，使患者在最后的人生中保持较好的状态。
- 乙醇和苯酚是最基本的神经毁损剂，乙醇在注射时会有灼烧感，建议注射前先注射局麻剂减少不适；苯酚注射时会有温暖感觉，几乎无明显不适。
- 术前应当进行详细的疼痛定位，术中患者体位应当尽量使患者感觉舒适并且根据毁损剂来决定。与脑脊液相比，乙醇比重较小，苯酚比重较大，两者有着明显差异。
- 最常见的并发症是疼痛缓解不佳，精确的定位是成功与否的关键，要达到良好的镇痛效果通常需要重复注射。鞘内和硬膜外毁损的其他一些并发症有运动功能丧失，触觉和本体感觉的丧失以及肠和膀胱括约肌功能的丧失。

参考文献

参考文献请参见本书所附光盘。

73 头颈部神经阻滞

Miles Day ✸ Rafael Justiz

张雪丰 译　王家双 Gang Li 校

头颈部神经阻滞是麻醉科医生和疼痛治疗从业者技能的重要组成部分。从麻醉科医生角度来讲，神经阻滞可用于局部麻醉和术后镇痛。对于疼痛从业者，当慢性疼痛药物治疗效果不佳或者无效时，神经阻滞可用于诊断和治疗。熟悉相关解剖知识是关键所在，这样就能提高疗效和减少并发症。

各种神经阻滞的特定适应证将在下文分别列出。神经阻滞前必须获得知情同意。绝对禁忌证包括：患者拒绝、局部感染或败血症、颅内高压（三叉神经节阻滞）。相对禁忌证有：凝血功能障碍、抗凝治疗中、面部创伤史、已知神经缺损。药物过敏可能是绝对或相对禁忌，取决于过敏反应的程度。

三叉神经及三叉神经节

解剖

三叉神经节位于颅中窝[1-3]。其位于硬脑膜的一凹陷处，此处的硬脑膜形成了包绕三叉神经节后 2/3 的一个鞘。此区域涉及 Mechel 腔，并且含有脑脊液。三叉神经节内界由海绵窦、视神经、滑车神经组成；上界由大脑颞叶下表面围成；后界为脑干。三叉神经节由一系列源自脑干中脑桥水平的胞体融合而成。此神经节有三个主要的分支：眼支（V1）、上颌支（V2），和下颌支（V3）。眼支居后，上颌支在中间，下颌支居前。眼支离开三叉神经节后通过眶上裂进入眼眶。眼支进一步分为：眶上神经、滑车上神经和鼻睫神经，支配额部和鼻[3]。上颌支经过圆孔出颅中窝，穿过翼腭窝，经过眶下裂入眶。其分支包括：眶下神经、上牙槽神经、腭神经和颧神经，传递以下感觉信息：上颌骨及其上皮肤、鼻腔、腭、鼻咽部、颅前窝和颅中窝的脑膜。下颌支通过卵圆孔出颅，分为颊神经、舌神经、下牙槽神经和耳颞神经。这些神经负责下述结构的感觉传入：颊区、头部和头皮的侧面、下颌（包括：牙齿、牙龈、舌的前 2/3、髁和下唇）[3]。下颌支的运动成分支配若干条肌肉，包括：咬肌、颞肌、内侧翼状肌和外侧翼状肌。三叉神经节通过

下述神经节与自主神经系统相互作用：睫状神经节、蝶腭神经节、耳神经节和颌下神经节。三叉神经节还与动眼神经、面神经和舌咽神经形成交通[4]。

操作方法

上颌神经阻滞

上颌神经的诊断性阻滞和治疗性阻滞方法相似。X线透视并非常规做法，除非体表标志不易触及或拟行神经毁损术。上颌神经阻滞最常用于上颌手术的局部麻醉，且对急性术后疼痛也有效。在疼痛治疗领域，上颌神经阻滞适用于三叉神经的上颌神经分布区域的慢性疼痛诊断和治疗。患者取仰卧位，在颧骨下方和颞颌关节前方触诊下颌切迹。在无菌条件下，行切迹上皮肤麻醉。通过上颌切迹沿水平面刺入穿刺针（常用 22G，8~10 cm，短斜面针，或同样大小的弯钝针），直至触及骨质（翼外板，通常 4~5 cm，图 73-1）。如使用钝针，则先插入 18 G，1.25 英寸的留置针。后退穿刺针，向前上方调整方向，经过翼上颌裂进入翼腭窝。继续进针大约 0.2~0.5 cm 深，一般会在上唇或牙齿出现异感[5]。如在 X 线下操作，则调整穿刺针指向翼腭窝上部，此处在侧位片上呈现"V"字形。在前后位片上，针尖应在中鼻甲正上方。注入 3~5 ml 局麻药。如使用了 X 线透视，则先注入 0.5~1.0 ml 造影剂以排除穿刺针置入血管内。神经毁损术可用 6% 的石碳酸或无水酒精。穿刺针定位合适后，注入多达 1.0~1.5 ml 的神经毁损溶液。穿刺针拔出前需用 0.5 ml 生理盐水冲洗。在诊断性阻滞成功后，也可行脉冲射频治疗。行 50 Hz，1 V 的感觉刺激。上牙异感应在 0.3 V 以下出现。确认后，行 45 V，120 s 脉冲射频 2~3 次。

下颌神经阻滞

下颌神经的诊断性和治疗性阻滞操作方法相同。X线透视并非必需，除非拟行治疗性阻滞，因透视有利于穿刺针定位。除了麻醉或治疗疼痛的区域是在下颌

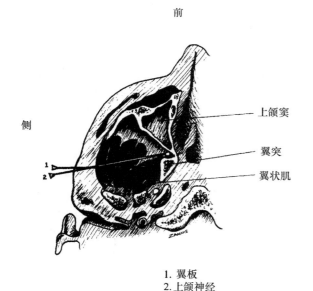

前

侧

上颌窦

翼突

翼状肌

1. 翼板
2. 上颌神经

上颌神经阻滞

图 73-1　上颌神经阻滞，横断面

和舌头以外，下颌神经阻滞的适应证和上颌神经的相似。其操作方法与上颌神经阻滞不同之处在于：当阻滞穿刺针触及翼外板后，后退穿刺针并略向脚侧和后方进针，直至下唇、下颌、同侧舌或耳出现异感为止（图 73-2）。其深度不应超过触及翼外板深度的 0.1～0.25 cm[7]。总深度不应超过 5.5 cm，如深达 5.5 cm 无异感，则应后退穿刺针并调整方向。定位合适后，注入 2～3 ml 局麻药，拔出穿刺针，并予冰袋外敷。如使用 X 线透视，则以侧位视图开始，操作方法与上述一致。因为此技术涉及阻滞出自卵圆孔的神经，可采取颏下斜位视图，以便确定针尖与卵圆孔的相对位置关系。针尖应与卵圆孔影相邻或卧于其上。为排除血管内或鞘内注射，缓推 0.5～1.0 ml 的造影剂。如为阴性，则注入上述容量局麻药。化学毁损可采用 6％ 的石

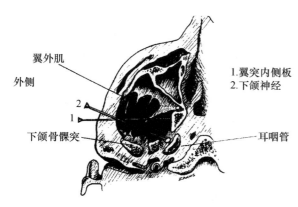

翼外肌

外侧

1. 翼突内侧板
2. 下颌神经

下颌骨髁突

耳咽管

图 73-2　下颌神经阻滞，横断面

碳酸、50％甘油、或无水酒精。在诊断性阻滞成功后，且穿刺针位置恰当时，注入 1.0 ml 神经毁损溶液。拔出穿刺针之前，以 0.5 ml 生理盐水冲洗穿刺针。行脉冲射频治疗时，分别行 50 Hz，1 V 的感觉刺激和 2 Hz，2 V 的运动刺激，以确定针尖位置。异感应在 0.3 V 以下获取，而咬肌收缩应出现在 0.6 V 以下。行 45 V，120 s 脉冲射频，2～3 个循环。

三叉神经节

三叉神经痛是三叉神经节阻滞的最常见适应证[8]。三叉神经节阻滞适用于传统药物治疗失败的患者。神经节主要分支或远端分支损伤导致的继发性三叉神经痛也是三叉神经节阻滞的常见适应证[4]。通过阻滞三叉神经节或其分支来缓解肿瘤相关痛已获得成功。三叉神经节阻滞也被发现在慢性难治性丛集性头痛的治疗上有用武之地[9-13]。三叉神经节阻滞或毁损对持续性特发性面痛（早期称不典型面痛）也有效[14]。早期三叉神经节阻滞利用体表标志盲穿，而如今绝大多数采用 X 线透视引导。由于本章强调利用 X 线透视技术，以提高阻滞的准确性和成功率，并减少并发症，故不讨论盲穿。本说明以使用 20～22 G 弧形钝针为主，但锐利的腰穿针或阻滞针也可接受。开放静脉通道。患者取仰卧位，头略后仰。一般需予以咪唑安定和芬太尼轻度镇静。消毒，铺巾，并保持眼外露。采取持续或间断 X 线透视，先旋转 C 臂倾斜度，使之与鼻大约成 20～30°，然后再调整 C 臂，使之与头尾方向大约成 30～35°，以便显示卵圆孔。在卵圆孔投影处作一皮丘，此处大约距嘴角外侧 2～2.5 cm。在皮丘处插入一短 16～18 G 血管导管，并向目标方向插入。以戴手套的手指伸入口腔确认口腔黏膜未被刺穿。进针前重新戴手套。通过血管导管置入 20～22 G 弧形钝针，并继续前进几厘米。行 X 线透视以检查穿刺针轨迹。目标是使穿刺针沿着指向卵圆孔方向前进（图 73-3）。通过旋转针尖来修正进针轨迹至正确的方向。至于体表标志，进针轨迹略高于外耳道水平，一般指向瞳孔的中线。每次进针 1～2 cm 直至触及骨质。取侧位图像检查穿刺针的位置。如未穿过卵圆孔，调节针尖（通常向后）并进针通过卵圆孔 0.5～1.0 cm（图 73-4）。局部麻醉性阻滞的针尖深度没有神经毁损那么重要。回抽无脑脊液或血液后，注入 0.5～1.0 ml 的非离子水溶性造影剂，以确认位置和迈克尔腔的填充情况。任何血管注入都需穿刺针重新定位。如见脑脊液回流，则穿刺针需后退，直至脑脊液不再出现。如出现大量脑脊液漏，余下流程必须终止。在脑脊液漏明显时，即使低容量

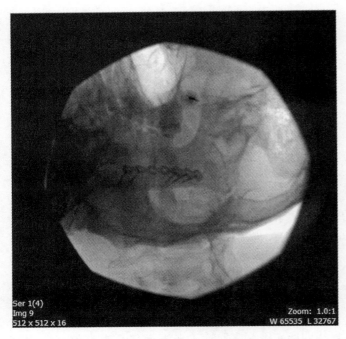

图 73-3 颏下斜位 X 线透视图示阻滞穿刺针穿过卵圆孔

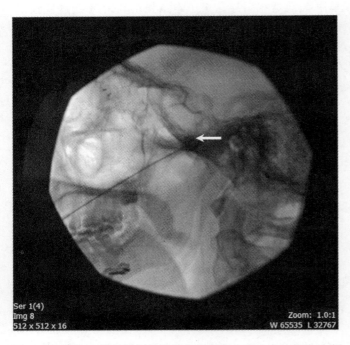

图 73-4 侧位 X 线透视图示阻滞穿刺针进入颅中窝，箭头示穿刺针尖

的局麻药也会导致高位脊髓阻滞。脑脊液少量漏有一定可能导致高位脊髓阻滞，一旦出现脑脊液少量漏，疼痛治疗者必须小心应对。每次注入 0.25～0.5 ml 局麻药，直到达 1～2 ml，并观察反应。退针后面颊外敷冰袋以减轻水肿。

神经毁损技术

在成功地诊断性阻滞后，可行神经毁损操作。除了球囊微压迫术以外，神经毁损术的穿刺针置入方法与用于局部麻醉的一样。射频技术可能需要较深的镇静。

传统射频

传统的射频毁损，穿刺针的有效针尖长 3～5 mm。针尖的目标深度取决于需要毁损的三叉神经分支。下颌支位于前面和侧面，上颌支居中，眼支几乎位于头侧和内侧。通过神经节的感觉和运动刺激（分别为 50 Hz，1 V 和 2 Hz，2 V）的反应来判断针尖是否位于合适的分支。异感须在 0.3 V 以下引出，且在 0.6～1.0 V 下几乎没有咬肌的收缩。如未见肌收缩，则针尖位于眼支或上颌支。只要患者觉察到疼痛区域的异感，就注入 0.25% 的丁哌卡因或 0.2% 的罗哌卡因和类固醇共 0.5 ml。观察 30～60 s 后开始予以 60 ℃，90 s 的毁损。如果患者不能耐受毁损，停止毁损并等 30 s 后再次尝试，或者在继续毁损前再追加 0.5 ml 的局麻药。如果超过一支受累，则行神经节的多个毁损。重新定位穿刺针并重复刺激测试，以获得预期区域的异感。对于眼支的毁损，每次毁损中和毁损后评估角膜反射。为了保护角膜反射，毁损需从 55 ℃～65 ℃ 的温度开始。推荐行 1～2 次毁损。如角膜反射减弱，应停止毁损。

脉冲射频

脉冲射频是非温度依赖的技术，它是一种提供长期缓解疼痛的非破坏性的方法[15]。针尖到达合适位置后，给予 2～3 次 120 s、45 V 的脉冲射频。针尖温度几乎不超过 42 ℃，因此无需局麻药。如在脉冲中，发觉有明显的咬肌收缩，则注入 1～2 ml 的局麻药以减少咬肌收缩，或者在脉冲循环中用手保持患者合上嘴。

化学毁损

过去化学毁损使用石炭酸和酒精，但现在它们已经不被推荐使用了。化学毁损现在选用甘油。穿过卵圆孔后，继续进针，直至见到脑脊液自穿刺针回流。患者取半坐位，颈前屈。往三叉神经池注入 0.1 ml（最多达 0.5 ml）的水溶性非离子型造影溶液[6]。显影失败或造影剂弥散需要重新定位穿刺针。一旦三叉神经池显影，通过自然回流放出造影剂。造影剂流动比脑脊液流动慢。注入等量的甘油至三叉神经池。退针前以 0.5 ml 生理盐水冲洗穿刺针。嘱患者保持半坐位 2 h。操作中，患者常诉受累分支的疼痛、烧灼感或异感[16]。

并发症

除了感觉丧失（预期效应），在各种神经毁损术中，射频热凝毁损并发症发生概率最高（29.2%），其次是甘油神经切断术和球囊微压迫术，分别为 24.8% 和 16.1%[17]。如果穿刺针进入眼球后间隙，则可能发生眼球后间隙血肿。突眼继发于眼球后间隙出血。如果在穿刺针置入中刺到血管，则可能发生面颊血肿。可能会咬肌无力发生，尤其在下颌支毁损时容易出现。其发生率最多存在于球囊微压迫术（66%），射频毁损和甘油神经毁损的发生率相对较低（分别为 24% 和 1.7%)[6]。神经毁损术后，3%～15% 的患者可见到角膜反射消失、角膜炎、溃疡和感觉减退[8]。角膜炎似乎更多地发生在射频毁损和甘油毁损后[17]。角膜麻木在射频毁损中发生率最高，达 7%，甘油毁损和球囊微压迫术观察到的发生率分别为 3.7% 和 1.5%[6]。

痛性麻木（去传入疼痛）发生率在射频患者中高达 4%，其次是甘油毁损患者，发生率为 2%[6]。其他并发症包括：脑膜炎、硬脑膜动静脉瘘、鼻漏、短暂脑神经缺失、组织脱落，甚至死亡[17-18]。术后三叉神经感觉缺失是正确神经毁损后所预期的，其发生率在射频毁损中高达 98%，其次是球囊微压迫术（72%）和甘油毁损术（60%)[19]。

蝶腭神经节

解剖

蝶腭神经节位于翼腭窝内。翼腭窝前面与上颌窦相邻，后面是翼突内侧板，内面是腭骨，上面是蝶窦。翼突上颌裂可容纳穿刺针穿过进入翼腭窝，而翼腭孔位于蝶腭神经节的内侧和中鼻甲的后方。翼腭窝大约 1 cm 宽，2 cm 高，在侧位 X 线片上形似 V 形花瓶。翼腭窝正上方有大静脉丛。圆孔和翼管分别位于翼腭窝的外上方和内下方。上颌动脉位于翼腭窝内。蝶腭神经节通过翼腭神经悬于上颌神经上方，且位于上颌神经内侧。蝶腭神经节后方与翼管神经相连，后者岩深神经（交感纤维源于上胸段脊髓）和岩大神经（副交感纤维源于上泌涎核）。蝶腭神经节有传出支，形成上鼻甲后外侧神经和咽神经蝶腭神经节尾部发出腭大神经和腭小神经、上颌神经的感觉纤维穿过蝶腭神经节，分布于上牙、鼻黏膜、软腭和咽的一部分少量运动神经与感觉支伴行。

阻滞方法

蝶腭神经节阻滞及毁损的适应证包括蝶腭神经痛、三叉神经痛、偏头痛、丛集性头痛、不典型面痛以及舌及口腔底肿瘤。另有报道，蝶腭神经节的非主流的应用包括：带状疱疹后神经痛的窦性停搏、血管运动性鼻炎、下肢复杂区域疼痛综合征、腰痛及创伤后头痛[20-24]。

鼻内入路

鼻内入路蝶腭神经节阻滞可在门诊安全施行。由于蝶腭神经位置与中鼻甲和鼻外侧黏膜相近，故其可吸收插入鼻腔的棉签上的局麻药。由于具有收缩血管的特性，4% 可卡因是首选的局麻药。若没有可卡因或禁用可卡因时，则可使用 1%～2% 的利多卡因或 0.25%～0.5% 的罗哌卡因或丁哌卡因代替。如选用后二者，操作者可以新福林做鼻腔预处理，以收缩血管。患者取仰卧位。从外部测量鼻孔到下颌切迹的距离，以计算插入深度。在棉签上做出深度的相应标记。将棉签浸在局部麻药中若干分钟。将棉签缓慢置入鼻腔，并沿与颧骨平行且尖端向外的方向推进。切勿向头侧方向推进棉签。当棉签的放入深度达到标记时，即停止。用相同的方法将第二根棉签置入鼻腔，但要比第一根棉签深 0.5～1.0 cm。只有遇到阻力，就轻轻后退棉签并重新调整棉签方向。第二根棉签的置入并非必须且有些患者鼻腔可能无法容下它。留置棉签 30～45 min。蝶腭神经节阻滞成功的表现包括同侧流泪、结膜充血以及鼻塞。若蝶腭神经节是引发或传递疼痛的因素，则应产生明显的止疼作用。若 20～30 min 后仍未出现阻滞迹象，或患者疼痛未得到缓解，则可能需要增加麻醉剂或向下插入棉签。45 min 后，即便没有阻滞迹象或疼痛缓解，也应取出棉签。若没有阻滞迹象或疼痛缓解，则蝶腭神经节可能太深了而无法被该方法所阻滞，或者是它未参与疼痛的传导。无论怎样，均应进行颧骨下入路的操作来排除上述两种可能。

颧骨下入路

通过颧骨下入路阻滞蝶腭神经节的技术具有挑战性。它可以不借助 X 线透视，但强烈推荐借助 X 线透视引导，因为后者能够大幅增加阻滞成功率以及操作速度，并可降低潜在并发症。应使用无创监测仪监护生命信号。可能用到咪达唑仑和芬太尼行浅镇静，有时在射频毁损时还需进行深镇静。而脉冲射频则无需行深镇静。

患者取仰卧位。在面部的适当位置消毒铺巾。拍摄侧面 X 线图像。触及下颌切迹并麻醉表面皮肤。若下颌切迹无法触及，则在侧位透视图中确认它。侧位图上确认翼腭窝（呈"V"形），并使左右侧翼腭窝重叠（图 73-5）。这可通过移动 C 形臂或头部实现。阻滞可使用 4.5 英寸、22G、尖端弯曲成 30 度角的短斜面针，或者使用 10 cm、20～22 G 的弯曲钝针。技术指导使用的是钝针。麻醉皮肤并经皮置入 1.25 英寸、16 G 的留置针，进针至其正好位于下颌骨升支部的中间。这可通过前后位（anteroposterior，AP）图像检查。将阻滞针穿过留置针并向中间、前方、略向头侧方向进针。拍摄侧位像以检查穿刺针的位置。穿刺目标位于翼腭窝中部（图 73-5）。取前后位图像并向中鼻甲进针，当接近上颌骨时停止进针（图 73-6）。若中途遇到阻力，应回撤并调整穿刺针的方向。若翼腭窝较小，则需拍摄多张前后位和侧位图像，以调整穿刺针方向。穿刺至翼腭窝后，注射 0.5～1 ml 的非离子型水溶性造影剂，观察有无血管内扩散或穿刺针位于鼻内。一旦确认穿刺正确，则注入 2 ml 加或不加类固醇的局麻药。

射频热凝和脉冲射频

诊断性阻滞成功后，有两种治疗方案备选：传统的射频毁损术（conventional radiofrequency lesioning，RFTC）和脉冲电磁场射频（pulsed electromagnetic field radiofrequency，P-EMF）。通过颧骨下入路置入具有 3 或 5 mm 有效尖端的绝缘射频针。置入到位后，

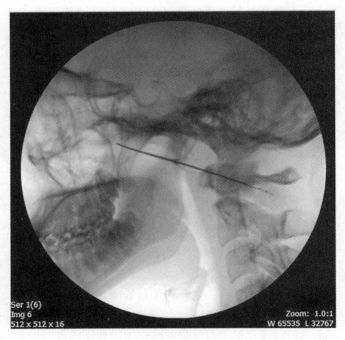

图 73-5　侧位图示阻滞穿刺针位于翼腭窝中部

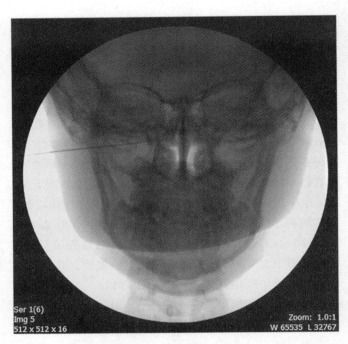

图 73-6　前后位 X 线透视图显示阻滞穿刺针在中鼻甲水平接近上颌骨

以 50 Hz、最高 1 V 的电压行感觉刺激。若针头靠近蝶腭神经节，0.3 V 以下的电压将使患者感到鼻根部异感。若异感出现在硬腭，则应向头侧和中间调整穿刺针。若异感出现在上牙，则表明上颌神经受到刺激，穿刺针应向脚侧和中间调整。无需进行运动刺激。在完成恰当的感觉刺激后，以 67 ℃～80 ℃、90 s 进行两次 RFTC。在损毁实施前，应注射 2～3 ml 的局麻药。为避免意外损伤蝶腭神经节附近的其他神经，最好使用 3 mm 有效尖端的穿刺针。对于 P-EMF，有效针尖的大小则无关紧要，因为电磁场是从针尖投射出来，而非从针杆投射。若行脉冲电磁场射频治疗，则需行 2～4 次 120 s、45 V 的射频。阻滞成功后，是选择 RFTC 还是 P-EMF 治疗方案，则由疼痛从业者慎重定夺。

并发症

RFTC 的并发症包括挫伤、出血、感染、神经损伤、球后血肿导致的突眼、麻木、感觉异常和（或）麻木。心动过缓（"Konen"反射）在 RFTC 和 P-EMF 治疗中均有发生，以阿托品或格隆溴铵预处理可进行预防[25]。

枕神经阻滞

枕部头痛也称为枕神经痛，有多种诱发因素。枕神经痛最初在 1821 年提出，用于描述枕部和枕下区出现的头痛[26-27]。该术语是指枕大神经（greater occipital nerve，GON）和（或）枕小神经（lesser occipital nerve，LON）的疼痛。国际头痛协会将枕神经痛定义为枕大神经，或枕小神经，或第三枕神经分布区域的阵发性刺痛，有时还伴随受累区域的感觉减退或麻木。枕神经痛通常与相关神经的压痛有关，且疼痛常在局部麻醉阻滞后缓解[28]。枕神经痛的确定病因包括枕大神经和枕小神经创伤、枕大神经和（或）枕小神经压迫、颈椎退变压迫 C2 和（或）C3 神经根、颈椎间盘疾病、肌筋膜痛、同侧三叉神经分布区域的牵涉痛以及涉及 C2 和 C3 神经根的肿瘤[29]。治疗方案根据疼痛病因而不同。一般开始采用保守治疗，如物理治疗、按摩、非甾体抗炎药（non-steroidal anti-inflammatory drugs，NSAIDs）、肌松剂、三环抗忧郁药、抗惊厥药。当枕神经痛是由结构性病变引起时，则治疗应针对病因，可能需要外科解压或切除手术。结构性损害的病例较为少见，大多数枕神经痛患者一般采用局部麻醉阻滞、肉毒毒素注射、药物治疗和枕神经刺激进行治疗。已有若干学者报道，枕神经阻滞后枕神经疼痛缓解。Tobin 和 Flitman 进行了文献综述，并得出结论，称枕神经阻滞是治疗颈源性头痛、丛集性头痛以及枕神经痛的有效方法[30]。Anthony 调查了 796 名原发性头痛患者，其中 128 名患者被发现是颈源性头痛。对 180 名颈源性头痛的患者行枕大神经和枕大神经区域的长效甲强龙注射后，169 名患者头痛完全缓解，时间长达 10～77 天[31]。

解剖

　　头颅后面及颈部的皮肤神经支配来自于颈部脊神经。在治疗枕神经痛时，必须要了解这些颈椎神经的行程，因为这些神经被覆的肌肉可能形成神经卡压，从而导致疼痛或刺激。枕大神经源自第二颈神经的后支和第三颈神经后支的一小部分。枕大神经行经头斜肌下方和头半棘肌之间，向上穿过头半棘肌和上侧的斜方肌。于此处，枕神经与枕动脉伴行，为后面乃至颅前和颅顶部的头皮提供神经支配。在枕骨中间及上方位置，枕大神经与第三枕神经（third occipital nerve，TON）和外侧的枕小神经交汇。枕小神经由第二和第三颈神经前支的分支组成，与胸锁乳突肌后缘平行向枕部上升。在接近头皮处，枕小神经穿过深筋膜，并继续往枕部上方上升，此处它支配头后侧部和耳上方的皮肤。第三枕神经起自斜方肌深处，来源于第三颈神经后支的内侧支。第三枕神经在枕大神经的中间上行，在枕骨上与后者相连。第三枕神经支配颈部和枕外隆凸附近的皮肤（图 73-7）[32]。

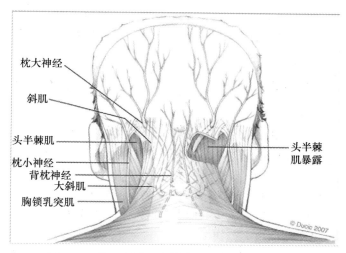

图 73-7　枕三角图显示枕神经在枕部的神经支配

操作方法

　　患者取坐位，头略向下屈曲。然后确认下述定位标志：枕骨隆突，上项线，枕动脉及乳突。枕大神经通常处于枕动脉之间，在上项线上位于枕骨隆突到乳突连线内 1/3 处。枕小神经通常位于上项线上枕骨隆突到乳突连线外 1/3 处。触及枕动脉时，枕大神经通常位于枕动脉的内侧位置。然而，可能解剖变异，枕大神经可能恰好位于枕动脉外侧。以 1.5 英寸，22/25G B 型斜面穿刺针在项线皮肤刺入，直至触及骨质。然后针头稍稍撤离骨面，负压回抽后，注射 3～5 ml 局麻药。很多学者提倡扇形注射局麻药。我们建议避免扇形注射，因为这可能刺到枕动脉。相反，应该轻轻回撤针头，经负压回抽后，注射局麻药。如行诊断性神经阻滞，则应用小剂量局麻药（1～1.5 ml），避免在区分枕大神经痛与肌筋膜痛时造成混淆。枕小神经阻滞可根据其定位同法进行。最严重的并发症是刺到枕动脉和出血。枕动脉压迫通常能有效避免重大问题。

枕下区注射

　　关于多种旨在治疗枕部头痛的介入治疗已做了大量研究。然而，对于最佳诊断和治疗，目前尚无明确共识。诊疗枕神经痛的理论基础是：覆盖枕下区和枕后区的肌肉和筋膜内的神经卡压。枕大神经阻滞的传统方法是，以加或不加类固醇的局麻药穿透斜方肌后浸润枕大神经行程周围的皮下组织。沿神经路径浸润的目的在于痛觉传递的药理阻断。卡压较浅时这一治疗有效，而卡压深入到枕下三角时则无效。目前其他的治疗方案包括传统药物保守治疗、理疗、神经刺激、C2 神经节切除术、C2～C3 神经根切断术/神经根减压术、射频毁损、以及下斜肌切断。尽管很多前述的治疗有效，但是通常很短暂，效果仅持续数周或数月。相反，有些方法如枕下区神经减压术持续作用更长久[33-34]。手术治疗比非手术治疗效果要好，但并发症发生率和死亡率风险也更高。目前，针对枕下三角内神经卡压导致的枕神经痛还有另一种治疗方式。1980年由 Gabor Racz 介绍的枕下区注射法在过去 5 年已经变得较为普及。近期，Justiz 等人对 29 名确诊枕神经痛患者使用枕下区注射法进行了回顾性研究。他的研究表明，在 6 个月随访期里，这一治疗对 58% 的患者头痛数字评分减轻了 50% 以上。在 1 年的随访期里，有 34.5% 的患者疼痛显著缓解[35]。鉴于这是枕下三角内最常见的卡压点之一，这一创伤性小、无手术相关并发症的治疗方式应运而生。

解剖

枕下三角位于颈后区域，多处可发生神经结构卡压。枕下三角由骨关节，韧带，纤维脂肪组织组成，其边界由三条不同肌肉围成：后大直肌，头上斜肌和头下斜肌。三角内有枕下神经，枕大神经，第三枕经及椎动脉。这些神经穿行在三角内，随着个体解剖变异，他们的行程可能比较蜿蜒曲折[36]。神经穿行围成枕下三角三角的肌肉时，可能会有压迫，尤其是枕大神经。三角内卡压最常发生处位于下斜肌及三角外的斜方肌。枕大神经最初从枕下三角开始，向下穿行至下斜肌后下缘，并在此改变方向，在头直肌上中缘处下降，直至半棘肌头部。此处，枕大神经在上升方向上由深入浅，并开始向外侧移行，形成了一个弯曲。随神经行程向上方及外侧行走，它移行于半棘肌背侧及斜方肌深层。此处的神经可能穿行于半棘肌，或继续向上延伸直到穿行于斜方肌，在皮下向上延伸至枕骨底部。

操作方法

患者取俯卧位，颈略屈曲。触诊上项线，确认枕骨隆突。在上项线距枕骨隆突 2～3 cm 外侧以 1% 的利多卡因麻醉。麻醉后，以 22G，1.5～3.5 英寸，锐或钝的 Stealth™（Epimed International）穿刺针垂直于皮肤指向 C1 椎弓以从后往前方向进针（图 73-8）。针刺入组织 2～3 cm 后，行侧位透视。在侧视图上，X 光透视下继续向 C1 椎弓进针。随着穿刺针不断深入，穿透肌肉筋膜，穿刺者会感觉到 2～3 次明显的突破感（图 73-9）。针尖抵达 C1 椎弓后，在 X 线侧视图中，注入造影剂。造影剂的扩散应该限制在围成枕骨下区的肌肉层内，注意不能有血管吸收（图 73-10）。穿刺针

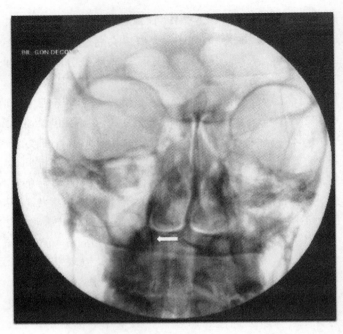

图 73-8　阻滞穿刺针的前后位 X 线透视图。箭头所示穿刺针

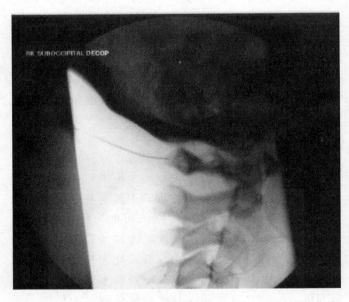

图 73-9　侧位 X 线透视图，阻滞穿刺针尖位于 C1 后椎弓水平

定位确认后，注射总剂量为 5～10 ml 的局麻药（0.2% 的罗哌卡因）和类固醇（20 mg 甲泼尼龙注射液）。并发症少见，患者可能主诉治疗后即刻出现轻微头晕。

舌咽神经阻滞

解剖

舌咽神经起源于延髓颅内部。舌咽神经的几条根汇合成一条，向前外侧延伸至颈静脉孔。穿出颈静脉

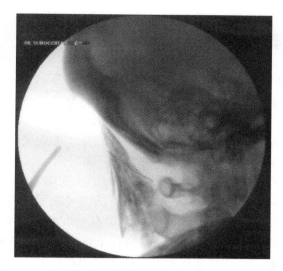

图 73-10　注入非离子水溶性造影剂后的侧位 X 线透视图

孔后，舌咽神经与迷走神经和副脊神经一起穿行在颈内静脉（internal jugular vein，IJV）及颈内动脉（internal carotid artery，ICA）之间。舌咽神经继续在颈内动脉前方下降，并在茎突内后方与迷走神经、副神经和颈内静脉紧贴下行，在茎突尖端下方分出并继续发出终末分支。舌咽神经（glossopharyngeal nerve，GN）为混合神经，包含感觉神经，运动神经及自主神经纤维。舌咽神经的感觉神经分布至：舌后 1/3、中耳、腭扁桃体、口腔及声带上方咽腔黏膜。此外，舌咽神经还支配颈动脉窦及颈动脉体。其运动神经纤维支配茎突咽肌，自主神经功能通过耳神经节与腮腺相关[37-38]。舌咽神经与迷走神经和脊髓副神经较为紧密。它们紧贴在一起，直至在茎突中点分离。有病例报道，舌咽神经痛发作与心动过缓和心搏停止有关，这是由于迷走神经与舌咽神经的关联紧密[39]。舌咽神经病变可以通过孤束向迷走神经运动背核发送传入冲动，导致心动过缓和心搏停止[40]。尽管没有与副神经和舌下神经相关的不良反应的报道，但舌咽神经阻滞可能会有相关并发症。紧密相邻的神经发生不必要的阻滞有可能导致咽和斜方肌的肌无力。

适应证

舌咽神经阻滞有几个适应证。它可以用来治疗舌咽神经痛。用局麻药阻滞舌咽神经可以作为一种诊断手段，以确定患者是否正患有舌咽神经痛，或者与类固醇一起使用作为一种治疗手段。舌咽神经阻滞也可用于手术麻醉，或辅助抑制清醒的气管插管患者的吞咽反射。如拟行神经松解术，先行舌咽神经阻滞可作为判断预后的指标。

操作方法

口外入路：开始之前行适当监护和静脉通道开放。首先要确认好两个重要标志：前面的下颌角及后面的乳突。患者取仰卧位，头略转向对侧。位置调整好之后，行侧位 X 线透视以显示下颌角及乳突。下颌角和乳突确认后，在耳朵下面前两者之间画一条线，茎突应位于此连线中间位置。目标确认后，以 1% 的利多卡因做皮丘，以 22 G、1.5 英寸的穿刺针垂直茎突进针。通常进针 3 cm 可以触及骨质。触及骨质后，轻轻退针，向前越过茎突约 0.5 cm。在持续 X 线透视下，注入 1 ml 造影剂。这样可以看到造影剂的实时影像，以便发现任何穿刺到血管的不规则影像。注射造影剂后，再注射 2~3 ml 局麻药（0.2% 罗哌卡因）及类固醇（4 mg 地塞米松）[24]。

口内入路：如果既往手术或肿瘤导致的外部解剖变形，这个方法比较常用。患者取仰卧位，嘴张大，用压舌板或喉镜窥视片往正下方压舌头。舌咽神经就处于扁桃体弓下部，通过腭舌皱襞接触。确认腭舌皱襞位置后，喷表面麻醉剂，或以 1 ml 加肾上腺素的盐水试子止血。以 22 G 或 25 G 末端略带弯曲（25°）的穿刺针刺入黏膜，深度控制在 0.5 cm 以内。负压回抽后，注射 2~3 ml 局麻药（0.2% 罗哌卡因）及类固醇（4 mg 地塞米松）（图 73-11 和 73-12）[41]。

并发症

舌咽神经阻滞可能出现多个并发症，操作必须小心谨慎。根据阻滞方法的不同，并发症也不尽相同。口外入路本身难度就大，于茎突处第Ⅸ、Ⅹ、Ⅺ、Ⅻ脑神经位置紧密相连，从而引起并发症。意外刺到血

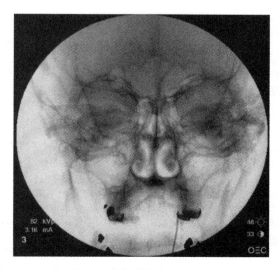

图 73-11　舌咽神经阻滞穿刺针定位的前后位 X 线透视图

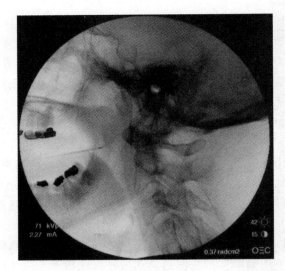

图 73-12　舌咽神经阻滞穿刺针定位侧位 X 线透视图

管可能引起血管损伤和血肿形成。而且，颈内静脉（IJV）及颈内动脉（ICA）意外注射可能导致癫痫发作或心血管性虚脱。口内入路方式可能导致血管损伤或神经毒性损伤，但比口外入路要轻得多。若第 X、XI、XII 脑神经发生意外阻滞，也会产生其它并发症。如前所述，这些并发症根据入路而不同。采用口外入路方式，有可能引起前面提到的神经的意外阻滞。迷走神经阻滞可能导致心动过缓、心搏停止、反射性心动过速以及晕厥，还有继发于同侧声带麻痹的发声障碍。第 XI 及 XII 脑神经阻滞可以引起斜方肌及舌的短暂无力。局麻药小量应用可以减少这些并发症，但不用局麻药则没有必要。随着局麻药失效，绝大多数受累神经的并发症将逐渐消退。

颈神经丛阻滞

颈丛阻滞应用于头颈部麻醉及镇痛。颈丛由上方四条颈神经（C1~C4）前支组成，下四条颈神经（C5~C8）与第一胸神经（T1）形成臂丛。颈丛位于肩胛提肌和斜角肌上方的颈内静脉深处，且位于胸锁乳突肌的下方。颈丛分为个独立的分支，每一分支又分别分为升支（颈浅丛）和降支（颈深丛），除第一分支外，各与相应的神经形成环状。第一颈支（枕下神经）主要是运动神经。枕下神经虽然没有支配皮肤的神经，但它也能有一些感觉功能并往枕下区深层肌肉传达感觉信息。C1 神经往往不受颈丛神经阻滞影响，因为它的位置靠后且更深。第 2、3、4 颈神经离开各自的横突，位于椎动脉前面及表面。C2 和 C3 神经继续延伸，经胸锁乳突肌后缘中点继续向前达终点。C2 神经沿胸锁乳突肌向上移动，朝向后面和侧面的头皮。C2 神经的枕小神经和耳大神经分支，支配耳后的头皮、耳郭上部和后部以及乳突和下颌角。C3 神经分为向前和向下的两部分。前支向前斜行，形成颈横神经，支配颈部从下颌到胸骨的外侧区域的皮肤感觉。降支继续沿胸锁乳突肌到颈后三角颈阔肌和颈深筋膜下方，与 C4 汇合，在此处形成锁骨上神经，支配斜方肌上部、肩部和胸部皮肤感觉（图 73-13）[42]。

颈丛深支分内侧支和外侧支。内侧支支配颈部前面和侧面的肌肉，组成由第四颈神经形成主要分支的膈神经。外侧支在 C1 和 C2 支与迷走神经和舌下神经之间形成交通支。此外，颈深丛也有几支肌支。这些肌支支配头外侧直肌（C1）、头前直肌（C1，C2）、头长肌（C1~C3）和颈长肌（C2~C4）。外侧支与副脊神经相连，并通过交通支配斜方肌深面。肌支分布于

图 73-13　头颈部外周皮肤（左图）和皮区（右图）的神经支配，包括颈浅丛分支和枕大神经

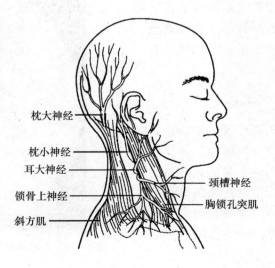

枕大神经
枕小神经
耳大神经
锁骨上神经
斜方肌
颈槽神经
胸锁孔突肌

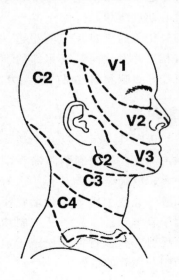

胸锁乳突肌（C2～C4）、斜方肌（C2，C3）、肩胛提肌（C3，C4）和斜角肌肌（C3，C4）[42]。

适应证

对于一些颈部前外侧，肩上部及后脑的一些手术，颈丛阻滞是全麻的一种安全替代手段。颈丛阻滞潜在的适应证很多，包含颈部表面手术，颈清扫、甲舌囊肿手术、甲状腺切除术、淋巴结清扫、颈淋巴结活检、颈动脉内膜切除术以及其他头部、颈部神经痛。颈神经丛的感觉和运动成分可以分别或一起阻滞。颈深丛阻滞可以阻滞运动和感觉功能，而颈浅丛阻滞仅阻滞颈丛的感觉成分[37]。颈浅丛阻滞可提供耳前后局部头皮、颈前面和侧面、肩上部区域的麻醉和镇痛。浅层颈丛阻滞在术后镇痛、缓解鼓膜-乳突区手术患者恶心呕吐、简单表面手术如颈部整形或表面活检等也有作用。此外，颈动脉内膜切除手术和甲状腺手术有时需要颈丛阻滞。颈浅丛阻滞的神经支包括枕小神经，耳大神经，颈横神经，及锁骨上神经。阻滞深层结构或运动神经成分需要颈深丛阻滞。

颈深丛阻滞为颈前面和侧面至肩上部区域表层及深层肌肉提供麻醉和镇痛。前述区域的运动和感觉成分随着运动和感觉神经分支前的神经根麻痹而被阻滞。这一技术可以用于手术麻醉，术后镇痛，颈部，后颅及肩上部疼痛的诊断和治疗。这一阻滞可以用于局麻下的甲状腺切除术、气管造口术和损伤修复手术，或任何需要颈部肌松的手术。最常见的适应证之一是清醒下颈动脉内膜切除术。这有利于一旦有任何神经损害，外科医师和麻醉医师能得到立即反馈并立即采取合适的处理[43]。一个不大常见的适应证是用来治疗顽固性呃逆，因为深支支配膈肌。

操作方法

颈浅丛阻滞：这一操作最关键在于辨认胸锁乳突肌。患者取仰卧位，头转向对侧。体位摆好后，重要的是确定胸锁乳突肌的后缘。可以用下述两种方法中的任何一种来进行。确认好两个标志位置：乳突及C6处的 Chassaignac 结节。在胸锁乳突肌上从乳突到 Chassaignac 结节画一条线。另一个方法是，患者可以抬一下头，这样也可以辨认出胸锁乳突肌。画线应该沿浅颈丛在胸锁乳突肌后缘的路径。进针点在乳突与动脉结节两点连线的中点。这是浅丛分支出现在胸锁乳突肌后缘的部位。取 22G 或 25G，4～5 cm 的穿刺针，在胸锁乳突肌后缘中点处刺入皮下 2～3 cm，注射局麻药 3～5 ml。然后将针后退，在皮下改变方向，向上朝向乳突位置以扇形注射 3～5 ml 局麻药。然后再次改变穿刺针方向，在皮下向下刺向 Chassaignac 结节，以扇形注入 3～5 ml 局麻药。这种技术可以为颈浅丛的全部四个主要分支提供足够的阻滞。

颈深丛神经阻滞：颈深丛阻滞操作方式和颈浅表神经阻滞相同，但有一些明显的区别，C2～C4 的横突是目标位置。患者取仰卧位，头转向对侧。体位摆好后，确认好两个标志位置：乳突及 Chassaignac 结节（图73-14）。在胸锁乳突肌上从乳突到 Chassaignac 结节画一条线。辨别出胸锁乳突肌后，然后识别 C2、C3、C4 和 C6 的横突。这要通过先辨认出环状软骨来实现。环状软骨确认后，从环状软骨下方到胸锁乳突肌划一条线。这两条线直角交叉点就是 C6 横突。然后可以触及甲状腺切迹及上角。确认好位置后，向胸锁乳突肌画一条线，两条线交叉的地方就是 C4 横突。C4 横突确认后，C2 及 C3 的横突就易于辨认。通过测量 C4 和 C6 之间距离的一半来确认。测量值就是横突之间的距离。横突间距离确定后，沿从乳突到 Chassaignac 结节连线线标绘。在 C4 横突开始向上朝乳突方向标绘，这样应该能确定 C3 横突。从 C3 至乳突标绘同样距离，C2 横突将被确定（图73-14）。各横突间的距离通常在 2 cm 左右。有些作者主张在第一条线 1 cm 后的位置从乳突到 Chassaignac 结节再画第二条线，因为横突位置可能有所不同。目标点绘制完成后，颈部备皮，清洁，铺无菌巾。

以 22G，1.5 英寸穿刺针阻滞，在横突处垂直皮肤进针。穿刺针要一直向内向脚侧方向，以避免意外的椎动脉、硬膜外、硬膜下、或脊髓注射。缓慢进针直至接触横突，通常是 1.5～2.5 cm。横突的深度根据患者体格的不同而有所差异。一般情况下，当你往下进针，其他横突会显得更浅。如果出现异感，穿刺针应该改变方向，略向后，因为脊髓神经正好位于横突的前方。触及骨质后，穿刺针后退 1 cm，经负压回抽后，缓慢注入 3～5 ml 局麻药。然后将针取出，在另两个横突位置重复整个过程。操作中，问题可能是无法触及横突。当穿刺针未触及骨质，应该退针，改变方向，向脚侧向下约 15°进针，直至触及横突。如果这样还不行，应该拔出针，重新评估定位标志。千万不要尝试向头侧改变进针方向或者进针超过 3 cm，因为这样会有意外损伤颈椎脊髓的风险。

局麻药的选择

根据手术的切口长度及所需阻滞时间的长短，局麻药有几种选择。对于持续时间较短的手术，可使用

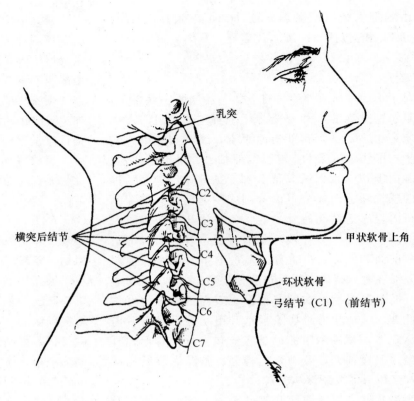

图 73-14 颈深丛神经阻滞的骨性标志
（From Raj PP, Pai D, Rawal N: techniques of regional anesthesia in adults. In Raj PP （ed）: Clinical Practice of REgional Anesthesia. Churchill Livingstone, New York，1001，p 271.）

2%的利多卡因和甲哌卡因，因为这样阻滞时长可达 4 h。对于较长时间的手术，可以使用罗哌卡因或丁哌卡因，这会延长阻滞时间长达 8 h。较高浓度的局麻药也可避免外科医生补充阻滞剂的使用。Umbrain 和同事发现，0.75% 浓度的罗哌卡因比浓度为 0.5% 或 0.375%时具有更长的有效时间[44]。起效时间因使用局部麻醉剂的不同而有所差异。利多卡因比甲哌卡因、罗哌卡因及丁哌卡因有更快的起效时间[45]。此外，颈部血管丰富，阻滞实施中必须考虑中毒的可能性。根据单一阻滞或是复合阻滞的不同，颈深丛阻滞和颈浅丛阻滞所用的局麻药总量会有所不同。无论是行深丛阻滞，浅丛阻滞，还是两者结合，通常 0.4 或 0.5 ml/kg （30 ml）的总量都是足够的[46]。此外，局麻药中加入肾上腺素可以减轻毒性和全身吸收。肾上腺素将降低丁哌卡因和利多卡因的吸收量达 20%或更多[47]。另一种与局麻药一起使用的药物是可乐定。可乐定与利多卡因一起使用效果不如肾上腺素。添加 5 mg/ml 的可乐定不能改变起效时间或阻滞持续时间，而且与利多卡因一起使用可能导致潜在的毒性[48]。然而，可乐定与罗哌卡因一起使用已被证明能缩短阻滞起效时间，改善颈动脉内膜切除术患者的外科麻醉[49]。

并发症

进行颈丛神经阻滞时，可能会产生一些并发症。

操作谨慎，颈椎解剖知识扎实，可以把此技术的并发症做到最小化。并发症发生后，适当的治疗及熟悉可能发生的反应可以减少这些并发症的影响。和许多介入手术一样，穿刺皮肤时总是有感染的风险。尽管感染风险很低，但还是存在的，在严格的无菌技术下则可以避免。进行颈丛阻滞操作时，总是有血肿的风险。为了减少动脉穿刺的风险，如果最初的尝试不成功，应该尽量减少穿刺的次数。如果血肿形成，应该在血肿上方予以持续压迫 5 min，并评估气道是否可能因血肿扩大而受到压迫。如果气道压迫确实发生，建议建立紧急气道和外科会诊。

颈深丛阻滞总会发生短暂的膈肌麻痹。颈深丛阻滞不可避免会阻滞膈神经。鉴于此，颈深丛阻滞绝对不能双侧进行。行颈深丛阻滞时，患者选择也很重要，患有慢性呼吸病的患者应该谨慎考虑。这些患者可能不适合行颈深丛阻滞，因为他们将经历的膈肌瘫痪可能危及呼吸。颈浅丛阻滞不会引起膈神经阻滞。

局麻药毒性问题是任何局部阻滞手术都要考虑的问题，尤其是颈丛神经阻滞，因为颈部的血管丰富。血管内注射可发生在静脉或动脉。可能发生刺穿椎动脉或颈动脉，因为它们距阻滞点非常接近。椎动脉通常位于横突前下端 0.5 cm。血管内注射局麻药可引起中枢神经系统（central nervous system，CNS）或心脏的不良反应。中枢神经系统的影响可能有所不同，最有可能的表现包括口周麻木、镇静、耳鸣，甚至惊厥。也可能影响到心脏，但通常发生在血液中局麻药浓度较高时。局麻药注射前仔细及反复的回抽，以及不断与患者沟通，以便观察中枢神经系统中毒迹象的发生。另一种可能发生的并发症是神经损伤，操作中小心注意，则可以避免。尽量避免多次穿刺。若两次尝试均不成功，再次操作之前需重新评估解剖标志。另外，如果注射时患者诉疼痛剧烈，或者注射阻力较大，则局麻药注入神经了。这可能表明，穿刺针置入到神经或神经鞘内，注射局麻药可导致神经缺血及永久性损害。

最后，高位脊髓麻醉是颈丛阻滞中可能发生的潜在并发症。避免进针过深，因为可能形成颈髓或鞘内注射。如前所述，不要在高阻力下注射。局麻药注射到硬膜囊神经根袖内，可能导致一些药物回流进入硬膜外腔，甚至进入蛛网膜下腔，导致高位脊髓麻醉。这将表现为低血压及意识丧失。治疗涉及气道控制及心血管支持，直至局麻药在中枢神经系统被代谢掉。

参考文献

参考文献请参见本书所附光盘。

74 臂丛神经阻滞：锁骨上技术

Kenneth D. Candido ⊛ Edward R. Mariano

洪庆雄 肖建斌 译 肖建斌 王家双 Gang Li 校

解剖特点

臂丛神经由 C5～C8 及 T1 神经前支组成，有时亦接受颈 4 或胸 2 神经前支发出的小分支。C4 神经参与了臂丛神经，约占 67％，可能使臂丛神经向头端偏移，称之为前置臂丛；T2 神经参与臂丛神经构成，约占 33％，可能使臂丛神经向尾端偏移，称之为后置臂丛。通过一系列复杂的分叉、汇合，臂丛神经整合成类树状结构，包括根、干、股、束及终末支（图 74-1）。臂丛各神经根分别从相应椎间孔穿出走向外侧，其中 C5～C8 前支沿相应横突的脊神经沟走行，通过椎动脉的后方（图 74-2），下行至第一肋。行程中被前斜角肌后筋膜

以及中斜角肌前筋膜包绕，穿过所谓"斜角肌间隙"[1-2]（图 74-3）。前斜角肌起于 C3～C6 颈椎横突前结节，止于第一肋的斜角肌结节，将锁骨下静脉和动脉分开（图 74-4）。中斜角肌起于 C2～C7 颈椎横突后结节，在锁骨下肌沟后穿过并附着于第一肋骨。

组成臂丛神经的 5 根脊神经出各自椎间孔后，形成上、中、下三干，连同锁骨下动脉被斜角肌筋膜所包裹，形成所谓"锁骨下间隙（腋鞘）"[2]。上干由颈 5～6 前支，中干由颈 7 前支，下干由颈 8 和胸 1 脊神经前支构成。三支神经干穿过锁骨下至第 1 肋骨外缘时，每个神经干分为前、后两股（共 6 股）（图 74-1）。前股的神经纤维主要支配手臂掌侧或曲肌群，而后股神经纤维主要支配手臂背侧或伸肌群。各股神经穿出锁骨下

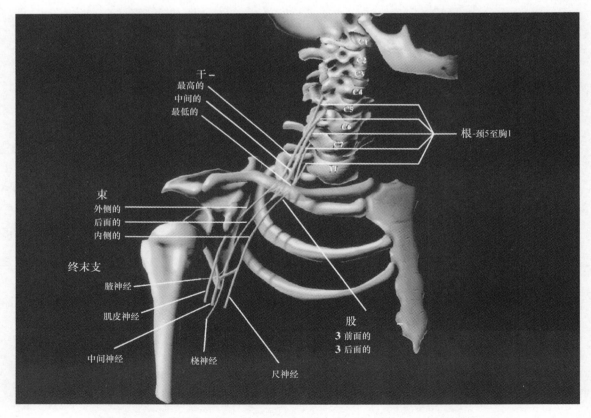

干 —
最高的
中间的
最低的

根-颈5至胸1

束
外侧的
后面的
内侧的

终末支

腋神经

肌皮神经

中间神经

桡神经

尺神经

股
3 前面的
3 后面的

图 74-1 臂丛神经的解剖：根（5）；干（3）；股（6）；束（3）；主要分支（5）

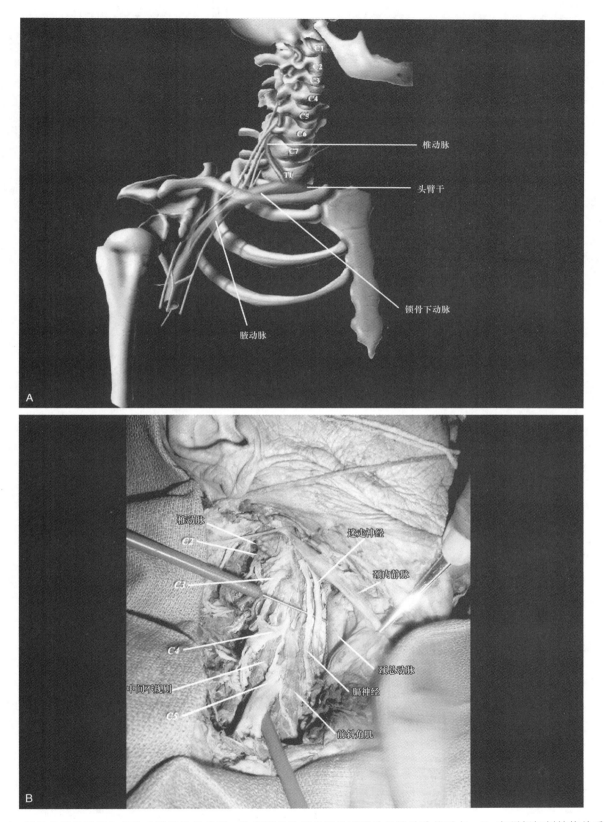

图 74-2　A. 锁骨上臂丛神经与相关动脉结构的关系。注意臂丛神经在锁骨下动脉及椎动脉的后方。B. 右颈部解剖结构关系详见 A。
图 B 内容提示，颈 2 神经根根部临近椎动脉，隔神经覆盖于前斜角肌前侧，也应注意颈 4 和 5 神经比较粗大

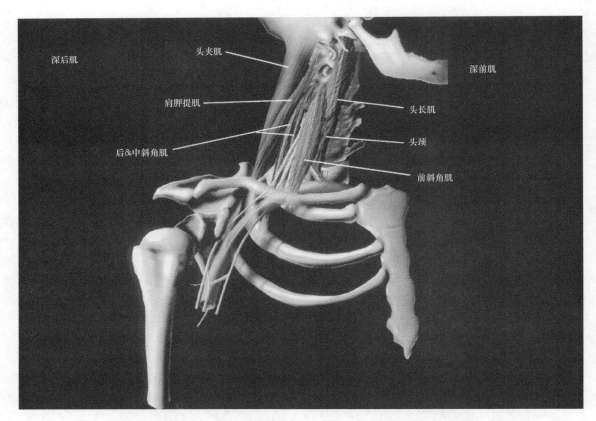

图 74-3 锁骨上的臂丛神经穿行于前斜角肌和中斜角肌之间的，并由各自的筋膜鞘包绕

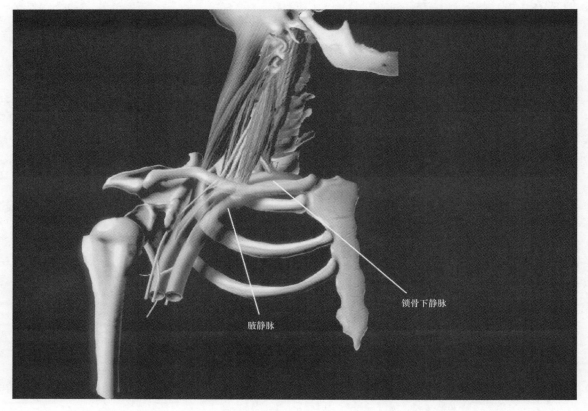

图 74-4 锁骨下静脉和动脉被前斜角肌分开。锁骨下动脉进入锁骨下周围血管鞘，而锁骨下静脉并未进入

后重新组合成臂丛神经的 3 束。上干和中干的前股组成外侧束，下干的前股继续延伸形成内侧束，上、中、下三干的后股组成后束（图 74-1 和图 74-5）。

内侧束及外侧束发出神经纤维支配上肢的掌侧，而由后侧束发出神经纤维则支配上肢的背侧。这三束神经发出分支参与形成上肢的外周神经。内、外侧束发出分支形成正中神经的内、外侧根（C5～C8）（主要的终末支）。外侧束延续形成肌皮神经（C5～C7）（主要的终末支），内侧束则延续成为尺神经（C7～T1）（主要的终末支）。后束则主要发出腋神经（C5～C6）（主要的终末支），并延续成为桡神经（C5～T1）（主要的终末支）（图 74-1）。在实施锁骨上臂丛神经阻滞时，了解这些不是那么为人熟知的颈神经根分支是非常重要的，尤其是在注入局麻药之前使用神经刺激仪诱发肌肉收缩时。

源自 C5～C7 的胸长神经支配前锯肌，当刺激该神经诱发前锯肌收缩导致肋骨及胸壁运动，可能引起膈肌的运动使人误判刺激了膈神经（C3～C5）。源自 C5 的肩胛背神经支配大、小菱形肌以及肩胛提肌，刺激该神经会引起背部肌肉的收缩及肩胛运动。同时，上干也发出两条分支，一条支配锁骨下肌，另外一条肩胛上神经，既是支配背部肩运动（支配冈上肌和冈下肌的运动），又是支配肩关节感觉的主要神经。由于这两条神经可能在上干发出不久后就分出臂丛神经，因此刺激该神经产生的异感不能作为穿刺针在臂丛神经鞘内的标志[3]。一般来说，采用神经刺激仪技术，引起膈肌收缩，穿刺针在肌间沟进针点应该偏后（膈神经通常在鞘外附着于前斜角肌），而引起斜方肌及后三角肌收缩，穿刺针在肌间沟进针点应该偏前方。

臂丛神经阻滞不仅阻断痛觉的传入和肌肉运动的阻滞，同时可能阻滞上肢的交感神经。来自颈中、下神经节以及星状神经节的节后神经纤维通过灰质交通支到达脊神经根（图 74-6），再分布于上肢各部。节后纤维还源自椎动脉交感丛（C4，C5，C6 分支）及 Kuntz 束（来自 T2 神经分支）[2]。总的来说，节后纤维主要以下列两种方式分布到上肢各部，一种是远端支配，与躯干神经伴行分布到外周血管；另一种近端支配（不延伸超出肱动脉的范围），来自颈交感干，特别是来自星状神经节的节后纤维支配大概上肢近端 1/3 的范围。

支配上肢远端 2/3 的节后纤维调节阻力血管收缩，当臂丛阻滞后，使相应交感神经支配上肢外周静脉扩张，增加手臂远端的总血流量，使局部肤温升高。在一项前瞻性研究中，纳入 45 位择期行肩部手术的患

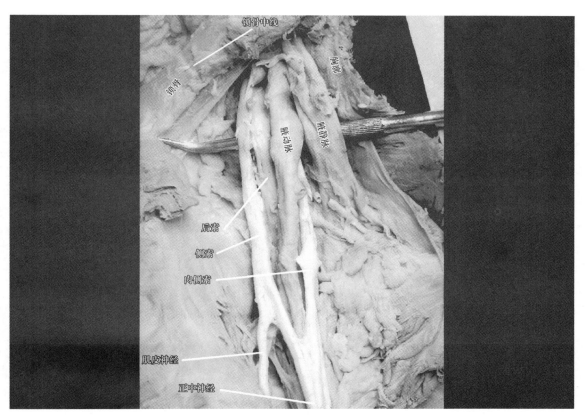

图 74-5　臂丛神经的外侧束、后束和内侧束过了锁骨以后即围绕腋动脉下行

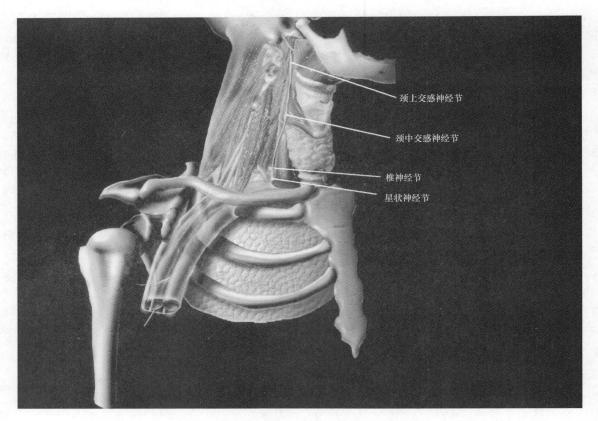

颈上交感神经节

颈中交感神经节

椎神经节
星状神经节

图 74-6 右颈部臂丛神经根与神经干的关系

者，在行肌间沟阻滞（interscalene block，ISB）后，分别测量正中神经、尺神经、桡神经、腋神经及肌皮神经所支配的各部皮肤肤温[4]。结果显示，腋神经及肌皮神经所支配的皮肤肤温没有上升，而上肢远端由正中神经、尺神经、桡神经支配的局部皮肤，在臂丛阻滞后，皮肤温度大概上升了 1.9 ℃～2.1 ℃。但是，感觉和皮肤温度的变化时相不一致，或者麻木感出现早于皮肤温度产生变化（56.3%），或同时出现（35.2%），有的甚至迟于皮肤温度改变（8.5%），说明交感阻滞不能作为肌间沟臂丛阻滞是否成功的标准[4]。另外一项研究招募了 11 位志愿者，用超声多普勒观测肱动脉在臂丛阻滞前后的血流变化情况，结果显示，肌间沟阻滞后 30 min，由于动脉血管阻力降低，肱动脉中心血流速度由 32 ml/h 增加到 88 ml/h[5]。从解剖形态上看，锁骨上入路是主要是阻滞臂丛神经根和神经干，与锁骨下臂丛阻滞针对神经束水平，或腋路臂丛针对外周主要神经分支不同。锁骨上单次阻滞的可操作性是基于椎前筋膜由颈椎椎体向外、向下延续至锁骨并包裹臂丛神经形成筋膜鞘的解剖特点（图 74-7）。低剂量的肌间沟阻滞甚至被用于减少开胸手术引起的同侧肩部疼痛[6]。

几种锁骨上臂丛神经阻滞技术

肌间沟入路阻滞技术

操作方法：仰卧位，头稍偏向对侧，肩部放松，手贴近同侧膝关节。先在胸锁乳突肌后缘触及肌间沟，然后从环状软骨向外画线，与肌间沟的相交点即为 C6 横突水平。（图 74-8）颈外静脉常与肌间沟相交于 C6 水平，但这常会有变异。麻醉线（anesthetic line）被用于勾勒臂丛神经近端到远端的行程，但这似乎废弃了原本锁骨上入路斜角肌定位经典的简便方法[7]。在神经刺激仪辅助下，以一手示指和中指循按肌间沟（以缩短皮肤与横突的距离），另一手持绝缘穿刺针（1～2 英寸，1 英寸≈2.54 cm）进针（图 74-9）。尸体解剖显示，由皮肤到 C6 椎间孔及脊椎的距离分别为 23 mm 和 35 mm[8]。调整电流强度为 0.5 mA 或更小电流，再垂直于皮肤进针，针尖可以向后、中及尾端进行微调直到出现肌肉收缩（图 74-10）。另外一项研究招募 10 位志愿者，采用 MRI 研究阻滞时进针方向与脊髓成角情况、皮肤至椎间孔的距离，结果发现皮肤与椎间孔的距离 2.5 cm，而平均最佳进针角度为

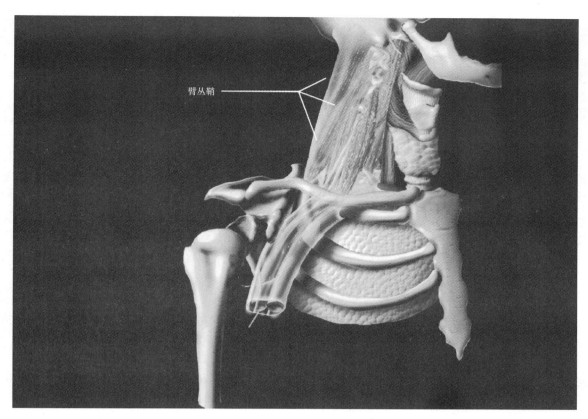

图 74-7　显示一个连续的从颈前筋膜至远侧腋下的间隙，形成封闭和包绕臂丛的主要结构。"臂丛鞘"可在任何水平进入（类似于硬膜外麻醉），这构成单次注射技术的解剖基础

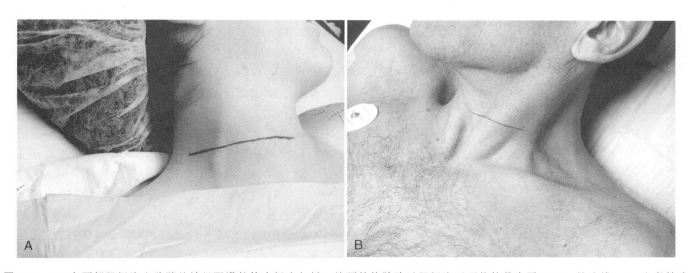

图 74-8　A. 右颈部肌间沟入路臂丛神经阻滞的体表标志包括：从颈外静脉跨过肌间沟至环状软骨水平（C6）的连线。B. 患者抬头并无支撑情况下使胸锁乳突肌绷紧，约在 C6 水平横线即为肌间沟臂丛神经阻滞进针水平

61.1°（矢状面）[9]。还有一项标本研究发现向尾侧进针可以最大程度避免针尖刺入椎间孔[10]。对于肥胖人群或者存在解剖学变异的个体，不论采用超声（ultrasound，US）引导或是 X 线透视指引[11]的辅助方法，

也能达到很好的臂丛神经阻滞效果。超声引导神经阻滞的一个主要优势在于可以实时看到臂丛解剖的变异，但不需要像荧光指引的方法在 X 线辐射下操作[12]。

使用外周神经刺激仪辅助肌间沟臂丛阻滞时，边

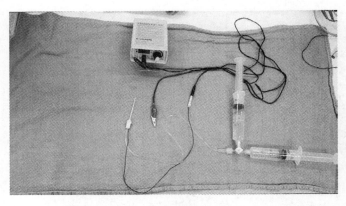

图74-9 神经刺激仪与22号绝缘穿刺针。"可固定针"（带有延长管）能将操作者的手空出来调整给局麻药的剂量

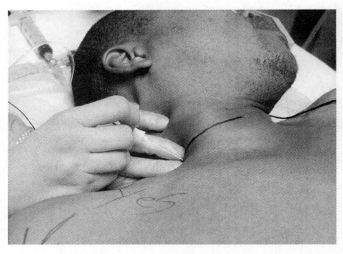

图74-10 绝缘穿刺针在右侧肌间沟入路臂丛神经阻滞的穿刺点。进针方向稍向中线、背侧和尾侧

进针边观察，当出现肩、肘或是手部肌肉收缩反应时可以注入局麻药，如果进针刺激了肩胛上神经出现肩部异感则不能作为定位准确的标志，因为该神经有可能不在臂丛神经鞘内[3,13]。神经根分出时相对贴近中斜角肌，因此进针应靠近中斜角肌。C8和T1可能不能被直接阻滞，其稍后出现的麻木感可能是由于C5～C7扩散引起的。肌间沟臂丛阻滞通常可以满足一般的肩关节手术，但如果是经常采用后入路的肩关节镜手术（图74-11），最好考虑从C4进行阻滞而不是C6。

虽然使用低位（即C7水平）神经根阻滞，肌间沟阻滞可用于肘关节手术[14]，但它最主要还是用于肩关节手术。从甲状软骨最凸点向外画线与肌间沟交点可作为C4水平（图74-12）。虽然触摸肌间沟的难度随着其往头端的推移不断增大，但在颈部的下端，沿着肌间沟从低点（尾端）往上触摸即容易找到[15]。

另外，C4可以单独用5 ml局部麻醉药进行阻滞。最近一项研究证实了Kerr的解剖数据：7％的臂丛不包括C4神经，只有部分C5的神经并入臂丛的神经干[16]。由于邻近膈神经，这种方法常导致横隔膜麻痹和肺功能下降25％～30％[17]，这限制了那些不能耐受单侧膈肌功能受影响患者的应用。超声的使用增强了对膈神经的鉴别，提供了一个可能解决如上文描述的膈神经被100％阻滞的方案。当使用超声来扫描23位志愿者颈部解剖时，93.5％的膈神经能被精确定位[18]。有趣的是，在环状软骨水平，膈神经与C5神经前支几乎很难分辨，而这个位置以往却被定为是肌间沟阻滞的体表标志。膈神经距C5前支的平均距离是1.8 mm，但随着两条神经向下走行，其距离逐渐增大，两者距离每下行1 cm就增加3 mm[18]。

随机将40名患者分成两组，分别接受低剂量（5 ml）和高剂量（20 ml）的0.5％的罗哌卡因在超声引导下行肌间沟阻滞：膈神经麻痹的发生率在低剂量组为45％，在高剂量组为100％[19]。此外，在两组肌间沟阻滞成功率相当的情况下，肌间沟阻滞30 min后，经床旁测定的第一秒用力呼气量，用力肺活量，呼气峰值流量在低剂量（5 ml）组更低[19]。而且，高剂量组术后血氧饱和度较低剂量组明显降低[19]。

超声引导下的肌间沟臂丛神经阻滞已经被认为可以避免膈神经麻痹[20]。60名患者随机接受用经超声引导下或神经电刺激仪引导下的肌间沟阻滞，注射0.75％的罗哌卡因20 ml，经超声引导下行肌间沟阻滞组发生膈神经麻痹率（0 vs.53％）与呼吸障碍明显低于经神经电刺激仪引导组[20]。同样的，30名患者随机接受经超声引导下或神经电刺激仪引导下的锁骨上阻滞，注射0.75％的罗哌卡因10 ml，在两组阻滞效果基本相同的情况下，经超声引导下行锁骨上阻滞组的膈神经麻痹明显减低（13％ *vs.* 93％）[21]。在经超声引导下行锁骨上神经阻滞的呼吸参数值更正常[21]。

尽管这些数据很令人信服，但仍然不能明确局麻药的最佳剂量。有些学者建议对手臂的内侧皮神经（以及正中神经、桡神经、尺神经、肌皮神经）使用大剂量70 ml稀释的局麻药相比30 ml的低剂量组有更广泛的镇痛效果[22]。21位成人用2％的利多卡因与0.5％丁哌卡因1:1混合液（并加入肾上腺素）[23]，经超声引导下行锁骨上阻滞（supraclavicular block，SCB），显示局麻药的最低有效容积在50％为23 ml，95％为42 ml。考虑药效动力学，相比锁骨下路入（锁骨下法，腋路法），用0.75％罗哌卡因经锁骨上入路法（肌间沟横刺法入路——Winnie；肌间沟后入路法——Pippa）行

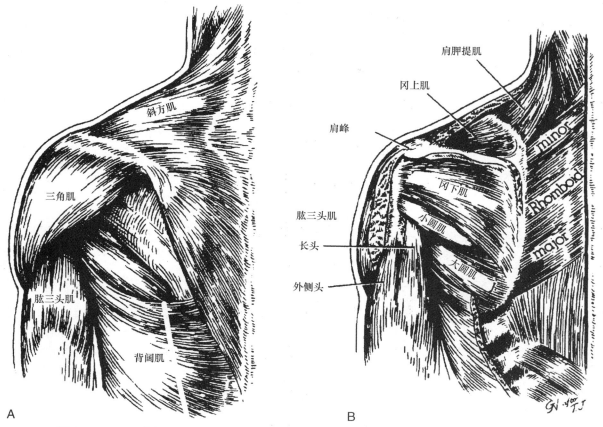

图 74-11 **A.** 左肩部 C4~C7 所支配的肌群（后面观）；**B.** 三角肌后部和斜方肌上部局部细节

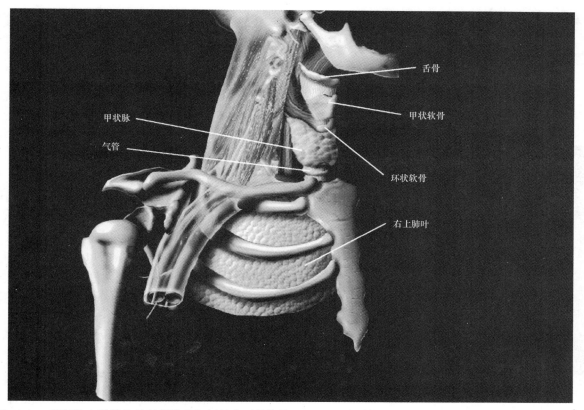

图 74-12 肌间沟入路臂丛神经阻滞的解剖标志环状软骨（C6）和颈丛神经阻滞解剖标志 甲状软骨（C4）的区别

臂丛神经阻滞有更早和更高的血药峰浓度。此外，随着阻滞区域超过锁骨，此峰值（13.4 min）比锁骨下的技术（25 min）更早发生[24]。

超声可用于臂丛神经定位，并且引导穿刺针到目标神经进行阻滞。对于同样行上肢手术的患者，比起全身麻醉，超声引导下臂丛阻滞更节省费用[25]。行超声引导肌间沟臂丛阻滞时，患者体位或者跟传统臂丛阻滞相似（仰卧位，头偏向对侧），或者采用侧卧位[26]。选用高频线性探头，在胸锁乳突肌后方，在环

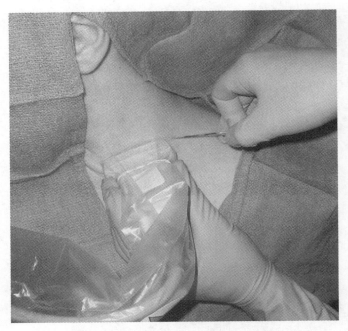

图 74-13　高频线阵超声探头引导下，左侧肌间沟平面内后进针入路示意图

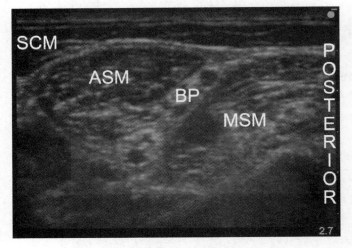

图 74-14　肌间沟和臂丛神经的超声解剖图。SCM，胸锁乳突肌；ASM，前斜角肌；MSM，中斜角肌；BP，臂丛神经

状软骨或低于环状软骨水平的横突位置上，垂直皮肤进行扫描[27]（图 74-13）。在超声图像上，臂丛神经在前、中斜角肌的筋膜间，其根和干呈低回声结构（图74-14）。定位准确后，可采用平面外技术[28-29]，或平面内技术，后者在探头后方进针方向指向前内方[26-27,30]（图 74-13）。当针尖刺入肌间沟，边注入局麻药边观察药液在超声图像上的扩散情况。

为了单次注药产生长效的麻醉效果，药物通常选用外旋的布比卡因或者左旋丁哌卡因，再加或不加肾上腺素[31-32]，麻醉时效一般可长达 18～32 h。为避免这种阻滞后超长时间的麻痹感，药物可选用甲哌卡因，再添加如可乐定、丁丙诺啡（0.3 mg/ml）也能适当延长术后的止痛效果[33-35]。罗哌卡因作为亲脂性高蛋白结合率的酰胺类局麻药，其心脏毒性类似于左旋丁哌卡因，但较消旋丁哌卡因小，且在相同浓度时麻醉效能与丁哌卡因相当，因此在缺乏左旋丁哌卡因时可作为替代[36]。

有研究对比罗哌卡因和丁哌卡因的效能，共纳入44 例行肩关节手术患者，分组分别以相同的容量和浓度（30 ml，0.5%）作肌间沟神经阻滞，结果显示，两种局麻药的起效、维持时间及术后止痛效果相似[37]。另一项研究对比相同容量不同浓度的丁哌卡因（40 ml，0.25%）和左旋丁哌卡因（40 ml，0.25%）麻醉效能，发现两者的起效时间均在 5 min 以内，而肌肉松弛时间都少于 25 min[38]。有研究纳入 21 名行锁骨上臂丛阻滞患者，按不同的体重指数（body mass index，BMI）以10.8 ml 容量区间分组，发现体重指数和 0.5% 的丁哌卡因 ED 50% 无相关性[39]。在另外一项研究中也发现体重指数与糖尿病患者群中神经阻滞是否成功无特殊关联，该研究还发现，糖尿病患者群中因阻滞不全改为全麻的发生率比非糖尿病患者群低[40]。

关于药物毒性的研究表明，同等剂量的丁哌卡因毒性大于罗哌卡因。最近有项研究纳入了 32 例择期行肩关节手术的患者，随机分 2 组，行肌间沟阻滞，分别注入 40 ml 0.5% 的丁哌卡因或 0.5% 的罗哌卡因，由术前晚上开始行动态心电图监测至术后 6 h，监测发现在丁哌卡因阻滞后 15 min 心电图开始出现明显的 P-R 间期延长，并持续大概 1 h，而其他心脏电生理检测组间无明显差异。两组局麻药物峰值浓度均在注入后 30～40 min 时出现[41]。然而在 Satsumae 等人的个例报道中，一位 18 岁男性患者在行腋路及肌间沟联合阻滞时，共注入罗哌卡因 300 mg 后，出现了持续性的惊厥，因此局麻药的毒性可能与剂量、个体体质差异有关[42]。

为加快肌间沟阻滞起效速度，可以先用短效局麻药再用高蛋白结合率、脂溶性强的酰胺类局麻药。有

研究对比不同药物添加成分对肌间沟阻滞起效时间的影响，共纳入 30 名行肩关节手术患者，分为两组，A 组使用 0.5％丁哌卡因＋肾上腺素＋3％的氯普鲁卡因＋重碳酸盐，B 组使用 0.5％丁哌卡因＋肾上腺素＋2％利多卡因。结果显示，A 组（氯普鲁卡因）肌松起效平均用时为 90 s，而 B 组（利多卡因）为 180 s；A 组感觉阻滞起效平均用时 90 s，而 B 组平均用时 210 s，并且在阻滞后 10 min，A 组达到完善肌松例数为 15：15，而 B 组为 10：14。说明如果起效速度是优先考虑的因素，那么在丁哌卡因中加入 3％的氯普鲁卡因是有效[43]。

如果使用 0.5％的丁哌卡因加肾上腺素，试图根据频率依赖性阻滞法则来快速控制钠通道，以达到加强上肢运动的做法被证明是没有意义的。添加辅助药物可增加术后止痛效果，包括系统性用药，外周神经单次注射和持续的浸润。为延长术后镇痛效果，可乐定 150 μg 或者 300 μg 丁丙诺啡可加入局麻药中，或者通过穿刺部位留管持续泵入[33-34,45]。最近有项研究局部留穿刺管持续泵入局麻药镇痛的效果的实验正在进行中，药物配伍为可乐定 50 μg 加入含肾上腺素 40 ml 1.5％的甲哌卡因。还有一项研究对比使用 0.2％的罗哌卡因作为患者自控区域镇痛（patient-controlled regional analgesia，PCRA）和穿刺局部追加可乐定（2 μg/ml）两种方法的镇痛效果，组间无明显差异，说明可乐定在肌间沟单次注射即有效，而作为辅助药在外周神经持续泵入没有优势[46]。

在肌间沟阻滞前口服 800 mg 加巴喷丁作为麻醉前用药，并不能增强 0.5％罗哌卡因阻滞肩关节手术的镇痛效能[47]。另外一项研究纳入 88 名患者，随机分为两组治疗组和安慰剂组（添加生理盐水），治疗组药物：丁哌卡因（0.5％，20 ml）＋地塞米松 8 mg＋可乐定 75 μg＋肾上腺素（5 μg/ml），对比两组镇痛效果发现，治疗组可以延长感觉和肌肉的阻滞，而且术后 24 h 的数字疼痛评分（numeric pain rating scores，NRS）较安慰剂组降低了 50％[48]。

在一项肌间沟神经阻滞研究中，对比地塞米松（8 mg）和曲马多（2 mg/kg）作为辅助药物添加到 0.5％丁哌卡因中，结果显示，与曲马多相比，地塞米松组能增加丁哌卡因 2 倍的镇痛效能[49]。另一项锁骨上臂丛阻滞（supraclavicular brachial plexus block，SCB）中，共纳入 40 名行上肢手术的患者，咪达唑仑（50 μg/kg）作为辅助剂添加至丁哌卡因（0.5％，30 ml），结果发现，与单纯的局麻药相比，添加咪达唑仑加快起效时间并延长术后镇痛时间[50]。

臂丛神经置管持续外周神经阻滞对患者有很多益处（见持续外周神经阻滞章节）。通过超声定位前外侧进针法[28]或后方法[26-27,51]可以较容易地置管于肌间沟，相比神经刺激仪辅助更节省时间[52-53]。采用 0.25％丁哌卡因以 5 ml/h 速度泵入持续外周神经镇痛比起单次肌间沟注药能提供更好的镇痛[54]。

外周神经刺激仪和超声均被用于研究刺激性置管和非刺激性置管的优劣。在一项纳入 60 名患者的研究中发现，刺激性置管对于静息痛控制比非刺激性置管好，但刺激性置管通常花费 2 倍于非刺激性置管的时间。Stevens 等人研究显示，虽然刺激性置管肌松起效时间比非刺激性置管快（40 ml 1％丙胺卡因＋10 ml 0.75％罗哌卡因＋0.2％罗哌卡因持续泵入），但两者术后疼痛评分无差别。奇怪的是术后 6 周再评估，刺激性置管的患者功能恢复情况明显优于非刺激性置管的患者[56]。有一个半定量综述表明刺激性置管是有益的，但同时也承认，在很多情况下缺乏有力的证据[57]。

肌间沟超声定位置管持续外周神经阻滞作为患者自控式区域镇痛已经被接受成为多模式家庭镇痛的一种方式。在 Swenson 等人的报告中，记录了 190 名使用肌间沟持续神经阻滞的患者，均没有出现明显的神经损伤症状[58]。和单次注射一样，持续神经阻滞同样会出现膈肌麻痹、霍纳综合征、喉返神经阻滞的副作用，其并发症如血肿、感染、神经损伤、血气胸、皮下气肿及纵隔气肿，还有蛛网膜下隙阻滞及硬膜外阻滞。霍纳综合征、声嘶及主观呼吸困难的发生与局麻药扩散到相应神经有关，而且右侧肌间沟阻滞比左侧阻滞常见，原因机制尚不清楚。右侧喉返神经出迷走神经后，绕行锁骨下动脉，比左侧喉返神经高出几厘米，而左侧喉返神经在胸腔内颈动脉和主动脉交汇出才分出[2]（图 74-15）。这可能是右侧阻滞声嘶发生率比左侧高的原因。还有一种可能是由于局麻药扩散阻滞了颈部交感纤维导致喉部血管扩张导致声嘶。

肌间沟或锁骨上入路阻滞的严重并发症如死亡、心搏骤停和呼吸停止很罕见。法国学者从 5358 例肌间沟阻滞或锁骨上阻滞的患者中确定 2 例出现严重的并发症[59]。据统计，3459 例肌间沟阻滞中出现 1 例神经损伤，1899 例锁骨上臂丛阻滞出现 1 例惊厥，每 10 000 次神经阻滞有 3.7 次发生严重并发症。据报道单次穿刺注药可以减少重复穿刺引起的并发症至 1.7％[60-64]。沙滩椅位行肩关节手术患者突然出现血压降低及心动过缓（vasovagal syncope 血管迷走神经性晕厥）是持续的关注的问题，尽管有争议，目前认为可能与 Bezold-Jarisch 反射有关[65]。有报道称，在肌间沟阻滞后，坐位行肩关节镜手术的清醒患者，该并发症的发

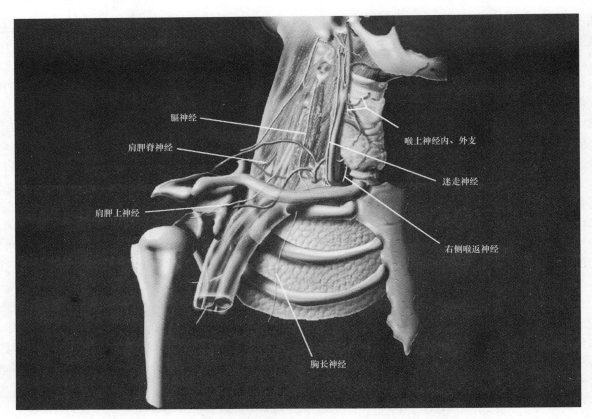

图 74-15 右喉返神经的相对位置，以及与迷走神经和臂丛神经根和神经干的关系

生率在 13%～24% 之间[66-67]。

锁骨上入路阻滞技术

　　锁骨上臂丛神经阻滞气胸的发生率高达 6%[68]。从解剖学角度来看，传统的锁骨上入路丛神经阻滞是有很大缺陷的，因为在锁骨中点上 1 cm 进针通常不是像教科书上所说的那样恰好位于第一肋骨上方，因此第一肋也就失去了保护肺尖的作用。在未使用超声引导时，斜角肌的解剖、臂丛神经三干在肌间沟的定位（通常是相互堆叠，一干在另一干之上，即上中下三干）等因素决定了穿刺针与锁骨下动脉成切线关系会得到最佳阻滞效果。

　　与以往的锁骨上入路方式相比较，采用与斜角肌平行的进针方式能够更精确地定位臂丛神经、锁骨下动脉和肋骨，因为斜角肌最终会附着于第一肋骨[69]。现把 Winnie 等[2,69]基于此方法的神经刺激仪技术介绍如下。患者取仰卧位，肩部完全放松，头转向对侧，稍抬起后即可触及到肌间沟（图 74-16），触指先位于前斜角肌腹，继而逐渐向中斜角肌方向滑动。然后沿肌间沟向下移动直至触及锁骨下动脉或肩胛舌骨肌（图 74-17、图 74-18）。大约在 C6 水平位置，用 2 英寸长的短针向身体尾端刺入（与斜角肌平行），然后给予

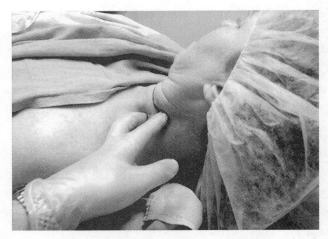

图 74-16 按照左侧锁骨下周围血管臂丛神经阻滞摆放体位。肌间沟是最主要的体表标志；先找到胸锁乳突肌的锁骨头的后缘，然后手指从绷直的前斜角肌滑入前、中斜角肌间隙，即可触及到肌间沟

0.5 mA 大小的电流刺激，观察上肢的反应，然后注入 40 ml 的局麻药，若回抽有淡红色的血液则说明进针过深（离锁骨下动脉位置过近），需退出针后重新进针使其更靠近中斜角肌。

　　此种阻滞方式适用于肩部以下的上肢手术。虽然说气胸仍然是此类阻滞方式最令人畏惧的潜在并发症，

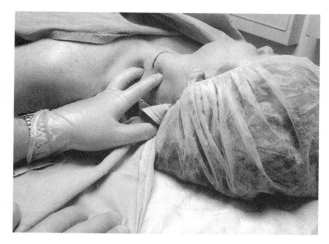

图 74-17　手指准确的触及肌间沟（左侧）

但 Franco 和 Vieira 用此方式对 1001 例患者实施了锁骨上入路臂丛神经阻滞，结果未发现一例与气胸相关的并发症[70]。另外一项研究所纳入的 237 例行锁骨下血管旁臂丛神经阻滞患者未出现气胸并发症，这与 Franco 等[2]研究结果一致。

从解剖学角度来看，与肌间沟阻滞方式相比，此种方式发生膈神经阻滞的概率会更低。Neal 等人表明锁骨上入路臂丛神经阻滞发生膈神经阻滞的概率大概

为 50%[71]。超声引导下锁骨上入路臂丛神经阻滞的初衷是改善阻滞效果降低气胸的发生率[72-73]，但 Bryan 等人的一项研究认为超声引导并不能完全避免气胸事件的发生（此研究气胸的发生概率是 0.7%）[74]。

对于超声引导下的锁骨上入路臂丛神经阻滞，其体位与传统的阻滞方式相同，高频线性[72]和曲线[73]超声探头垂直放置于肌间沟表面的皮肤，与锁骨中线垂直即可呈现出臂丛神经的短轴图像（图 74-19）。由于低回声的神经组织被高回声的结缔组织所包绕，所以臂丛神经的成分会呈现在锁骨下动脉的后外侧方向（图 74-20）。彩色多普勒超声可以用来识别锁骨下动脉并且区分神经和其他血管组织。一旦识别出神经组织，阻滞针就可以在超声实时的引导下达到所要阻滞的神经区域。为了保证 C8 和 T1 所支配区域的阻滞效果（上肢远端），应该将局麻药注射在锁骨下动脉后外侧与第一肋骨之间的"角袋"处[76]。

与神经刺激仪相比，超声引导的锁骨上入路臂丛神经阻滞方式提高了操作的速度[77]，减少了膈神经阻滞的发生率[21]。局麻药的选择与肌间沟阻滞法相同。虽然说锁骨下周围血管阻滞方式会为连续臂丛神经阻滞提供优势[78]。因为导管可以水平的固定在颈部，但有

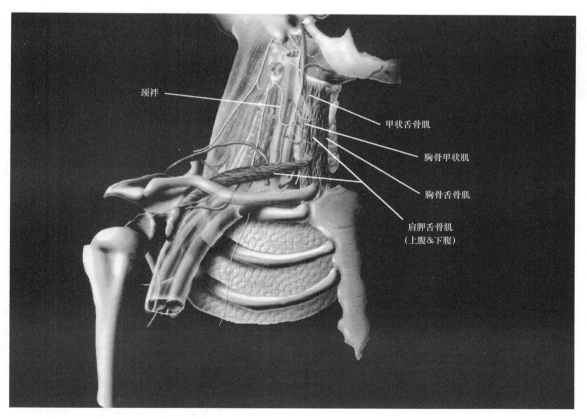

颈袢

甲状舌骨肌

胸骨甲状肌

胸骨舌骨肌

肩胛舌骨肌
（上腹&下腹）

图 74-18　显示侧行走向的肩胛舌骨肌，在一些个体肩胛舌骨肌可挡住手指在肌间沟向下滑至锁骨

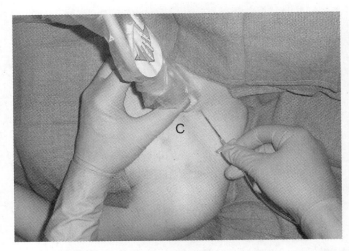

图74-19 后入路平面内技术超声引导下锁骨上臂丛神经阻滞。位置，锁骨中点上方；探头，高频线阵

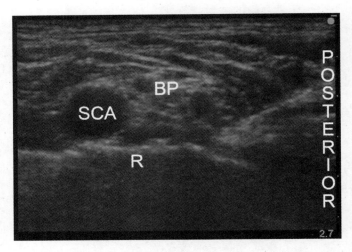

图74-20 锁骨上臂丛神经阻滞超声解剖图。SCA，锁骨下动脉；R，第一肋骨骨膜；BP，臂丛神经

关连续性锁骨上神经阻滞的研究非常有限[45]。其可能出现的副作用与并发症同上述的肌间沟臂丛阻滞相似。

另一种锁骨上臂丛神经阻滞技术

新技术在不断被探索和研发以提高神经阻滞的成功率和减少其并发症。Vongvises 和 Panijayanond 等[79]的"旁斜角肌技术"就是其中的一项创新。他们所提倡的方式在进针位置上与锁骨下周围血管阻滞方式相同，但是进针方向是垂直于身体长轴。该项技术所要求的患者体位与肌间沟定位的方法亦与锁骨下周围血管阻滞方式相同。在锁骨上 1.5～2.0 cm 处，用 22 号针垂直进入后前后方向移动直至出现异感，在反复回抽后注入局麻药；若多次尝试后均不能引出异感，则沿着前斜角肌边缘呈扇形方式注药，其成功率常高

达 97%，但多需第二次注药才能达到此成功率。

Dalens 等人设计了一种针对小儿患者的改良"旁斜角肌技术"[80]。他从小儿的尸体中发现 Vongvises 和 Panijayanond 的"旁斜角肌技术"会造成 50%以上的儿童发生气胸。他的改良后的方法为：患儿取仰卧位，在其肩下垫一块卷起的毛巾，头稍转向对侧，从锁骨中点至沙赛尼亚克结节（颈动脉结节）处做一线段后三等分，进针点在中下 1/3 的交点处。

单次注药时，用 22G 的 1 英寸的绝缘针向后刺入，通过神经刺激仪寻找上肢的肌肉反应。Dalens 的改良方式的成功率在 98%，且没有发生严重并发症。1993年，Brown 介绍了他的"铅垂"技术在锁骨上入路臂丛神经阻滞中的应用[81]，他所选用的进针点要比前两种的方式更低，并且不需要像 Vongvises 和 Dalens 方式中所用的复杂的测量或仪器。患者取仰卧位，头转向对侧，进针点位于胸锁乳突肌锁骨头位置，用一 22G 的 5～6 cm 的钝针垂直进入（图 74-21），引出异感后注入局麻药物，若异感未被引出，则以小的角度朝向尾端进针直至出现异感或针与皮肤已达 30°角为止。

有人用磁共振成像（magnetic resonance imaging, MRI）技术评估了这种穿刺技术，发现用模拟按其所描述的进针角度和方向进针，有 60%会触及到志愿者的胸膜，而不会触及到锁骨下动脉和臂丛神经，但常能触及到锁骨下静脉[82]。更重要的是，研究人员发现这种进针轨迹通常不能触及臂丛神经[81]，大约偏离12 mm，所以他们建议朝向头端偏移方向进针。胸锁乳突肌入路臂丛神经阻滞，通过将针尖的方向往前中斜角肌指向尾端的神经干，从而减少气胸的发生。但经常刺破锁骨下动脉[83]。因为锁骨下动脉在锁骨后方，很难直接加压。进针点在胸锁乳突肌锁骨头中点的边缘，高出胸骨颈静脉切迹 3 cm。进针要尽可能深的到达胸锁乳突肌锁骨头，穿过前斜角肌锁骨头到达第一肋上缘。9 mm（3.5 英寸）的长针较短针在单次锁骨下周围血管神经阻滞中更常用，有合适反应时即可停止。这种方法在穿过前斜角肌时容易损伤或麻痹膈神经。

并发症

锁骨上入路臂丛神经阻滞的并发症上面已提及，现予详述。围术期神经损伤仍然是臂丛神经阻滞的需要顾虑的重要问题之一，从 Auroy 的回顾性分析来看，所有的局部麻醉并发症都是发生在麻醉后 48 h 内，85%的患者会在 3 个月内缓解[59]。Cheney 等人的未公开索赔的报告表明，31%的臂丛神经损伤都是在穿刺

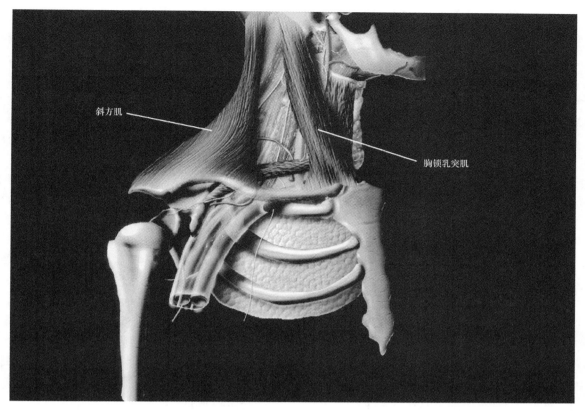

图 74-21　斜角肌旁臂丛神经阻滞的主要解剖标志：胸锁乳突肌和锁骨中点。这是 Brown "铅锤" 技术[46] 的两个重要标志

针穿刺或注射局麻药物时所发生的[84]。有研究认为，神经周围血肿、神经水肿、炎症反应及瘢痕形成都是神经损伤的因素。更重要的是，定位以及外科手术损伤等因素，包括术中止血带的使用、拉钩、术后敷料固定等，都是神经功能障碍的原因，然而往往这些损伤被错误地归因于局部阻滞所造成的。肾上腺素所导致的神经缺血、神经束内药物注射、及局麻药物的化学损伤，都可导致麻醉因素相关的神经损伤[84]。

有关肌间沟神经阻滞并发症的种类和严重程度已被广泛的关注。华盛顿大学医疗中心的一项回顾性研究发现，15 年间臂丛神经阻滞并发症的发生率要比美国麻醉医师学会（American Society of Anesthesiologists，ASA）封闭索赔数据（closed claims data）报道的要高[85]。有报道的并发症包括：四肢轻瘫[86]，超声引导下的肌间沟阻滞所造成的神经丛病[87]，肌间沟阻滞失败后持续的呃逆[88]，持续导管置入后所造成的蜂窝组织炎及纵隔炎[89]，颈浅丛病变[90] 等。神经系统并发症一直都在局部麻醉中受到广泛关注。Liguori 等人表明术后神经源性的症状（postoperative neurologic symptoms，PONS）在肌间沟神经阻滞和神经刺激仪引导下的神经阻滞发生率大致相同，但是他们所使用的局麻药物用量很大，现在已很少用（1.5% 甲哌卡因

加肾上腺素和碳酸氢盐共 60 ml）[91]。神经病学的症状轻者表现为令人讨厌的症状，严重者则表现为灾难性的损伤。Faust 有一个病例报道，在置入持续的肌间沟阻滞导管后患者表现为同侧肢体的瘫痪，归因于导管进入了 C7～T1 的椎间孔[92]。Candido 等人认为大部分肌间沟神经阻滞的后遗症都属于暂时性的，最长持续到 16 周。神经损伤的独立因素包括进针后的感觉异常及进针位置的损伤[93]。Brull 等人对 10 年间 32 项研究进行 Meta 分析表明，周围神经阻滞的并发症多属暂时性的，而中枢神经阻滞的并发症多属永久性的。与区域麻醉相关的暂时性并发症发生率为：肌间沟阻滞为 2.84%，腋路阻滞为 1.48%，下肢组织的发生率更低[94]。我们完全可以认为超声引导将会解释外周神经阻滞后神经并发症的发生率。Bigeleisen 建议当用超声引导肌间沟神经阻滞时，刺激电流在在通过阻滞针定位神经位置时是非常有指导价值的，神经外部最小刺激阈值为 0.6 mA 而神经内部最小刺激阈值为 0.3 mA，但糖尿病患者的刺激阈值会高一些[95]。

效果

就效果而言，肌间沟神经阻滞与全身麻醉或关节

内局部麻醉（intra-articular local anesthetic injection, IAA）效果相当。而在安全性和有效性方面，超声引导与神经电刺激仪不相上下。

在关节镜下肩袖修复术后，持续肌间沟神经阻滞会比经肩峰下导管关节内局部麻醉提供更好的镇痛效果（两者都以 5 ml/h 的速度从导管注入 0.2% 的罗哌卡因）[96]。并且一项前瞻性随机的试验表明，用 0.25% 的丁哌卡因进行单次肌间沟神经阻滞的效果也优于关节内局部麻醉[97]。连续性肌间沟神经阻滞与关节内局部麻醉相比，在术后 1 h 第 3 次注药然后拔出导管，前者的镇痛效果在 PACU 时仍优于后者，但在 24 h 后两组没有差异。在拔出导管前，予所有患者注射加有肾上腺素的 0.5% 丁哌卡因[98]。总的来说，在术后 12 h 内，就镇痛效果而言，使用 0.2% 罗哌卡因连续性肌间沟神经阻滞效果更佳[99]。

对急诊手术而言，单次或连续性肌间沟神经阻滞的效果都要优于阿片类药物或其他辅助药物的镇痛，尤其是在肩袖修复手术[100]或肩关节复位手术中[101]。在开放性肩关节手术中，针对首日疼痛递减的情况，实施置管后以注射 0.2% 的罗哌卡因连续 24 h 的患者自控区域镇痛，似乎可以提供较好的镇痛效果[102]。

那么，肌间沟法或锁骨上入路的臂丛神经阻滞与外周神经阻滞的效果相比又如何呢？在一项 120 名患者的随机对照试验中，超声引导的锁骨上入路臂丛神经阻滞与锁骨下神经阻滞（infraclavicular nerve block, ICNB）相比，后者在起效时间上更快，但腋神经阻滞效果较差，而前者对正中神经和尺神经阻滞效果较差[103]。在另外的一项 120 名患者的随机对照试验中，超声引导的肌间沟神经阻滞、锁骨上臂丛神经阻滞以及腋路臂丛神经阻滞（axillary block, AXB），三者相比，在成功率、阻滞时间及阻滞效果方面没有明显差异[104]。

超声引导的肌间沟神经阻滞与神经刺激仪辅助下的神经阻滞相比，效果又如何呢？一些研究认为超声引导的神经阻滞并不是在所有参数方面都具有优越性。例如一项研究发现，实习生在主治医生的监督下行超声引导下肌间沟神经阻滞，其成功率为 97.3%，并没有凸显其优越性[105]。相反，另一项随机研究发现，受过肌间沟法臂丛神经置管术基础训练的实习生只要使用超声这项技术，其成功率和缩短操作时间方面都可显示出明显优势[27]。

Borgeat 指出要证明超声引导的神经阻滞效果优于神经刺激仪介导的阻滞效果需要几千例患者[106]。一些研究表明，与传统的定位法肌间沟阻滞相比，超声引导的肌间沟神经阻滞时发生异感的情况减少[107]，使用 0.5 mA 的电刺激强度尽管没有诱发肌肉抽搐反应，其成功率也很高[108]，即使在外周神经刺激仪未得相应刺激情况下也能够成功[109]，超声引导的导管神经阻滞和神经电刺激引导的导管放置相比在第一个 24 h 效果更好[102]。还有一个比较有争议的研究认为超声引导的肌间沟神经阻滞成功率（99%）要比外周神经刺激仪辅助下的神经阻滞成功率（91%）高 8%[110]。其他的研究认为，在使用超声引导锁骨上入路臂丛神经阻滞时，外周神经刺激仪是多余的，但所报道的成功率要比其他研究低很多（超声引导为 90%，神经刺激仪辅助为 88%）[111]。

超声引导的区域神经阻滞正在逐渐发展和成熟。阳性试验和阴性试验为我们提供了锁骨上入路臂丛神经阻滞时最佳阻滞方式及最佳的穿刺次数[112]。虽然还没有明确的证据表明超声引导下的锁骨上入路臂丛神经阻滞在预防神经损伤、局麻药中毒、气胸发生率等方面的优势，但专家还是推荐超声引导进行神经阻滞[113]。

摘要与结论

无论是肌间沟入路，还是锁骨上入路的臂丛神经阻滞，应用在上肢手术的麻醉效果都是确切和可靠的，而且并发症少。在繁忙的临床环境中，这些技术易教易学，也容易被患者接受。通过寻找异感、神经刺激、超声引导或是以上方法的相结合已被很好地应用于临床。从解剖结构的角度考虑，这些技术能够有高的成功率均有赖于穿刺针能够精确地置入狭窄的间隙。另外，使用旁斜角肌技术时，尽量将穿刺针穿过肌间隙到达最窄的腔隙。穿刺针轻微的活动可能会导致针尖退出这个腔隙，因此大量的局麻药理论上可以沉积在筋膜室。肌间沟阻滞主要作用在臂丛神经的神经根层面，而锁骨上阻滞主要作用在干和肌层面。由于肌间沟臂丛阻滞常常不能阻滞 C8 和 T1 神经根，但这并无碍于应用于肩部手术。锁骨上臂丛阻滞最令人担心的并发症是气胸（估计发生率为 0.5%～6%）。当然，只要细致地技术操作气胸并不容易发生。相对传统阻滞技术，超声引导下的锁骨上的臂丛神经阻滞，能定位目标神经，更有优势。

要点

- C4 神经根参与到臂丛神经的情况约占 2/3，臂丛神经向头端偏移（称为前置臂丛）；T2 神经参与臂丛神经构成的情况约占 1/3，使臂丛神经向尾端偏移（称为后置臂丛）。

- 从皮肤到 C6 椎间孔和脊髓最小距离分别是 23 mm 和 35 mm，这意味着肌间沟臂丛阻滞时，进针深度小于 25 mm 有可能触及神经根。
- 右侧肌间沟臂丛神经阻滞时，霍纳氏综合征和声嘶等神经副作用的发生率较左侧的高。
- 锁骨上入路臂丛神经阻滞与肌间沟入路臂丛阻滞引起的膈神经阻滞发生率（甚至是膈神经麻痹）相仿，约为 50%。
- 一项 MRI 研究已经证实，使用"铅锤"技术不容易触及臂丛神经，将进针角度向头部调整 45°后可以提高成功率。
- 胸锁乳突肌入路臂丛神经阻滞方法中，穿刺针穿过前斜角肌过程中有中直接触及膈神经的风险。
- 在锁骨上入路臂丛神经阻滞中，与传统技术相比，超声引导在动态观察进针过程及药物扩散方面会更有优势。

参考文献

参考文献请参见本书所附光盘。

75 臂丛神经阻滞：锁骨下技术

Kenneth D. Candido ☉ Francis V. Salinas

张绍杰 译　王家双 Gang Li 校

解剖研究

锁骨下臂丛神经阻滞包括神经干和上臂神经分支阻滞，有锁骨下和腋路两种阻滞方式，可通过外周神经刺激仪（peripheral nerve stimulation，PNS）或超声（ultrasound，US）引导技术，寻求异感，经动脉和筋膜点击技巧等技术施行。最近的超声引导下臂丛区域神经阻滞已经发展到选择性阻滞，在它们越过第一肋水平从神经干延伸各自的前股和后股分支阻滞（图75-1），因为神经丛行走于锁骨下，前、后两股结合横向穿过第一肋形成三束（图75-2）。外侧束是由上、中神经干的前股组合而成；内侧束只不过是下干前股分支延续而成；后束是由三干的后股组合而成。继续延伸，内侧束和外侧束神经支持上肢屈肌（掌侧或前）表面，而后束神经支持手臂伸肌（背）的表面[1]。

上中下神经丛形成的三束又分支形成上肢的主要的终端分支。外侧束和内侧束形成正中神经的外侧头和内侧头（C5～C8）（主要的终端分支）；而内侧束继续延伸为尺神经（C7～T1）（主要的终端分支）；后束发出腋神经及其分支（C5～C6）（主要的终端分支），然后继续延伸为桡神经（C5神经～T1）（主要的终端分支）。

肌皮神经（C5～C7）是外侧束（图75-3）的主要的终端分支。在外侧束发出正中神经后，肌皮神经离开臂神经丛，通常进入喙肱肌内，但是它也有可能行走在肱二头肌和肱肌之间的筋膜表面，为前臂强大屈肌发出运动纤维（表75-1）。它终止于前臂外侧皮神经。肌皮神经损伤的结果通常是喙肱肌，肱二头肌和肱肌麻痹，导致不能弯曲前臂。在采用外周神经刺激仪的腋路臂丛神经阻滞技术中，肌皮神经具有特别重要的意义，刺激这种神经和由此产生的弯曲手臂的肘部经常误导见习新手认为它们安全地位于腋血管周围的臂丛神经鞘内。事实上，刺激针可能位于喙肱肌内或在喙肱肌与肱二头肌之间的筋膜，注射局麻药（local anesthetic，LA）利用肌皮神经的这个反应（不能弯曲前臂）作为目标必然导致部分阻滞或失败。因此，

图75-1　从骨架展示臂丛神经各要素的关系。从根，干丛到终端神经的束。注意相对孤立的臂丛的分支位于在锁骨下超过第一肋骨

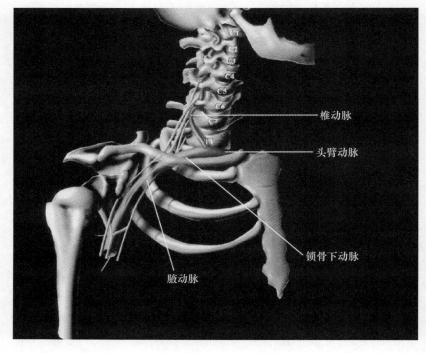

椎动脉

头臂动脉

锁骨下动脉

腋动脉

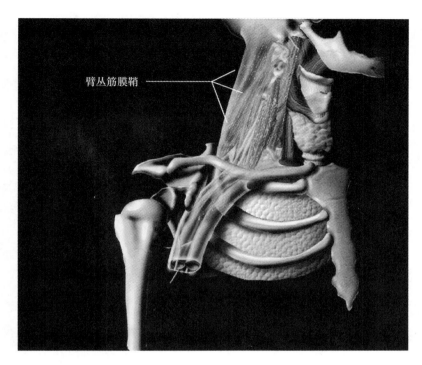

图 75-2 解剖展示的右侧锁骨下区臂丛神经的三条神经束的衍化

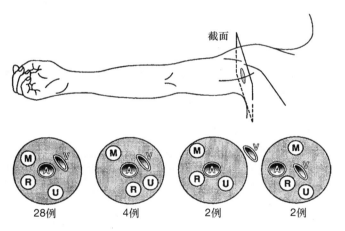

图 75-3 臂丛神经的解剖 （editors：*Principles and practice of regional anesthesia*，ed 2，Edinburgh，1993，Churchill Livingstone，p 169.）

肌皮神经阻滞不可在腋路单独注射，因为肌皮神经在血管周围鞘远端分出，局麻药不能阻滞肌皮神经的纤维。

正中神经由来源于 C6～C8 的运动神经纤维组成，偶尔由 C5 和 T1 参与组成 （图 75-3）。感觉纤维来源于 C6～C8[1]，外侧束参与正中神经的外内侧头，与内侧束参与的正中神经的内侧头结合，所以正中神经可视为源自前股的内外侧束。这两正中神经分支在最上方的起点，跨越腋动脉第三段在腹侧之前相会合。继续沿着肱动脉在前臂前行，它最终在前臂分为肌肉和皮肤分支。正中神经运动支支配前臂的屈肌和旋前肌 （表 75-1），它还支配除尺侧腕屈肌之外的所有掌浅肌，

和所有的除指深屈肌尺侧半之外的掌深肌。手的运动支支配前两种蚓状肌和位于拇长屈肌腱表面的大鱼际肌。感觉支支配拇指掌侧皮肤，和同侧的两个半手指，及同一手指的背侧末梢。偶尔的正中神经可能参与到正常由尺神经或桡神经支配的感觉区。正中神经损伤导致所谓的"猿手畸形"。

臂内侧皮神经来自 C8～T1，它是内侧束的第二分支，它支配上臂内侧部分至内上髁。在腋窝顶部，该神经一部分与肋间臂神经形成回路，与它共同支配相应的区域。前臂内侧皮神经也来自 C8～T1，它也是内侧束的另一个分支，在腋动脉中段的内侧发出。它穿过手臂肱动脉内侧，支配覆盖在从前臂内侧方到手腕的全部皮肤。这一神经也可能支配直到肘部肱二头肌上方的皮肤。

尺神经是内侧索的主要终端分支 （图 75-3），在胸小肌下缘线它从内侧束后，正中神经内侧头下方分出。它的发出部通常位于腋动脉内侧，继续沿着手臂肱动脉内侧，平行在正中神经与前臂内侧皮神经之间。它从肱三头肌内侧头槽、肱骨内上髁背后穿出，沿着前臂内侧传下来一直到手，运动支支配前臂尺侧腕屈肌和尺侧屈指深肌 （表 75-1）。手的运动支支配所有的小肌肉深到拇指长屈肌腱内侧除前两种蚓状肌之外，前臂没有感觉分支但在手上的皮肤第四、第五个手指及中指尺侧半和手的掌侧一个半指通常由尺神经支配，尺神经损伤通常会导致畸形称为"爪形手"。

表 75-1　上肢运动神经的支配

神经	肌肉组	功能/运动
腋神经（C5～C6）	三角肌	外展臂；屈和内旋臂（前方纤维）；伸展和侧旋臂（后方纤维）
肌皮神经（C5～C6）	小圆肌	侧旋臂、内收
	喙肱肌	屈、内收臂
	肱二头肌（长头）	屈臂和前臂
	肱二头肌（短头）	后旋手
	肱肌	屈前臂
桡神经（C5～C8）	肱三头肌（长头）	伸展臂、内旋臂
	肱三头肌（外侧头）	伸展前臂
	肱三头肌（内侧头）	伸展前臂
	肱桡肌	屈前臂
	桡侧伸腕肌	伸展、外展手
	伸指肌	伸展指
	尺侧腕伸肌	伸展、内收手
	旋后肌	后旋前臂
	拇长展肌	外展，伸展拇指
正中神经（C6～T1）	旋前圆肌	旋转前臂将手掌转向下，屈前臂
	桡侧腕屈肌	屈、外展手
	掌长肌	在腕关节屈手
	指浅屈肌	屈手，第一和第二指骨
	屈拇长肌	屈手，指骨
	旋前方肌	旋转前臂将手掌转向下
尺神经（C8～T1）	尺侧腕屈肌	屈，内收手
	指深屈肌	屈指骨，在腕关节屈手
	手固有肌	屈，伸展，外展，内收指骨

Source：*Adapted from Neal J，Hebl J，Gerancher J，et al：Brachial plexus anesthesia：essentials of our current understanding．Reg Anesth Pain Med 27：402-428，2002.*

　　后束发出的一个主要的终端分支，腋神经，然后延续为桡神经。腋神经（C5～C6）在腋窝顶端离开神经丛在腋下通过由肱骨外科颈、大圆肌、小圆肌以及肱三头肌长头为边界形成的狭小的四边孔。它的感觉纤维支配三角肌后外侧下 2/3 覆盖的皮肤，其运动纤维支配三角肌和小圆肌（表 75-1）。一个关节分支支配肩关节的前下外结构。腋神经损伤导致不能后伸、外展手臂。后束延续的桡神经是整个臂丛最大的终端分支。它伴随肱深动脉，一起绕行到肱部的桡神经沟后侧。最近利用超声和周围神经刺激的研究表明，桡神经最常见的位于腋动脉后（背）、内侧。运动支支配肱三头肌（前臂的强有力的伸肌），肘后肌和伸肌旋后肌群的上部。支配肱三头肌的桡神经运动支通常位于腋窝的腋血管鞘内表面层，被尺神经与桡神经主干分开。而在一些患者中，由腋动脉分隔开桡神经运动支和尺神经。这种解剖的位置可能会影响周围神经刺激-

引导技术的成功，刺激近端桡神经-诱发的运动反应（evoked motor response，EMR）（臂在肘关节伸直）相比刺激更远端桡神经-诱发的运动反应（EMR）（手腕伸展）为手和手腕部手术实施腋窝阻滞成功概率减少。主要的感觉支包括支配前臂后方到手腕以及上臂后外侧的皮神经。分支支配桡侧手的背面，包括第一两个半手指到远端指间关节。桡神经的损伤导致"垂腕"。

　　腋窝和锁骨下臂丛神经阻滞了从上臂到手的交感神经，取消了上肢的双系统的交感神经支配。节后交感神经纤维通过躯体神经丛周围血管分布到远端。交感神经节后神经纤维占外周神经纤维约 23%，他们由 Schwann 细胞捆绑在一起[2]。支配皮肤区域的传出交感神经纤维不一定通过同一地区的感觉传入纤维通路。近端交感神经直接从颈交感神经链发出，特别是从颈中、下交感神经节发出。节后交感神经纤维直接经过锁骨下动脉动脉和以丛状的方式沿血管壁外走行到达腋动脉。而上臂近端 1/3 的是交感神经支配的，远端的控制末梢阻力血管的舒缩冲动的神经支配是通过交感神经支配与臂丛躯体神经一起进行的。臂丛神经阻滞的结果使容量血管（静脉）的缩血管纤维完全阻滞了，结果使血液积聚在手臂的外周血管。

一项研究表明，腋路阻滞后使的手部皮肤温度增加 1.5 ℃，多普勒血流仪证实伴随皮肤血流量增加 73%[3]。Thomas 等人[4]表明，腋路阻滞增加上肢 23% 血流量和在室内空气下增加经皮氧分压 41~54 mmHg。这表明血流量的增加并非都是通过分流，然而，交感神经阻滞显著地增加了在高压氧下经皮氧分压，推测这是通过防止高氧血症引起的血管收缩。一个应用应变容积描记法的研究表明，腋路阻滞增加手血流量 296%[5]，对照星状神经节阻滞增加手血流量 132%。前臂的流量变化较小，静脉容量血管没有显著变化。使用简单的红外温度计在一组 30 例锁骨下臂丛神经阻滞行上肢手术患者，发现温度在 5 min 和 10 min 增加 1 ℃ 以评估成功阻断神经。在阻滞所有四个神经（肌皮，桡，尺，正中）后，温度变化发生在 5 min 和 10 min，阻滞在 30 min 的时候总是成功的[6]。

锁骨下动脉在锁骨下第一肋骨外侧缘变成腋动脉（图 75-1 和 75-4）。腋动脉位于锁骨下臂丛神经三束（内侧束，外侧束，后束）的中央。如果局部解剖从临床的观点描述腋动脉（因为他们在实施锁骨下阻滞被提及），后束位于外侧束和内侧束之间。它们在喙突内侧缘、穿过胸小肌肌肉到达环绕腋动脉周围之前，臂丛神经三束还不是真正意义的内侧束、外侧束和后束。外侧束是最浅表束，通常是位于腋动脉浅表。外侧束深部是后束，通常位于腋动脉深面偏头侧。内侧索通常位于腋动脉深部偏尾侧。

总之，在近端腋血管周围被两个肌肉（肱二头肌和喙肱肌）和背阔肌和大圆肌肱骨附着（联合腱）包裹。这些结构围绕和包裹两个血管（腋静脉和动脉）和三条神经（正中神经、桡神经和尺神经）。腋鞘，神经血管周围结缔组织结构的集合，是分隔前、中斜角肌的椎前筋膜的延续（图 75-5）。DeJong[7]表明尸体的腋血管周围鞘充满腋窝臂丛三大神经周围的液体容积为 42 ml，该容量足够扩散高到肌皮神经。这个概念确定了除锁骨下臂丛神经阻滞之外，腋路的容量及局麻药的注射合适剂量。在神经血管鞘内，通常的结构关系是腋静脉在腋动脉的内侧，正中神经在上方，尺神经在前下，桡神经在下后。

"鞘"的概念还没有被所有的解剖学家接受，当应用超声在 28 名成年受试者行锁骨下阻滞的研究中，隔膜在发现局麻药单向扩散的 4 或 6 名患者中被证实，隔膜在局麻药注射后无限制弥散的 22 位患者中没有看到[8]。可能是每个神经都有自己的"鞘"，这样也许能够解释所谓的锁骨下和腋路臂丛阻滞单次注射技术去可靠的阻滞所有的臂丛神经的失败原因。一项尸体的研究，利用 10 ml、20 ml 和 40 ml 亚甲蓝连续注入腋窝隔间的结果发现，腋鞘内部形成间隔每个神经的隔。作者认为这些隔在生理条件下的充当篱笆墙的作用[9]。

相反，其他研究者则认为臂丛神经的"鞘"不存

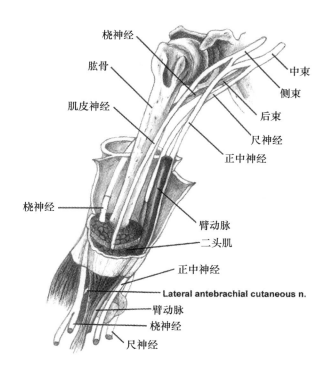

图 75-4 从锁骨下动脉演化的腋动脉。注意动脉与锁骨和第一肋骨外侧缘的关系

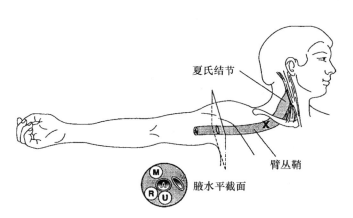

图 75-5 腋血管周围鞘的推导。鞘是由颈椎椎前筋膜和肌间沟延伸而来到达远端的腋下水平延伸。它可以在任何层面进入使用单次注射技术提供臂丛麻醉

在。Cornish 等[10]用 CT 轴向断层扫描腋路臂丛神经的研究，指出臂丛位于被锁骨，肩胛骨，胸壁和肱骨紧密包围的组织平面。同一作者在 10 位自愿者进行了锁骨上导管置入定位的第二项这样的研究。磁共振研究表明在 20 个志愿者锁骨下区喙突内侧，臂丛神经的 3 束均位于离腋动脉 2 cm、大约 2/3 的腋动脉圈内，3 和 11 点之间的位置[11]。使用 MRI 评估臂丛在锁骨下区的深度，在 21 名志愿者进行了研究，Cornish 和同事[12]发现神经丛到锁骨外侧第三段下方，大多数正好在喙突内侧 1 cm，从皮肤到神经丛的水平距离在 2.92～5.57 cm。使用 MRI 结果来确定用于锁骨下阻滞（infraclavicular block，ICB）穿刺针的位置，在临床中导致高失败率。160 例，由 MRI 以束为中心确定穿刺针位置，利用外侧前后向锁骨下阻滞技术进行 ICB，这导致只有 91% 的成功率，在注射后 30 min 出现确定的五神经阻滞。作者也记录到存在较低的腋血管穿破发生率（2%），这种技术在其他方面也没有显示出比传统的超声引导阻滞有任何好处[13]。

在腋动脉下段，三神经有多种变化的分布。在腋窝，如果以腋动脉为中心分为 12 个扇形钟面（图 75-6），周围神经围绕分布可能有些多样化[14]。通常，正中神经位于腋动脉的外侧浅面（10～11 点之间），尺神经位于腋动脉的内侧浅面（1～2 点之间），桡神经腋动脉的内侧深面（4～6 点之间），肌皮神经位于腋动脉的外侧（8 和 10 点之间）与腋动脉的平均距离 1.03 cm[15]。

腋路臂神经丛阻滞

作者在肘部以下包括腕和手的外科手术实行腋路臂丛神经阻滞。这种阻滞方法也可用于成人和儿童骨折[16]。与全身麻醉相比单次注射腋神经阻滞术后在家 1～14 天并不减轻疼痛，但它能减少恶心和尽快出院[17]。O'Donnell 等[18]展示 US 引导下的腋路臂丛神经阻滞可达到 100% 的成功率，与全身麻醉相比混有肾上腺素的 2% 利多卡因 20 ml，能减少阻滞消退的时间，并免除进麻醉后复苏室。

腋路阻滞时患者和手臂的姿势

在实行这些阻滞时需要应用无创监测和注意安全。患者平躺，用一个或者两个枕头支撑，将手臂外展接近 90°，向外旋转直到手背平直放到操作台上，然后弯曲肘部约 90° 前臂应平行于患者的身体的长轴。Ababou 等[19]在一项前瞻性，随机双盲的研究表明，对照直接内收状态下腋路阻滞技术，手臂保持外展当用三神经外周神经刺激技术实施腋路阻滞不但可以减少阻滞起效和操作时间，还延长了感觉和运动的阻滞时间。

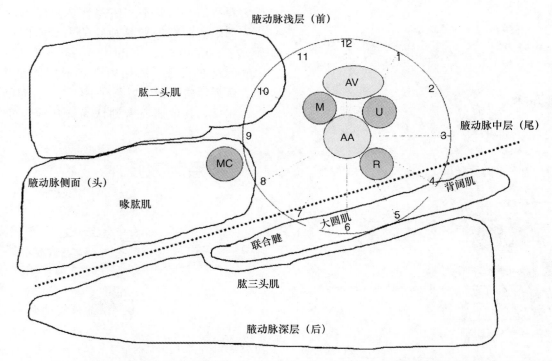

图 75-6 腋路臂丛神经局部解剖排列。注意腋动脉周围的正中，尺，桡神经。桡神经腋动脉的深处恰好在联合腱的表面。正中神经和尺神经在腋动脉浅处。肌皮神经在腋动脉侧面（头侧）通常位于喙肱肌体

腋动脉的波动是成功实施该技术的解剖标志。避免超过 90 度的手臂外展可保留腋动脉的波动。已经证明，83％的患者外展过度会压迫腋动脉[1]。过度外展会导致锁骨下腋血管紧张，扭曲和挤压，主要发生在臂丛神经三个特殊位置：锁骨下血管和神经丛干通过锁骨与第一肋骨之间的位置；神经和血管通过胸小肌的喙突附着肌腱的位置；血管和神经丛绕过过度外展的肱骨头的位置[1]。尽可能在胸大肌远端之下，用左手示指（行右腋路阻滞），或者右手示指（行左侧腋路阻滞）触摸确定腋动脉搏动。对于肥胖或周围搏动不明显的患者可以用多普勒探头或超声感应到搏动。减少外展程度往往使脉搏触诊更容易、更快捷。在近端的尽可能触及跟踪脉搏，引导在肱骨头水平以上偏向头侧注射局麻药有助于局麻药向头部扩散和利于促进腋窝高位神经阻滞（即肌皮神经和腋神经）并避开。同时保持持续的触诊脉搏动，另一只手引导的短斜面，22 G，长 1.5～2 英寸针朝着动脉搏动最强处的正上方穿刺，对于经动脉与外周神经刺激引导技术，针应该是沿着肱骨的长轴指向而不是垂直穿刺，以它的最短尺寸横跨腋血管周围的空间（即，将其"对切"），在这个水平（正中、尺、桡神经）以动脉本身的方向引导穿刺针进入血管周围的空间可以增加成功阻滞的机会。

经动脉介入技术

经动脉技术依赖于终端神经与腋动脉间的紧密的解剖关系把针放置到神经血管鞘内。Cockings 等[20] 报道称，在 100 例患者序列研究中，联合经动脉穿刺技术用于腋路臂丛神经阻滞的成功率为 99％，但其他研究人员随后报道了较低的成功率（60％～90％的阻滞成功率对于每个单独的神经）[21]。在一个回顾性和一个前瞻性的研究，经动脉穿刺技术成功率分别是 88％和 94％[22-23]。

在这种技术中，穿刺在触诊腋动脉的示指和中指之间进行，特意使用短斜面针头进入动脉。当穿刺针进入，鲜红色的动脉血回流意味着前层（浅的）动脉壁被穿破，然后穿刺针需要穿透后层（深的）血管壁，应用数字压力器在穿刺动脉时有显示，拔针时再次显示动脉压力以验证穿刺针的位置。保持负压吸引通过再次穿破动脉后壁，当回抽到鲜红色的血压停止吸引，如果只抽到"一丝"血液也意味着已经穿破动脉后壁。血管周围的空间可以接受注射器的全部容量（通常为 40～50 ml）。或者半量的药液注入动脉后方，另外半量

将针拔出动脉注射到皮下。

经动脉多次注射技术

Hickey 等[24] 发现单点和多点动脉注射技术之间成功率没有整体差异；然而，在接受单次动脉后注射局麻药的阻滞发生率较低，同时正中神经阻滞起效时间更长。有些人发现当标准规范阻滞包括三或四前臂或手的外周神经阻滞时单次动脉后注射技术总体成功率较低。相比所谓的能确定针在腋血管周围空间位置的"筋膜点击"技术，经动脉的方法使用单次注射方法阻滞前臂所有 4 个外周神经提供了类似的（低）成功阻滞概率[25]。在这项研究中，相对筋膜点击或寻找异感技术 59％的成功率，经动脉途径阻滞所有 4 条神经只有 48％成功率。

Goldberg 等人[26] 比较了双注射经动脉技术和单注射寻求异感技术和单注射神经刺激引导技术，这些技术的成功率分别是 79％、80％和 70％。未阻滞神经的数量在这三种方法中没有统计学差异。这些结果随后被 Pere 等人证实[27]。他比较了双经动脉注射技术和单注射神经刺激技术。在使用经动脉技术中造影剂可以显示更好的弥散效果，并且在鞘层中有更好的圆周弥散效果和更大的远、近端的弥散效果，然而，弥散效果的对比结果并不符合阻滞成功率的结果。

Koscielniak-Nielsen 等人[28-29] 把双注射经动脉技术与四神经，外周神经刺激技术做了比较。在他们的两项研究中，用四神经的方法完成前臂外科麻醉手术的成功率（88％，94％）较高于双注射经动脉技术的成功率（62％，64％）。他们还发现使用四神经刺激技术有一个更短的起效期，但经动脉技术操作时间更短。由于四神经刺激技术起效期较短，用更长的时间来实施阻滞被认为是无明显负性意义的。

外周神经刺激技术

使用外周神经刺激的优点包括：有很高的成功率，可以在患者镇静或不合作的情况下实施阻滞，避免感觉异常和损伤神经，避免动脉穿刺以及随后引起的供血不足或形成血肿[26-30]。有人建议使用神经刺激器完全避免神经损伤和神经病变[31-32]。Choyce[33] 等人认为这是不可能实现的。他们用非绝缘电针刻意寻找异常感觉。一旦获得之后，他们打开了外周神经刺激器获得诱发运动反应（evoked motor response，EMR）。25％的患者需要电流超过 0.5 mA 才能表现出运动反应，这些患者中 42％的患者则需要 0.75～3.3 mA 的电

流。原始的感觉异常的位置跟 EMR 中 81％的患者感觉异常是一致的。这意味着，可能一个神经刺激的反应并不排除意外接触针刺而导致的神经损伤。

然而，Choyce 等人使用的非绝缘针遭到质疑[33]，可能是因为 Ford 等人[34]证明使用绝缘针相对于非绝缘针有更精确定位的针尖。在一项随机前瞻性的分析中，比较了各种腋路技术有效性和安全性，包括经动脉的单一的感觉异常，或是神经刺激器。Goldberg 等[26]在三组案例中没有遇到一例有手术后有神经损伤。但因为总患者数很小（59），所以结论的有效性需要谨慎解释。幸运的是，相对其他臂丛阻滞腋路方法，神经阻滞神经损伤较低。事实上，Fanelli[35]等报道，当肌间沟与腋窝这两种技术都使用神经刺激器进行时，前者有较高的神经并发症（4％ vs. 1％）。在那个报告中，所有患者神经功能要完全恢复需在 3 个月（范围 4～12周）内。

在我们的方法中，22G 绝缘的刺激针由无菌延长管联至装有 20 ml 或 30 ml 局麻药的注射器（"固定针"），虽然合理放置的针会跳动，但这不能作为明确的迹象证据表明针是在正确位置。神经刺激器应在正中，桡，或尺神经分布区寻求小于 0.4 mA 的电流引起的运动反应。在一个回顾性分析中，Riegler[36]认为在腋窝阻滞中由神经刺激引起的占优势的反应是手指运动（61％例）和手腕运动（屈曲、伸展或偏向）（35％例）。正中神经的刺激，通常位于动脉上缘，通常手臂内旋，腕关节屈曲，手指内收，桡侧的两个手指屈曲，拇指对掌表现为 EMR 的典型特征。桡神经主干的刺激，通常位于动脉的下方和后方，导致腕关节伸展，手臂外旋，掌指关节伸展，拇指外展。在我们的经历中，用神经刺激器技术很少遇到尺神经的刺激。尺神经通常位于低位的动脉前部，其刺激结果是腕关节向尺侧、内侧偏向，掌指关节屈曲，小指的对掌。

诱发的运动反应模式与外周神经刺激

人们普遍认为，运用 EMR 技术，腋路阻滞技术中多点注射比单点注射技术的成功率要高。Inberg 等[37]表示，单点注射技术成功率远远低于双点注射技术。Gaertner 等[38]都同意三神经腋路注射技术比单点注射技术更有效。Coventry 等[39]表明三神经电刺激技术用于前臂和手的外周神经阻滞时达到 97％的完全阻滞，他们刺激肌皮神经、正中神经、桡神经。然而，在相同的研究中电刺激肌皮神经和正中神经，只有 53％的阻滞成功率。Kosceilniak Nielsen 等[40]同样表明相比于腋窝阻滞刺激，即使三神经技术施行需要更长的时间，

但它还是提高了阻滞成功率，缩短了起效时间，缩短在手术室术前准备时间。一项采用 Cochrane 中央登记站注册对照试验的荟萃分析评估多刺激腋窝阻滞的效果[41]，综述了 21 项试验 981 名参与者，多次注射技术主要降低麻醉失败率和不完全运动神经阻滞，代价是增加了操作时间。最近的一个调查比较了手外科腋路阻滞的效应，标准三点注射技术（EMR 桡神经，正中神经，和肌皮神经）相比"选择性"单或双注入（EMR）技术在择期手术中的具体分布[42]。相比于三点注射技术，选择性注射技术的成功率较低，止血带疼痛程度更高，术中需要较多的静脉镇静镇痛药。因此，即使在有限数量的神经参与到手术视野中的阻滞，三点注射技术似乎比大多数选择性注射技术（用更少的注射量）。

当较多的神经-诱发的运动反应被应用，EMR 特定模式在腋路神经阻滞成功中发挥关键的作用，Rodriguez 和他的同事[43]指出，在一组 60 例患者接受以上的刺激的随机研究中，相对于做尺神经和肌皮神经刺激，桡神经加肌皮神经刺激产生更广泛的上肢麻醉。然而，Rodriguez 等[44]指出，就最终的麻醉以及需要追加阻滞而言，相比三神经刺激，桡神经加肌皮神经刺激的效果次于桡神经加正中神经及肌皮神经的效果[44]。其他研究者认为影响起效时间和阻滞成功率的是寻找特定神经，而不是特别有多少条神经刺激。Lavoie 等[45]发现四或两神经刺激技术阻滞成功率是一样的，在两神经刺激技术中只要其中一条被探查的是肌皮神经。Sia 等[46]指出，四神经和三神经刺激技术（没有寻找刺激尺神经）有几乎相同的整体成功率（92％ vs. 90％）。这些研究人员指出，三注入腋路阻滞中，就阻滞起效时间和最终完全阻滞效果而言，桡神经刺激优于尺神经刺激（91％ vs. 73％）[47]。就成功率而言，以往的探讨三神经刺激中桡神经远端反应比近端反应更有优势，虽然获得远端的响应需要较长的时间来完成阻滞。因此，这表明肌皮神经和桡神经刺激在腋路阻滞成功中扮演重要角色，虽然在上臂完整阻滞中仍需要三神经刺激。此外，由于四神经刺激技术需要更长的时间来执行，数据表明不必过于考虑尺神经的刺激。

总之，多重神经刺激运动反应相对单神经刺激运动反应技术可以增加成功率，但更复杂，并需要更多的时间，不过可以降低起效时间。四神经刺激 EMR（因为尺神经刺激最不重要）相对三神经刺激似乎有没有临床意义。因此，三神经 EMR 因为包括远端桡神经 EMR（腋动脉深部）、正中神经的 EMR（腋动脉上部）

（最接近尺神经）以及肌皮神经 EMR（从其他三条神经的不同解剖位置），所以在效率和效能上提供最佳平衡。

寻求异感和筋膜点击技术

　　寻求异感可能与神经损伤联系在一起，关于这个问题存在争论。针尖穿透后没有注射[48]，甚至在神经束内注射生理盐水[49-50]，轴突变性与破坏血管-神经屏障的关系并不一致或无关联。虽然临床数据是矛盾的，只要局麻药不是在束内注射，腋神经丛阻滞中寻求异感的后果可能是很小的[50-51]。尽管故意寻求异感可能出现直接的针刺伤和理论上增加神经损伤的风险，没有前瞻性、随机的临床研究能够明确支持或反驳这些说法[23,50-54]。Selander 和同事们[52]开展了一个早期的前瞻性的调查研究，审查寻求异感在神经损伤中的作用。他们的报告中，患者在腋路阻滞中被故意寻求异感（2.8%）的术后神经系统并发症发生率较接受血管外周技术的患者（0.8%）高。然而这些差异没有统计学意义，有必要提一下，有术后神经损伤的血管外周技术组患者均有无意出现的异感并注射的经历。总体而言，在标准程序操作过程中，血管外周技术组内有40%的患者出现了无意的异感，显示了技术规范和验定神经损伤的困难。此外，在一组 100 例手臂外伤后接受上臂手术的患者中，相对 PNS 使用，筋膜"突破感"技术在腋路阻滞中可以减少疼痛。最后，Sia 等[47]指出，相对多重寻求异感技术，他们的四神经腋路技术明显减少阻滞操作的时间，起效时间和手术准备工作的时间都更短。相比多重寻找异感技术（76%），完全的手术麻醉多半（91%）使用神经刺激器技术。

超声引导下腋路阻滞技术

　　在超声引导下的腋路阻滞与外周神经刺激技术中患者和手臂的位置类似。拥有 38～50 mm 信号覆盖区的高频线阵探头（3～12 兆赫）通常垂直于手臂的长轴放置在腋窝，探头的侧面定向为头向（图 75-7）。这个位置和方向将提供腋动脉横截面（短轴）、四条终端神经、和神经周围的肌肉组织（联合腱和喙肱肌，肱二头肌和三头肌）的图像。最佳的超声图像腋动脉是圆形、脉动、和不可压缩的低回声（在超声屏幕显示暗区）和腋动脉周围高回声（更加明亮）正中神经、尺神经、桡神经（图 75-8）。降低探头的压力通常会显示易被压缩的腋静脉位于腋动脉浅部，终端神经呈现"蜂窝"状，即是锁骨下臂丛神经束状结构。探头的细

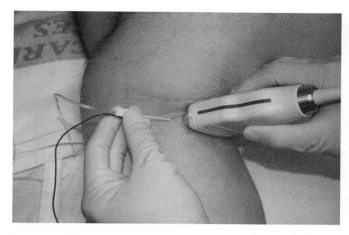

图 75-7　用短轴平面内技术行超声引导下腋窝阻滞超声探头和穿刺针的放置典型的例图。探头垂直于手臂的长轴放置，阻滞针从探头的上方（侧向）插入在超声波束的投影平面内前行

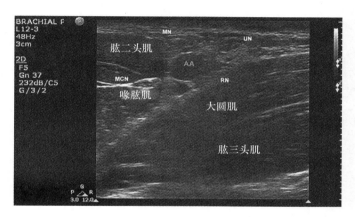

图 75-8　超声图像显示典型的强回声丛集样结构（蜂巢状）的腋窝臂丛终端神经。正中神经、尺神经及桡神经与腋动脉密切相关，而肌皮神经位于肱二头肌和喙肱肌之间

微动作（倾斜或远端近端调转）可优化在喙肱肌或二头肌和喙肱肌之间的筋膜平面内的肌皮神经的成像。

　　与腋动脉有关的终端神经的典型示意图如下（图75-6）：正中神经位于腋动脉的浅外侧（10 和 11 点之间的位置）；尺神经位于腋动脉的浅内侧（1 和 3 点之间的位置）；桡神经位于尺神经和腋动脉深处中间（3和 6 点的位置），常常呈斜型高回声位于大圆肌和肱三头肌联合腱筋膜浅表。虽然这是腋窝臂丛神经最常见的超声图像，但可能发生相当大的个体解剖变异。

　　我们通常利用"平面"针的方法，将针从离探头的头侧外 1～2 cm 的位置插入。用一个 21 G、100 mm针（通过无菌管连接到一个 20～30 ml 注射器）从头向尾的方向穿刺（在超声屏幕这将被显示成针是从外侧向内侧的穿刺方向）。鉴于桡神经临床重要性和较深的位置，通常最先针对桡神经穿刺，针尖深至腋动脉下

方，达三头肌联合腱上面。局部麻醉药（10～12 ml）逐渐注入后应看到动脉下方的低回声分布区和包围浸润桡神经和尺神经。接着，把针撤回到皮下从外侧向内侧对准位于腋动脉浅部的正中神经和尺神经进针。将针撤回到皮下向肌皮神经的进针。探头可能需要向头部越过二头肌轻微的移动，给出更向头侧（外侧）的肌皮神经的位置。超声引导技术的目标是局麻药在单支神经周围完整扩散（"圆圈征"）。虽然单针插入位点通常是足够的，超声引导技术被定义为"移动的多点注射"技术而不同于多点 EMR 的外周神经刺激技术。

超声的使用增加了腋路阻滞多神经注射技术的成功率。一项 46 例患者接受前臂或手部手术的研究显示，使用超声时 100％成功阻断四神经（平均使用 7～10 ml 局麻药），平均施行阻滞时间为 5 min，达到可以手术的麻醉时间在 20 min 内[55]。相比于经动脉的技术，使用超声的 56 例腋路阻滞的时间较少（11.1 min vs. 7.9 min），但在 30 min 时组间完全的感觉或运动阻滞无显著性差异。在一个大的回顾综述中，Lo 等[56]指出单独使用没有 PNS 辅助验证的超声技术（572 例），相比于经动脉（71 例）或三神经刺激（53 例），可以提高完善阻滞的成功率，能够减少局部麻药的用量，减少实施腋路阻滞的时间。

当超声被用来识别各自的神经元素，然后患者被问到是否存在感觉异常，或外周神经刺激的使用实施评估 EMR，结果发现，对针神经接触检测敏感度感觉异常法为 38.2％，使用 PNS 为 74.5％，这意味着无论感觉异常或外周神经刺激对于针尖接近神经都不是一个敏感的指标[57]。在无论是使用超声或周围神经刺激技术行桡神经、正中神经、尺神经阻滞接受手外科手术的患者中，相对外周神经刺激技术，超声引导提高达到手术麻醉的完善的感觉阻滞的成功率，还减少了阻滞实施时间[58]。相反，当专家使用超声技术或者外周神经刺激技术施行腋路阻滞所有四条神经，成功率没有区别。然而，这一研究的第二个发现是在超声引导下患者表现出显著较少的操作相关性疼痛[59]。最近的研究直接比较三 EMR 外周刺激技术和超声引导下多点注射技术，证明超声能明显减少与手术相关的不适[60]。

超声引导技术的一个潜在优势是在腋路臂丛神经阻滞中可以把局麻药有效量降到最小。O'Donnell 等人[61]证明当我们使用超声时非常小剂量的利多卡因能成功施行腋路阻滞。这些研究者们在一组五例患者中能够证明每条神经只要注射 1 ml 2％利多卡因就可以成功阻滞腋神经。使用非常小剂量可能是在临床实践中

的一个崇高的目标，Marhofer 等[62]表明，腋路阻滞用 4 ml 与 14.8 ml 的 1％甲哌卡因成功率分别是 90％和 100％，不过，起效时间分别是 25 min 和 15.8 min，用小容量组的感觉阻滞持续时间平均为 125 min，用大容量组的是 152 min[62]。在一个小规模的试点研究中，Harper 等[63]表明使用超声引导腋路臂丛环绕每个神经使用局麻药容积低至每条神经 2～4 ml 是有可能的。

超声也可能降低外周神经阻滞的并发症。在 5436 例患者接受单次注射的外周神经阻滞的回顾性调查（肌间沟，腋路，股神经，和坐骨神经）中，3290 的患者进行单独外周神经刺激，2146 例实行超声引导联合外周神经刺激。相比于没有预后不良的联合运用组，只接受外周神经刺激阻滞组有八例患者有神经阻滞的预后不良（5 例痉挛和 3 例神经损伤）。当在 2301 例臂丛阻滞两种方法间比较痉挛的发病率，相关的痉挛发生风险只在外周神经刺激组有统计学意义的明显更高[64]。尽管有这项大型的回顾性的调查发现，但现在还没有足够的数据来说明超声指导能减少严重并发症的发生。

局部麻醉药和镇痛剂

用于锁骨下入路包括腋窝入路方法的局部麻醉药，相比使用同样剂量的罗哌卡因用于锁骨上阻滞，表现出较慢峰值时间和较低的峰值血浆浓度。罗哌卡因用于腋路阻滞后，血浆峰值平均出现在 25 min，用于锁骨上阻滞是 13.4 min[65]。在几个象限穿刺回抽试验后，40～50 ml 局麻药逐渐缓慢注射并频繁、间歇作回抽试验（至少每注 3 ml 的剂量就回抽）。注射速度似乎很重要，快速注射（15 ml/10 s 对比 15 ml/20～30 s）的结果减少麻醉扩散和增加腋窝阻滞失败率[66]。其他物理的方式对阻滞起效速度的影响，如在实施腋路阻滞之前加热局麻药，还没有显示出减少起效时间[67]。我们选择局麻药 0.5％左旋丁哌卡因与肾上腺素，1:300 000。我们发现这提供了一个可以接受的起效时间。当应用多神经刺激技术，即使是小剂量左旋丁哌卡因也可以提供成功的腋路阻滞。在 110 例患者前瞻性、随机研究接受任意一组 36 ml 0.1％左旋丁哌卡因组，72 ml 0.1％的左旋丁哌卡因组，及 36 ml 0.25％的左旋丁哌卡因组，接受最低剂量的组有 94.4％的成功率，与其他两组相当[68]。

如果使用短效药物仍然希望延长术后镇痛时间[69-70]，我们在局麻药中加入丁丙诺啡 300 mg/40 ml，或者可乐定 150 mg/40 ml。Liisanantti 等[71]指出，在 90 例随机接收一个或另一个局麻药的病例中，0.5％罗

哌卡因会比相同剂量的左旋丁哌卡因产生稍好的感觉及运动阻滞强度。此外，Gonzalez-Suarez 等[72] 显示，在一组 86 例患者中，一半的患者接受 30 ml 0.5% 的罗哌卡因，一半接受 30 ml 0.33% 的左旋丁哌卡因，罗哌卡因组显著表现出更快的运动阻滞起效时间，但是为手术准备的时间两组是相同的。如预期的那样，左旋丁哌卡因组感觉阻滞持续时间较长。左旋丁哌卡因的替代品是消旋丁哌卡因和罗哌卡因。在腋路阻滞中相对于 0.5% 普通罗哌卡因，0.5% 普通丁哌卡因已被证明能延长麻醉与镇痛[73]。Raeder 等[74] 表明用于腋路阻滞时 0.5% 丁哌卡因约相当于 0.75% 罗哌卡因。Freita-gal 等[75] 指出 1% 丙胺卡因单独使用或联合 0.75% 罗哌卡因除两者持续时间不同外，感觉和运动阻滞消退无差别，感觉和运动阻滞起效时间也是相似的。用于腋窝阻滞丙胺卡因的药代动力学似乎相当于利多卡因[76]。

我们倾向于避免麻醉药混合使用，Covino 和 Wild-smith[77] 认为混合使用几乎不能提供明显的临床优势。Martin 等[78] 认为相对混合 1% 利多卡因，腋窝阻滞用 0.25% 丁哌卡因作用持续时间较长。添加 pKa 值、脂溶性、蛋白质结合率不同的化学物质的复杂性和不确定性，以期产生局麻药介于中间的起效及持续时间都是凭直觉的。

可乐定作为臂丛神经阻滞麻醉的辅助用药被广泛地研究。最近的一次荟萃分析回顾了 1992—2006 年发表的支持和反对使用可乐定的 20 个实验。可乐定（单次使用）可以延长术后镇痛、感觉阻滞和运动阻滞的持续时间。在一组接收 150 μg 可乐定的腋窝阻滞中，不管可乐定是被添加到中效或长效局部麻药，上述这些变化都发生。然而，可乐定也产生显著的临床低血压、体位性低血压或晕厥、心动过缓和镇静作用，有些可能是比较严重的[79]。然而，对于连续导管技术，添加辅助用药的优势缺乏证据[80]。另一个 α-2 激动剂，右旋美托咪啶最近显示在预防缺血再灌注损伤的情况下抑制脂质过氧化作用，例如在使用止血带的上肢手术中可能会发生。表现为在缺血期血浆次黄嘌呤减少产生和再灌注期血浆丙二醛生产减少[81]。

除了丁丙诺啡和可乐定，其他几种辅助药也与局麻药一起用于腋窝和锁骨下臂丛神经阻滞。这些包括几个呈现出可喜的成果，包括纳洛酮加 1.5% 利多卡因，加或者不加肾上腺素[82]。地塞米松加入 1.5% 利多卡因[83] 以及镁加入 2% 丙胺卡因[84]。

另一方面，其他的用于锁骨下阻滞的添加到局麻药中的辅助用药没有得到有效的论证。曲马多作为添加剂使用其结果不确定。当 100 mg 曲马多添加到

0.75% 罗哌卡因用于腋窝阻滞时，感觉运动阻滞和镇痛不会延长[85]。另一个曲马多的研究是使用两种给药方案，100 mg 和 200 mg 曲马多加入 1.5% 利多卡因，结果表明添加 200 mg 后感觉阻滞时间延长，然而这是以起效时间明显延长为代价的[86]。

成功的决定因素

腋窝阻滞的成功是依赖于多至 40～60 ml 的容量，除非使用超声辅助，用后者很低容量通常可完成成功阻滞。大多数权威认为，在超声没有使用时低容量阻滞经常未能阻滞一个或一个以上的神经。Vester-Andersen 等[87] 表明肌神经阻滞的改善是通过增加腋窝阻滞注射液的容积从 20～40 ml（52% vs. 75%）来达到的，但增加容量到 80 ml 没有额外的改善（保持相同的局麻药总剂量）。该研究组在另一研究中发现增加容量 1% 甲哌卡因和总剂量从 40 ml（400 mg）到 50 ml（500 mg）到 60 ml（600 mg）对感觉和运动阻滞起效时间和成功率只有极小的影响，并且进一步发现，在所有三组中，肌皮神经阻滞的发生率相似[88]。同组注意到，运动阻滞成功率在用 40 ml 容积时随局麻药（甲哌卡因与肾上腺素）的浓度增加（由此，总剂量）而增加[89]。这些研究结果意味着，药品的质量（即，容积 ∞ 浓度）是决定阻滞效率的最重要的因素。注射的实际容量应取决于患者的体形、性别和年龄。在大部分成人中局麻药 20 ml 可能是不足以连贯地延伸到臂丛喙突水平的神经束[1]。有人建议 40 ml 容积能更可靠地向头侧第一肋水平弥散[1]。然而，Bertini 等[90] 最近的一份报告建议，使用多点注射技术，400 mg 甲哌卡因无论多少容量都产生理想的腋窝阻滞。一些人坚决主张在注射时和注射后于进针位点远端用力指压以减少远端局麻药反流的可能性，但其功效是可疑的。对于在局麻阻滞针远端放置止血带或应用远端指压的功效存在争议。

而 Eriksson 提倡使用止血带，Winnie 表明，对于最大限度地减少局麻剂向远端弥散增加向头侧弥散这是一个无效的手段[1]。Lang 等[91] 验证手指压力，而不是靠使用远端放置止血带，可以防止局麻药远端弥散。Yang[92] 认为这个做法不会提高腋窝感觉阻滞。成功的肌皮神经的阻滞不是利用局麻阻滞针远端的指压来改善的[93]。

无论是经动脉还是神经刺激技术，一旦适当容积的局麻药注射完成，将针退至动脉上方的皮下组织，改变其方向以便使它从二头肌穿刺到肱三头肌，在这一点上注射 3～5 ml 的局麻药。由于它们不在鞘内这是

用来阻滞肋间臂神经和臂内侧皮神经的。这个补充阻滞适合那些需要上臂放置止血带的人。肋间臂神经支配腋窝的上部皮肤镇痛，并经常延伸到腋窝前缘的远端和肩前。刚皮下注射后就保持手指压力退针，接着将手臂放到身体旁边以减少肱骨头对局麻药向中央弥散的障碍[1]。Yamamoto 等人[94]表明，手臂内收至 0 度可以促进腋窝阻滞局麻药向中央流动，但使用这个技巧对感觉阻滞无影响。然而，他们也注意到，手臂内收可以改进桡神经的运动阻滞。其他锁骨下臂丛神经外周支阻滞的入路方法也在研究发展中。Bouaziz 等[95]将肱骨中部的方法与传统的腋窝阻滞进行比较，与腋窝阻滞的方法对比，肱骨中部方法有较高的手和前臂的四神经阻断成功率（54% vs. 88%）。

锁骨下入路臂丛神经阻滞

锁骨下臂丛阻滞的适应证（indications for infraclavicular block，ICB）基本上与腋路阻滞相同，即：肘、前臂、腕部或手的手术。还不断的有成功的应用 ICB 连续输注用于治疗遭受极度痛苦的复杂区域疼痛综合征（complex regional pain syndrome，CRPS）患者的个案报道[96]。对于手和腕部的门诊手术，ICB 相对全麻提供时效性麻醉，恢复快，副作用少，有较好的镇痛效果，更多患者能够接受[97]。

相比锁骨上臂丛阻滞，这种方法的主要优点是不大可能侵犯胸膜或肺实质而导致气胸，同时保持腋神经和肌皮神经从臂丛神经鞘发出前阻滞的高成功率[98-99]。另一大优势是 ICB 方法包括止血带在手术过程中造成疼痛的可能性较低，和相比于单次腋窝阻滞有更可靠的肌皮神经和腋神经阻滞。基于喙突 ICB 气胸的风险应该是微不足道的，使用 MRI 对志愿者气胸潜在风险进行解剖学评估的研究显示，垂直锁骨下阻滞技术有导致气胸的可能，特别是在妇女或超过 6 cm的进针[100]。相比锁骨上技术，经喙突技术导致临床相关的横膈膜瘫痪的风险可以忽略不计，是选择这种阻滞方法的另一种优势，Sandhu 等人[101]证明，超声引导下双侧 ICB 能够在不影响通气功能的情况下完成。然而，Rettig 等人[102]也展现了在 35 例患者中应用更近端的垂直 ICB 注射平均容积 38 ml 0.75% 罗哌卡因，产生了横膈肌功能的改变。他们观察到有 9 例（26%）患者出现横膈膜功能降低，FVC 和 FEV1 平均都减少25%，这样的变化在重度阻塞性气道疾病的患者中可能有是临床意义。

由于导管位于胸肌内，患者可移动头部和手臂而不会引起导管脱离，ICB 方法非常适合于连续导管插入和维持[103]。主要的理论上的缺点是增加阻滞施行时疼痛的可能性，在臂丛神经延伸为束之前穿刺针必须横贯胸大肌和胸小肌。然而，就不适来说，最近的两个研究表明，当使用超声时，ICB 的不适感事实上比腋窝阻滞少[104-105]。Minville 等[106]显示一组 104 例患者接受 ICB 阻滞或肱骨中段阻滞，相比于 ICB 技术，肱骨中段阻滞术有显著多的痛苦，同时也具有相似的全部成功率。同一研究小组还指出，ICB 施行比肱骨部阻滞更快，但阻滞起效时间稍慢[107]。

最近更多描述的喙突法[108]使用肩胛骨的喙突作为一个主要的标志，无论是采用外周神经刺激或超声引导技术。最初的针插入点通常是位于距离喙突内侧缘 1 cm 以内。其最终位置，针尖应位于神经束远端的水平，最好位于臂丛神经的中央位置（靠近后索，恰好在腋动脉后）。研究已经证明使用喙突方法，腋神经阻滞达到 75% ~ 85%，肌皮神经阻滞达到 80% ~ 100%[109-110]。另外，相比于先前描述的垂直锁骨下法喙突法位于更远端，膈神经阻滞率和横膈膜神经麻痹已经被认为是最低了[111]。

双重刺激技术首先依赖于肌皮神经的刺激，然后用改进的喙突法刺激桡神经，正中神经或尺神经任一神经。利用这种技术，92% 的患者在 30 min 成功阻滞四个神经，没有观察到并发症[112]。双重刺激技术很容易在训练时教会学员，相对于专职麻醉医师完成 ICB 时间需要 3.9 min，由学员完成的 ICB 时间平均是 5.8 min[113]。369 例 PNS 引导阻滞中，使用单刺激技术，后束的刺激具有最高的成功率[114]。这个发现在之后的 70 例患者接受喙突法 ICB 的研究中得到证实[115]。

在一项研究中，51 例患者采用超声引导下旁矢状面技术，相比三次（腋动脉的浅面，后侧，下侧各10 ml）注射技术来说，在腋动脉后单次注射 30 ml 局麻药出现成功的、完整的感觉阻滞率更高[116]。此外，De Tran 等人[117]在一项前瞻性，随机、双盲的研究显示：在 88 例患者中，超声引导下在腋动脉后单次注射35 ml 的局麻药与双注射技术（腋动脉前面 15 ml，后侧 20 ml）一样有效（ICB 成功率为 93.1%～97.7%）。

在我们的方法中，患者仰卧位头保持正立位置或略向对侧（非阻滞）偏。手臂可以内收，外展，或离开身体展开，但通常像腋窝阻滞一样外展 90°。这有助于确定腋动脉搏动，手臂伸展这个有用的姿态使臂丛更接近皮肤和远离胸膜，但不足以改变腋动脉相对对喙突或胸膜的位置。考虑到探头对皮肤接触表面的压力，使用超声事实上可能低估了神经丛实际的深度[118]。当使用手持式多普勒垂直锁骨下阻滞时，针插入点的位置是记录到在锁骨下动脉的最大声的位置。使用这种技术，在 89/100 例患者一次进针就发现内侧束或后束[119]。与经典描述的进针点比较利用多普勒导致更外侧进针。Bigeleisen[120] 发现内侧入路与外侧入路比较，在都使用超声引导的情况下，神经丛更接近皮肤（3.7 cm *vs.* 4.5 cm），减少了实施 ICB 的时间，降低了止血带疼痛和血管刺破发生率。采用经典的描述喙突 PNS 技术，穿刺针进针点的位置在前胸壁上的喙突中点内侧的 2～3 cm 和尾部的 2 cm 处。在皮肤被浸润预期穿刺针道已经麻醉[103]，旁矢状面进针沿肋骨和肺外侧推进前行，在远端神经束的水平不是神经干及分支水平与神经丛横向相交。针直接穿过胸大、小肌组织时可能产生局部不适，因为当神经刺激器启动后，在 1～3 cm 深处会直接产生运动刺激。再推进 2～4 cm，刺激针通常就会遇到臂丛神经束。通常肌皮神经是第一个被遇到，因为它在靠近喙突的位置离开臂丛神经鞘。接受肌皮神经刺激作为终点导致一个较高的失败率，而利用手的 EMR 技术，针尖可位于更中央的位置，阻滞成功率会更高[109-110]。如果初次穿刺针行程中没有神经受刺激，针应沿着相同的旁矢状面改变方向逐渐更向尾前行，直出现到手部运动。由于针是在胸廓侧旁横向前行的，气胸的后果不太可能。[108] 我们使用相同的容积、浓度、和局麻药对腋路阻滞观察。采用 PNS 引导技术时，相比单次注射技术，双注射（EMR）技术增加臂丛神经束的成功率，特别是以后束为靶点的 EMR。相反，单一刺激后束优于内侧束和外侧束的双重刺激，意味着位于锁骨下臂丛神经中央位置的后束的重要性。

对于超声引导的 ICB 技术来说，超声探头应垂直于锁骨定位于喙突内侧的位置（图 75-9）。用探头的标记朝向头侧的这个定位应能提供旁矢状面的腋动脉及周围束的横断面图像。在锁骨下区臂丛的深度增加，一个线阵式探头的宽带幅度的频率范围应调整为 "一般"（频率范围 6～10 兆赫）或一个低频（2～5 兆赫）的曲线阵列探头适合用于施行阻滞。最佳的短轴图像应该展示腋动脉和臂丛的束直接位于胸小肌及其伴随的锁胸筋膜的深部（图 75-10）。用任一周围神经刺激器定位技术，特别是用超声导向的技术，它有助于显示出以腋动脉为中心的钟面图像和臂丛束围绕腋动脉排列在旁矢状面的局部解剖图像（图 75-11）。

臂丛神经束应显示为强回声丛集样结构（蜂巢状）围绕中心的搏动的腋动脉无回声区域排列。大多数情况下，外侧束是位于腋动脉的头侧（9 点～11 点的位

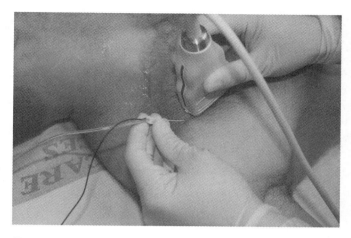

图 75-9　用短轴平面技术行超声引导锁骨下阻滞超声探头和穿刺针的放置典型的例图。探头定位于喙突的内侧和锁骨的尾侧，阻滞针从探头的上方（横向）插入在超声波束的投影内前行

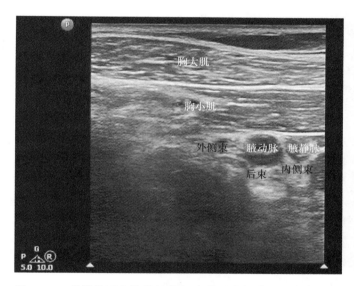

图 75-10　是锁骨下入路臂丛神经束强回声是典型的臂部的超声图像。外侧束、后束、和内侧束紧密地围绕着腋动脉排列在胸大肌和胸小肌的深部

置），后束是位于外侧束及腋动脉连线之间的直接深处（6 点～8 点的位置），内侧束位于腋动脉的尾侧（3 点～5 点的位置）的位置。然而，神经束相对于腋动脉的确切位置是可变的，但后束总是位于外侧束与内侧束之间。腋静脉的位置也是可变的，但其经典位于腋动脉的浅表面和尾侧。

针插入通常位于探头的头侧 1～2 cm 的位置，正好在锁骨下方和喙突的内侧。穿刺针向前推进进入旁矢状面影像平面内最初指向腋动脉尾侧方向。针深达锁胸筋膜是重要的，锁骨下的臂丛神经血管束就在其下面。在这个点，注入 3～5 ml 局麻药为了在腋动脉头侧

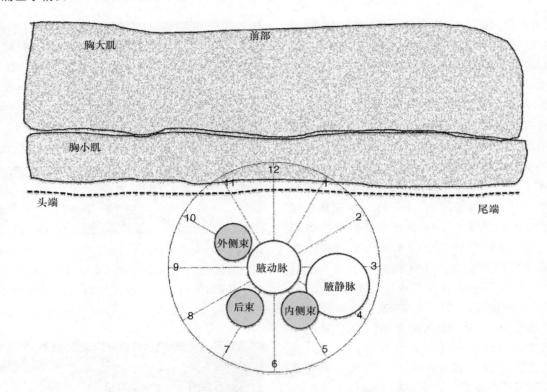

图 75-11　臂丛神经束矢状形态解剖分布，注意，外侧束位于腋动脉的最浅头侧而内侧束位于深部和尾部，后束是位于腋动脉后和内歪侧束之间

和后面建立一个空间。然后针尖前行直接到达后束经典的位置附近（如果超声解剖影像不理想，可以用外周神经刺激后束 EMR 来确认），缓慢增加注入 20～30 ml 局麻药。局麻药最优分布是在腋动脉后面（深）形成的任一个圆周（甜甜圈标志）或"U 形"影像（3 点～11 点）围绕在腋动脉周围以确保所有三个臂丛神经束被阻滞。

利用超声引导技术，描述为一个双泡征，在动脉后方注入总容量的局麻药，观察到局麻药的"泡泡"，相对于超声下局麻药扩散图像，结果提高 ICBN 的成功率到 100%[121]。就 30 min 内三神经束完全感觉阻滞而言，使用超声下桡神经刺激后，局麻药的弥散效果优于正中神经 EMR（局麻药弥散）[122]。Dingemans 等人表明，在一组 72 例患者的案例中，他们接受超声或者超声加 PNS 指导的 ICB 治疗，相对附加使用 PNS 而言，单独使用超声可以更快实施并取得了比较高的成功率。事实上，补充给药法阻滞是 PNS 加超声的 3 倍（26% *vs.* 8%）[123]。对侧向矢状 ICB 技术，超声和 PNS 在阻滞操作时间和感觉阻滞起效时间，以及为手术准备时间方面都同样有效[124]。在一项比较 PNS 和超声侧向矢状 ICB 的研究中，Gurkan 等发现组间成功率相等，但血管刺破 PNS 组较高[125]。Taboada 等还发

现，对于喙突法 ICNB，使用 PNS 和使用超声在起效时间，成功率，运动阻滞持续时间上类似；使用超声最大的优势是减少实施阻滞操作的时间。Brull 等人[127]也发现几乎相同的结果。对于 ICB 超声引导下穿刺后直接在腋动脉后面注射有最高成功率，尤其是相对于针对外侧束或内侧侧束定向注射。

使用超声已证明特别小容量的局麻药可以用来完成成功阻滞。Sandhu 等人表示，对于成人来说，一个成功的锁骨下阻滞可以仅用 14 ml 2% 的碳酸利多卡因混合肾上腺素完成[128]。在儿科，对于杵状手患儿超声引导 ICB 表明是优于用 PNS 实施阻滞[129]。

锁骨下和腋窝臂丛神经阻滞

当锁骨下阻滞用于胳膊和手的手术时，相比腋窝阻滞，仅仅依靠单一的神经-EMR 的技术在成功率，阻滞的起效或持续时间上没有显示有不同[109]。另外，相对于腋窝阻滞的 85%，至少两个神经在锁骨下入路被 100% 阻滞。相比于腋窝阻滞，肌皮神经阻滞正如预期的那样在锁骨下阻滞是更成功的。然而，在另一项研究中，锁骨下阻滞成功率远低于他们在腋窝阻滞中的成功率，相对后一组的 87% 的比例，前一组中只有

57%的患者所有分布在前臂和手的四条神经被麻醉[110]。作者在锁骨下阻滞用两神经注射技术，腋路阻滞中用四神经技术。在腋窝组起效期较短，而施行阻滞时间和作用持续时间没有显著差异。在另一个的对比垂直的 ICB 和高位腋路的研究中，值得注意的是，这两种技术都提供了充分的手术麻醉，没有患者需要辅助全身用药或全麻[130]。在一组 60 例患者案例中表明，垂直的 ICB 技术使用 0.5%的罗哌卡因，就成功率而言，优于单次注射腋窝阻滞技术（97% *vs.* 77%），而且起效期更短[131]。最近证明，在一组 232 例患者案例中，就施行时间和满足外科手术而言，经动脉途径臂丛神经阻滞的效果相当于超声引导下 ICB 的效果，虽然在超声组有显着更多的患者在阻滞部位置疼痛更少[132]。

也有人进行了锁骨下阻滞与锁骨上阻滞的比较。当"死角锁骨上"技术与锁骨下阻滞的三点腋动脉周围注射技术比较，ICB 在 30 min 时在阻断四条神经上有较高的成功率（70% *vs.* 57%），对于补充给药法在手术期间必要的肌肉松弛成功率确定也较高（93% vs. 67%）[133]。在 120 例接受罗哌卡因与甲哌卡因混合注射[134]的患者中，相比锁骨上阻滞，ICB 起效更快，有更好手术麻醉效果和较少的不良事件。Arcand 等人发现超声引导下 ICB 至少和实施锁骨上阻滞一样迅速，在不需要补充用药情况下有类似的手术麻醉程度[135]。Tran 等人随机分配 120 例患者接受超声引导的臂丛神经阻滞三种方法中的其中一种，腋路阻滞需最大数量的穿刺数，更长的针刺时间和实施时间，但在成功率方面，三种超声引导方法没有区别，所有的阻滞技术都高于 95%[136]。

连续技术

延长围术期麻醉和术后镇痛的持续时间是连续导管技术的功效。原本针对慢性疼痛或血管功能不全的患者需要提供镇痛治疗[137-139]，它已被扩展到包括常规导管放置和健康的门诊患者急性术后镇痛处置。

多数使用连续设备的报告是基于应用这项技术的开业医生的临床经验的集合的简单观测分析[140-142]。

研究关注给药速度的变化对局麻药血浆浓度测量的影响和局麻药浓度对疗效和副作用的影响。其他研究人员用局麻药注射与生理盐水对照组进行比较，评估在减轻上肢手术术后疼痛疗效。Salonen 等[143]前瞻性地评估了 60 例手外科择期手术的患者接受罗哌卡因连续导管腋路阻滞。对术后三个持续输注的研究组进

行评估，包括两个不同的罗哌卡因浓度（0.1% 和 0.2%）和一个生理盐水对照组。两个罗哌卡因浓度组相比对照组对于术后最初的 12 h 之后的镇痛，他们发现没有明显的优势。这表明了在倡导常规使用它们之前，尚需更多在连续导管技术用于术后镇痛方面的研究。

当 ICB 连续导管技术用于延长围术期镇痛时，lfeld 等人显示，相比无论是基础或单次负荷给药方案，连续输液 0.2%罗哌卡因联合患者自控优化镇痛同时能最大限度地减少口服镇痛药的使用[144]。相对浓缩的小容量的罗哌卡因（0.4%；基础的 4 ml 加负荷剂量 2 ml）比用 0.2%罗哌卡因（基础的 8 ml 加负荷剂量 4 ml）致使四肢更无感觉[145]。

Mariano 等人发现相比于使用 PNS，使用超声定位放置连续 ICNB 导管降低实施时间，并且有更高的成功率和能够减少血管误伤率[146]。

是否将负荷剂量局麻药通过针或者通过连续导管注射已经被研究了。当我们使用超声引导时[147]，采取这两种注射方法似乎都能成功。当执行超声引导阻滞时，虽然导管尖端的位置不总是很容易想象，但使用 5%葡萄糖水溶液搅动被证明是一个有价值的辅助增强对尖端的观察的方法[148]。使用超声结合 PNS 技术提高了成功率和减少完成 ICB 过程中二次阻滞失败[149]。根据一个最近的半定量的回顾，与无刺激导管相比，刺激导管的使用在连续 ICB 技术中可能与改善镇痛效果有关。

并发症

腋窝阻滞是臂丛神经阻滞技术最有可能导致血管内注射的技术。这是因为它是唯一大静脉在鞘内位置的地方[1]。然而，腋静脉位于腋动脉前面稍偏下方（图 75-2），因此，很容易被触摸的手指压缩。倡导多点注射技术或在腋动脉的上方或下方的注射技术能增加遇到静脉的可能性，因此能够引起血管内注射。对于经动脉技术，一定量的局麻药确实可能直接注入动脉内，但由于通常采用分次注射的方法，这种情况应该很少出现。Stan 等[23]报道，即使使用试验剂量和回抽，腋路阻滞血管并发症的总发生率仍是 1.4%，包括血管内注射的发生率是 0.2%。Brown 等[151]认为腋路局麻药诱导的癫痫发作的发病率为 1/10 000，这比报道的锁骨上或肌间沟阻滞要低，而且接近硬膜外阻滞发生率。Carles 等[152]认为与肌间沟 7.6/1000 和锁骨上阻滞 7.9/1000 相比，腋路癫痫的发生率为 1.3/1000～

1.2/1000。无论选择哪种方法（经动脉、外周神经刺激器、肱骨），数据都是相似的。

没有证据表明注射局麻药的位置（腋窝、锁骨上、肌间沟）能实际影响血中局麻药浓度[153]，虽然相比腋窝阻滞，血液的峰值水平肌间沟注射后可能会更迅速产生[154]。使用腋路阻滞有一定的可能性发生血肿，但是，幸运的是，注射部位（不同于锁骨下血管丛阻滞）是容易压缩的。Ben-David 和 Stahl[155] 报道了在动脉技术腋路阻滞后发生一例桡神经功能障碍与腋窝大的血肿相关，其后神经功能受损了 6 个月。在腋路或锁骨下臂丛神经阻滞后出现神经系统损伤血肿的形成都需要考虑。假性动脉瘤的形成也是化腋路阻滞并发症之一[156-157]，并且可能发生在动脉和腋静脉[158]。

假性动脉瘤的形成所产生的后果包括压力诱导的神经缺血，Groh 等[156] 在其病例报告中提到患者在术后 4 个月后继续经历严重的正中神经功能障碍。一个腋路阻滞无动脉穿刺引起的腋动脉切开和随后的血栓性闭塞已被报道[159]。血管功能不全是经动脉穿刺技术一个并不罕见的并发症，结果是导致手和腕部的皮肤严重的苍白。我们已经看到几例患者的手象"尸体"样的情况。此外，周围脉搏（桡、尺动脉）是微弱的或者是没有的。Stan 等[23] 指出，在选择性患者人群中，短暂的动脉血管痉挛发生率可能接近 1%，已观察到接受经动脉腋路阻滞至少有 50% 的人出现如上所述的这一现象。

Merrill 等[160] 个案报道了用 1% 利多卡因 20 ml 和 0.05% 丁卡因加肾上腺素 1：200 000 腋路阻滞后动脉血管痉挛持续了 15 min。幸运的是，这种现象是可逆的。在此当中我们还没有遇到一个患者在 15 min 内没有自发的逆转，这有可能起因于动脉内注射含肾上腺素溶液，导致了严重的腋动脉血管收缩。在经腋路阻滞中交感神经系统阻滞产生的血流量增加能有效冲洗稀释在局部注射的肾上腺素导致自发动脉血管痉挛的逆转。

在腋路阻滞或锁骨下阻滞出现肺并发症几乎是闻所未闻的，但必须始终注意穿刺针的指向要远离腋窝对着胸壁的方向，这显然是不明智的策略。Rodriguez 等[111] 发现，呼吸功能不会受到经腋路或锁骨下阻滞的影响。

发生在腋路阻滞后的神经损伤非常罕见。Auroy 的小组在法国进行一个大型的回顾性的区域麻醉并发症的分析[161]。该分析指出在 11 024 腋路臂丛阻滞只有两个神经损伤的实例，发生率为 1.9/10 000。所有神经系统的并发症，发生在手术的 48 h 内，85% 的案例在 3

个月内并发症消失。他们的结论是，针创伤和局麻药的神经毒性是神经系统并发症的最大病因。在相同的研究中仅有一例报告了癫痫发作，发病率 0.9/10 000[161]。

穿刺针的设计可能对神经损伤有关系。虽然尖锐的针更容易插入神经束[87]，当一个钝针成功穿透神经束膜更可能会导致大的损伤，即使没有注射[162]。

异感技术和引出感觉异常后注射可能导致的围术期神经损伤。Selander 等[163] 发现无意间引出的和紧接着出现的感觉异常后注射最终导致患者经历术后神经损伤。然而，即使没有诱发显著的感觉异常，19% 的患者在腋窝阻滞术后一天存在感觉异常[88]。这些情况与局麻药的种类，进针的次数，麻醉技术（异感法对比经动脉法），或持续止血带膨胀不相关。然而，当患者术前发生严重的感觉异常，极端的神经病理学表现发生率显著增加。在 3 周内，只有 5% 的患者继续经历新的术后感觉异常，症状包括完全麻木、手指刺痛和前臂感觉过敏。到第 4 周，除 1 例以外（0.4%），所有患者的症状缓解。Stan 等[23] 报道接近 1000 的患者使用经动脉途径腋路阻滞后有 0.2% 的神经系统并发症的发生率。如果引起感觉异常，不要注射局麻药，但针要重定向。有 12% 患者在围术期的确有感觉异常但并没有术后神经系统并发症，这一现象引导他们推测那些并发症是由没有意识到或没有观察到的机械损伤，或在阻滞补充给药进行神经束内注射时发生的。

神经束内注射局麻药后引起的缺血可能是导致损伤的机制。Selander 和 Sjostrand[163] 表明神经束内注射可导致压迫神经鞘的压力大于 600 mmHg。在神经内的这一短暂升高的液压可超过毛细血管灌注压长达 15 min，干扰了神经内神经的微循环。升高的压力也可能改变神经内膜的血液神经屏障通透性，可能促成轴索变性、Schwann 细胞的损伤和成纤维细胞增殖。

在一个大荟萃分析区域麻醉后神经损伤，布吕尔等[164] 回顾了 10 年的研究，32 个符合纳入标准。腋路阻滞神经损伤发病率为 1.48%，ISB 为 2.84%，锁骨上阻滞为 0.03%。没有研究 ICB。

在任何情况下，在腋窝或锁骨下阻滞可疑神经损伤后以下步骤（"最小神经病理学检查"）应立即进行：正中神经可在食指的末节掌面上使用针刺激试验；尺神经可在第五指的末节掌面上使用类似的方式针刺激试验；桡神经测试可要求患者伸展拇指远节指骨；肌皮神经的功能可以根据要求患者弯曲前臂来评估；腋神经测试可以通过手臂外展来评估[1]。尽可能快地获得肌电研究是很重要的，目的是给可疑的神经损伤建立一个时间框架。应该迅速获得电诊法研究结果以便排除先前存在的损害。

感染性并发症可能发生在连续导管的使用中，虽然几个大的研究暗示导管置入用于创伤时发病率较高，对于选择性外科手术导管置入和维护结果是相反的[165]。

虽然与 ICB 单独使用 PNS 比，超声似乎提供以前没有的安全范畴，有一些个案报告这两种技术都发生过气胸[166-167]。Sanchez 等[168]报道了 2 例在培训机构中在超声引导下完成 ICB 时的气胸案例。

结论

与锁骨上入路相比，在锁骨下方的臂丛神经阻滞技术提供了许多独特的优势。他们避免膈肌功能不全与锁骨上的高风险性气胸，喉返神经阻滞霍纳氏综合征，或肩无力。一些研究认为实施它们后神经病变发生率小于锁骨上阻滞。锁骨下的技术非常适合于连续导管插入和维护，因为患者运动不易无意去除装置。未来的发展将重点放在改善我们对如何最大限度地提高成功率和增加所有的前臂和手部的主要四条神经的阻滞。

要点

- 直到超声引到出现之前，还没有值得信赖的阻滞区分神经丛层面上的臂丛神经阻滞技术的描述。

- 腋窝血管周围鞘的容量是 42 ml 已经被证实。
- 腋窝和锁骨下臂丛神经阻滞适合于从肘到手指的上肢手术。
- 即使不刻意追求异感，腋血管周围阻滞感觉异常案例发生高达 40%。
- 腋路阻滞依赖 40～60 ml 容量，局麻药药物质量（容量×浓度）是阻滞效果的主要决定因素。
- 经腋窝的方法阻滞臂丛的终端神经而锁骨下入路阻滞臂丛的神经束。
- 对于腋路臂丛神经刺激技术，多 EMR 相比于单 EMR 阻滞而言成功率高。
- 对于锁骨下臂丛神经刺激技术，后束刺激的似乎是成功的关键。
- 对于有超声引导锁骨下技术，迄今为止没有出现阻滞的成功率显著增加，但可减少局麻药的用量，减少针刺数量，并减轻阻滞引起的疼痛。
- 锁骨下技术在解剖学上最适用于所有臂丛阻滞技术，包括那些实施时超过锁骨上方，用于插入和维持连续导管。
- 所有的臂丛阻滞技术，腋路阻滞血管内注射局麻药相关发病率最高。

参考文献

参考文献请参见本书所附光盘。

76 躯干阻滞：肋间，椎旁，胸膜间，肩胛，髂腹股沟入路和髂腹下神经阻滞

Rohit Rahangdale ⊙ Luminita Tureanu ⊙ Robert E. Molloy

卢吉灿 译　王家双　Gang Li 校

椎旁阻滞

近年来，躯干神经阻滞尤其是超声引导下的神经阻滞等区域麻醉技术再次兴起，引起了人们的重视。和硬膜外麻醉相比，椎旁阻滞应用在开胸手术的患者时两者的效果无明显差异。当疼痛评分在 4～8，比较 24 和 48 h 内的镇痛效果时，椎旁阻滞甚至优于阿片类药物，因为阿片类药物的副作用较常见，例如肺部并发症、低血压、尿潴留、恶心和呕吐等，而椎旁阻滞副作用少[1]。

解剖

椎旁间隙（paravertebral space，PVS）间隙是脊柱两侧的楔形腔隙，包含交感神经链、脊神经的背支和腹支（肋间神经）、白交通支，以及脂肪组织和肋间血管（图 76-1）。椎旁的内侧缘构成了椎旁楔形间隙的底部，旁边是椎间盘和椎间孔，并通过椎间孔与硬膜外腔相通。PVS 的后壁是肋横突韧带，其向后延伸成为内侧肋间肌的筋膜。这个内侧肋间筋膜分布于肋骨之间，上肋横突韧带从上横突下缘到下肋骨结节上缘。楔形间隙逐渐横向延伸，和肋间隙形成连续的空间。楔形间隙的前部和后部是壁层胸膜。在椎旁间隙内的脊髓神经本身不具有筋膜鞘，容易受局麻药物所阻滞。然而，在椎旁间隙内侧胸壁分布有筋膜，是包裹在胸腔内的深筋膜，可以影响注射溶液的分布[2]。

操作技术

传统技术：传统的技术通过穿过椎旁间隙肋横上韧带阻力消失作为穿刺成功的标志之一。用较细的 Tuohy 针在胸椎椎体棘突上缘外侧 2.5 cm 垂直穿刺进入，沿肋横突韧带（transverse process，TP）横向进针，直到触及骨质，将针退至皮下，向外偏移 15° 再次进针，穿刺至该椎体横突下缘的肋横突上韧带最上部，感觉阻力消失时即到达。为了避免穿刺进胸腔，穿刺针在接触

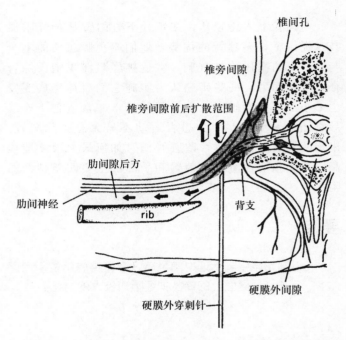

图 76-1　椎旁间隙与周围腔隙相邻。箭头指示局麻药可向肋间隙、硬膜外腔、椎旁间隙前、后方扩散（*From Chan VW, Ferrante FM: Continuous thoracic paravertebral block. In Ferrante FM, Vade Boncoeur TR, editors*: Postoperative pain management, New York, 1993, *Churchill Livingstone*, p 408.）

椎体横突后只可再进针 1 cm 深（不要超过 1.5 cm），最好避免在进针时针指向内侧，以尽量减少将麻醉药物注射到硬膜外腔。因为椎旁间隙（PV）后缘狭窄，避免横向进针角度可减少刺进胸腔的风险（图 76-3）。

超声引导技术：在椎旁阻滞时引入超声技术可以方便了解胸椎椎体位置辅助确定进针部位，明确穿刺进针的过程以及明确胸膜和针尖的位置。在某些情况下，通过使用超声引导技术，使用线性的、高频率的探测器，在曲线进针模式下能更好穿刺进入椎旁空间。

首先，利用超声引导确定脊椎横突（TP）。在超声的引导下一旦横突的位置得到确认，则突破横突韧带

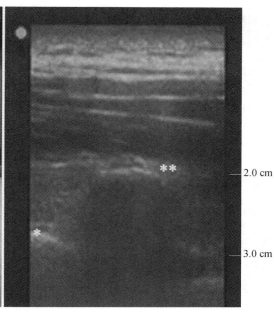

图 76-2　椎旁神经阻滞。实线为脊柱棘突中线；虚线为棘突连线旁开 2.5 cm，* 为胸膜壁层，** 为横突

阻力消失这一传统技术是可行的。为了使 TP 可视化，把超声探头放置在纵向的距离中线 2.5 cm 的位置产生一个矢状面超声图像，一般情况下，探头向侧面倾斜 5°～10° 是需要的，这个角度最利于观察 TP，它显示为宽大约 1 cm 的凹型强回声结构，紧随其后则为无回声带，这通常被称为"指纹信号"。壁层胸膜超声图像显示为 TP 后面 1 cm 左右，TP 两侧均锐利的强回声线（图 76-2）。到 TP 的距离是可变的，取决于被阻滞的水平和患者的身体习性。脊椎横突（TP）最表层位于胸椎 3～5（T3～T5），通常距离为 1.5～2.5 cm，而位于头侧及尾侧的水平更深。业已证明，超声成像显示到 TP 和 PVS 距离具有良好的相关性[3-4]，通常由于超声探头对皮肤的压迫作用，其距离判断有 0.3～0.7 mm 的压缩。初次接触 TP 应该用 22 号针头，有助于麻醉剂的局部渗透。通常用大量局部麻醉药液渗透以尽量减少椎旁肌肉的不适反应，有助于针尖的定位。一旦寻导针针尖与 TP 接触后，换 Tuohy 针或钝的带斜面的针。为了尽量减少胸膜被刺破发展成气胸的风险，使用一个带有公制长度单位的针以及和大气压不相连接的封闭注射器系统是有帮助的。利用超声平面外进针法或传统技术进行操作，在针尖和 TP 相接触时重新定位，使进针深度不要超过尾侧 1 cm（最多不超过 1.5 cm）。穿刺进针过程中阻力消失后进行局部麻醉注射，助手在推注盐水时采用间歇性抽吸的方法，同时保持超声的持续监测。穿刺时阻力消失后这段时间保持超声观察这一微妙环节是非常重要的，尽管并发症并不会总是发生。通过使用超声观察，胸膜壁层的向下运动被视为局部麻醉操作正确。如果使用 Tuohy 针，维持针尖往外侧，头端方向，置入导管。操作者在置入导管时能感觉到轻微的阻力，如果没有遇到阻力，那针尖可能在胸腔内。

第二种方法，较第一种方法略有改变，以超声平面内或外进针法进入椎旁间隙[5]。探头放置的位置和方法一是相同的，如上面所描述的，对着椎体呈纵向的矢状面，直接穿刺进入椎旁间隙，没有对应的穿刺横突韧带的过程。如果采用这种方法，精确的针尖回声定位非常重要。如果针尖很难显像，可以逐步注入 LA 或盐水，观察流动的液体帮助跟踪针尖的轨迹。此外，当穿刺通过椎骨横突韧带后部时出现对应的阻力消失感觉就如"呼"的一声。

在第三种方法中，TP 最初的成像也是采用类似的纵向矢状视图，然后探头旋转、倾斜，以便获得脊椎横突韧带和椎旁间隙边缘的最佳图像。穿刺针在超声平面内进针[6-7]（图 76-3）。

另外，超声引导下进行肋间穿刺进入椎旁间隙的方法已有描述，并将在下一节中进行讨论。

椎旁间隙里胸内筋膜的存在可以影响注入药物的扩散，有学者认为，穿刺时出现落空感后可辅助性加上神经刺激技术。神经刺激可使椎旁间隙内的局部麻醉更为精确，也就是说，可让局麻药进入胸内筋膜的前部[8-9]。此外，在椎旁间隙前部进行药物注入，可使药物在脊椎旁的"沟槽"内头尾间更好地分布，避免多层次药物注射。在使用超声引导之前这项技术一直无法开展研究。相反，其他专家认为在椎旁间隙内调

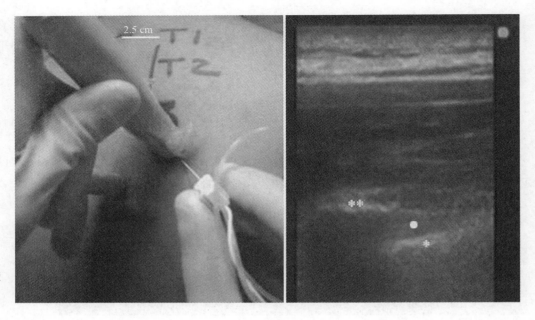

图 76-3　椎旁神经阻滞。*胸膜壁层；**横突；●椎旁神经阻滞

整针的穿刺方向可能会导致并发症增多，如误穿而使药物推注进血管，以及气胸等[10]。多层次的椎旁间隙注射允许真正的局部麻醉剂定量注射，其结果导致在椎旁间隙腔内注射的药液获得更好的分布[11]。

剂量

单次注射 15 ml 的麻醉药物预期可提供超过胸部区域 3～4.6 节皮区的镇痛作用[11-12]。镇痛作用最初在注射平面产生，沿着肋间神经扩散，并逐渐在椎旁间隙内的"沟槽"里扩散，覆盖一个皮节以上，两个皮节以下的区域。大多数的研究显示注射液倾向尾侧扩散[11-12]，单次注射通常能产生 6～12 h 的镇痛作用。如果放置导管，可持续输注 0.2％～0.5％浓度的罗哌卡因，按 4～8 ml/h 的速率输注，其血药浓度水平与放置硬膜外导管相似。

并发症

气胸的发生率大约达到了 0.5％，但大多数患者没有明显的临床症状，可进行保守治疗。与普遍观点相反的是，壁层胸膜被穿破不会导致空气进入胸腔，除非脏层胸膜也同时被刺破，空气才会进入胸腔形成气胸。不过大多数患者会突然出现刺激性干咳或感觉胸部有锐痛。如果壁层胸膜被刺破，麻醉阻滞则变成胸膜内的阻滞。需谨记穿刺时阻力消失并不是进入椎旁间隙的唯一标志，使用超声进行定位具有特殊的价值。另外值得注意的是，既往有开胸病史的患者其椎旁间隙可能有粘连情况，此时放置导管可能较困难[8]。

椎旁间隙阻滞发生危及生命的并发症和推注药物的单次剂量有关，药物可在偶然机会注入鞘内、硬膜外腔或进入血管。很多作者争论，单次剂量给药后药物在鞘内或血管内扩散，这是造成并发症的最大风险，而不是气胸[13]。尽管证实绝大部分注射液已留在了 PVS 和肋间隙，仍有大约 70％的患者出现单侧硬膜外扩散产生的阻滞[14-15]。双侧硬膜外扩散可以通过同侧硬膜外腔或椎前间隙扩散，常由于药物推注或进针时的角度偏内。有报道误穿刺患者血管的发生率高达 3.8％[14]，因此，建议通过导管给药或多个注射点给药。椎旁间隙阻滞是否应用于抗凝患者仍存在争议，应尽可能避免，因为该空间与硬膜外腔直接相通，且不可压缩。

目前的发展趋势

目前的研究热点，在癌症患者手术时应用椎旁间隙阻滞这一区域镇痛技术有助于减少患者癌症复发的风险[16]。其机制包括已经证实的，通过区域阻滞可降低手术时出现的应激反应，增加免疫监视和自然杀伤细胞功能[17]。术前进行椎旁间隙阻滞可以减少麻醉气体的吸入和吗啡的用量，这两者已被证明可减轻患者细胞免疫和体液免疫的激活[18-19]。吗啡也被证明具有促血管生成的特性，其通过诱导肿瘤血管生成而刺激乳腺肿瘤的生长[18-19]。另外，术前进行椎旁间隙阻滞还有利于降低慢性胸痛的发生[20]。

肋间神经阻滞

对于脊柱畸形、创伤或以前曾经进行过脊柱外科手术的患者，因为他们的硬膜外或椎旁解剖学结构已发生改变，这时选择肋间神经阻滞有助胸壁镇痛。

解剖

肋间神经离开椎旁间隙进入肋间隙，位于最内层肋间肌和胸膜之间。肋间神经横向于椎旁肌，在横旁肌外侧可触及肋角，该部位可作为肋间神经阻滞时的体表标志。肋间神经位于最内层肋间肌和内层肋间肌之间。另外，在此位置时，肋的厚度为 8 mm，肋槽是已知最宽的[21]。普遍认为肋间神经位于肋骨的下缘肋间静脉和动脉的下方。然而，尸检研究发现，处于典型位置的肋间神经只有 17%[22]，最常见分布于肋间隙中线（73%），在某些尸体还有分布于肋骨上沿的（10%）。肋间神经是胸神经 T1～T11 的主支。大多数 T1 神经纤维和颈丛 C8 共同形成臂丛神经下支。从 T2 和 T3 发出的神经纤维形成肋间神经，和臂丛神经一起支配胸壁上部。肋间神经 T4～T11 支配从乳头水平至脐水平的胸腹壁。T12 神经其实是肋下神经，支配髂腹下和髂腹股沟[23]。

操作技术

患者的理想体位是俯卧位，把枕头放置于患者的腹部，双上肢悬挂在桌子的两侧，使肩胛骨最大限度地回缩，充分暴露肋骨。这样可从两侧进行穿刺，后入路进入肋骨角，以提高该穿刺的安全性和成功率。对于肋骨骨折，开胸手术以及放置胸腔引流管等操作时，侧卧位也是比较满意的。仰卧位也可用于腋中线水平两侧的阻滞；但是该部位的肋间隙较窄[24]。

经典技术：定位肋骨角（大约距离中线 8 cm 处），使用 22 号短锥针穿刺接触肋骨后再向下到达肋缘下方再进针 3 mm，可在其他需要阻滞的肋间隙重复注射。最近，有学者推荐应用超声引导进行穿刺[25-26]。超声成像可用于识别 8 cm 横向于棘突的肋间内肌和最里面的肋间肌之间的空间，注射 D5W 或盐水溶液有助于明确筋膜内针尖的位置以及前胸壁的移位。Ben-Ari 等人报告的病例中，如上文所描述的方法确定肋间隙，随后放置 19 号针，置入金属线强化导管[25]，将导管再推进 7 cm 进入椎旁间隙，可获得 5 个皮节的镇痛作用。

剂量和并发症

单次肋间阻滞预期可提供 6～8 h 的镇痛作用。在周围神经放置导管可以提供更持久的镇痛作用，如上所述导管还能够进入椎旁间隙。药液注射到硬膜鞘中引起全椎管内麻醉是一种罕见但危险的并发症。[27]局麻药中毒与单次给的药物从肋间血管快速吸收有关。此外，

气胸，肝包膜下血肿是潜在的并发症。超声引导下操作可以保持较好的针尖控制并减少这些并发症的发生。

胸腔阻滞

胸腔阻滞可产生单侧胸壁麻醉作用，可用于胆囊切除、肾、乳房或胸部手术术中及术后镇痛，还可用于治疗上肢缺血和神经性疼痛、胸部带状疱疹、胰腺炎和胸椎癌症疼痛等。当和肋间阻滞相比较时，胸腔阻滞产生的镇痛作用较轻且持续时间较短[28]。

解剖

胸膜脏层包围的肺，在胸壁及膈肌折返后形成了胸膜壁层。胸腔内的空间是一个潜在的麻醉部位。局麻药可阻滞胸膜腔内的游离神经末梢并弥漫在整个胸膜腔内作用于邻近的神经。肋间神经位于胸膜腔的后外侧，而内脏神经，交感神经链，膈神经以及迷走神经走行于胸膜内侧，臂丛的最低分支分布于肺尖部。

操作技术

胸腔导管理想的位置：患侧向上，侧位或半俯卧位，患侧手臂应跨过身体或悬挂于桌子前方，使肩胛骨缩回。在自主呼吸状态下，探测到胸腔内负压提示穿刺体位，停止进针。置管应避免在控制通气的状态下进行，以防止导管错位造成肺损伤以及气胸[29]。

放置导管时选择患侧第五～第八的肋间隙，横向距离中线 8～10 cm。选择 17 或 18 号硬膜外针，然后插入在同一部位，而其斜面指向导管需插入的方向。硬膜外针头垂直于皮肤，在肋骨上缘进针，直到头侧与接触肋骨上缘时出现落空感后才缓慢推进针，移除针心，并与含有大约 2 ml 生理盐水的玻璃注射器连接，进入胸膜腔是使用穿刺通过时阻力突然消失这一技术。检测针头堵塞或针筒移动不畅很重要，以防止穿刺时刺破脏层胸膜进入肺实质。如明确针尖在胸膜腔，胸腔负压可使注射器活塞往前推进，盐水溶液很容易推注胸腔。置入胸腔导管时导管应进胸膜腔 5～10 cm，小心减少通过针带进的空气。还有另一种改良了的技术，去除注射器推注塞，针头连接预充了盐水的注射器管。可通过观察管子盐水柱的高度判断是否进入胸膜腔，进入胸膜腔时注射器管内的盐水柱下降，无需移除推注塞就可放导管[30]。

剂量

成功的关键是在局部麻醉注射前对患者进行正确

的定位。手术侧注射药物时应选择最上部，有利于溶液向内侧扩散和单侧交感神经的阻滞。由于神经阻滞液的重力效应，药物通过重力向椎旁区域发出的胸脊神经扩散。仰卧位注射有利于肋间神经阻滞，且交感神经阻滞作用较少。这一镇痛方法可用于：左侧——胰腺、胃或脾痛；右侧——肝或胆囊疼痛。开始的试验剂量用于检测是否意外地把导管置入血管。一种治疗剂量为 20～30 ml 的 0.25%～0.5%丁哌卡因于 2～3 min 内推注，患者的位置在注射后应保持 20～30 min，在此期间导管如果没拔除，应夹管。每 6 h 重复推注上述的单次剂量药物一次，或根据需要使用。胆囊切除术后可使用 0.25%布比卡因，按 0.125 ml/（kg·h）的速度连续输注可产生更好的镇痛效果，而且血药浓度较间断推注低[31]。

并发症

那些在胸腔内注射操作产生的并发症可分为两类，一种是由针或导管所产生的创伤性损伤，或由于胸腔内注射局部麻醉药溶液引起全身吸收的副作用。气胸的可能发生率达 2%[32]。气胸或导管错位可能与使用尖锐的针头，更硬的硬膜外导管，以及在放置导管时患者正进行正压通气有关。下面的步骤可以最大限度地减少导管相关的风险：使用柔软，尖端易弯曲的导管；用钝的硬膜外针；并使用一个沉重的玻璃注射器针筒，以便更好地检测是否进入胸腔内[33]。药物吸收的系统影响可能会发生，尤其当胸膜有炎症时。据 Stromskag 等学者报道，局麻药物中毒的发生率约为 1.3%[32]。局部麻醉药物峰浓度发生在注射药物后 20～30 min，其浓度高于同等剂量药物进行多肋间注射。发生胸腔积液的报道很少见，约有 0.4%的发生率。Horner 综合征多于胸腔内阻滞成功后发生。膈神经麻痹、支气管瘘形成、积脓、损伤神经血管束也可能会出现。由于这些原因，许多医师避免进行双侧神经阻滞。

肩胛上神经阻滞

肩胛上神经阻滞（suprascapular nerve block, SSNB）常用于缓解肩部滑囊炎，关节囊撕裂，肩周炎，肩关节炎引起的急/慢性疼痛[34]。在一组研究中，34 例冻肩（肩周炎）患者接受了一系列为期 3 周每周一次注射的治疗，使用 10 ml 0.5%丁哌卡因（治疗组）或生理盐水（对照组），每周进行肩胛上神经阻滞。1 个月后在 McGill 疼痛问卷多维疼痛描述中观察到，

治疗组中 64%的患者疼痛减轻，安慰剂组缓解率为 13%[35]。在另外一组随机对照试验中，83 例由于肩关节炎致慢性肩关节疼痛的患者，接受了单次的 SSNB，还有一组总共 108 名肩部疼痛的患者，治疗组使用 10 ml 0.5%丁哌卡因＋40 mg 甲泼尼龙，对照组使用盐水。在所有的 VAS 疼痛评分中，治疗组的肩部疼痛指数均获得明显改善（简表 36），肩部运动范围评分中可观察到在治疗的第 1、4 和 12 周，治疗组较之于对照组运动范围明显增加[36]。与物理治疗相结合，SSNB 组明显增加了肩部的运动范围。

在一项前瞻性随机双盲研究中，进行肩关节镜检查时使用 SSNB 与斜角肌间沟神经阻滞相比较，发现 SSNB 的镇痛效果更好，被认为是一个合适的替代方法[37]。患者在进行各种关节镜手术前提前进行 SSNB 镇痛，在术后 1～3 天仍能提供良好的镇痛作用[38]。

最近，SSNB 技术结合腋神经阻滞，已应用在肩部手术的麻醉和镇痛，包括肩关节成形术[39-40]。

解剖

肩胛上神经起源于臂丛神经（C4～C6）的上干，从颈部后三角穿过，向深部行走至斜角肌。该神经穿过肩胛上切迹并向深部延伸到冈上肌和冈下肌[41]，支配两个肌群和大约 70%的肩关节。感觉神经支配肩关节的后部和后上方区域，关节囊和肩锁关节（图 76-4）。

操作技术

患者取坐位，手臂交叉放置于腹部。从肩胛骨肩峰尖端到肩胛骨的内缘划一道线。在这条线的中点做一其垂直线平行于脊柱。外上象限的角用线一分为二；在线上选择距角的顶点外上方 2.5 cm 处作为穿刺点。选择 3 英寸（7.5 cm），22 号针头垂直于皮肤进针（图 76-4）。大约进针 5～6.5 cm 后，针尖碰到骨质（周围环绕着肩胛骨的凹槽），穿刺针轻微向后退，重新调整针头方向，直到它滑入凹槽。注入局麻药不超过 10 ml。阻滞后无皮肤镇痛效果。肩部外旋转无力证实阻滞成功[42]。气胸的发生率小于 1%。

还有一个改良的外侧入路的方法，注射到冈上窝时 5 ml 的局部麻醉药物已足量[43]。

操作时有各种引导方式，包括荧光镜透视检查法，荧光镜透视检查法＋神经刺激、CT 引导、实时超声引导等技术全部均可使用。其中超声技术较便宜，声像图容易获得，而且可避免医务人员和患者的辐射暴露。

超声引导技术

患者取坐位，把高频超声探头放置在肩胛骨与脊

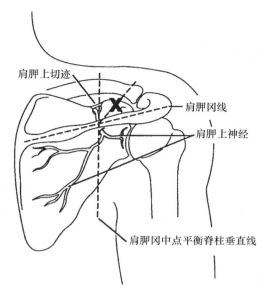

图 76-4　肩胛上神经的解剖学标志（*Adapted from Moore DC：Regional block：a handbook for use in the clinical practice of medicine and surgery*，*ed* 4，*Springfield*，*IL*，1979，*Charles C Thomas*，*pp* 300-303.）

柱间横向定位，冈上窝与冈上肌肉均可显像，当看到肩胛上切迹时轻微地横向移动，这时肩胛韧带下方可看到强回声结构，这个就是肩胛上神经[44]（图 76-5）。高频超声也可用于评估肩胛上切迹。采用彩色多普勒检查时，分别在 96％和 86％的志愿者中可观察到肩胛骨上

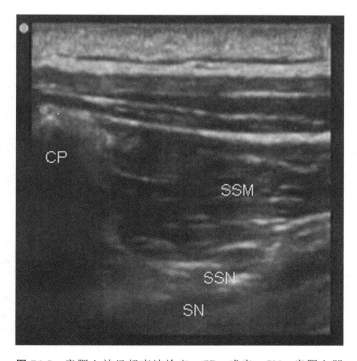

图 76-5　肩胛上神经超声波检查。CP，喙突；SN，肩胛上凹槽；SSN，肩胛上神经；SSM，冈上肌

韧带和动脉静脉复合体[45]。

髂腹股沟和髂腹下的神经阻滞

髂腹股沟和髂腹下神经阻滞可用于下腹部手术或疝气修补术后耻骨上和腹股沟慢性疼痛的诊断和治疗；可以和生殖股神经一起联合阻滞[46]。这些神经阻滞还可以应用在患者神经痛和神经嵌压综合征的管理。髂腹下和髂腹股沟神经阻滞也是腹股沟区域麻醉的很重要的组成部分，通常用于腹股沟疝气修补术[47-49]。双侧髂腹股沟神经阻滞常用 0.5％丁哌卡因进行注射，可使普通麻醉下进行剖宫产术后 24 h 内减少镇痛药的需求量，并使疼痛评分明显下降[50]。

最近的一项随机双盲安慰剂对照试验还表明，在患者行剖宫产后，应用髂腹股沟和髂腹下神经阻滞还能够降低吗啡的用量；但是不能降低阿片类药物的副作用[51]。这些阻滞不产生内脏镇痛作用。

解剖

髂腹下（T12～L1）和髂腹股沟（L1）的神经从腰大肌外侧缘发出，绕行于腹壁，横向行走穿透腹横肌和腹内斜肌，支配下腹部及腹股沟区。髂腹下神经前皮支穿过腹内斜肌内侧到达髂前上棘（anterior superior iliac spine，ASIS），分布在腹外斜肌的旁边。然后，它通过腹股沟浅环上方的腹外斜肌支配耻骨上区域。髂腹股沟神经位于较深的两层肌肉层之间，它穿过腹股沟管，支配大腿内侧和腹股沟区域。有效的双侧神经阻滞应在 ASIS 中间进行，应注射进多个深度，因里面存在各种筋膜。生殖股（L1～L2）神经在腰大肌前表面穿行并沿着腰大肌的走向分布，在腹股沟韧带上方分成生殖器支和股骨分支。其生殖器支与精索伴行，来源于髂腹股沟神经，支配髂腹股沟神经支配区下方的生殖器部分。

操作技术

患者仰卧位，膝关节下方垫一个枕头。主要的解剖标志是 ASIS，通过触诊可确定。注射部位是距离 ASIS 头侧 2 英寸，内侧大约 2 英寸。选用 25 号 1.5 英寸的针，垂直于皮肤穿刺进入，注意有两次落空感，当筋膜的每一层被击穿时均产生。用约 10 ml 的局部麻醉剂在每个深度进行浸润注射，形成扇形的阻滞区域[46]。腹股沟区域的外科手术切口和（或）麻醉区域可能需要补充注射麻醉药物。生殖股神经的生殖器分支阻滞可通过给予 5～10 ml 麻药产生作用，选用 25 号 1.5 英寸的针头于耻骨结节和腹股沟韧带下方横向进

针。使麻醉药物围绕精索向腹股沟管渗透，这也是一种有效的阻滞技术[52]。

利用解剖标志确定阻滞区域可能会导致不同的结果，对于瘦弱的患者，尤其是儿童，应注意前面提到的各种对内脏产生的风险[53]。超声引导下阻滞的神经区域可以很精确，周围解剖结构如腹膜，肠管和血管结构等可超声显像，药物的注射和扩散可视化，大大提高了操作的安全性。

超声引导操作的方法已用于儿童[54]和成人[55]。Eichen-Berger 等学者在一项尸体研究中发现，如果瞄准 ASIS 在往头侧和后部 5 cm 处进行模拟阻滞穿刺成功率可达 95％[56]。超声引导下可寻找到最优的阻滞部位，其局部麻醉药量甚至只需 0.075 ml/kg[57]。

最近有报道发现采用超声引导进行连续的髂腹股沟神经阻滞可治疗慢性的腹股沟神经痛[58]。

超声引导技术：将患者仰卧，把高频超声探头放置在 ASIS 的前部中间处，假设 ASIS 和肚脐之间有条线，神经通常在腹内斜肌和腹横肌之间可显像。平面技术提供了从腹股沟进入髂腹股沟和髂腹下神经的最佳入路；注射液体使之分离可能是有益的，可以更好地判定狭窄的筋膜平面。利用彩色多普勒可确定筋膜平面里的小血管，包括位置很深的弯曲的髂内动脉，甚至埋藏在壁层腹膜横肌和肠道里的血管均可确认其位置。（图 76-6）。

并发症

这一阻滞方法的并发症很少，包括瘀斑、血肿、内脏穿孔、全身中毒和感染。外侧皮神经和股神经被

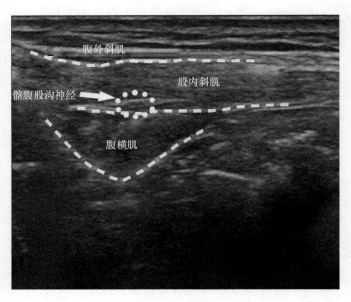

图 76-6　髂腹股沟神经超声检查

阻滞也可能发生。

腹横肌平面阻滞

解剖

腹横肌平面（transversus abdominis plane，TAP）阻滞最早由 McDonnell 在 2007 年提出，利用解剖标志穿刺通过 Petit[59] 三角接近阻滞平面。Petit 三角是由背阔肌为后界，腹外斜肌为前界和 ASIS 为底部构成的三角形。前腹壁的神经支配是由 T7～T12 神经前支和 L1 神经提供，其末端分支斜行行走于腹内斜肌和横肌横肌之间，即腹横肌平面。

操作技术

利用解剖标志 TAP 穿透 Petit 三角。"双落空感"技术是用来证实穿刺针通过外部斜筋膜，接着穿过腹内斜肌和腹横肌之间的筋膜平面。

超声引导技术：这三个肌肉层，外部的腹外斜肌，内部的腹内斜肌和腹横肌，如果把超声探头放置在 ASIS 的上面，当穿刺针进入腹内斜肌和腹横肌之间的平面时，可以很容易观察到[60]。可以使用内侧面或外侧面的技术。使用水分离技术可能有助于精确定位穿刺针；每一侧注射 15～20 ml 局部麻醉剂是最常用的方法（图 76-7）。

超声引导 TAP 阻滞已被用于下腹部手术的术前镇痛，包括腹股沟疝修补术、剖宫产术[61]和耻骨后前列腺切除术[62]。有报道也可用于腹腔镜胆囊切除术，[63]这一阻滞技术还被用来为其他腹部手术提供术后镇痛，例如腹腔镜阑尾切除术和切口疝修补术[64]。

尸体研究证实 TAP 阻滞范围达 T9～L1 节纹[65]，经肋下路径扩散至 T9～T11 节纹[66]。放射学研究也已证实 TAP 的阻滞作用可到达椎旁和肋间隙[67]。TAP 阻滞应避免任何血流动力学的影响，且无内脏镇痛作用。

已被证明 TAP 应用于腹部和骨盆手术可产生良好的疼痛控制，减少阿片类药物的用量，并增加患者的满意度。

要点

- 开胸手术时，与硬膜外麻醉相比较，置入导管行椎旁间隙阻滞提供了等效的镇痛效应，而且该镇痛方法的并发症发生率较低：如肺部疾病、低血压、尿

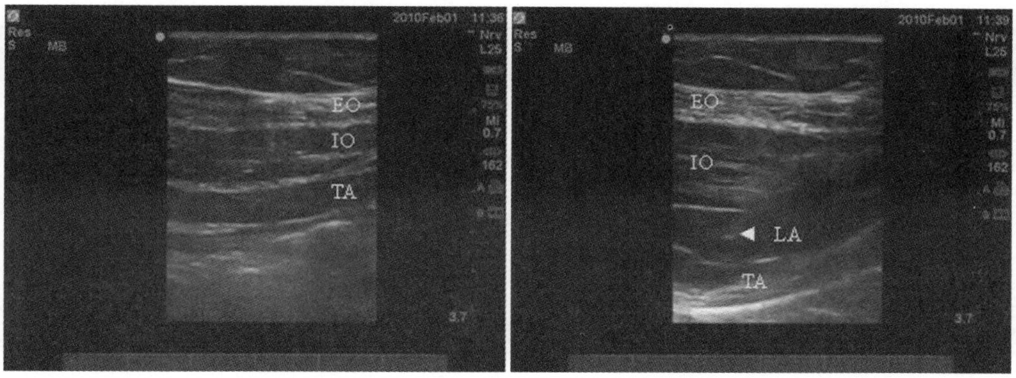

图 76-7　腹横肌超声波检查。EO，腹外斜肌；IO，腹内斜肌；TA，腹横肌。箭头所指部位，LA 为局麻药位置

潴留、恶心、呕吐和阻滞失败等。

- 胸椎椎旁间隙单次注射 15 ml 麻醉药物可以预期提供超过 3～4.6 皮节的镇痛效果，注射液注入后优先向尾侧扩散。
- 超声成像时通常会低估从横突到椎旁间隙的距离，通常减少 0.3～0.7 mm，这是由于超声扫描时皮肤被探头压缩造成。
- 进行椎旁间隙阻滞和肋间神经阻滞时药物注射到硬膜鞘引起全椎管内麻醉是一种罕见但危险的并发症。
- 已经证实肩胛上神经阻滞可缓解患者肩部关节炎或肩周炎的疼痛并改善其功能。
- 髂腹股沟神经阻滞能有效缓解腹股沟后疝气修补术后的神经痛。
- 超声引导下的 TAP 阻滞是一项具有吸引力的替代治疗，可改善各种腹部和盆腔手术后的镇痛效果。

参考文献

参考文献请参见本书所附光盘。

77 腰丛及其分支阻滞

Anahi Perlas ☉ Danielle Factor ☉ Kenneth D. Candido

闫栋 熊东林 译　熊东林 王家双 Gang Li 校

腰丛神经阻滞

解剖研究

　　和臂丛神经不同（臂丛绝大部分均位于表浅组织中），腰丛神经根位置较深，它穿经腰大肌，行程从椎

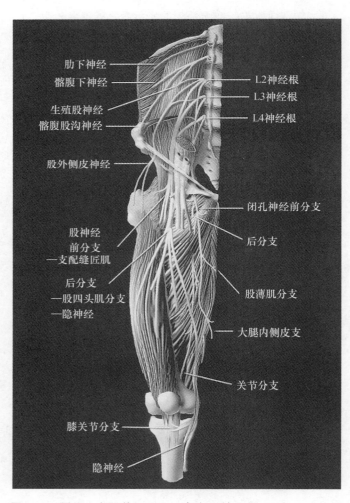

图 77-1　腰丛。右腿前面观。三条主要神经根（L2，L3，L4）发出后经腰大肌（图中被切断）向腹股沟韧带方向走行。图中显示神经丛的主要分支闭孔神经、股神经和股外侧皮神经，以及股神经的终末分支隐神经

旁间隙到下肢（图 77-1）[1-2]。腰大肌筋膜（前方）和腰方肌筋膜（后方）覆盖腰丛 L1、L2、L3、L4 神经根前支起始端。然而，这种位置关系不是恒定的，某种程度上是不可靠的。在一项影像学评估研究中，发现神经的行经在 74%（59/80）的患者中在腰大肌中，在 22%（18/80）的患者中在腰大肌和腰方肌的间隙中[3]。有时，腰丛有 T12 和 L5 的参与。腰丛的近端部分组成髂腹下神经和髂腹股沟神经，它与胸神经一起支配躯干下段。髂腹下神经支配臀部皮肤和腹壁的肌肉。髂腹股沟神经支配会阴及邻近的大腿内侧皮肤。生殖股神经（L1 和 L2）支配生殖器区和相邻的大腿。腰丛的 3 个主要组成分支（股神经，股外侧皮神经，闭孔神经）很快分开沿着完全不同的路径向下经过骨盆行向腿部它们的最终目的地[2]。在这三条神经中，只有腰丛神经的最大分支（股神经）在向腿部下降过程中保持靠近腰大肌。股外侧皮神经大约在腰大肌外侧缘中点离开腰大肌进入大腿外侧非常表浅的位置。闭孔神经离开腰大肌内侧缘后进入大腿内侧较深的位置，在内收肌中。

　　股神经来源于 L2、L3、L4 背支，其起源大约在腰大肌中下三分之一交界的外侧缘。股神经继续下行过程中，保持在腰大肌和髂肌之间，在腹股沟韧带的近端，股神经被以下筋膜包围：外侧为髂肌筋膜，内侧为腰大肌筋膜，前方为腹横筋膜。在腹股沟韧带远端，融合的髂腰肌筋膜继续延续为后外侧壁。

　　至少在理论上，可以通过腰丛腹股沟韧带远端前路阻滞（腹股沟段血管旁技术），这种技术试图通过改良的腹股沟神经阻滞技术（三合一阻滞）阻滞腰丛 3 条主要神经。然而在实践中，单在腹股沟区实施局部注射，3 条神经同时被阻滞并不容易。据报道，股外侧皮神经 96% 的情况下会被阻滞，而闭孔神经为 0～47%，即使使用大容量的局麻药[4-6]。当用这种方法 3 条神经同时被成功阻滞时，可能是因为局麻药实际上沿着肌筋膜板层扩散，而不是沿着腰丛神经逆行到腰丛。6 例尸体的研究表明，在腹股沟区没有发现鞘膜同时包含所有 3 条神经[7]，而且临床研究表明，在接受肌

肉活检的患者中，没有证据发现闭孔神经阻滞[8]。然而，最近对 7 名志愿者的磁共振成像（magnetic resonance imaging，MRI）的研究也表明，使用这种技术除了股神经和股外侧皮神经外，闭孔神经前支也被阻滞了，尽管 30 ml 的局麻药并没有扩散到腰大肌水平的腰丛本身[9]。腰丛也可以通过后路或腰大肌间沟阻滞。

适应证

腰丛神经阻滞用于大腿或膝盖手术，包括膝关节上截肢，作为慢性疼痛疾病诊断和治疗的工具，或提供近端腿疼痛镇痛，包括带状疱疹[11]。其也可以提供各种的大腿或膝盖手术的镇痛，包括股骨干手术、全膝关节和髋关节置换，和髋臼骨折内固定术[12-17]。其已被证明在全髋关节或膝关节置换术中，作为复合镇痛疗法的一部分可减少阿片类药物的用量[18-23]。相比复合全麻，采用这种阻滞可减少全髋关节置换术中失血[24]。由于相关的交感神经阻滞为单侧且是节后阻滞，其相对于椎管内阻滞，血压波动的程度是有限的。

表面标志技术

后路或腰大肌间沟阻滞中，患者取侧卧位，手术部位朝上。大腿屈曲到髋关节位置，并弯曲膝关节（即 Sim 位）。一条线绘在髂嵴之间（嵴间线），另一条通过腰椎棘突绘制。识别并标记出髂后上棘（PSIS）。通过髂后上棘画一条平行于腰椎棘突连线的线，穿刺点在这条棘突旁线和嵴间线相交的位置。chayen 等人使用另一种技术，即移动穿刺点到距嵴间线远端 3 cm，在 L5 横突的位置（图 77-2）[25]。一些研究者已经发现，这种技术几乎 100% 可靠地阻滞了股神经，股外侧皮神经和闭孔神经[26-27]。在这两种方法，均使用一个 4 英寸，22 号绝缘阻滞针垂直穿刺直到目标横突。然后针头稍向头侧方调整针尖，慢慢超过横突（不超过 2 cm）直到在 0.5 mA 电流下引起股四头肌收缩[28]。局麻药用量通常为 30 ml 常用药物在表 77-1 中列出[3,29]。连续

导管技术，可以在臀部、大腿、或膝盖手术后提供良好的镇痛，然而，其伴有高达 2% 的硬膜外放置导管的风险[30]。后路腰丛神经阻滞的其他并发症包括局麻药中毒及腹膜后血肿[31-32]。

腹股沟血管旁腰丛阻滞技术（三合一阻滞）最先由 Winnie 描述，后来他的标记被应用到神经刺激器方法中[33]。患者取仰卧位，在腹股沟韧带远端 1～2 cm 触及股动脉外侧缘。用 22 号，2 英寸的绝缘区域阻滞针距股动脉外侧 1 cm 皮肤处穿刺，进针方向往头侧倾斜 30°。刺激电流达到 0.5 mA 时，探测到股四头肌反应。与神经电刺激相比，超声引导技术有助于减少阻滞操作时间，进一步提供完整的感觉阻滞，并与神经刺激器技术相比，在三合一阻滞中减少局麻药用量[34-35]。注射需要量的局麻药，维持针尖远端的手指压力尽量使局麻药向头侧扩散[36-38]。增加局麻药容量 20～40 ml（1% 盐酸甲哌卡因）适度地增加三条神经阻滞的机会[39]。全膝关节置换术后，使用单一的注射技术，0.25%～0.5% 的罗哌卡因和的 0.25% 丁哌卡因相比，有相似的镇痛效能[40-41]。其他应用包括髌骨骨折和膝关节镜手术[42-43]。

三合一阻滞和股神经阻滞的主要不同在于使用了更大容量的局麻药，提供了更大程度的肌肉松弛和术后镇痛更长的持续时间[44]。单次穿刺的腰丛阻滞和分别

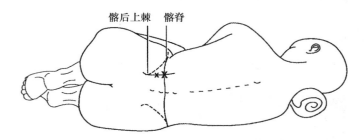

图 77-2　Chayen 及其同事[25]的腰大肌肌间沟阻滞方法及 Winnie 及其同事[37]的腰丛阻滞方法

表 77-1　腰丛神经阻滞常用的局麻药

局麻药	起效时间（min）	维持时间（hr）	POA * 时间（hr）
1.5% 甲哌卡因	10～15	2.5～3	5～6
1.5% 甲哌卡因 + 0.2% 丁卡因	10～15	3～4	8～12
0.5% 左旋布比卡因	20～30	4～5	12～16
0.625% 左旋布比卡因	10～15	5～7	16～24

POA，术后镇痛
所有局麻药包括肾上腺素 1：200 000（5 mcg/ml）

阻滞股神经、股外侧皮神经和闭孔神经的好处在于其避免了多针的穿刺。

超声引导技术

超声有助于麻醉医师准确识别相关的内部解剖标志，指导安全有效的腰丛神经阻滞。患者取坐位或侧卧位，拟阻滞侧朝上。低频（4～5 MHz）探头能保证足够的成像深度。开始的纵向正中扫描有利于椎间隙的精确识别。探头最初放置在骶骨的上端（看到一个连续的回声线），然后离开中线，在一个朝向中线的斜位影像平面上，慢慢地向头侧方向移动。第一次回声线的中断呈现的是 L5/S1 椎间连结。以相同的方式依次探测出 L5、L4、L3 和 L2 椎板。在深吸气时，探测到的肾下极是 L3/L4 尾端。因此，外侧向上持续扫描到肾（低回声的椭圆形结构）可以谨慎地避免意外穿刺（图 77-3）[28]。

然后将探头置于准备阻滞节段的棘突间水平（图 77-4 和 77-5），从纵向到横向旋转 90°（图 77-6）。需要确定重要的骨性标志，包括椎体、棘突、关节突、横突。确定重要的软组织结构，包括竖脊肌、腰方肌和腰大肌（图 77-7）。在深（前）到腰大肌的位置，可以看出腹腔内结构。在成年人中很少探测到组成腰丛神经的神经根影像，但已知其在腰大肌后 1/3 通过。这个区域是局麻药注射的目标区域。应该准确测量从皮肤到横突以及从皮肤到腹膜的距离以估计所需的针穿刺深度，以及每个患者的穿刺安全范围[45]。在超声线引导下，阻滞针可以平面内或平面外穿刺。最好避免穿刺针向内侧成角以防止意外注射到蛛网膜下隙。

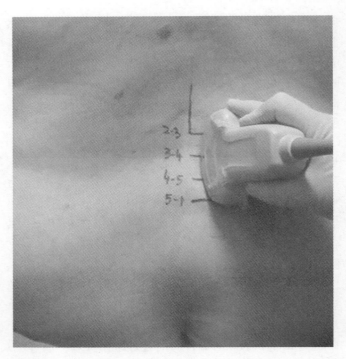

图 77-4 腰椎。探头纵向置于椎旁，从而确定腰椎棘突间隙

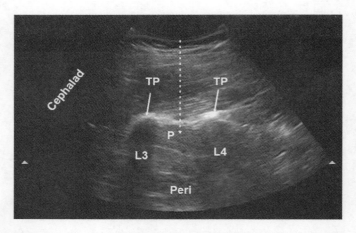

图 77-5 在 L3/4 水平纵向扫描。在这幅图像中探头已向外移动到横突尖。腹膜在腰大肌前（深）面。P，腰大肌；TP，横突；虚线箭头，针轨迹；Peri，腹膜

由于所需穿刺角度比较陡峭，可能不能显示整个穿刺针影像。注射 0.5～1 ml 5% 葡萄糖注射液有助于针尖定位（所谓的水声定位技术）。穿刺针应该向前直到针尖位于腰大肌后 1/3。可以使用外周神经刺激器通过股四头肌的收缩确定针尖位置。在注射前，彩色多普勒有助于识别附近的血管。回吸后，间断注射所需量的局麻药，可以观察到腰大肌中液体和组织的扩张。在俯卧位，这种技术可以有所修正[28,46]。腹部下垫枕以抵消腰椎前凸和拓宽棘突间隙。然而，在这种体位下观察神经刺激后股四头肌的收缩将很难。

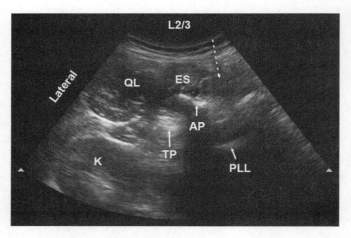

图 77-3 L2/3 区域横向扫描腰大肌在横突前（深面）。横突的骨面投影阻碍了腰大肌的显影。与肾非常接近。QL，腰方肌；ES，竖脊肌；AP，关节突；TP，横突；PLL，后纵韧带；K，肾；虚线箭头，中线

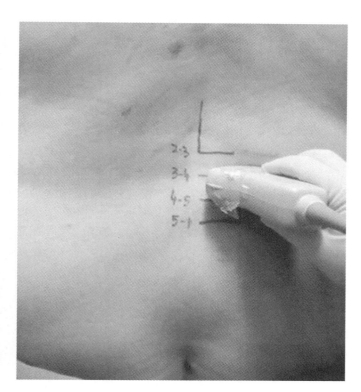

图 77-6　腰丛神经阻滞。在椎旁横向扫描。棘突间隙已被确定和标记

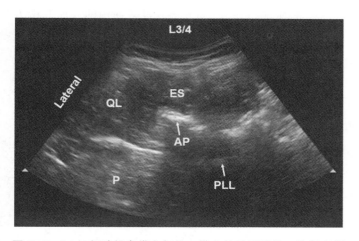

图 77-7　L3/4 间隙椎旁横向扫描。横突是看不见的，为超声探头位于椎间隙。在头-尾端方向移动会使横图显示。P，腰大肌；QL，腰方肌；ES，竖脊肌；AP，关节突；PLL，后纵韧带

另外，腰丛神经可以利用"三叉戟"声窗（在纵向平面内横突的阴影）被成功阻断[47]。用这种方法，在一个小范围内腰丛出现强回声，在超声下腰丛神经和肌肉纤维影像不同，其斜行穿过腰大肌。和其他神经相似，注射局麻药后，腰丛神经根的超声影像会更清晰。

在儿童中，腰丛可以显示更连贯，可能其位置更浅，可以使用具有更高的分辨率的高频超声探头，也比成人存在较大的软组织窗[48]。

持续阻滞技术

如果需要，可以使用持续导管技术以延长围术期以外的术后镇痛[49-53]。在早期的三合一阻滞研究中，长至 15～20 cm 的导管伸入股鞘内。然而，研究表明，股鞘内放置导管较短更易达到完全三合一阻滞[54-55]。一些研究表明，和硬膜外阻滞比较，膝关节术后持续的三合一阻滞使疼痛评分更低，阿片类用量减少，以及带来更少的副作用[56-61]。连续阻滞技术的并发症和单次注射的并发症相似，包括股神经病变，筋膜下血肿导致的股神经受压[62-63]。局麻药全身毒性反应可能由于血管内注射或超出推荐最大剂量[64]。将导管误穿刺置入到动脉血管内尽管少见但也有发生，包括由于导管向头侧前进过多导致的硬膜外阻滞也有发生[64]。

股神经阻滞

解剖研究

股神经（L2～L4）从腰丛分出后在腰大肌和髂肌间的筋膜袖里走行，向下经腹股沟韧带深面进入腿部。在腹股沟韧带水平，股神经在髂腰肌前方，在股动脉外侧（图 77-8 和 77-9）。在腹股沟韧带上方，股神经分

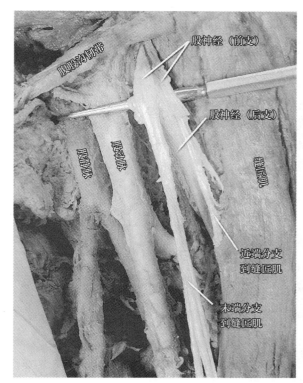

图 77-8　左侧股神经尸体解剖，相关的血管结构腹股沟韧带。股神经后支实际上在前支后稍内侧

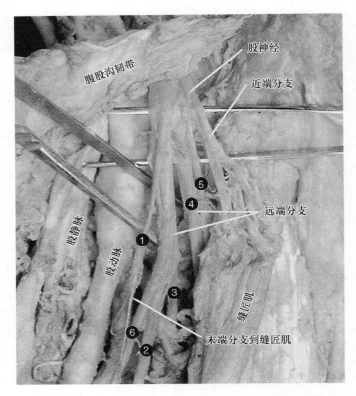

图 77-9 左侧股神经尸体解剖，展示一个股神经的前支和后支是并排的。1. 远端分支支配缝匠肌；2. 隐神经；3. 支配股外侧肌的神经；4、5. 分别为中间和股内侧皮神经；6. 支配股内侧肌的神经

为前后两支；前者支配大腿前面的皮肤及缝匠肌，后支支配股四头肌、膝关节及其内侧副韧带，其中还发出隐神经。因此成功地阻滞股神经后支在大腿前和膝部手术操作中是必要的。两个分支或者前后分布（图 77-8）（像其命名一样），或者在腹股沟韧带水平左右分布。两个分支都在髂筋膜深度。刺激前支引起大腿内侧肌肉收缩（缝匠肌）。前支主要支配感觉，后支主要支配运动。股神经阻滞技术和腹股沟血管旁腰丛阻滞技术相似（图 77-10）[65]。

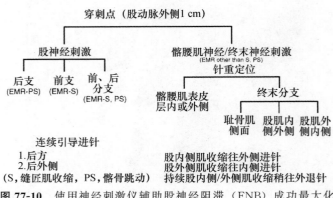

图 77-10 使用神经刺激仪辅助股神经阻滞（FNB）成功最大化算法

适应证

股神经阻滞可以为以下手术提供镇痛：全膝关节置换术后股骨骨折[66-68]、前交叉韧带重建[69-71]或大腿前部植皮供区手术。它也可用于股四头肌腱修复后镇痛，以及使偏瘫患者的股四头肌减少痉挛[72]。它已在全髋关节或膝关节置换术中被用于患者自控镇痛（patient-controlled analgesia，PCA）[73-74]。在大隐静脉剥脱术中，和脊髓阻滞相比，股神经和生殖股神经阻滞提供了优越的镇痛和更快的恢复时间[75]。1200 例的回顾研究表明股神经阻滞对减少复杂膝关节手术后疼痛似乎是一个有价值的方式[76]。

表面标志技术

患者仰卧，手术侧腿伸直。在腹股沟韧带水平动脉搏动外侧 1 cm 标记出进针点[77-78]。用 22 号，2 英寸的绝缘区域阻滞针向头侧方向 60°角从注射部位的皮肤表面进针。用周围神经刺激仪在 0.5 mA 电流刺激下激发出"髌骨抽搐"（股四头肌收缩）。如果在大腿内侧观察到了缝匠肌收缩，刺激针应该再前进 5～10 mm 以刺激到神经后支（图 77-8）。一旦观察到髌骨抽动，即可逐渐注射 20～25 ml 局麻药。经常使用的局麻药配方是丁哌卡因或罗哌卡因与肾上腺素 1：200 000[79-81]。另外，对于持续时间较短的阻滞，可以使用 1%～1.5% 利多卡因或甲哌卡因和肾上腺素配比（表 77-1）。成功阻滞的标志是股四头肌肌肉无力、大腿前麻醉和隐神经麻醉。

超声引导技术

据报道，超声引导下股神经阻滞有助于加快起效时间[35]及减少局麻药容量[82]。患者取仰卧位，腿轻度外展。将高频（10～15 MHz）线性阵列探头放置在腹股沟处（图 77-11），探测到股动脉和股静脉在髂腰肌表面。如果探测到有一个以上的动脉，是股动脉远端的分叉，探头应该向头侧移动直到动脉分叉消失。

然后探头向外侧移动定位股神经。神经是典型的强回声，其位于髂深筋膜深面（连续的回声线）但在髂腰肌表面（图 77-12）。它可能会显示椭圆形，更多的时候是扁平的。它具有外周神经典型的蜂窝状。神经可能不一定直接和动脉相邻。通常它距血管有一定距离。神经可以通过探头从近端向远端的方向扫描和邻近的淋巴结相区别。神经是一个连续的结构，而淋巴结是离散的[45]。阻滞针超声下引导到股神经外侧，即通常神经后支的位置。平面内（外侧到内侧）或平

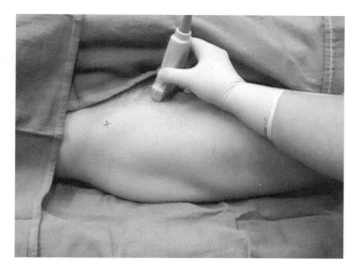

图 77-11 股神经阻滞。探头横向放置在腹股沟皱褶处。×，髂前上棘

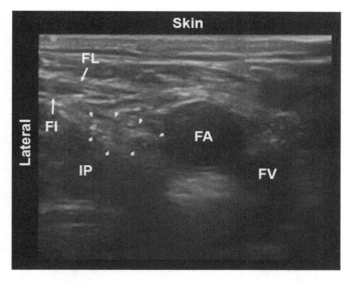

图 77-12 腹股沟区的超声图像。箭头，股神经；FA，股动脉；FV，股静脉；IP，髂腰肌；FL，阔筋膜；FI，髂筋膜

面外方法均可使用。针尖必须穿刺过髂筋膜。可注射5％的葡萄糖到这个区域以使神经影像更清晰。如果需要的话，可以通过外周神经刺激诱发髌骨抽动来确认神经。然而，超声联合神经刺激仪和单独超声下股神经阻滞相比，在术前镇痛疗效并没有区别[83]。回抽后，分次注射局麻药。注射后，观察到局麻药呈现低回声，在髂筋膜下面和神经前外侧。通过近端和远端扫描，可以观察到局麻药的扩散。上述技术可以进行修改以利于放置导管。5％葡萄糖可用于扩大鞘室以便于放置导管。平面内或平面外方法均可使用。为便于放置导管，建议针尖稍远离目标点，调整针尖方向

向头侧，针尾向尾侧[84]。通过针的末端的导管不超过3～4 cm。

股神经阻滞的并发症类似于腹股沟血管周围阻滞，包括血管穿刺致血肿形成、血管内注射和股神经麻痹。留置导管 48 h 后导管内细菌定植是极为常见的（57％），但导管相关感染是非常罕见的[85]。髂腹股沟手术史，包括血管移植、肿瘤或腹股沟淋巴结切除术，是股神经阻滞的相对禁忌证。

股外侧皮神经阻滞

解剖研究

股外侧皮神经（lateral femoral cutaneous nerve，LFCN）是一个纯粹的感觉神经，发自 L2～L3 神经根。从腰大肌外侧缘穿出后，股外侧皮神经位于深筋膜下，髂前上棘（anterior superior iliac spine，ASIS）下内侧。股外侧皮神经在腹股沟韧带的下方进入大腿，位于髂前上棘的内侧或外侧。股外侧皮神经和缝匠肌肌腱源头之间有一个相对一致的位置关系（图 77-13），而局麻药浸润到缝匠肌前，腹股沟韧带远端，通常会导致股外侧皮神经阻滞。股外侧皮神经约在髂前上棘下 7～10 cm 分为前后两支。前支供应大腿前外侧低至膝盖的皮肤，后支供应从股骨大转子下到大腿中部的大腿外侧的面皮肤。周围神经刺激可诱导大腿外侧异常感觉用于股外侧皮神经后支的鉴定。

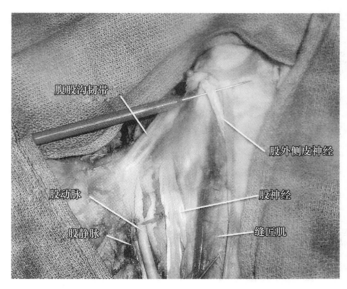

图 77-13 左大腿股外侧皮神经（LFCN）解剖尸体及其与腹股沟韧带下方缝匠肌的关系

适应证

股外侧皮神经阻滞能提供在大腿外侧植皮手术的镇痛，恶性高热时进行肌肉活检，或在需要绑大腿止血带下肢手术中作为股神经和坐骨神经阻滞的补充。股外侧皮神经阻滞是诊断感觉异常性股痛综合征的重要方法。股外侧皮神经阻滞后大腿外侧区疼痛无显著缓解可能表明一个更近的大腿外侧疼痛的来源，包括腰部神经根病或盆腔病变。感觉异常性股痛治疗可能包括应用局麻药联合糖皮质激素进行股外侧皮神经阻滞。在一组老年患者股骨颈手术后，股外侧皮神经阻滞减少术后阿片类药物的需求[86]。

表面标志技术

行感觉刺激时患者取仰卧位。标记出髂前上棘。然后标记出髂前上棘内下 2 cm[87-88]。使用神经刺激仪通过单一的周期收缩提供 2～3 mA 的电流。负极从内侧向外侧移动直至诱发出股外侧皮神经后支分布区大腿外侧的感觉异常。异常感觉区域应描述为大腿外侧大转子下方到膝盖的长椭圆的形状。这种感觉异常应该和神经刺激（即显示器的响声）相一致。一根绝缘的 22 号，2 英寸的区域阻滞针连接到神经刺激器，0.5～0.6 mA、1 Hz 刺激下诱发出相同的感觉异常。然后分次递增注射总体积 5～8 ml 的局麻药。已报道这种方法比传统方法成功率更高（100% vs. 40%）[87]。在盲穿技术中（所谓的经典方法），要标记出髂前上棘。在髂前上棘内下 2 cm 标记出第二个点。局部皮肤麻醉后，用一根 22 号 2 英寸短斜面针从第二个点向髂前上棘方向穿刺。针尖穿过阔筋膜后，会感到明显的突破感。在阔筋膜的上面和下面，尤其在阔筋膜和缝匠肌之间扇形注射 15～20 ml 局麻药（图 77-14）。在行股外侧皮神经阻滞时，局麻药溢出的比例高达 35%，这取决于所使用的技术[87]。

超声引导技术

患者取仰卧位，高频线阵探头横置于髂前上棘内下侧。向尾侧移动探头，探查到缝匠肌。该肌呈三角形，沿大腿倾斜向内下降。在缝匠肌浅层，可以识别出阔筋膜与髂筋膜。股外侧皮神经位于这两个筋膜之间，在缝匠肌前面外侧方向走行（图 77-15）。轻压探头以防止包绕神经的筋膜变形。

识别股外侧皮神经比较难，因为其较细且缺乏明显的标志性伴行血管。它可能会显示为一个离散的高回声的圆形、椭圆形或唇状的纤维状结构。从近端向

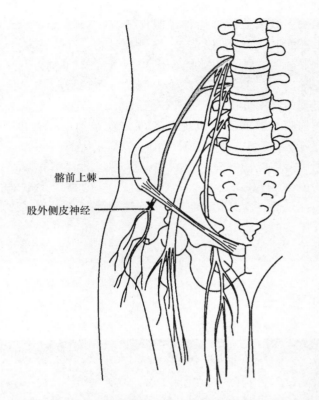

图 77-14 股外侧皮神经阻滞：在髂前上棘下内 2 cm 进针

髂前上棘

股外侧皮神经

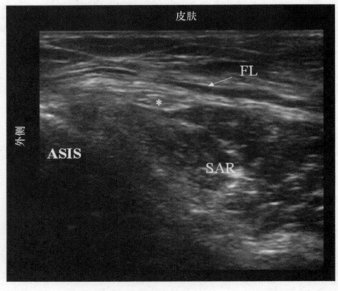

图 77-15 股外侧皮神经的超声图像。＊，股外侧皮神经；FL，阔筋膜；SAR，缝匠肌；ASIS，髂前上棘

远端移动探头可以帮助确认这种结构是神经。然而，股外侧皮神经将分成多个分支，探头越往下移动越难探查[89]。周围神经刺激联合超声可以确认识别到神经。在局麻药注射前寻找股外侧皮神经分布区感觉异常[90]。

阻滞针以小角度向神经方向在探头平面内穿刺。

像大多数其他的外周神经阻滞一样，进针和局麻药扩散在实时引导下进行。一项研究显示，超声引导下穿刺股外侧皮神经相比体表皮肤标志定位技术针尖放置更准确[91]。这可能反映了腹股沟区内的股外侧皮神经行程的高度可变性。另外，通过 5% 葡萄糖注射液分离阔筋膜与髂筋膜可以提高股外侧皮神经的可视度[45]。在 10 名健康志愿者的研究中，以髂前上棘为参照，使用手持的经皮神经刺激仪验证，神经最佳的位置是平均内侧 14.1 mm，下 50.8 mm，深 6.1 mm[91]。正如前面提到的，在使用标记技术阻滞股外侧皮神经时会意外阻滞股神经和闭孔神经。超声引导下可使局麻药注射更准确的，使用容量更少，降低阻滞其他两条神经的可能性。10 例患者的病例研究中，在超声引导下注射 1~2 ml 的局麻药后成功地仅阻断了股外侧皮神经[92]。

闭孔神经阻滞

解剖研究

闭孔神经来源于 L2~L4，但是 L2 的参与往往较少或者完全不参与[88]。闭孔神经约在骶髂关节水平始于腰大肌内侧缘上部，从髂血管后侧穿行，并在此离开髂筋膜（图 77-1）。其继续向下沿着闭孔沟伴髂血管和闭孔动静脉走行，穿经闭孔进入大腿。在闭孔或管水平，神经分成两终末支（前、后），供应大腿内侧。前支分出关节支到髋关节和内收肌（耻骨肌，内收长肌，内收短肌），分出一个小皮支支配大腿内下侧。后支支配深内收肌（内收短肌、大收肌和闭孔外肌），也经常支配膝关节。这个小皮支支配范围对于确定膝关节术后镇痛方案是很重要的。达 30% 的人可能有一个小的副闭孔神经来自 L3 和 L4 神经腹侧支。这个副支可以发出分支到耻骨肌和髋关节[93]。

适应证

闭孔神经阻滞可用于髋关节疼痛和髋关节内收肌痉挛的诊断和治疗。闭孔神经感觉支射频毁损术已成功用于治疗 14 例髋关节疼痛患者[94]。闭孔神经阻滞在膝盖手术对股神经、股外侧皮神经阻滞的有辅助价值，也可用于外科止血带放置导致的大腿疼痛。在一组 60 例患者的研究中，全膝关节置换术中，股骨和坐骨神经阻滞联合闭孔神经阻滞镇痛效果优于未联合闭孔神经阻滞[95]。闭孔神经阻滞也可作为膀胱肿瘤经尿道手术的辅助麻醉手段，因为蛛网膜下隙阻滞麻醉或全身麻醉在无肌松药辅助下不能预防内收肌收缩，这样可

能造成膀胱穿孔、出血或不完全切除[96-99]。

表面标志技术

患者取仰卧位，拟阻滞的大腿轻度外展。触到耻骨结节，在其下 1~2 cm 外侧 1~2 cm 处行局部皮肤麻醉。用一根 22 号，3.5 英寸的穿刺针进皮肤稍向中线方向穿刺直到触到耻骨支。一旦确定水平的耻骨支，通常在 1.5~4 cm 深度，退针向头侧方向再进针尝试进入闭孔。这应该在一个超过耻骨支 2~3 cm 的深度。当针尖接触到闭孔管的管壁时，穿刺针必须再次被退出，重新向稍外侧和下方穿刺直到进入闭孔管（图 77-16）。一旦确定针尖进入闭孔管，回抽确定没有刺破闭孔血管，继续前进 2~3 cm，逐渐注射 10~15 ml 局麻药。确定闭孔管的骨壁是必不可少的，这样可以确认针没有进入相邻结构比如内上的直肠和阴道内[88]。作为一种替代技术，外周神经刺激仪可以用来寻找该神经。在这种方法中，用 22 号绝缘区域阻滞针穿刺，直到在低于 0.5 mA 刺激下诱发出大腿内收。成功阻滞的开始标志是大腿内收的减弱[88,100-101]。上述方法的修正技术是用长收肌上端作为进针的标志[102]。使用神经刺激仪引导下针向外侧和头侧方向，这种方法和传统阻滞方法相比有较高的成功率（80% vs. 60%）。

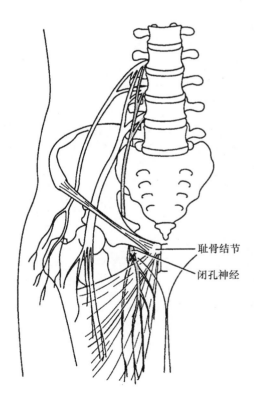

耻骨结节
闭孔神经

图 77-16 闭孔神经阻滞：进针点为耻骨结节下 1~2 cm 和外侧 1~2 cm。接触到耻骨的水平支后，针尖方向向外上调整

超声引导技术

患者仰卧，大腿轻度外展，高频线阵探头放置在腹股沟皱褶处确定股血管（图 77-17）[103]。血管的内侧是耻骨肌。更内侧可以观察到三块内收肌长收肌（最表浅的）、短收肌、大收肌（最深）。在这个位置神经最可能分为前、后两支（图 77-18）。这些分支较细

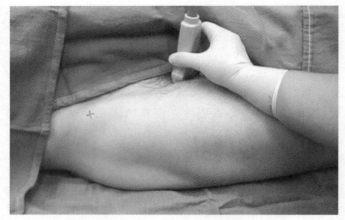

图 77-17 闭孔神经阻滞。探头横置于腹股沟皱纹内侧。X，髂前上棘

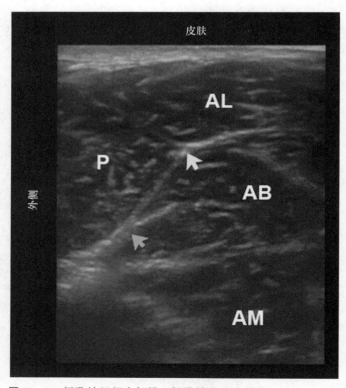

图 77-18 闭孔神经超声扫描。闭孔神经分为其前、后支。这些分支机构位于投射到内收短肌的筋膜内。白色箭头，闭孔神经前支；灰色箭头，闭孔神经后支；P，耻骨肌；AL，长收肌；AB，内收短肌；AM，大收肌

（直径 2～3 mm），在包裹短收肌的筋膜内。（前支在长收肌和短收肌之间；后支在短收肌和大收肌之间。）将探头向头侧倾斜 30°～60° 有助于看清神经或筋膜，神经通常显示为束状结构[104-105]，平的或唇状的离散的低回声区[103-105]。在一项 20 名志愿者的研究中发现，相比总闭孔神经（25%），分支更常被观察到（前支 85%，后支 87.5%）[103]。总支或神经后支在前支的深面。阻滞针向前穿刺针对两两分支神经。可以用平面外[45] 或平面内（外侧向后内侧）[106] 方法。外周神经刺激器有助于确认内收肌运动反应[45]。局麻药应该最终包绕每个分支。仅包绕一支可能导致不完全阻滞[107-108]。一定要看到液体在筋膜间扩散，而不是使肌肉肿胀。5% 葡萄糖分离筋膜可以提高神经可视度。研究表明，这种阻滞可以在超声引导下成功完成，确认局麻药注射到筋膜间隙中，而不一定需要借助神经刺激仪[104,106]。闭孔神经阻滞潜在的副作用和并发症包括血管内注射、神经失用或神经损伤、上述提到的意外的直肠或阴道部位注射。在一个膀胱肿瘤切除术病例中，还有闭孔动脉损伤的报道[109]。

隐神经阻滞

解剖研究

隐神经是股神经后支的唯一的皮支。它起自股三角，下降至股动脉外侧，然后进入亨特收肌管，在这里它跨越股动脉位于其前内侧[110]。隐神经支配膝关节、小腿、踝关节内侧的广泛的皮肤区域。这条神经在缝匠肌和股薄肌之间穿出收肌管。在这个水平上，这条小神经变浅（皮下），并很快分成两个分支：髌下支支配膝关节远端的一个小的皮肤区域，而缝匠肌支在大腿内侧面下行，支配这个区域经常到脚踝，有时到脚的内侧。

适应证

隐神经阻滞需要和坐骨神经阻滞联合使用以在脚踝手术中提供完整的麻醉或镇痛，作为足部手术踝关节阻滞的一个组成部分。慢性疼痛的应用包括隐神经痛或内收肌管处隐神经卡压[111]。

表面标志技术

有几种隐神经阻滞技术。隐神经可在高于膝盖、膝关节水平或低于膝盖、内踝上被阻滞。在高于膝盖的位置阻滞包括股动脉周围、缝匠肌下和经缝匠肌方

法[112-115]，而在膝盖水平阻滞包括髁旁隐神经阻滞（paracondylar saphenous field block，PSFB）[116-117] 和神经刺激技术[118]，在股骨内侧髁水平阻滞此神经。隐神经也可通过在膝关节下胫骨内侧髁远端通过皮下浸润阻滞方法阻滞［膝关节下区域阻滞（below-the-knee field block，BKFB）][119-120] 和静脉旁阻滞方法阻滞[121]。最后，隐神经可以在足内踝上方被阻滞[119-120]。

股动脉周围阻滞

进针点为腹股沟皱褶远端 5～6 cm，股动脉外侧 0.5 cm[122]。在 2～4 cm 的深度刺激支配股内侧肌的神经引起大腿内侧收缩。股内侧肌在隐神经旁，其收缩继发于支配股内侧肌的神经刺激。支配股内侧肌的神经被作为定位隐神经的标志，因为隐神经是纯感觉神经[112]。另外一些研究者选择在腹股沟褶皱处进针[114]。但进针位置过高容易阻滞其他股神经肌支，造成大腿肌肉无力。

经缝匠肌方法

患者仰卧位把伸直的腿抬高便于确定缝匠肌。进针点在髌骨上内侧上 3～4 cm，后 6～8 cm[122]。绝缘针向尾侧 45°角稍向后进针。用神经刺激仪在 3～5 cm 深度可诱发感觉异常。

在经缝匠肌方法的原始描述中，一根 17 号穿刺针在髌骨近端一指宽的位置以向尾侧 45°角的方向进针，在 1.5～3 cm 的位置穿过缝匠肌肌腹直到阻力消失[115]。这意味着针尖在内收肌裂孔，局麻药在此注入。我们注意到，使用神经刺激仪引起的小腿内侧及足部感觉异常以及随之而来的阻滞是一个非常可靠的指标[122]。

膝关节下区域阻滞

在胫骨结节处缝匠肌肌腱附着处下方皮下线性注射局麻药[119-120]。局麻药向前后渗透上至腓肠肌前内侧。

在该区域的另一种方法是静脉旁阻滞的方法[121]，其中大隐静脉在胫骨结节处腓肠肌内侧头位置被确认。局麻药向大隐静脉内外侧皮下浸润。在这种技术中患者的腿向下悬挂，并使用止血带使大隐静脉更突出。已报道该技术有 100% 的成功率。

内踝处阻滞

局麻药注射在足内踝以上[119,123]。注射液向内踝上前方和后方扩散。其他作者推荐在内踝上方大隐静脉周围皮下浸润[124]。

以上每种方法均注射 10 ml 局麻药。不同方法报道的成功率不同，股动脉周围阻滞为 80%，经缝匠肌方法为 90%，髁旁方法为 40%，膝盖下区域阻滞为 65%。

最常用的体表标志技术的方法是股动脉周围阻滞、膝盖下区域阻滞和内踝上神经阻滞。内收肌管远端超声引导下隐神经阻滞技术（见下文），特别是用膝降动脉隐支（saphenous branch of the descending genicular artery，SBDGA）作为标志，已经获得了普及。

超声引导技术

隐神经阻滞的难点在于的尺寸较小（直径 2～3 mm），而且只有感觉功能。出于这个原因，建议在内收肌远端隐神经穿行到皮下前进行阻滞，该位置在超声引导下能探测到恒定的解剖标志，以识别隐神经。在内收肌管水平隐神经紧靠股动脉，紧临缝匠肌深面。患者取仰卧位，大腿轻度外展。高频率的线性阵列换能器探头与大腿长轴垂直放置在大腿远端内侧面（图 77-19）。识别出缝匠肌、股内侧肌和股动脉。在这个区域，隐神经位于动脉前内侧，缝匠肌深面和股内侧肌内侧（图 77-20）。其显示为小的蜂窝状高回声结构。通过跟踪其走行过程到内收肌裂孔，该结构被证实为神经。使用股动脉作为标志，成功的阻滞在内收肌管内发生（约到膝盖的折痕近端 10～13 cm）[125-126]。在对 20 例患者的研究中，使用平面内方法阻滞的成功率为 100%[125]。如果神经不能显示，将局麻药注射到股动脉周围缝匠肌深面就行了。在内收肌管位置隐神经阻滞的一个潜在的缺点是一些支配股内侧肌的最远端的运动神经分支也同时被阻滞了，它们在这个区域也伴随股动脉走行)[127]。然而，这并不会导致完全的股四头肌无力，只有股内侧肌部分无力。建议的替代方法

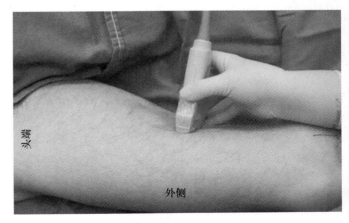

图 77-19　隐神经阻滞：探头横置于远端大腿内侧，腿向外旋转

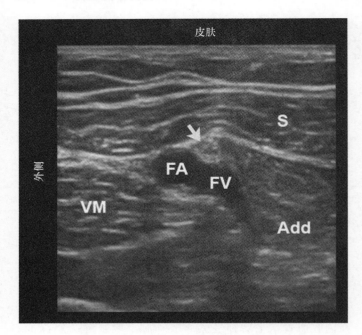

图 77-20　隐神经超声扫描。箭头，隐神经；VM，股内侧肌；S，缝匠肌；Add，内收肌；FA，股动脉；FV，股静脉

是在神经离开内收肌管更远时阻断它，用膝降动脉的隐支（SBDGA）作为标志在缝匠肌和股薄肌肌筋膜之间穿刺[128-129]。尸体研究表明，隐神经分叉处非常接近SBDGA[128]，彩色多普勒有助于识别该动脉。如果神经无法看到，可以将局麻药注射到缝匠肌下面接近该动脉的位置。然而，临床经验仍然是有限的。有关于隐神经髌下支阻滞的文献已有报道[130]。膝关节下面的隐神经是很难看到的。其和大隐静脉在近端腿的解剖关系提供了一个替代标志（神经毗邻静脉）。使用止血带可以使静脉扩张更明显。操作中需要轻压探头。然后周围注射局麻药[45]。同样的方法也可以应用在踝关节水平。

髂筋膜阻滞

解剖研究

　　股神经、闭孔神经和股外侧皮神经的相当一部分在接近髂筋膜的内侧面走行。髂筋膜附着在脊柱和骶骨的上部。它覆盖了腰大肌和髂肌，连接在髂嵴和骨盆上缘的内侧。在腹股沟处髂筋膜和腹股沟韧带后缘连续。其向外侧连接到髂前上棘。向内侧与耻骨筋膜融合。髂筋膜反折形成一个三角形的潜在空间即"髂筋膜室"。在股三角的水平髂筋膜变窄。其被阔筋膜覆盖形成一个脂肪填充空间即肌腔隙的顶部，肌腔隙毗邻股血管。据推测，在肌腔隙中注射足够容量的局麻

药有利于向头侧髂肌方向迁移，促进局麻药在整个髂筋膜扩散，导致其内的所有三条神经被阻滞（股神经、闭孔神经、股外侧皮神经）[131]。

适应证

　　髂筋膜阻滞的指征和腹股沟血管旁腰丛阻滞相似。该技术已成功地应用于股骨骨折的急救处理[132]。它可以提供人工全膝关节置换术和各种其他的下肢近端手术后镇痛[133-137]。

表面标志技术

　　患者取仰卧位，一条线从髂前上棘至耻骨结节。进针点在腹股沟中外 1/3 交汇处远侧 1 cm。用一根 22 号的短斜面区域阻滞针在标记位点向头侧方向 75°角从皮肤进针。另外，可以用 20 号克氏针代替。当针尖穿过阔筋膜时会有"阻力消失"感（组织"pop"）[135-136]。针继续前进，直到第二次阻力消失感。第二个阻力消失感是针穿过髂筋膜产生的。这时将针和皮肤的角度由 75°减小到 30°，继续向头侧前进 1 cm。回抽后，分次递增注射 25～30 ml 局麻药。

超声引导技术

　　超声扫描可以显示腹股沟区的多个筋膜[138]。据推测，这一区域盲目浸润麻醉可以导致局麻药浸润到错误的筋膜间隙进而导致阻滞失败。传统标志技术结合超声技术可确保局麻药注射到正确的筋膜平面中。高频线性阵列换能器探头横向放置在腹股沟韧带区。观察到两个筋膜（阔筋膜和更深的髂筋膜）。他们的出现为两个不同的连续的高回声线（图 77-21）。探头轻微向头端或尾端方向倾斜可以提高这两个筋膜的可视度。

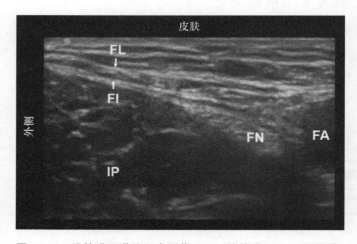

图 77-21　髂筋膜阻滞的超声图像。FI，髂筋膜；FL，阔筋膜；FN，股神经；FA，股动脉；IP，髂腰肌

阻滞针平面内穿刺。针尖应位于髂筋膜下方或更深的位置。抽吸后，分次注射理想的局麻药。应该观察到局麻药在髂筋膜下内侧和外侧方向均有扩散。80 例患者的研究发现超声引导技术与传统技术相比，超声引导组中，患者大腿内侧、前侧和外侧的感觉缺失是增加的。该组还发现股神经和闭孔神经运动阻滞也增加[138]。

参考文献

参考文献请参见本书所附光盘。

78 坐骨神经阻滞和踝部阻滞

Luminita Tureanu ❂ Sugantha Ganapathy ❂ Antoun Nader

张劲军 译 王家双 Gang Li 校

引言

坐骨神经支配大腿后侧及除隐神经支配的膝盖前正中部位的膝以下所有小腿的感觉，也支配腘绳肌以及膝以下的所有小腿肌肉。坐骨神经、腰丛神经、股神经和（或）隐神经的联合阻滞可以提供整个下肢及髋关节的手术麻醉与镇痛。下肢的神经阻滞可以提供性价比很高的麻醉及术后镇痛，有利于术后的康复[1-2]。相对于全麻和椎管内麻醉，下肢外周神经阻滞有以下优点：①没有自主神经阻滞，因此无血流动力学波动和尿潴留；②单侧阻滞；③对抗凝患者没有硬膜外血肿的风险；④通过留管接泵的连续神经阻滞或使用长效局麻药可以提供更长时间的术后镇痛；⑤减少镇痛不全、呕吐、镇静、呼吸抑制等术后不良反应导致的护理需求；⑥患者更早下地行走和出院。单次或连续的坐骨神经或腘神经阻滞因为对踝关节或足的重建手术患者有更高的满意度而被公认为安全有效的镇痛方法[2-5]。

尽管有众多的优点，下肢神经阻滞在临床中使用却并不如意。首要原因是，在众多的麻醉医师中已形成这样的观念，就是：坐骨神经阻滞对技术要求高，而且成功率不确切[6-8]。这种观念的形成源自对新技术的不熟悉，因为多数住院医师的培训基地/医院缺乏足够的外周神经阻滞教学，下肢神经阻滞更为突出[9-11]。除非在别的计划好的地方实施，否则，坐骨神经阻滞的较长起效期也是这种技术在手术间不受欢迎的原因。因为近十年来的技术的进步，这种观念已经获得了突破，尤其是近5年来超声引导下技术的使用。这些技术改进使得坐骨神经从骨盆到腘窝的行程的不同位置都能被阻滞成功[6-8,12-20]。目前，大量的临床研究集中在两个方面：一是缩短潜伏期，二是如何增强坐骨神经的两个分支，胫神经和腓总神经的完全阻滞的成功率[18,21-22]。

2009年Cochrane等人综述已经阐述了超声引导下下肢神经阻滞技术的优点[23]。该技术提高成功率，减少操作时间和起效时间，减少误穿血管、血肿、疼痛等并发症，从而提高患者的满意度[23-25]。最近的13个随机对照研究的荟萃分析也肯定了这项技术具有成功率高、起效快、维持时间长的优点[26]。

Perlas[27]和Sinha[28]等人已经综述了穿刺针头和神经反应的关系来表明神经刺激法的不可靠性，发现即使针头与神经直接接触也常常引不出运动反应[27-28]。目前，世界的顶尖机构都选择超声引导下技术作为神经阻滞的标准方法。本章节主要讲述坐骨神经行程不同位置的传统神经刺激法和相应的超声引导下穿刺法来完成坐骨神经阻滞（图78-1）。

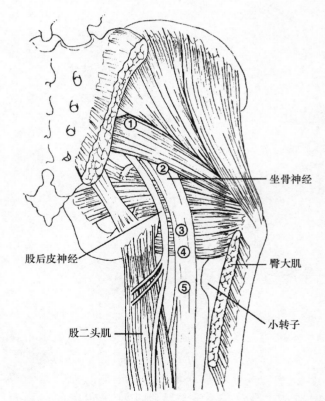

图78-1 各种后入路坐骨神经阻滞术的进针点。①Mansour骶骨旁入路—这点是坐骨神经离开坐骨大孔的位置；②Labat入路—位于梨状肌的下缘边界；③Raj入路—位于大转子和坐骨结节的中点；④Subgluteal入路（di Benedetto et al.）—大收肌上方，大转子和坐骨结节的中点下4 cm；⑤臀肌下二头肌旁入路（Sukhani et al.）——位于小转子和股二头肌外侧缘之间，在这里神经覆盖在大收肌上

坐骨神经阻滞的局部解剖

坐骨神经是人体最粗大的神经，由 L4、L5 和 S1、S2、S3 神经根腹支形成，直径为 0.8～1.5 cm。这些发自骨盆的神经根，从坐骨大孔穿出形成坐骨神经，由髂内动脉最粗短的分支-臀上动脉伴行，下行于梨状肌前表面。坐骨神经分成内侧的胫神经和位于外侧的腓总神经，自起始部这两根神经的纤维独自成形，但由结缔组织形成的鞘包裹表现为一条神经束。坐骨神经近端位于坐骨背侧表面。在这个位置，坐骨神经与股后皮神经及臀下动脉伴行。在梨状肌远侧，坐骨神经穿过上孖肌后方、闭孔内肌肌腱、下孖肌、股方肌和大收肌后面。在臀部，坐骨神经位于臀大肌深面。在臀下的位置，坐骨神经毗邻小转子，位于大收肌上方，在中外侧的方向斜交叉于股二头肌长头。坐骨神经在股二头肌下面继续下行。在腘窝头侧部或大腿远侧三分之一处，坐骨神经分成两条分支，胫神经和腓总神经。在腘部，坐骨神经接触更多的结缔组织，导致鞘膜比例的增加，这可以解释为什么相对于近端坐骨神经阻滞，在腘部行坐骨神经阻滞需要更长时间起效[29]。

适应证

坐骨神经阻滞适用于下肢手术，包括髋部、胫骨、腓骨、膝关节、踝关节和足部手术，同样适用于膝关节上或膝关节下截肢术。有证据支持坐骨神经阻滞适用于下肢慢性疼痛，包括复杂性局部痛综合征，幻肢痛预处理。

坐骨神经阻滞技术

为了在临床麻醉中广泛应用，神经阻滞技术必须简洁，借助容易鉴别的解剖标志，尽量减少患者不适感，产生可靠的手术麻醉效果，和引起最小的不良反应。由于受到可鉴别的骨性标志的限制（尤其是超重患者），大量患者有不适感（针头穿过致密的肌肉），效果不确切和很长方起效，这一阻滞技术起初并不被临床工作者广泛接受。

坐骨神经的不同入路可以通过周围神经刺激仪（peripheral nerve stimulation，PNS）、超声（ultrasound，US），或两种技术相结合来进行。不同于传统技术依赖于不是每一个患者都能触摸到的解剖标志，超声技术保证了整个坐骨神经路径里的标志、周围结构和神经以及神经对穿刺针的反应，局麻药扩散的可视化。现在介绍在臀肌平面的几种不碰到神经的注射方式[30]。

骶骨旁入路

Mansour 于 1993 年介绍了骶骨旁入路（MANSOUR）的坐骨神经阻滞[14]，将局麻药注入靠近腰 4 至骶 3 脊神经根组成的骶丛的筋膜平面，这些神经在梨状肌下互相组合形成坐骨神经的主干。通过单次注射技术，坐骨神经阻滞的成功率约为 97%。同时也可以有 93% 左右的闭孔神经阻滞[31]。这两条神经阻滞对全膝关节置换术的神经阻滞尤其重要。

体表解剖和技术

患者行侧卧位（Sim），手术侧向上。标记髂后上棘（posterior superior iliac spine，PSIS）和坐骨结节，并在它们之间画条直线。进针点为这条直线上距离髂后上棘 6 cm 的点上（图 78-2）。用 10 cm 长，22 号绝缘穿刺针，并在进针点前后方向调整着进针，直到在低于 0.5 mA 电流下可以诱发脚或踝关节的运动反应。通常在皮下 5～8 cm 深度接触到骶丛的神经根。在保证低于 0.2 mA 电流时肌肉抽动消失和无注射阻力后，注入 20～30 ml 局麻药（见表 78-1 适当的运动诱发反应 EMR）。操作时切记，臀上动脉在坐骨大切迹上方弯曲走行，应该避免损伤。因为臀上动脉是髂内动脉的短小分支，在严重损伤时将缩回骨盆。笔者建议，如果穿刺针碰到骨头时，可向中下侧移动穿刺针来避免损伤该血管。

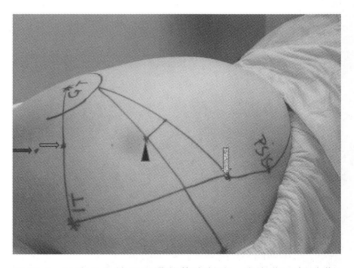

图 78-2　后路坐骨神经阻滞的体表标志；患者位于侧卧位。GT，大转子；IT，坐骨结节；PSIS，髂后上棘。穿刺针的穿刺点：斑点箭为骶旁阻滞；箭头为 Labat 阻滞空心箭为 Raj 阻滞，实心箭为 Subgluteal subgluteal di Benedetto 入路阻滞

表 78-1 由坐骨神经分支支配的主要肌肉，以及足和趾运动所引起的反应

支配的肌肉	反应
Ⅰ. 胫神经	
A. 形成分支前的坐骨神经	
1. 腓肠肌	跖屈
2. 比目鱼肌	跖屈
B. 分支后的坐骨神经	
1. 胫骨后肌	内翻协助跖屈
2. 趾长去肌	跖屈（脚趾）
3. 拇长去肌	跖屈（脚趾）
4. 比目鱼肌	跖屈（脚趾）
Ⅱ. 腓深神经（前胫骨）	
1. 胫骨前肌	内翻背伸
2. 拇长伸肌	背伸
3. 趾伸肌	背伸（长趾伸肌）
4. 第三腓骨肌	背伸
5. 趾伸肌	伸展（短趾伸肌）
Ⅲ. 腓浅神经	
1. 腓骨长肌	外翻协助跖屈
2. 腓骨短肌	外翻协助跖屈

腓肠神经没有肌支

From *Calilet R*: Foot and ankle pain, *Philadelphia*, 1983, *FA Davis*, pp 1-46; *Mayo Clinic and Mayo Foundation*: Clinical examinations in neurology, *Philadelphia*, 1981, *WB Saunders*, pp 168-188.

超声引导技术

Ben-Ari[32]等已经描述这方法，用弯面低频（C2～5 MHz）探头置于臀部并滑向尾部时，可在超声下看到位于坐骨后骨板的线性高回声声影（图 78-3）。梨状肌覆盖着坐骨切迹，使坐骨切迹看起来是不连续的线。髋关节内收和外展有助于鉴别梨状肌。在短轴上坐骨神经位于梨状肌深部（图 78-4）。旋转探头 45°可呈现坐骨神经从坐骨大切迹发出的长轴像（图 78-5）。用彩色超声多普勒可呈现这个区域的臀上血管。

优点及缺点

这是骶丛神经阻滞，而不是外周神经阻滞。据称方法简单快捷，成功率高，在一项 400 份样本的神经阻滞研究里成功率高达 94%[33]，患者的不适感较轻。股后皮神经和闭孔神经同时也能被阻滞。在大多数情况下，骶骨旁入路也能阻滞阴部神经产生会阴麻醉。尽管注射位置靠近膀胱的躯体神经和交感神经，可能引起这些神经阻滞。但是较少出现因为排尿困难而留置导尿管[31]。

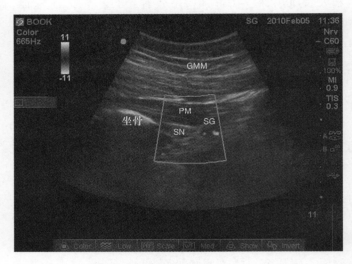

图 78-4 骶骨旁坐骨神经的超声影像。SN，坐骨神经；GMM，臀大肌；PM，梨状肌。彩色超声下呈现的臀上血管

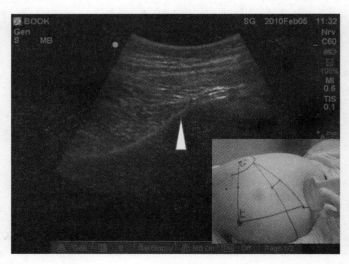

图 78-3 如图所示，探头置于臀部上方。箭头所指是坐骨投射形成的高回声声影连线

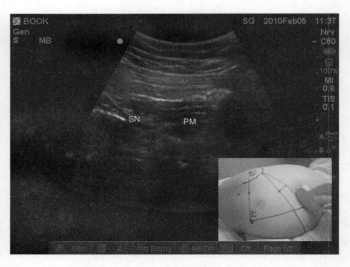

图 78-5 在长轴里骶骨旁坐骨神经的超声成像。SN，坐骨神经；PM，梨状肌

传统入路导致的已知并发症，如血肿、直肠穿孔和短暂的坐骨神经痛在超声引导方法中没有出现[32]。

经典后入路（LABAT 技术）

在坐骨大切迹平面梨状肌末端行坐骨神经阻滞（图 78-1）[6,12]。

体表解剖学及技术

患者行 Sim 侧卧位体位，阻滞的大腿和膝盖呈 90 度弯曲，对侧下肢伸直。在大转子（greater trochanter，GT）和髂后上棘画一条直线，直线 1，在大转子和骶骨裂孔之间画第二条直线，直线 2，在直线 1 的中点作垂直线—直线 3，将直线 2 一分为二。直线 2 和直线 3 的交点为进针点（图 78-2）。用一根 100～150 mm 长的 22 号绝缘针头垂直刺入皮肤，进针并调整注射针，直到在低于 0.5 mA 的电刺激下引起相应的运动反应（表 78-1）。进针深度通常是皮下 7～15 cm。在回抽无血和无感觉异常下注射 20～30 ml 局麻药。

超声引导技术

这技术可视为骶旁阻滞技术的一种延伸。发现梨状肌后，向下移动探头。坐骨下端为尖刺状突出，即坐骨棘。在彩色超声下常呈现阴部神经和靠近坐骨棘的阴部内血管。在短轴里，坐骨神经位于坐骨棘外侧，上孖肌上方，坐骨光滑表面上。较简单的入路方法将探头水平地置于大转子上，可显示位于无回声区上的圆顶状的高回声声影。再往内侧可看见坐骨结节形成的另一个圆顶状的结构。位于两个高回声声影之间，就是位于臀大肌下，孖肌前方。将探头从近端移向远端可看见坐骨棘，可看见靠近坐骨结节的臀下血管。在孖肌深部，常常可以看到髋关节囊和刚好位于髋臼缘外缘的股骨头（图 78-6）。

优点及局限性

这入路同样也能阻滞股后皮神经和阴部神经。当针头穿过臀部肌群时，可产生明显的不适感和痛觉。在超声成像里，可以看到髋关节。

仰卧截石位入路（RAJ 技术）

在位于坐骨结节和大转子之间的更远端的水平上阻滞坐骨神经[7]（图 78-1）。

体表解剖和技术

患者位于仰卧位，阻滞侧下肢由助手扶着，让髋关节尽可能弯曲，膝关节 90°弯曲。髋关节弯曲可以减少臀大肌（gluteus maximus，GM）厚度并减少臀部的其他组

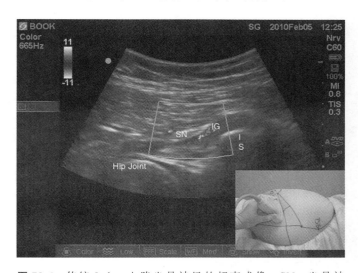

图 78-6 传统 Labat 入路坐骨神经的超声成像。SN，坐骨神经；HJ，髋关节；IS，坐骨。彩色超声显示臀下血管（IG），插图显示探头位置

织。如果没有效果，可使大腿蜷曲于对侧的膝关节水平的下方。这样可以减少臀大肌的伸展程度。进针点位于大转子顶点（greater trochanter，GT）和坐骨结节（ischial tuberosity，IT）的中点。用 100 mm 绝缘 22 号针头垂直于皮肤刺入。根据需要进针并调整针头，直到小于 0.5 mA 可以诱发相应的运动反应（表 78-1）。

超声引导技术

患者位于仰卧位或 Sim 侧卧位。用一个 C2～5 MHz 的超声探头扫描臀部，可以看到大转子和坐骨结节和它们之间的坐骨神经（图 78-7）。

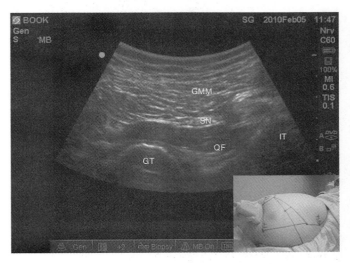

图 78-7 Raj 路径坐骨神经的超声成像。GT，大转子；IT，坐骨结节；SN，坐骨神经；QF，股方肌；GMM，臀大肌下端。插图为探头位置

优点和局限性

该部位的坐骨神经比较表浅，患者的不适感也估计会少一些。仰卧位有利于肥胖患者和下肢外伤伴有疼痛的患者。在较远端的位置行坐骨神经阻滞，股后皮神经可能无法被阻滞。

前入路

Beck 于 1962 年首次描述从前入路行坐骨神经阻滞[8]，Chelly 和 Delauney 接着在 1999 年改善了这种方式[15]。坐骨神经位于大腿前部肌肉后方，靠近小转子。用此入路，股后皮神经不会被阻滞。

体表解剖和技术

患者位于仰卧位，下肢位于中立位。在髂前上棘和耻骨结节之间画一条线，标出腹股沟韧带。在大转子的水平上，画另一条直线与第一条直线平行。在 Beck 入路，在第一条直线的内 1/3 点画一条垂直线与第二条直线相交。进针点就是垂直线和第二条直线的交点。在 Chelly 的改良方法，在腹股沟韧带线中点作一条向下 8 cm 的垂直线，Chelly 的改良方法不需要触摸大转子（图 78-8），用一根长 150 mm，22 号绝缘针头刺入大腿前部肌肉下方。向臀部方向进针时，通常会触到股神经，并存在损伤股神经的危险。在进针时，通常用神经刺激仪避免损伤股神经。进针深度直到 12～15 cm 时才有可能触到坐骨神经。在小于 0.5 mA 电流可以诱发相应的运动反应时，注射局麻药（表 78-1）。

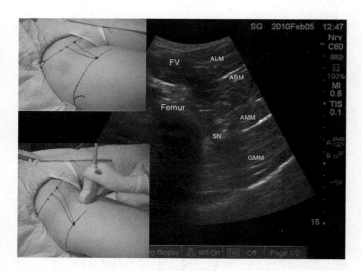

图 78-8 前入路坐骨神经的超声成像，SN，坐骨神经；ALM，长收肌；GMM，臀大肌；FV，大腿的血管。上插图为前入路神经阻滞的体表定位。GT，大转子；ASIS，髂前上棘。下插图为短轴的探头位置，大腿外展外旋

优点及局限性

当患者处于仰卧位时，前入路是唯一的方式，阻滞所需要的时间也缩短了，因为只需要准备一处皮肤。但是刺到骨和刺穿肌肉引起疼痛，在肥胖患者身上难以定位是它不足之处。Vloka[34]等人报道，这位置的坐骨神经位于小转子后方，直接前入路容易被阻挡而难以奏效。有两种方案解决这种局限性，包括在更远心端进针（在小转子下 4 cm 进针），和内旋转下肢（大腿）使坐骨神经向内移向小转子[34-35]。

超声引导技术

在一组以志愿者为样本的试验中，Chan 等人让患者行仰卧位，大腿外旋 45°，髋关节和膝关节弯曲，在腹股沟褶痕下 8 cm 的大腿近端扫描[36]。将一个 C2～5 MHz 的探头置于腹股沟褶痕并向下移动，直到看到小转子呈现出拓宽的股骨头表面样子。在更表浅和外侧位置可以看到股动静脉和神经。在内收肌肉附着股骨的平面上，坐骨神经呈现为位于大收肌后方的卵圆状的高回声声影（图 78-8）。将穿刺针置于大腿内侧，穿过内收肌群。偶尔情况下，穿刺针会触到闭孔神经。Fondi 等人研究在靠近小转子的平面上行超声引导下前入路阻滞[37]，并发现超过 50% 的患者股血管就在附近。

Tsui 最经曾经描述过纵向入路[38]。纵向扫描下，坐骨神经呈现为在大腿内侧、内收肌群后方的缆线样组织。同时还可以很容易地观察到局麻药的纵向扩散。

侧入路途径

初始的侧入路由 Ichiyanagi 于 1959 年[13]提出并由 Guardini 等人于 1985 年进行了改良并在技术层面上进行了简化[16]。坐骨神经在臀肌下平面，股方肌平面后方，股骨和坐骨结节之间被阻滞（图 78-1）。臀肌下平面的其他组织是股后皮神经、臀下神经和血管、血管和旋股动脉的升支。

体表解剖和技术

患者位于仰卧位，双腿中立位。进针点为股骨大转子最突出部位下 3 cm。用非优势手触摸坐骨结节，垂直于大腿长轴进针向股骨方向进针。一旦碰到股骨，稍稍退针，向股骨下方调整方向 20°，向坐骨结节方向进针。在皮下 8～12 cm 深度可接触到坐骨神经。在诱发相应的运动反应后注射局麻药（表 78-1）。

优点及局限性

这方法并没有得到推广。因为进针较深，可以引起患者明显不适感。它同时可刺激其他运动神经，需

要反复尝试。

臀肌下后入路途径（di BENEDETTO）

Labat 描述[17]，臀肌下后入路阻滞位置比传统的后入路途径更偏向远端。在这个阻滞点，神经位于大收肌上方，小转子后方，臀大肌下缘下方大概 3 cm 处（图 78-1）。

体表解剖和技术

患者侧卧位（Sim），阻滞侧朝上方。在大转子和坐骨结节之间画第一条直线，沿第一条直线的中点画第二条直线，向下延伸 4 cm（图 78-2）。进针点就是第二条线的末端。用一根 100 mm 长，22 号绝缘针垂直皮肤刺入，进针直至在小于 0.5 mA 可以诱发相应的运动反应。

Franco 也描述了关于臀肌中和臀肌下入路的方法，他发现不论性别和体重，坐骨神经都位于该部位正中线外侧 10 cm 处[39-40]。在臀肌中入路，患者取侧卧位，阻滞侧朝上。进针点位于正中线外 10 cm，即股沟中点外 10 cm。在臀横纹下入路。进针点在距离正中线 10 cm 的臀横纹。作者报告这种入路的坐骨神经阻滞成功率为 100%。

超声引导技术

将一个 C2～5 MHz 曲面探头水平放置来观察大转子和坐骨结节及它们之间的坐骨神经，探头沿坐骨神经逐渐地在大腿后部移向足部，在股骨中部髋关节的声影将消失，坐骨神经穿梭于股骨内侧的肌肉群间隙里。此位置在臀大肌下方，其覆盖在神经上的肌肉最薄（图 78-9）。暂时没有发表在超声学上位于 Franco 等人阻滞方法的评价。超声的好处就是能在清楚看见神

经的情况下行神经阻滞，而不依靠体表标志。

优点及局限性

臀肌下后路简单可靠，较少不适感，因为针头刺入较少的肌肉组织（用臀肌下后路，平均皮下深度为 4.5 cm，而传统的后路为 6.7 cm）。但此方法不阻滞股后皮神经。

臀肌下股二头肌旁入路

在比经典 Labat 入路更远端的位置阻滞坐骨神经[18]。在臀大肌的末端，坐骨大收肌之上，坐骨神经与股二头肌长头中外侧的方向斜交叉。因此坐骨神经更靠近外侧并在股二头肌后方。在于股二头肌长头外侧 3～4 cm 的地方，没有肌肉组织覆盖，坐骨神经仅仅由皮肤和皮下组织覆盖。

体表解剖和技术

这入路的体表定位为股二头肌外侧缘和臀皱褶。通过要求患者屈膝并抵抗腓肠肌的收缩，可确认股二头肌的外侧缘。进针点为股二头肌外侧缘上，臀皱褶下端 1 cm。用一根 100 mm 的 22 号的绝缘穿刺针以针头于皮肤成 70°～80°角进针并以旁矢状面向前上方向调节针头方向。股骨位于神经外侧，股二头肌位于神经内侧。只需要将穿刺针在一个平面上由外侧移向内侧直到诱发相应的运动反应（表 78-1）。据悉这种神经的运动反应可以影响起效时间和神经完全阻滞的成功率。足内翻的运动反应可确保 100% 的完全神经阻滞，运动阻滞和感觉阻滞的起效时间更短[18,21]。

优点和局限性

臀肌下入路简单可靠，引起的不适感较轻，因为穿刺针刺穿的肌肉组织极少。但此方法不阻滞股后皮神经。

超声引导技术

在志愿者和尸体研究中，Bruhn 等认为股二头肌长肌腱是臀肌下入路超声引导技术的定位标志，并发现它与坐骨神经的解剖位置固定[41]。当不用周围神经刺激仪时，患者的不适感明显减少。

在作者所在机构，我们几乎都在同时使用超声和神经刺激仪来行臀肌下入路。患者位于俯卧位，并通过要求患者屈膝来确定股二头肌长肌腱。用高频率探头置于臀皱褶的平面上或稍微偏下方，并在股二头肌的外缘，肌肉的后方找到坐骨神经（图 78-10）。需要神经刺激仪时，进针直至在小于 0.5mA 可以诱发相应的运动反应。

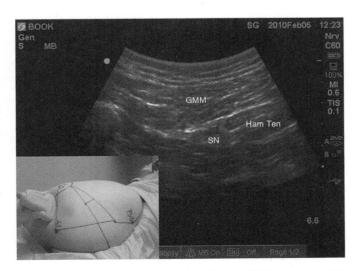

图 78-9　Benedetto 臀肌下坐骨神经的超声成像。SN，坐骨神经；GMM，臀大肌下端；Ham Ten，腘腱。插图为探头位置

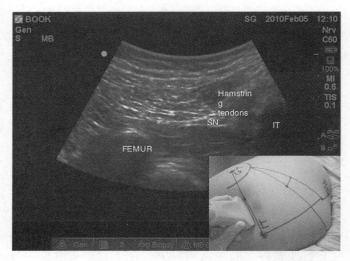

图 79-10 臀下股二头肌旁入路坐骨神经阻滞的超声成像图。SN，坐骨神经；BFM，股二头肌。插图为探头位置

大腿中入路

超声技术已经可以在没有体表解剖标志的情况下了解相关局部解剖。

超声引导技术

Barrington 等人通过临床和解剖研究，对超声引导下大腿中入路进行了评估[42]。股二头肌，股外侧肌，大收肌，股二头肌和股外侧肌之间的外侧肌间隔和股骨嵴都是大腿中超声图的标志物。有 37.5％ 的患者需要外周神经刺激仪来确定看到的组织是坐骨神经（图78-11）。

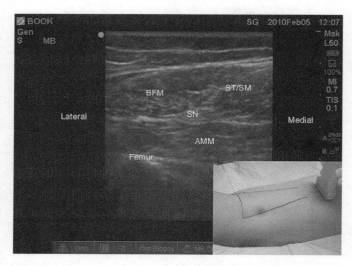

图 78-11 大腿中入路坐骨神经阻滞的超声成像图。SN，坐骨神经；BFM，股二头肌；SM/ST，半膜肌/半腱肌；AMM，大收肌。插图为探头位置

腘窝部坐骨神经阻滞

体表解剖和技术

腘窝是一个由内侧半腱肌/半膜肌，外侧股二头肌，下侧腓肠肌组成的菱形区域（图 78-12）[21]。腘窝的动脉位于静脉前方，腘窝血管位于坐骨神经内部。少数情况下，坐骨神经从骶骨坐骨孔发出时就分成胫神经和腓总神经两条神经。如果坐骨神经单干走行，它就在位于腘横纹上的 4～13 cm 的腘窝顶点分成两条神经[21]。胫神经发出腓肠神经，并在脚底上方发出跟骨内侧神经。胫神经成为胫后神经继续下行，分成为跖内侧神经和跖外侧神经。腓总神经发出腓肠交通支，在腓骨头以下，即分为腓浅神经及腓深神经两终支。除了腓肠神经，坐骨神经的主要分支都有运动功能。足部的感觉神经支配来源于胫神经、腓总神经和隐神经的分支。胫后神经支配足底，腓深神经支配第一脚趾和第二脚趾之间的区域，腓浅神经支配足背，腓肠神经支配足跟的外侧面、足和第五脚趾。值得切记的是，隐神经和股神经的终末分支支配足的内侧面[43-44]。

推荐在行腘窝神经阻滞时使用神经刺激仪（表 78-1，适当的运动诱发反应）。诱发出足内翻是最好的运动诱发反应，因为它表示刺激了坐骨神经的两条分支[21]。诱发出足背屈表示刺激了腓深神经。跖屈表示刺激了胫神经[21]。需要向内或向外改变针方向来引发运动诱发反应，来阻滞坐骨神经的两条分支。

适应证

腘窝坐骨神经神经阻滞适用于足部和踝部的手术麻醉与镇痛，或者疼痛性疾病的诊断性或治疗性阻滞。

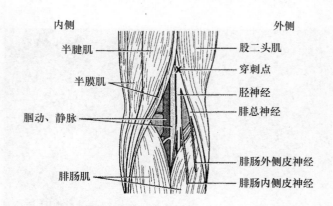

图 78-12 腘窝解剖和坐骨神经阻滞的技术（参考神经阻滞的篇章）（*Reproduced with permission from Benzon HT，Kim C，Benzon HP，et al：Correlation between evoked motor response of the sciatic nerve and sensory blockade. Anesthesiology 87：547-552，1997.*）。

当因为踝关节出现肿胀和感染而导致踝关节阻滞成为禁忌时，腘窝坐骨神经阻滞是一个很好的选择，并能够靠单次注射完成阻滞。下面将描述后入路、外侧和内侧入路阻滞。

后入路

患者俯卧位，并用枕头或卷起的单子放置在踝关节下。用一根22号绝缘在腘皱痕上5～7 cm和平分腘窝上部的直线外侧1 cm处进针。穿刺针以于皮肤成45°的角度进针，并插入2～5 cm，直至诱发出相应的运动诱发反应，即在小于0.5 mA的电刺激可以诱发内翻或内翻复合跖屈[21,45-46]。30 ml局麻药足以阻滞坐骨神经。可能因为坐骨神经粗大，也因为神经外膜的较厚，神经周围的较多纤维脂肪组织和在不同平面分成胫神经和腓总神经[21,47]，常出现足部部分（不全）阻滞。腘皱痕上到坐骨神经分支成胫神经和腓总神经平面的平均距离为6.5 cm±2.7 cm，范围为1～11 cm[48]。对于双注射技术，需要应用神经刺激仪来确认被刺激的神经。当刺激到胫神经和腓总神经时分别注射10 ml局麻药后，双注射技术更快起效和具有更好的阻滞效果[49-50]。

近来Nader[51]等介绍了改良的后入路。在他们的前瞻性随机研究中，用改良的肌腱间入路（在互相叠加的腘窝肌肉群上方，大概腘皱痕上12～14 cm）或传统后入路阻滞坐骨神经。前者方式的完全阻滞概率为85%，后者为70.9%。当使用运动诱发反应为内翻时，起效时间也可以缩短。

侧入路途径

Collum和Courtney最先描述这种路径[52]。患者位于仰卧位，触摸出髌骨上缘，股二头肌肌腱和髂胫束之间的沟。通过患者先伸展再屈曲膝盖可较易地触摸出这肌间沟。进针点为进过髌骨上缘的直线和肌间沟的交点。用一根绝缘穿刺针与平面成20°～30°角进针并稍微朝向远端调节方向[53]。先刺激靠近外侧的腓总神经，然后胫神经。在小于0.5 mA可以诱发相应的运动反应时（表78-1），分别向两条神经各注射10～15 ml局麻药。

其他作者在更高的水平上注射药物。Vlokaet等在股骨外上髁上7 cm，股二头肌和股外侧肌之间的肌间沟进针[54]。在股骨外上髁上7 cm，坐骨神经位于鞘内下行，保证了局麻药向头端扩散。进针直至触到股骨干，然后退针，向后调整方向，与平面成30°角进针，直到引出足背屈的运动反应。注射局麻药后，向内侧和稍微向后调整进针方向到达胫神经。切记此方法有穿透部分被麻醉的神经的风险。

后入路和侧入路都是同样有效的，在侧入路可能需要多次尝试来确认，而且需要更多次的腓总神经刺激[55]。侧入路的优点是患者可以处于仰卧位，但穿刺针穿过肌肉时可引起轻微的不适。

超声引导技术

患者置于俯卧位。根据患者体型，用2～5 MHz弯面探头或高频平面探头水平置于腘皱褶。探头对体表的挤压轻微时可以看见充溢时的腘窝血管，胫神经位于血管后外侧。可以看到胫神经更靠近大腿内侧，在胫神经和腓神经汇合的位置上胫神经显得更粗大。在这位置上，将探头向足侧移动扫描，可看见这两条显束状的神经分支，腓总神经显低回声声影（图78-13）。随着跖屈和足背屈，可能看到两条神经上下滑行，上下移动现象[56]。用彩色多普勒可以确认腘部血管。在两条神经汇合成坐骨神经的位置进针，以将局麻药浸润在神经四周。连续神经阻滞导管可在这位置置入。

McCartney等在一个病例上描述了超声引导下行侧入路，接着放置导管行术后连续镇痛[57]。Perlas等人在一项接受腘窝坐骨神经阻滞的74位患者的随机前瞻性研究中发现，与外周神经刺激技术相比，超声引导技术的成功率较高。超声引导技术和外周神经刺激技术的成功率分别89.2%和60.6%[58]。通过分叉处上方和下方注射局麻药作对比，观察哪个位置可以缩短起效时间而提高阻滞效果的研究仍然在进行中。

连续坐骨神经阻滞

单次注射局麻药阻滞神经只能提供短时间的术后

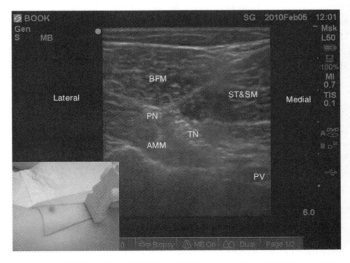

图78-13　腘部坐骨神经阻滞的超声成影。TN，胫神经；AMM，大收肌；ST/SM，半腱肌/半膜肌；BF，股二头肌；PV，腘部血管。插图为探头位置

镇痛，连续阻滞是延长镇痛时间的最佳方法[59-60]。连续坐骨神经阻滞下有减少阿片类药用量，增加患者满意度，患者能更早出院[61]。一些因素，如关于置管和固定导管的操作技术复杂，潜在的神经损伤和因为连续注射长效局麻药而潜在的全身毒性，最初限制了连续坐骨神经阻滞在门诊手术中的应用[62-64]。现在对大量非卧床患者的研究确定，患者能很舒适地在家里管理和拔出外周连续导管，需要麻醉医师协助的情况比预计要少[65]。在儿童的研究中，其可行性同样得到确定[66]。

局麻药的选择

单次注射 20～30 ml 的长效局麻药，例如丁哌卡因，可以提供 12～24 h 的术后疼痛效果（19±6 h）[18]。长时间的镇痛效果使人倾向于大部分在膝关节以下的骨科矫形手术后选择单次注射行术后镇痛。当术后镇痛时间超过 24 h，应该首选连续坐骨神经阻滞技术。

对于手术麻醉，过去医务人员认为坐骨神经阻滞起效时间最长。合适的技术（选用合适神经定位法）和使用高浓度局麻药，麻醉起效时间可大大减短[31,67-68]。快速起效和长时间的术后镇痛是外周神经阻滞的一个重要目标。尽管甲哌卡因和利多卡因等中时效局麻药相对于布比卡因在手术麻醉中起效时间更快，但是术后镇痛时间只有 4～6 h。0.75% 罗哌卡因行坐骨神经阻滞的起效时间与 2% 的甲哌卡因相似，术后镇痛持续时间在 2% 的甲哌卡因和 0.5% 丁哌卡因之间。（罗哌卡因 670±227 min，丁哌卡因 880±312 min，甲哌卡因 251±47 min）[69]。

在下肢行连续注射技术，适合使用 0.1%～0.25% 丁哌卡因或 0.2% 罗哌卡因低浓度长效局麻药[4-5,60]。用这种低浓度按照 8～10 ml/h 的速率连续注射 48～72 h 不会导致局麻药的血药浓度升至中毒水平。已发现持续低剂量连续注射加上患者自控可以更好地发挥注射镇痛作用[70]。

神经定位的方法

在临床应用中有三种外周神经定位方法：①引出神经异感；②用低强度电流刺激神经技术；③超声引导技术。外周神经刺激技术和超声技术的结合，即双重技术，被认为是可行的。在有相应的设备时，神经异感方法也几乎已经被这两种技术取代。由于神经鞘内有两条分支，单次注射技术可能导致坐骨神经阻滞不全。

外周神经刺激保证了这两条神经的准确定位[18,21]。有两种方式可用来减少起效时间和提高坐骨神经完全阻滞的成功率。在注射局麻药之前确保穿刺针尖已经靠近两条分支。神经刺激仪引起的运动诱发反应可以确定受到刺激的神经分支[21]。在坐骨神经受到刺激时可能出现四种的足部运动：①跖屈；②背伸；③内翻；④外翻。引出内翻的运动诱发反应意味着穿刺针正在用电流刺激胫神经和腓深神经[21]。

Vloka 等人报道，在小于 0.4 mA 诱发运动反应时，无论出现任何方式的运动反应，在腘窝阻滞坐骨神经可到达 100% 完全阻滞神经的成功率[22]。通过上述的两种方式，即在小于 0.4 mA 诱发足内翻运动反应时行坐骨神经阻滞，我们可以达到 100% 的成功率（相比于其他方式 33%～95% 的成功率）和小于 10 min（与 30 min 相比较）的起效时间[18]。

在超声引导下，在长纵轴上神经的可视化有利于导管的置入。近来在使用外周神经刺激仪刺激并引出相应的动作诱发反应后注射或置入导管，并用超声或 CT 成像技术研究进针点和导管位置。在一个在腘窝行坐骨神经阻滞的研究中发现，在神经内注射很常见，大概在 76% 的患者发生。有 88% 的患者发现伴有神经束分开的神经肿胀。这些患者的阻滞起效时间都更短，更快。在神经阻滞后一星期未见任何神经并发症[71]。

人们同样认为导管也常常不经意地留置在神经内。当发现导管留置在神经内时，相对小剂量的局麻药 3～5 ml 就足够产生很快起效的手术麻醉效果[72]。Kapur 在狗的研究[73]和 Bigeliesen 的研究[74]显示，当注射压力小于 12 磅/平方英寸时，在神经内注射并不都会引起神经功能障碍，现在超声机器没有足够的分辨率来确认神经外膜下注射和神经束内注射。

坐骨神经阻滞的并发症

坐骨神经不毗邻于其他神经、交感神经干和中枢神经轴。因此也就不存在局麻药扩散到邻近组织而引起的并发症，除非注射至神经束膜内。但是 Mansour 途径的骶骨旁入路例外[14]。在这位置，局麻药可能潴留在骨盆内靠近脉管系统和内脏的骶丛上。与外周神经阻滞一样，坐骨神经阻滞的并发症可分为全身毒性反应，感染和神经系统并发症。

如果行手术麻醉，需要相对大的局麻药剂量，同时几乎常常复合其他神经的阻滞，因此存在全身毒性反应的风险。多项研究检测了在使用高于推荐剂量的局麻药行下肢复合神经阻滞后的局麻药血药浓度[75-76]。

使用超过推荐剂量 150% 的甲哌卡因、利多卡因和布比卡因并没有出现全身中毒反应和极高的血药浓度。行多神经阻滞时在局麻药里加肾上腺素可以通过减慢局麻药的吸收速度来降低血药浓度[77]。

坐骨神经阻滞后出现神经损伤不常见。在法国地区的一项关于局部麻醉的主要并发症研究显示，坐骨神经阻滞引起的外周神经病变发生率为 2.4/10 000[78]。相比之下，在腘窝行神经阻滞时，周围神经病变的发生率更高，达到 31.5/10 000。用神经刺激仪行周围神经阻滞并不能防止神经损伤的发生。近期一项前瞻性研究显示，400 名患者行足部手术后在腘部放置导管行术后镇痛后，患者满意度为 89%。作者还列出了 0.5% 严重神经损伤和 0.25% 感染的发生率[79]。

神经阻滞后出现神经损伤的发生率据报道大概 0.4%，并认为存在多方面因素。

可考虑一些措施来减少外周神经阻滞后神经损伤的风险。

- 应给患者轻度镇静，以便患者在出现神经异感时能告知医生。
- 如果使用神经刺激仪定位神经，在小于 0.5 mA 可以诱发相应的运动反应时才能保穿刺针足够靠近神经来获得成功的神经阻滞。但是，如果小于 0.2 mA 可以诱发相应的运动反应时，提示穿刺针过于靠近神经，存在在神经内注射局麻药而导致神经损伤的风险[67]。

低电流下没有运动诱发反应就能保证神经安全，但这观念常常被引用。近期 Chan 等人的一项研究显示，即使穿刺针插进复合神经，也可能无运动诱发反应[80]。当需要较高的注射压力来进行神经周围注射时，需要进行注射压力检测。最后，在超声引导下注射时看见局麻药的分散是非常重要的。

周围神经阻滞后，局麻药内的肾上腺素可能对神经血流有影响，并可能涉及到神经损伤[63]。在由于动脉粥样硬化和糖尿病而血流减少的患者中，理论上的风险会稍微增高。在高风险患者中建议用低浓度肾上腺素（1：300 000～1：400 000）。

踝关节阻滞

踝部阻滞是一种十分常用而且有效的手术麻醉和术后镇痛方法，常用于足中部和前部手术。踝部阻滞并不适用于踝部的手术。踝部阻滞涉及以下五组神经：胫后神经、腓浅神经、腓深神经、隐神经和腓肠神经。它们除了隐神经是股神经的终末分支之外，其他都是坐骨神经的分支。只有熟悉足部解剖和神经分布，精确地定位这五组神经，踝部阻滞才能有较高的成功率。

神经定位技术包括感觉异常、外周神经刺激和超声。在超声引导下，胫后神经（posterior tibial nerve, PTN）[81]和腓肠神经[82]的阻滞效果及成功率大大增加。超声可以将局麻药向外周环境扩散以及神经和引导针之间的接触情况可视化。胫后动静脉和小隐静脉都可以借助彩色多普勒清晰地看到。

支配足部和踝部的神经包括坐骨神经的四条分支和一条隐神经（是股神经的分支）。除了胫后神经之外，其他的神经都是感觉神经。这五条分支在足部的支配区域如下（图 78-14）[83]：

1. 胫后神经——脚部的三个区域：足底内侧神经、足底外侧神经和跟内侧神经。

2. 腓深神经——第一脚趾和第二脚趾之间的足背部区域。

3. 腓肠神经——位于脚掌和脚后跟的外侧，它的靠内侧分支和腓浅神经共同支配第三和第四脚趾。

4. 腓浅神经——支配脚掌和足趾背部区域，除了第一、二脚趾之间网格部分和脚掌外侧部分，包括第五脚趾和第四脚趾的半外侧部分。

5. 隐神经——内踝部的皮肤，脚掌内侧表面一直到内侧脚弓和第一脚趾的内面。

支配足部皮区的神经变异很大。因此，完全的踝部阻滞应包含所有这五支神经的麻醉，胫后神经支配五个脚趾，是主要的阻滞部分。

胫后神经

解剖[83]：胫后神经是坐骨神经两大终末分支之一，

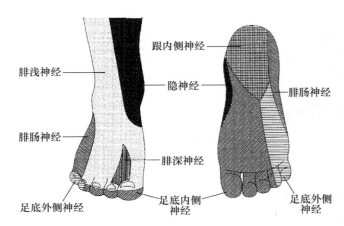

图 78-14　足部皮肤神经分布。足底内侧神经、足底外侧神经和跟内侧神经均为胫后神经分支

包含肌肉、皮肤和关节的分支。在小腿上 2/3 部分位于深部组织内，而在下 1/3，沿着跟腱内侧缘走行，位置表浅。胫后神经（PTN）位于胫后动静脉的外后方。在距跟处，PTN 发出两个终末分支：足底内侧神经（medial plantar，MPN）和外侧神经（lateral plantar，LPN）。93％的病例显示分叉处是在内踝尖 2 cm 之内，7％的病例显示在更近的地方。在 PTN 的远端阻滞可能会导致神经的部分阻滞。

足内侧神经支配外展拇趾肌、趾短屈肌、拇短屈肌，蚓状肌。刺激 MPN 能够引起大脚趾的外展和除了大脚趾头之外所有脚趾的屈曲。LPN 支配小趾展肌，拇收肌，跖方肌，短屈肌和第四、第五脚趾对向肌（有时是第三脚趾），蚓状肌和骨间肌。刺激 LPN 能够引起大脚趾的内收，第五脚趾的外展和足弓部的收缩。PTN 同时也可以分出足跟内侧神经支配足跟的内侧面。

PTN 可以运用多种方法阻滞。

远端方法（传统阻滞法）

PTN 可以在跟部内踝尖 2～3 cm 水平处阻滞。这个部位的神经在屈肌网的底部，胫动脉和胫静脉的后方。远端阻滞的局限性是：

- 扩散障碍
- 不完全阻滞，因为跟骨支可能在上端已经分离（40％），以及神经的两个分支已经分开（7％～13％）
- 踝部解剖畸形与变异（炎症、水肿、欠佳的血管解剖），可能导致技术上的困难

技巧[84-85]：患者俯卧位或者仰卧位脚抬高。进针点是在靠近内踝尖上方 2～3 cm 处，离跟腱内侧缘 1 cm。22 号绝缘针朝向胫骨后方，如果能触摸到搏动，朝向胫动脉搏动的后方，在低于 0.5 mA 的时候探寻能让脚趾屈曲的进针点。回抽无血的情况下，注入 5～7 ml 局麻药。这个剂量通常认为能够阻滞每一条神经[86]。

近端方法

在 PTN 发出足跟内侧神经之前阻滞。

这种方法在作者单位普遍实施，并且在完全阻滞方面有很高的成功率[87]。穿刺点是在靠近内踝上缘 7～8 cm 处，大约是在趾屈肌和拇长屈肌凹槽之间，跟腱内侧缘前 1 cm 处。50 mm 22 号穿刺针在矢状面方向向尾端成 60°斜角进针，直到在至多 0.5 mA 时有 EMR（表 78-1）。回抽无血时缓慢注入 7～10 ml 局麻药。

跗骨间的方法[88]

PTN 可以在相对表浅的屈肌支持带远方阻滞。可以从胫动脉后方的任意一边，朝向跟骨的方向进针。当遇到骨头后，针尖轻轻的往后撤退，然后注入 5～7 ml 局麻药。这种远端的 PTN 阻滞适用于足前部和足中部手术，跟骨那支神经可以没有被阻滞到。

跟骨下的方法[89]

PTN 和跟骨的骨嵴较为靠近。穿刺针可以从骨嵴的后下方插入直至遇到骨头。针尖稍微回撤然后注入 5～7 ml 局麻药。跟骨支可能未被阻滞到。由于和骨膜相连，通常情况下会比较痛。

超声引导技术

同需要借助体表标记来实现麻醉的技术相比[90]，超声引导能够不依赖这些标志物，从而提高了 PTN 阻滞的成功率[81]。

患者仰卧位，脚部抬高，或者俯卧位，在高频探头的帮助下，内踝附近的区域组织都可以清楚地看到，PTN 位于胫动脉后方正中位（图 78-15）。Doty 运用超声引导下的神经刺激仪对 PTN 进行阻滞，在 6 min 之内能够获得 100％的成功率[91]。

如果要求持久的术后镇痛，那么需要在这个位置插入一条管子。有一点是值得注意的，阻滞的部位并不包括止血带的区域。

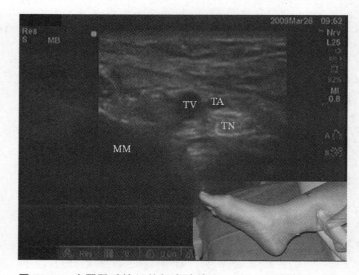

图 78-15 内踝胫后神经的超声波检查。TN 5，胫神经；TA，胫后动脉；TV，胫后静脉；MM，内踝

腓深神经（deep peroneal nerve, DPN）阻滞

解剖[83]：DPN 位于踝部以上 2.5～5 cm 处，趾长伸肌（extensor digitorum longus，EDL）和拇长伸肌腱（extensor hallucis longus，EHL）之间，大部分在胫动脉前方的外侧。在 98% 的病例中，DPN 在踝关节上 1 cm 开始分支为内侧支和外侧支。外侧支支配趾短伸肌。内侧支支配第一脚趾和第二脚趾之间的足背部区域。

技巧：DPN 位于 EHL 外侧和 EDL 内侧的上缘，踝关节水平以上 2.5 cm 处。大脚趾和小脚趾的背屈能够区分出这两种肌腱[92]。穿刺针垂直于踝关节直至遇到骨头，稍微撤退一点，然后注入 5 ml 局麻药。如果用神经刺激仪，可观察到外侧四个脚趾的伸展。

超声引导技巧：高频的超声探头放在踝部，接近于踝关节线上，在 EDL 和 EHL 肌腱之间寻找搏动的胫后动脉。DPN 通常能够在动脉的外侧方可以看到（图 78-16）[92]。如果没有看到神经，局麻药在周围血管间的扩散也能够将它阻滞。

腓浅神经的阻滞

解剖[83]：腓浅神经（superficial peroneal nervs，spn）是腓总神经的一个感觉分支。走行在腿的前外侧区域，在外踝尖 10～15 cm 处穿深筋膜至皮下。之后开始分支分布于足背及趾背。

技巧：在胫骨的外侧缘和外踝之间，皮下浸润 5～

7 ml 局麻药能够阻滞 SPN。

腓肠神经阻滞

解剖[83]：腓肠内侧神经（胫神经的分支）和腓肠外侧神经（腓总神经的分支）汇合形成腓肠神经。它沿着跟腱外侧缘走行，在小隐静脉的正后方，然后到外踝后缘周围。在第五跖骨水平，分化成两个终末支。它的感觉神经支配足和第四、五脚趾的外侧缘，以及第三、四脚趾的网格区域。在外踝尖的上方，它也发出两条外侧跟骨分支。

技巧：患者处于仰卧位，足部内旋。在外踝水平，跟骨外侧缘的前外侧方向，5 ml 局麻药皮下浸润。也可以在跟骨的外侧缘，小隐静脉的后中方，外踝上缘 7～10 cm 处阻滞。对于足中部或是第三、四脚趾的手术，如果不涉及到足外侧缘，那么就不需要完全阻滞腓肠神经。在外踝前缘，腓肠神经的中支能够被 3～5 ml 的局麻药皮下浸润。

超声引导技术：患者俯卧位，靠近腓肠肌段上止血带扩张小隐静脉。高频的超声探头放在外踝上方可看到静脉。按照平面内或平面外的方法，阻滞针朝向围绕静脉的方向注入局麻药[82]。

隐神经阻滞

解剖[83]：隐神经是股神经的终末支。沿着股动脉、股神经走行于收肌管中，在膝关节内侧穿缝匠肌和股薄肌之间深筋膜开始到表浅。它的远侧端在胫骨内侧缘后方，大隐静脉之后。它有两个分支，其中一支终

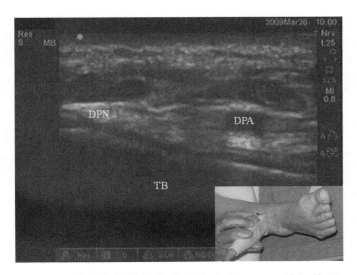

图 78-16 踝部腓深神经的超声波检查。DPN，腓深神经；DPA，足背动脉

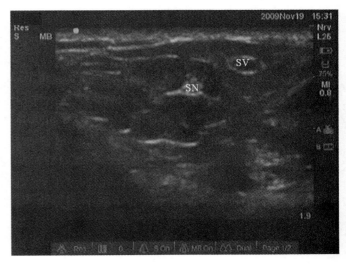

图 78-17 踝部腓肠神经的超声检查。SN，腓肠神经；LSV，部分隐静脉

止于踝部,另一支则经过内踝的前方靠近大隐静脉。支配足内侧皮肤一直到大脚趾的内侧。

技巧:沿着内踝上缘,靠近大隐静脉,隐神经能够被3~5 ml局麻药皮下浸润阻滞。

局麻药的选择与踝部阻滞的剂量

相对来说,PTN是比较大的神经,同时也是中足前足和后足手术踝部阻滞所涉及的主要神经。如果在至多0.5 mA时能有恰当的EMR,那么5~7 ml局麻药是能够满足手术需求的,然而大剂量的局麻药就更加能够确保组织的浸润。

手术持续时间,更为重要的是术后镇痛持续时间,是选择踝部阻滞局麻药的首要考虑因素。辅助药物肾上腺素是踝部阻滞的绝对禁忌证,因为它会影响足部的血供。

总结

下肢神经阻滞在外科麻醉和术后镇痛中越来越受到人们的关注。同全麻和椎管内麻醉相比,在住院和门诊患者中,下肢神经阻滞有显著地优势。持续性的导管给药技术能够延长麻醉时间,特别是有利于术后镇痛,并且副作用较小。神经刺激和超声引导能够精确地分辨神经,最大限度减少神经损伤的风险和患者的不适。

要点

- 坐骨神经是人体最大的一支神经,支配膝盖以下的

整个小腿和足部,除了隐神经支配的中间部分。它的两个分支,胫神经和腓神经由一个连续的结缔组织鞘覆盖。

- 坐骨神经全程能够在不同水平段被阻滞,从坐骨大孔到腘窝。臀肌下后路法和臀下股二头肌旁入路方法有助于减轻患者的不适,因为坐骨神经在很表浅的位置被阻滞。

- 神经刺激仪的使用更容易发现坐骨神经。刺激强度至多0.5 mA时有EMR的出现。恰当的EMR是内翻运动,它表示坐骨神经的两个分支都受到刺激,因此潜伏期缩短。

- 腘窝处坐骨神经阻滞可以通过后路或者侧路的方式,两者都是有效的。

- 双刺激技术利用了腘窝处胫神经和腓总神经的解剖关系。穿刺针指向可以诱导每根神经都出现恰当EMR的位置。超声能够缩短时间。

- 踝部阻滞为中足和前足手术麻醉提供了一种有效的方法。

- 超声引导能够减少起效潜伏时间,提高神经阻滞效果,增加患者的满意度。

- 电刺激下神经周围置管连续阻滞能够缩短开始时间,减少局麻药的手术镇痛用量,提供良好的术后镇痛效果,增加患者满意度。

参考文献

参考文献请参见本书所附光盘。

79 周围交感神经阻滞

Mehul P. Sekhadia ❖ Antoun Nader ❖ Honorio T. Benzon

李海燕 译　王家双　Gang Li 校

Jonnesco[1]在 1920 年首次描述了颈胸段神经阻滞，随后 Lawen 报道颈胸阻滞用于腹痛的鉴别诊断。Kappis[1]使用包括星状神经节在内的交感阻滞治疗严重的内脏疼痛综合征。1930 年初有学者规范了星状神经节交感阻滞的操作和适应证，1924 年 Brunn 和 Mandl[2-3]首次描述了腰交感神经阻滞，到了 20 世纪 50 年代已经成为烧灼痛和反射性交感神经萎缩的常规治疗[2]。

交感神经阻滞的适应证已经增加（表 79-1 和 79-2），它可以用于诊断、预后和治疗目的，诊断的目的是可以判定疼痛是否属于交感神经介导；预后则可以判断实施神经毁损或外科交感神经切除术更有利[5]；治疗性阻滞（通常使用局麻药）用于复杂性区域疼痛综合征（CRPS）[4-5]、幻肢痛[1]、疱疹后神经痛[7-8]、缺血性[9]和癌症疼痛[10]。治疗性阻滞的作用应与综合功能康复项目相结合[5]。虽然提出了许多交感神经阻滞的适应证，但是很少有随机、安慰剂对照的结果研究证明其效果[11]。在完成阻滞后要有监测方法来确认交感神经轴真正被阻断了。即使阻滞后疼痛减轻，有效阻滞的次数仍然是个问题。

星状神经节阻滞

解剖

颈交感神经干包括颈上、中、下三个神经节，其中 80％的人群的颈下神经节和第一胸神经节融合形成颈胸神经节（星状神经节）[10,12]。如果它们不融合，第一胸神经节也标记为星状神经节，呈卵圆形，其体积大小约 2.5 cm 长、1.0 cm 宽、0.5 cm 厚[10]。

颈交感神经节接受来自脊髓灰质侧束的节前纤维，有髓鞘的节前细胞纤维则来自脊髓前侧角。来自上段胸髓的腹侧神经根的交感神经纤维在脊髓腹侧根的起始部加入脊神经，然后通过对应胸节的白交通支离开脊神经并上升入颈段。支配头颈部的节前纤维来自上五对胸神经（主要是上三对），上行至交感神经节后进入颈交感神经节突触。分布到上肢的节前纤维来自上胸段（可能是 T2~6），经过交感神经节上行进入颈胸神经节，其节后纤维分布至臂丛神经。

分布到颈胸交感神经节的白交通支主要由支配头颈部的节前纤维构成，这些纤维上行至颈上神经节发出节后纤维分别形成支配颈、面的缩血管神经，汗腺神经，唾液腺神经，扩张瞳孔和眼睑及眼眶的非横纹肌肉的神经。如果阻断该神经，则出现眼睑下垂、瞳孔缩小、眼球内陷和颈面部停止出汗（Horner 综合症）。颈胸交感神经节灰交通支进入 C7、8 和 T1 神经，发出心支、邻近血管支，有时是迷走神经的一个分支。

表 79-1　星状神经节阻滞相对适应证

CRPS，Ⅰ 和 Ⅱ 型
血管功能障碍——雷诺综合征，血管痉挛，血管疾病
药物误注动脉内
带状疱疹后神经痛和急性带状疱疹
幻肢痛
冻伤
CRPS，乳房和乳房手术后疼痛
奎宁中毒
上肢多汗
心律不齐
心绞痛
血管性头痛
包括中枢痛的神经病理性疼痛综合征
癌症疼痛
面部疼痛——非典型和三叉神经痛
潮热

表 79-2　腰交感神经阻滞相对适应证

CRPS，Ⅰ 和 Ⅱ 型
幻肢痛
下肢动脉功能障碍
雷诺综合征
急性带状疱疹
多汗症
冻伤
下肢挤压伤

要想成功阻断头颈部的交感神经，我们必须要阻断星状神经节，因为全部的上行至其他头颈部的节前纤维都是通过该神经节。超越腋动脉第一段的上肢血管的交感神经来自附近的臂丛神经。第一、二（偶尔第三）肋间神经通过灰交通支与节后纤维连接，因此这些纤维提供了另外一个节后纤维从上胸部交感神经节到臂丛神经的通路，此额外通路命名为 Kuntz 神经。这也是部分交感介导的疼痛实施颈交感神经节阻滞后疼痛缓解不满意的缘故。

颈交感神经链位于椎前筋膜的前端，包裹在 alar 筋膜（椎前筋膜前端分隔颈交感神经链和咽后壁的筋膜）的外侧部，位于颈动脉鞘内侧。颈动脉鞘通过类间皮筋膜和 alar 筋膜相连接。包绕颈交感神经链的筋膜平台与前斜角肌、臂丛、脊神经根、椎动脉前椎部和 T1~2 水平的胸内筋膜及胸壁肌等间隙连通。正是这些连通结构解释了星状神经节阻断后发生的部分副作用。在上胸部胸交感神经链位于颈长肌侧和胸内筋膜后侧，即椎前筋膜向下的延续部分。

颈胸交感神经链位于 C7 横突基底和第一肋颈（在交感神经链后部）之间的颈长上方或侧面，椎体血管在前，组成臂丛下部的神经丛在其后部。起源于锁骨下动脉的椎动脉在 C7 水平向前越过交感神经链进入颈椎间孔，90% 在 C6 前结节后进入颈椎间孔；另外的 10% 该动脉可能在 C5 或以上的位置进入颈椎间孔。近来的研究证明颈长肌的厚度变化可能影响阻滞的效果和并发症。这或许可以解释即使准确的阻滞操作下也可以出现效果差异及神经毁损失败。

适应证

大部分星状神经节阻滞的适应证是基于病例报告和病例系列资料[1,10]。表 79-1 列举了除了已经有研究结果的 CRPS 和雷诺病（见本章末尾"研究"一节）外一些疾病的适应证。

技术

资料报道了不同路径实施星状或颈神经节阻滞的成功率范围（16%~100%）[14]，其中影像引导方法好像提高了成功率，但是实际可操作性，阻滞方法和何种影像引导一直有争论。CT 引导有较高的成功率[15]，但是使用不方便，身体全部暴露于高辐射中；超声波技术有望使星状或颈神经节等软组织可视化[16]。进一步的研究也提出了包括颈长肌在内的星状或颈神经节阻滞的标志[17]。

体表标志（非影像）技术。 盲穿刺技术基于解剖学上体表标志的应用。在监护仪和静脉通路建立后，

患者置于平卧轻度颈伸位，肩部可以外展。小幅张口放松颈部肌肉。C6 水平可以触摸到甲状软骨及横突，甲状腺下极的皮肤皱纹有助于定位，因为发现 71% 的病例情况下刚好越过 C6 横突。C6 水平可以触摸到胸大肌 Chassaignac 结节，在大多数个体该结节位于胸锁乳突肌中段外缘，胸锁关节上约 3 cm。将示指和中指放于胸锁乳突肌和气管之间轻触及气管和颈动脉，使用 27 号针皮内局麻时要将颈动脉向外侧牵开，然后使用 22 号 Quinke 或笔尖式针垂直向前、下方向进针至骨后退 2 mm，回抽阴性，缓慢注入 0.5~1 ml 局麻药，患者应该清醒并且能够感觉到局麻药在相应区域扩散。如果无异常，在不断回抽后逐渐注入 0.25% 的丁哌卡因 5~8 ml，患者持续监护 30 min 以观察治疗后反应。

影像技术。 在上述患者准备和位置完成后，患者置于合适的体位拍正位片，沿着气管计数椎体定位 C6~7 水平，根据前面的描述操作者可以选择 C6 或 C7 水平定位。我们推荐定位 C7 水平，因为最靠近星状神经节，而且在 C6 水平椎动脉行走在 Chassaignac 结节后方，C7 水平椎动脉无横突阻挡。如果确定 C7 水平为进针点，要记住使针头在横突水平尽量靠中间以避开椎动脉（图 79-1）。

局麻完成后，使用 22 或 25 号（1.5 或 2.0 英寸）针经已经定位的前横突继续水平进针，遇到骨质后退

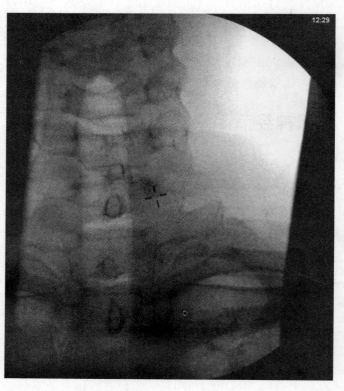

图 79-1 星状神经节阻滞定位于 C7 水平，尽量靠中间以避免损伤椎动脉

2 mm 以避开骨膜。必要时使用侧位影像观察以确定针头是否在椎体前缘。再接造影剂套件，回抽无血液后再适时连续或 DSA 监护下注入 1～5 ml 造影剂，如果扩散理想造影剂会覆盖 C6～T2 水平以确保星状神经节阻滞成功（图 79-2）。0.5～1 ml 1% 实验剂量的利多卡因通过延长管（减少针头移动），确保准确注入选择部位后，患者要连续监测以防止误入血管或硬膜外腔。实验剂量阴性后再缓慢注入 5～10 ml 局麻药。局麻药用量越大，扩散到喉返神经、膈神经或臂丛神经的可能性也越大，注射过程中一定要间断回抽。

其他影像方法。 患者准备同上，平卧位和建立静脉通路，头转向穿刺点对侧。正位影像下确认 C5～6 椎间盘，转动 C-臂至同侧斜位确认椎间孔，注射点是 C7 椎体和钩突交叉点，使用 25 号针平行于射线方向到达靶点。和所有的影像引导操作一样，必须保持针头的平行方向，避免向后进入椎间孔（直接进入硬膜囊）。一旦接触骨质，操作程序同前所述。应用此技术阻滞星状神经节仅需 3～5 ml 局麻药。本技术的优点是使穿刺针向 C7 斜行而避开了椎动脉（其前方是星状神经节）和非阻塞性肺气肿患者胸膜顶（基于尸体研究），目前没有评价本技术效果和并发症的前瞻性研究资料报道[18]。他们列举了下列的优点：

- 不用推开血管和压迫 Chassaigna 结节产生可能的疼痛

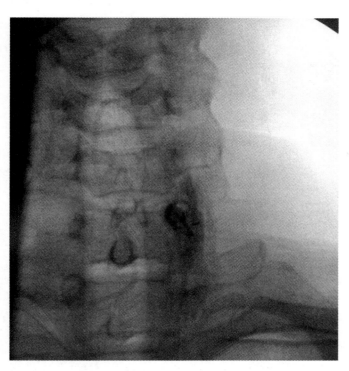

图 79-2　星状神经节阻滞术的正确位置

- 误入血管注射的可能性最小
- 食管误穿的可能性最小
- 喉返神经麻痹的可能性最小
- 减少了局麻药的用量
- 容易掌握

超声方法。 Kapral 等[19]最先提出超声引导下星状神经节阻滞以减少咽后壁血肿发生率，增加安全性和阻滞效果。超声使得甲状腺、椎动脉、食管、胸膜、神经根、颈长肌和目标筋膜平台和局麻药扩散处于实时直视下[16,20]。

体位方法与前述技术相同，使用 3～12 MHz 的线阵探头横置于气管旁 C6 水平，可先利用荧光透视确认 C6。Narouze 等[20]报道一例患者在影像初始定位后再用超声发现针头在向甲状腺进针，在超声下他们还发现一例食管外翻（Zenker 憩室）。超声引导可以校正位置，使用平面内技术穿刺能使针头置于颈长肌前，注入 1 ml 造影剂证明扩散准确而未进入血管。在超声波实时直视下注入 0.25% 的丁哌卡因 5 ml 表明双向扩散良好。如果观察成功的交感神经阻滞，出现 Horner 综合征，肢体温度增加而没有阻滞喉返神经。

一项超声波验证研究表明 C6 水平颈交感神经链位于筋膜下，使用筋膜下侧入穿刺能够保证阻滞星状神经节的药液有满意的扩散[16]。但是缺乏有关超声波随机、前瞻和长期结果研究。

后入路法。 当上肢交感神经阻滞失败和作为经皮或外科交感神经切除手术测试时可以使用此方法。有人推荐全部上肢交感神经切除手术都应该使用此方法[21]。

患者平卧位，常规影像监护（通常透视，也可以用 CT）。正位透视 T2、3 椎体，斜行转动 C 臂至横突刚好越过椎体，然后再向头侧旋转至第一肋呈方形。靶点选在 T2 和（或）T3 椎体的中段。如果要担心气胸也可以再斜一点，但是可能针头朝向椎体穿刺时会有困难。准确的同轴穿刺技术能够减少并发症以及确定最终针头穿刺到位。穿刺成功后实时影像或 DSA 直视下注入 0.5～3 ml 的造影剂观察有无误入血管或周围扩散范围。然后分次注入 5 ml 局麻药监测交感神经阻滞效果。

注入容量。 推荐不同的注入容量范围是 5～20 ml[22]。Feigl 等[22]研究了 42 具尸体以确定阻滞的最佳容量。他们在 C6 水平实施气管旁盲穿注射 5 ml 后总是沿 C6～T2 扩散，没有中心或侧面扩散，而注射 10～20 ml 即扩散到产生喉返神经和（或）膈神经阻滞的范围。Hardy 和 Wells[23]证明注入 10 ml 局麻药喉返神经阻滞率为 10%，注入 20 ml 后增加至 80%。与 C7 比如果在 C6 穿刺要想完全阻滞 T1 和 T2 神经节可能需要较大容量[24]。

腰交感神经阻滞

解剖

腰交感神经链由 4~5 对位于腰椎前外侧神经节组成，腰大肌和筋膜分隔开交感神经和躯体神经。腰交感神经链包含有到盆腔和下肢的节前和节后神经节纤维。尸解表明交感神经链最常见于 L2 椎体的前 1/3、L2~3 椎间盘和 L3 椎体的上 1/3 位置[25]。所有支配下肢的交感神经纤维是由 L2~3 节发出的。因此穿刺针头的最佳位置是 L2 椎体的下 1/3 前侧面或 L3 椎体的上 1/3[25]。腰椎节段动脉和静脉穿过椎深筋膜通道越过腰椎中部，如果在腰椎中部注射药液可能通过此通道向后进入硬膜外腔。也有报道交感神经纤维交叉至对侧。

适应证

腰交感神经阻滞的适应证与星状神经节阻滞相同。任何疼痛症状包括 SMP 或非典型型疼痛综合征都可以实施诊断性交感神经阻滞。大多数适应证基于病例报道及少量的 CRPS 对照试验（表 79-2）。

技术

腰交感神经盲穿刺点常常在 L2~3 横突旁 5~8 cm，首先使用穿刺针碰到横突后向前朝向椎体进针[2,26]，本方法 1920 年首先提出，已经被许多教科书引用。但现代影像引导能够更加准确穿刺，并发症也降低，所以目前已很少使用。本方法使用材料和与星状神经节阻滞相同，只是针体长度要 5~7 英寸（1 英寸≈2.54 cm）。

影像学方法（椎间盘旁法）：起初影像学方法穿刺针头置于 L2、3 和 4 椎体前侧面，Datta 和 Pai[27] 认为椎旁方法可能是最常用的技术。此方法基于已经证明了交感神经节是最靠近椎间盘附近而且损伤脊神经和位于椎体中 1/3 的腰动脉可能性最小的解剖学研究结果。他们还提出至少要用两根针，并且针头位于椎间孔外[27]。

患者平卧位，影像下确认 L2、3、4 椎体，荧光屏向头端看 L2、3 椎间盘呈现方形，再同轴旋转 20°~30°使 L3 横突跨过椎体，靶位位于 L3 椎体前下方或 L2 椎体前上方，（因此命名为椎间盘旁法），局部麻醉后用针体长 5~7 英寸的 22 号针与影像束同轴方向进针直至椎体。

荧光屏旋转至 AP 位以确认针头接触椎体而不是横突或椎间盘。荧光屏再侧位旋转，针头继续向前方至椎体的前 1/3 或椎体前部。一旦针头入位在连续监视下注入 1~5 ml 造影剂确认位置。针头常见的异位是在腰大肌或筋膜内。如果针头太前可能进入主动脉，如果偏后阻滞会失败。一旦针头位置准确立刻注入 5~20 ml 局麻药（图 79-3，图 79-4）。

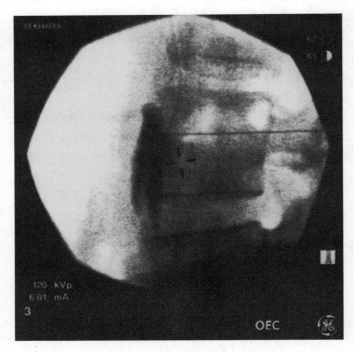

图 79-3　侧位腰交感神经阻滞的正确位置

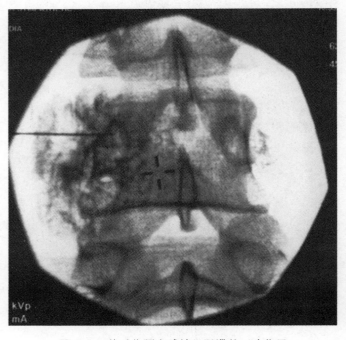

图 79-4　前后位腰交感神经阻滞的正确位置

经椎间盘途径

本方法[28]的优点包括降低生殖股神经炎、误伤腰动脉[27]的风险。同时更加靠近神经节[25]，也减少了椎间盘旁肌肉瘢痕（由于反复神经穿刺）和造影剂的腰大肌扩散（相对于盲穿刺法），其他可能产生的风险与实施交感神经阻滞及椎间盘造影相同。本方法除了针头位置是在椎间盘前面而不是椎间盘外，基本近似于单针或双针实施椎间盘造影操作。注入容量与上述相同。

神经毁损

经皮穿刺神经毁损已经成功用于了星状神经节或腰交感神经，常用射频（脉冲和热射频）和化学毁损（酚和乙醇）。射频技术可以有效控制损伤范围，而化学毁损范围更大，并且与注射容量成比例。当局麻药效果确定，但是疼痛缓解时间不长，可以使用此两种技术。但是对于非恶性疼痛这些技术治疗没有随机、安慰剂对照或前瞻性研究资料。

化学性神经毁损

对于星状神经节[29]或腰交感神经[30]使用 2～3 ml 的酚（3%～6%）或乙醇（50%～100%）尽量减少临近组织扩散。常常首选酚因为较少发生注射后神经炎，常用浓度是 6%，但是猫坐骨神经试验证明 10%～12% 的浓度产生更长时间的神经毁损[2]。对于上肢的问题用类似于 C6 或 C7 前路法或经 T2 或 T3 后路法可以实施星状神经节毁损。在化学毁损前要注入试验剂量局麻药以确保不涉及运动或感觉阻滞。

对于此水平大范围的毁损，由于要用多针方法，每个针头都要注入同样容量，在注入毁损药之前要使用造影剂做适当对比研究[1,29]。腰水平即使用大容量并发症比不明显增加。多数学者主张多针方法，虽然通过单针放置可以注入多达 15 ml 药也有同样的效果，但是多针方法容量小，安全性高[1]。

射频毁损

射频毁损是神经毁损更可控的方法，因为毁损限于针头区域。方法包括非毁损的脉冲射频或传统的热毁损，在毁损前 RF 针要实施电刺激以避免周围组织不必要的损伤，例如喉返神经或生殖股神经的损伤。

在 C7 水平做星状神经节 RF 毁损电刺激时要患者发 "EE" 声以判断是否累及喉返神经和膈神经，使用

50 mm 长、5 mm 针尖的 22 号套管针，方法与上述前路途径相同，影像监护。注射局麻药或毁损前使用 2.5 V，2 Hz 电刺激（典型的运动刺激），经 T2 或 T3 后路法可以避开这两支神经[10,31]。

在腰段水平针头应在 L2 椎体下 1/3，L3 椎体上或中 1/3 或 L4 椎体中 1/3 位置，多针穿刺要置于适当位置以获得最佳效果。Sluijter[6] 描述了一种把针头置于每个椎体中段以尽可能接近各前支，他注意到在 L4～5 椎间盘的交感神经节更表浅些。他还推荐在 L5 水平毁损。针头置于交感神经节通过每个椎体的凹面，在侧位下针头位于椎体前部，而使用前后位针头位置应位于小关节水平。

对于脉冲射频，与常规射频平行位相反，针头要稍微退出以便靶点在针头前方。实施感觉（50 Hz）电刺激以确定最低的刺激阈值，热损毁前也要测试运动刺激（2～5 Hz，3 V）。脉冲射频时温度 42 ℃，脉冲模式，2×20 ms/s，40～45 V，120 s。热毁损前需要用局麻药（2 ml 2% 利多卡因或等效），针头温度 80 ℃，60～90 s[1,6,10]。

并发症

星状神经节阻滞和神经毁损[10]：

- 出血或血肿
- 气胸、血胸
- 椎体动脉损伤或误穿
- 误入神经
- 食管损伤
- 气管损伤
- 膈神经损伤
- 臂丛损伤
- 喉返神经损伤
- 神经炎——上述任何神经或神经丛
- 交感神经切除后综合征

腰交感神经阻滞和神经毁损：

- 出血
- 感染
- 误入血管[32]
- 误入淋巴[33]
- 蛛网膜下隙注射
- 椎间盘炎（经椎间盘方法）
- 背痛
- 脊神经损伤
- 生殖股神经损伤（L4、5，偏后或侧位穿刺）[34]
- 腰丛损伤

- 神经炎
- Horner 综合征和臂丛瘫痪[35]

交感神经阻滞有效性监测

成功的星状神经节阻滞能够阻断上颈段神经支配产生 Horner 综合征，包括眼睑下垂、瞳孔缩小、无汗症。其他表现包括单侧鼻塞（Guttman 征）和面部发热。Horner 综合征的出现表明头侧交感神经阻滞，并不意味上肢交感神经阻滞[36]。如果用于治疗肩膀或上肢还需要指标确定交感神经已经阻滞。判断完全阻滞则需要检查肾上腺素能（红外热图，容积描记图和激光多普勒流量图）和交感胆碱能（催汗）纤维活动（出汗试验，交感电反应）。

皮肤温度上升是判断交感神经阻滞最常用的指标。一些学者认为不同的温度差反映了交感神经阻滞的有效性，如星状神经节阻滞后皮温分别上升 1.5 ℃[37]，3.8 ℃[38] 和 7.5 ℃[15] 是非常成功的。腰交感神经阻滞后皮温平均上升 3 ℃[39]。Hogan 等推荐单侧温度增加超过对侧表明交感神经阻滞成功[36]。Stevens 等发现在大多数患者成功的交感神经阻滞患者肢体温度高于对侧 2 ℃，但是还不能确保交感神经完全阻滞[40]。交感神经阻滞后温度增加的幅度与基础温度有关，如果阻滞前低温则温度上升明显[41]。当血管扩张后皮温将接近躯体中心温度。因为手指和脚趾的温度上限是 35 ℃～36 ℃，患有周围血管疾病患者温度也能有 35 ℃～36 ℃[41]。基础皮温低的患者是因为血管收缩（晚期 CRPS），交感神经完全阻滞后皮温升高明显。而肢体血管扩张的患者（早期 CRPS）不能期望明显皮温增加。

激光多普勒流量图是评价皮肤血流量比较敏感的方法，可以检测交感神经阻滞的效果，一些学者认为皮肤血流量增加 50％ 或以上是交感神经阻滞成功的标志[43]。血管闭塞容积描记图可以精确测量皮肤血流量，肢体成功的交感神经阻滞后由于脉搏波变强使斜率明显增加。学者发现容积描记图所测量的皮温与血流的相关性要高于激光多普勒[43]。

出汗停止和交感电反应（sympathogalvanic response，SGR）是交感神经完全阻滞的标准试验[36-46]，而经典碘试验比较混乱和麻烦，出汗试验，钴蓝和茚三酮出汗试验容易实施。出汗试验的步骤如下：患者手指和脚趾擦干后用钴蓝和茚三酮浸染的滤纸覆盖，使用透明胶带可以看见出汗后钴蓝纸的变色。由于出汗使钴蓝滤纸由蓝变红，而茚三酮滤纸出现紫色的

点。遗憾的是钴蓝和茚三酮出汗试验只能在实验室实施。

心电图机可以记录 SGR，心电图的电极置于左右手的手背和手掌（脚背或脚底），其他电极放在对侧肢体，电极开关置于 I。刺激源可以是深呼吸，针刺和高噪声，反应系统由上下漂浮的心电图跟踪系统构成，可以单相或双相。部分交感神经阻滞减弱反应，完全阻滞反应消失，即跟踪呈一条直线。SGR 有几个缺点，包括当记录患者受到不同刺激时产生明显的变异，在临床上难于记录到满意的结果。另外对于使用的刺激的快速适应，即在没有交感神经阻滞时，记录几个同样刺激源的 SGR 后患者不再出现 SGR。

有两项出汗试验可以比 SGR 更可靠预测完全交感神经阻滞[46]，出汗试验和交感神经阻滞的敏感度为 90％，如果比较出汗试验 100％ 的特异性，SGR 只有 56％；而准确性二者分别为 74％ 和 95％[46]。因为这些试验临床很少使用，所以温度增加到 35 或 36 ℃ 就可以代表交感神经完全阻滞。

疼痛缓解不代表交感神经完全阻滞，因为慢性疼痛可能在部分交感神经阻滞后消失。另外一方面，疼痛部分缓解预示两方面：患者疼痛可能是其他原因（如躯体-感觉和 SMP 或 SMP 和中枢痛共存）或交感神经部分阻滞。在这些情况下显示交感神经完全阻滞是必需的。在外科或化学交感神经切除后显示完全阻断或证明疼痛复发与交感神经功能恢复相关是有价值的[47]。

研究

Day[48] 回顾了星状神经节和腰交感神经节阻滞的文献，如星状神经节的 11 篇文献中 4 篇是病例报道，5 篇是系列病例，1 篇是回顾性综述[49]，1 篇是双盲、安慰剂对照研究[50]。基于病例数量和研究质量（使用 G-分级推荐）他认为有关星状神经节阻滞的最好算为 1B，大部分为 1C（低级和很低级循证）。唯一的双盲和安慰剂对照研究只有 4 例患者，只能归为 1C 级[50]。关于腰交感神经阻滞他收集了 11 篇文章，回顾性病例或系列研究 9 篇，1 篇前瞻随机[30]，1 篇前瞻随机对照研究[9]。前瞻研究比较了酚和 RF 射频[46]，化学毁损和丁哌卡因的结果[9]。这些文章最高为 1B（强烈推荐中等质量循证）。

Gabrhlik 等[51] 用前瞻研究比较了经皮 T2，3RF 射频和 T2 酚/RF 射频治疗难治性雷诺现象，随机安排 50 例确诊为晚期雷诺患者（无阻滞治疗史）分别接受两种方法治疗，随访 3 个月，指标包括冷感觉、VAS、

生活质量以及使用红外热像图监测上肢血流。其中VAS、生活质量和上肢温度经过两种方法治疗后都明显有统计学差异。作者认为两种方法对于晚期雷诺现象都有效果，但对于研究有批评认为无安慰对照或双盲。

Lipov 等[52] 发表了关于星状神经节阻滞治疗乳腺癌潮热和早醒的研究，他们前瞻研究了 13 例乳腺癌（放疗）患者患严重的潮热、早醒的研究，在使用0.5％丁哌卡因 7 ml 实施一次星状神经节阻滞后，以每周为基础观察 12 周，他们发现治疗后两周潮热值（HFS）由 79.4 降低到 49.9（SD 37.4 和 39.9），早醒指数由 19.5 降低到 7.3（SD 14.8 和 7.3）。全部患者在几周后指标持续降低，HFS 为 3～12，平均 8.1，早醒指数 1.4。

Meier 等[53] 使用腰交感神经阻滞双盲、安慰剂对照交叉方法研究了一组 10～18 岁共计 23 例儿童 CRPS患者，在影像监护下将硬膜外导管置于 L2 或 3 椎体前中边缘（研究完成时镇痛），随机抽取患者分别通过硬膜外导管注入利多卡因，静注盐水；另外但患者导管注入盐水，静注利多卡因。双盲试验是检测患者是否出现一侧皮温上升和减轻诱发痛的交感神经阻滞现象。结果测试包括自发疼痛和机械诱发痛程度，热诱发痛阈值以及 4 点数字疼痛评分和自发痛、触诱发痛、针刺诱发痛和针刺时间总和的色彩疼痛评分。他们还观察到与静脉利多卡因比较，使用利多卡因实施腰交感神经阻滞后触诱发痛、针刺时间总和测定痛觉超敏的疼痛程度降低。他们还发现与治疗前比较，使用利多卡因实施腰交感神经阻滞后触诱发痛、针刺时间总和测定痛觉超敏有明显的统计学差异和临床降低。使用数字疼痛评分发现交感神经阻滞后 9 例患者出现临床相关改善，14 例患者没有变化；而静脉利多卡因 3 例

疼痛缓解，5 例疼痛加重。作者认为有 CRPS 的疼痛是交感神经介导的一些直接证据。研究的局限性是小剂量利多卡因实施的交感神经阻滞对部分患者有效而并非全部患者。疼痛缓解无效也可能由于经导管注入局部麻醉药渗漏。作者还说明也没有使用如出汗试验等客观指标来测定完全的交感神经阻滞。

要点

- 星状神经节正好位于 C7 横突基部和颈部第一肋之间的颈长肌前侧或外侧。
- Horner 综合征的出现并不表示上肢交感神经已经阻滞。
- 星状神经节阻滞效果的绝大多数的证据是基于个案报告。
- 星状神经节阻滞潜在并发症少见，而使用影像监测可以进一步减少。
- 腰交感神经阻滞最佳位置是 L2 下 1/3，L2～3 椎间盘水平或 L3 的上 1/3。
- 有证据表明腰交感神经阻滞缓解儿童 CRPS 对于触诱发痛和针刺时间总和产生的痛觉超敏有效。
- 可以使用化学或射频进行交感神经节毁损，实施前应确认针头位置及感觉、运动测试。
- 停止出汗和 SGR 是全部交感神经阻滞完全的标准试验。

参考文献

参考文献请参见本书所附光盘。

80 抗凝药物与椎管内神经阻滞、外周神经阻滞

Honorio T. Benzon

陈茜 屠伟峰 译 屠伟峰 王家双 Gang Li 校

1997 年，美国局部麻醉与疼痛医学学会（American Society of Regional Anesthesia and Pain Medicine, ASRAPM）召集专家小组讨论关于应用新推出的低分子肝素（low molecular-weight heparin, LMWH）——依诺肝素后并发越来越多椎管内血肿的病例。随后于 1998 年在 ASRAPM 增刊《局部麻醉与疼痛医学》杂志发表了他们的指南[1]。该指南本着患者的安全，得到各医学专科广泛支持。2003 年同组的专家再次修订了他们的指南，将更新后的抗血小板药物包含进去[2]。指南的第 3 版于 2010 年出版，该指南针对抗凝药与神经丛和周围神经阻滞的问题提出了建议[3]。此外，对使用抗凝药的孕妇行椎管内麻醉的相关问题也进行了讨论。本章涵盖的内容包括：使用抗凝药后行椎管内、神经丛、周围神经阻滞与深静脉血栓形成等问题。

围术期深静脉血栓的形成

全关节手术后约 50% 的深静脉血栓（deep venous thromboses, DVTs）形成于术中，在手术当日及术后第一天高发[4]，几乎 75% 的深静脉血栓发生在术后 48 h 内。另有一些研究人员却指出，术后第 4 天才是深静脉血栓发生的高峰期，在第 13 天也会出现一个小高峰，术后第 17 天在发生率最低[4]。

术中深静脉血栓形成的诱因包括：血液淤滞、血管内皮损伤、高凝。还有其他一些危险因素包括：既往有深静脉血栓或肺栓塞病史、大手术病史、年龄大于 60 岁、肥胖、恶性肿瘤、手术时间过长、长期制动、静脉曲张以及雌激素的使用[5]。上述这些危险因素在术中因素诱发深静脉血栓的全关节手术中更为显著。在全髋关节置换术中（total hip replacement, THR），下肢被放置在屈曲、旋转、内收位上，并进行内收操作，这样可能会导致股静脉受损并产生严重的静脉淤血[6]。事实上，全髋关节置换术中进行静脉造影可明显地看到引起下肢血流不畅的受堵弯曲的股静

脉[7]。在膝关节置换术中（total knee replacement, TKR），膝关节弯曲也可压迫血管。用于压迫下肢静脉的止血带同样也会损伤血管内膜。此时如果抗凝血酶 Ⅲ 和组织纤溶酶原激活物（t-PA）的减少会加剧血液的凝固。

在没有任何预防措施的情况下，深静脉血栓的发生率在全髋关节置换术中为 54%～57%，膝关节置换术为 40%～84%[5,8]。大多数膝关节置换术后深静脉血栓发生在小腿静脉的比例较高（占深静脉血栓的 24%～60%），而发生在近端静脉较少（占深静脉血栓的 3%～20%）[7]。与此相反的是，在全髋置换术中，深静脉血栓大多发生在近端静脉。由于近端静脉发生的血栓会直接引起肺栓塞的发生，因此全髋置换术后肺栓塞的发生率也较高。尽管小腿静脉的血栓很少情况下会栓塞至肺，但有 24% 的血栓会转移至近端静脉[9]。在全髋置换术中发生严重肺栓塞比率为 0.34%～6%，而在膝关节置换术中则为 0.2%～0.7%[5]。

顺行静脉造影术是诊断深静脉血栓最可靠的检测技术，其灵敏度达 100%[10]，它是一种创伤性检测手段，并且具有放射性，需要专门一个放射房间，相比其他检测方法价格方面相对昂贵。带或不带多普勒效应的 B 型压缩超声扫描技术是诊断有症状患者的一线方法，它是最方便的，也是最准确的非创伤性的检测深静脉血栓的手段。无法压缩的静脉是血栓形成的间接证据[10]。

围术期预防全关节手术中深静脉血栓的形成

全关节术后深静脉血栓的防治包括术中干预、物理、药物手段。采用硬膜外麻醉降压可改善手术视野，减少术中出血以及缩短手术时间[5]，这些措施都可以降低深静脉血栓的发生。物理措施可通过增加小腿的静脉血流[9]从而减少血液淤滞，其机制可能是通过纤溶酶原激活物抑制剂的减少引起纤溶效应[5]。各类物理手段包括：小腿长套、长筒袜、脚踏泵。对于接受

膝关节置换术的患者，搏动压迫足底静脉丛联合使用阿司匹林比单一使用阿司匹林（27%～59%）[11]在预防深静脉血栓方面效果更好。将物理手段联合药物手段一起用于深静脉血栓的预防是最有效的。

　　预防深静脉血栓的药物包括：阿司匹林、华法林、低分子肝素、凝血酶抑制剂以及一些新药，如利伐沙班。就阿司匹林而言，最佳的用法是：325～650 mg 每日 2 次服用，其副作用是可能引起胃炎、胃糜烂或胃溃疡。早期的研究表明在全关节手术中阿司匹林对预防深静脉血栓的形成是有效的，然而后期的研究认为它并不是那么有效。在膝关节置换术中单独用阿司匹林深静脉血栓的发生率为 41%～78%[9]。

　　围术期使用肝素、低分子肝素、华法林可预防术后深静脉血栓的形成。华法林的使用方法是手术当晚即给 5 mg，随后的剂量根据国际标准化比值（INR）来调整，INR 需维持在 2.0～2.5。较高的 INRs 可能会导致出血。手术后使用华法林一个月，深静脉血栓的发生率可降低至 25%～59%[9]。由于华法林的延迟性效应以及术后血栓的早期形成（大多数术后深静脉血栓发生在术中或术后前两天），一些外科医生会在华法林起效时添加低分子量肝素，作为"桥梁疗法"。

　　目前肝素并没有被广泛用于全关节手术后深静脉血栓的预防上，主要是因为相比之下低分子肝素具有更好的生物利用度和可预见性[12-14]，因此代替肝素用于预防全关节术后深静脉血栓，其效果比华法林更好。全髋置换术后的患者，使用依诺肝素的深静脉血栓发生率为 5%，使用华法林的发生率为 12%[12-13]。与华法林相比，达肝素也可降低全髋置换术后深静脉血栓的发生率（13% vs. 24%）[14]。与物理措施相比，术后使用 1～2 周的低分子肝素在降低深静脉血栓方面更有效（27% vs. 65%）[15]。磺达肝素是 Xa 特异性抑制剂，术后每日 2.5 mg 连续使用 5～9 天，相比依诺肝素，深静脉血栓的发生率可再降低 57%[16]。

　　希美加群是口服凝血酶抑制剂，在预防全膝关节置换术后深静脉血栓方面效果优于华法林[17]。然而，使用该药物后可引起严重的肝毒性，因此 FDA 拒绝推荐使用。重组水蛭素衍生物已被研究用于全髋置换术后预防深静脉血栓的形成[18]。达比加群，新型口服直接凝血酶抑制剂，在欧洲已被批准用于临床。研究表明，每日使用 150～220 mg 达比加群与每日两次 30 mg 依诺肝素相比，在预防全关节术后深静脉血栓形成上效果较差[19-20]。

　　美国骨科医师学会在塔夫茨-新西兰医疗中心临床证据合成中心的帮助下，针对全髋置换术或全膝置换术后的患者发生肺栓塞提出了新的防治指南[21]。该指南主要针对有肺栓塞和出血风险或高风险的两类患者，推荐使用的药物包括（按字母排序）：阿司匹林、低分子肝素、戊聚糖、华法林（INR≤2.0）。针对既有肺栓塞又有出血的高风险人群，推荐使用药物阿司匹林和华法林（INR≤2.0）[21]。骨科医生已经就这些药物的利弊进行了讨论[22]。

其他手术中应用药物预防静脉血栓

　　美国胸科医师学院发布了关于抗血栓和溶栓的治疗指南，该指南主要是针对接受普通手术、血管手术、妇科手术、泌尿手术治疗的患者如何防治静脉血栓的形成[23]。根据 ACCP 指南[23]，普外科手术的患者每天接受 3 次皮下注射肝素，但有报道显示这种做法有增加出血的风险[24]。目前，针对接受整形手术和癌症手术的患者静脉血栓的防治指南已相继发布[25-26]。

抗凝剂对急性心肌梗死、心房颤动和脑卒中的预防治疗

　　2007 年，美国心脏病学会和美国大学心脏协会对伴有 ST 段抬高的心肌梗死（ST-elevation myocardial infarction，STEMI）[27]患者的管理问题出台了新的指导方针。关于抗凝药，专家小组建议对 STEMI 的患者无论是否接受再灌注或溶栓治疗，除阿司匹林外还需加用氯吡格雷。欧洲方面的指南也非常认同 ACA/AHA 的这项建议[28-29]。ACA/AHA、欧洲、加拿大指南均建议针对这类患者停用 COX-2 抑制剂和非甾体抗炎药[27-30]。ACA/AHA 指南建议氯吡格雷应停药至少 5 天，最好是 7 天，除非迫切的血管重建胜过大量出血的风险。对于没有接受再灌注治疗的 STEMI 患者，ACA/AHA 指南认为可合理的使用静脉或皮下注射普通肝素（unfractionated heparin，UFH）或皮下注射低分子肝素至少 48 h[27]。对于接受过介入治疗的患者，推荐使用普通肝素或低分子肝素这些抗凝治疗[27,31]。对放置支架的患者，建议连续使用阿司匹林，对放置裸金属支架的需使用阿司匹林 1 个月，放置西罗莫司洗脱支架的使用 3 个月，放置紫杉醇洗脱支架的使用 6 个月[27,31]。对于氯吡格雷，建议该药的使用时间为至少 1 个月，1 年较为理想，如果是植入了西罗莫司洗脱支架和紫杉醇洗脱支架的患者，需要使用至少 1 年[31]。

　　许多实验显示：对于房颤患者，使用华法林可有效的降低这类患者发生脑卒中[32-33]。但华法林本身也存在一些问题，包括较窄的治疗范围（INR 2～3），难以预料的药物反应，延迟效应，需要监测抗凝作用，

较慢的恢复，以及许多药物与药物，药物与食物的交叉反应。对于这些患者使用阿司匹林是有争议的，新型的药物有达比加群和利伐沙班。

抗血小板疗法在降低复发性缺血性脑卒中或短暂性脑缺血（TIA）发作风险方面卓有成效，推荐口服抗凝血药来治疗非心源性脑卒中[33]。临床试验表明氯吡格雷单独使用，阿司匹林及双嘧达莫的联合使用，其效果超过阿司匹林单一疗法[34]。

抗凝药的相关药理学及对椎管内神经阻滞的影响

阿司匹林不可逆的抑制血小板膜上的环氧化酶，从而抑制血栓素 A2（TXA2）的合成与释放，最终抑制 TXA2 诱发的血小板聚集，形成一个数量足够但脆弱的血块。使用方案大多为：$325 \sim 650$ mg，2 次/天。低剂量的阿司匹林可有效阻止血块形成，因为血小板膜上的环氧合酶被抑制，减少了血栓素 A2 的生成，而后者导致血小板聚集。大剂量的阿司匹林可以抑制血小板和内皮细胞膜上的环氧合酶，从而引起 PGI2 水平的下降，PGI2 抑制血小板聚集。因此，大剂量阿司匹林的效应是减少血栓素 A2 和 PGI2。在临床上，日服用低（325 mg $1 \sim 2$ 片）、中（$3 \sim 10$ 片）、高（>10 片）剂量阿司匹林的患者，其平均出血时间和出血时间延长的发生是相同的[35]。非甾体类抗炎药也能和血小板膜上环氧化酶可逆的结合，对血小板功能的影响通常不超过 3 天[36]。

同一患者体内以及不同患者之间出血时间的结果存在巨大差异，这使得血小板功能分析仪（platelet function analyzer，PFA）得到越来越广泛的应用。血小板功能分析仪可用于检测体外血小板功能，也可用于筛选血友病，检测对 DDAVP 的反应，以及抗血小板治疗后的连续监测[37]。它可定量测定高切变力下血小板功能，通过测定血小板堵塞包被有胶原蛋白和肾上腺素（C-EPI 或 PFA-I）或胶原蛋白和 ADP（C-ADP 或 PFA II）微孔的时间。堵塞微孔的时间即为终止时间，以 s 计算。在 C-EPI 管终止时间为 $60 \sim 160$ s，在 C-ADP 管是 $50 \sim 124$ s。阿司匹林和非甾体类抗炎药可延长 C-EPI 管的终止时间，而氯吡格雷、血管性血友病、血小板减少症、贫血、肾衰竭都会延长 C-ADP 管的终止时间。

已有一些研究致力于观察服用阿司匹林或非甾体类抗炎药的患者其椎管内血肿的发生率[35,38-41]。其中一些研究观察了大量的患者，但并没有发现有椎管内血肿的发生[40-41]。尽管有一些这方面的病例报道，但这些报道都受到一些复杂因素的影响，包括联合使用肝素，硬膜外静脉血管瘤以及穿刺技术的困难[42]。椎管内血肿形成的主要危险因素是困难的穿刺技术。

环氧合酶 2 抑制剂具有镇痛作用，已有许多文献表明在不同的外科手术中应用该药具有围术期镇痛效应[43-45]。与阿司匹林或非甾体类抗炎药相比，它们对胃肠道的毒性作用较小，在血小板聚集时间以及出血时间方面与安慰剂组相比并无差异[46-47]。这些效应使得它成为行椎管内麻醉时最理想的药物。

噻吩并匹啶类药物噻氯匹啶和氯吡格雷对花生四烯酸的代谢没有直接影响，而是通过抑制 ADP 受体介导的血小板激活化抑制血小板聚集[42,48]。这类药物还能调节血管平滑肌从而减少血管收缩[49]。氯吡格雷的药效是噻氯匹啶的 $40 \sim 100$ 倍[50]。氯吡格雷的服用剂量为每日 75 mg，噻氯匹啶的服用剂量为 250 mg，每日 2 次。噻氯匹啶在临床上很少使用，因为它会引起高胆固醇血症、中性粒细胞减少症以及血小板减少性紫癜。由于它可能具有延迟的抗血栓效应，因此它不能对接受噻氯匹啶治疗前两个星期的心脏病患者提供保护作用。相比之下，氯吡格雷的应用更加广泛，因为它更安全，与阿司匹林相比，在对有周围血管疾病的患者疗效更好，目前已广泛用于这类患者[51]。服用标准剂量（75 mg）$3 \sim 5$ 天后，氯吡格雷对 ADP 诱导的血小板凝集产生最大抑制作用，但在服用大剂量氯吡格雷（$300 \sim 600$ mg）后的 $4 \sim 6$ h 内，就可产生最大抑制[52]。患者在进行经皮冠状动脉介入治疗之前会服用大剂量的氯吡格雷。曾有一例服用噻氯匹啶的患者出现脊髓血肿的病例报告[53]。尽管未有报道单独服用氯吡格雷的患者产生椎管内血肿的情况，但有一例服用氯吡格雷和双氯芬酸，可能同时服用阿司匹林的患者出现四肢瘫痪的报道[42]。

ASRA 关于抗血小板治疗和椎管内阻滞的指南

美国局部麻醉学会（ASRA）推荐正服用阿司匹林或非甾体类抗炎药的患者可行椎管内阻滞[54]。已有大量研究显示服用这两类药物的患者可安全的行椎管内穿刺，因此 ASRA 的这项指南也得到了众多研究的支持。尽管同时服用 COX-2 抑制剂和华法林可能会增加出血的风险，但单独服用 COX-2 抑制剂的患者行椎管内阻滞也是安全的。对于氯吡格雷来说，推荐行椎管内穿刺前需停药 7 天。噻氯匹定需停药 $10 \sim 14$ 天，因为其半衰期在单次给药后为 12 h，当达到稳态后会增加至 4～5 天。

单独服用阿司匹林和非甾体类抗炎药并不会增加脊髓血肿的风险。然而，这些药物的联合使用将会增加自发性出血、注射处出血、脊髓血肿的风险[2]。有报道显示使用过低分子肝素、抗血小板药物以及联合使用氯吡格雷和阿司匹林的患者发生脊髓血肿[2,42]。ASRA 建议对于联合使用抗血小板药物治疗的患者行椎管内穿刺时需格外谨慎。

上述指南适用于在外科手术或疼痛介入门诊需要行椎管内穿刺的患者。在疼痛门诊的介入医师可以决定在患者行椎管内穿刺前继续服用阿司匹林或非甾体类抗炎药是否谨慎可行。如果老年健康患者每日常规服用阿司匹林，医生可能会选择停止给药，尤其是对颈胸段穿刺的患者，这是因为在这些患者中很难区分新旧症状（麻木或无力）或是真实的和假象的病理改变。由于硬膜外腔在颈段和胸段会比较狭窄，且有脊髓，因此在行颈胸段椎管内穿刺时要格外小心。而且那些接受抗血小板治疗的患者行椎管内穿刺的研究大多是在腰部穿刺。

对于接受氯吡格雷和阿司匹林治疗的患者，建议停用氯吡格雷 7 天，改用阿司匹林治疗，待椎管内阻滞后再改用氯吡格雷。如果抗凝需求很高，可在氯吡格雷停用 7 天后使用低分子肝素。这些用药方面的改变都应在医生的指导下完成。在需要做手术时，应在手术前停用这些药物。

曾有病例报道过患者停用氯吡格雷 7 天前行硬膜外拔管或穿刺。另一篇文献则显示停用氯吡格雷 24 h 后行硬膜外拔管是安全的，实时的血栓弹力图表明凝血功能正常，ADP 诱导血小板聚集实验显示"显著改善"，花生四烯酸诱导血小板聚集实验显示"几乎无改善"[55]。还有病例报道：氯吡格雷停药 5 天，继续服用阿司匹林治疗时行骶管注射类固醇[56]，但该研究并未监测血小板功能。作者根据已发表的指南以及对健康志愿者的研究建议术前停用氯吡格雷 5 天是足够的[57-58]。还有一篇文献是关于患者停用氯吡格雷后 5 天后行腰麻。在这些患者中，通过检测 P2Y12 发现血小板的活性受到很小的抑制（8%）[59]。

华法林：药理学作用与 ASRA 推荐使

华法林是一种口服抗凝药，它可以抑制维生素 K 依赖的凝血因子 Ⅱ、Ⅶ、Ⅸ、Ⅹ 的合成[60-61]，还能抑制抗凝蛋白 C。凝血因子 Ⅶ 和抗凝蛋白 C 的半衰期均较短（6～7 h），INR 增加是凝血因子 Ⅶ 和抗凝蛋白 C 竞争性拮抗的结果，以及体内已存在的凝血因子的耗竭。一项研究显示：华法林治疗的初始阶段，INR 值不稳定。这项研究中，24 例患者，其中 2 例在使用华法林 36 h 后，INR 值超过 2.0[62]。最近的一项研究也表明，在华法林治疗的第一天，其 INR 值与凝血因子的相关性较差[63]。

预防性抗凝治疗效果（INR 值为 2.0～2.5）可在初次给药后 48～72 h 获得。华法林的抗凝作用主要依赖于凝血因子 Ⅱ 的水平，其半衰期为 50 h。当凝血因子 Ⅱ 完全耗竭时，最大的抗凝作用还可持续在 4～5 天。使用华法林有出血的风险，皮肤坏死比较罕见。其缺点包括：需要利用 INR 监测仪监测其抗凝效果，此外它与其他药物有交叉反应，而且手术前需停药几天[60-61,64]。

ASRA 建议：当 INR 为 1.4 时可安全的行椎管内置管。INR 为 1.5～2.0 时，凝血因子 Ⅱ 的浓度为基线的 74%～82%，凝血因子 Ⅶ 为 27%～54%[62]。在重大手术时，这些凝血因子只要达到正常的 20% 时就能止血[65]。一项研究通过检测接受抗凝治疗的患者血浆中凝血酶原的活性来探讨每个凝血因子的重要性，研究表明：早期凝血因子 Ⅶ，Ⅺ 和 Ⅹ 的浓度低于 5%、20% 和 30%[66] 后可产生明显的可测量的后果。

ASRA 推荐拔除硬膜外导管时 INR 的值同置管[67]，应当指出的是，拔除硬膜外导管后同样会出现椎管内血肿[68]。Horlocker[69]、Wu 和 Perkin 等人[70] 已证实在此 INR 值下可安全的拔除硬膜外导管。当华法林治疗后一天 INR 大于 1.4 时，会比较麻烦。最近一项研究表明，给予华法林后 12～24 h，凝血因子 Ⅶ 的活性保持正常（60%～160% 的活性），此时 INR 值可上升到 1.9[63]。在这种情况且没有其他危险因素时，可拔除硬膜外导管。如果出现一些危险因素如血小板减少、高龄、肾衰竭或服用其他抗凝药，则应先确定凝血因子 Ⅶ 的活性[63]。

华法林的代谢主要是通过细胞色素 P450 系统的 CYP2C9 酶[61]。肝微粒体酶编码基因的突变可影响患者对华法林 S 型-异构体的代谢，从而影响华法林的清除率。影响华法林量效关系的其他遗传因素包括：维生素 K 氧化还原酶（VKOR）基因多态性，华法林对维生素 K 循环的抑制靶体。这些蛋白的编码基因突变会影响华法林对各种酶的敏感性，因此美国胸科医师协会反对基于药代动力学给予华法林初始剂量[61]。

肝素与低分子肝素：药理学作用与 ASRA 推荐使用指南

肝素是由 D-葡萄糖胺、糖醛酸、葡萄糖醛酸、艾杜糖醛酸交替链接而成的多聚体。普通肝素是多糖链的异构混合体，分子量从 3000～30 000。独特的五糖序列随机分布在肝素链上，并与抗凝血酶（antithrombin，AT）结合[71]。肝素五糖与抗凝血酶结合后引起其构象发生改变，从而加速对凝血酶、Ⅹa 因子、Ⅸa 因子的灭活。此外，普通肝素从内皮细胞释放组织因子抑制剂，加强其对 Ⅹa 因子的灭活[72]。肝素的抗凝效果呈非线性效应，其强度与随剂量的增加呈非比例增加。皮下注射肝素需 1～2 h 才能发挥其抗凝作用，而静脉注射则可以立竿见影。监测 APTT 可以用于了解肝素的抗凝效果，当肝素血浓度达到 0.2～0.4 U/ml 时，或 APTT 比正常值延长 1.5 倍以上[73]可达到有效治疗抗凝。但皮下低剂量注射肝素时，APTT 通常不会延长，因此一般也不会常规监测。

静脉注射或皮下注射普通肝素可用于预防静脉血栓的形成。Ruff 和 Dougherty 针对全身应用肝素的患者发生椎管内血肿的危险因素总结如下[74]：①行腰椎穿刺和使用肝素治疗的间隔时间小于 1 h；②同时使用其他抗凝药物，如阿司匹林；③创伤性穿刺针的放置。

对于准备做血管手术和术中接受静脉注射普通肝素治疗的患者，在有预防措施的前提下术前行椎管内阻滞是较为安全的[75]。尽管遇到椎管内阻滞出血或创伤常建议取消手术，但没有数据支持这样的建议。总之，ASRA 对使用肝素抗凝治疗的患者行椎管内阻滞的建议如下[2-3,76]：①有凝血功能障碍的患者避免行椎管内穿刺；②出血或穿刺困难都会增加血肿发生的风险，因此需要同外科医生讨论利弊决定是否取消手术；③穿刺后 1 h 内不要注射肝素；④最后一次使用肝素后 2～4 h，方可拔除椎管内导管，并且在导管拔除 1 h 后评估患者的凝血功能和是否发生再肝素化；⑤局麻药应使用最低浓度以便于早期检测患者术后是否发生椎管内血肿。

在普外科和泌尿外科接受手术治疗的患者，术前进行皮下注射肝素可预防深静脉血栓的形成。皮下每 12 h 给予肝素 5000 U，不会引起 APTT 的变化，有极少患者 APTT 会发生延长，但不会超过正常值的 1.5 倍。Liu 和 Mulroy 发现在这些患者中行椎管内穿刺以及持续留置椎管内导管是相对安全的[76]。然而，也有

报道这种情况下会出现脊髓血肿[3]。此外，根据 ASA 未公开的数据库资料[77]，有报告指出需警惕脊髓血肿引起的瘫痪，以及对引发这一现象的危险因素做进一步调查。这么做是十分重要的，因为按照最新的 ACCP 指南[23]术前给予皮下注射肝素一天 3 次可能增加出血[24]。在 20 世纪 90 年代末期，那时施行的是每天两次皮下注射肝素，调查显示麻醉医师并不担心肝素的使用[78-80]。正因临床医生不遵循 ACCP 指南，才导致关于脊髓血肿的报道很少[81]。

在是否对接受心肺转流术的患者施行椎管内麻醉问题上似乎存在着无休止的讨论，对这些患者我们推荐以下防范措施：①对已知患有凝血功能障碍的患者避免行椎管内麻醉；②对于有创伤性椎管内阻滞患者手术须推迟 24 h 进行；③椎管内穿刺到全身肝素化的时间间隔应超过 1 h；④肝素化及拮抗应当在严格的监测和控制下进行；⑤当患者恢复正常的凝血功能后方可拔除硬膜外导管，拔管后还应密切监测患者的情况以防发生脊髓血肿[82]。

肝素不是理想的抗凝剂：它是一种混合分子，其中只有一小部分具有抗凝活性。它不仅可以与活化的血小板释放的血小板因子 Ⅳ 结合，还可以与血浆蛋白结合，以及血小板和内皮细胞释放的血友病中的高分子量多聚体结合[83]。肝素-抗凝血酶复合物在中和与血块结合的凝血酶方面效果不好。这些因素导致了肝素不确切的抗凝效果，因此在使用治疗剂量时需要严密的监测其效果。此外，肝素在使用 5 天的治疗后还能引起免疫性血小板减少症[84]，这些缺点导致它逐步被低分子肝素而取代。

低分子肝素

低分子肝素是由普通肝素解聚的产物，平均分子量为 5000[85]。其药理作用与普通肝素相似，可以活化抗凝血酶，加速抗凝血酶与凝血酶、Ⅹa 因子之间的相互作用，此外还可以促使内皮细胞释放组织因子。低分子肝素的半衰期较长，以及不依赖剂量的清除率，从而产生可预测的抗凝作用。与普通肝素相比，该药不与血浆蛋白和内皮细胞结合使其具有更高的生物利用度和可预测性。在抗凝血酶、抗 Ⅹa 因子活性方面较普通肝素作用更强。静脉注射后其血浆半衰期为 2～4 h，皮下注射室 3～6 h，值得注意的是其抗 Ⅹa 因子的作用可持续至注射后 12 h。事实上，低分子肝素的抗凝作用在拔除硬膜外导管时仍存在[86]。低分子肝素肝素皮下注射后抗 Ⅹa 因子活性恢复可达 100%，而普通肝素只能恢复 30%[87]。实验室检测抗 Ⅹa 因子活性是不

必要的,除非患者有肾功能不全或体重低于 50 kg 或大于 80 kg[85]。血栓弹力反应时间(R-时间),是一种简单可得的检测手段,可反应出血清抗 X a 因子的浓度[88]。

临床研究表明低分子肝素可有效、安全的用于防治静脉血栓的形成,临床上已被用于外科手术中血栓栓塞的防治,如普外科[89]、全髋关节和膝关节置换手术[12-14,90-94]、髋部骨折手术[95]以及多发创伤[96]。此外,还可用于不稳定性心绞痛[97-99]、急性心肌梗死[100]以及缺血性脑梗[101]的预防和治疗。

在美国最常使用的低分子肝素包括:依诺肝素(Lovenox)和达肝素(Fragmin)。它们的用法是:依诺肝素每日一次或每 12 h 一次(这个剂量可能会增加脊髓血肿的风险),达肝素每日一次。几乎没有研究直接把这两种药和更多的低分子肝素做比较。有一篇综述表明这些药物在静脉血栓栓塞的防治方面有着相同的效果。依诺肝素和达肝素用于预防普通手术和全髋关节置换术后静脉血栓形成方面有着相似的效果。这两种药物也可用于预防不稳定性心绞痛患者发生猝死或心肌梗死。对所有其他的适应证,文献还是支持使用依诺肝素[102]。一些医院考虑到经济的因素会使用每天一次的达肝素。在众多低分子肝素药物中发生椎管内血肿的概率是差不多的[103]。

ASRA 指南也报道过以及一些文献曾报道过使用低分子肝素的患者没做椎管内麻醉[104-105]仍发生了椎管内血肿[3,206,107]。这种自发性脊髓血肿的发生表明凡使用低分子肝素的患者可发生任意部位的出血。如果有肾功能不全患者行椎管内麻醉,将会导致依诺肝素抗 X a 因子活性延长[3,106-107]。其他影响因素包括:使用一些温和的抗凝血剂(非甾体类抗炎药、酮咯酸),低分子肝素使用时间与硬膜外置管或拔管间隔时间不足,椎管内狭窄,这些都可能引起脊髓血肿的发生[3,108]。

ASRA 推荐接受低分子肝素治疗的患者需行椎管内麻醉的指南如下[2-3,109]:

- 不推荐监测血中抗 X a 因子水平
- 抗血小板药或口服抗凝药物与低分子肝素肝素联合运用会增加椎管内血肿的风险。
- 穿刺或置管过程中出血并无必要推迟手术。然而,术后低分子肝素开始使用时间应推迟 24 h。
- 每日两次使用依诺肝素后,在有确切的外科止血前提下,术后至少 24 h 后方可给予低分子肝素。每日一次使用依诺肝素,首次低分子肝素应术后 6~8 h 使用。
- 对使用低分子肝素治疗的患者,或接受大剂量依

诺肝素(每 12 h 1 mg/kg,每天 1.5 mg/kg)的患者,要求行椎管内穿刺或置管至少在预防性依诺肝素给药 12 h 后,达肝素(每 12 h 120 U/kg 或 200 U/kg)或治疗性依诺肝素给药 24 h 后进行。

- 导管应在末次依诺肝素使用后至少 12 h 拔除,如果是使用了大剂量的依诺肝素,则推荐延迟至 24 h 拔管。
- 导管拔除后至少 2 h 再应用低分子肝素。

磺达肝素 (戊聚糖钠)

磺达肝素是一种合成的抗凝剂,选择性 X a 抑制剂[110]。由于它是化学合成的,所以每个批次药物的一致性较好。此药可被机体快速吸收,1.7 h 可达到最大血药浓度,半衰期为 21 h[110],生物利用度为 100%。手术后 6 h 给予皮下注射 2.5 mg,之后一天一次。研究表明,与依诺肝素相比[16],使用磺达肝素的患者行髋关节和膝关节手术,其深静脉血栓的发生率会较低[111]。对血流动力学稳定的肺栓塞患者早期使用普通肝素与使用磺达肝素效果一样[112]。

最近的研究表明,使用磺达肝素的患者行椎管内麻醉或深部周围神经阻滞后无相关并发症发生[113]。在这个研究中,硬膜外导管在最后一次使用磺达肝素 36 h 后拔除,拔除后 12 h 再给药。在一篇评论文章中,Rosencher 等人[114]建议拔除导管应至少停药 36 h 后(相当于两个半期),随后的治疗给药应在导管拔除后至少 7 h 进行。尽管 36 h 的时间间隔还是存在抗凝血的残余效应,Rosencher 等人认为这已经是在患者的安全与发生脊髓血肿之间达到平衡,所以 ASRA 推荐服用磺达肝素的患者在未知是否有发生脊髓血肿的风险时,行椎管内麻醉应尽量选择单针,无创穿刺针穿刺,以及避免椎管内置管[2-3]。

凝血酶抑制剂

水蛭素,药用水蛭可产生水蛭素,一种凝血酶抑制剂。它可直接抗凝血酶和其他血浆蛋白。市售可用的凝血酶抑制剂包括了重组水蛭素衍生物西卢定(Revasc®),重组水蛭素(Refludan®)、比伐卢定(Angiomax®),合成型 L-精氨酸衍生物阿加曲班(Acova®)。这些药物能够结合血液中游离的凝血酶以及和血块结合的凝血酶,还可以用于治疗由肝素引起的血小板减少症患者的血栓形成,以及预防全髋关节置换术后引起的血栓栓塞并发症[115-117]。这些药物的抗凝血作用可持续 1~3 h,可通过监测 APTT 得知。目前还没有此类药物的拮抗剂。对使用凝血酶抑制剂后行椎

管内麻醉的患者是否发生脊髓血肿目前还没有相关病例报道。这可能是由于麻醉医师在患者接受凝血酶抑制剂后至少 3~4 h 才行椎管内麻醉，或者是麻醉医师会犹豫是否给接受过凝血酶抑制剂的患者做椎管内麻醉。由于缺乏足够的研究所以导致 ASRA 指南中并没有针对这些抗凝血酶抑制剂的建议。

新的抗凝剂

达比加群是口服的直接的凝血酶抑制剂，其生物利用度仅为 5%，2 h 可达血浆峰值，单次剂量给药后半衰期为 8 h，重复给药半衰期可长达 17 h。该药在欧洲已被批准运用于临床。研究表明每日使用 150 mg 或 220 mg 达比加群用于治疗全关节手术后形成的血栓，其效果与每日使用 40 mg 依诺肝素治疗差不多，但较每日 2 次使用 30 mg 依诺肝素疗效差一些[118,121]。达比加群可能在美国成为治疗心房颤动的辅助用药。

利伐沙班是口服的 Xa 因子抑制剂，该药在欧洲和加拿大已被批准用于临床，但在美国还尚未得到 FDA 的审批。其生物利用度为 80%，血浆峰值为服药后 1~4 h，最长可持续 12 h，半衰期为 9~13 h。该药最大的特点是仅每日一次口给药即可达到满意的疗效。临床研究发现使用 5~40 mg 的利伐沙班其治疗效果与同剂量的依诺肝素相似或更优。在这些研究中尚未发现有关于脊髓血肿的报道[19-20,122-125]。很显然，利伐沙班给药后需间隔 24 h（两个半衰期的时间）方可行椎管内置管或拔管，拔管后 6 h 方可再次给药。

普拉格雷是一种的抗凝药物的前体，其作用机制类似于氯吡格雷，非竞争性 P2Y12 受体拮抗剂，从而抑制血小板 ADP 活化和聚集[126]。该药起效快，60 mg 剂量作用 1~1.5 h 的疗效等同于 300 mg 氯吡格雷作用 6 h。该药的药效是氯吡格雷的 10 倍以上，且很少发生药物交叉反应及失效[126-127]。由于该药可导致 90% 的血小板抑制，因此需行椎管内穿刺的患者需停药至少 7 天。该药用于已接受经皮冠脉介入治疗的急性冠脉综合征患者[126-127]。其他在研发的新型抗血小板药物包括：替卡格雷、坎格雷洛，目前这些药物正研究用于患急性冠脉综合征的患者[128]。

中草药疗法

大蒜可抑制血小板的聚集且止血效果可持续 7 天。银杏可抑制血小板活化因子，其药效能持续 36 h，而人参的药效可作用 24 h[2-3]。膳食对血小板功能和凝血功能的影响很小也很难预料[129]。尽管这些中草药对血小板功能有一定的影响，但其本身并不会增加行椎管内麻醉患者发生椎管内血肿的风险。目前我们对于中草药使用与椎管内阻滞的间隔时间、术后监测以及椎管内导管拔除的时间并没有过多的担心[2-3]。

妊娠期抗凝药物的使用与椎管内阻滞

妊娠期和产褥期血栓形成的风险较高，对于抗凝血酶缺乏的孕妇需要预防血栓的形成，这类患者通常伴有 V Leiden 因子突变，或凝血酶基因 G20210A 突变，或两者均突变[130]。对于妊娠期的妇女，ACPP 指南建议：对无血栓形成倾向的孕妇、有血栓形成倾向但无既往血栓栓塞史或不良妊娠结局的孕妇不需进行抗凝治疗。

妊娠期抗凝血酶药物的使用指南如下：①不晚于 36 周，口服抗凝剂应改为用低分子肝素或普通肝素，不超过 36 周；②在自然分娩或剖宫产前至少 36 h 应停用低分子肝素，改为使用普通肝素；③在预产期前 4~6 h，应停止静脉注射肝素[131]。最新的 ASRA 指南和一篇综述文献均认为针对手术患者的指南也适用于妊娠期患者[3,132]。

抗凝剂与外周神经阻滞

有报道服用抗凝药物的患者发生自发性血肿。使用低分子肝素治疗后可出现腹壁血肿、颅内血肿、肝内血肿、腰大肌血肿和脊髓血肿[104-105,133-136]。事实上，接受依诺肝素治疗的患者发生血肿并发症的概率为 1.9%~6.5%[137]。血管和心脏手术后出血会增加，如果这些患者行外周神经阻滞将会导致血肿扩大压迫周神经引起缺血。

目前还没有关于使用抗凝药物后行外周神经阻滞的前瞻性研究，但已有几例报道接受抗凝药物治疗的患者行外周神经阻滞后发生血肿。发生血肿的这些患者，他们的凝血功能可正常或异常，而且都服用过噻氯匹定、氯吡格雷、华法林、肝素或这些药物的联合使用[138-144]。在大多数案例中，受损神经功能的恢复在一年以内。

服用抗凝药的患者行外周神经阻滞后出血的诊断要点包括：疼痛（因腰大肌出血出现的腹股沟区、脊柱或脊柱两侧疼痛）、区域感觉迟钝、血红蛋白下降、血压下降、感觉或运动障碍。尽管诊断这类出血的金标准是 CT，超声可作为一种辅助的诊断工具，且今后

也越来越多的应用在外周神经血肿的诊断。外周神经血肿的治疗包括外科手术、必要时输血、密切观察与手术引流。

　　ASRA 针对椎管内阻滞的指南同样适用于行深部神经阻滞或外周神经阻滞。一些临床工作者认为指南适用范围太窄，仅用于深部神经丛阻滞（如腰丛神经阻滞，颈深丛阻滞）或阻滞邻近血管区域如腹腔神经丛阻滞或上腹下从神经阻滞。如果有抗凝剂存在的情况下行周围神经阻滞，麻醉医师需考虑患者与手术的风险及利弊，如果施行周围神经阻滞后，需对患者进行严密的观察。

ASRA 与比利时，德国，北欧指南的比较

　　新的 ASRA 指南[3]（第 3 版）与比利时、德国指南有相似之处也有不同之处[145-147]。相似之处在于这三个组织的指南都是关于抗血小板药物、肝素以及溶栓剂的。而对于使用低分子肝素（LMWH）的患者来说，由于其药物剂量的不同使得 ASRA 指南相对比较保守。对使用戊聚糖钠的患者，德国指南允许留置硬膜外导管，而 ASRA 和比利时指南则反对。比利时和德国指南允许接受凝血酶抑制剂治疗的患者行椎管内注射，而 ASRA 和比利时的指南则不允许。最后，一些新的抗凝剂已被批准在欧洲使用，在美国则等待被批准，因此 ASRA 针对这些新药的指南也还在制定中。北欧的指南针对阿司匹林和非甾体类抗炎药更加严格，但只要求使用氯吡格雷的患者需停药 5 天[147]，且对于接受溶栓药治疗后的患者认为可行椎管内麻醉。

总结

　　遵守 ASRA 指南可有效地减少脊髓血肿的发生率，并对接受抗凝剂治疗需行神经阻滞操作的患者提高警惕和提供更好的护理。指南的共识是建议接受抗凝剂治疗的患者行神经阻滞时应个体化[148-149]。对于那些使用抗凝剂治疗的患者需行椎管内或周围神经阻滞时，应给予适当的监测、及时的随访、以及适时的治疗。

要点

- 全关节手术中约 50% 的深静脉血栓可发生于手术开始时；大多数发生在手术中和术后第一天。约 75% 的深静脉血栓在术后第一个 48 h 内发生。

- 服用阿司匹林和非甾体抗炎药的患者发生椎管内血肿的是原因是复杂的，比如应用其他抗凝血剂，硬膜外血管畸形，以及硬膜外技术操作上的困难等。使用不同类型的抗血小板药物已被确定为引起椎管内血肿的一个主要危险因素。

- ASRA 推荐氯吡格雷停药 7 天方可行椎管内注射。如果椎管内注射需要持续 5 天时间，必须在氯吡格雷停药后监测 PFA Ⅱ 或 P2Y12 的浓度。P2Y12 检测中血小板抑制率 < 10% 表示可安全行椎管内注射。

- ASRA 认为当国际标准化比值 INR 小于等于 1.4 时行椎管内置管和拔管是安全的。在华法林治疗的早期阶段，INR 与 Ⅶ 因子之间有较小的相关性。因此在服用华法林后 12 ~ 14 h 时，尽管 INR 达到 1.9，此时拔除硬膜外导管也可能是安全的，因为 Ⅶ 因子的活性才代表着止血效果。

- 每天 3 次皮下注射肝素会大大增加出血的发生率，因此 ASRA 反对这样的患者行椎管内注射，但这部分的前瞻性研究还未有报告。

- 在临床上很难遵循指南（采用单针穿刺，使用无创穿刺针，避免椎管内置管）对椎管内注射与应用戊聚糖钠进行研究。

- ASRA 对椎管内注射的指南同样适用于周围神经阻滞、尤其是对深部神经丛阻滞（如腰丛神经阻滞，颈深丛阻滞）或阻滞邻近血管区域如腹腔神经丛阻滞或上腹下丛神经阻滞。

参考文献

参考文献请参见本书所附光盘。

表 80-1　抗凝血剂及椎管内阻滞指南

Ⅰ. 抗血小板药物

1. 阿司匹林、非甾体类抗炎药、环氧合酶-2 抑制剂
   可以不停药
   疼痛门诊的患者：行颈胸段硬膜外麻醉时阿司匹林需停用 2～3 天
2. 噻吩并吡啶衍生物
   (a) 氯吡格雷（Plavix）：停药 7 天
     当 P2Y12 检测值＜10％血小板抑制方可在 5 天后行椎管内阻滞
   (b) 噻氯匹定（Ticlid）：停药 14 天
     普拉格雷：停药 7～10 天
     对使用一种以上的抗血小板药物的患者不能实施椎管内阻滞
3. 糖蛋白Ⅱb/Ⅲa 抑制剂：正常的血小板凝聚的时间
   (a) 阿西单抗（ReoPro）＝24～48 h
   (b) 依替巴肽（Integrilin）＝4～8 h
   (c) 替罗非班（Aggrastat）＝4～8 h
   抗血小板药物（ASA，Plavix）通常在糖蛋白Ⅱb/Ⅱa 抑制剂之后使用。上述针对阿司匹林和氯吡格雷的使用指南应当严格遵守

Ⅱ. 华法林

检测 INR（促凝剂反应时间）
行椎管内阻滞或硬膜外导管拔管前需 INR＜1.5

Ⅲ. 肝素

1. 皮下注射肝素（5000 单位 SC q 12 h）
   皮下注射肝素 2 次/天不是椎管内阻滞的禁忌证
   皮下注射肝素 3 次/天的患者不宜实施椎管内麻醉
   椎管内阻滞应在皮下注射肝素之前执行
   皮下注射肝素治疗＞5 天会引起血小板数量减少
2. 静脉注射肝素
   椎管阻滞：末次静脉注射肝素后 2～4 h
   椎管内阻滞至少 1 h 后方可给予静脉注射肝素

Ⅳ. 低分子肝素

不能与抗血小板药物、肝素或者右旋糖酐共同使用
1. 术前低分子肝素的使用
   (a) 椎管内阻滞前 12 h 停药
     依诺肝素（Lovenox）0.5 mg/kg，2 次/天（预防剂量）
   (b) 椎管内阻滞前 24 h 停药
     依诺肝素（Lovenox）1 mg/kg，2 次/天（治疗剂量）
     依诺肝素（Lovenox）1.5 mg/kg，1 次/天
     达肝素（Fragmin），120 U/kg，2 次/天
     达肝素（Fragmin），200 U/kg，1 次/天
     亭扎肝素（Innohep），175 U/kg，1 次/天
2. 术后低分子肝素的使用
   每日 2 次：术后至少 24 h 后方可给予低分子肝素
   每日 1 次：术后 6～8 h 可使用低分子肝素
   硬膜外导管拔除后至少 2 h 方可再次应用低分子肝素
3. 带硬膜外导管的患者低分子肝素的使用
   导管应该尽早拔除
   依诺肝素（0.5 mg/kg）：末次给药≥12 h 后拔除硬膜外导管
   依诺肝素（1～1.5 mg/kg），达肝素，亭扎肝素：末次给药 24 h 后拔除硬膜外导管
   导管拔除≥2 h 后可以再次给予低分子肝素
   低分子肝素使用指南总结（术前和术后）：药物使用 24 h 后可行穿刺，若使用低剂量依诺肝素（0.5 mg/kg）治疗 12 h 后方可行穿刺
   导管拔除 2 h 后可以给予低分子肝素

续表

Ⅴ. 特异性 Xa 抑制剂：磺达肝素（Arixtra）
起效快，作用时间长（血浆半衰期：21 h） ASRA：没有明确的建议 推荐行椎管内麻醉时采用单针穿刺和无创穿刺以及避免椎管内置管 利伐沙班：新的口服 Xa 因子抑制剂，半衰期 9～13 h。研究发现使用该药后大约 24 h 或 2 倍半衰期时间方可行椎管内置管。
Ⅵ. 溶解纤维蛋白/溶栓药
无数据显示使用该类药物多长时间后方可安全行椎管内麻醉 监测维蛋白原水平 ASRA：没有明确的指南
Ⅶ. 凝血酶抑制剂
抗凝作用可持续 3 h 使用时需监测 APTT ASRA：缺少数据支持，因此目前没有明确的建议 达比加群：新的口服直接的凝血酶抑制剂，半衰期 8～17 h（推荐使用该药物后 2～3 个半衰期方可实施椎管内麻醉）
Ⅷ. 中草药治疗
抗凝作用的机制以及正常止血的时间 大蒜：抑制血小板聚集，增加纤维蛋白溶解；7 天 银杏：抑制血小板活化因子；36 h 人参：增加 PT 和 PTT；24 h ASRA：单一使用中草药治疗对椎管内麻醉无影响 该指南对硬膜外置管和拔管都适用

aPTT，部分凝血酶活化时间；ASRA，美国局部麻醉协会；COX，环氧化酶；INR，国际标准化比率；LMWH，低分子肝素；NSAID，非甾体类抗炎药；SC，皮下注射

From：

1. *Heit JA，Horlocker TT，editors：Neuraxial anesthesia and anti coagulation. RegAnesth Pain Med 23：S129-S193，1998*

2. *Horlocker TT，Wedel DJ，Benzon HT，et al：Regional anesthesiain the anticoagulated patient：Defining the risks（the second ASRA consensus con ference on neuraxial anesthesia and anticoagulation）. RegAnesth Pain Med 28：171-197，2003*

3. *Horlocker TT，Wedel DJ，Rowlingson JC，et al：Regional anesthesia in the patient receiving antithrombotic therapy or thrombolytic therapy：American Society of Regional Anesthesia and PainMedicine evidence-based guidelines（third edition）. RegAnesth Pain Med 35：64-101，2010.*

表 80-2　不同国家协会指南的比较

药物	ASRA 指南	比利时指南	德国指南	北欧指南
抗血小板药物	ASA，非甾体类抗炎药：无禁忌	同 ASRA 指南	同 ASRA 指南	ASA：有冠心病或者脑卒中时可继续给药，有动脉栓塞时则停药 3 天 如果使用 1 g/d 超过 1 周。
	噻氯匹定停药 14 天，氯吡格雷停药 7 天	同 ASRA 指南	噻吩并吡啶禁忌	非甾体类抗炎药：根据使用不同药物选择停药 12～48 h，使用吡罗昔康和替诺昔康需停药 2 周 氯吡格雷：停药至少 5 天
肝素	皮下给药：2 次/天无禁忌，3 次/天有禁忌 静脉给药：椎管内穿刺后 1 h 后给予肝素，肝素治疗 2～4 h 后拔管	皮下给药：没有说明 静脉给药：椎管内穿刺后 1 h 后科给予肝素，aPTT 正常后拔管	给予肝素治疗 4 h 后可实施椎管内穿刺，置管或者拔管后可继续给药； 静脉给药：给予肝素 4 h 后可实施椎管内穿刺，椎管内穿刺后 1 h 后可再给予肝素	皮下给药：没有建议 静脉给药：同德国指南
低分子肝素	每日两次：术后 24 h 给予低分子肝素，拔管后 2 h 给予低分子肝素，每日 1 次：同欧洲指南	低分子肝素治疗 10～12 h 后行椎管内穿刺，给予治疗剂量 24 h 后行椎管内穿刺，4 h 后再次给药	同比利时指南	同比利时和德国指南，6 h 后再次给药
华法林	INR≤1.5	INR≤1.4	INR≤1.4	INR≤1.4
磺达肝葵钠	单次穿刺，无创穿刺，避免椎管内置管	末次给药 36 h 后穿刺，避免置管	末次给药 36～42 h 后穿刺，导管拔除后 6～12 h 再次给药	同德国指南，6 h 后再次给药
凝血酶抑制剂	由于数据不足，建议避免使用	末次给药 8～10 h 后可以穿刺，穿刺 2～4 h 后可再次给药	同比利时指南	椎管内穿刺或导管拔除后至少 6 h 后首次给药
溶栓剂	禁忌	禁忌	禁忌	链激酶，瑞替普酶 24 h 给予阿替普酶 6 h 后行椎管内穿刺